Farbdopplersonographie
in Gynäkologie
und Geburtshilfe

Farbdopplersonographie in Gynäkologie und Geburtshilfe

Herausgegeben von Werner Schmidt und Asim Kurjak

mit Beiträgen von

F. Bahlmann
G. Bernaschek
W. Braendle
B. Breyer
J. Deutinger
A. K. Ertan
M. Friedrich
A. Funk
U. Gembruch

T. Golaszewski
D. Grab
H.-J. Hendrik
G. Hetzel
T. Hitschold
M. Holländer
B. Hüneke
A. Kleinkauf-Houcken
J. König

R. Kubale
S. Kupesic
A. Kurjak
A. Lindinger
C. Lindner
H. Madjar
D. Mink
K. R. Reitnauer
H.-D. Rott

W. Schmidt
K. Sterzik
I. Tossounidis
K. Vetter
C. Villena-Heinsen
H.-J. Voigt
E. Weiss
T. Zodan

579 Abbildungen, 90 Tabellen

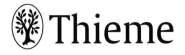
Thieme

Die Deutsche Bibliothek –
CIP-Einheitsaufnahme

Farbdopplersonographie in Gynäkologie und Geburtshilfe :
90 Tabellen / hrsg. von Werner Schmidt und Asim Kurjak. Mit
Beitr. von F. Bahlmann… – Stuttgart : Thieme, 2000

Wichtiger Hinweis: Wie jede Wissenschaft ist die Medizin ständigen Entwicklungen unterworfen. Forschung und klinische Erfahrung erweitern unsere Erkenntnisse, insbesondere was Behandlung und medikamentöse Therapie anbelangt. Soweit in diesem Werk eine Dosierung oder eine Applikation erwähnt wird, darf der Leser zwar darauf vertrauen, dass Autoren, Herausgeber und Verlag große Sorgfalt darauf verwandt haben, dass diese Angabe **dem Wissensstand bei Fertigstellung des Werkes** entspricht.

Für Angaben über Dosierungsanweisungen und Applikationsformen kann vom Verlag jedoch keine Gewähr übernommen werden. **Jeder Benutzer ist angehalten,** durch sorgfältige Prüfung der Beipackzettel der verwendeten Präparate und gegebenenfalls nach Konsultation eines Spezialisten festzustellen, ob die dort gegebene Empfehlung für Dosierungen oder die Beachtung von Kontraindikationen gegenüber der Angabe in diesem Buch abweicht. Eine solche Prüfung ist besonders wichtig bei selten verwendeten Präparaten oder solchen, die neu auf den Markt gebracht worden sind. **Jede Dosierung oder Applikation erfolgt auf eigene Gefahr des Benutzers.** Autoren und Verlag appellieren an jeden Benutzer, ihm etwa auffallende Ungenauigkeiten dem Verlag mitzuteilen.

© 2001 Georg Thieme Verlag
Rüdigerstraße 14
D-70469 Stuttgart
http://www.thieme.de

Printed in Germany

Zeichnungen: Angelika Kramer, Stuttgart
Umschlaggestaltung: Martina Berge, Erbach-Ernsbach
Satz: Druckhaus Götz GmbH, D-71636 Ludwigsburg, gesetzt
auf CCS Textline (Linotronic 630)
Druck: J. P. Himmer, D-86167 Augsburg

ISBN 3-13-117621-0   1 2 3 4 5 6

Vorwort

Kein medizinisches Fachgebiet ist in jüngster Zeit so positiv durch die rasante technische Entwicklung der Ultraschalldiagnostik – und in der Folge der Dopplersonographie – beeinflusst worden wie die Gynäkologie und Geburtshilfe. Inzwischen hat die Farbdopplersonographie nicht nur in der Perinatologie, sondern auch in der Gynäkologie/Onkologie neue Perspektiven für unser Fachgebiet erschlossen. Mit Hilfe dieser Technik ist eine exakte Darstellung und detaillierte Untersuchung sehr komplexer Gefäßstrukturen möglich geworden.

Das vorliegende Buch – mit über 40 Beiträgen sehr renommierter Autoren – soll relevante Informationen in verständlicher Weise präsentieren und als Stütze für die tägliche Praxis und bei besonderen Fragestellungen dienen. Praktische Hinweise und Guidelines sollen dem Anwender helfen, die Farbdopplersonographie adäquat und effizient einsetzen zu können. Normkurven und Dokumentationshinweise sind in die verschiedenen Beiträge integriert.

Das Buch erscheint zu einem Zeitpunkt, zu dem die Diskussion um die klinische Relevanz der Farbdopplersonographie äußerst aktuell geführt wird. Mit einer sehr umfangreichen Literaturübersicht und einem entsprechend ausführlichen Sachregister haben die Herausgeber und die Autoren der Beiträge versucht, dem wissenschaftlichen Nachwuchs den Anschluss an den derzeitigen Stand der Forschung und der klinischen Anwendung auf dem Gebiet der Farbdopplersonographie zu ermöglichen. Für interessierte Fachkolleginnen und -kollegen, die sich auf Prüfungen bei der Ärztekammer/KV vorbereiten, kann dieses Buch als wichtige Grundlage dienen.

Der besondere Dank der Herausgeber gilt in erster Linie den Mitautoren und deren spontaner Bereitschaft, bei diesem Projekt mitzuwirken. Nicht unerwähnt soll an dieser Stelle die immer konstruktive und umsichtige Mithilfe von Herrn Dr. A. K. Ertan aus unserem Hause – Koordination der Beiträge – sowie von Herrn Dr. M. Becker, Frau Dr. A. Schönpflug und Herrn R. D. Zeller vom Georg Thieme Verlag Stuttgart bleiben. Mit ihrer Hilfe ist es gelungen, die Fertigstellung des Buches zügig voranzutreiben.

Es war das erklärte Ziel der Herausgeber, wie auch der Verfasser der Beiträge, dem interessierten Leser und Ultraschallanwender mit diesem Werk eine wesentliche Hilfe für den klinischen Alltag zur Seite zu stellen.

Homburg/Saar und Zagreb/Kroatien *Werner Schmidt*
im Herbst 2000 *Asim Kurjak*

Anschriften

OA Dr. med. Franz Bahlmann
Universitäts-Frauenklinik
Langenbeckstraße 1
55131 Mainz

Univ. Prof. Dr. Gerhard Bernaschek
Allgemeines Krankenhaus
Abt. für Pränatale Diagnostik
und Therapie
Währinger Gürtel 18–20
A-1090 Wien

Prof. Dr. med. Wilhelm Braendle
Universitäts-Frauenklinik
Abt. für gynäkologische Endokrinologie
und Reproduktionsmedizin
Martinistraße 52
20246 Hamburg

Prof. Dr. Ing. Branko Breyer
Prilaz G. Dezelica 79
HR-10000 Zagreb

Univ.-Prof. Dr. Josef Deutinger
Allgemeines Krankenhaus
Abt. für Pränatale Diagnostik
und Therapie
Währinger Gürtel 18–20
A-1090 Wien

OA Dr. med. A. Kubilay Ertan
DEGUM II
Universitäts-Frauenklinik
Kirrberger Straße 9
66424 Homburg/Saar

OA Dr. med. Michael Friedrich
Universitäts-Frauenklinik
Kirrberger Straße 9
66421 Homburg/Saar

Priv.- Doz. Dr. med. Andreas Funk
Chefarzt der Geb./Gyn. - Abteilung
Kreiskrankenhaus Nürtingen
72622 Nürtingen

Prof. Dr. med. Ulrich Gembruch
Klinik für Frauenheilkunde
Bereich Pränatale Medizin
Ratzeburger Allee 160
23538 Lübeck

Dr. med. Thomas Golaszewski
FA für Frauenheilkunde
und Geburtshilfe
Rathausstraße 9
A-3300 Amstetten

Priv.- Doz. Dr. Dieter Grab
Geschäftsführender Oberarzt
Universitäts-Frauenklinik
89070 Ulm

OA Dr. med. Hans-Joachim Hendrik
Leiter Ultraschalldiagnostik,
Pränatale Diagnostik u. Therapie
Mammasonographie
Universitäts-Frauenklinik
Kirrberger Straße 9
66421 Homburg/Saar

Dipl.-Ing. Gert Hetzel
Siemens AG
Medizintechnik/LDUS 5
Schulungszentrum Ultraschall
Hartmannstraße 16
91052 Erlangen

Priv.- Doz. Dr. Thomas Hitschold
Chefarzt der Frauenklinik
Stadtkrankenhaus Worms
Gabriel-von-Seidl-Straße 81
67550 Worms

Dr. med. Martin Holländer
Universitäts-Frauenklinik
Kirrberger Straße 9
66421 Homburg/Saar

Univ.-Prof. Dr. med. Bernd Hüneke
Leiter des Bereichs Pränatale Medizin
Universitäts-Frauenklinik und Poliklinik
Universitäts-Krankenhaus Eppendorf
Martinistraße 52
20246 Hamburg

Dr. med. Annette Kleinkauf-Houcken
Fachärztin Frauenheilkunde
und Geburtshilfe
Blankeneser Bahnhofstraße 17
22587 Hamburg

Dr. sc. hum. Jochem König
Institut für Medizinische Biometrie,
Epidemiologie und Medizinische
Informatik
Universität des Saarlandes, Haus 86
66421 Homburg/Saar

Priv.-Doz. Dr. med. Reinhard Kubale
Institut für Radiologie, Sonographie
und Nuklearmedizin
Ringstraße 60–64
66953 Pirmasens

Prof. Sanja Kupesic, MD, PhD.
Sveti Duh Hospital
Department of Obstetrics
Medical School of University
Sveti Duh 64
HR-10000 Zagreb

Prof. Asim Kurjak, MD, PhD
Sveti Duh Hospital
Department of Obstetrics
Medical School of University
Sveti Duh 64
HR-10000 Zagreb

Prof. Dr. med. Angelika Lindinger
Abt. Pädiatrische Kardiologie
der Universitätskliniken
66421 Homburg/Saar

Prof. Dr. Christoph Lindner
Frauenklinik Krankenhaus
Elim-Hamburg
Hohe Weide 17
20259 Hamburg

Priv.-Doz. Dr. med. Helmut Madjar
Deutsche Klinik für Diagnostik
Aukammallee 33
65191 Wiesbaden

Priv. Doz. Dr. med. Dieter Mink
Universitäts-Frauenklinik
und Poliklinik
Kirrberger Straße 9
66424 Homburg/Saar

Dr. Karin Regina Reitnauer
Pathologisches Institut
Universitätskliniken
Kirrberger Straße 9
66421 Homburg/Saar

Prof. Dr. med. H.-D. Rott
Institut für Humangenetik
Universität Erlangen-Nürnberg
Schwabachanlage 10
91054 Erlangen

Prof. Dr. Dr. h.c. mult. W. Schmidt
Direktor der Universitäts-Frauenklinik
und Poliklinik
Kirrberger Straße 9
66421 Homburg/Saar

Prof. Dr. med. Karl Sterzik
Universitäts-Frauenklinik
Frauenstraße 51
89073 Ulm

Dr. med. I. Tossounidis
Universitäts-Frauenklinik
Kirrberger Straße 9
66424 Homburg/Saar

Prof. Dr. med. Klaus Vetter
Abteilung für Geburtsmedizin
Krankenhaus Neukölln
Mariendorfer Weg 28
12051 Berlin

Priv.-Doz. Dr. med. Carlos Villena-Heinsen
Stadtklinik Baden-Baden
Frauenklinik
Balgerstraße 50
76532 Baden-Baden

Prof. Dr. med. Hans-Joachim Voigt
Chefarzt der Frauenklinik
Gyn. -gebh. Sonographie
Pränatale Diagnostik und Therapie
Westpfalz Klinikum GmbH
67655 Kaiserslautern

Priv.- Doz. Dr. Erich Weiss
Frauenklinik/Perinatalzentrum
Bunsenstraße 120
71032 Böblingen

Dr. med. Tina Zodan, MD
Sveti Duh Hospital
Department of Obstetrics
Medical School of University
Sveti Duh 64
HR-10000 Zagreb

Inhaltsverzeichnis

Geburtshilfliche Diagnostik

Spezielle geburtshilfliche Fragestellungen

Technische und physikalische Grundlagen

1 Physikalisch-technische und untersuchungstechnische Grundlagen der Farbdopplersonographie

R. Kubale und G. Hetzel

Geschichtliche Entwicklung

Die Duplex- bzw. ihre Weiterentwicklung, die farbkodierte Duplexsonographie, ist eine relativ junge Methode, die das Impuls-Echo-Verfahren zur Darstellung von Schnittbildern mit der Möglichkeit der dopplersonographischen Funktionsbeurteilung verbindet. Basis ist die B-Bild-Sonographie, die durch zunehmend höhere Auflösung und schnellere Bildfrequenzen eine genaue morphologische Beschreibung gynäkologischer und geburtshilflicher Fragestellungen ermöglicht. Erste Versuche zur Blutflussmessung gehen auf Satomura (12) zurück. Erst Anfang der 70er-Jahre gelang es mit der Entwicklung der CW-Dopplersonographie durch Pourcelot (11) Aufschlüsse über Erkrankungen von Hirnarterien zu erhalten. Seit 1977 wird über

Anwendungen bei der Untersuchung des Abdomens sowie insbesondere in Gynäkologie und Geburtshilfe berichtet (3, 13, 16), die durch den Einsatz der farbkodierten Verfahren mit zunehmender Verbesserung der Geräte seit 15 Jahren Akzeptanz und Verbreitung finden (10).

Im Folgenden sollen die wichtigsten physikalischen, geräte- und untersuchungstechnischen Grundlagen dargestellt werden, die notwendig sind, um die Methode optimal einzusetzen, B-Bild und Farbdopplerinformation auszuwerten sowie Fehlinterpretationen zu vermeiden.

B-Bild-Sonographie

Physikalische Grundlagen der Echoentstehung

Die Ultraschallwelle ist eine materiegebundene Dichte- bzw. Druckwelle, die sich analog zu den Gesetzen des Schalls und der Optik verhält. Je nach Prinzip kann man aus der Schwächung bei Transmission, aus der Reflexion oder aus Resonanzphänomenen auf Störungen im untersuchten Werkstoff oder Material schließen. Am meisten verbreitet ist in der Medizin das Impuls-Echo-Verfahren, das im Folgenden näher dargestellt werden soll.

Akustische Impedanz. Die im Ultraschallbild dargestellten Echos beruhen auf Reflexionen, die entstehen, wenn die Schallwelle Gewebestrecken unterschiedlicher akustischer Impedanz durchläuft. Unter der akustischen Impedanz (Z) versteht man eine material- bzw. gewebeabhängige Größe, die sich aus dem Produkt der Dichte (ϱ) und der Schallgeschwindigkeit (c) ergibt. Dabei wird zunächst angenommen, dass die Geschwindigkeit eine material- bzw. gewebeabhängige Konstante ist (vgl. „Neue technische Verfahren und Ansätze", S. 25).

$$Z = c \times \varrho \qquad (1)$$

Da die Schallwelle aus hohen und niedrigen Druckspitzen besteht, wird das Gewebe beim Durchlaufen der Welle passager komprimiert und die Schallgeschwindigkeit ändert sich: Die „Spitzen" mit höherem Druck bewegen sich schneller als die

„Wellentäler" mit niedrigem Druck. Diese phasenabhängige Schallgeschwindigkeitsänderung erzeugt analog zu einer am Strand auslaufenden Welle eine Verzerrung der ursprünglichen Sinuswelle mit Aufsteilung. Als Folge enthält die zurückgestreute Welle jeweils ein Vielfaches der ausgesandten Grundfrequenz (harmonische Energie). Diese im konventionellen B-Bild (vgl. „Prinzip der Echoerfassung und Scanverfahren", S. 3) zunächst störenden Frequenzen können zu einer spezifischen „Obertonbildgebung" benutzt werden, die als sog. Tissue harmonic Imaging (THI) die Untersuchung auch schwer schallbarer Patienten ermöglicht (vgl. „Neue Verfahren der Signalgewinnung und -verarbeitung", S. 25).

Der Wert der akustischen Impedanz von Geweben ist ähnlich dem von Wasser und differiert in Abhängigkeit von der Zusammensetzung des Gewebes (Tab. 1.1). Verglichen damit besitzen Luft und Knochen stark abweichende Impedanzwerte.

Reflexion. An jeder Grenzfläche zweier unterschiedlicher Impedanzen entsteht eine Reflexion. Der reflektierte Anteil der Ultraschallwelle (Echo) nimmt dabei mit der Höhe des Impedanzunterschiedes zu. Das Ausmaß des reflektierten Anteiles an 2 unterschiedlichen Geweben mit den Impedanzen $Z_{Gewebe\ 1}$ und $Z_{Gewebe\ 2}$ lässt sich durch den Reflexionsfaktor R beschreiben (Tab. 1.1).

$$R = \frac{(Z_{Gewebe\ 1} - Z_{Gewebe\ 2})}{(Z_{Gewebe\ 1} + Z_{Gewebe\ 2})} \qquad (2)$$

Bei kleinen Impedanzsprüngen im Gewebe bleibt im durchdringenden Schallstrahl genügend Energie erhalten, um in tieferen Gewebeschichten weitere Reflexionen erzeugen zu können. Bei großen Impedanzsprüngen an Grenzflächen, wie beispielsweise Gewebe/Luft oder Gewebe/Knochen wird die Schallenergie nahezu vollständig reflektiert. Dahinter liegende Objekte können mit Ultraschall nicht mehr erfasst werden.

Brechung. Die Reflexion ist stark winkelabhängig. Es gelten die gleichen Gesetze wie in der Optik. Wird die Grenzfläche zwischen unterschiedlichen Gewebebereichen senkrecht getroffen, so kommt die reflektierte Welle in vollem Umfang zum Schallkopf zurück. Wird die Grenzfläche jedoch unter einem davon abweichenden Winkel getroffen, so erreicht nur ein Teil der Welle den Schallkopf. Zusätzlich wird die im zweiten Medium weiterlaufende Welle aus ihrer ursprünglichen Richtung abgelenkt (Brechung).

Streuung. Trifft der Schallstrahl auf eine raue Oberfläche oder auf reflektierende Körper, deren Durchmesser deutlich kleiner als die Wellenlänge der verwendeten Ultraschallfrequenz ist, so entsteht eine Vielzahl von ungerichteten Reflexionen, die als Streuung bezeichnet werden. Entsprechendes gilt nicht nur an Grenzflächen, sondern überall im Gewebe. Aufgrund der Streuung wird homogenes Weichteilgewebe als ein Interferenzmuster wiedergegeben und in Abhängigkeit von der Untersuchungsfrequenz unterschiedlich fein dargestellt.

Absorption und Dämpfung. Zusätzlich zum Verlust durch Reflexion und Streuung wird ein Teil der Ultraschallenergie frequenzabhängig durch Überwindung von Kohäsion- und Relaxationskräften im jeweiligen Medium absorbiert. Die Schalldruckamplitude nimmt exponentiell mit der Schichtdicke des durchlaufenden Mediums ab – sie wird gedämpft. Unter Dämpfung versteht man das Verhältnis von Anfangsschalldruck und dem Schalldruck nach dem Durchlaufen einer Gewebestrecke. Sie ist abhängig von dem vom Schallimpuls zurückgelegten Weg, der Untersuchungsfrequenz sowie einer materialspezifischen Konstante. Für Weichgewebe und Frequenzen zwischen 0,2 MHz und 100 MHz gilt die vereinfachte Formel:

$$\text{Dämpfung [dB]} = \text{Frequenz [MHz]} \times \text{Weg [cm]} \qquad (3)$$

Gerätetechnische Grundlagen und Einstellparameter

Prinzip der Echoerfassung und Scanverfahren

Voraussetzung zur Erzeugung und Verarbeitung eines Ultraschallimpulses sind piezoelektrische Elemente, die zu einem Schallkopf zusammengefasst sind. Ein Ultraschallkopf ist vom Prinzip her sowohl ein Schallsender als auch ein -empfänger. Ein elektrischer Impuls (Impulslänge 0,5–2 Wellenzüge von 1 µs Dauer) stößt die aktiven Elemente des Schallkopfs an. Die resultierende mechanische Schwingung pflanzt sich im Gewebe fort. An einem Zielobjekt wird die mechanische Schwin-

Tabelle 1.**1** Impedanzwerte und Ausmaß der Reflektion von biologischen Geweben

Medium	C (m/s)	ϱ (g/cm³)	Z (g/cm²s) × 10⁵	R (bezogen auf H₂O)
Wasser	1496	0,997	1,491	0,000
Fett	1476	0,928	1,370	0,042
Muskel	1568	1,058	1,660	0,054
Lebergewebe	1570	1,055	1,660	0,054
Knochen	3360	1,850	6,200	0,614
Luft	331	0,0012	0,3972	0,999

Die Impedanz (Z) ist definiert als Produkt der spezifischen Dichte (ϱ) des jeweiligen Gewebes sowie der Schallgeschwindigkeit (c). An Grenzschichten von Geweben mit unterschiedlicher Impedanz (Z) wird der ankommende Ultraschallstrahl z. T. reflektiert. Das Ausmaß der Reflexion wird als Reflexionsfaktor R in Bezug auf Wasser dargestellt.

gung reflektiert. Die zurücklaufende Schallwelle erzeugt an den Schallkopfelementen wiederum ein elektrisches Signal. Die Zeit (t) zwischen Abschicken des Sendepulses und dem Empfang des Echos ist ein Maß für die Distanz (z) der Schallkopfelemente zum reflektierenden Objekt (Impuls-Echo-Verfahren).

$$z = \tfrac{1}{2}\,c\,t \qquad (4)$$

(wobei: c = Schallgeschwindigkeit, t = Zeit vom Aussenden bis zum Empfang des Echos).

B-Bild. Ein zweidimensionales Schnittbild entsteht, wenn eine Anzahl von Schallstrahlen im „brightness mode" nebeneinander angeordnet werden. Unter „brightness mode" versteht man dabei die Darstellung der Echos als Punkte mit einer der Amplitude entsprechenden Helligkeit (B-Bild). Die so gewonnenen, helligkeitsmodulierten Signale (Ultraschallzeilen) werden in einer Matrix zwischengespeichert. Der Inhalt dieser Matrix wird ortsgenau auf den Bildschirm übertragen und zu einem geometrisch korrekten Ultraschallschnittbild zusammengesetzt (Abb. 1.**1**).

Die ersten Ultraschallgeräte fußten auf der handgeführten Bewegung einer einzelnen Schallsonde um den Patienten herum („compound scan"). Sie wurden zunächst durch mechanische Schallköpfe ersetzt, die durch die Rotation eines Elementes einen Fächer von Schallstrahlen erzeugten.

Array-Schallköpfe. Heute werden im Wesentlichen Array-Schallköpfe eingesetzt, die aus einer reihenförmigen Anordnung von einzelnen schmalen Wandlern bestehen. Jedes dieser Arrays besitzt eine bestimmte Anzahl von Elementen, z. T. mehr als 196. Von diesen Elementen wird jeweils eine Gruppe zum Senden und Empfangen einer Ultraschallzeile zusammengefasst. Beginnt man an einer Seite des Arrays, so entsteht dabei zunächst die Randultraschallzeile. Durch Zuschalten eines Elementes auf der einen Seite und Abschalten eines Elementes auf der anderen Seite der Gruppe wird die jeweils aktive Gruppe auf dem Array verschoben. Beim Senden und Empfangen mit der neuen Gruppe wird das Gewebe versetzt abge-

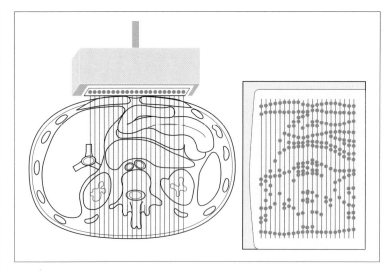

Abb. 1.1 Entstehung des Ultraschallbildes am Beispiel eines „Linear-Array-Schallkopfes". Querschnitt durch den Oberbauch mit Leber, Nieren, Pankreas und Wirbelsäule. Nach Aussenden eines Impulses werden jeweils an der Oberfläche der Organe sowie an Grenzflächen im Organparenchym Anteile der Ultraschallenergie reflektiert. Diese Echos können aufgrund der Laufzeit bei bekannter Schallgeschwindigkeit ortsgenau zugeordnet werden. Die Summe der helligkeitsmodulierten Punkte ergibt ein Schnittbild, in dem Leber, Aorta, Pankreas und Nieren beurteilt werden können.

tastet. Durch Fortsetzung dieses Verfahrens erhält man das Schnittbild. Liegen die Elemente des Schallkopfes auf einer geraden Linie, so spricht man von einem Linear-Array-Scanner, erfolgt die Anordnung der Array-Elemente entlang einer Krümmung, so erhält man den Convex-Array-Scanner (Abb. 1.**2**).

Elektronischer Schwenk. Mit dem Phased-Array-Scanner ist eine sektor- oder trapezförmige Abtastung des Gewebes möglich. Zum Senden und Empfangen sind immer alle Elemente des Arrays aktiv (Gruppenbreite m gleich Elementzahl n). Die sektorförmige Abtastung ergibt sich durch den „Elektronischen Schwenk" (Abb. 1.**3**). Durch eine zeitlich versetzte Anregung der Arrayelemente erhält man eine geschwenkte Wellenfront. Die einzelnen schmalen Elemente (Breite ca. 0,5 λ) verhalten sich dabei wie „Huyghen-Punktstrahler", d. h. jedes Element ist auf die Scanebene bezogen der Ausgangsort für eine Kugelwelle. Alle Kugelwellen addieren sich zu einer Wellenfront, die gemäß der zeitlich versetzten Anregungen geschwenkt vom Array wegläuft (Abb. 1.**3**). Um einen elektronischen Schwenk mit einem Array durchführen zu können, muss eine genügend feine Elementunterteilung (Element-Pitch, d. h. Abstand der Elemente zueinander) bzw. hohe Elementdichte vorhanden sein. Die Elemente müssen dabei so schmal sein, dass ihre Richtcharakteristik breit genug ist, um auch seitlich genügend Signal aussenden zu können. Die zurückkommenden Echos dürfen sich nicht über die Breitenausdehnung des Einzelelements auslöschen.

Neuentwicklungen sind Schallköpfe mit trapezförmiger Abtastung. Der „Trapezscan" entsteht durch das Schwenken eines Linear-Array-Bildfeldes und entspricht dem Sonderfall eines Sektorscans mit einem virtuellen Drehpunkt hinter der Schallkopfoberfläche (Abb. 1.**2**). Der Trapezscan ist nur möglich mit Linear-Array-Scannern, die eine hohe Elementdichte besitzen (vgl. „Neuentwicklungen in der Schallkopftechnologie", S. 25).

Wahl des Schallkopfes: Eindringtiefe, Schallfeld und Auflösung

Die Wahl des Schallkopfes bzw. des gewählten Abbildungsverfahrens (vgl. „Prinzip der Echoerfassung und Scanverfahren", S. 3) richtet sich nach der Fragestellung und den anatomischen Gegebenheiten. Wichtige Entscheidungskriterien sind dabei die Größe des Untersuchungsfeldes, die benötigte Untersuchungs- bzw. Eindringtiefe sowie die erforderliche Auflösung.

Abbildungsbreite und Eindringtiefe. Der Linear-Array-Scan zeichnet sich unter den unterschiedlichen Abbildungsverfahren durch eine große Abbildungsbreite im schallkopfnahen Bereich aus und wird daher bevorzugt zur Diagnostik oberflä-

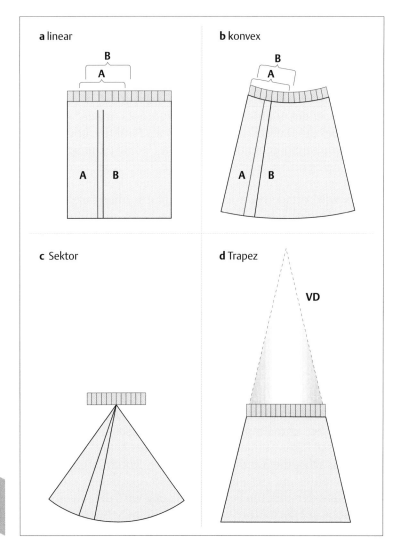

◁ **Abb. 1.2** Schallkopftypen und Funktionsprinzip (Scanverfahren).
a „Linear Array" mit fortgeschalteter Elementkombination zu den Zeitpunkten A und B. Rechteckförmige Abbildung des Scanfeldes.
b „Curved Array" mit gebogener Schallkopfoberfläche. Fächerförmige Anordnung des Scanfeldes.
c Sektorabtastung mit „Phased-Array"-Schallkopf (alle Elemente aktiv).
d „Trapezscan": Der Array wird als Phased Array mit hinter dem Schallkopf liegendem virtuellem Drehpunkt (VD) betrieben.

chennaher Bereiche eingesetzt. Der Convex-Array-Scan besitzt einen großen diagnostisch nutzbaren Bereich in tiefer liegendem Gewebe bei gleichzeitig hoher Auflösung im Nahbereich und stellt daher für den Einsatz im Abdomen einen optimalen Kompromiss dar. Der Phased-Array-Scanner wird wegen seines kleinen Eintrittsfensters vor allem bei schwierigen Untersuchungsverhältnissen, wie z. B. in der Echokardiographie zur Diagnostik in größerer Tiefe angewandt. Der Trapezscan bietet ähnliche Vorteile wie der Convex-Scan bezüglich nutzbarem Eintrittsbereich und großer Abbildungsbreite in der Tiefe. Ein zusätzlicher Vorteil liegt – ebenso wie beim Phased Array – in einer für viele Anwendungen erleichterten Ankoppelfähigkeit durch die geradlinige, kleine Array-Oberfläche.

Eindringtiefe und Untersuchungsfrequenz. Die Eindringtiefe ist die maximale Distanz zwischen Schallsender (Schallkopf) und dem am tiefsten gelegenen Ort der Reflexion (Echo) im Gewebe, der noch dargestellt werden kann. Aufgrund der frequenzabhängigen Absorption des Ultraschalls im Gewebe ist die Eindringtiefe nicht nur gewebeabhängig, sondern vor allem frequenzabhängig. Deshalb ist die Wahl der Untersuchungsfrequenz ein Kompromiss zwischen Eindringtiefe und erwünschter Auflösung und damit abhängig von der Fragestellung. Hohe Frequenzen eignen sich gut für die hochauflösende Darstellung oberflächennaher Strukturen, tiefe Frequenzen für große Abbildungstiefen. Die maximale Eindringtiefe ist der Frequenz umgekehrt proportional.

Auflösung. Als Auflösung bezeichnet man den kleinstmöglichen Abstand zweier punktförmiger Objekte, die gerade noch voneinander unterschieden werden können. Man unterscheis2 det die axiale Auflösung in Richtung der Schallausbreitung sowie die laterale Auflösung quer zur Ausbreitungsrichtung (Abb. 1.**4**).

Axiale Auflösung. Die axiale Auflösung ist überwiegend durch die Länge des ausgesandten Ultraschallpulses bestimmt. Kurze Ansteuerpulse in Verbindung mit breitbandigen Schallwandlern (s. u.) ergeben die beste axiale Auflösung. Typische Werte für die axiale Auflösung liegen bei 2λ (λ = Wellenlänge). Damit ist die axiale Auflösung meist besser als die laterale und nimmt mit zunehmender Schallfrequenz zu.

Laterale Auflösung und Form des Schallfeldes. Die laterale Auflösung ist eine der wesentlichen Kenngrößen für die Qualität der Bildgebung und beeinflusst die diagnostische Leistung des Gesamtsystems „Gerät mit Schallkopf" am stärksten. Sie liegt im Allgemeinen im Bereich von 3 – 5 Wellenlängen und ist von der Form des Schallfeldes abhängig.

Abb. 1.**5** zeigt ein Schallfeld in einer Form, bei der alle Intensitäten auf den jeweiligen maximalen Schalldruckwert normiert sind. In dieser Art der Darstellung sind die Auflösungsverhältnisse am leichtesten zu überblicken. Aufgrund von Interferenzen kommt es bereits beim planen Wandler zur Ausbildung einer Einschnürung der Schallkeule, einem natürlichen Fokus. Im Fokusbereich besteht die beste laterale Auflösung. Die Lage des Fokus ist immer frequenzabhängig. Der Fokus z_f des planen Wandlers (natürlicher Fokus) liegt bei

$$z_f = k\,A^2\,/\lambda \tag{5}$$

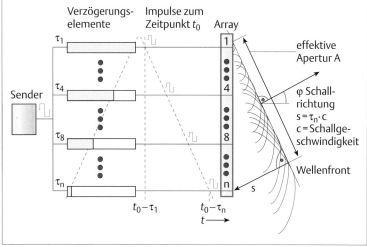

Abb. 1.**3** Phased Array mit Prinzip des „Elektronischen Schwenks". Phases-Array-Schallkopf mit Erzeugung einer geschwenkten Wellenfront. Der zeitliche Versatz wird durch eine unterschiedliche elektronische Verzögerung (τ_i) der Signale realisiert. Ist die Verzögerung τ_i größer als τ_n, so gelangen die Sendeimpulse im Schallkopf zuerst an das Element n und dann erst an Element 1 des Arrays. Die sich überlagernden Wellenanteile vereinigen sich zu einer geschwenkten Wellenfront, die durch die Verzögerung gesteuert um den Winkel ψ zur Schallkopfrichtung abgelenkt verläuft.

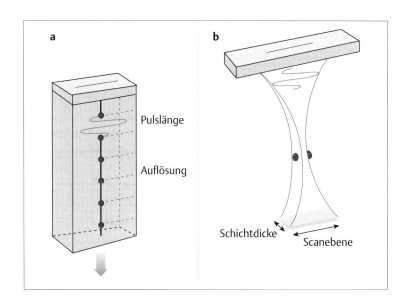

Abb. 1.**4** Definition der axialen und lateralen Auflösung.
a Zwei in Schallausbreitungsrichtung hintereinander liegende Grenzflächen bzw. Punktreflektoren sind noch getrennt darstellbar, wenn ihr Abstand größer als die halbe geometrische Länge des ausgesandten Ultraschallimpulses ist. Trotz der tiefenabhängigen bzw. frequenzabhängigen Gewebeabsorption mit zunehmender Verschiebung des Echos in den niedrigen Frequenzbereich bleibt die axiale Auflösung im Bildbereich nahezu konstant.
b Die laterale Auflösung ist abhängig von der tiefenabhängigen Breite der Schallkeule: Zwei in Schallausbreitungsrichtung nebeneinander liegende Punktreflektoren sind noch getrennt darstellbar, wenn ihr Abstand größer als die sog. 6 dB-Breite der Schallkeule am jeweiligen Messort ist. Relevant ist sie zum einen zur Beschreibung der Ortsauflösung zweier Punkte in der Schallkopfebene sowie zur Abschätzung des Einflusses von Punktreflektoren und Grenzflächen unmittelbar neben der vom Schallkopf in Längsrichtung dargestellten Fläche (Schichtdickenphänomene).

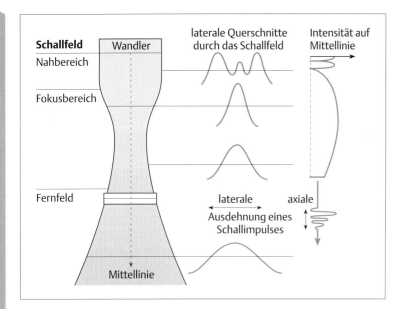

Abb. 1.5 Schallfeld eines Ultraschallwandlers mit Nah- und Fernfeld sowie Fokusbereich. Beschallter Bereich durch den ausgesandten Ultraschallimpuls. Im Nahfeld inhomogene Interferenzstruktur mit starken Einschränkungen der Bilddarstellung. Im Fokusbereich Einschnürung der Feldbreite und damit optimale Auflösung. Im Fernfeld wieder Divergenz des Ultraschallfeldes mit zunehmender Verschlechterung der lateralen Auflösung.

wobei A der Apertur, d.h. der zum Senden bzw. Empfangen verwendeten aktiven Länge des Schallwandlers und λ der frequenzabhängigen Wellenlänge entspricht.

Die Grenze vom Fokusbereich zum schallkopfseitig gelegenen Nahfeld, das durch Inhomogenitäten (Auslöschungsphänomene) geprägt ist, wird durch den doppelten Wert der lateralen Auflösung im Fokus definiert. Dieser Bereich des Bildes ist aufgrund der Artefakte nur schwer oder gar nicht auswertbar. Das Fernfeld beginnt beim doppelten Wert der lateralen Auflösung im Fokus. Durch den Einsatz akustischer Linsen, wie z.B. Silikongummi, durch entsprechende Krümmung des Wandlers (mechanische Fokussierung) oder elektronische Fokussierung kann der Fokus zum Schallwandler hin verschoben werden und verbessert die Auflösung. Bei gegebener Frequenz ist es günstig, mit möglichst großer Apertur und geeigneter Fokussierung zu arbeiten. Der Vorteil einer großen Apertur liegt in der größeren Eindringtiefe und besseren lateralen Auflösung. Im Nahbereich wird die Apertur durch Modifikation der Zahl der geschalteten Elemente beim Empfang zurückgenommen (dynamische Apertur), um einen interferenzarmen Nahbereich zu erhalten.

Auflösung in der z-Achse. Ein dritter, häufig unterschätzter Parameter ist die Auflösung in der Ebene senkrecht zum Schallkopf (Auflösung in der z-Achse). Dieser Parameter entspricht der Schichtdicke, aus der außerhalb der Schallkopfebene liegende Reflektoren und Streukörper zu einem Echo in der Schallkopfebene führen können (vgl. „Artefakte und Pitfalls", S. 8). Der Schichtdickenfokus eines gegebenen Wandlers ist von der Untersuchungsfrequenz abhängig.

Signalverarbeitung: Fokussierung, Pre- und Postprocessing

Fokussierung. Für jeden Schallkopftyp, der an einem Ultraschallgerät betrieben werden soll, ist ein besonderes sog. „Front-End" erforderlich, das die schallkopfspezifische Schnittstelle beinhaltet. Hierzu gehören alle Geräteteile, die die Verbindung der Schallkopfelemente mit den Verarbeitungskanälen herstellen. Der umfangreichste Teil des Front-Ends besteht in der Geräteelektronik zur Fokussierung im Sende- und im Empfangsfall. Wie oben beschrieben, besitzt das Schallfeld eines ebenen Schallwandlers bereits einen natürlichen Fokus. Dieser kann zwar durch akustische Linsen beeinflusst werden, eine flexible Tiefenanpassung der Lage des Fokuspunktes und der Fokuslänge ist jedoch nur elektronisch möglich. Bei allen Array-Typen erfolgt die Fokussierung in der Scanebene durch unterschiedliche elektronische Verzögerung der Impulse der Einzelelemente. Eine Fokussierung ist sowohl im Sende- als auch im Empfangsfalle möglich (Abb. 1.6).

Empfangsfall. Bei der Fokussierung im Empfangsfall erfolgt die Verzögerung der ersten Signale um den Laufzeitunterschied der späteren von peripher her eintreffenden Signale. Ziel ist es, die kohärente Darstellung aller Elemente des jeweiligen wählbaren Fokuspunktes zu gewährleisten.

Sendefall. Grundsätzlich lässt sich auch im Sendefall durch entsprechende Verzögerung der Anregungsimpulse des Arrays eine Fokussierung des Schallfelds erzielen. Sollen jedoch meh-

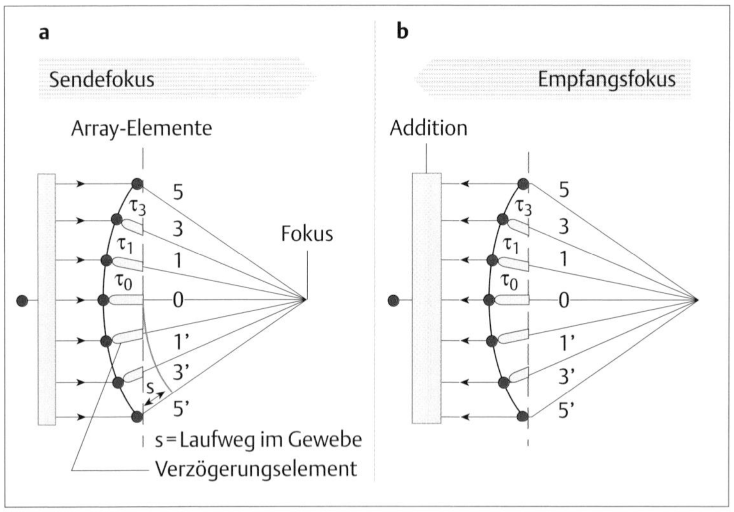

Abb. 1.6 Fokussierung im Sendefall und Empfangsfall.
a Im Sendefall erfolgt die Fokussierung durch eine entsprechende Verzögerung der Anregungsimpulse des Arrays mit Zunahme von peripher nach zentral.
b Im Empfangsfall treten Echos, die von der mit Fokus bezeichneten Stelle kommen, als Erstes bei dem Array-Element „O" ein, da hier der Laufweg am kürzesten ist. Werden die Echosignale des Elements um eine Zeit τ_0 verzögert, so ist es möglich, sie zeitgleich und phasengerecht zu den Echosignalen zu addieren, die z. B. an den Elementen „5 " und „5' " empfangen werden. Erfolgt die Verzögerung der Signale aller Elemente entsprechend der Laufwegsunterschiede, so liefern alle Elemente kohärente Signalanteile, d. h. die Addition der verzögerten Signale ergibt eine bestmögliche Echodarstellung für den Fokuspunkt.

rere Sendefoci zum Einsatz gelangen, so kann dies nur sequenziell erfolgen, da der Fokus der Wellenfront nach Aussendung des Pulses nicht mehr beeinflussbar ist. Bei der Sendefokussierung hat der Anwender zwar die Möglichkeit, Anzahl und Lage der Sendefoci zu bestimmen, jedoch verringert eine höhere Anzahl von Sendefoci die Bildfolgefrequenz: Für 3 Sendefoci wird z. B. die 3fache Zeit für den Bildaufbau erforderlich, sodass sich die maximale Bildfrequenz auf ein Drittel reduziert.

Dynamische Fokussierung. Im Empfangsfall bestehen jedoch andere Möglichkeiten: Verändert man während des Empfangs der Echosignale die Verzögerungszeiten, so ist es möglich, den Fokus immer in die Tiefe zu legen, aus der gerade die Echos kommen. Diese sog. dynamische Fokussierung hat keine Reduzierung der Bildfrequenz zur Folge und läuft während des Empfangs der Echos im Gerät automatisch und ohne Beeinflussbarkeit durch den Anwender nach einem optimierten Algorithmus ab. Die oben beschriebene elektronische Fokussierung wird bei allen elektronischen Schallköpfen gleichermaßen angewendet.

Tiefenausgleich. Das Preprocessing beschreibt jenen Teil der Signalverarbeitungskette, der vor dem Scankonverter angeordnet ist. Er beginnt mit dem Ausgleichen störender Effekte, bedingt durch den tiefenabhängigen Intensitätsverlust, sowie Änderungen der Mittenfrequenz. Echos tiefer liegender Objekte erfahren auf ihrem Weg zur Sonde mehr Dämpfung als sondennahe Echos. Um diese Dämpfung auszugleichen, wird in der Vorverarbeitung das Echosignal zunächst tiefenabhängig verstärkt (Synonyme: „Tiefenausgleich", „Depth Gain Compensation", „Time Gain Compensation" oder „TGC-Verstärker"). Diese Korrektur ist erforderlich, da die Echosignale mit zunehmender Tiefe zunehmend dunkler erscheinen würden. Sie wird im Allgemeinen manuell vorgenommen, da die Größen „homogener Bildeindruck" und „interessierender Bereich" nicht vorprogrammierbar sind. Für ein optimales Bild ist es hilfreich, z. B. an einem subkostalen Querschnitt der Leber die TGC-Kurve so einzustellen, dass eine homogene Darstellung der Leber erzielt wird. Muss man durch Flüssigkeit, wie z. B. Aszites, oder durch den Uterus schallen, so ist der Tiefenausgleich entsprechend zu reduzieren, um eine Überstrahlung zu vermeiden.

Dynamische Frequenzfilterung. Ein weiterer Signalverarbeitungsschritt ist die sog. „dynamische Frequenzfilterung". Ihre Notwendigkeit ergibt sich aus der frequenzabhängigen Dämpfung mit tiefenabhängiger Verlagerung des Spektrumschwerpunktes zu niedrigen Frequenzen. Durch die mitlaufende dynamische Frequenzfilterung wird dieser Effekt ausgeglichen und der Signal-Rausch-Abstand in der Tiefe verbessert.

Multifrequenz- und Breitbandtechnik. Voraussetzung für eine diagnostisch relevante Bildverbesserung durch diese Techniken sind Schallwandler mit der Möglichkeit einer breitbandigen Anregung sowie die Möglichkeit einer breitbandigen Signalverarbeitung. Weitere Vorteile breitbandiger Schallköpfe sind die Verbesserung der axialen Auflösung durch kurze Impulse (vgl. Abb. 1.4) sowie die Möglichkeit der multifrequenten Anregung. Diese erlaubt es, mit dem gleichen Schallkopf sowohl oberflächliche Strukturen in hoher Auflösung als auch tiefere Schichten darstellen zu können. Multifrequenztechnik

und Breitbandtechnik erweitern den diagnostischen Einsatzbereich der Schallköpfe erheblich und vereinfachen die Untersuchung.

Edge Enhancement. Weitere Schritte der Nachverarbeitung sind die Demodulation und Tiefpassfilterung sowie die Möglichkeit, die Echoform im Preprocessing zu verändern. Beispielsweise erlaubt das sog. „edge enhancement" eine Flankenversteilerung mit besserer Echodifferenzierbarkeit. (Die Flankenversteilerung bzw. das Echo-Enhancement ist eine Hochpassfilterung der demodulierten Echosignale und nur in Ultraschallzeilenrichtung wirksam.) Gewebe erscheint feinkörniger, Grenzflächen senkrecht zur Ultraschallausbreitungsrichtung sind besser trennbar (z. B. Gefäßwandschichtung). Die Wirkung entspricht somit einer scheinbar verbesserten axialen Auflösung.

Dynamikeinstellung. Die Dynamikeinstellung („dynamic range") erlaubt es, den Kontrastumfang des Ultraschallbildes den diagnostischen Erfordernissen anzupassen. Aus dem großen Dynamikumfang der Echos, den heutige Geräte liefern, kann der Dynamikumfang vom kleinsten zum hellsten sichtbaren Echo im B-Bild ausgewählt werden, der für die jeweilige Anwendung am geeignetsten erscheint. Geringere Dynamik wird für Konturdarstellungen, Messungen des biparietalen Durchmessers sowie für die Gefäßdiagnostik eingestellt. Zur Beurteilung der Struktur von Geweben wie der Plazenta wird eine höhere Dynamik zur Darstellung auch kleinster Gewebeechos benötigt.

Scankonverter. Der Scankonverter hat die Aufgabe, die Daten, die mit den verschiedenen Abtastverfahren gewonnen werden (z. B. in Polarkoordinaten), in eine ortsrichtige Darstellung (karthesische Koordinaten) auf dem Betrachtungsmonitor umzuwandeln. Da das Auslesen aus dem Scankonverter in Fernsehnorm (Video) oder Rechnernorm (z. B. SVGA) erfolgt, ist eine (digitale) Zwischenspeicherung der Ultraschallinformation im oder vor dem Scankonverter erforderlich.

Korrelation des B-Bildes. Unter der Korrelation des B-Bildes versteht man eine Mittelung, die im Bildspeicher durchgeführt wird. Die zeitliche Mittelung kann so erfolgen, dass beim Einschreiben neuer Information in den Speicher ein Anteil der gespeicherten (alten) Information des vorherigen Bildes im Speicher belassen bleibt und die neue hinzu addiert wird. Die Korrelation wirkt sich aus wie ein Nachleuchten einer Monitorröhre. Sie wird auch „Persistence" genannt. Die Korrelation kann mit Erfolg eingesetzt werden bei langsam veränderlichen Bildsequenzen (z. B. im Abdomen, periphere Gefäße etc.) und bewirkt hierbei eine Verbesserung des Signal-Rausch-Abstands. Bei schnell bewegten Vorgängen (z. B. in der fetalen Herzdiagnostik) folgt aus einer zu hoch eingestellten Korrelation ein „Verschmieren" der Strukturen und damit ein Verlust an Bildqualität.

Postprocessing. Die letzte Möglichkeit der Bildbeeinflussung ist das sog. „Postprocessing". Zwischen Scankonverter und Monitor kann über veränderbare Übertragskennlinien die Grauwertzuordnung der dargestellten Information auf dem Monitor angepasst werden. Dadurch lassen sich z. B. kleine, zarte Echos im Bild gezielt anheben oder absenken.

Analyse der B-Bild-Information und Artefakte

Untersuchungsoptimierung und Analyse der B-Bild-Information

Homogene Darstellung der Echotextur. Nach der Wahl des für die Fragestellung und der Untersuchungsregion adäquaten Schallkopfes (vgl. „Wahl des Schallkopfes: Eindringtiefe, Schallfeld und Auflösung", S. 4) sollten zunächst Sendeleistung, Fokuslage, die Verstärkung im Empfangsfall sowie die Tiefenausgleichskurve so angepasst werden, dass eine homogene Darstellung der Echotextur im interessierenden Bildabschnitt sichergestellt ist. Es empfiehlt sich, diese Parameter z. B. in einem subkostalen Schrägschnitt an der Leber einzustellen. Sollte Flüssigkeit im Nahfeld (z. B. Aszites) vorhanden sein, so muss der Tiefenausgleich reduziert werden, um eine Überstrahlung zu vermeiden.

Wichtigste Kriterien der Beurteilung sind bei Organen wie Leber, Milz und Nieren bzw. bei Uterus und Ovarien die Größe, Form und Abgrenzbarkeit der jeweiligen Strukturen sowie Störungen des Grundmusters. Die Abweichung kann dabei echoarm, echoreich oder echoäquivalent sein. Diese Störungen des Musters helfen, z. B. Tumoren in Leber, Uterus und Ovar oder morphologische Änderungen in der Plazenta zu erkennen.

Artefakte und Pitfalls

Die Entstehung des sonographischen Bildes beruht auf bestimmten, z. T. idealisierten physikalischen Grundannahmen wie Konstanz von Schallgeschwindigkeit und Dämpfung oder auf der Annahme einer geradlinigen Schallausbreitung im Körper. Abweichungen von diesen Annahmen führen zu Artefakten. Einige dieser Phänomene sind diagnostisch nutzbar und geben zusätzliche Informationen über Gewebeeigenschaften, andere können zu Fehlinterpretationen führen.

Dorsale Schallverstärkung. Diagnostisch hilfreich ist das Artefakt der dorsalen Schallverstärkung hinter Zysten: Unter der Annahme einer konstanten Dämpfung wird über die TGC-Kurve durch eine tiefenabhängige Verstärkung versucht, eine homogene Darstellung der Echos bis in die Tiefe zu erzielen (vgl. „Signalverarbeitung: Fokussierung, Prä- und Postprocessing", S. 6). Durch die in Flüssigkeiten niedrige Absorption und Reflektion ergibt sich eine Übersteuerung des Signals, die sich als dorsale Schallverstärkung darstellt (Abb. 1.7).

Distale Schallauslöschung. Ein weiteres, z. T. diagnostisch hilfreiches Artefakt ist die distale Abschattung oder Schallauslöschung hinter starken Reflektoren. Ursächlich sind u. a. Knochen, Steine und Luft, d. h. Substanzen, die sich in ihrem Wellenwiderstand erheblich vom benachbarten Weichgewebe unterscheiden (Tab. 1.1) und somit einen großen Teil der Ultraschallenergie zurückwerfen. Wird der „Reflektor" nahezu senkrecht getroffen, so imponiert er durch einen hellen, starken Reflex (Abb. 1.7). Die distal gelegene Abschattung unterstützt dabei die Erkennbarkeit z. B. eines Nierensteins. Wird der Reflektor jedoch quer zur Scanebene stark schräg angeschallt, so wird die wesentliche Energie weggespiegelt. Die Abschattung ist zwar vorhanden, es fehlt jedoch das starke Echo des Reflektors im B-Bild.

Weitere Abschattungsphänomene sieht man am Rand von kreisförmigen Objekten. Bei streifendem Auftreffen auf schräg verlaufende Grenzflächen kann es zur Ablenkung des Schallstrahls und damit zu einem distalen Schallschatten kommen. Die Grenzflächen werden nur lückenhaft durchgezeichnet.

Reverberationen. Zwischen zwei stark reflektierenden Grenzflächen können Reflexionen entstehen, die zu Mehrfachechos (Reverberationen) führen. Die jeweils verlängerte Laufzeit führt zu einer fehlerhaften Ortskodierung und damit zu einer Kaskade von parallelen Reflexbändern in uniformem Abstand. Sie lassen sich vermeiden, wenn es gelingt, die reflektierende Oberfläche schräg anzuschallen.

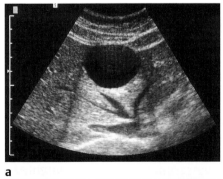

a

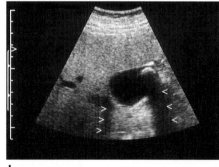

b

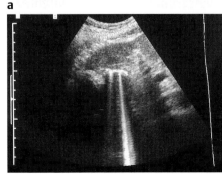

c

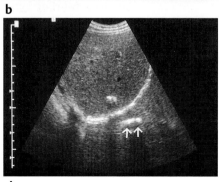

d

Abb. 1.7 Artefakte im B-Bild: Beispiele aus der abdominellen Diagnostik.
a Leberzyste mit dorsaler Schallverstärkung: Überverstärkung der Ultraschallimpulse.
b Gallenblase mit Stein (heller Reflex mit dorsalem Schallschatten) sowie Schallabschattung durch Tangentialeffekt (Pfeil).
c Kometenschweifartefakt durch Mehrfachreflexionen an Luft.
d Leber mit Verkalkung und Spiegelartefakt, das sich auf die andere Seite des Zwerchfells projiziert.

Kometenschweifartefakt. Beim Resonanz- oder Kometenschweifartefakt handelt es sich ebenfalls um Mehrfachreflexionen. Liegen reflektierende Schichten sehr nahe beieinander und dämpft das dazwischen liegende Gewebe nur schwach, so kommt es zu vielen kurz hintereinander liegenden Echos, die einen distal des eigentlichen Reflektors gelegenen hellen, längeren Streifen bilden. Dies ist z.B. bei kleinsten Luftbläschen zu beobachten. Ein ähnliches Bild ergibt sich, wenn Strukturen hoher Schallgeschwindigkeit, z.B. Cholesterinkristalle, Fremdkörper wie Metallteile etc., vom Ultraschallstrahl getroffen werden und der Schall in diesen mehrfach reflektiert wird.

Spiegelartefakte. Ein weiterer Sonderfall sind Spiegelartefakte. Liegt ein Objekt vor einem starken Reflektor, so wird es von diesem „angeschallt". Das rückgestreute Echo wird nochmals zurückgeworfen und erzeugt durch die dadurch verlängerte Laufzeit ein virtuelles Bild hinter dem auslösenden Reflektor (Abb. 1.7).

Schichtdickenartefakte. In flüssigkeitsgefüllten, schmalen Objekten können durch Schichtdickenartefakte quer zur Scanebene liegende Bereiche zur Abbildung gelangen, die eine scheinbare Auffüllung des per se echofreien Raumes vortäuschen. Abhilfe bietet ein Wechsel der Einschallrichtung oder ein anderer Applikator.

Nebenkeuleneffekte. „Geisterechos" können durch Einspiegeln von Reflektoren außerhalb der Untersuchungsebene durch Nebenkeuleneffekte entstehen. Nebenkeulen (Synonyme: Seitenkeulen oder Nebenmaximum) sind Schalldruckmaxima neben dem Hauptmaximum des Schallfeldes und verlaufen schräg nach außerhalb zu der jeweils betrachteten Haupteinschallrichtung. Mit zunehmender Geräteverbesserung ist dieses Artefakt jedoch selten geworden.

Brechungs- und Beugungsartefakte. Weitere Phänomene sind Brechungs- und Beugungsartefakte, die an Stellen im Körper auftreten, an denen die Ultraschallausbreitungsgeschwindigkeiten zweier Grenzflächen stark unterschiedlich sind. Dies ist bei Knochen (höhere Schallgeschwindigkeit) oder Kunststoffen, z.B. Silicon (niedrigere Schallgeschwindigkeit) der Fall.

Duplex- und Farbdopplersonographie

Physikalische Grundlagen der Bewegungsdetektion

Dopplereffekt. Der älteste Ansatz zur Bewegungsdetektion ist das Dopplerverfahren. Grundlage ist der Dopplereffekt, der erstmals von dem Physiker Johann Christian Doppler (1803–1853) mathematisch beschrieben wurde. Er beobachtete, dass das Licht von Sternen, die sich auf die Erde zu bewegen, nach „Blau", d.h. zu kürzeren Wellenlängen (höhere Frequenzen) verschoben wird („Blauverschiebung"). Entsprechend zeigt sich eine „Rotverschiebung", wenn sich Erde und Stern voneinander entfernen. Das Entsprechende gilt auch in der Akustik: Das Geräusch des Motors eines Wagens, der sich relativ zu einem Beobachter bewegt, ändert seine Tonhöhe. In dem Moment, in dem das Fahrzeug am Beobachter vorbeifährt, ist die Änderung am deutlichsten wahrnehmbar.

Frequenzverschiebung. In der medizinischen Diagnostik sind es die Erythrozyten in den Blutgefäßen, die sich in Bezug auf den Schallkopf mit unterschiedlicher Geschwindigkeit auf ihn zu oder von ihm weg bewegen (Abb. 1.8). Die von den Blutkorpuskeln gestreuten und auf den Schallkopf zurück treffenden Echosignale weisen gegenüber der ursprünglich ausgesandten Frequenz f eine Frequenzverschiebung Δf auf, die von der Größe und Richtung der Geschwindigkeit des Blutflusses abhängt und sich mathematisch beschreiben lässt:

$$\Delta f = \frac{2 \cdot f \cdot v \cdot \cos\Theta}{c} \tag{6}$$

Δf entspricht der ableitbaren Dopplershiftfrequenz zwischen eingesendeter Frequenz (f) und der Frequenz des reflektierten Signals. Sie ist proportional zur Geschwindigkeit v der Blutkorpuskeln sowie zum Kosinus (Θ) des Winkels zwischen Dopplermessstrahl und Gefäßachse (Abb. 1.8). Sie ist umgekehrt proportional zur Schallgeschwindigkeit im Untersuchungsmedium (ca. 1540 m/s) und liegt bei der medizinischen Anwendung mit 500–20.000 Hz meist im hörbaren Bereich. Der Faktor 2 berücksichtigt dabei, dass beim Impuls-Echo-Verfahren der Dopplereffekt zweimal wirksam wird: Zum einem durch die Laufzeit vom Sender bis zu den streuenden Blutkorpuskeln, zum anderen durch den Rückweg des rückgestreuten Signals zum Empfänger.

Bezüglich des Informationseinzugsverfahrens kann zwischen eindimensionalen und zweidimensionalen Verfahren unterschieden werden.

Eindimensionale bzw. spektrale Verfahren. Bei den eindimensionalen Verfahren wird das Gefäß von einem Einzelschall-

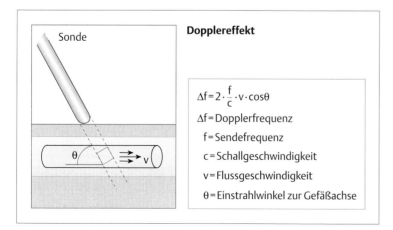

Abb. **1.8** Prinzip der Dopplersonographie.

Sonde

Dopplereffekt

$\Delta f = 2 \cdot \dfrac{f}{c} \cdot v \cdot \cos\theta$

Δf = Dopplerfrequenz

f = Sendefrequenz

c = Schallgeschwindigkeit

v = Flussgeschwindigkeit

θ = Einstrahlwinkel zur Gefäßachse

strahl geschnitten, und die Flussgeschwindigkeiten werden längs dieser Schallrichtung analysiert. Die gemessene Information wird als spektrale Verteilung in Abhängigkeit von der Zeit dargestellt, sodass man auch von „spektralen Dopplerverfahren" spricht. Das Informationseinzugsgebiet des spektralen Dopplers kann beim eindimensionalen Verfahren die gesamte Tiefe des Schallstrahls (CW-Doppler: Continous Wave) oder nur einen bestimmten, wählbaren Ort auf diesem Strahl (PW-Doppler: Pulsed Wave) umfassen (Abb. 1.9).

Zweidimensionale Verfahren. Die zweidimensionalen Verfahren liefern als Ergebnis eine räumliche Verteilung der Bewegungsinformation, die an mehreren Messorten gleichzeitig erfasst wird. Dazu werden mehrere Schallstrahlen ausgesandt, tiefenselektiv analysiert und das Ergebnis farbkodiert dem B-Bild überlagert. Die Größe des Analyseareals erstreckt sich dabei entweder über das gesamte B-Bild oder nur über einen Ausschnitt („Farbfenster").

Dargestellt werden die jeweils mittlere Geschwindigkeit im Volumenelement sowie die Flussrichtung (FKDS: Farbkodierte Duplexsonographie) oder die Summe der Amplitudenquadrate als Maß für die Zahl der sich bewegenden Blutkorpuskeln bzw. die Intensität der Blutströmung (Power-Doppler-Verfahren). Weitere Verfahren gehen von der geschwindigkeitsbedingten Positionsänderung charakteristischer Echos aus (Time-Domain- oder CVI-Verfahren) (1) oder fußen auf einer digitalen Amplitudensubtraktion zweier zeitlich versetzt ausgesandter Impulse (BI-Flow-Verfahren) (18). Letzteres Verfahren bietet eine der digitalen Subtraktionsangiographie ähnliche Darstellung mit hoher Ortsauflösung. Beide Verfahren sind zurzeit noch auf oberflächennahe Regionen und gute Schallbedingungen beschränkt. Sie haben in der Gynäkologie nur geringe oder keine Bedeutung und sollen deshalb hier nicht näher besprochen werden.

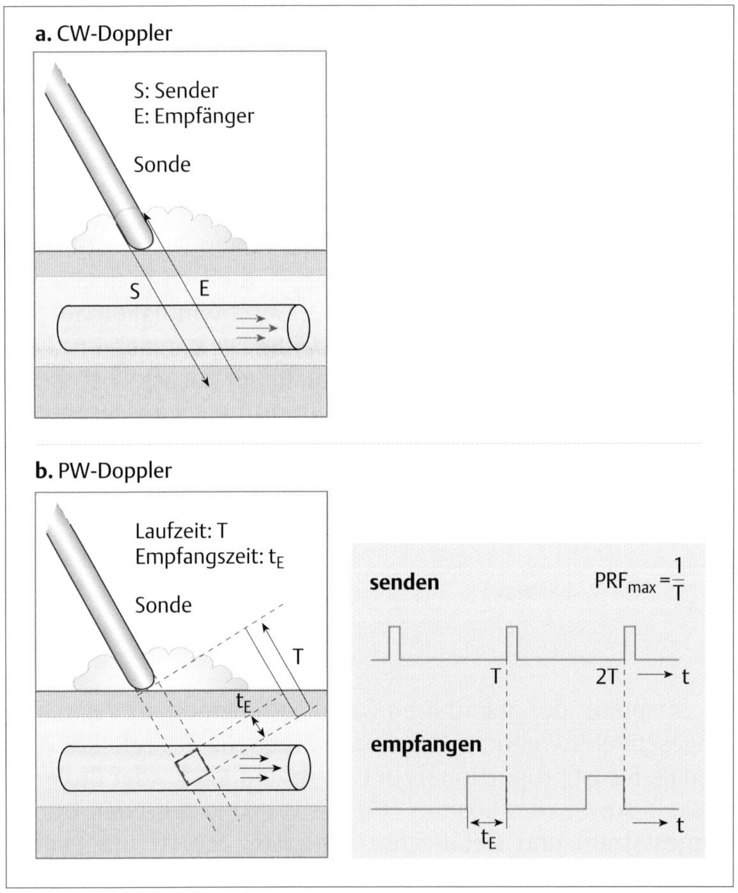

Abb. 1.9 Eindimensionale Verfahren: Prinzip CW- und PW-Doppler.
a CW-Doppler: In der Sonde befinden sich zwei Plättchen, die kontinuierlich senden und empfangen. Vorteil ist die artefaktfreie Darstellung auch hoher Dopplerverschiebefrequenzen ohne Aliasing-Effekt. Nachteil ist jedoch, dass die Signale aller im Dopplerstrahl liegenden Gefäße als Mischsignal erfasst werden, sodass eine Zuordnung des Signals zu einem bestimmten Gefäß nicht möglich ist.
b PW-Doppler: Zum Senden und Empfangen wird ein gemeinsamer piezoelektrischer Kristall verwendet. Die Ansteuerung erfolgt in Pulsen. Die rückgestreuten Echos werden zu einem wählbaren Zeitpunkt erfasst (Messtor). Die gewählte Zeit hängt dabei von der Laufzeit T ab, die das Signal aus der gewünschten Tiefe bis zum Schallkopf benötigt. Die Empfangszeit t_E legt dabei die Größe des zu analysierenden Messvolumens fest („Sample Volume").

Gerätetechnische Grundlagen und Einstellparameter

Eindimensionale Verfahren der Bewegungsdetektion (CW- und PW-Doppler)

CW-Doppler. Im CW-Doppler werden im Schallkopf 2 getrennte Kristalle eingesetzt, von denen der eine kontinuierlich sendet, während der zweite gleichzeitig die eintreffenden Echosignale empfängt (Abb. 1.9a). Durch den kontinuierlichen Betrieb des CW-Dopplers ist die tiefenselektive, räumliche Zuordnung eines Echos nicht möglich. Das Verfahren bietet jedoch den Vorteil, dass auch sehr hohe Flussgeschwindigkeiten eindeutig analysiert werden können (s. u.).

PW-Doppler. Der PW-Doppler trägt dem Bedürfnis Rechnung, Flussgeschwindigkeiten tiefenselektiv zu messen. Zum Senden und Empfangen dient ein gemeinsamer Kristall im Schallkopf, der wie beim B-Bild-Verfahren Folgen kurzer Impulse in den Körper sendet. Nach der Laufzeit T des Impulses zum gewünschten Ort der Dopplermessung und zurück wird das Messtor für den Empfang der Echos für kurze Zeit geöffnet (Abb. 1.9b). Größe und Tiefenlage des Messtors werden vom Untersucher unter Sichtkontrolle im B-Bild oder im Farbdopplerbild eingestellt.

Demodulation. Der erste Schritt zur Gewinnung der Geschwindigkeitsinformation aus dem Echosignal ist die „Demodulation", welche die Trennung des Dopplersignals (Dopplerfrequenz Δf) von der Referenz- bzw. Sendefrequenz durchführt. Die Demodulation erfolgt in einem sog. Phasendetektor durch Mischung des Echosignals mit einem Referenzsignal mit anschließender Gleichrichtung und Tiefpassfilterung.

Spektralanalyse. Das vom Blut zum Schallkopf zurückkehrende Echo beinhaltet eine Mischung von Frequenzen, die von der Verteilung der Geschwindigkeiten der einzelnen Blutkorpuskeln abhängen. Der nächste Schritt ist deshalb die Analyse der im Dopplersignal enthaltenen Frequenzen nach ihrer Verteilung und Amplitude. Diese sog. „Spektralanalyse" wird durch das mathematische Verfahren der „Fast-Fourier-Transformation" (FFT) ermöglicht. Analog zur Eigenschaft des menschlichen Gehörs, einen Akkord in seine Einzeltöne auflösen zu können (Abb. 1.**10**), ermöglicht der FFT-Prozessor die Zerlegung des demodulierten Signals in die zu Grunde liegenden (harmonischen) Doppleranteile und ihre Amplitude.

Die Frequenzauflösung und die zeitliche Auflösung des Spektrums hängen dabei von der Zahl der Abtastungen (i. A. zwischen 64 und 256) ab, die zur Berechnung des FFT-Algorithmus herangezogen werden. Je höher die Anzahl der Berechnungskomponenten, desto feiner die Frequenzauflösung. Bei einer 128-Punkte-FFT werden die Informationen von 128 zeitlich hintereinander folgenden Dopplersignalen (Sendepulsen) in die zu Grunde liegenden Frequenzen zerlegt. Dies gilt für die ersten 128 Sendepulse. Bei den nachfolgenden Sendepulsen erhält man dann jeweils sofort wieder ein komplettes Spektrum mit 128 Frequenzen.

Dopplerspektrum. Das Ergebnis der Analyse wird entweder zu einem Zeitpunkt als Amplituden-Frequenz-Diagramm (Abb. 1.**10**) oder – in der Medizin am weitesten verbreitet – über den Zeitverlauf eines oder mehrerer Herzzyklen als Frequenz-Zeit-Diagramm (Dopplerspektrum) dargestellt. Die Amplitude der Dopplerfrequenzen zu einem Zeitpunkt wird dabei durch die Helligkeit der Bildpunkte dargestellt (Abb. 1.**11**).

Das Dopplerspektrum ist die Basis für die weiterführende Analyse und erlaubt die Ermittlung und Quantifizierung von Flussgeschwindigkeit und -volumen sowie die Berechnung von Widerstandswerten, die auf lokale vor- oder nachgeschaltete Veränderungen im Gefäßbett schließen lassen (vgl. „Analyse der Dopplerinformation und Artefakte", S. 19).

Pulsrepitionsfrequenz. Nachteil der Methode ist, dass die Laufzeit (T) im Abdomen in Abhängigkeit von der Tiefe (Beispiel: 3–20 cm) zwischen ca. 0,03 und 0,26 ms liegt. Dies limitiert das kürzestmögliche Zeitintervall zwischen 2 aufeinander folgenden Sendepulsen. Die Pulsrepitionsfrequenz PRF (Wiederholfrequenz mit der Impulse ausgesandt werden) kann deshalb nicht höher als 1/T gewählt werden, ohne die eindeutige Tiefenzuordnung zu gefährden (Beispiel 25,6 bzw. 3,8 kHz).

$$PRF = \frac{1}{T} = \frac{c}{2 \times s} \tag{7}$$

wobei s der Tiefe (m), PRF der Pulsrepititionsfrequenz (Hz) und c der Schallgeschwindigkeit (1540 m/s) entspricht.

Zweidimensionale Verfahren der Bewegungsdetektion (Farb- und Power-Doppler)

Farbduplexverfahren

Während beim spektralen PW-Doppler der zeitliche Verlauf der Geschwindigkeitsverteilung an einem einzelnen Messort ermittelt wird, analysieren die Farbduplexverfahren die jewei-

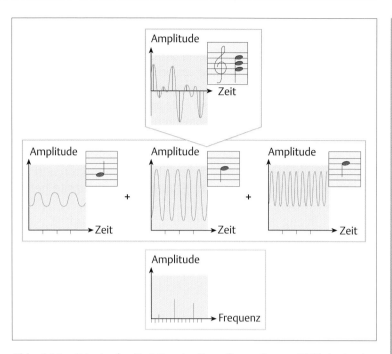

Abb. 1.**10** Prinzip der Fast-Fourier-Transformationen (FFT). In Analogie zum menschlichen Ohr, das in der Lage ist, aus einem Akkord z. B. die Grundtöne G, H und D herauszuhören, ermöglicht die Fast-Fourier-Transformation die Auflösung des Frequenzspektrums in die zugrunde liegenden Einzelfrequenzen. Das Ergebnis wird als Amplituden-Frequenz-Verteilung (unten im Bild) dargestellt.

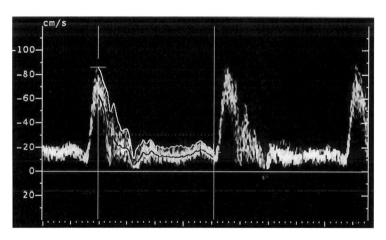

Abb. 1.**11** Frequenz-Zeit-Diagramm („Dopplerspektrum"). Ergebnis der Analyse einer Fast-Fourier-Transformation über 2 Herzzyklen einer Arterie. Auf der horizontalen Achse ist die Zeit, auf der y-Achse die Dopplershiftfrequenz bzw. nach Winkelkorrektur die Flussgeschwindigkeit aufgeführt. Die Helligkeit der Bildpunkte im Spektrum charakterisiert die jeweilige Amplitude der einzelnen Dopplershiftfrequenz. Im ersten Herzzyklus sind die jeweilige Spitzengeschwindigkeit (helle Linie am Oberrand der Kurve) sowie die mittlere Geschwindigkeit (dunkle Linie in der Mitte) markiert.

Relevante Einstellparameter:
Verwendete Dopplerfrequenz (DF: hier 5,5 MHz)
Pulsrepititionsfrequenz (PRF: hier 5208 MHz)
Wandfilter (F: hier 50 Hz)
Winkelkorrektur (θ: hier 63°)

ligen Flussgeschwindigkeiten in einer Vielzahl von Messorten, die über das ganze Schnittbild oder einen Teil davon verteilt sind. Im Gegensatz zum spektralen Doppler werden bei den farbkodierten Verfahren nicht die Fourier-Analyse, sondern überwiegend Autokorrelationsverfahren eingesetzt.

Autokorrelation. Während bei der FFT-Analyse für jedes Zeitintervall im Spektrum das Dopplersignal aus dem Messtor bis zu 256-mal abgetastet wird und an diesem Ort die entsprechende Zahl von Frequenzen errechnet werden kann, vergleicht (korreliert) das Autokorrelationsverfahren des Farbdopplers alle (demodulierten) Dopplersignale längs einer Farbbildzeile, die zu einem Abtastzeitpunkt nach einem Sendepuls gemessen wurden, mit denen der folgenden Abtastung am gleichen Ort (Abb. 1.**12**). Das Ergebnis ist ein Korrelationsvektor, der über Größe und Phasendifferenz charakterisiert ist. Die Phasendifferenz an jedem Bildpunkt der Farbzeile liefert dabei die mittlere Frequenzverschiebung. Dieser Wert steht in direktem Bezug zur mittleren Flussgeschwindigkeit. Zusätz-

lich kann die Varianz als Parameter vorhandener Turbulenzen mit dargestellt werden.

Das Rechenverfahren der Autokorrelation wurde 1982 von Kasai und Nameka für die Blutflussberechnung erstmalig eingesetzt. Für eine Autokorrelation A(t) der Funktion g(t) gilt allgemein:

$$A(t) = \int_{-\infty}^{+\infty} g'(\tau)\, g(\tau + t)\, dt \qquad (8)$$

Die Funktion g'(t) ist die komplex Konjugierte von g(t). Die beiden Funktionen werden übereinander verschoben, miteinander multipliziert und das Produkt von -∞ bis +∞ integriert.

Durch diese Faltung erhält man den Wert der Autokorrelation zum Zeitpunkt t. Eine der ersten elektrotechnischen Anwendungen fand die Autokorrelation in der elektrischen Messtechnik, um schwächste Signale aus dem Rauschen herauszufiltern und messen zu können. Auch beim Ultraschall ist sie in der Lage, die mittleren Frequenzverschiebungen der äußerst schwachen Blutflussechos, die mit ihrer Signalamplitude bis zu 40 dB unter den B-Bild-Echos liegen, aus dem Rauschen zu ermitteln. Um die Empfindlichkeit bei niedrigem Signal-Rausch-Abstand zu erhöhen, wird die Messung pro Zeile mehrfach wiederholt. Die resultierenden Korrelationsvektoren werden addiert und ergeben den amplitudengewichteten zeitlichen Mittelwert der Phasendifferenz, aus dem die mittlere Geschwindigkeit errechnet werden kann. Dadurch beträgt der Zeitbedarf pro Farbzeile ein Vielfaches dessen der B-Bild-Zeile. Bei ausreichend hohem Signal-Rausch-Abstand wie bei kardiologischen Fragestellungen kann die Zahl der Messungen gering gehalten werden, um eine höhere Bildrate zu erzielen. Die durch die Autokorrelation berechneten Geschwindigkeiten werden farbkodiert dem B-Bild überlagert (Abb. 1.**13**).

Weitere Verfahren der farbkodierten Darstellung sind Autoregression und die sog. Maximale-Entropie-Methode sowie das oben bereits erwähnte Time-Domain- oder Hochfrequenz-Kreuzkorrelationsverfahren.

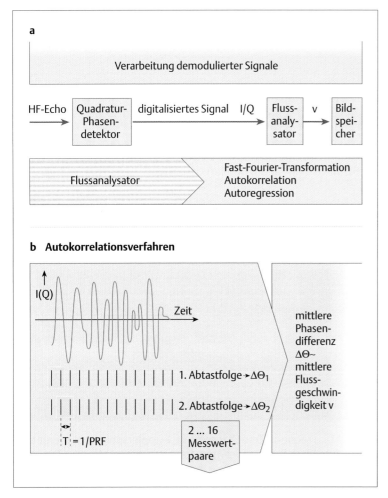

Abb. 1.**12** Zweidimensionale Verfahren: Prinzip der Signalauswertung (Beispiel Autokorrelation).
a Gemeinsames Prinzip der Signalverarbeitung aller Autokorrelations-, Autoregressions- und FFT-Verfahren. Im Quadratur-Phasendetektor erfolgt die Demodulation des hochfrequenten Signals. Diese erfolgt zweimal mit einer Phasenverschiebung von 90° (I, Q). Nach Filterung des Signals durch entsprechende Wandfilter wird das in heutigen Geräten digital vorliegende Signal dem eigentlichen Analysator zugeführt. Je nach gewähltem Verfahren wird eine FFT, eine Autokorrelation oder eine Autoregression vorgenommen. Das Ergebnis wird zumeist als Farbinformation im Bildspeicher abgelegt.
b Bei der am häufigsten verwendeten Autokorrelation werden im Flussanalysator jeweils 2 aufeinander folgende Messungen auf ihre Phasendifferenz geprüft. Diese ist ein Maß für die Flussgeschwindigkeit v. Die zeitliche Mittelung der Phasendifferenzen der jeweils gewählten Abtastfolge ergibt die mittlere Geschwindigkeit v, die farbkodiert dem B-Bild überlagert wird (nach Harten 1993).

Autoregressionsverfahren. Die Autoregressionsverfahren (AR) entstammen der Radartechnik. Im Unterschied zur Autokorrelationsmethode, die aufeinander folgende Messimpulse mit definiert vorgegebenen Zeitabständen auswertet, werden die Zeitintervalle variiert bzw. im Falle der MEM-Technik per Zufallsprinzip ausgewählt (7). Die theoretisch höhere Genauigkeit und Auflösung hat sich in der Praxis besonders durch das i. A. ungünstige Signal-Rausch-Verhältnis noch nicht erweisen können.

Kreuzkorrelationsverfahren. Das Kreuzkorrelationsverfahren bestimmt aus dem Vergleich des Hochfrequenzsignals jeweils zweier Ultraschallechosignalfolgen die geschwindigkeitsbedingte Positionsänderung charakteristischer Echos. Vorteil der Methode ist die Erfassbarkeit auch hoher Geschwindigkeiten (8). Das erforderliche Signal-Rausch-Verhältnis von mehr als 6 dB begrenzte bisher jedoch den routinemäßigen Einsatz im Abdomen auf oberflächennahe Gefäße und schlanke Patienten. Vor- und Nachteile der Verfahren sind bei Haerten (5) und Liu (9) zusammengestellt.

Farbkodierungen. Für alle Verfahren sind Farbkodierungen wie „Rot/Blau" gebräuchlich, die durch die Farbwahl die Flussrichtung sowie durch unterschiedlich helle Farbtöne die Geschwindigkeit angeben. Es existieren Farbkodierungen, die zur Beurteilung langsamer Flüsse und für einen guten Farbfüllgrad besonders geeignet sind. Bei einigen Geräten kann der Turbulenzgrad der Strömung als Varianz durch Zumischung von Grün eingeblendet werden.

Bewegungsdetektor. Zur sauberen Trennung von nahezu stationären Gewebeechos und Gefäßechos im B-Bild und der Farbinformation sowie zur Vermeidung von Bewegungsartefakten dient ein der Autokorrelationsberechnung vorgeschalteter Bewegungsdetektor. Dieser Filter erlaubt es, bei langsamsten Flussgeschwindigkeiten sehr scharf zwischen Informationen, die für die Berechnung der Farbinformation herangezogen werden, und solchen, die B-Bild-Information darstellen, zu diskriminieren.

Zeitliche Mittelung. Um die Messgenauigkeit zu erhöhen, werden beim Farbdoppler für jede Farbzeile eine Vielzahl (4–20) von Sendepulsen an der gleichen Stelle platziert und die Autokorrelationsberechnung mit allen zeitlich benachbarten Informationen durchgeführt. Die Anzahl der zur Berechnung benutzten Informationen ist meist vom Anwender als „zeitliche Mittelung" einstellbar.

Erhöhte zeitliche Mittelung führt zu einer erhöhten Farbsensitivität (verbesserter Signal-Rausch-Abstand für den Farbdoppler), aber auch aufgrund der benötigten höheren Anzahl von Sendepulsen pro Farbzeile zu einem größeren Zeitbedarf pro Farbzeile und damit zu einer verringerten Bildfolgefrequenz.

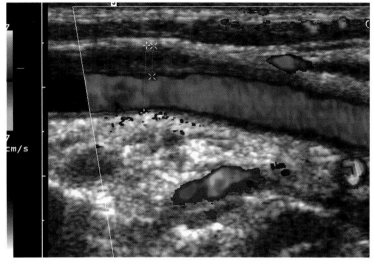

Abb. 1.**13** Farbkodierte Duplexsonographie einer Halsarterie (A. carotis communis). Längsschnitt mit A. carotis communis. Markiert ist ein Farbfenster (weißer Rahmen), in dem für jeden Bildpunkt die mittlere Flussgeschwindigkeit analysiert und farbkodiert dem B-Bild hinzugemischt wird. Der Farbbalken links am Bildrand zeigt die Richtung der Farbkodierung („rot" Bewegung auf den Schallkopf zu, „blau" vom Schallkopf weg). Nicht durchströmte Bezirke zeigen keine Farbe. Im Vergleich zum reinen B-Bild (links im Bild außerhalb des Farbfensters) erkennt man den Vorteil der Farbkodierung: Die in der farbkodierten Duplexsonographie gut erkennbare, echoarme Wandverdickung grenzt sich im B-Bild nur schlecht vom freien Lumen ab.

Relevante Einstellparameter:
Verwendete Mittenfrequenz B-Bild   (hier: 7,2 MHz)
Verwendete Dopplerfrequenz   (hier: 5,14 MHz)
Pulsrepitionsfrequenz PRF   (PRF hier: 868 Hz)
Wandfilter   (F5 entspricht 100 Hz)

Power-Doppler- oder Intensitätsverfahren

Während der Farbdoppler den Fluss richtungsabhängig erfasst und darstellt, gibt der Power-Doppler Aufschluss über den erfassten Fluss in seiner Gesamtheit. Die Beträge der durch den Korrelator errechneten Flussanteile werden richtungsunabhängig erfasst, quadriert und nach zusätzlicher zeitlicher Integration ebenfalls farbkodiert zur Darstellung gebracht. Durch das Integrieren aller Signale wird eine deutlich verbesserte Sensitivität erreicht, die es ermöglicht, nicht nur die Gefäßhauptstämme, sondern auch die Gewebedurchblutung darzustellen (Abb. 1.**14**).

Der Power-Doppler wird auch Transparent Energy Mode (T.E.M.) genannt. Diese Bezeichnung weist darauf hin, dass die Power-Information dem B-Bild derart hinzugefügt wird, dass wie bei der FKDS in flussfreien Arealen die B-Bild-Information nicht überdeckt, sondern unverändert belassen bleibt. Dies ermöglicht eine bessere anatomische Orientierung.

Abb. 1.**14** Vergleich B-Bild und Power-Doppler am Beispiel der Nierenperfusion.
a Schnitt von lateral mit Leber und Längsschnitt einer normal großen Niere. Unauffällige Differenzierbarkeit von Parenchym und Mittelechokomplex.
b Nach Zuschalten der Farbe zeigte sich in der farbkodierten Duplexsonographie (hier nicht dargestellt) die Aufzweigung der Aa. segmentales und interlobares. Die Parenchymperfusion ist erst im Power-Doppler darstellbar. Kein Hinweis für einen kompletten oder segmentalen Infarkt.

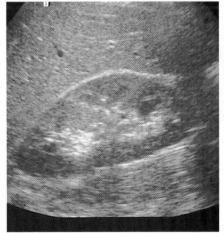 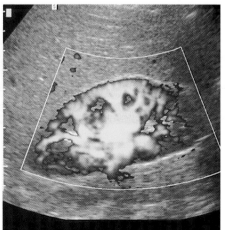

a   b

Wahl der Methoden und physikalische Limitationen

Vorteil der eindimensionalen älteren Verfahren ist ihre Preisgünstigkeit und Verfügbarkeit. Nachteil ist, dass gerade im Abdomen ihr Einsatz zeitaufwendig und die Beurteilung der Perfusion von Gewebe und Tumoren unmöglich ist.

Winkelabhängigkeit. Da es sich bei CW- und PW-Doppler sowie der farbkodierten Duplexsonographie um Dopplerverfahren handelt, ist die Farbinformation ebenso wie die Information der spektralen Dopplerverfahren winkelabhängig. Bei gleicher Flussgeschwindigkeit im Gefäß kann es je nach Winkel zwischen Gefäßachse und Dopplerstrahl zu einer unterschiedlichen Farbschattierung und Farbintensität kommen. Dies führt z. B. bei der Darstellung eines geradlinig verlaufenden und gleichförmig durchflossenen Gefäßes mit einem Konvexschallkopf aufgrund der Durchschallung des Gefäßes unter verschiedenen Winkeln zu einem Farbumschlag sowie zu einem (schmalen) schwarzen Bereich an der Stelle, an welcher der Schallstrahl senkrecht auf das Gefäß trifft (Abb. 1.15 a).

Obwohl der Power Mode auch ein Dopplerverfahren darstellt und somit prinzipiell winkelabhängig sein muss, gelingt es mit diesem Mode, auch senkrecht zu einem Gefäß noch ein Signal zu erhalten (Abb. 1.15 b). Die Ursache hierfür liegt darin, dass das Spektrum breitbandig genug ist, um von Null verschiedene Spektrumanteile zu erfassen und aufzuintegrieren. Es sind immer Segmente des Schallkopfs vorhanden, die einen von 90° abweichenden Einfallswinkel zum Bildpunktvolumen aufweisen und einen Anteil zum Power-Doppler liefern (vgl. Abb. 1.19). Die Farbdopplerinformation hingegen, die nur die mittlere Frequenz repräsentiert, ist bei senkrechtem Auftreffen auf das Gefäß bei Null. Der Power-Doppler ist dadurch weitgehend winkelunabhängig und kennt zudem kein „Aliasing", da die Richtung der Geschwindigkeit bei der Berechnung unberücksichtigt bleibt.

Aliasing. Der Effekt des Aliasing ist dem Betrachter von Kino- oder Fernsehfilmen vertraut. Die Speichenräder einer vorwärts fahrenden Kutsche scheinen sich rückwärts zu drehen. Der gepulste Doppler mit der Taktfrequenz PRF entspricht der Aneinanderreihung von Einzelbildern zum Film: Aus zwei im Zeitabstand T aufgenommenen Bildern kann der Betrachter nicht erkennen, ob das Rad sich z. B. um 225° vorwärts oder um -135° anders herum (= alias) dreht (Abb. 1.16). Bei einer Bildfolge interpretiert das menschliche Gehirn die Bewegung stets als minimal. Es wird also die Drehrichtung als gegenläufig interpretieren, sobald die Drehung zwischen zwei Bildern größer als die halbe Periode, also 180° wird. Aus den Abtastwerten der demodulierten Dopplersignale im Takte T = 1/PRF berechnet der FFT-Prozessor die Dopplerfrequenzen ebenfalls unter der Annahme, dass diese minimal sind. Ist zum Beispiel die tatsächliche Frequenz $^3/_2$ PRF, so wird sie als Aliasfrequenz von $^1/_2$ PRF interpretiert und dargestellt.

Nyquist-Grenze. Die maximale Frequenz, die ohne Aliasing erfasst werden kann, wird auch Nyquist-Grenze genannt und beträgt beim direktionalen Doppler $^1/_2$ PRF in beiden Flussrichtungen.

$$\Delta f_{max} \leq {}^1/_2 \, PRF \quad \text{(Nyquist-Grenze)} \tag{9}$$

Nulllinienverschiebung. Aliasing ist im Bild des Dopplerspektrums daran zu erkennen, dass positive Frequenzen oberhalb der Nyquist-Grenze als negative Frequenzen am unteren Rand des Spektrums erscheinen (Abb. 1.17). In der Farbkodierung ist diese Überfaltung am Überschlag der Farbe als helle Gegenfar-

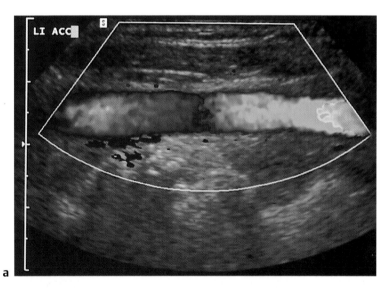

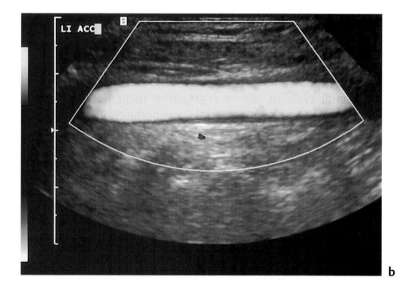

Abb. 1.15 Vergleich farbkodierte Duplexsonographie und Power-Doppler: Winkelabhängigkeit.
a Schnitt durch ein längs getroffenes Gefäß mit Trapezscan. Im normalen Farbdoppler-Mode typische Winkelabhängigkeit der Farbkodierung: Auf der linken Seite fließt das Blut in Relation vom Schallkopf fort und wird deshalb „rot" kodiert. Auf der rechten Seite bewegt es sich auf den Schallkopf zu und wird entsprechend in der Gegenfarbe als „blau" kodiert. Ganz rechts stellt sich der Fluss in hellem Blau dar, da in Relation zum Schallkopf das Gefäß unter einem kleinen Dopplerwinkel erfasst wird („Pseudojet"). Zentral wird das Gefäß senkrecht angeschallt, sodass hier kein Fluss detektierbar ist. Entsprechend wird diese Indifferenzzone „schwarz" dargestellt („Pseudookklusion").
b Im Vergleich zu **a** stellt sich das Gefäß bei identischem Anschallwinkel im Power-Doppler in gesamter Länge homogen farbgefüllt dar.

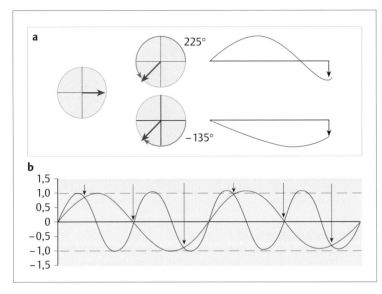

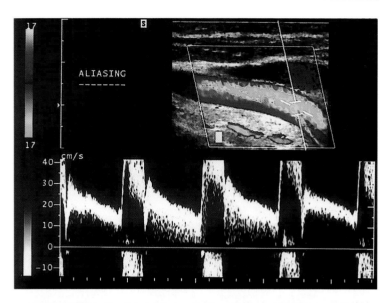

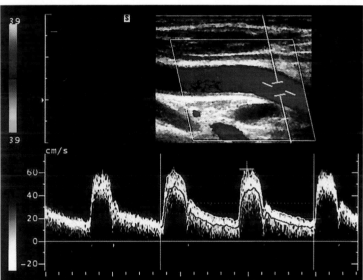

Abb. 1.16 Prinzip des Aliasing-Effekts.

a Der PW-Doppler bzw. die Einzelbilder bei der farbkodierten Duplexsonographie entsprechen der Aneinanderreihung von Einzelbildern im Film. Wenn die Zeit der Abtastung (T) zu groß ist, kann der Betrachter nicht mehr erkennen, ob sich das Rad beispielsweise um 245° vorwärts oder um 135° rückwärts gedreht hat. Da das Gehirn bei Bildfolgen Bewegungen stets als minimal interpretiert, wird im Film bei einer Drehung von mehr als 180° (zwischen 2 Bildern) eine primäre Rückwärtsdrehung angenommen.

b Das Analoge zeigt sich bei der Ableitung von Dopplerspektren. Bei einer Abtastung (Pfeile) der zu messenden Frequenz (rote Kurve) von weniger als der Hälfte der Pulsrepititionsfrequnz ist keine eindeutige Identifikation der zu Grunde liegenden Frequenz möglich. Es ergeben sich Kurven mit niedrigerer Frequenz (blaue Kurve). Im Dopplerspektrum stellt sich dieses als Überfaltung („Aliasing") dar: Hohe, nicht mehr oberhalb der Nulllinie darstellbare (positive) Frequenzen werden abgeschnitten und erscheinen als (negative) Frequenzen am unteren Rand des Spektrums. Entsprechend zeigt sich in der Farbkodierung eine Darstellung der Flussgeschwindigkeiten in der Gegenfarbe. Erst bei einer Abtastung mit mindestens der halben Pulsrepititionsfrequenz („Nyquist-Kriterium") ist eine frequenzgenaue Errechnung der Kurve möglich.

Abb. 1.17 Aliasing in Farbe sowie im spektralen Doppler – Vor und nach Korrektur der PRF.

a Bei einer Pulsrepititionsfrequenz (PRF) von 2256 Hz zeigt sich in der Farbe das Aliasing-Phänomen als Fehlkodierung des Flusses in der Gegenfarbe. Entsprechend werden bei zu niedriger PRF im spektralen Doppler die nicht mehr erfassbaren Frequenz- bzw. Geschwindigkeitsspitzen gekappt und zur Gegenseite versetzt („überfaltet").

b Nach Korrektur der PRF auf über 5000 Hz für den Farbdoppler bzw. 4000 Hz für den spektralen Doppler ist eine regelrechte, artefaktfreie Darstellung der Flussinformation in der Farbe bzw. des Dopplerspektrums möglich.

be zu erkennen. Dies kann bei oberflächlichen Gefäßen durch Erhöhung der PRF (Abb. 1.17 unten) bzw. bei tiefer gelegenen Gefäßen durch Verschieben der Bezugsachse für die Flussrichtung nach unten oder oben (Nulllinienverschiebung, „Base Line Shift") korrigiert werden (Abb. 1.18). Damit kann der Messbereich sowohl im Dopplerspektrum als auch in der Darstellung der Farbe für eine Richtung unter Verzicht auf die andere Flussrichtung um das Zweifache erweitert werden. Die maximal messbare Geschwindigkeit lässt sich aus den Überlegungen zu den eindimensionalen Verfahren sowie der Dopplerformel errechnen. Die Dopplerformel gibt dabei Aufschluss über die maximal ohne Aliasing erfassbare Flussgeschwindigkeit. Diese Grenzfrequenz ist gleich der Pulsrepititionsfrequenz PRF. Die maximal detektierbare Geschwindigkeit nimmt daher mit zunehmender Tiefe ab. Sie ist auf der anderen Seite umso höher, je niedriger die Sendefrequenz gewählt wird.

Aufgrund der Integration aller Flussanteile über ein Zeitintervall ist der Power-Doppler hochsensitiv bezüglich des Nachweises von Perfusion aber auch deutlich anfälliger auf Relativbewegungen der Organe oder des Schallkopfs und bedarf somit eines besonderen Anwendungsgeschicks.

Spektraler Doppler, Farbdoppler und Power-Doppler im Vergleich. In Abb. 1.19 ist der Zusammenhang zwischen spektralem Doppler, Farbdoppler und dem Power-Doppler nochmals zusammengefasst. Aufgetragen sind die Amplituden(quadrate) aller Dopplerfrequenzen, die jeweils pro Messvolumen und Zeitintervall gemessen werden können:

➤ Der spektrale Doppler zeigt alle diese Amplituden im Messtor in Helligkeitsmodulation über der Zeitachse.

➤ Der Farbdoppler liefert an jedem Bildpunkt nur die mittlere Frequenz $\Delta f = k \times \cos \Theta$, in Farbe kodiert. Die Varianz ist ein

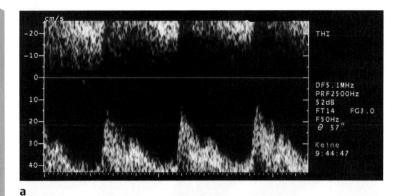

a

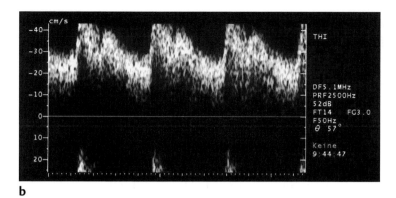

b

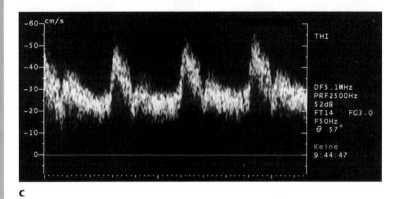

c

Abb. 1.18 Aliasing durch Fehleinstellung mit zu hoher Lage der Null-linie – „Baseline Shift".

a Ausgeprägtes Aliasing bei zu hoch eingestellter Lage der Nulllinie. Nahezu die Hälfte des Spektrums ist abgeschnitten und nach unten versetzt.

b Nach erstem Verschieben der Nulllinie ist bereits der größte Teil des Spektrums regelrecht abgebildet.

c Nach weiterem Verschieben der Nulllinie mit Verzicht auf die Darstellbarkeit negativer Flusskomponenten steht fast die gesamte PRF zur Abtastung zur Verfügung. Danach ist eine artefaktfreie Darstellung des Dopplerspektrums möglich.

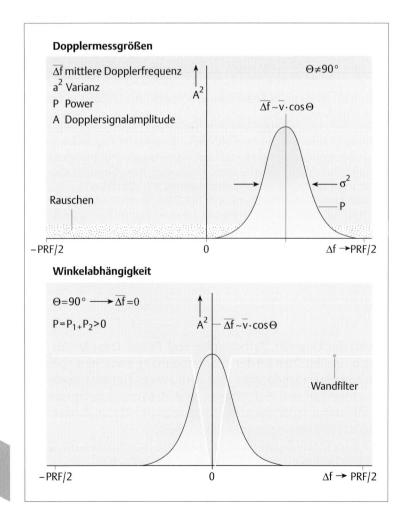

Maß für die Bandbreite des Dopplerspektrums, d. h. wie verschiedenartig die Flussgeschwindigkeiten im Messort sind.
➤ Der Power-Doppler repräsentiert in jedem Bildpunkt die Summe aller Amplituden, d. h. die Fläche unter der Kurve (Amplitudenquadrate) gemittelt über die Zeit.

◁ **Abb. 1.19** Dopplermessgrößen im Amplituden-Frequenz-Diagramm. In beiden Zeichnungen sind die Quadrate der Amplitude der Flussanteile über der Frequenzachse aufgetragen.

a Zusammenhang der Dopplermessgrößen: Der Farbdoppler repräsentiert die mittlere Dopplerfrequenz (Δf). Die Varianz (σ^2) als Maß für die Turbulenz entspricht der Bandbreite des Spektrums. Der Power-Doppler wird durch die Fläche unter der Kurve bestimmt. Der spektrale Doppler zeigt alle Frequenzanteile über die Zeitachse.

b Sonderfall Einschallwinkel 90°: Beim Farbdoppler heben sich die Einzelanteile nach beiden Richtungen auf, sodass die mittlere Geschwindigkeit mit Null errechnet wird. Im Gegensatz dazu addiert der Power-Doppler die verschiedenen Richtungsanteile auf, sodass sich noch ein ausreichender Fluss ermitteln lässt.

16

Untersuchungs- und gerätetechnische Einstellparameter

Zur Optimierung der Untersuchung sowie zur Vermeidung von Fehldiagnosen sind für die ein- und zweidimensionalen Verfahren eine Reihe untersuchungstechnischer und gerätetechnischer Einstellungen zu berücksichtigen.

Winkel. Wichtigster Untersuchungsparameter ist der Winkel zwischen Dopplerstrahl und Gefäßachse. Da der Winkel als Kosinus in die Dopplerformel eingeht, ist bei der Untersuchung ein Einschallwinkel von deutlich unter 90° einzuhalten. Bei senkrechtem Einfall wird kein Dopplersignal registriert. Zur Bestimmung der Geschwindigkeit v aus der Dopplerfrequenz muss der Winkel im B-Bild gemessen und als sog. „Winkelkorrektur" eingegeben werden. Die Zuverlässigkeit dieser Winkelkorrektur hängt stark von der Größe des Einstrahlwinkels ab. Tab. 1.2 zeigt, dass der Einfluss auf die winkelkorrigierte Geschwindigkeit bei kleinen Winkeln gering, bei großen Winkeln dagegen erheblich ist. Eine zuverlässige Berechnung der Flussgeschwindigkeit ist nur bei kleinen Einstrahlwinkeln möglich (vgl. „Analyse der Dopplerinformation und Artefakte", S. 19).

Tabelle 1.**2** Fehler der Winkelkorrektur in Abhängigkeit vom eingestellten Dopplerwinkel

Dopplerwinkel	Korrekturfaktor $1/\cos \times \alpha$	Korrekturfehler
30°	1,15	± 3%
45°	1,41	± 6%
60°	2,00	± 9%
72°	3,24	± 15%
75°	3,86	± 21%
80°	5,76	± 30%

Unter der Annahme einer Ablesegenauigkeit des Winkels von ± 3° zeigt sich bei einem Dopplerwinkel von 30% ein Fehler von ± 3%. Ab 80° liegt der Fehler bereits bei über ± 30%.

Untersuchungsfrequenz. Die Wahl der Untersuchungsfrequenz zur Flussdetektion hängt ab von der Tiefe sowie von der zu erwartenden Geschwindigkeit. Wie unter „Eindringtiefe" (S. 4) beschrieben, werden hohe Frequenzen tiefenabhängig gedämpft. Dieses gilt im besonderen Maße für das Dopplersignal, das wesentlich schwächer ist als die Intensität der reflektierten Echos von Gefäßwänden und Organen. Zum anderen ist die Detektierbarkeit von Dopplerfrequenzen messtechnisch bedingt nach oben und unten limitiert. Da die Dopplershiftfrequenz der zu messenden Geschwindigkeit direkt proportional ist, ist zur Messung von hohen Geschwindigkeiten die Wahl einer niedrigen Sendefrequenz vorteilhaft; für niedrige Geschwindigkeiten sollte die Messfrequenz hoch gewählt werden.

Sendeleistung und Empfangsverstärkung (Doppler- bzw. Color-Gain). Diese sind so einzustellen, dass eine komplette Farbfüllung, die auf das Gefäßlumen beschränkt ist, bzw. ein rauscharmes, überlagerungsfreies Spektrum erzielt werden kann.

Geschwindigkeitsmessbereich. Sowohl zur Darstellung des Dopplerspektrums als auch zur Einstellung der Farbkodierung sind Abtastfrequenz bzw. Geschwindigkeitsmessbereich dem zu erwartenden Geschwindigkeitsbereich anzupassen. Ein zu hoch gewählter Bereich verschlechtert die Erkennbar- und Auswertbarkeit des Signals. Insbesondere venöse Signale können dann dem Nachweis entgehen. Überschreitet die Flussgeschwindigkeit im Gefäß den durch den Geschwindigkeitsmessbereich (PRF) eingestellten Maximalwert in einer Flussrichtung, so wird diese höhere Geschwindigkeit in eine hohe Geschwindigkeit in der Gegenrichtung fehlinterpretiert. Zur Abhilfe kann die PRF erhöht werden. Wenn dies nicht mehr möglich ist, kann der Einschallwinkel bewusst vergrößert werden oder – wie oben beschrieben – die Untersuchungsfrequenz verringert werden. Zu erkennen ist der Aliasing-Effekt in der Farbkodierung daran, dass der Farbumschlag immer über Farben hoher Geschwindigkeiten (z. B. weiß oder gelb) erfolgt. Bei Richtungsänderungen durch Turbulenzen oder Flussumkehr erfolgt der Farbumschlag dagegen über schwarz (Abb. 1.20). Durch die Wahl des Power Modes können dem Untersucher diese oft diagnostisch hilfreichen Phänomene entgehen. Die Dokumention der Befunde wird durch die angiographieähnliche Darstellung jedoch häufig verständlicher (Abb. 1.**20**).

Wand- und Bewegungsartefaktfilter. Sie unterdrücken störende Pulsationen und Flash-Artefakte, filtern jedoch z. T. auch diagnostisch relevante niedrige Frequenzen heraus, sodass langsame Geschwindigkeiten dem Flussnachweis entgehen können (Abb. 1.**21**). Dasselbe gilt für den Parameter der Farbgewichtung (Synonyme: Color Balance, Write Priority, Farbpriorität etc.). Im Falle einer zu hoch eingestellten Priorität des B-Bildes gegenüber der Farbe kann Fluss dem Nachweis entgehen (vgl. „Artefakte und Fehlermöglichkeiten", S. 23).

Zeitliche Mittelung, Farbfenster und Zeilendichte. Weitere Parameter, wie die zeitliche Mittelung, die zur Steigerung der Sensitivität zugeschaltet wird, sowie die Zeilendichte reduzieren die Bildrate. Um die Farbbildraten in einem für die Anwendung geeigneten Bereich zu halten, ist es sinnvoll, die Farbinformation nicht über die gesamte Bildfläche zu ermitteln, sondern nur in einem Farbfenster, das insbesondere in seitlicher Richtung und in Gewebetiefenrichtung so klein wie möglich gehalten werden sollte. Weiterhin ist es hilfreich, z. B. bei der Untersuchung des fetalen Herzens, die Farbzeilendichte (auf Kosten einer reduzierten Farbortsauflösung) zu reduzieren, um eine ausreichende zeitliche Auflösung für die kardiologischen Untersuchungen sicherzustellen.

Eine weitere Möglichkeit zur Erhöhung der Farbbildrate bieten Geräte mit zuschaltbarem Parallel Processing der Echosignale eines Sendepulses (vgl. „Neue technische Verfahren und Ansätze", S. 25). Dadurch ist es möglich, gleichzeitig die Informationen mehrerer benachbarter Ultraschallzeilen zu errechnen.

Die wichtigsten untersuchungs- und gerätetechnischen Parameter sind mit Empfehlungen für die Einstellung in Tab. 1.**3** zusammengefasst.

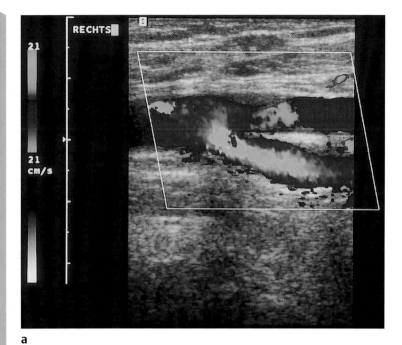

a

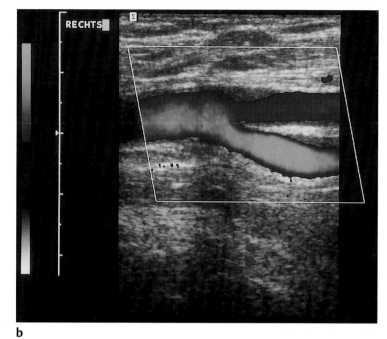

b

Abb. 1.**20**   Vergleich Turbulenz und Aliasing (Farbkodierte Duplexsonographie und Power-Doppler).
a Farbkodierte Duplexsonographie: Gefäßgabel mit lokaler Wandverdickung und Turbulenzen. Scheinbare Flussbeschleunigung im unteren Gefäß durch verlaufsbedingte Winkeländerung zwischen Richtung des Farbfensters und Gefäßachse. Zu erkennen ist der Aliasing-Effekt in der Farbkodierung daran, dass der Farbumschlag über die hellen Farben der Geschwindigkeitsskala (z.B. weiß oder gelb) erfolgt. Bei Rich-

tungsänderungen durch Turbulenzen oder Flussumkehr erfolgt der Farbumschlag dagegen über schwarz.
b Power-Doppler: Farbaussparung durch lokale Wandverdickung im Abgang des oberen Gefäßes. Homogene Darstellung des Gefäßlumens. Turbulenzen und Aliasing entgehen dem Nachweis, jedoch einfacher zu erkennende, angiographieähnliche Darstellbarkeit des Lokalbefundes.

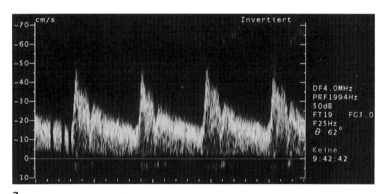

a

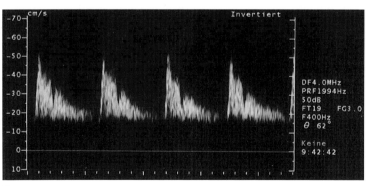

c

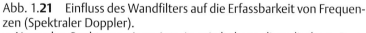

b

Abb. 1.**21**   Einfluss des Wandfilters auf die Erfassbarkeit von Frequenzen (Spektraler Doppler).
a Normales Spektrum einer Arterie mit hohem diastolischem Restfluss bei niedrigem Widerstand im nachgeschalteten Stromgebiet (Wandfilter 25 Hz).
b Bei Erhöhung des Wandfilters auf 225 Hz fehlende Darstellbarkeit der Geschwindigkeiten im Bereich von 0 bis 10 cm/s (Winkelkorrektur aus dem B-Bild für alle Einstellungen in **a** bis **c** konstant).
c Bei weiterer Erhöhung des Wandfilters auf 400 Hz Verlust des Geschwindigkeitsbereiches von 0 – 20 cm/s. Im Spektrum kann der Eindruck eines enddiastolischen Blocks entstehen. Bei der Messung einer Tumor- oder Gewebeperfusion sowie bei der Diagnostik langsamer venöser Flüsse können diese dem Nachweis komplett entgehen.

Tabelle 1.**3**   Einfluss der Geräteparameter für CW-/PW-Doppler und Farbkodierung: Empfehlungen für die Einstellung

Einstellparameter	CW	PW	FS	Einstelltechnik, Probleme und Optimierung
Sende(Ausgangs)leistung	+	+	+	Die benötigte Sendeleistung ist abhängig von den Untersuchungsbedingungen (Schallabsorption) sowie der Tiefe. In der Geburtshilfe sollte sie möglichst niedrig gehalten werden.
Empfangsverstärkung	+	+	+	Wahl der Empfangsverstärkung („Gain") so, dass ein rauscharmes, überstrahlungsfreies Spektrum bzw. in einem normalen Gefäßsegment eine komplette Farbfüllung des Gefäßes ohne Überschreinung oder überlagerndes Farbrauschen erzielbar ist.
Pulsrepetitionsfrequenz (PRF/Geschwindigkeitsbereich)	+	+	+	Anpassung so, dass Messbereich optimal ausgenutzt werden kann. Bei Venen empfiehlt sich eine PRF um 1000 Hz, bei Arterien liegt der optimale Bereich zwischen 1500 und 3000 Hz. Bei Aliasing ggf. Erhöhung der PRF oder im Abdomen bei zu großer Tiefe gezielte Vergrößerung des Ableit(Doppler)winkels. Ggf. kann auch die zur Messung verwendete Frequenz vermindert werden (vgl. Formel S. 14).
Nulllinienverschiebung	+	+	+	Anpassung so, dass Messbereich optimal ausgenutzt wird. Verschieben hilfreich bei Aliasing.
Wand- und Flashartefaktfilter	+	+	+	Reduzieren störender Wandpulsationen und Bewegungsartefakte. Niedrige Geschwindigkeiten können jedoch dadurch dem Nachweis entgehen (Empfehlung: Arterien 50 – 200 Hz, Venen < 100 Hz). Bei Zuschalten anderer Filter, wie Bewegungs-und Flashartefaktfiltern, kann sich die Sensitivität insbesondere für die Erfassung langsamer Flüsse vermindern.
Farbbalance (Synonyme: „Write Priorität" oder „Color Balance")	–	–	+	Postprocessing-Parameter, der hilft, Überzeichnungen der Farbe zu reduzieren. Im Falle einer zu geringen Gewichtung der Farbe gegenüber der B-Bildinformation kann Flussinformation unterdrückt werden. Bei der Suche nach einer Thrombose oder bei stärker verrauschten Aufnahmen sollte die Color Balance bzw. Write Priorität auf minimale B-Bildwichtung eingestellt werden.
Zeilendichte B-Bild/Farbkodierung (Synonym: örtliche Auflösung)	–	–	+	Verbessert die laterale Auflösung des B-Bildes bzw. der Farbdarstellung auf Kosten des Bildaufbaus. (Nachteil: niedrigere Farbbildrate). Wenn schnelle Bewegungen (z. B. fetales Herz) bzw. hohe Geschwindigkeiten erfasst werden sollen, muss die Zeilendichte reduziert werden.
Zeitliche Auflösung	–	–	+	Einstellung der Anzahl der für die Berechnung der Ultraschallfarbzeilen benutzen Sendepulse bzw. bei Autokorrelationsverfahren die Anzahl der zur Berechnung benutzten akustischen Zeilen. Eine Erhöhung verbessert das Signal-Rausch-Verhältnis und die Sensitivität. Nachteil: Die Bildfrequenz wird reduziert.
Korrelation (Persistence)	–	–	+	Beeinflusst die Zusammensetzung der Farbinformation durch gewichtete Addition von Alt- und Neuinformation. Je höher der Zahlenwert, desto mehr Altinformation wird aufaddiert. Die zeitliche Mittelung der Farbpixelwerte hilft, Fluss im Gefäßlumen lückenlos darzustellen, verlangsamt jedoch den Bildaufbau. Nachteil ist bei hohen Werten eine dadurch verminderte Erfassbarkeit der zeitlichen Dynamik.
Räumliche Mittelung	–	–	+	Ein- oder zweidimensionale Filterung des Farbbildes durch Berücksichtigung der umgebenden Farbpixel bzw. der Farbinformation. Reduziert Farbrauschen, hat keinen Einfluss auf die Bildaufbaugeschwindigkeit, kann jedoch zum Verlust der Darstellung sehr kleiner Gefäße führen.

Analyse der Dopplerinformation und Artefakte

Untersuchungsoptimierung und Analyse der Dopplerinformation

Einstellungen vor Untersuchungsbeginn. Nach der Wahl des für die jeweilige Fragestellung adäquaten Schallkopfes und der Untersuchungsfrequenz für die Dopplermessung sollten die in Tab. 1.**3** zusammengestellten Untersuchungsparameter so eingestellt und optimiert werden, dass ein rauschfreies, nicht übersteuertes und aliasfreies Spektrum (Abb. 1.**22**) erzielbar ist. An der fetalen Aorta sowie bei der Untersuchung mütterlicher Arterien sollten Sendeleistung und Gain so weit reduziert werden, dass ein frequenzfreies Fenster unter der Kurve erkennbar ist. Bei den zweidimensionalen, farbkodierten Verfahren empfiehlt es sich, zunächst an einem gesunden Gefäßsegment PRF, Gain und eventuelle Filter so einzustellen, dass eine homogene Füllung des zu untersuchenden Gefäßlumens erzielbar ist. Dabei hat sich folgendes Vorgehen bewährt: Nach Identifikation des Gefäßes und ausreichender Kippung des Farbfensters in Relation zur Gefäßachse werden Sendeleis-

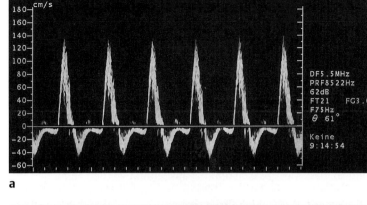

a

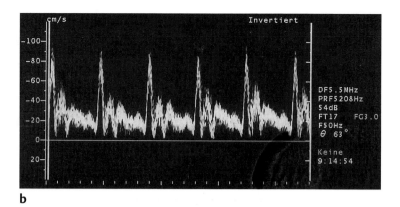

b

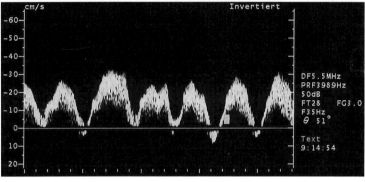

c

Abb. 1.**22** Abhängigkeit des Dopplerspektrums vom Widerstand im versorgten Stromgebiet.
a Spektrum einer Arterie mit hohem Widerstand im nachgeschalteten Stromgebiet. Der Widerstand führt zu einem schnellen Wiederabfall des Flusses nach der Systole mit Rückflusskomponente in der Diastole. Schmales Frequenzband mit „frequenzfreiem Fenster" durch nahezu gleiche Geschwindigkeit aller Erythrozyten während der Systole.
b Spektrum einer Arterie mit niedrigem Widerstand im nachgeschalteten Stromgebiet mit persistierendem diastolischem Restfluss.
c Venöses Signal auf der V. cava inferior. Im Gegensatz zum bandförmigen Flusssignal peripherer Venen oder der V. portae zeigen die V. cava superior und inferior eine kardial bedingte Modulation des Flusses, die leicht mit einem arteriellen Signal verwechselt werden kann.

tung, PRF und Gain so eingestellt, dass zunächst ein Übersteuern bzw. ein Farbrauschen erzielt wird. Danach wird die Verstärkung reduziert bis das Farbrauschen nicht mehr nachweisbar ist.

Informationen. Aus der Frequenz als Maß für die Geschwindigkeit des Blutes, der Amplitude als Parameter für die Zahl der sich bewegenden Korpuskeln sowie der zeitlichen Änderung über je einen Herzzyklus lassen sich Aussagen über Strömungsbehinderungen am Messort selbst sowie über die Verhältnisse im vor- und nachgeschalteten Stromgebiet ermitteln. Bei der Auswertung und Interpretation der Dopplerinformation sind Farbdoppler sowie die Analyse der Dopplerspektren als komplementär zu betrachten. Aus beiden Verfahren gemeinsam lassen sich qualitative, semiquantitative und quantitative Informationen gewinnen.

Analyse des Dopplerspektrums

Hüllkurve. Das Dopplerspektrum lässt sich beschreiben durch die Breite des spektralen Bandes sowie durch die Form der Hüllkurve mit Anstiegssteilheit, systolischer Spitzengeschwindigkeit und enddiastolischer Geschwindigkeit. Die linke Grenze der Welle korrespondiert mit dem Beginn der Systole, die rechte Grenze entspricht der enddiastolischen Geschwindigkeit. Für die Analyse der Spektren werden jeweils ein oder zwei Herzzyklen ausgewertet. Die Form des Spektrums ist dabei abhängig vom Lokalbefund sowie vom versorgten Organ (Abb. 1.**22** und 1.**23**).

Breite des Frequenzbandes. Wenn alle Blutkorpuskeln mit der gleichen Geschwindigkeit fließen, zeigt sich ein schmales Frequenzband mit typischem „frequenzfreien Fenster" (Abb. 1.**22**). Dieses ist in der frühen Systole für alle größeren

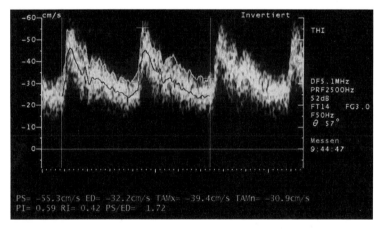

Abb. 1.**23** Dopplerspektrum mit Parametern der Beurteilung (S/D, RI, PI). Dopplerspektrum eines Gefäßes mit niedrigem Widerstand im nachgeschalteten Stromgebiet. Nach manueller Markierung des Beginns und des Endes von 2 Herzzyklen werden von den meisten Geräten die wichtigsten Flussparameter und Dopplerindizes automatisch errechnet. Während die Geschwindigkeitsmessungen winkelabhängig sind und eine entsprechende Winkelkorrektur im B-Bild erfordern, handelt es sich bei allen unten angegebenen Indizes um winkelunabhängige Größen, da sich der entsprechende Korrekturfaktor aus der Formel jeweils herauskürzt.

S: Systolische Maximalgeschwindigkeit	(hier: 55,3 cm/s)
D: Enddiastolische Geschwindigkeit	(hier: 32,2 cm/s)
TAV: Mittlere Geschwindigkeit der Spitzenwerte (time average velocity)	(hier: 39,4 cm/s)
Pulsatilitätsindes PI = S – D TAV	(hier: 0,59)
Resistance-Index RI = S – D S	(hier: 0,42)
Stuart-Index S/D	(hier: 1,72)
Maulik D/TAV	

Gefäße normal. Irregularitäten der Wand führen zu Turbulenzen und damit zu einer beginnenden Verbreiterung des Spektrums bzw. zu einem Verlust des frequenzfreien Fensters. Ab einer Stenose von 50% zeigt sich ein Jet mit lokaler Flussbeschleunigung, die nach entsprechender Winkelkorrektur aus dem Dopplerspektrum abgelesen werden kann.

Pulsatilitätsindex (PI). Zur Analyse der Form des Dopplerspektrums werden mehrere Techniken diskutiert. Gosling (4) beschrieb als Erster einen Index zur Beurteilung der Pulsatilität. Er ist ein Maß für die Differenz des Flusses zwischen Systole und Diastole während des Zyklus. Zunächst wurde er rechnerisch aus der Fourier-Analyse ermittelt. Als vereinfachte Version hat sich der Peak-to-Peak-Index (PI) durchgesetzt. Er errechnet sich aus der Differenz der maximalen systolischen Dopplershiftfrequenz und der enddiastolischen Frequenz (D) geteilt durch das zeitliche Mittel der jeweils maximalen Frequenzverschiebung (Abb. 1.**23**).

Resistance-Index (RI). Pourcelot führte den Resistance-Index ein, bei dem es sich um ein winkelunabhängiges Maß der Pulsatilität handelt, wobei S die maximale Spitzenfrequenz und D die enddiastolische Frequenz beschreibt. Weit verbreitet sind vereinfachte Indizes wie der von Stuart und Drumm (15), der sich als Quotient der maximalen systolischen Spitzenfrequenz S und der enddiastolischen Frequenz D darstellt. Maulik schlug als weiteren Parameter den Quotienten D/A vor, wobei die enddiastolische Maximalfrequenz auf die mittlere Dopplershiftfrequenz der äußeren Hüllkurve normalisiert wird.

S/D-Quotient, A/B-Ratio. Weitere Parameter wurden 1983 von Campbell et al. (2) und Thompson et al. (17) zur Kurvenanalyse beschrieben. Sie fußten auf einer Kurvenanpassung sowie auf Beschreibungen der Anstiegsteilheit, der Spitzenfrequenz sowie weiterer definierter Steigungen. Unter den zahlreichen Indizes zur semiquantitativen Analyse haben sich jedoch nur der S/D-Quotient (Synonym: A/B-Ratio) sowie RI und PI durchgesetzt, wobei sich RI und S/D ineinander umrechnen lassen: $RI = 1 - 1/(S/D)$.

Quantitative Informationen. Die Messungen der Dopplershiftfrequenzen mit Winkelkorrektur liefern quantitative Informationen über die Flussgeschwindigkeit sowie unter Berücksichtigung der Querschnittsfläche über das Flussvolumen. Fehler bei der Winkelbestimmung, der Einfluss von Filtern, Ungenauigkeiten im Abschätzen der wahren Mittelfrequenz sowie Probleme in der Ermittlung des für die Berechnung nötigen, exakten Gefäßquerschnittes haben die Bedeutung der Volumenmessungen zu Gunsten der winkelunabhängigen semiquantitativen Parameter (PI, RI, S/D) in den Hintergrund treten lassen.

Analyse der Farbinformation

Während das Dopplerspektrum den zeitlichen Verlauf der Flussverhältnisse in einem bestimmten Messort angibt, beschreibt die Farbinformation der zweidimensionalen Verfahren die jeweils zu einem Zeitpunkt vorliegenden Flussverhältnisse in einem Volumenelement. Änderungen der Farbe werden wie die Form des Spektrums beeinflusst durch physiologische und pathophysiologische Zustände im untersuchten Gefäß selbst sowie durch das vor- und nachgeschaltete Stromge-

biet. Analysiert werden neben der qualitativen Information (Fluss ja/nein) vor allem der zeitliche Verlauf der Farbsättigung sowie die Farbverteilung:

Rückflusskomponenten. Physiologische Änderungen von Fluss und Flussrichtung finden sich in Gefäßaufzweigungen wie der Karotisbifurkation als Flow Reversal oder als Rückflusskomponente in Gefäßen mit hohem Widerstand, wie z. B. in der Aorta und in den Becken-Bein-Arterien (Abb. 1.**24**). Gefäße mit niedrigem Widerstand, wie z. B. die A. cerebri media oder die Umbilikalarterie (2. und 3. Trimenon) zeigen auch in der Diastole einen persistierenden, nur etwas dunkler kodierten Restfluss in gleicher Richtung. Das Auftreten einer Rückflusskomponente ist hier Ausdruck der Pathologie und kann ergänzend durch die Analyse des Dopplerspektrums verifiziert und semiquantitativ beschrieben werden. Scheinbare Änderungen zeigen sich bei Richtungswechsel der Gefäße (Abb. 1.**15** und 1.**24**) sowie durch das Auftreten eines Aliasing bei zu niedrig eingestellter PRF. Weitere pathologische Änderungen finden sich bei Malformationen, Stenosen und Verschlüssen.

Stenosen. Älteste Indikation der Dopplersonographie war die Erfassung von Stenosen. In der farbkodierten Duplexsonographie erkennt man sie an der typischen lokalen Flussbeschleunigung, die sich meist als Jet hell kodiert oder als Aliasing manifestiert (Abb. 1.**25**). Messungen der maximalen Flussgeschwindigkeit helfen, die Stenose zu sichern und zu quantifizieren. Werte von 140 – 180 cm/s sind suspekt, ein höherer Anstieg ist beweisend für eine Stenose. Zusatzkriterien sind Verwirbelungen in und kurz nach der Stenose sowie eine poststenotische Dilatation, die oft bereits im B-Bild erkennbar ist. Weitere, indirekte Kriterien ergeben sich durch den Nachweis einer poststenotischen Dämpfung distal sowie durch den Nachweis eines erhöhten prästenotischen Widerstandes, der sich in der Farbe als „Blinken" äußert. Die poststenotische Dämpfung äußert sich in der Farbe als Verlust der Pulsatilität mit nur noch geringer Helligkeitsmodulation des Spektrums.

Während im Abdomen im Allgemeinen die Diagnose einer Stenose nur auf den hämodynamischen Kriterien des Farbbildes beruht, zeigt die farbkodierte Duplexsonographie oberflächlicher Gefäße mit hochauflösenden Schallköpfen zusätzlich die Morphologie der Stenosen (Abb. 1.**25**).

Thrombosen und AV-Fisteln. Weitere farbdopplersonographische Befunde sind Aussparungen im farbgefüllten Lumen als Hinweis für eine Thrombose sowie ein mosaikartiges, grobes Vibrationsartefakt („Konfettizeichen"). Dies kann begleitend bei hochgradigen Stenosen auftreten oder aber Indiz für eine AV-Fistel sein (Abb. 1.**26**). Die Abgrenzung gelingt durch die ergänzende Spektralanalyse mit sekundären Kriterien der Fistel wie einer Flussvermehrung in der zuführenden Arterie und/ oder einer „Arterialisation" des Spektrums der abführenden Vene.

Tumoren. Der Nachweis der Durchblutung verbessert die Erkennbarkeit von Tumoren und kann über Durchblutungsmuster hilfreich in der Differenzialdiagnose sein. Neuere Ansätze wie die Berechnung der Anflutungsgeschwindigkeit von Ultraschallkontrastmittel in Tumoren oder an der Niere ermöglichen quantitative Aussagen über Gewebeperfusion und Nierenfunktion.

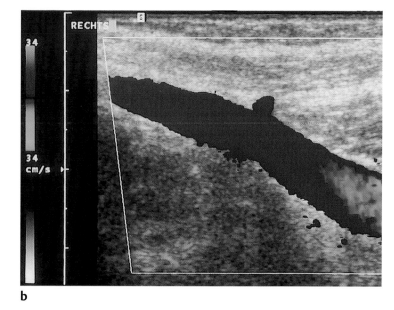

a

b

c

Abb. 1.**24** Unterschied zwischen physiologischen Flow-Reversal, Rückflusskomponente und Aliasing.

a Physiologisches Flow-Reversal im Bulbus der A. carotis. Verwirbelungen an der Aufzweigung sind „blau" kodiert.

b Rückflusskomponente bei einem Gefäß mit hohem diastolischen Widerstand. Der nach kranial gerichtete Fluss ist „rot" kodiert, die Rückflusskomponente „blau". Sie grenzt sich durch eine dunkle Zone, d. h. durch die Nulllinie ab (vgl. Spektrum Abb. 1.**22 a**).

c Aliasing durch scheinbare Flussbeschleunigung („Pseudojet"). Ursache ist der kleinere Dopplerwinkel, der sich aus dem gebogenen Verlauf des Gefäßes ergibt. Nach Winkelkorrektur zeigte sich in allen Abschnitten eine normale Flussgeschwindigkeit.

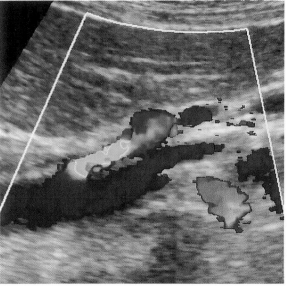 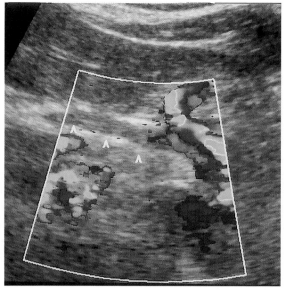 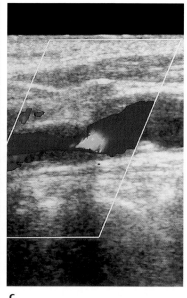

a **b** **c**

Abb. 1.**25** Farbkodierte Duplexsonographie von Stenosen am Hals und an abdominellen Arterien.

a Längsschnitt mit Leber und Aorta. Hochgradige Stenose des Truncus coeliacus mit Aliasing. Mäßiggradige poststenotische Dilatation. Aorta und der Abgang der A. mesenterica superior sind unauffällig.

b Querschnitt mit V. cava („blau" kodiert), Aorta, Truncus, A. lienalis und verschlossener A. hepatica communis. Der Anschallwinkel ist

groß; unter allen Winkeln konnte jedoch das Fehlen von Flusssignalen bestätigt werden.

c 70 %ige Stenose am Abgang der A. carotis interna mit kurzem Jet-Phänomen. Dopplermessungen zeigten nach Winkelkorrektur einen Anstieg der Spitzenfrequenz auf über 400 cm/s. Die Ursache ist eine 1,5 cm lange röhrenförmige Wandverdickung mit proximaler, filiformer Enge.

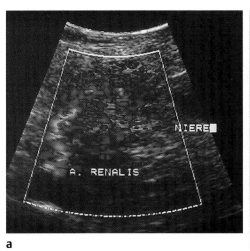 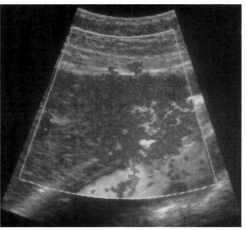 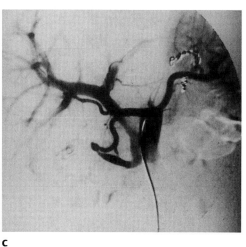

a b c

Abb. 1.26 Vibrationsartefakt bei hochgradiger Stenose und AV-Fistel.
a Patient 1: Vibrationsartefakt im kleinen Becken bei hochgradiger Stenose (angiographisch entsprach der Befund einer 90%igen Transplantatarterienstenose).

b Patient 2: Grobes, kontinuierlich nachweisbares Vibrationsartefakt rechts paramedian vor der Aorta.
c Patient 2: Angiographisch Nachweis einer AV-Fistel zwischen der A. gastroduodenalis und einem Ast der V. mesenterica superior mit sofortiger Kontrastierung der V. portae.

Artefakte und Fehlermöglichkeiten

Artefakte und mögliche Fehldiagnosen ergeben sich durch Fehleinstellungen oder durch unerwartete physikalische oder gerätetechnische Limitationen. Nach ihrem Effekt kann man sie einteilen in Artefakte, die zu einem Verlust an Sensitivität führen und solche, die falsch positiv einen Fluss annehmen lassen.

Fehlender (falsch negativer) Flussnachweis

Neben der Sendeleistung und der Verstärkung im Empfangsfall ist der Nachweis von Fluss abhängig von Wand- und Bewegungsartefaktfiltern (Abb. 1.21) sowie von der gewählten PRF.

Weitere, häufig unterschätzte Parameter sind gerätespezifische Größen wie die „Write-Priorität" oder „Color Balance", die die Darstellung der Farbe durch das B-Bild steuern. Eine zu hoch eingestellte Priorität des B-Bildes kann zu einem lückenhaften Fluss (Abb. 1.27) bzw. zur Fehlannahme einer Thrombose verleiten. Untersuchungstechnische Probleme, wie ein zu großer Dopplerwinkel oder Kalzifikationen im Untersuchungsbereich, lassen sich vom B-Bild her erkennen und vermeiden. Zu berücksichtigen ist dabei, dass sich die Schallauslöschung an der Einschallrichtung orientiert und bei gekipptem Farbfenster auch schräg verlaufen kann (Abb. 1.28).

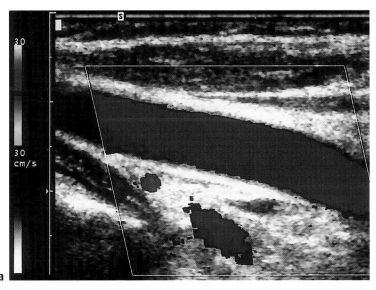

a

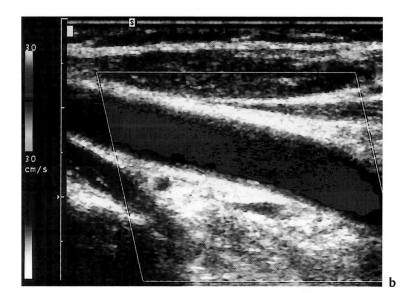

b

Abb. 1.27 Farbdopplersonographische Artefakte und Pitfals I: Einfluss der Color Balance.
a Längsschnitt einer gemäß Tab. 1.3 optimal eingestellten Arterie mit kompletter Füllung des Gefäßlumens.

b Nach Erhöhung der B-Bildpriorität in der Color Balance bzw. Write Priority nur noch lückenhaftes Farbsignal.

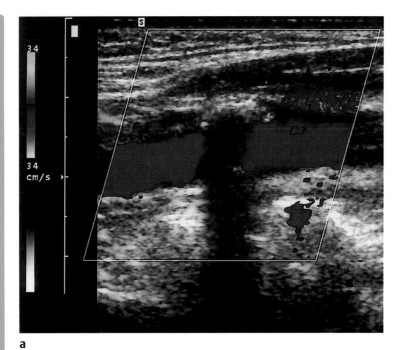

a

b

c

Überschätzung von Fluss

Fluss oder Gewebeperfusion können vorgetäuscht werden durch Überstrahlung, Pulsationsartefakte oder – insbesondere im Power-Doppler – durch breitflächige Bewegungsartefakte.

Pulsations- und Bewegungsartefakte. Eine Überstrahlung entsteht durch zu hohe Verstärkung und/oder eine zu niedrig eingestellte PRF. Weichteilpulsationen oder Bewegungsartefakte können aufgrund ihrer Farbkodierung als Fluss fehlinterpretiert werden. Insbesondere in zwerchfellnahen Zysten kann durch fortgeleitete Herzpulsationen ein scheinbares Flussmuster entstehen. Konfettiartige Artefakte an hochgradigen Stenosen und AV-Fisteln erklären sich durch Vibrationen perivaskulärer Weichteile und Strukturen beim Auftreffen von schnellen Jet-Strömen.

Schichtdickenartefakte und „Phantomgefäße". Insbesondere ältere Geräte zeigen eine Anfälligkeit gegenüber Schichtdickenartefakten. In der farbkodierten Duplexsonographie sind sie Auslöser von Fehldiagnosen, da sich Flussinformation aus benachbarten Gefäßen in ein verschlossenes bzw. thrombosiertes Gefäß hineinprojizieren kann. „Geister- oder Phantomgefäße" entstehen an stark reflektierenden Oberflächen, wie z. B. dem Zwerchfell oder der Pleura (Abb. 1.28). Reflexion und erneute Rückstreuung ergeben den Eindruck eines zweiten Gefäßes, das nicht nur Farbinformation zeigt, sondern aus dem auch Dopplerspektren abgeleitet werden können.

◁ Abb. 1.**28** Farbdopplersonographische Artefakte II: Abschattung, Bewegungs- und Spiegelartefakte.
a Kalkplaque mit Schlagschatten. Im B-Bild zeigt sich ein senkrechter Verlauf des Auslöschphänomens. Die Abschattung in der Farbkodierung orientiert sich analog zur Stellung des Farbfensters nach schräg links.
b Übersichtsdarstellung der A. tibialis posterior mit Bewegungsartefakten durch Schallkopfverschiebung.
c Spiegelartefakt an Pleurakuppel: Oben im Bild erkennt man die A. subclavia mit dem Abgang der A. vertebralis. Darunter Phantomgefäß durch Spiegelung von Farbdopplersignalen an der schräg getroffenen Pleura.

Neue Technische Verfahren und Ansätze

Fortschritte in der Ultraschalltechnik zeigen sich vor allem auf den Gebieten der Schallkopftechnologie und -fertigung, der Rechnerhardware mit den Möglichkeiten der digitalen Hochgeschwindigkeitselektronik sowie durch neue Ansätze der Signalgewinnung, Filterung und Verarbeitung.

Neuentwicklungen in der Schallkopftechnologie

Schallköpfe mit zunehmend feinerer Elementuntergliederung und Dichte ermöglichen eine höhere Auflösung sowie neue, flexible Abtastformate, die sich aus der Schwenkfähigkeit von Arrays ergeben (vgl. „Prinzip der Echoerfassung und Scanverfahren", S. 3).

Trapezscan. Beim Betrieb eines Linearschallkopfes als Phased Array entsteht aus dem Linearscan durch Hinzunahme eines Sektorfeldes auf jeder Seite ein Trapezscan, der es erlaubt, ein größeres Bildfeld zu überblicken und auch schwer einsehbare Gefäßabschnitte, wie z.B. den Abgang der A. vertebralis oder der A. carotis communis aus dem Truncus zu beurteilen.

2-D- und Multi-D-Arrays. Weitere Neuentwicklungen der Schallkopftechnologie sind sog. 2-D- oder Multi-D-Arrays. Im Gegensatz zum Array konventioneller Bauart (einzeiliges Array) besteht das 1,5-D-Array aus mehreren parallel nebeneinander angeordneten Elementreihen (nxm-Matrix). Die Elementreihen werden im Sende- und Empfangsfall so angesteuert, dass die Schichtdicke (Elevationsrichtung) sowohl im Nah- als auch im Fernbereich optimal dünn gehalten werden kann (Abb. 1.**29**).

Im Nahbereich kommt die kleinste Elevationsapertur, d.h. die mittlere Elementreihe zum Einsatz, während für die tiefsten Bildbereiche die größte Elevationsapertur, d.h. alle Elementreihen helfen, eine gute Eindringtiefe und Schichtdickenauflösung zu erzielen. Dabei wird vor allem die Auflösung in der Ebene senkrecht zum Schallkopf deutlich verbessert (Abb. 1.**29**).

Die weiter gehende Aufteilung der Arrayzeilen bei gleichzeitiger Verkleinerung ermöglicht die Konstruktion von 2-D-Arrays, mit denen Scans nicht nur in der konventionellen Schnittebene, sondern auch senkrecht dazu erzielt werden können. Damit wird es möglich, Daten aus einem pyramidenartigen Volumen zu gewinnen (Abb. 1.**29**) und daraus Schnittbilder in beliebiger Orientierung zu generieren.

Neue Verfahren der Signalgewinnung und -verarbeitung

Hochgeschwindigkeits-Digitaltechnik. Die Ultraschallgeräte neuester Generation zeichnen sich durch die Möglichkeiten der vollständigen Digitalisierung der empfangenen Echosignale bereits bei der Signalakquisition und durch hohe Rechenleistung aus. Die zum Einsatz kommende Hochgeschwindigkeits-Digitaltechnik beinhaltet sowohl die Vorteile der Digitaltechnik (Präzision, Signaltreue, Stabilität, Signaldynamik) als auch

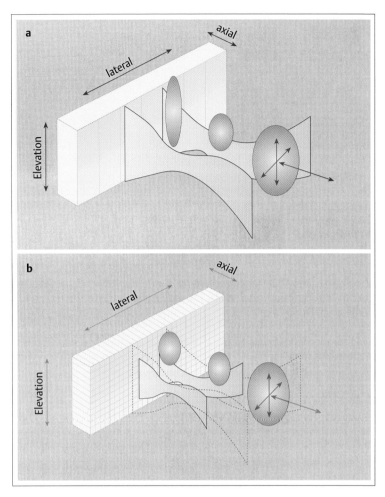

Abb. 1.**29** Verbesserung der Auflösung durch Multi-D-Array-Schallköpfe. Schichtdickenfokussierung eines konventionellen Schallkopfes mit einreihiger Elementanordnung (links) sowie Multi-D-Array (rechts). Während die axiale Auflösung unverändert bleibt, kann die Auflösung senkrecht zur Schallkopfebene (Elevationsebene) durch Fokussierung deutlich verbessert werden.

die optimale Abtastung des Signals mit einer sehr feinen zeitlichen Auflösung für die Laufzeit und Phasenkorrektur. Diese optimalen Fokussierungsbedingungen liefern hervorragende laterale und axiale Auflösung bei höchster Signaldynamik und tragen zu einer Verbesserung der diagnostischen Detailerkennbarkeit bei.

Synthetische Apertur. Weitere Verbesserungsmöglichkeiten ergeben sich durch die Vergrößerung der aktiven Fläche des Schallkopfes (Apertur). Voraussetzung dafür ist die nur digital mögliche, exakte Zwischenspeicherung der hochfrequenten Echosignale der einzelnen Array-Elemente in unverändertem Zustand. Dadurch gelingt es, die Apertur noch über das bisher mögliche Maximum hinaus zu erweitern. Bei der synthetischen Apertur (Beispiel: SynAps™) des Sonoline Elegra werden Echos von Teilen des Arrays unterschiedlicher Sendepulse digital zwischengespeichert und gemeinsam mit anderen, benachbarten Teilaperturen digital fokussiert und zur Bildgebung herangezogen. Abb. 1.**30** zeigt als Beispiel die Realisierung sowie den Effekt einer Erweiterung der Apertur um den Faktor 2. Es sind jedoch auch andere Faktoren realisierbar. Je größer die Apertur gewählt werden kann, desto besser sind die laterale Auflösung und damit Eindringtiefe und Detailerkennbarkeit. Eine Grenze findet das Verfahren erst, wenn alle Array-Elemente zur Errechnung der Information jedes Ultraschallbildpunktes herangezogen werden. In diesem Fall wird die Grenze der erzielbaren Auflösung erreicht.

Parallel Processing. Ein weiterer Vorteil der digitalen Hochgeschwindigkeitselektronik ist die Möglichkeit der parallelen Berechnung mehrerer Ultraschallzeilen aus der Information eines Sendepulses (Parallel Processing). Vorteile für die Anwendung ergeben sich aus der erhöhten Bildrate, insbesondere bei den zweidimensionalen Dopplerverfahren, sowie eine bessere diagnostische Beurteilung schneller, dynamischer Vorgänge bei gleichzeitig hoher Detailerkennbarkeit.

Spezielle Filtertechniken. Diese erlauben es, die nichtlinearen Gewebeeigenschaften zur Bildgebung heranzuziehen. Das nichtlineare Verhalten des Gewebes resultiert u.a. aus einer Schalldruckabhängigkeit der Schallausbreitungsgeschwindigkeit im Gewebe insbesondere bei hohen Schalldruckanteilen. Hierdurch und durch die unterschiedlichen Schallgeschwindigkeiten in verschiedenen Gewebeanteilen, die zu unterschiedlichen Laufzeiten führen, wird der vom Schallkopf ausgesandte Puls im Gewebe verformt. Betrachtet man den Frequenzinhalt der empfangenen Echos, so stellt man fest, dass bestimmte harmonische Vielfache der Grundfrequenz (Oberwellen) des ausgesandten Frequenzspektrums enthalten sind (Abb. 1.**31**).

Tissue harmonic Imaging. Besonders stark vertreten ist das die doppelte Sendefrequenz (englisch: „second harmonic") umgebende Frequenzspektrum. Die Herausfilterung dieser Anteile und Unterdrückung der Grundfrequenzanteile führte bereits zu einer verbesserten Bildgebung bei schwierig schallbaren Patienten, die sich in einem artefaktfreieren, „klareren" Bild äußert (Tissue harmonic Imaging = THI durch Second-harmonic-Imaging-Technik).

Phasen- oder Pulsinversionsverfahren. Neuere Verfahren, wie z.B. das Phasen- oder Pulsinversionsverfahren erlauben es, das Sendespektrum zu unterdrücken und nur die harmonischen Frequenzanteile in einem weiten Frequenzbereich zur Bildgebung heranzuziehen (Wide Band Tissue harmonic Imaging, Ensemble Tissue harmonic Imaging). Hierzu werden anstatt eines einzelnen Sendeimpulses jeweils zwei identische Impulse eingeschaltet. Das erste Signal entspricht einem normalen Ultraschallimpuls, das zweite ist eine identische Kopie, die jedoch invertiert ausgesandt wird. Die reflektierten bzw. zurückgestreuten Impulspaare werden subtrahiert (Abb. 1.**32**). Alle unveränderten, „linearen" Signale heben sich auf. Alle durch nichtlineare Effekte veränderten Signale aus dem Gewebe werden dadurch selektiv erfassbar und können gezielt und unabhängig von Filtertechniken zur Bildgebung herangezogen werden. Der Effekt ist kumulativ und wächst mit zunehmender Eindringtiefe. Das Verfahren der THI entwickelt seine größte Wirkung in mittlerer und großer Tiefe. Ab 12 – 15 cm Tiefe wird das weitere Eindringen durch die Absorption limitiert. Gegenüber herkömmlichen Filtertechniken zur Extraktion der nichtlinearen (harmonischen) Anteile des rückgestreuten Sig-

Abb. 1.**30** Vergrößerung der Apertur durch synthetische Apertur (technische Realisierung und Effekt). Jede Apertur besteht z.B. aus 128 Elementen. Durch digitale Zwischenspeicherung ist es möglich, die Informationen von mehreren Subaperaturen (hier 2 gezeichnet: A1, A1*) für die Bildgebung zu einer großen Gesamtapertur von 256 Elementen zusammenfließen zu lassen. Vorteile sind eine größere Eindringtiefe sowie eine verbesserte laterale Auflösung.

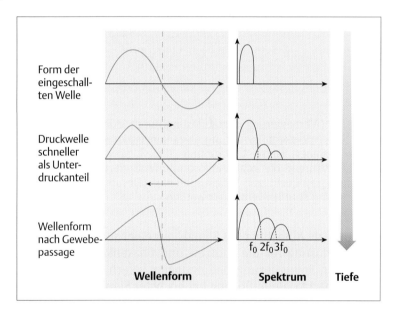

Abb. 1.**31** Effekt der nichtlinearen Schallausbreitung im Gewebe. Typischerweise beginnt eine Schallwelle als Sinuswelle. Durch den positiven Anteil der Druckwelle wird das Gewebe jedoch komprimiert und damit die Schallgeschwindigkeit vorübergehend erhöht. Dies führt zu einer schnelleren Fortpflanzung des positiven Anteils der Druckwelle (Pfeil nach rechts). Während des negativen Anteils der Druckwelle kann sich das Gewebe wieder ausdehnen, die Schallgeschwindigkeit nimmt ab. Dadurch wird der Unterdruckanteil der Schallwelle langsamer fortgeleitet.
Diese phasenabhängige Schallgeschwindigkeitsänderung erzeugt analog zur auslaufenden Welle am Strand eine Verzerrung der ursprünglichen Sinuswelle mit Aufsteilung. Der Effekt nimmt mit zunehmender Tiefe zu. Als Folge enthält die zurückgestreute Welle jeweils ein Vielfaches der ausgesandten Grundfrequenz („Harmonische Energie"). Diese im konventionellen B-Bild zunächst störenden Frequenzen können zu einer spezifischen „Obertonbildgebung" benutzt werden, die als Tissue Harmonic Imaging (THI) die Untersuchung auch schwer schallbarer Patienten ermöglicht.

nals wird der bildverbessernde Effekt mit diesem Verfahren deutlich intensiver. In der klinischen Praxis hat sich das Verfahren bereits bewährt und erlaubt die deutlich bessere Darstellung auch kleiner Läsionen (Abb. 1.**33**). In Kombination mit Ultraschallkontrastmittel wird die Erfassung auch kleinster Metastasen möglich (Abb. 1.**34**).

Programmierbarer Bildprozessor. Durch die Integration eines speziellen programmierbaren Bildprozessors wird die Rechenleistung zur Bildverarbeitung (mehrere Milliarden Rechenoperationen pro Sekunde) in eine Dimension angehoben, die bisher externen „workstations" vorbehalten war. Damit ist es möglich, verschiedene Aufgaben der Bildverarbeitung direkt („online") und in Echtzeit („real-time") im Ultraschallsystem durchführen zu lassen, die bisher nur nachträglich an den separaten Systemen („offline") realisierbar waren. Ein Beispiel dafür ist die adaptive Kontrastanhebung. Das Ergebnis sind Ultraschallbilder, die der Physiologie des menschlichen Sehens besser angepasst sind und damit auch eine Untersuchung in hellen Räumen gestatten.

Panoramabildverfahren. Eine weitere Anwendung auf Basis des programmierbaren Bildprozessors ist das Panoramabildverfahren (erstmals realisiert als SieScape™-Verfahren im Sonoline Elegra). Mit Standardschallköpfen (ohne Positionssen-

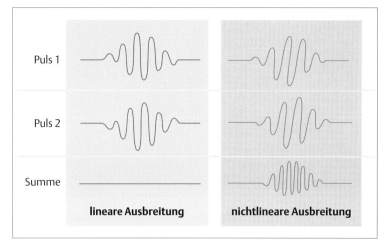

Abb. 1.**32** Prinzip der Phasen-(Puls) Inversionstechnik. Kurz hintereinander werden zwei um 180° versetzte bzw. invertierte identische Impulse in den Körper hineingesandt (obere und mittlere Reihe: Puls 1 und Puls 2). Wenn man die zurücklaufenden Signale der ausgesandten Sendeimpulse addiert, heben sich die linearen (unveränderten) Echos gegenseitig auf (untere Zeile links). Die durch nichtlineare Effekte verzerrten Signale (rechts) summieren sich auf und lassen sich zur Bildgebung nutzen. Als Resultat werden die fundamentalen (Grund-) Frequenzen sowie die ungeraden harmonischen Signalanteile unterdrückt, während die geraden harmonischen Signalanteile – insbesondere die zweiten harmonischen („second harmonic") Anteile verstärkt werden.

Abb. 1.**33** Effekt des Tissue Harmonic Imaging (THI) am Beispiel von Nierenzysten und Gallenblase.
a Längsschnitt durch die rechte Niere eines Patienten mit kleinen, im Fundamental-Mode (links) kaum zu erkennenden Nierenzysten. Im THI-Model (rechts) verbesserte Abgrenzbarkeit sowie artefaktfreie Darstellung des Zystenlumens.
b Ausschnittsvergrößerung einer Gallenblase mit Polyp. Im Fundamental-Mode (links) Streuartefakte im Lumen sowie akzentuierte halbkreisförmige Artefakte in der mit abgebildeten Leber durch Reverberationen bei Curved Array. Im THI-Mode (rechts) artefaktfreie Darstellung des Gallenblasenlumens sowie Reduktion der übrigen Artefakte.

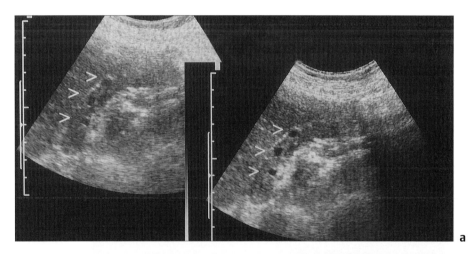

a

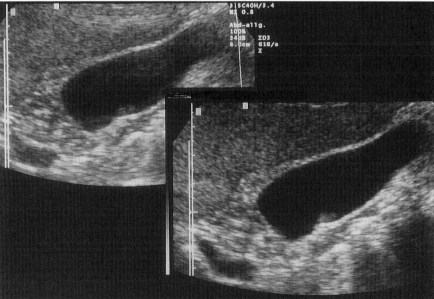

b

Technische und physikalische Grundlagen

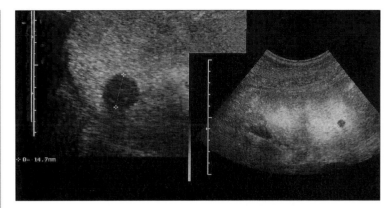

Abb. 1.34 Effekt des Contrast Harmonic Imaging bei der Erfassung von kleinen Lebermetastasen. Injektion von 300 mg/ml Levovist. Nach 2 : 30 Min. hat sich das Kontrastmittel im retikuloendothelialen System (RES) angereichert. Durch Erhöhen der Schallenergie werden die Kontrastmittelbläschen zum Schwingen und Zerplatzen gebracht („akustische Emission"). Das dabei entstehende Signal wird als „Pseudofarbinformation" erfasst und führt zu einer Kontrastierung („Hellkodierung") des Leberparenchyms.

Herde ohne RES enthalten kein Kontrastmittel und bleiben entsprechend unkontrastiert echoarm. Dadurch lassen sich auch kleine, nativ schwer oder gar nicht zu erkennende Metastasen erkennen und scharf gegenüber dem umliegenden Lebergewebe abgrenzen.

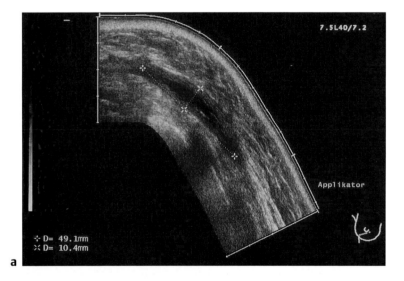

a

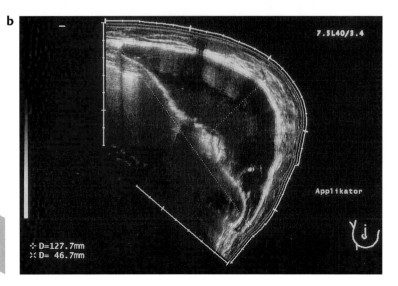

b

sor) kann ein Untersuchungsgebiet durch seitliches Verschieben des benutzten Schallkopfs in Scanrichtung abgefahren werden. Auf dem Monitor erscheint diese Information zunächst in gewohnter Weise. Aufgrund des Übereinstimmungsgrades zwischen den einzelnen Real-Time-Bildern ist es möglich, Bildvergleichsalgorithmen zu verwenden, um die Schallkopfbewegung über den Körper zu ermitteln. Anhand der so ermittelten Positionsinformation wird das neue Bild dem alten im Überlappungsbereich übergangslos hinzugefügt. Beim Verschieben des Schallkopfs in einer Ebene oder Umfahren eines Gebiets entsteht somit ein Panoramabild in Real-Time. Damit ist es möglich, das Format des Bildes frei und anatomieoptimiert zu definieren (Abb. 1.35). Die Kombination des Panoramabildverfahrens mit dem Power Mode zur Flussdarstellung führt zum farbkodierten Panoramabildverfahren, dem Color-SieScape™-Verfahren.

3-D-Verfahren. Wird im Gegensatz zum Panoramabildverfahren der Schallkopf nicht in Scanrichtung, sondern senkrecht hierzu verschoben oder gekippt, so entsteht ein dreidimensionaler Ultraschalldatensatz. Dies kann durch eine mechanische Vorrichtung innerhalb eines Spezialschallkopfs erfolgen (z. B. Schwenk eines Konvex-Array-Scanners) oder durch freie Schallkopfführung. Hier werden unterschieden zum einen die dreidimensionale Positionserfassung mit Positionsgebern und zum andern Verfahren, die auf homogener, vordefinierter Schallkopfführung basieren. Das 3-Scape-real-Time 3-D-Imaging-Verfahren basiert auf dem letztgenannten Ansatz und ermöglicht unter Benutzung der Panoramatechnologie mit Standardschallköpfen die freie Erfassung eines Volumens durch z. B. Verschieben des Schallkopfs quer zur Scanebene (Schwenken ebenfalls möglich). Bei den Real-Time-3-D-Verfahren (3-Scape) erfolgt diese Berechnung bereits während des Scanvorgangs. Aus diesem berechneten Datensatz wird bereits während des Bewegens des Schallkopfs eine berechnete senkrechte Führungsebene aufgebaut, die zur Orientierung benutzt werden kann. Der dreidimensionale Datensatz kann dann als komplettes Volumen z. B. in einer Maximum-Intensity-Projektion (MIP) oder unter Benutzung von oberflächenberechnenden Projektionsalgorithmen räumlich dargestellt werden. Durch frei in dem Volumen positionierbare Schnittebenen ist man so in der Lage, Schnittbilder zu generieren, die in konventioneller B-Bild-Technik nicht zur Verfügung stehen (Abb. 1.36).

Wird bei der Datenakquisition auch die Flussinformation (im Power Mode) mit erfasst, so bietet die 3-D-Technik eine hervorragende Übersicht und komplette Dokumentation von Organen und Gefäßverläufen sowie der Vaskularisation von Tumoren.

◁ **Abb. 1.35** Panoramabilder der Mamma.
a Mamma mit postoperativem Hämatom. Durch seitliches Verschieben des Schallkopfes wird die Brust befundadaptiert abgefahren. Auf dem Monitor erscheint diese Information zunächst in gewohnter Weise. Aufgrund des Übereinstimmungsgrads zwischen den einzelnen Real-Time-Bildern ist es möglich, durch geeignete Bildvergleichsalgorithmen die einzelnen Schallbilder zu einem Übersichtsbild zusammenzusetzen. Dadurch gelingt es, die gesamte Brust auf einem Bild darzustellen und die Lokalisation des Hämatoms zu erfassen.
b Ebenso kann die genaue Größe eines Silikonkissens nach Augmentationsplastik dargestellt werden.

Abb. 1.**36** Vierlingsschwangerschaft im Real-Time-3-D-Verfahren mit frei definierbaren Schnittebenen. Aus dem dreidimensionalen Datensatz lassen sich beliebige Schnittebenen befundadaptiert bzw. am jeweiligen Embryo orientiert darstellen. In den einzelnen Schnittebenen ist eine Vierlingsschwangerschaft zu erkennen.

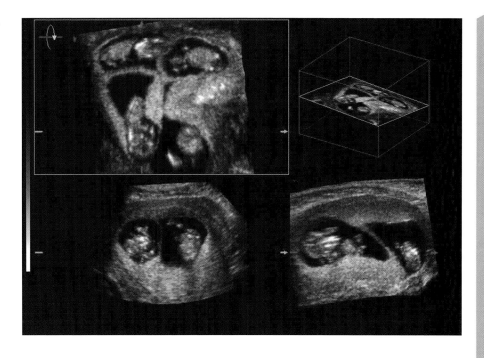

Literatur

1 Bonnefous O, Pesque P: Time domain formulation of pulse Doppler ultrasound and blood velocity estimation by cross correlation. Ultrasound imaging 8 (1986) 73–85

2 Campbell S, Diaz-Recasens J, Griffin DR: New Doppler technique for assessing utero-placental blood flow. Lancet 1 (1983) 675–678

3 FitzGerald DE, Drumm JE: Noninvasive Measurement of the Fetal Circulation using Ultrasound: A new Method. Brit. med. J. 2 (1977) 1450–1451

4 Gosling RG, King DH: Ultrasound Angiology. In Macus AW, Adamson J (eds.): Arteries and Veins. Churchill-Livingstone, Edinburgh 1975

5 Haerten R: Verfahren der Farbdoppler-Sonographie: Ein Methodenvergleich. Ultraschall in Med. 14 (1993) 225–230

6 Kasai C, Namekawa K, Koyano A, Omoto R: Real Time two-dimensional Blood-flow Imaging using autocorrelation technique. IEE Tran. Soc. Son. Ultrason. SU 32 (1985) 458–463

7 Kay SM: Modern Spectral Estimation: Theory and Practice. Prentice Hall 1988

8 Klews PM: Physik und Technik der farbkodierten Duplexsonographie. In Wolff K-J, Fobbe F (Hrsg.): Farbkodierte Duplexsonographie. Thieme, Stuttgart 1993

9 Liu D, Kim J, Schardt M: Modified autocorrelation method compared with maximum entropy method and rf cross-correlation method as mean frequency estimator for Doppler. IEEE Ultrasonic Symposium 1991, 1285–1290

10 Maulik D, Nanda NC, Saini VD: Fetal Doppler Echocardiography: methods and characterization of normal and abnormal hemodynamics. Amer. J. Cardiol. 53 (1984) 572–578

11 Pourcelot L: Applications clinique de l'examen Doppler transcutane. In Pourcelot L (ed.): Velocimetric Ultrasonore Doppler. Iserme, Paris 1994

12 Satomura S: Ultrasonic Doppler Method for the Inspection of Cardiac Functions. J. Acoust. Soc. Amer. 29 (1957) 1181–1183

13 Seitz KH, Kubale R: Duplex-Sonographie der abdominellen und retroperitonealen Gefäße. VCH, Weinheim 1987

14 Soldner R: Physikalische Grundlagen der sonographischen Bildgebung, Ultraschall-Gewebe-Interaktion und Sicherheitsaspekte. In Bogdahn U, Becker G, Schlachetzki F (Hrsg.): Echoverstärker und transkranielle Duplex-Sonographie. Berlin 1998

15 Stuart B, Drumm J, FitzGerald DE, Diugnan NM: Fetal blood velocity waveforms in normal pregnancy. Brit. J. Obstet. Gynaecol. 87 (1980) 780–785

16 Taylor KJ, Burns PN, Woodcock JP, Wells PN: Blood flow in deep abdominal and pelvic vessels: ultrasonic pulsed Doppler analysis. Radiology 154 (1985) 487–493

17 Thompson RS, Trudinger BJ, Cook CM: Doppler ultrasound waveforms in the fetal umbilical artery: quantitative analysis technique. Ultrasound Med. Biol. 11 (1985) 707

18 Weskott HP: BI-FLOW Verfahren: Prinzip und erste Anwendungen. In press

2 Sicherheitsaspekte der Doppler- und Farbdopplersonographie

H.-D. Rott

Die Dopplersonographie zur Darstellung und Bewertung der fetalen Blutversorgung hat sich als wesentliche Bereicherung der sonographischen Diagnostik in der Geburtshilfe erwiesen. Da bei diesen Verfahren die notwendigen Geräteleistungen und Intensitäten des Ultraschallfeldes erheblich höher liegen als bei der Bildgebung im B-Mode, kann die sonst bei sonographischen Untersuchungen angenommene Ungefährlichkeit nicht grundsätzlich und bei allen Anwendungen vorausgesetzt werden. Der Anwender sollte daher die potenziellen biologischen Effekte und deren physikalische Voraussetzungen kennen, um eventuelle Risiken der Untersuchung zu vermeiden.

Wirkmechanismen

Biologische Ultraschalleffekte beruhen im Wesentlichen auf Wärmebildung und Kavitation. Diese beiden Effekte sind von verschiedenen Schallfeldparametern und Gewebeeigenschaften abhängig und können daher unabhängig voneinander auftreten. Andere physikalische Primäreffekte spielen für die Sicherheit im klinischen Einsatz keine Rolle.

Wärmebildung

In Gewebe eingestrahlte Ultraschallenergie wird teilweise reflektiert, teilweise gestreut und teilweise absorbiert und in Wärme umgewandelt. Das Ausmaß der Erwärmung hängt von verschiedenen Eigenschaften des Ultraschallfeldes und des exponierten Gewebes ab. Ein wesentlicher Faktor ist die zeitgemittelte räumliche Spitzenintensität I_{SPTA}. Bei den Pulsdopplerverfahren zur Blutflussmessung spielt allerdings die Leistung des Gerätes die größere Rolle, die Intensität ist weniger bedeutsam (4, 23). Einfluss hat auch die Frequenz, da mit höherer Frequenz die Absorption zunimmt und dadurch die deponierte Energie auf ein kleineres Volumen konzentriert wird.

Absorptionskoeffizient. In biologischen Geweben steigt die Absorption mit dem Proteingehalt an (19): Wasser und Körperflüssigkeiten wie Urin oder Fruchtwasser absorbieren praktisch nicht, der Absorptionskoeffizient α liegt bei 0,002 bis 0,003 dB cm^{-1} MHz. Weichteile wie Gehirn, Leber, Niere und Muskulatur absorbieren etwa gleich stark ($\alpha = 0{,}4$ bis $0{,}6$ dB cm^{-1} MHz), Knochen mit Abstand am stärksten ($\alpha = 5-10$ dB cm^{-1} MHz), weshalb er am stärksten thermisch gefährdet ist. Bei der Risikobewertung ist die sekundäre Erwärmung von Weichteilen in direkter Nachbarschaft zum Knochen ebenfalls zu berücksichtigen (21, 25). Der menschliche Embryo entspricht akustisch Weichteilgewebe. Erst am Ende des 1. Trimenons nimmt die Absorption infolge beginnender Mineralisation des Knochens zu und steigt dann während der gesamten weiteren Fetalperiode an.

Wärmeleitung und Perfusion. Wärmeleitung und Durchblutung tragen zum Abtransport entstehender Wärme bei und bestimmen wesentlich, welche Endtemperatur erreicht wird, insbesondere bei längerer Exposition. Während die Wärmeleitung in etwa berechnet werden kann, variiert die Perfusion in verschiedenen Geweben und Organen beträchtlich; ihr Kühlungsanteil kann daher nur ungefähr geschätzt werden. Bei kurzer Ultraschallexposition trägt die Perfusion nur wenig zur Kühlung bei (5).

Hyperthermie. Temperaturerhöhungen sind potenziell schädlich, da über 39 °C Zellteilungen gehemmt werden und Zellen über 41 °C bei hinreichend langer Erwärmung absterben. Neben der erreichten Temperatur und der Dauer der Hyperthermie spielt die Gewebesensitivität eine wesentliche Rolle (3). Das embryofetale Gehirn reagiert auf Temperaturerhöhungen höchst empfindlich. Zwar ist die Absorption von Hirngewebe gering, sekundäre Erwärmungen über die stärker absorbierende Schädelkalotte müssen aber ebenfalls in Erwägung gezogen werden (4). Im Tierversuch wirkt Ganzkörperhyperthermie über 41 °C, je nach Expositionszeit, teratogen (11, 24).

Kavitation

Stabile und transiente Kavitation. Unter Kavitation versteht man die schallinduzierte Bildung und Aktivität von Hohlräumen und Gasblasen, die im beschallten Substrat eine Vielzahl physikalischer, chemischer und biologischer Effekte hervorrufen können (25). Unterschieden werden die stabile Kavitation, die Resonanzschwingungen präexistenter kleiner Gasblasen über längere Zeit und ohne Kollaps beschreibt und die transiente Kavitation, bei der kleine präexistente Gasblasen („Kavitationskeime") in der Sogphase der Ultraschallwelle explosionsartig größer werden und dann in der folgenden Druckphase wieder kollabieren. Dies führt lokal begrenzt zu Druckamplituden über 1000 MPa und lokalen Temperaturen über 1000 °C. Dabei können elektrische Entladungen in Form von Lichtblitzen auftreten („Sonolumineszenz") und aktive chemische Radikale (OH⁻, H⁺, H_2O_2 u. a.) mit mutagener Potenz entstehen, die von der Radikalbildung durch ionisierende Strahlung nicht zu unterscheiden sind (15, 25). Die Übergänge zwischen stabiler und transienter Kavitation sind fließend.

Schalldruckamplitude. Kavitation ist ein Schwellenwerteffekt. Die entscheidende Feldgröße für die Auslösung ist die negative Schalldruckamplitude p- (dieser Wert wird nach allgemeiner Konvention als positiver Wert in MPa angegeben). Allerdings können unter bestimmten physikalischen Voraussetzungen bei Reflexion einer Ultraschallwelle die Vorzeichen der Druckwerte wechseln, sodass die reflektierte Welle eine negative Druckamplitude aufweist, die der positiven Druckamplitude der einfallenden Welle entspricht. Daher kann die positive Druckamplitude durchaus auch relevant sein. Mit höherer Frequenz steigt die Kavitationsschwelle an.

Kavitationskeime und Kavitationsschwelle. Menschliches Gewebe ist ziemlich resistent gegen Kavitationen, da Kavitationskeime normalerweise fehlen. Mit denen muss aber nach Infusionen, Kontrastmittelgabe, Gasbrandinfektionen und offenen Traumen gerechnet werden. Ab welcher negativen Schalldruckamplidude Kavitationen auftreten, ist nicht bekannt. Bei der Lithotripsie können Kavitationen bei negativen Druckwerten über 10 MPa ausgelöst werden. Die gängigen sonographischen Verfahren arbeiten aber sämtlich mit Ultraschallfeldern, deren negativer Spitzendruck 5 MPa nicht überschreitet (Abb. 2.1 a). Kavitationen würden in größerer Menge die Bildgebung massiv beeinflussen, da die induzierten Blasen Streuung und Absorption extrem erhöhen. Derartige Störeffekte wurden bei der bisherigen sonographischen Diagnostik nicht beobachtet. Kavitationen sind daher als Risikofaktor bei den derzeitig verwendeten Ultraschallverfahren unwahrscheinlich. Allerdings wird durch Echokontrastmittel die Kavitationsschwelle massiv gesenkt (vgl. „Echokontrastmittel", S. 32).

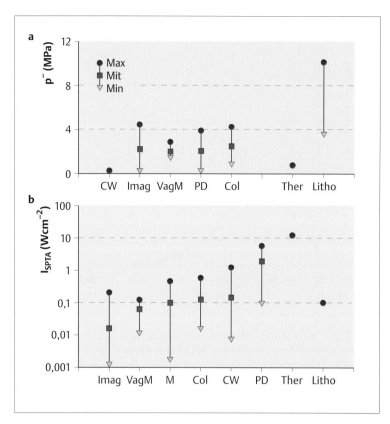

Abb. 2.1 Minimum- (Min), Maximum- (Max) und Mittelwerte (Mit) des negativen Spitzendruckes p- (**a**) und der Intensität I_{SPTA} (**b**) bei verschiedenen europäischen Sonographiegeräten und unterschiedlichen Modes. Die entsprechenden Werte von Therapie- und Lithotripsiegeräten sind zum Vergleich mit aufgeführt.
Imag: B-Mode; VagM: Vaginalsonde im M-Mode; M: Konventioneller M-Mode; Col: Farbdoppler; CW: Dauerschalldoppler; PD: Pulsdoppler; Ther: Physiotherapie; Litho: Lithotripsie (nach 6).

Risikobewertung der verschiedenen Untersuchungsverfahren

Die Risikobewertung der verschiedenen Untersuchungsverfahren hängt wesentlich von der Wahrscheinlichkeit für biologisch relevante Temperaturerhöhungen und der Möglichkeit der Auslösung von Kavitationen ab. Die für diese Wirkungen relevanten Schallfeldparameter gängiger Diagnosegeräte sind aus Abb. 2.1 ersichtlich. Neuere Messungen haben diese Werte im Wesentlichen bestätigt, aber aufgezeigt, dass bei neuen Geräten die Intensitäten tendenziell höher liegen, während sich beim negativen Spitzendruck kein derartiger Trend zeigte (14).

Duplexsonographie

Bei der Duplexsonographie werden die Bildgebung im B-Mode und die Blutströmungsmessung mittels Pulsdoppler miteinander verknüpft. Erstere liefert das Schnittbild mit der Möglichkeit der Lokalisation der Dopplermessstelle und des Abtastvolumens, Letztere die gewünschte Information über die Bewegungsgeschwindigkeit des Blutes.

Wärmebildung. Für die B-Mode-Bildgebung können biologische Risiken ausgeschlossen werden. Bei dem Messvorgang wird ein Dopplerstrahl größerer Impulslänge und höherer Intensität (I_{SPTA}) eingeblendet. Die Intensität dieses unbewegten Dopplerstrahls kann durchaus im oberen therapeutischen Bereich liegen. Tierexperimentelle Untersuchungen konnten belegen, dass bei diesem Verfahren in Weichteilen biologisch relevante Temperaturerhöhungen möglich werden, die nicht mehr als harmlos angesehen werden können (4, 23) (Abb. 2.2). Dieser Effekt ist besonders dann zu befürchten, wenn im Schallstrahl unter der Messregion Knochen exponiert ist, der stark absorbiert und daher besonders schnell erwärmt wird. So konnte gezeigt werden, dass bei der Durchschallung des fetalen Meerschweinchenhirns, das innerhalb der Schädelkalotte belassen war, die Temperatur nahe der schallkopffernen Kalotte stärker anstieg als im mittleren Hirnbereich (4). Aufgrund dieser Befunde ist nicht auszuschließen, dass bei Geräten mit hoher Leistung und bei längeren Messzeiten (> 30 s) während der Flussmessung Temperaturerhöhungen provoziert werden können, die nicht als harmlos betrachtet werden dürfen.

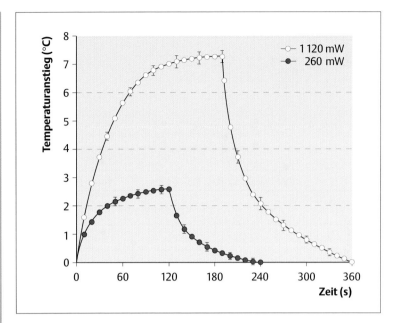

Abb. 2.2 Darstellung des Temperaturanstiegs gegen die Zeit im mittleren Bereich vom isolierten Hirn eines Meerschweinchens. Ultraschallfeldparameter: Frequenz 3,3 MHz, Pulsdauer 6,25 µs, PRF 4 kHz.
Obere Kurve: Gesamtleistung 1120 mW, Intensität I_{SPTA} 2,5 Wcm^{-1}.
Untere Kurve: Gesamtleistung 260 mW, Intensität I_{SPTA} 2,9 Wcm^{-1} (nach 4).

Kavitation. Da der negative Spitzendruck bei den Dopplerverfahren nicht größer ist als beim B-Mode und 5 MPa nicht überschreitet, sind Kavitationen nicht zu erwarten.

Farbdoppler

Bei den Farbdopplersystemen wird die Bewegungsgeschwindigkeit nicht nur in einem einzelnen Messvolumen, sondern analog zum B-Mode in einem größeren Gebiet („region of interest") bestimmt und die Flussgeschwindigkeit in Abhängigkeit von Richtung und Betrag farbkodiert dargestellt. Diese Farbkodierung wird einem B-Mode-Bild überlagert.

Wärmebildung. Da im Gegensatz zu dem Duplexverfahren der Dopplerstrahl nicht stationär bleibt, sondern den interessierenden Bereich überstreicht, wird die absorbierte Energie auf ein größeres Volumen verteilt, weshalb die zeitgemittelte Intensität bei dieser Exposition erheblich geringer ist. Als Faustregel kann gelten, dass die Intensitäten (I_{SPTA}) beim Farbdoppler um das 10fache und beim Duplexverfahren um das 100fache höher liegen als bei der konventionellen Bildgebung im B-Mode (Abb. 2.1 b). Allerdings sind die Unterschiede zwischen den einzelnen Geräten und Anwendungsarten beträchtlich. Wenn z. B. die interessierende Region in der lateralen Ausdehnung zunehmend eingeschränkt wird, nimmt die thermische Belastung zu. Bei einer „region of interest" von < 2 mm Breite hätte man praktisch die gleichen thermischen Verhältnisse wie bei dem Duplexverfahren. Generell sind aber bei dem üblichen klinischen Gebrauch die thermischen Risiken gering.

Kavitation. Kavitationen sind beim Einsatz des Farbdopplers ebenfalls nicht zu erwarten.

Ultraschallangiographie (Power Mode)

Bei der Ultraschallangiographie ist die Ultraschallexposition die gleiche wie beim Farbdoppler, aber die Signalverarbeitung ist anders: Statt der Bewegungsgeschwindigkeit der Erythrozyten wird die Signalamplitude dargestellt. Mit dieser Art der Signalverarbeitung werden auch langsame Fließgeschwindigkeiten erfasst und dadurch Gefäßvolumina besser dargestellt. Die thermische Belastung entspricht derjenigen des Farbdopplers.

Color Velocity Imaging (CVI)

Dieses Verfahren ist keine Anwendung des Dopplerprinzips, weist aber bei oberflächlicher Betrachtung große Ähnlichkeiten mit dem Farbdoppler auf. Flussgeschwindigkeit und Bewegungsrichtung des Blutes werden durch den rechnerischen Vergleich aufeinander folgender B-Mode-Echobilder errechnet. Dies ist möglich, weil sich im Fließvolumen akustische Inhomogenitäten („Schlieren") darstellen lassen, deren Bewegung verfolgt werden kann. Dieses Verfahren erfordert große Rechenkapazitäten, aber geringe Ultraschallintensitäten und ist thermisch harmlos.

Vaginal-Scan

Beim Vaginal-Scan wird häufig befürchtet, der Embryo würde wegen größerer Nähe des Schallkopfes stärker exponiert. Eigentlich müsste jedoch das Gegenteil der Fall sein: Wegen der kurzen Laufstrecke ist die Absorption geringer, weshalb mit geringeren Leistungen gearbeitet werden kann. Diesen Vorteil haben die Hersteller jedoch durch die Verwendung höherer Frequenzen kompensiert, die zwar eine bessere Bildauflösung ermöglichen, aber auch eine höhere Absorption zur Folge haben, die höhere Intensitäten erfordern. Tatsächlich liegen beim vaginalen B-Mode die Intensitäten durchschnittlich etwas über denjenigen des abdominalen Scans, beim vaginalen Pulsdoppler liegen sie jedoch etwas niedriger (7). Die thermische Belastung des Embryos oder Feten entspricht daher in etwa derjenigen der abdominalen Sonographie.

Echokontrastmittel

Gashaltige Echokontrastmittel werden zunehmend häufiger eingesetzt. Sie sind offensichtlich immunologisch verträglich und beeinflussen bei Blasengrößen um 10 µm die kapilläre Durchblutung nicht.

Kavitation. Allerdings senken Echokontrastmittel die Kavitationsschwelle erheblich. Ob die Kontrastmittelgabe ausreicht, um durch diagnostischen Ultraschall Kavitationen auszulösen, ist nicht bekannt. Stabile Kavitation würde die Echogenität des Kontrastmittels erhöhen, andererseits wären lokale Hämolysen zu erwarten. Dafür hat sich jedoch bei den bisherigen klinischen Erfahrungen kein Hinweis ergeben (18). Bei transienter Kavitation müsste auch mit der Entstehung chemischer Radikale gerechnet werden. Im Gegensatz zur ionisierenden Strahlung wäre allerdings das Verteilungsmuster im Gewebe anders: Diese Radikale würden vermutlich wegen der geringeren Viskosität bevorzugt im Interzellularraum entstehen und in den Gefäßvolumina nur dort, wo das Echokontrastmittel durch Ultraschall angeregt wird. Ob bei diesen Gegebenheiten mutagene Effekte zu erwarten wären, ist zurzeit unklar. Da bisher keine experimentellen Daten zu diesem Problem vorliegen, ist eine endgültige Risikobewertung derzeit noch nicht möglich. Insgesamt scheint das Risiko nicht sonderlich hoch zu sein (13). Gegen die Anwendung in der Schwangerschaft bestehen bei notwendiger Indikation keine Bedenken, solange nur mütterliches Gewebe dargestellt werden soll.

Exposition von gashaltigen Geweben

Neuere Untersuchungen an verschiedenen Laborsäugern wie Mäusen, Kaninchen, Schweinen und Affen haben belegt, dass die diagnostische Beschallung der Lunge lokale kapilläre Erythrozytenaustritte hervorrufen kann, wenn die negative Druckamplitude mindestens 1 MPa beträgt. Bei größeren Tierarten wurden höhere Unterdruckwerte benötigt als bei kleinen. Der gleiche Effekt wurde bei etwas höherem Schwellenwert (ab 2 MPa) auch am gasgefüllten Darm nachgewiesen (Übersicht bei 20). Dieser Effekt ist offensichtlich nicht thermisch und erfordert lufthaltige Hohlräume, weshalb die fetale Lunge nicht gefährdet ist. Der zu Grunde liegende Mechanismus ist noch unklar, und dieses Phänomen wurde bisher nur im Tierversuch beobachtet. Dabei waren die kapillären Blutungen so diskret, dass sie im Rahmen einer klinischen Untersuchung beim Menschen nicht erkannt werden würden. Ob die menschliche Lunge mit ihrem größeren Alveolardurchmesser gefährdet ist, ist nicht bekannt. Die Notwendigkeit, die Indikation zur sonographischen Diagnostik zu überdenken, ergibt sich aufgrund dieser Befunde zurzeit nicht. Allerdings sollten rein aus Vorsorge gashaltige Organe nicht unnötig Ultraschall exponiert werden. Die unbelüftete fetale Lunge ist in dieser Hinsicht nicht gefährdet.

Maßnahmen zur Risikobegrenzung

Kenngrößen des Ultraschallfeldes. Anwender sollten die sicherheitsrelevanten Kenngrößen des Ultraschallfeldes bei den verschiedenen Modes kennen. Die internationale Norm IS 1157 der IEC (16) gewährleistet, dass die Hersteller den Anwender über die notwendigen Gerätedaten informieren. Die Kassenärztliche Bundesvereinigung lässt zur Ermächtigung für sonographische Untersuchungen nur Geräte zu, die dieser Norm entsprechen (17).

Manche Geräte geben die Werte entsprechend den amerikanischen Anforderungen des Output Display Standards (ODS) (2) auf dem Monitor an. Die dabei verwendeten Indizes (Thermischer Index TI und Mechanischer Index MI) erfordern allerdings zur Interpretation entsprechende Vorinformation (9).

Ausbildung. Schließlich ist auch ein wesentlicher Aspekt der Risikominderung eine qualifizierte Ausbildung der Untersucher. Dies gilt sowohl für den risikofreien Einsatz wie auch zur Vermeidung von Fehldiagnosen.

Empfehlungen

Verschiedene nationale und internationale Institutionen haben Empfehlungen zur Vermeidung gesundheitlicher Risiken bei der Ultraschalldiagnostik herausgegeben (1, 22, 24, 25). Dabei wird davon ausgegangen, dass die eingestrahlte Ultraschallenergie rein aus Vorsorge auch dann gering gehalten werden sollte, wenn keine Bioeffekte zu erwarten sind. Diese Verlautbarungen werden nachfolgend zusammenfassend wiedergegeben.

Allgemeine Empfehlungen

1. Die Leistung des Gerätes sollte möglichst niedrig, die Empfangsverstärkung möglichst hoch eingestellt werden.
2. Der Untersucher sollte wissen, ob das Gerät bei eingefrorenem Bild weiter abstrahlt und ggf. den Hautkontakt unterbrechen.
3. Sonographische Untersuchungen sollten medizinisch indiziert sein. Gegen das Routinescreening im Verlauf jeder Schwangerschaft mittels B-Mode-Bildgebung bestehen keine Sicherheitsbedenken.
4. Lufthaltige Organe wie Lunge, Magen und Darm sollten nicht unnötig exponiert werden.
5. Die Echokontrastmittelanwendung bedarf einer eindeutigen Indikation. Zuvor ist eine individuelle Nutzen-Risiko-Abwägung für den Patienten erforderlich.

Pulsdoppler

6. Bei Blutströmungsmessungen sollte der Pulsdoppler erst dann aktiviert werden, wenn das Gefäß im Farbdoppler lokalisiert wurde und das Messtor festgelegt ist. Dabei sollte das Messtor klein gehalten werden, da einige Geräte auch bei Pulsdoppler einen Tiefenausgleich zur Kompensation der Dämpfung haben.

7. Bei fetalen und neonatalen Untersuchungen sollten tiefer liegende Knochen möglichst nicht oder so kurz wie möglich exponiert werden.

8. Die Dopplermesszeit sollte zur Vermeidung möglicher übermäßiger Erwärmung kurz gehalten werden und 30 s möglichst nicht überschreiten. Vor einer eventuell notwendigen Zweitmessung sollten 60 s verstreichen.

9. Fieber erhöht die thermischen Risiken, bei fiebernden Patienten sollte daher die Messzeit kürzer gehalten werden.

10. Gegen das Routinescreening der fetalen und plazentaren Durchblutung während jeder Schwangerschaft mit Dopplerverfahren bestehen wegen der zurzeit noch nicht sicher abschätzbaren Risiken Bedenken.

Anhang: Statements zur biologischen Sicherheit von diagnostischen Ultraschallfeldern

EFSUMB-Statement über die klinische Sicherheit der Ultraschalldiagnostik (10)

Diagnostischer Ultraschall wird seit vielen Jahren in der klinischen Medizin verwendet, ohne dass schädigende Wirkungen nachgewiesen werden konnten. Da jedoch die Ultraschalldiagnostik zunimmt, weil neue Verfahren eingeführt werden, die Indikationen für sonographische Untersuchungen erweitert werden und die Expositionen zunehmen, ist kontinuierliche Wachsamkeit geboten, um andauernde Sicherheit zu gewährleisten.

Bei den verschiedenen diagnostischen sonographischen Diagnoseverfahren, die zurzeit verwendet werden, variiert die Ultraschallexposition beträchtlich. Farbdoppler und Messverfahren der Blutströmung führen zu höherer Exposition als B- und M-Mode, wobei die Pulsdopplerverfahren die höchsten Werte haben können.

Bei modernen Geräten wird die Schallleistung administrativ begrenzt. Die Empfehlungen dieses Statements setzen voraus, dass das verwendete Untersuchungsgerät internationalen oder nationalen Sicherheitsanforderungen entspricht und von kompetentem und entsprechend ausgebildetem Personal eingesetzt wird.

B- und M-Mode. Die derzeitige wissenschaftliche Kenntnis von ultraschallinduzierten Bioeffekten gibt keinen Anlass, B- oder M-Mode-Untersuchungen bei irgendeiner klinischen Fragestellung aus Sicherheitsgründen zu unterlassen; dies schließt das Routinescreening einer jeden Schwangerschaft ein.

Doppler für die Überwachung der fetalen Herzaktivität (CTG). Die Leistungen des Dopplers für die Überwachung der fetalen Herzaktivität sind so niedrig, dass diese Untersuchungstechnik aus Sicherheitsgründen nicht kontraindiziert ist, selbst wenn über ausgedehnte Zeiträume überwacht wird.

Dopplerverfahren (Farbdoppler, Power Mode und Pulsdoppler). Die Exposition ist bei Dopplerverfahren größer als bei B-Mode und M-Mode. Die Expositionsstärken, die bei diesen 3 Verfahren emittiert werden, überlappen beträchtlich. Der Anwender im klinischen Bereich sollte sich darüber im Klaren sein, dass Pulsdoppler bei maximaler Geräteleistung und Farbdoppler mit engem Farbfenster am ehesten biologische Effekte hervorrufen können.

Generell gibt es keine Kontraindikationen gegen Dopplerverfahren bei entsprechend informierten Anwendern. Allerdings können bei maximaler Geräteleistung klinisch relevante Erwärmungen von oberflächlichen Knochenstrukturen nicht ausgeschlossen werden. Dem Anwender wird daher nahe gelegt, jede Information des Herstellers (z.B. durch angezeigte Indizes) über die Ultraschallexposition zu nutzen, um Kenntnis über die höchsten Geräteleistungen zu erhalten und durch vernünftige Anwendung die Exposition kritischer anatomischer Strukturen wie Knochen oder gashaltiger Gewebe zu begrenzen. Wo Anzeige auf dem Monitor nicht vorgesehen ist, sollte die Expositionszeit kurz gehalten werden.

Ultraschalluntersuchung während der Schwangerschaft. Die Embryonalzeit ist besonders empfindlich für äußere Einflüsse. Solange genauere wissenschaftliche Informationen fehlen, sollten bei Untersuchungen mit Puls- und Farbdoppler die Geräteleistung und die Expositionszeit überwacht werden.

Mit zunehmender Mineralisation des Knochens während der fetalen Entwicklung wird dessen Erwärmung zunehmend wahrscheinlicher. Der Anwender sollte daher die Exposition kritischer Strukturen, wie fetaler Schädel oder Wirbelsäule, bei Doppleruntersuchungen vernünftig begrenzen.

(März 1998, bestätigt Januar 1999)

WFUMB-Statement über Wärmeeffekte bei klinischen Anwendungen (25)

B-Mode. Ultraschallgeräte, wie sie derzeitig für die einfache B-Mode-Bildgebung verwendet werden, arbeiten mit akustischen Leistungen, die schädliche Temperaturerhöhungen ausschließen. Deren Verwendung ist daher unter thermischen Aspekten nicht kontraindiziert. Diese Aussage schließt endoskopische, transvaginale und transkutane Anwendungen ein.

Doppler. Experimente mit nichtperfundiertem Gewebe haben gezeigt, dass einige Geräte für diagnostischen Doppler die Fähigkeit haben, biologisch bedeutsame Temperaturerhöhungen hervorzurufen, insbesondere an Grenzflächen zwischen Knochen und Weichteilgewebe. Die Wirkung erhöhter Temperaturen kann dadurch minimiert werden, dass die Zeit der Exposition bestimmter Gewebeareale so kurz wie möglich gehalten wird. Wo die Geräteleistung geregelt werden kann, sollte die niedrigste Einstellung gewählt werden, bei der die gewünschte diagnostische Information noch gewonnen werden kann.

Erwärmung durch den Schallkopf. Eine wichtige Ursache der Erwärmung kann der Schallkopf selbst sein. Erwärmung durch diese Quelle ist auf das Gewebe mit Kontakt zu dem Schallkopf begrenzt.

(August 1991, bestätigt April 1996)

Literatur

1 American Institute of Ultrasound in Medicine (AIUM): Bioeffects Considerations for the Safety of Diagnostic Ultrasound. AIUM, Bethesda Md. 1988

2 American Institute of Ultrasound in Medicine and National Electrical Manufacturers Association (AIUM/NEMA): Standard for Real Time Display of Thermal and Mechanical Acoustic Output Indices on Diagnostic Ultrasound Equipment. AIUM, Rockville Md. 1992

3 Barnett SB, Rott H-D, Ter Haar G, Ziskin MC, Maeda K, Nyborg W: The sensitivity of biological tissue to ultrasound. Ultrasound Med. Biol. 23 (1997) 805 – 812

4 Bosward KL, Barnett SB, Wood AKW, Edwards MJ, Kossoff G: Heating of guinea pig fetal brain during exposure to pulsed ultrasound. Ultrasound Med. Biol. 19 (1993) 415 – 424

5 Carstensen EL, Child SZ, Norton S, Nyborg WL: Ultrasonic heating of the skull. J. acoust. Soc. Amer. 87 (1990) 1310 – 1317

6 Duck FA, Martin K: Trends in diagnostic ultrasound exposure. Phys. Med. Biol. 36 (1991) 1432

7 European Committee for Ultrasound Radiation Safety – The Watchdogs: Tutorial Paper: Transvaginal ultrasonography – Safety aspects. Europ. J. Ultrasound 1 (1994) 355 – 357

8 European Federation of Societies for Ultrasound in Medicine and Biology (EFSUMB): Guidelines for the safe use of Doppler ultrasound for clinical applications. Europ. J. Ultrasound 2 (1995) 167 – 168

9 European Federation of Societies for Ultrasound in Medicine and Biology (EFSUMB): Tutorial Article: Thermal and mechanical Indices. Europ. J. Ultrasound 4 (1996) 145 – 150

10 European Federation of Societies for Ultrasound in Medicine and Biology (EFSUMB): Clinical safety statement for diagnostic ultrasound. March 1998. Europ. J. Ultrasound 8 (1998) 67 – 68

11 European Federation of Societies for Ultrasound in Medicine and Biology (EFSUMB): Tutorial: Thermal teratology. Europ. J. Ultrasound 9 (1999) 281 – 283

12 European Federation of Societies for Ultrasound in Medicine and Biology (EFSUMB): Tutorial: Acoustic cavitation and lung haemorrhage. Europ. J. Ultrasound 9 (1999) 277 – 280

13 European Federation of Societies for Ultrasound in Medicine and Biology (EFSUMB): Tutorial: Safety of ultrasonic contrast agents. Europ. J. Ultrasound 9 (1999) 195 – 197

14 Henderson J, Willson K, Jago JR, Whittigham TA: A survey of the acoustic outputs of diagnostic ultrasound equipment in current clinical use. Ultrasound Med. Biol. 21 (1995) 699 – 705

15 Heusinger H: Comparison of the reactions induced by ultrasound and gamma rays in aqueous lactose solutions. Ultrasonics 28 (1990) 30 – 36

16 International Electrotechnical Commission (IEC): International Standard 1157: Requirements for the Declaration of the Acoustic Output of Medical Diagnostic Ultrasonic Equipment. Genf 1992

17 Kassenärztliche Bundesvereinbarung (KBV): Qualitätsvoraussetzungen gemäß § 135 Abs. 2 SGB V zur Durchführung von Untersuchungen in der Ultraschalldiagnostik (Ultraschallvereinbarung) vom 10.02.1993. Dtsch. Ärztebl. 90 (1993) B390 – 403

18 Nanda NC: Echocontrast enhancers – how safe are they? Advances in Echo Contrast 2 (1993) 97 – 110

19 National Council on Radiation Protection and Measurements (NCRP): Exposure Criteria for Medical Diagnostic Ultrasound: I. Criteria based on Thermal Mechanisms. NCRP Report No 113, Bethesda Md. 1992

20 Rott H-D: Capillary lung bleeding from exposure to diagnostic ultrasound – A literature review. BMUS Bullentin 5 (1997) 20 – 21

21 Rott H-D: Ultraschalldiagnostik: Neuere Bewertung der biologischen Sicherheit. Dtsch. Ärztebl. 93 (1996) A1533 – 1537

22 Strahlenschutzkommission (SSK) des Bundesministeriums für Umwelt, Naturschutz und Reaktorsicherheit: Empfehlungen zur Patientensicherheit bei Anwendungen der Ultraschalldiagnostik in der Medizin. Empfehlungen der Strahlenschutzkommission (Heft 14). Empfehlungen und Dokumentationsteil. Fischer, Stuttgart 1998

23 Ter Haar GR, Duck FA, Starritt HC, Daniels S: Biophysical characterisation of diagnostic ultrasound equipment – preliminary results. Phys. Med. Biol. 34 (1989) 1533 – 1542

24 World Federation for Ultrasound in Medicine and Biology (WFUMB): Symposium on Safety and Standardisation in Medical Ultrasound: Issues and Recommendations Regarding Thermal Mechanisms for Biological Effects of Ultrasound. Barnett SB, Kossoff G (eds.): Ultrasound Med. Biol. 18/9 (Special Issue) 1992

25 World Federation for Ultrasound in Medicine and Biology (WFUMB): Symposium on Safety of Ultrasound in Medicine: Conclusions and Recommendations on Thermal and Non-Thermal Mechanisms for Biological Effects of Ultrasound. Kloster Banz, Germany 14 th – 19 th April. Barnett SB (Guest ed.). Ultrasound Med. Biol. 24(Suppl.1) 1998

Infertilitätsdiagnostik und Reproduktionsmedizin

3 Durchblutung des Uterus bei fertilen und nichtfertilen Patientinnen

S. Kupesic und A. Kurjak

Blutversorgung des Uterus

Anatomie. Der Großteil der Blutzufuhr zum Uterus stammt aus den Aa. uterinae, nur ein kleiner Anteil kommt aus den Aa. ovaricae. Die Aa. uterinae verzweigen sich in die Aa. arcuatae (Abb. 3.**1**), die zirkumferenziell in das äußere Drittel des Myometriums ragen. Die Aa. arcuatae teilen sich weiter auf in die Aa. radiales, die sich – nachdem sie die Myometrium-Endometrium-Grenze überschritten haben – weiter in die Aa. basales und Aa. spirales verzweigen. Die relativ kurzen Aa. basales münden in ein Kapillarbett, welches das Stratum basale des Endometriums versorgt. Die Aa. spirales ragen weiter in das Endometrium hinein und münden in ein weites Kapillarbett, welches das Stratum functionale des Endometriums versorgt.

Menstruationszyklus. Interessanterweise vollziehen sich während eines Menstruationszyklus nur an den A. spirales anatomisch nachweisbare Veränderungen (24). Zum Zeitpunkt der Menstruation kontrahieren sich die Aa. spirales, möglicherweise als Folge fallender Östrogen- und Progesteronkonzentrationen. Diese Vasokonstriktion verursacht eine lokale Hypoxie, Ischämie und Zelltod im Stratum functionale. Der distale Anteil des arteriolären Gefäßbettes sowie das Kapillarbett werden dann gemeinsam mit dem Stratum functionale abgestoßen. Die Aa. basales reagieren nicht auf fallende Östrogen- und Progesteronkonzentrationen und dienen so der Aufrechterhaltung der Integrität des Stratum basale während des Menstruationszyklus (12). Im darauffolgenden Menstruationszyklus verdickt sich das Endometrium auf das 3- bis 5fache. Um dies zu gewährleisten, entsteht aus den rasch wachsenden proximalen Anteilen der Aa. spirales ein komplett neues Kapillarbett. Der Prozess beginnt mit dem Wachstum neuer Kapillaren aus dem Stratum basale (12). Eine neue Tunica elastica und eine neue Tunica muscularis entstehen in der Wand der Kapillaren (20).

Implantation. Die Angiogenese während der Proliferations- und Sekretionsphase eines Menstruationszyklus dient der Vor-

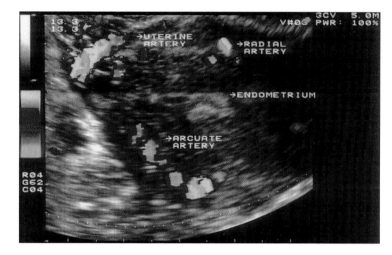

Abb. 3.**1** Ein transvaginales Bild eines Aa.-arcuatae-Netzwerkes.

bereitung des Endometriums auf die Einnistung einer befruchteten Eizelle (13). Die Anheftung der Blastozyste an die Oberfläche des Endometriums stellt den ersten Abschnitt der Implantation nach der Befruchtung dar. Mit Eindringen der Trophoblastzellen in das Endometrium werden mütterliche Kapillaren eröffnet, wodurch sich tief greifende physiologische und strukturelle Veränderungen am uterinen Gefäßbett vollziehen (21). Als eine der ersten Veränderungen zeigt sich eine erhöhte Gefäßpermeabilität am Ort der Implantation (3). Darauf folgt eine metabolische Aktivierung des Endothels um die Angiogenese vorzubereiten (3). Die sich anschließende Plazentation wird durch die Veränderungen im mütterlichen Gefäßbett erleichtert. Weitere Details hierzu kann der interessierte Leser im Kapitel über die Doppleruntersuchung der frühen Plazentation und der Durchblutung des Embryos nachlesen (S. 109).

Durchblutungsänderung des Uterus während des Menstruationszyklus

Mehr als jede andere verfügbare Untersuchungstechnik erfordert die transvaginale Farbdoppleruntersuchung die genaue Kenntnis der Lokalisation des Uterus, des Myometriums, des Endometriums und der sie versorgenden Gefäße (5, 11, 17, 18).

Es ist bekannt, dass die uterine Perfusion weitgehend vom Alter der Patientin, der Phase des Menstruationszyklus und weiteren speziellen Faktoren, wie z.B. einer Schwangerschaft oder einem Tumor abhängt (19). In diesem Kapitel werden diese Faktoren detailliert analysiert.

Blutflussparameter der Aa. uterinae

Es bestehen komplexe Beziehungen zwischen den ovariellen Hormonen im peripheren venösen Blut und den Blutflussparametern der Aa. uterinae (2, 8, 9, 23). In der Proliferationsphase lässt sich bei den meisten Frauen ein geringer endiastolischer Fluss in den Aa. uterinae nachweisen (Abb. 3.2). Der Resistance-Index (RI) bewegt sich bis zum 13. Tag eines 28-tägigen Zyklus zwischen 0,88 ± 0,04. Steer und Mitarbeiter (23) berichteten, dass der diastolische Fluss in den Aa. uterinae am Ovulationstag nicht mehr nachweisbar war. Goswamy und Steptoe (8) fanden einen ansteigenden Resistance-Index und Systole-Diastole-Quotient während des postovulatorischen Abfalls der Serumestradiolkonzentration. Ein erhöhter Widerstand in den Aa. uterinae wurde 3 Tage nach dem LH-Peak gemessen, und Scholtes und Mitarbeiter (22) fanden die höchsten Werte für den Pulsatilitätsindex (PI) in den Aa. uterinae am 16. Zyklustag.

Diese Ergebnisse könnten erklärt werden durch eine erhöhte uterine Kontraktilität (10) und eine verstärkte Kompression der die Uteruswand durchziehenden Gefäße, deren Gefäßdurchmesser dadurch reduziert wird, was einen erhöhten Flusswiderstand erzeugt. Während des normalen Menstruationszyklus lässt sich ein scharfer Anstieg in den endiastolischen Blutflussgeschwindigkeiten zwischen der Proliferations- und der Sekretionsphase nachweisen (18). Besonders interessant ist die Tatsache, dass der niedrigste Gefäßwiderstand zum Zeitpunkt der maximalen Gelbkörperfunktion (Resistance-Index 0,84 ± 0,04), an dem die Implantation am häufigsten stattfindet, beobachtet werden kann (Abb. 3.3). Es erscheint logisch, dass der Blutfluss zum Uterus in der Lutealphase am höchsten ist, wie von Kurjak und Mitarbeitern (18), Goswamy und Mitarbeitern (8, 9), Steer und Mitarbeitern (23) und Battaglia und Mitarbeitern (1) berichtet wurde. Der anhaltend niedrige RI in der Lutealphase legt den Schluss nahe, dass der relaxierende Effekt auf die uterinen Arterien bis zum Beginn der Menstruation fortbesteht. Zaidi et al. (27) vermuteten eine von hormonellen Schwankungen unabhängige zirkadiane Rhythmik im Blutfluss der Aa. uterinae.

Blutflussparameter der Aa. radiales und Aa. spirales

Ähnliche Schwankungen des Blutflusses wie im Hauptstamm der A. uterina konnten nach Einführung der transvaginalen Farbdopplersonographie und der gepulsten Dopplersonographie in den Radial- und Spiralarterien beobachtet werden (14) (Abb. 3. 4). Unsere Ergebnisse zeigen zum Zeitpunkt des postovulatorischen Abfalls der Serumestradiolkonzentration einen postovulatorischen Anstieg des RI in den myometrialen Gefäßen (Abb. 3.5).

Es konnte gezeigt werden, dass eine erhöhte uterine Kontraktilität mit einer erniedrigten Durchblutung des Endometriums zusammentrifft (10). Es ist gut bekannt, dass das Endometrium während des Menstruationszyklus ausgeprägten Veränderungen in Struktur und Funktion unterworfen ist. Die histologischen Veränderungen umfassen eine erstaunliche Gefäßneubildung (Abb. 3.6). Die Spiralarterien bilden sich wäh-

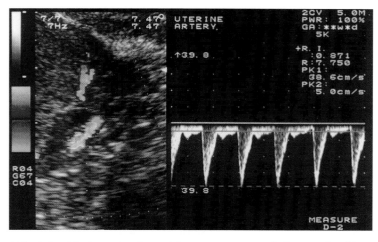

Abb. 3.**2** Die A. uterina lateral der Zervix am zervikokorporalen Übergang links. Die Blutflussgeschwindigkeit in der A. uterina ist in der Proliferationsphase durch einen niedrigen enddiastolischen Blutfluss und einen hohen Gefäßwiderstand gekennzeichnet (RI = 0,87).

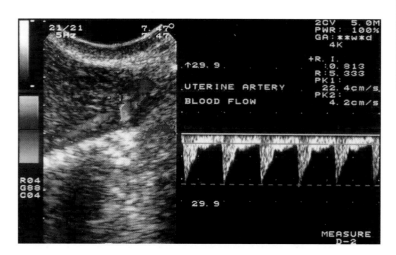

Abb. 3.**3** Die Blutflussgeschwindigkeit in der A. uterina in der Sekretionsphase wird durch höhere Geschwindigkeit und einen niedrigeren Resistance-Index (RI = 0,81) charakterisiert.

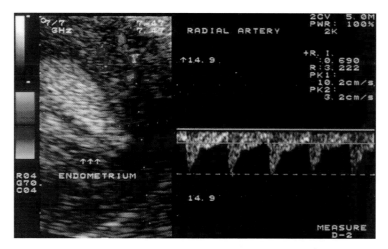

Abb. 3.**4** Dopplerkurven der rechten Radialarterien. Beachten Sie die Position des Cursors auf der linken Hälfte (im Myometrium), um die Dopplerkurve darzustellen. Es werden niedrigere Geschwindigkeiten und ein niedrigerer Widerstand (RI = 0,69) in den untersuchten Gefäßen gemessen.

3

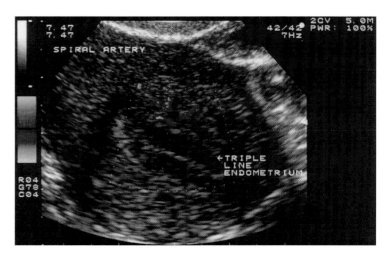

Abb. 3.**5** Blutflussgeschwindigkeiten in den Radialarterien während der periovulatorischen Phase. Die Aufhebung des endiastolischen Blutflusses (rechts) ist ein transitorischer Effekt aufgrund myometraner Kontraktionen.

Abb. 3.**6** Farbsignale aus den Spiralarterien aus der Peripherie des 3-teiligen Endometriums.

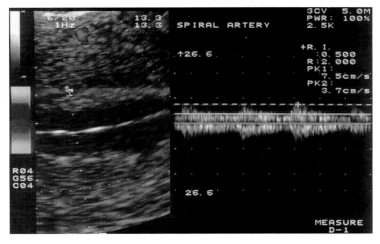

rend eines Menstruationszyklus verstärkt aus. Die vermehrte Durchblutung des Endometriums ist stark abhängig vom Blutfluss in der A. uterina, den Aa. arcuatae und in den Radialarterien. In den Spiralarterien finden sich während eines normalen Menstruationszyklus im Vergleich zu den Aa. uterinae, die größere Durchmesser aufweisen, niedrigere Blutflussgeschwindigkeiten ($p < 0,05$) und ein niedrigerer Gefäßwiderstand ($p < 0,05$) (Abb. 3.**7**). Es scheint, dass anhand der Daten der Durchblutungsdiagnostik des Endometriums eine exaktere Einschätzung sowohl der Erfolgsrate der Implantation als auch ungeklärter Fertilitätsprobleme möglich ist als durch Bewertung der Durchblutungsdiagnostik der Aa. uterinae alleine.

Abb. 3.**7** Blutflussgeschwindigkeiten in den Spiralarterien während der periovulatorischen Phase. Am Tag der Ovulation zeigen sich ein erniedrigter Resistance-Index (RI = 0,50) und eine erhöhte Blutflussgeschwindigkeit.

Durchblutung des Uterus bei infertilen Patientinnen

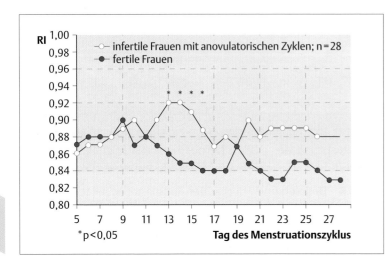

Mit zunehmender Erfahrung mit der transvaginalen Farb- und gepulsten Dopplersonographie hat diese Untersuchungstechnik im Management der infertilen Patientinnen Einzug gehalten. In anovulatorischen Zyklen wurde ein stetig ansteigender RI in den Aa. uterinae gefunden (Abb. 3.**8**). Darüber hinaus ist ein endiastolischer Blutfluss bei manchen infertilen Patientinnen nicht nachweisbar (9) (Abb. 3.**9**). Allerdings existieren nicht genügend Daten, um die Frage zu klären, ob ein fehlender enddiastolischer Blutfluss mit Infertilität und niedriger Schwangerschaftsrate vergesellschaftet ist.

◁ Abb. 3.**8** Veränderungen des Blutflusses in der A. uterina bei fertilen und infertilen Patientinnen während des Menstruationszyklus.

Uterine Durchblutungsdiagnostik und Befruchtungsrate

Anhand der Durchblutungsdiagnostik der Aa. uterinae vor einem geplanten Embryotransfer könnte eine ungünstige uterine Durchblutung nachgewiesen werden.

> Steer und Mitarbeiter (23) haben die Wahrscheinlichkeit einer Schwangerschaft am Tag des Embryotransfers anhand der PI-Werte der Aa. uterinae berechnet. Die Wahrscheinlichkeit einer Schwangerschaft war demnach bei mittleren PI-Werten in der A. uterina am größten. In 35 % der Fälle kam es bei einem PI-Mittelwert > 3,0 vor dem Transfer zu keiner Schwangerschaft.
> Tsai et al. (25) untersuchten den prognostischen Wert der uterinen Perfusion am Tag der Gabe von humanem Choriongonadotropin (HCG) bei Patientinnen, bei denen eine intrauterine Insemination geplant war. Sie berechneten den PI des aufsteigenden Astes der A. uterina am Tag der HCG-Gabe und verglichen den Gefäßwiderstand in der A. uterina mit dem Ausgang der intrauterinen Insemination. Bei einem PI > 3 wurde keine Schwangerschaft beobachtet. Bei einem PI < 2 betrug die Befruchtungsrate 18 %, bei einem PI zwischen 2 und 3 betrug die Befruchtungsrate 19,8 %. Aus diesen Daten folgt, dass die Messung der uterinen Durchblutung am Tag der HCG-Gabe einen prädiktiven Wert hinsichtlich der Befruchtung bei Patientinnen mit geplanter intrauteriner Insemination haben könnte.
> Zaidi et al. (28) untersuchten, ob die Durchblutungsdiagnostik der Aa. uterinae am Tag der HCG-Gabe bei Patientinnen mit geplanter In-vitro-Fertilisation (IVF) die Schwangerschafts- und Implantationsrate vorhersagen konnte. 135 Patientinnen mit 139 IVF-Zyklen wurden analysiert. Die Ergebnisse dieser Untersuchung legen nahe, dass mittels Messung des PI der A. uterina die Wahrscheinlichkeit einer erfolgreichen Implantation bestimmt werden kann, da die höchste Schwangerschaftsrate (34,7 %) bei einem PI zwischen 2 – 3 in der A. uterina gefunden wurde. Die HCG-Gabe sollte möglichst bei einem PI < 3 in der A. uterina erfolgen, um eine hohe Implantationsrate zu erzielen.

Es sind jedoch weitere Studien notwendig, um die genaue Beziehung zwischen der Durchblutung der A. uterina und der Wahrscheinlichkeit einer Schwangerschaft zu untersuchen. Möglicherweise könnten Patientinnen mit ungünstigen uterinen Durchblutungsverhältnissen einen geplanten Embryotransfer zu einem späteren Zeitpunkt, nach Kryokonservierung der Embryonen, durchführen lassen. Eine Verbesserung der uterinen Durchblutung könnte durch eine Estradiol- (6) bzw. Progesterongabe (4) erzielt werden.

Endometriumdiagnostik

Eines der größten Probleme der aktuellen Praxis der In-vitro-Fertilisation stellt der Transfer mehrerer Embryonen dar, um die Schwangerschaftsrate zu erhöhen. Dies führt zu einer erhöhten Anzahl an Mehrlingsschwangerschaften, die im Vergleich zu Einlingsschwangerschaften mit einem schlechteren perinatalen Outcome und höheren geburtshilflichen Risiken behaftet sind. Es ist bekannt, dass die Wahrscheinlichkeit einer Schwangerschaft stark vom Embryo selbst und einer günstigen uterinen Durchblutung abhängt. Anstelle einer Endometriumbiopsie, die zu einer Verletzung und zu einer Blutung am Ort der Implantation führen könnte, sollte zum Nachweis einer günstigen uterinen Durchblutung eine farbdopplersonographische Untersuchung vorgenommen werden (16).

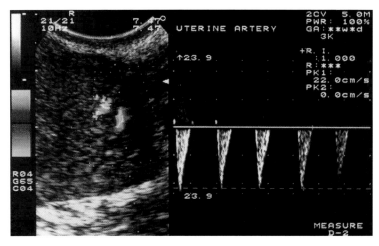

Abb. 3.**9** Fehlender enddiastolischer Blutfluss in beiden Aa. uterinae bei einer Patientin mit primärer Infertilität.

Zaidi et al. (26) untersuchten 96 Patientinnen vor einer geplanten IVF-Behandlung am Tag der HCG-Gabe mittels transvaginaler Farbdopplersonographie. Es wurden die Dicke des Endometriums, die Morphologie des Endometriums, das Vorhandensein oder Nichtvorhandensein eines subendometrialen oder intraendometrialen Blutflusses und die intraendometriale Gefäßausbildung am Tag der HCG-Gabe bestimmt und mit den Schwangerschaftsraten verglichen. Die Schwangerschaftsrate insgesamt betrug 32,3 %. Hinsichtlich der Dicke des Endometriums, der subendometrialen systolischen Maximalgeschwindigkeit des Blutflusses und des subendometrialen Index ergaben sich keine signifikanten Unterschiede zwischen der Gruppe der schwangeren und der der nichtschwangeren Patientinnen. Allerdings war das Fehlen eines subendometrialen Blutflusses immer mit dem Scheitern der Implantation vergesellschaftet.

Schlussfolgerungen

Die transvaginale Farb- und gepulste Doppleruntersuchung ist leicht reproduzierbar, schnell und einfach durchführbar und kann eventuell die Wahrscheinlichkeit der Implantation vorhersagen und so die Rate an Mehrlingsschwangerschaften reduzieren. Die Messung des uterinen Blutflusses könnte ein nichtinvasives Instrument zur Untersuchung des uterinen Milieus darstellen und uns auf diesem Weg mehr Informationen über die Pathophysiologie der Infertilität, besonders in Fällen mit ungeklärter Ursache, geben.

Uterine Durchblutung im normalen Zyklus und unter Stimulationstherapie mit gesicherter Ovulation

Kupesic und Kurjak (27) haben die Blutflussgeschwindigkeit in der A. uterina und den Radial- und Spiralarterien während der periovulatorischen Phase im normalen Zyklus und unter Stimulationstherapie mit bestätigter Ovulation gemessen. Es wurden 78 Patientinnen mit männlichem Infertilitätsfaktor täglich in einer IVF-Klinik untersucht. Im normalen Zyklus zeigte sich in der A. uterina 2 Tage vor der Ovulation ein PI von 3,16 und fiel am Tag vor der Ovulation ab (PI = 2,22). Unter Stimulationstherapie zeigten sich diese Unterschiede nicht. Der mittlere PI lag bei 3,06 und blieb während der periovulatorischen Phase unverändert. Periovulatorisch konnten deutliche Blutflusskurven aus dem Endometrium und Myometrium gewonnen werden. Der PI in den Radial- und Spiralarterien zeigte unter Stimulationstherapie höhere Werte als im normalen Zyklus.

Clomifencitrat. Es ist bekannt, dass Clomifencitrat in östrogensensitiven Geweben die Östrogenrezeptoren besetzt und auf diese Weise das Wachstum des Endometriums beeinflusst (7). Zwischen der Dicke des Endometriums und den Blutflussgeschwindigkeiten bestand eine strenge Korrelation. Dies traf jedoch nicht auf die Gruppe der Patientinnen zu, die mit Clomifencitrat/HMG stimuliert wurden und eine normale Entwicklung des Endometriums aufwiesen. Hier zeigten die Autoren in 55,6% der Fälle einen fehlenden enddiastolischen Blutfluss in den Spiralarterien (Abb. 3.**10**). Es wurden keine Unterschiede in der Dicke des Endometriums und der Perfusion bei HMG-stimulierten Patientinnen und bei nichtstimulierten Patientinnen mit normalen Zyklus gesehen.

Fazit. Im Falle einer IVF-/Embryotransfer-Therapie können Veränderungen im Blutfluss der Spiralarterien hinsichtlich der Erfolgsrate der Implantation als ein korrekter Prädiktor angesehen werden. Den Patientinnen mit einer ungünstigen uterinen Durchblutung im aktuell behandelten Menstruationszyklus könnte eine Kryokonservierung der Embryonen und eine Verschiebung der Therapie auf einen normalen Zyklus oder einen Zyklus mit günstiger endometrialer Durchblutung nach adäquater Therapie empfohlen werden.

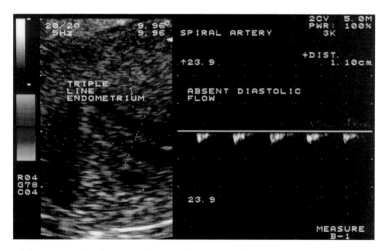

Abb. 3.**10**   Blutflussgeschwindigkeiten in den Spiralarterien eines 3-teiligen Endometriums (links). Das Fehlen des enddiastolischen Blutflusses stellt ein Zeichen einer schlechten Endometriumsperfusion dar und korreliert mit einer schlechten endometrialen Aufnahmefähigkeit.

Literatur

1 Battaglia C, Larocca E, Lanzani A, Valentini M, Genanzzani AR: Doppler ultrasound studies of the uterine arteries in spontaneous and IVF cycles. Gynecol. Endocrinol. 4 (1990) 245–250

2 Bourne TH, Jurkovic D, Waterstone J, Campbell S, Collins WP: Intrafollicular blood flow during human ovulation. Ultrasound Obstet. Gynecol. 1 (1991) 53–57

3 Christofferson R, Nilsson BO: Morphology of the endometrial microvasculature during early placentation in the rat. Cell Tissue Res. 253 (1988) 209–220

4 de Ziegler D, Bessis R, Frydman R: Vascular resistance of uterine arteries: physiological effects of estradiol and progesterone. Fertil. Steril. 55 (1991) 775–778

5 Du Bose TJ, Hill LW, Henningan JW Jr: Sonography of arcuate uterine blood vessels. J. Ultrasound Med. 4 (1985) 229–233

6 Ford SP, Reynolds RP, Farley DB: Interaction of ovarian steroids and periarterial alpha-1-adrenergic receptors in altering uterine blood flow during the estrous cycle of gilts. Am. J. Obstet. Gynecol. 150 (1984) 480–484

7 Glissant A, de Mouzon J, Frydman R: Ultrasound study of the endometrium during in vitro fertilization cycles. Fertil. Steril. 44 (1985) 786–790

8 Goswamy RK, Steptoe PC: Doppler ultrasound studies of the uterine artery in spontaneous ovarian cycles. Hum. Reprod. 3 (1988) 721–723

9 Goswamy RK, Williams G, Steptoe PC. Decreased uterine perfusion a cause of infertility. Hum. Reprod. 3 (1988) 955–958

10 Haukson A, Akerlund M, Melin P: Uterine blood flow and myometrial activity at menstruation, and the action of vasoprossin and a synthetic antagonist. Br. J. Obstet. Gynaecol. 95 (1988) 898–904

11 Jurkovic D, Jauniaux E, Kurjak A, Cambell S: Transvaginal color Doppler assessment of the uteroplacental circulation in early pregnancy. Obstet. Gynecol. 77 (1991) 365–369

12 Kaiserman-Abramof IR, Padykula HA: Angiogenesis in the postovulatory primate endometrium: The coiled arteriolar system. Anat. Rec. 224 (1989) 479–489

13 Khong TY, De Wolf F, Robertson WB, Brosens I: Inadequate maternal vascular response to placentation in pregnancies complicated by preeclampsia and by small-for-gestational age infants. Br. J. Obstet. Gynaecol. 93 (1986) 1049–1059

14 Kupesic S, Kurjak A: Uterine and ovarian perfusion during the periovulatory period assessed by transvaginal color Doppler. Fertil. Steril. 60 (1993) 439–443

15 Kupesic S, Kurjak A, Stilinovic K: The assessment of female infertility. In Kurjak, A (ed.): An Atlas of Transvaginal Color Doppler. (Parthenon Publishing), Carnforth 1994, pp. 171–199

16 Kupesic S, Kurjak A, Vujisic S, Petrovic Z: Luteal phase defect: comparison between Doppler velocimetry, histological and hormonal markers. Ultrasound Obstet. Gynecol. 9 (1997) 105–112

17 Kurjak A, Kupesic-Urek S: Normal and abnormal uterine perfusion. In Jaffe R, Warsof LS (eds.): Color Doppler Imaging in Obstetrics and Gynecology. McGraw Hill, New York 1992, pp. 255–263

18 Kurjak A, Kupesic-Urek S, Schulman H, Zalud I: Transvaginal color flow Doppler in the assessment of ovarian and uterine blood flow in infertile women. Fertil. Steril. 56 (1991) 870–873

19 Long MG, Boultbee JE, Hanson ME, Begent JHR: Doppler time velocity waveform studies of the uterine artery and uterus. Br. J. Obstet. Gynaecol. 96 (1989) 588–593

20 Ramsey EM, Donner ME: Placental Vasculature and Circulation. Sounders, Philadelphia 1980, pp. 1–52

21 Ramsey EM, Donner MV: Placental vasculature and circulation in primates. In Kaufmann P, Miller RK (eds.) Trophoblast Research, Vol. 3; Placental Vascularization and Blood flow. Plenum Press, New York 1988, pp. 217–233

3

22 Scholtes MCW, Wladimiroff JW, van Rijen HJM, Hop WCJ: Uterine and ovarian flow velocity waveforms in the normal menstrual cycle: a transvaginal study. Fertil. Steril. 52 (1989) 981 – 985

23 Steer CV, Mills CV, Campbell S: Vaginal color Doppler assessment on the day of embryo transfer (ET) accurately predicts patients in an *in vitro* fertilization programme with suboptimal uterine perfusion who fail to become pregnant. Ultrasound Obstet. Gynecol. 1 (1991) 79 – 82

24 Torry RJ, Rongish BJ: Angiogenesis in the uterus: potential regulation and relation to tumor angiogenesis. Am. J. Reprod. Immunol. 27 (1992) 171 – 179

25 Tsai YC, Chang JC, Tai MJ, Kung FT, Yang LC, Chang SY: Relationship of uterine perfusion to outcome of intrauterine insemination. J. Ultrasound Med. 15 (1996) 633 – 636

26 Zaidi J, Campbell S, Pitroff R, Tan SL: Endometrial thickness, morphology, vascular penetration and velocimetry in predicting implantation in an in vitro fertilization program. Ultrasound Obstet. Gynecol. 6(3) (1995) 191 – 198

27 Zaidi J, Jurkovic D, Campbell S, Pitroff R, McGregor A, Tan SL: Description of circadian rhythm in uterine artery blood flow during the periovulatory period. Hum. Reprod. 10(7) (1995) 1642 – 1646

28 Zaidi J, Pitroff R, Shaker A, Kyei-Mensah A, Campbell S, Tan SL: Assessment of uterine artery blood flow on the day of human chorionic gonadotropin administration by transvaginal color Doppler ultrasound in an in vitro fertilization program. Fertil. Steril. 5(2) (1996) 377 – 381

Infertilitätsdiagnostik und Reproduktionsmedizin

S. Kupesic und A. Kurjak

Für einen erfolgreichen Spermientransport von der Zervix in den Eileiter muss das Cavum uteri optimale Umgebungsbedingungen bieten. Ein regelhafter Aufbau der Gebärmutterschleimhaut mit normaler glandulärer Sekretion und Blutversorgung ist auch zur Implantation und Plazentation unerlässlich. Uterusanomalien wie Polypen, Myome, Malignome, Infektionen und intrauterine Synechien bzw. Vernarbungen können zu einer Verminderung der Fruchtbarkeit führen. Aufgrund dieser Fakten wurden zahlreiche Untersuchungen durchgeführt, die die Korrelation sonographischer Parameter (Dicke und Reflexverhalten) mit der Empfängnisbereitschaft des Endometriums prüften. Dieses Kapitel beschreibt den Stellenwert der transvaginalen Sonographie und Farbdopplerdiagnostik in der Beurteilung der Veränderungen des Endometriums während des Zyklus und beim Erkennen uteriner Anomalien.

Erfassung pathologischer Veränderungen des Uterus mittels sonographischer Verfahren

Angeborene Anomalien

Die Diagnose anatomischer Fehlanlagen wird bei 38–55% der Patientinnen mit wiederholten Fehlgeburten gestellt (33, 47).

Untersuchung während der Sekretionsphase. Die sonographische Diagnosestellung von Uterusanomalien im Sinne eines Uterus septus, Uterus bicornis oder Uterus didelphys weist während der Sekretionsphase des Menstrualzyklus die höchste Sensitivität und Spezifität auf, wobei die Präzision der Ultraschalldiagnostik uteriner Anomalien von deren Schweregrad abhängt (23). Im Rahmen der Sekretionsphase markiert sich das Endometrium am besten: Separate echogene Linien grenzen das Endometrium vom umgebenden hypoechogenen Myometrium ab und ermöglichen somit, Konturanomalien leicht zu erkennen (Abb. 4.1). Dementsprechend kann mittels einer sorgfältigen transvaginalen Ultraschalluntersuchung bei Patientinnen mit einem Uterus unicollis die Darstellung eines einzelnen Uterushorns mit atypischem Endometriumreflex gelingen (24). Größere Ansammlungen intrakavitärer Flüssigkeit sollten den Verdacht auf eine Hymenal- oder auch Vaginalatresie lenken.

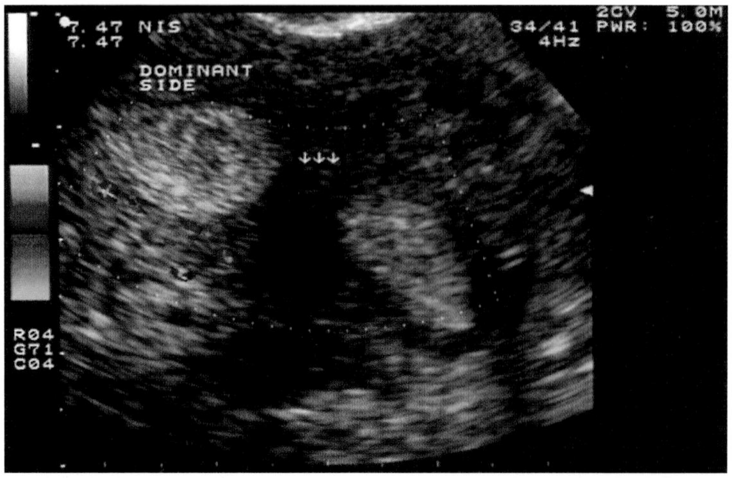

Hysterokontrastsonographie. Den kontinuierlichen Einsatz der sonographischen Darstellung zur Beurteilung des Cavum uteri während und nach der Instillation von Kontrastmitteln nennt man Hysterokontrastsonographie (11). Unter Zuhilfenahme dieser Methode können uterine Septen exakt dargestellt und in ihrer Ausdehnung beurteilt werden. Die Ergebnisse der Hysterokontrastsonographiestudie von Randolph et al. (41) stimmten in 53 von 54 Patienten mit hysteroskopischen Befunden überein, entsprechend einer Sensitivität von 98% und einer Spezifität von 100%.

Weitere Angaben zur Beurteilung uteriner Anomalien mittels Ultraschall und Dopplerflow findet der interessierte Leser in einem gesonderten Kapitel (Kap. 26, S. 274).

Abb. 4.1 Mittels transvaginaler Farbdoppleruntersuchung lässt sich eine Uterusanomalie im Sinne einer Duplikation darstellen, erkennbar sind die beiden getrennten Endometriumdarstellungen in der Sekretionsphase des Menstrualzyklus.

Endometriumpolyp

Endometriumpolypen werden mit wiederholten Aborten und Sterilität ursächlich in Verbindung gebracht. Die Polypen erscheinen als diffuse oder fokale Verdickung des Endometriums. Im Rahmen einer Hysterokontrastsonographie erscheint ein intrakavitärer Polyp von echofreier Flüssigkeit umgeben, wobei sein Ansatzpunkt in der Regel darstellbar ist (11) (Abb. 4.2). Falls die Untersuchung in der Follikelphase des Zyklus durchgeführt wird, ist das Einbringen einer Flüssigkeit zur Abgrenzung einer auffälligen Endometriumdicke nicht erforderlich (Abb. 4.3). Grundsätzlich jedoch können Polypen in der periovulatorischen und sekretorischen Phase des Zyklus durch instillierte Flüssigkeit besser dargestellt werden.

Der Einsatz der transvaginalen Farbdopplersonographie gestattet die Untersuchung kleiner Arterien, die den Endometriumpolypen versorgen (Abb. 4.**4**). Die dreidimensionale Ultraschalldiagnostik erlaubt eine exakte Untersuchung der Gebärmutterhöhle, wodurch eine klare Darstellung und Abgrenzung des Polypen von der Uteruswand möglich wird (Abb. 4.**5**).

Submuköse Myome

Sonographisches Erscheinungsbild. Die Diagnose eines submukösen Myoms basiert auf einer Verformung der Uteruskontur, einer Uterusvergrößerung und einer Veränderung der Textur (Abb. 4.**6**).

Da sich in Myomen unterschiedliche Anteile glatter Muskulatur und Bindegewebe finden, differieren diese gutartigen Tumoren im sonographischen Aspekt (41). In Abhängigkeit vom Anteil an glatter Muskulatur und Bindegewebe reicht die sonographische Textur von hypo- bis hyperechogen. An eine zentrale Ischämie als Folge von Tumorwachstum und inadäquater Blutversorgung schließen sich in der Regel unterschiedliche Stadien der Degeneration an. Die häufigste Ursache von Kalzifikationen im Uterus stellt die kalzifizierende Degeneration eines Myoms dar. Darüber hinaus gibt es zystische, myxomatöse und hyaline Formen der Degeneration. Aufgrund der großen Variationsbreite ihrer Erscheinungsformen werden submuköse Myome nicht selten mit Endometriumpolypen, einem Endometriumkarzinom, Blut oder auch Schleim verwechselt.

Fedele et al. (20) untersuchten die Genauigkeit der transvaginalen Sonographie bei der Entdeckung kleiner submuköser Myome an Patientinnen, bei denen vor einer Hysterektomie sowohl eine transvaginale Ultraschalluntersuchung als auch eine Hysteroskopie durchgeführt wurden. Die Sensitivität und Spezifität der transvaginalen Sonographie war in dieser Studie vergleichbar mit derjenigen einer Hysteroskopie.

Auswirkungen auf das Endometrium. Bei Patientinnen mit submukösen Myomen scheint das uterine Milieu für die Einnistung einer befruchteten Eizelle nicht förderlich zu sein; auch die Blutversorgung könnte hierfür nicht ausreichend sein (30).

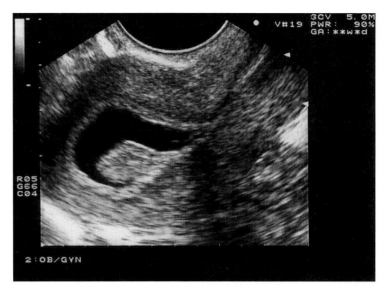

Abb. 4.**2** Transvaginale Ultraschalluntersuchung der Gebärmutter nach Instillation einer isotonischen Salzlösung bei einer Sterilitätspatientin mit azyklischen Blutungen. Bei der Region der vermehrten Endometriumsdicke handelt es sich um einen Polypen.

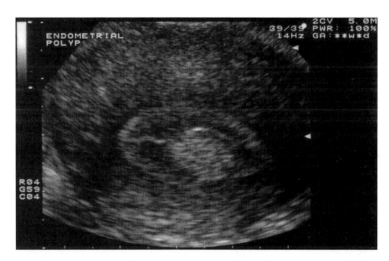

Abb. 4.**3** Eine transvaginale Ultraschalluntersuchung der Gebärmutter zeigt ein herdförmiges Areal mit vermehrter Echogenität, bei dem es sich um einen Endometriumspolypen handelt.

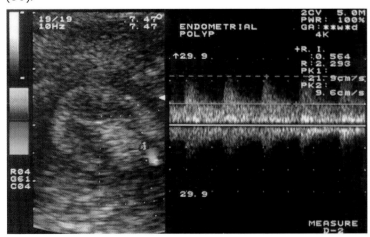

Abb. 4.**4** Bei der transvaginalen Farbdoppleruntersuchung zeigt sich ein herdförmiges Areal vermehrter Echogenität und peripher davon eine normale Verteilung regelhaft verlaufender Gefäße, was typisch für einen Endometriumspolypen ist. Die gepulste Farbdopplerdiagnostik deutet bei einem moderaten bis leicht erhöhten Resistance-Index (RI = 0,69) auf eine gutartige uterine Raumforderung hin.

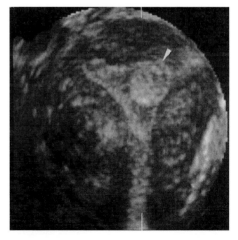

Abb. 4.**5** Ein Endometriumpolyp dargestellt mittels dreidimensionaler Ultraschalldiagnostik. Der Polyp zeigt sich als lokalisierte Endometriumverdickung, die nicht das gesamte Cavum uteri ausfüllt.

Deligdish und Loewenthal (13) führten eine histologische Studie zur Beurteilung des Endometriums bei Patientinnen mit submukösen Myomen durch. Sie fanden eine Atrophisierung von Endometriumdrüsen und Stroma in Arealen des Endometriums, die über dem Myom oder dem Myom gegenüberlagen, während am Rand des Myoms eher hyperplastische Drüsen gesehen wurden. Zusätzlich wurden eine vermehrten Vaskularisation und ein Anstieg der Östrogenkonzentration beobachtet.

Farrer-Brown et al. (19) gelang es, arterielle Obstruktion und venöse Dilatation innerhalb des Endometriums über ei-

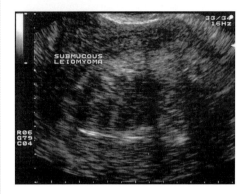

Abb. 4.6 Transvaginalsonographie bei einer Patientin mit einem submukösen isoechogenen Myom.

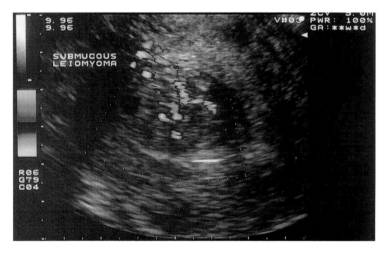

Abb. 4.7 Die gleiche Patientin wie in Abb. 4.6. Die Farbdopplerdiagnostik zeigt ein kräftiges Gefäß in der Umgebung des Myoms.

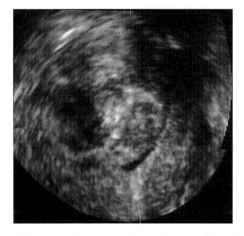

Abb. 4.9 Ein submuköses Myom füllt die Gebärmutterhöhle aus, Darstellung mittels dreidimensionaler Ultraschalldiagnostik.

nem Myom darzustellen. Somit können submuköse Myome eine Verminderung des Blutflusses bewirken, wodurch eine verminderte Freisetzung der Hormone erfolgt, die für eine regelhafte Entwicklung des Endometriums erforderlich sind. Diese Veränderungen können letztendlich zu einer Endometriumatrophie und nachfolgend zu einer inadäquaten Plazentation führen. Darüber hinaus können submuköse Myome sowohl das Wachstum des Feten als auch die regelrechte Größenzunahme des Uterus beeinträchtigen (50).

Blutversorgung. Myome wachsen zentripetal durch Proliferation von glatten Muskelzellen und Bindegewebe unter Bildung von Pseudokapseln aus komprimierten Muskelfasern. Deshalb finden sich im Rahmen der Farbdopplerdiagnostik die meisten Blutgefäße in der Peripherie des Myometriums (Abb. 4.7). Blutgefäße in zentralen Anteilen von Myomen sind üblicherweise mit Nekrosen, degenerativen oder entzündlichen Prozessen vergesellschaftet. Diese Gefäße zeigen einen niedrigeren Resistance-Index (RI) als peripher lokalisierte Gefäße und können gelegentlich als Signal einer malignen Neovaskularisation fehlinterpretiert werden (32). Der Widerstand in den das Myometrium versorgenden Gefäßen hängt nicht nur von deren Größe, sondern auch von deren Lokalisation im Uterus ab. Die

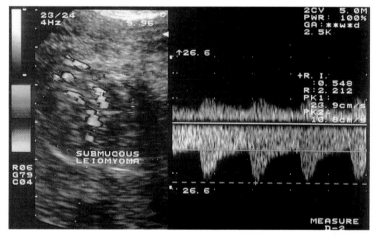

Abb. 4.8 Dieselbe Patientin wie in Abb. 4.7. Die Farbsignale bei der gepulsten Doppleruntersuchung (rechts) zeigen einen mäßigen Widerstand (RI = 0,55).

Blutflusscharakteristik von myomversorgenden Gefäßen zeigt signifikante Unterschiede zwischen Gefäßen von subserösen, intramuralen und submukösen Myomen. Der niedrige Widerstandswert für subseröse Myome lässt sich dadurch erklären, dass diese Myome von Blutgefäßen nur über eine sehr kleine Kontaktfläche erreicht werden (Abb. 4.8). Diese Blutgefäße sind von lockerem Bindegewebe umgeben und daher bei nur sehr geringem Gefäßwiderstand weit gestellt. Im Gegensatz dazu werden submuköse und intramurale Myome von Blutgefäßen mit einem höheren Widerstand versorgt. Der hohe Basaltonus des Myometriums, das intramurale oder submuköse Myome umgibt, könnte den Unterschied zwischen den hämodynamischen Parametern verursachen.

Die dreidimensionale Ultraschalldiagnostik beschreibt am präzisesten die räumliche Beziehung zwischen submukösen Myomen und dem Cavum uteri (Abb. 4.9).

Kurjak und Mitarbeiter (32) führten bei 101 Patientinnen mit tastbaren Uterusmyomen und 60 gesunden Probandinnen transvaginale Farbdopplerflowuntersuchungen durch. Der mittlere RI aus der Peripherie von Myomen lag bei einem Wert von 0,54, der mittlere PI-Wert betrug 0,89. In allen Fällen ergab die histopathologische Aufarbeitung gutartige Uterustumoren, auch wenn der RI sehr niedrig war. Erniedrigte Werte des RI fanden sich in Fällen mit Nekrosen und degenerativen bzw. entzündlichen Veränderungen innerhalb des Myoms. Bei den Patientinnen mit Uterusmyomen zeigten sich eine erhöhte Blutflussgeschwindigkeit und ein erniedrigter RI (mittlerer RI = 0,74) in beiden Aa. uterinae.

Endometriosis uteri interna

Die Endometriosis uteri interna, charakterisiert durch ein Einwachsen von Endometrium in das Myometrium, ist gewöhnlich asymptomatisch, kann jedoch mit uterinen Blutungen, Schmerzen und Sterilität assoziiert sein. Gerade ein diffus vergrößerter Uterus ohne Nachweis von Myomen und einem intakten Endometrium sollte an das mögliche Vorliegen einer Endometriosis uteri interna denken lassen (9). In schweren Fällen findet sich gelegentlich eine Veränderung der Echogenität der mittleren Schichten des Myometriums. Als Ausdruck einer Endometriosis uteri interna wurden insbesondere viele kleine Zysten innerhalb des Myometriums beschrieben (47).

Die Sensitivität bzw. Spezifität der transvaginalen Ultraschalluntersuchung bei der Erkennung dieser gutartigen Veränderung beträgt 86 bzw. 50% (9). Mittels der Farbdopplerdiagnostik lässt sich eine vermehrte Vaskularisation darstellen, welche vorwiegend durch einen mittelgradigen Gefäßwiderstand charakterisiert wird (Abb. 4.**10**).

Endometritis

Eine chronische Endometritis ist durch eine Zunahme der Echogenität, der Dicke und auch der Vaskularisation des Endometriums gekennzeichnet (30). Die häufigste Ursache einer chronischen Endometriuminfektion stellt die Tuberkulose dar. Im Rahmen der aktiven Phase der Infektion finden sich vermehrt ektope Schwangerschaften oder auch Fehlgeburten. Mit Hilfe der Transvaginalsonographie können verkalkte pelvine Lymphknoten oder auch irreguläre kleine Kalzifizierungen im Bereich der Adnexe erkannt werden, ebenso hinweisgebende Deformitäten der Gebärmutterhöhle ohne vorausgegangene Kürettagen oder Aborte, die auf intrauterine Adhäsionen hindeuten. In der Akutphase der Endometritis ist der Gefäßwiderstand in der Peripherie des Endometriums niedrig bis mäßiggradig. Im Gegensatz dazu findet sich bei irreversiblem Gewebsuntergang überhaupt kein Blutfluss mehr. Mittels der Transvaginalsonographie lässt sich eine auffällige Morphologie des Endometriums erkennen, welche die gezielte Anlage von bakteriologischen Kulturen und eine antibiotische Behandlung mit einem breiten Spektrum erforderlich macht. Zur Prophylaxe intrauteriner Adhäsionen nach Endomyometritis sollten über 1–2 Monate konjugierte Östrogene verabreicht werden. Diese Therapie fördert die Regeneration des Endometriums, was im Rahmen der gepulsten Farbdopplerdiagnostik an einem deutlichen Anstieg der enddiastolischen Blutflussgeschwindigkeit in den Spiralarterien erkennbar wird.

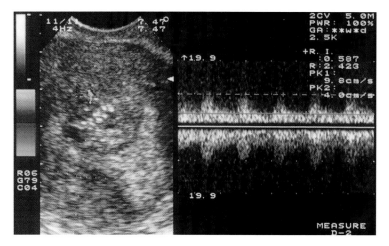

Abb. 4.**10** Ein diffus vergrößerter Uterus mit einem verdickten „Schweizer-Käse-Endometrium" weist eine verstärkte Vaskularisation auf (links). In der Dopplerflowanalyse zeigen sich eine niedrige Blutflussgeschwindigkeit und ein mäßiger Widerstand des Blutflusses (RI = 0,59) (rechts).

Asherman-Syndrom

1948 beschrieb Asherman acht Fälle mit intrauterinen Engstellen (4). Eine Zerstörung des Endometriums kann zu den diesen Stenosen zu Grunde liegenden Vernarbungen und Ausbildung von bindegewebigen Strängen bzw. Synechien in der Gebärmutterhöhle führen. Die Zerstörung des Endometriums resultiert aus forcierten Kürettagen des Cavum uteri nach Fehlgeburten, häufiger noch aus Kürettagen im Rahmen fortgeschrittener Schwangerschaften. Auch die Tuberkulose verursacht in seltenen Fällen intrauterine Synechien. Diese können zu strangförmigen Adhäsionen unterschiedlicher Stärke führen mit der Folge einer partiellen oder auch totalen Obliteration des Cavum uteri. Das Blutungsverhalten zeigt typischerweise eine Hypo- bis Amenorrhö.

Bei einem Teil der Patientinnen mit Adhäsionen des Endometriums im Sinne eines Asherman-Syndroms finden sich neben Arealen, in denen kein Endometrium dargestellt werden kann, auch völlig normal erscheinende Bezirke. Die Adhäsionen erscheinen als Unregelmäßigkeiten in der endometrialen Textur oder hyperechogene Brücken innerhalb des Cavum uteri (Abb. 4.**11**).

Schlaff und Hurst (42) untersuchten sieben amenorrhöische Patientinnen mit schwerem Asherman-Syndrom. Bei drei von sieben Patientinnen zeigte die Transvaginalsonographie gut entwickelte Endometriumstreifen, während bei drei anderen kein Endometrium dargestellt werden konnte. Alle Patientinnen mit gut aufgebauten Endometriumanteilen hatten im unteren Uterinsegment keine Verwachsungen und zeigten nach einer Hysteroskopie ein normales Zyklusverhalten und eine Normalisierung der Gebärmutterhöhle. Dagegen profitierten die Frauen mit nur ganz geringfügigem Endometriumaufbau, bei denen das Cavum uteri nicht dargestellt werden konnte, nicht von der operativen Behandlung. Als Ergebnis dieser Studie wurde der transvaginalen sonographischen Endometriumbeurteilung ein hoher Vorhersagewert zuerkannt sowohl bezüglich einer operativen Behandlung als auch der klinischen Entwicklung von Patientinnen mit einer hysterosalpingographisch verifizierten kompletten Obstruktion des Cavum uteri bei schwerem Asherman-Syndrom.

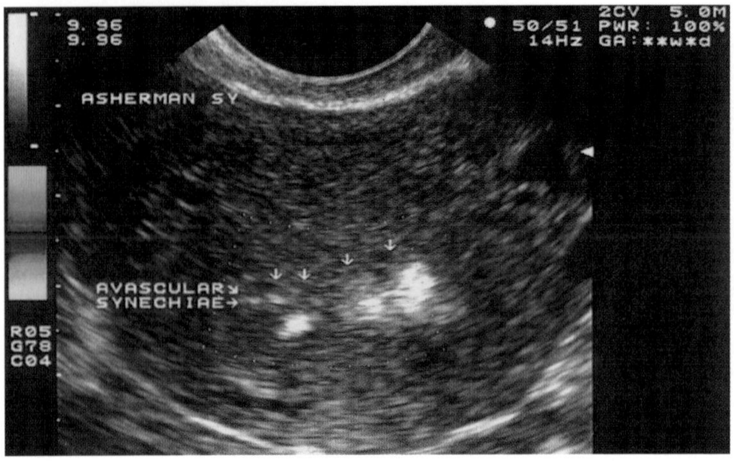

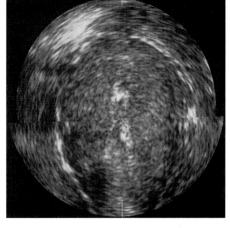

Abb. 4.11 Eine transvaginale Ultraschalluntersuchung bei einer Sterilitätspatientin mit intrauterinen Synechien. Auffällig sind die hyperechogenen Brücken innerhalb der Gebärmutterhöhle. Farbdopplersonographisch lässt sich keine vermehrte Vaskularisation darstellen.

Abb. 4.12 Ein dreidimensionales Ultraschallbild zeigt ein unregelmäßiges Cavum uteri mit signifikant verringertem Endometriumvolumen.

Die Dopplerflowuntersuchung des Cavum uteri (Abb. 4.11) lässt keine vermehrte Vaskularisation bei intrauterinen Synechien erkennen. Diese sind während der Monatsblutung oder auch im Rahmen einer Hysterokontrastsonographie mit umgebender intrakavitärer Flüssigkeit besser erkennbar. Die Untersuchung mittels dreidimensionaler Ultraschalltechnik zeigt beim Asherman-Syndrom eine signifikante Verminderung des Endometriumvolumens in allen veränderten Bezirken der Gebärmutterhöhle (Abb. 4.12).

Erfassung endometrialer Faktoren der Sterilität mittels sonographischer Verfahren

Einfluss der Endometriumdicke und -morphologie auf die Fertilität

Eine Ultraschalluntersuchung stellt ein nichtinvasives Verfahren dar und bietet den Vorteil, dass exakte Beurteilungen der Endometriumtextur und -dicke oft wiederholt und verglichen werden können.

Zyklusabhängige Veränderungen. Das Endometrium als Zielorgan für Estradiol und Progesteron zeigt Veränderungen der Textur im Rahmen des Menstrualzyklus. In der postmenstruellen Phase stellt sich das Endometrium als dünner echogener Streifen dar, in der Proliferationsphase weist es die gleiche Echogenität wie das Myometrium auf. Zur Ovulation hin findet sich eine vermehrte Echogenität in Folge der Entwicklung endometrialer Drüsen mit vermehrter Sekretion (23). Ein hypoechogenes Halophänomen entspricht wahrscheinlich der inneren Schicht des Myometriums, während das hypoechogene Areal innerhalb des Endometriums durch ein Ödem der Pars compacta entsteht. In der Sekretionsphase findet sich unter dem Einfluss des Progesterons ein progredienter Anstieg des akustischen Signals. Diese Veränderungen des Endometriums sind Folge einer vermehrten Schleimsekretion sowie der Ausbildung eines Spiralphänomens und laufen von der Endometriumbasis zur Oberfläche hin ab.

Endometriumstruktur und Implantation. Die Daten, die im Rahmen der sonographischen Endometriumbeurteilung erhoben wurden, sind jedoch sehr unterschiedlich.

> Gonen und Caspar (26) beschreiben drei verschiedene Typen der Endometriumstruktur zum Zeitpunkt einer Follikelpunktion für eine nachfolgende In-vitro-Fertilisation. Ihrer Meinung nach bietet das dreischichtig aufgebaute Endometrium bessere Voraussetzungen für eine erfolgreiche Implantation als das homogene hyperechogene Endometrium oder auch das intermediäre isoechogene Endometrium. Darüber hinaus war das Endometrium der Patientinnen mit nachfolgender Schwangerschaft dicker (8,7 ± 0,4 mm) als das Endometrium der Patientinnen, bei denen eine Schwangerschaft ausblieb (7,5 ± 0,2 mm).

Weitere Publikationen (15, 25, 43) beschreiben in Fällen mit einer Endometriumdicke von < 6 mm eine drastische Verminderung der Nidation von Embryonen. Im Gegensatz dazu bietet eine Endometriumdicke von über 9–10 mm beste Voraussetzungen für eine Implantation. Nach der Meinung von Smith et al. (44) sind sowohl die Dicke als auch die Beschaffenheit des Endometriumaufbaus von Bedeutung. Im Rahmen weiterer Untersuchungen (40, 48, 49) fanden sich auch statistisch signifikante Korrelationen zwischen der Endometriumdicke, Endometriumtextur und der Schwangerschaftsrate.

Nach der Meinung von Kepic u. Mitarbeitern (27) sind sowohl die Endometriumdicke und der -aufbau als auch die Follikelgröße und der Estradiolspiegel wesentliche Parameter für die Schwangerschaftsrate.

Im Gegensatz dazu findet sich in den Untersuchungen von Fleischer und Mitarbeitern (21, 22) keine Korrelation zwischen Endometriumdicke und Implantation.

Diese widersprüchlichen Ergebnisse lassen sich durch die Variabilität der Endometriumdarstellung an den verschiedenen Zeitpunkten der Ultraschalluntersuchungen (Tag der HCG-Gabe, Tag der Follikelpunktion, Tag des Embryotransfers) erklären. Eine Ultraschalluntersuchung zum Zeitpunkt der HCG-Gabe scheint die verlässlichsten Daten zu erbringen, da die Progesteronproduktion in dieser Zyklusphase den Endometriumaufbau noch nicht beeinträchtigt.

Li und Mitarbeiter (34) untersuchten die Prävalenz einer auffälligen Endometriumentwicklung in der Lutealphase bei unfruchtbaren (n = 142) und fruchtbaren Patientinnen (n = 68). Die Prävalenz einer verzögerten Endometriumentwicklung war bei der infertilen Gruppe signifikant höher als in der Kontrollgruppe (14% versus 4,4%). Die Autoren teilten die unfruchtbaren Patientinnen entsprechend der Ursache der Infertilität in vier Untergruppen ein. Patientinnen mit einer Endometriose zeigten eine signifikant höhere Prävalenz einer auffälligen Endometriumentwicklung (29%), während sich bei Patientinnen mit tubarer oder andrologisch bedingter Sterilität kein Unterschied fand. Weiterhin wurde bei 21% der Patientinnen mit idiopathischer Sterilität ein azyklischer Endometriumaufbau festgestellt. Die zusammengefassten Resultate sind in Tabelle 4.1 dargestellt.

Endometrialer Blutfluss. Ein Ergebnis der weiteren technischen Entwicklung ist die Kombination des transvaginalen gepulsten Farbdopplers mit der Real-Time Sonographie. Diese Methode gestattet eine Beurteilung der Empfängnisbereitschaft des Uterus mittels Untersuchung der Perfusion der Uterinarterien. Darüber hinaus stellen die Widerstandsindizes der Uterinarterien einen wichtigen Prognosefaktor für Schwangerschaft und Geburt dar (5, 45, 46). Die Blutversorgung des Endometriums erfolgt über die Äste der Aa. uterinae. Die Radialarterien durchziehen durch das Myometrium und bilden zwei Arten von Endästen: die geraden und die spiralförmigen. Die geraden Äste, die sogenannten Basalarterien, versorgen die basalen Schichten des Endometriums. Die spiralförmigen Äste, die Spiralarterien, durchziehen das Endometrium und versorgen die Funktionalis (3). Insbesondere die Spiralarterien unterliegen im Gegensatz zu den Basalarterien stark den hormonellen Einflüssen während des Menstrualzyklus.

Kupesic und Kurjak (28) berichteten als Erste über die Perfusion der Spiralarterien während der periovulatorischen Phase in spontanen und in stimulierten Zyklen bei sowohl sonographisch als auch hormonell gesicherter Ovulation. In der Gruppe der Patientinnen mit Spontanzyklen (PI = 1,13) fand sich am Tag vor der Ovulation verglichen mit der hormonell stimulierten Gruppe (PI = 2,32) in den Spiralarterien ein Anstieg der Blutflussgeschwindigkeit bei abfallendem Gefäßwiderstand. Bei Patientinnen mit 3 oder mehr Clomifenstimulierten Zyklen war die Endometriumhöhe signifikant geringer als bei Patientinnen mit spontanen oder zum ersten Mal mit Clomifen stimulierten Zyklen (Tab. 4.2). Ein signifikant höheres Endometrium während der gesamten Follikelphase fand sich bei Patientinnen nach HMG-Stimulation im Vergleich zu Patientinnen, die mit Clomifen/HMG stimuliert wurden. Bei 80% der Patientinnen, die erstmals mit Clomifen stimuliert wurden, zeigten sich deutliche Blutflusskurven im Endometrium. Im Gegensatz dazu konnten im Rahmen täglicher Kontrollen bei nur 16,7% derjenigen Patientinnen Spiralarterien dargestellt und ausgewertet werden, die über drei oder mehr Zyklen mit Clomifen stimuliert wurden. Untersucht man den Blutfluss in den Spiralarterien in Bezug auf die Art der Stimulation, so erhält man einen signifikanten Unterschied (p < 0,001) zwischen einer Clomifen/HMG-Stimulation und den anderen Stimulationsformen. Clomifencitrat führt zu einer Downregulation der Östrogenrezeptoren in östrogensensitivem Gewebe, wodurch sowohl das Wachstum als auch die Beschaffenheit des Endometriums beeinflusst werden (2, 10, 51, 52). Kupesic und Kurjak (28) beschrieben eine hohe Korrelation zwischen Endometriumhöhe und Blutflussgeschwindigkeit. Dies traf jedoch nicht zu auf die mit Clomifen/HMG stimulierten Patientinnen, die zwar ein normales Endometriumwachstum zeigten, aber bei denen in 55,6% der Patientinnen kein diastolischer Fluss im Endometrium gefunden wurde.

Zaidi und Mitarbeiter (53) untersuchten bei 96 Sterilitätspatientinnen im Rahmen der IVF-Behandlung die Endometriumhöhe, -mor

Tabelle 4.1 Ein Vergleich zwischen Alter, Dauer der Sterilität, Länge der Follikelphase, Länge der Lutealphase und Prävalenz einer verzögerten Endometriumentwicklung bei 4 Gruppen von Sterilitätspatientinnen und einer Gruppe von Patientinnen mit normaler Fertilität

	Gruppe 1 (tubar) (n = 34)	Gruppe 2 (andrologisch) (n = 21)	Gruppe 3 (Endometriose) (n = 48)	Gruppe 4 (idiopathisch) (n = 48)	Gruppe 5 (normal) (n = 68)
Alter (Jahre)	32,5 ± 4,0 (NS)	30,8 ± 4,0 (NS)	34,0 ± 2,9 (NS)	32,7 ± 4,4 (NS)	33,4 ± 4,0 (NS)
Dauer der Sterilität (Jahre)	6,1 ± 3,3 (NS)	6,8 ± 2,7 (NS)	6,9 ± 2,9 (NS)	6,0 ± 3,3 (NS)	–
Länge der Follikelphase (Tage)	14,3 ± 3,2 (NS)	13,7 ± 2,1 (NS)	13,9 ± 2,1 (NS)	14,5 ± 2,4 (NS)	13,6 ± 1,8
Länge der Lutealphase (Tage)	13,2 ± 1,0 (NS)	13,1 ± 1,6 (NS)	11,9 ± 1,5 (NS)	12,7 ± 1,8 (NS)	12,9 ± 1,5
Prävalenz einer verzögerten Endometriumentwicklung (histologische Datierung mit herkömmlichen Kriterien) n/n (%)	1/34 (2,9) (NS)	3/39 (7,7) (NS)	6/21 (29) (p < 0,01)	10/48 (21) (p < 0,01)	3/68 (4,4)

Mit freundlicher Genehmigung von Li et al. (34). Die dargestellten Resultate (mit Ausnahme der Prävalenz einer verzögerten Endometriumentwicklung) zeigen Mittelwerte ± Standardabweichung (SD). Die Ergebnisse in den 4 Gruppen der Sterilitätspatientinnen und einer Gruppe mit Patientinnen normaler Fruchtbarkeit wurden individuell verglichen mit Patientinnen normaler Fertilität mittels eines 2-Proben-T-Tests oder einer 2 × 2-Kontingenztafelanalyse. NS = nicht signifikant.

Tabelle 4.**2** Endometriumdicke bei 27 Spontanzyklen und 51 stimulierten Zyklen

	Tage vor und nach Ovulation				
	-3	-2	-1	0	+1
Spontanzyklen (n = 27)	8 ± 1,1*	10 ± 1,2	12 ± 1,4	12 ± 1,5	13 ± 1,2
Stimulierte Zyklen CC (n = 15)	7 ± 1,5	9 ± 1,4	11 ± 1,4	12 ± 1,2	13 ± 1,6
3 oder mehr mit CC stimulierte Zyklen (n = 12)	4 ± 1,5	6 ± 2,0	7 ± 2,0	7 ± 1,8	7 ± 2,0
CC/HMG (n = 16)	5 ± 1,5	6 ± 2,0	8 ± 2,0	9 ± 2,5	9 ± 2,0
HMG (n = 8)	6 ± 1,8	8 ± 2,0	11 ± 1,8	12 ± 1,8	12 ± 1,8

Mit freundlicher Genehmigung von Kupesic und Kurjak (28). * Die Werte sind in Millimetern angegeben mit Mittelwerten und Standardabweichungen (SD). CC = Clomifen.

phologie und das Vorhandensein bzw. Fehlen eines farbdopplersonographisch nachweisbaren subendometrialen oder intraendometrialen Blutflusses. Die Ergebnisse dieser am Tag der HCG-Gabe durchgeführten Untersuchungen wurden mit der Schwangerschaftsrate korreliert. Die Schwangerschaftsrate betrug insgesamt 32,3 % und es fand sich kein signifikanter Unterschied zwischen den Gruppen der schwangeren und der nichtschwangeren Patientinnen in Bezug auf die Endometriumhöhe. Auch in Bezug auf Unterschiede in der Morphologie des Endometriums fand sich kein signifikanter Unterschied in der Schwangerschaftsrate (p > 0,05). Darüber hinaus wurde der fehlende Nachweis eines Blutflusses im Endometrium mit dem Ausbleiben einer Implantation korreliert (p < 0,05). Allerdings zeigte sich kein signifikanter Unterschied der Schwangerschaftsraten beim Vergleich verschiedener Eindringtiefen der Gefäße (subendometrialer Bereich, äußerer hyperechogener Bereich oder innerer hypoechogener Bereich).

Im Rahmen beider Studien zur Beurteilung des endometrialen Blutflusses wurde der Einsatz der gepulsten Farbdopplerdiagnostik zur Einschätzung der uterinen Empfängnisbereitschaft und zur Klärung von Fällen idiopathischer Sterilität empfohlen.

Corpus-luteum-Insuffizienz. Ein weiteres Problem von klinischer Bedeutung stellt die Corpus-luteum-Insuffizienz dar. Als eine Corpus-luteum-Insuffizienz definiert wird ein Rückstand in der feingeweblichen Entwicklung des Endometriums von mehr als zwei Tagen verglichen mit dem regelrechten Entwicklungsstand am jeweiligen Zyklustag (12, 37). Bislang wurden verschiedene Methoden zur Beurteilung der Endometriumfunktion entwickelt bzw. herangezogen: die Histologie, die Elektronenmikroskopie, Histo- und Immunhistochemie, die Hysteroskopie sowie auch die Messung endometrialer Proteine im Plasma oder in Endometriumspülungen. Alle diese Untersuchungen sind invasiv und für die Patientinnen belastend, grundsätzlich könnte auch die Implantation in einem zur Schwangerschaft führenden Zyklus beeinträchtigt werden. Aufgrund dieser Problematik brachte Doherty die Transvaginalsonographie zur Beurteilung des Endometriums in der Lutealphase und zur nichtinvasiven Erkennung von Patientinnen mit Corpus-luteum-Insuffizienz zur Anwendung (17).

Um die Beziehung zwischen Farbdoppleruntersuchungen von segmentalen uterinen und ovariellen Blutflüssen und histologischen Ergebnissen von Endometriumbiopsien beurteilen zu können, wurde eine spezielle Dopplerstudie durchgeführt (29). Die Spiralarterien der Probandinnen in der Kontrollgruppe wiesen während der periovulatorischen Phase einen RI von 0,53 ± 0,04 auf, wohingegen in der mittleren Lutealphase ein RI von 0,50 ± 0,02 und in der späten lutealen Phase ein RI von 0,51 ±0,04 ermittelt wurden. Die Messung der Widerstandswerte der Spiralarterien in der Patientinnengruppe mit Corpus-luteum-Insuffizienz zeigte höhere Werte sowohl in der periovulatorischen Phase (RI = 0,70 ± 0,06, p < 0,001), der mittleren lutealen Phase (RI = 0,72 ± 0,6, p < 0,001) als auch der späten lutealen Phase (RI = 0,72 ± 0,04, p < 0,001). Die Messung des Gefäßwiderstandes oberflächlicher und tiefer ovarieller Gefäße ergab einen signifikanten Unterschied zwischen der Gruppe der normalen Probandinnen und der Gruppe der Patientinnen mit Corpus-luteum-Insuffizienz.

Somit kann die Untersuchung des Gelbkörpers und kleiner endometrialer Gefäße mittels gepulster Farbdopplersonographie zur Beurteilung einer adäquaten Gelbkörperphase hilfreich sein.

Einfluss des Alters auf die Endometriumfunktion

Navot (36) und Edwards (18) nannten als vornehmliche Ursache der Abnahme der Fruchtbarkeit den Anstieg des mütterlichen Alters. In beiden Studien konnte gezeigt werden, dass amenorrhöische Patientinnen bzw. Frauen über 40 Jahre, die Spendereizellen erhielten, eine höhere Implantations- und Schwangerschaftsrate aufwiesen als Frauen über 40 Jahre, bei denen ein regelhafter Menstrualzyklus vorlag und die ihre eigenen Eizellen erhielten. Somit scheint in dieser Altersgruppe die Oozytenqualität hinsichtlich der Schwangerschaftsrate wichtiger zu sein als die Empfängnisbereitschaft des Endometriums. Eine Abnahme der Fruchtbarkeit kann am ehesten mittels einer Eizellspende und eines künstlich induzierten Zyklus ausgeglichen werden. Studien von Batista und Mitarbeitern (6) wiesen eine normale sekretorische Endometriumfunktion und eine regelrechte Endometriumreifung in der Lutealphase bei

Frauen mit normalem Menstrualzyklus jenseits des 40. Lebensjahres nach. Ihre Ergebnisse zeigen deutlich, dass das Ausbleiben der Implantation aufgrund endometrialer Ursachen nicht die Hauptrolle spielt bei der Abnahme der Fruchtbarkeit in dieser Population.

Kurjak und Kupesic (31) führten zahlreiche Untersuchungen während des Menstrualzyklus bei 120 Patientinnen mit regelhaftem Zyklus und Sterilität, bei 85 postmenopausalen Patientinnen und 45 postmenopausalen Patientinnen unter Hormonsubstitution durch. Sie fanden bedeutsame Veränderungen der Blutflusskurven in ovariellen, uterinen, radialen und spiralen Arterien in Korrelation zum Alter der Patientin. Die Tatsache, dass der RI der A. uterina sich innerhalb der ersten Jahre der Menopause nicht signifikant verändert, unterstützt die These, dass der Alterungsprozess initial vornehmlich die Eierstöcke, weniger die Gebärmutter betrifft. Dementsprechend lässt sich das uterine Milieu während der Menopause leicht durch hormonelle Behandlungen manipulieren.

Endometriumperistaltik

Birnholtz (8) berichtete als Erster über die Bewegungen des Endometriums als Reflexion der myometranen Aktivität. Diese Kontraktionen treten gewöhnlich in der Follikelphase auf und häufen sich um die Ovulation. Zu diesem Zeitpunkt orientieren sich die Kontraktionen zum Fundus uteri hin und unterstützen den Spermientransport, um das Eintreten einer Gravidität zu fördern. Die ersten Untersuchungen dieser Kontraktionen wurden mittels transabdominaler Ultraschalltechnik durchgeführt und gestatteten somit keine Quantifizierung der Bewegungen.

Oike et al. (39) benutzten die transvaginale Ultraschalldiagnostik zur Beobachtung der Endometriumbewegungen in der Proliferationsphase des Menstrualzyklus; während der Sekretionsphase des Menstrualzyklus konnten sie keine Kontraktionen nachweisen. Abramowitz und Archer (1) sowie De Vries und Mitarbeiter (14) erstellten 1990 mit Hilfe des Einsatzes der transvaginalen Ultraschalltechnik eine Klassifikation der Bewegungen mit Intensität und Frequenz als Kriterien. Eine ideale Methode zur Beobachtung der Endometriumperistaltik stellt die Videoaufnahme dar, wobei das Band später zur Auswertung mit höherer Geschwindigkeit abgespielt wird. De Vries und Mitarbeiter (14) führten 46 Untersuchungen bei 42 Frauen durch. Sie fanden, dass Kontraktionen in allen Phasen des Menstrualzyklus auftraten, außer während der Menstruation. Lyons und Mitarbeiter (35) kamen 1991 zu vergleichbaren Ergebnissen.

Oike und Mitarbeiter (38) korrelierten die Endometriumaktivität mit endokrinen Parametern, wobei sie feststellten, dass die Endometriumperistaltik stark mit der Höhe des Estradiolspiegels korreliert. Ein Anstieg des Progesteronspiegels scheint die Häufigkeit endometrialer bzw. myometraner Bewegungen zu reduzieren. Vorläufige Ergebnisse von Abramowitz und Archer legen den Verdacht nahe, dass eine Störung der Kontraktionsperistaltik bei einigen Fällen idiopathischer Sterilität von Bedeutung sein könnten.

Zervixfaktor

Der Zervikalschleim ist für den Vorgang der Fertilisation von großer Bedeutung (7). Er gestattet Spermien, bis zu 48 Stunden im sauren Milieu der weiblichen Vagina zu überleben. Die Beschaffenheit des Zervikalschleims unterliegt vornehmlich hormonellen Einflüssen und somit auch Veränderungen während des Menstrualzyklus. Insbesondere bei Infektionen findet sich eine deutliche Erhöhung des Gehalts an Leukozyten und an anderen Phagozyten, wodurch das Überleben der Spermien beeinträchtigt wird. Weiterhin werden bei bis zu 10 % der Frauen im fruchtbaren Alter Spermienantikörper nachgewiesen (7). Obgleich diese nicht zytotoxisch sind, können sie vornehmlich die Motilität der Spermien beeinflussen.

Die weibliche Zervix kann einerseits mittels transabdominalem und transvaginalem Ultraschall beurteilt werden, ebenso jedoch im Rahmen der gynäkologischen Untersuchung mit Spekulumeinstellung. Die Länge des Gebärmutterhalses zwischen äußerem und innerem Muttermund sollte mittels Transvaginalsonographie exakt ausgemessen werden.

Die Weite des Muttermundes hängt ebenso wie die Sekretion der zervikalen Drüsen von der Höhe des Östrogenspiegels ab. Mit der Produktion von dünnem Zervikalschleim in der periovulatorischen Periode der Zyklusmitte geht eine mittels transvaginaler Farbdopplerdiagnostik verifizierbare hohe Blutflussgeschwindigkeit in beiden Uterinarterien einher.

Literatur

1 Abramowitz JS, Archer DF: Uterine endometrial peristalsis – a transvaginal ultrasound study. Fertil. Steril. 54 (1990) 451–454

2 Aksel S, Saracoglu OF, Yeoman RR, Wiebe RH: Effects of the clomiphene citrate on cytosolic estradiol and progesterone receptor concentrations in secretory endometrium. Amer. J. Obstet. Gynecol. 155 (1986) 1219–1223

3 Applebaum M: The menstrual cycle, menopause, ovulation induction, and in vitro fertilization. In Copel JA, Reed KL (eds): Doppler ultrasound in obstetrics and gynecology. Raven Press, New York 1995, pp. 71–86

4 Asherman JG: Amenorrhea traumatica (atretica). J. Obstet. Gynaecol. Br. Emp. 55 (1948) 23

5 Bassil S, Magritte JP, Roth J, Nisolle M, Donnez J, Gordts S: Uterine vascularity during stimulation and its correlation with implantation in invitro fertilization. Hum. Reprod. 8 (1995) 1497–1501

6 Batista M, Cartledge TP, Zellmer AM et al.: Effects of aging on menstrual cycle hormones and endometrial maturation. Fertil. Steril. 64 (1995) 492–499

7 Beck VW: The cervical factor. In Garcia CR, Mastroianni L, Amelar RD, Dubin L (eds.): Current Therapy of Infertility 3. Decker, Toronto 1988, pp. 118–121

8 Birnholtz J: Ultrasonographic visualization of endometrial movements. Fertil. Steril. 41 (1984) 157–158

9 Brosens JJ, de Souza NM, Barker FG, Paraschos T, Winston RM: Endovaginal ultrasonography in the diagnosis of adenomyosis uteri: identifying the predictive characteristics. Br. J. Obstet. Gynaecol. 102(6) (1995) 471

10 Check JH, Dieterich C, Lurie D: The effect of consecutive cycles of clomiphene citrate therapy on endometrial thickness and echo pattern. Obstet. Gynecol. 86 (1995) 341–345

11 Cullinan JA, Fleischer AC, Kepple DM, Aenoco AL: Sonohysterography: a technique for endometrial evaluation. Radiographics 15 (1995) 501–514

12 Dawood YM: Corpus luteum insufficiency. Curr. Opin in Obstet. Gynecol. 6 (1994) 121 – 127

13 Deligdish L, Loewenthal M: Endometrial changes associated with myomata of the uterus. J. Clin. Pathol. 23 (1970) 676

14 De Vries K, Lyons FA, Ballard G, Levi CS, Lindsay DJ: Contractions of the inner third of the myometrium. Amer. J. Obstet. Gynecol. 162 (1990) 679 – 682

15 Dickey RP, Olar TT, Curole DN, Taylor SN, Ryne PH: Endometrial pattern of thickness associated with pregnancy outcome after assisted reproduction technologies. Hum. Reprod. 7 (1992) 418 – 421

16 Dodson M: The endometrium. In Dodson M (ed.): Transvaginal ultrasound. Churchill Livingstone, New York 1995, pp. 73 – 103

17 Doherty CM, Silver B, Binor Z, Wood Molo M, Radwanska E: Transvaginal ultrasonography and the assessment of luteal phase endometrium. Amer. J. Obstet. Gynecol. 168 (1993) 1702 – 1709

18 Edwards RG, Morcos S, MacNamee M, Balamaceda JP, Walters DE, Asch R: High fecundity of amenorrhoeic women in embryo-transfer programmes. Lancet 338 (1991) 292 – 294

19 Farrer-Brown G, Beilby JO, Tarbit MH: Venous changes in the endometrium of myomatous uteri. Obstet. Gynecol. 38 (1971) 743

20 Fedele L, Bianchi S, Dorta M et al.: Transvaginal ultrasonography versus hysteroscopy in the diagnosis of uterine submucous myomas. Obstet. Gynecol. 77 (1991) 745 – 748

21 Fleischer AC, Herbert CM, Sacks GA, Wentz AC, Entman SS: Nonconception cycles of IVF-ET. Fertil Steril. 46 (1986) 442 – 446

22 Fleischer AC, Herbert CM, Sacks GA, Wentz AC, Entman SS, James AE Jr: Sonography of the endometrium during conception and nonconception cycles of in vitro fertilization and embryo transfer. Fertil Steril. 46 (1986) 442 – 447

23 Fleischer AC, Keppe DM: Benign conditions of the uterus, cervix and endometrium. In Nyberg A, Hill LM, Bohm-Velez M, Mendelson EB (eds.): Transvaginal ultrasound. Mosby Year Book, St. Louis 1992, pp. 21 – 43

24 Funk A, Fendel H: Sonography diagnosis of congenital uterine abnormalities. Z. Geburtshilfe Perinatol. 192 (1988) 77 – 88

25 Glissant A, de Mouzon J, Frydman R: Ultrasound study of the endometrium during IVF cycles. Fertil. Steril. 44 (1985) 786 – 790

26 Gonen Y, Casper RF: Prediction of implantation by the sonographic appearance of the endometrium during controlled ovarian stimulation for in vitro fertilization. J. In Vitro Fertil. Embryo. Transf. 146 (1990) 146 – 152

27 Kepic T, Applebaum M, Valle J: Preovulatory follicular size, endometrial appearance, and estradiol levels in both conception and nonconception cycles: A retrospective study. 40th Annual Clinical Meeting of the American College of Obstetricans and Gynecologists, April 1992, 20 (abstract)

28 Kupesic S, Kurjak A: Uterine and ovarian perfusion during the periovulatory period assessed by transvaginal color Doppler. Fertil. Steril. 60 (1993) 439 – 443

29 Kupesic S, Kurjak A, Vujisic S, Petrovic Z: Luteal phase defect: comparison between Doppler velocimetry, histological and hormonal markers. Ultrasound Obstet. Gynecol. 9 (1997) 105 – 112

30 Kurjak A, Kupesic S: Benign uterine conditions. In: Kurjak A (ed.): An Atlas of Transvaginal color Doppler. Parthenon Publishing, Carnforth 1994, pp. 247 – 317

31 Kurjak A, Kupesic S: Ovarian senescence and its significance on uterine and ovarian perfusion. Fertil. Steril. 64 (1995) 532 – 537

32 Kurjak A, Kupesic S, Miric D: The assessment of benign uterine tumor vascularization by transvaginal color Doppler. Ultrasound Med. Biol. 18 (1992) 645 – 649

33 Kutteh W, Carr B: Recurrent pregnancy loss. Textbook of reproductive medicine. Appleton and Lange, Norwalk 1993, pp. 559 – 570

34 Li TC, Dockery P, Cooke ID: Endometrial development in the luteal phase of women with various types of infertility: comparison with women of normal fertility. Hum. Reprod. 6 (1991) 325 – 330

35 Lyons EA, Ballard G, Taylor PH, Levi CS, Zhieng XH, Kredentser JV: Characterization of subendometrial myometrial contractions throughout the menstrual cycle in normal fertile women. Fertil. Steril. 55 (1991) 771 – 774

36 Navot D, Bergh PA, Williams MA et al.: Poor oocyte quality rather than implantation failure as a cause of age-related decline in female fertility. Lancet 337 (1991) 1375 – 1377

37 Noyes RW, Hertig AT, Rock J: Dating the endometrial biopsy. Fertil. Steril. 1 (1950) 3 – 25

38 Oike K, Ishihara K, Kikuchi S: A study of the endometrial movement and serum hormonal level in connection with uterine contraction. Acta Obstetrica et Gynecologica Japanica 42 (1990) 86 – 92

39 Oike K, Obata S, Tagaki K, Matsuo K, Ishihan K, Kikuchi S.: Observation of endometrial movements with transvaginal sonography. J. Ultrasound Med. 7 (1988) 899

40 Rabinowitz R, Laufer N, Lewin A et al.: The value of ultrasonographic endometrial measurement in the prediction of pregnancy following in vitro fertilization. Fertil. Steril. 45 (1986) 824 – 828

41 Randolph JR, Ying YK, Maier DB, Schmidt CL, Riddick DH: Comparison of real-time ultrasonography, hysterosalpingography and laparotomy/ hysteroscopy in the evaluation of the uterine abnormalities and tubar patency. Fertil. Steril. 46 (1986) 828 – 832

42 Schlaff WD, Hurst BS: Preoperative sonographic measurement of endometrial pattern predicts outcome of surgical repair in patients with severe Asherman's syndrome. Fertil. Steril. 63 (1995) 410 – 413

43 Sher G, Herbert C, Massarani G, Jacobs MH: Assessment of the undergoing IVF-ET. Hum. Reprod. 6 (1991) 232 – 237

44 Smith B, Porter R, Ahuja K, Craft I: Ultrasonic assessment of endometrial changes in stimulated cycles in an in vitro fertilization and embryo transfer program. J. In Vitro Fertil. Embryo. Trans. 1 (1984) 233 – 238

45 Steer CF, Campbell S, Tan S et al.: The use of transvaginal color flow imaging after in vitro fertilization to identify optimum uterine conditions before embryo transfer. Fertil Steril. 57 (1992) 372 – 376

46 Sterzik K, Grab D, Sasse V, Hutter W, Rosenbusch B, Terinde R: Doppler sonographic findings and their correlation with implantation in an in vitro fertilization program. Fertil. Steril. 52 (1989) 825 – 828

47 Stray-Pedersen B, Stray-Pedersen S: Etiological factors and subsequent reproductive performance in 195 couples with a prior history of habitual abortion. Amer. J. Obstet. Gynecol. 148 (1984) 140 – 146

48 Thickman D, Arger P, Turek R, Biasco L. Mintz M, Coleman B: Sonographic assessment of the endometrium in patients undergoing in vitro fertilization. J. Ultrasound Med. 5 (1986) 197 – 210

49 Welker BG, Dembruch U, Diedrich K, Al-Hasani S, Krebs D: TVS of the endometrium during oocyte pick-up in stimulated cycles for IVF. J. Ultrasound. Med. 1 (1989) 233 – 238

50 Winkel AC: Diagnosis and treatment of uterine pathology. In Carr BR, Blackwell RE (eds.): Textbook of reproductive medicine. Appleton and Lange, Norwalk 1993, pp. 481 – 505

51 Transabdominal ultrasonographic evaluation of endometrial thickness in clomiphene citrate-stimulated cycles in relation to conception. J. Clin. Ultrasound 22 (1994) 109 – 112

52 Yagel S, Ben-Chetrit A, Anteby E, Zacut D, Hochner-Celnikier D, Ron M: The effect of ethynil estradiol on endometrial thickness and uterine volume during ovulation induction by clomiphene citrate. Fertil. Steril. 57 (1992) 33 – 36

53 Zaidi J, Campbell S, Pittrof R, Tan SL: Endometrial thickness, morphology, vascular penetration and velocimetry in predicting implantation in an in vitro fertilization program. Ultrasound Obstet. Gynecol. 6 (1995) 191 – 198

Veränderungen der uterinen und ovariellen Perfusion beim Eintritt in die Menopause

A. Kurjak und S. Kupesic

In den letzten Jahrzehnten stieg die Tendenz, dass Frauen ihre Kinder in einem Alter von 30 bis über 40 Jahren bekommen.

Viele Frauen, die ihre Schwangerschaft in diesen Zeitraum verlegen, werden jedoch mit Sterilitätsproblemen konfrontiert. Die Tatsache, dass ab einem Alter von 45 die natürliche Fruchtbarkeit minimal ist, bedeutet eine Herausforderung für die verschiedenen Spezialisten der Fachbereiche der Sterilitätstherapie, einschließlich der für Ultraschalldiagnostik, insbesondere für transvaginale Farbdoppler- und gepulste Dopplersonographie. Diese neue Untersuchungstechnik bietet eine einzigartige nichtinvasive Methode zur Beurteilung des normalen bzw. pathologischen weiblichen Beckenbefundes.

Abnahme der Fertilität in der perimenopausalen Phase

Die perimenopausalen Jahre, beginnend ab einem Alter von 40, stellen den Übergang zwischen Reproduktionsphase und postmenopausaler Phase dar. Die Abnahme der Fertilität von Ehepaaren mit fortschreitendem Alter wurde vielfach dokumentiert. Man glaubt, dass die altersbedingte Abnahme von Schwangerschaftsraten durch die inadäquate Funktion sowohl der Ovarien als auch des Endometriums verursacht wird. Die verminderte Fähigkeit der Zygote zur Implantation und das Altern der Oozyten sind zwei der Hauptprobleme. Die Frage, welches das größere Problem darstellt, wurde in einer Reihe von Studien untersucht.

Uterine Empfänglichkeit

Einige Autoren begründen die Abnahme der Fertilität mit einer Abnahme der uterinen Empfänglichkeit. Ezra und Schenker (12) berichten von einer Zunahme der Abortrate von genetisch unauffälligen Embryonen in der Gruppe der älteren Frauen, was auf eine uterine Dysfunktion zurückgeführt werden könnte. Das Ergebnis von hochsensitiven Tests für humanes Choriongonadotropin (HCG) vermittelt, dass bis zu 30% der Schwangerschaften zwischen Implantation und 6. Woche verloren gehen (45).

Oozytenqualität

Die Häufigkeit von sowohl euploiden als auch aneuploiden Aborten steigt mit dem Alter der Mutter. Erfahrungen mit Oozyten jüngerer Frauen, die älteren Frauen gespendet wurden, zeigen, dass die Hauptursache für die Abnahme der Fertilität eher das Alter der Oozyte darstellt als endometriale Faktoren. Einige Spezialisten glauben, dass die signifikant höhere Schwangerschaftsrate bei gespendeten Oozyten auf deren bessere Qualität zurückzuführen ist.

Navot et al. (31) untersuchten 35 unfruchtbare Frauen im Alter von > 40 Jahren, deren Versuche mit eigenen Oozyten zu empfangen, fehlgeschlagen waren. In den untersuchten Zyklen wurden die Oozyten von 29 jüngeren Frauen (mittleres Alter 33,4 ± 0,7 Jahre), die sich einer In-vitro-Fertilisation (IVF) unterzogen, gespendet. Die Implantationsrate pro Embryotransfer war mit gespendeten Oozyten (14,7%) höher als mit den eigenen Oozyten der über 40-jährigen Frauen (3,3%) (p < 0,01).

Um den Einfluss des Alters auf den Reproduktionserfolg weiter zu untersuchen, wurden Schwangerschaftsergebnisse zwischen jüngeren Spenderinnen und älteren Empfängerinnen verglichen. Die klinische Schwangerschafts- und Geburtenrate für Spenderinnen (33% und 23%) und Empfängerinnen (40% und 30%) unterschied sich nicht signifikant. Diese Daten suggerieren, dass die altersabhängige Abnahme der weiblichen Fruchtbarkeit der Oozytenqualität zugeschrieben und durch Oozytenspende korrigiert werden kann.

Drews et al. (11) berichten, dass ähnliche Schwangerschafts- und Lebendgeburtraten resultieren, wenn Spenderoozyten derselben Frau an jeweils eine Frau über 40 und eine Frau unter 40 Jahre gegeben wurden. In einem zweiten Bericht (39) war die uterine Empfänglichkeit, dargestellt durch die klinische Schwangerschaftsrate, für Oozytenempfängerinnen über 40 Jahre und junge IVF-Ersatzmütter ähnlich, wenn beide Gruppen von jungen Spenderinnen Eizellen bekamen. Die Schwangerschaftsrate sank, wenn Leihmütter Eizellen von Frauen über 40 Jahren erhielten.

In einer weiteren Studie beurteilten Navot et al. (32) 38 Ovumspenderinnen über einen Zeitraum von 102 Eizellspenden. Es wurden jeweils 51 Zyklen von jüngeren (35,8 ± 3,1 Jahre) und älteren (44,0 ± 3,1 Jahre) Empfängerinnen dokumentiert. Die Fähigkeit, bei kontrollierter Oozytenqualität zu empfangen und eine Schwangerschaft bis zum Termin auszutragen, scheint danach unabhängig vom uterinen Altern in der fünften Lebensdekade zu sein.

Borini et al. (3) versuchten, das Potenzial der alternden Gebärmutter in Bezug auf Implantation, Schwangerschaft, Abort und geburtshilfliche Komplikationen bei postmenopausalen Frauen über 50 Jahren nach Erhalt gespendeter Oozyten zu bestimmen. Sie fanden heraus, dass Frauen zwischen 50 und 62 Jahren schwanger werden können, wenn sie gespendete Oozyten und adäquate hormonelle Substitutionstherapie bekommen.

Allerdings sollte man sich des Effektes einer Schwangerschaft auf vorbestehende mütterliche Erkrankungen, des steigenden Risikos einer Präeklampsie und von Hypertension und Diabetes mellitus bewusst sein. Patientinnen im Alter von 40 Jahren oder darüber, die sich einer IVF-Therapie mit eigenen Oozyten unterziehen wollen, sollten von ihrem Arzt ausführlich beraten werden. Folgende Risiken sollten erwähnt werden (42):

➤ ein um bis zu 30–50% reduziertes Schwangerschaftspotenzial,
➤ ein steigendes Risiko für chromosomale Aberrationen,
➤ Aborte und Totgeburten.

In Kenntnis dieser Risiken kann ein zusätzliches Testen der ovariellen Kapazität helfen, die Frauen herauszufinden, für die IVF, andere Formen der assistierten Reproduktion oder chirurgische Intervention die angemessensten Formen der Behandlung sind.

Ovarielle Funktion

FSH. Toner et al. (43) berichten, dass unter Berücksichtigung des Alters, der Ätiologie der Infertilität und der Samenqualität, FSH der beste Vorhersageparameter für die ovarielle Funktion ist. Die Kombination von Alter und basalem FSH bei behandelten Patientinnen steigert die Genauigkeit der Prognose und kann zu der Erstellung eines Index der funktionellen ovariellen Reserve („Ovarialalter") dienen.

Frauen in einem Alter von über 40 mit günstigen hormonellen Voraussetzungen sprechen gut auf die assistierte Reproduktion an, während Frauen jeglichen Alters mit einem basalen FSH-Spiegel > 20 IE/l schlecht auf die ovarielle Stimulation reagieren. Weiterhin gibt es selten FSH-Werte über 25 IE/l bei einer bestehenden Schwangerschaft. Die größte Wahrscheinlichkeit für das Eintreten einer Schwangerschaft besteht bei einem FSH-Spiegel zwischen 10 und 20 IE/l.

E2. Ein anderer Parameter, der für die Vorhersage des „Ovarialalters" zurate gezogen wird, ist das basale E2 (Werte über 50 pg/ml sprechen für eine schlechte ovarielle Reserve). Aus diesem Grund sollten zur optimalen Vorhersage der ovariellen Antwort gleichzeitig das Alter, FSH, LH und E2 in Betracht gezogen werden. Provokationstests der ovariellen Funktion sind wahrscheinlich den statischen überlegen, allerdings nicht einfach durchzuführen und nicht weit verbreitet.

Alter. Fitzgerald et al. (13) untersuchten den Einfluss des Alters auf das Follikelwachstum und die Endometriumdicke. Ultraschalluntersuchungen wurden zur Bestätigung der Ovulation und Messung des Wachstums von Follikeln und Endometrium eingesetzt. Man fand bei älteren Frauen eine spätere Ovulation mit einer Zunahme der mittleren Follikelphasenlänge von 13,9 Tagen (Gruppe 20–25 Jahre) auf 15,9 Tage (in der Gruppe 37–45 Jahre; p < 0,05). Der mittlere maximale Follikeldurchmesser vor Follikelsprung war bei älteren Frauen signifikant kleiner: 16,7 mm (Frauen 37–45), 21,3 mm (32–36 Jahre), 21,6 mm (26–31 Jahre), 19,6 mm (21–25 Jahre). Die maximale Endometriumdicke während der Lutealphase war bei älteren Frauen am größten: 15,9 mm (37–45 Jahre), 12,1 mm (21–25 Jahre; p < 0,001). Während die Konzentrationen der ovariellen Steroide nicht differierten, war bei höherem Alter die der Serumgonadotropine in der Menses höher.

Diese Fakten zeigen signifikante altersabhängige Unterschiede der Hypophysen-Ovar-Achse und der Endometriumdicke auf, die Einfluss nehmen auf das Management älterer Frauen in medizinisch assistierten Reproduktionsprogrammen.

Meldrum (29) betont in seiner Zusammenfassung, dass verminderte Implantation im Alter mit einer hohen Inzidenz von verspäteter oder nicht vorhandener sekretorischer Umwandlung des Endometriums einhergeht. Bei Patientinnen, die mit physiologischen Mengen von Progesteronersatz therapiert wurden, zeigte sich ein deutlicher Rückgang der Implantation bei steigendem Alter. Bei Therapie mit hohen Dosen von Progesteron gab es signifikante Verbesserungen der Implantationsraten. Oozytenspenden von jungen Spenderinnen und ein erhöhter Progesteronspiegel korrigieren also bei älteren Patientinnen die altersbedingten Defizite.

Auswirkungen von Estradiol und Progesteron auf den Gefäßwiderstand

Rhythmische Veränderungen der uterinen Durchblutung während des Zyklus sind zeitweise assoziiert mit dem Verhältnis von Progesteron und Östrogen im Blut (15, 22, 47). Je höher das Verhältnis Östrogen zu Progesteron, desto größer ist der Blutfluss im uterinen Gefäßbett (10, 16, 24). Progesteron antagonisiert den uterinen vasodilatatorischen Effekt des Östrogens (6, 36), wobei die Größe dieser Inhibition abhängig ist vom Verhältnis der beiden Steroide (6).

Sympathische Innervation des Uterus

Die periarteriellen sympathischen vasokonstriktorischen Nerven des Uterus werden als wichtige Faktoren der Regulation des uterinen Blutflusses gewertet. Werden diese Nerven Progesteron ausgesetzt, nimmt der vasokonstriktorische Effekt zu, während Östrogen diesen vermindert (18, 19). Die Ergebnisse

von Ford et al. (17) vermitteln, dass ovarielle Steroide die Funktion der uterinen periarteriellen sympathischen Nerven durch Veränderung der Anzahl der α-adrenergen Rezeptoren beeinflussen, was die im Zyklus eines Schweines beobachteten Veränderungen des uterinen Blutflusses untermauert.

Östrogeneffekt

Um die Rolle, die physiologische Spiegel ovarieller Hormone im uterinen Gefäßwiderstand spielen, zu verdeutlichen, führten De Ziegler et al. (9) eine Studie an jungen Frauen mit Verlust der ovariellen Funktion und Substitutionstherapie mit physiologischen Mengen von Estradiol und Progesteron durch. Ihre Ergebnisse zeigten, dass bei fehlender Östrogenproduktion des Ovars die uterinen Arterien einen hohen Gefäßwiderstand haben, ablesbar an einem niedrigen systolischen Dopplerflow und hohen PI-Werten (Pulsatilitätsindex).

Laut der Hypothese von Goswamy und Steptoe (21) haben Multipara während der frühen Follikelphase häufiger einen persistierenden diastolischen Flow als Nullipara. Eine tief greifende Modifikation des Dopplerflowmusters i. S. einer deutlichen Abnahme des Gefäßwiderstandes wurde nach transdermaler Applikation von Estradiol (0,1 – 0,4 mg/d) gefunden. Diese Beobachtung steht im Einklang mit der Hypothese, dass die Abnahme des Gefäßwiderstandes um die Zeit der Ovulation durch Estradiol vermittelt wird (34). Da man in der Wand der uterinen Arterien Östrogenrezeptoren nachweisen konnte, ist es wahrscheinlich, dass das Estradiol einen direkten Effekt auf den uterinen Dopplerflow hat. Es wird postuliert, dass der Östrogeneffekt auf den uterinen arteriellen Gefäßwiderstand in direkter Beziehung zum Plasmaspiegel des biologisch aktiven Östrogens steht und dass eine direkte Dosis-Wirkungs-Beziehung besteht (37).

Andere mögliche Mechanismen beinhalten die Modulation der Produktion und/oder Sekretion verschiedener vasoaktiver Substanzen wie Prostaglandine (40), CGRP (Calcitonin generelated peptide [29]), ERF (endothelial relaxing factor [30]) durch Estradiol.

Unzweifelhaft sind transvaginale Dopplerflowuntersuchungen der uterinen Arterien ein wertvolles Spiegelbild der biologischen Wirksamkeit der verschiedenen Östrogenbehandlungen. Dies ist besonders wichtig bei der Evaluierung der Effekte der postmenopausalen Hormonersatztherapie bei Frauen mit einem erhöhten hepatischen Östrogenmetabolismus und deswegen niedrigerem Plasmaestradiolspiegel.

Progesteronwirkung

Der Einfluss des Progesterons auf den PI beim Menschen konnte bislang nicht eindeutig beurteilt werden. Bei niederen Säugetierarten wirkt Progesteron als ein Vasokonstriktor (23, 35). Dies lenkt die Aufmerksamkeit auf die Befürchtung, dass das in der Hormonersatztherapie zum Endometriumsschutz (23) sequenziell oder kontinuierlich eingesetzte Progesteron eine totale oder partielle Umkehrung der vasodilatatorischen Wirkung des Östrogens verursachen kann.

Hillard et al. (23) benutzten transvaginale Farb- und Pulsdoppler, um den PI in den uterinen Arterien nach und während der Östrogen- und Östrogen/Progesteron-Therapie zu messen. Bei allen Patientinnen antagonisierte der Zusatz von Norethindronacetat (0,7 mg/d) oder Medroxyprogesteronacetat (10 mg/d) die Antwort des transdermalen Estradiols teilweise. Während der kombinierten Östrogen/Progesteron-Phase der Behandlung war der PI ungefähr 34 % niedriger als der vortherapeutische Wert, aber verglichen mit der Phase, in der nur mit Estradiol behandelt wurde, war er 13 % höher. Es bleibt unklar, ob die Progesteroneffekte auf den uterinen arteriellen PI im Zusammenhang stehen mit der bei zusätzlicher Gabe von Progesteron reduzierten Protektion gegenüber arteriellen Krankheiten unter Östrogenersatztherapie.

Einfluss des Alters auf die ovarielle und uterine Perfusion

Eigene Untersuchung

Kurjak und Kupesic analysierten die Beziehung zwischen dem Alter („ovariellem Altern") und der uterinen bzw. ovariellen Perfusion (26). 190 Patientinnen wurden untersucht. Von diesen hatten 91 einen normalen Zyklus mit erwiesener Fertilität. 65 waren postmenopausal und 34 waren postmenopausale Patientinnen, die eine Hormonersatztherapie bekamen.

Untersuchungszeitpunkte. Signale der A. ovarica wurden charakterisiert durch niedrige Flussgeschwindigkeit und hohen Widerstand. Die Frauen in der Kontrollgruppe wurden zwischen dem 5. und 10. Zyklustag untersucht und danach täglich bis eine nach klinischen Gesichtspunkten gesicherte Ovulation stattfand. Nach einer Ovulation wurden die Werte mindestens zweimal im Verlauf der Lutealphase gemessen. Das Ovar, das den Follikel oder das Corpus luteum enthielt, wurde als das „dominante" angesehen. In der postmenopausalen Gruppe von Patientinnen wurde die Untersuchung in randomisierten Zeitintervallen durchgeführt.

Untersuchte Gefäße. Die A. uterina wurde lateral an der Zervix auf Höhe des zervikokorporalen Überganges gesucht. Der Durchschnittswert der beiden Aa. uterinae wurde verwendet. Dopplerhüllkurven der Aa. radiales wurden innerhalb des Myometriums gewonnen, während die Spiralarterien auf der Höhe des myometrialen-endometrialen Überganges eingestellt wurden. Während jeder Untersuchung wurde der Resistance-Index (RI) automatisch berechnet und als Berechnungsgröße der Dopplerhüllkurve benutzt: Systole minus Diastole, dividiert durch Systole. Die A. ovarica wurde lateral des Ovars dargestellt. War das Signal nicht klar ersichtlich, wurde das Dopplerfenster (sample volume) über das Ligament geführt, bis ein arterielles Signal identifiziert werden konnte.

A. ovarica

Normozyklische Patientinnen. Longitudinale Studien mit der Untersuchung der A. ovarica bei normozyklischen Patientinnen demonstrierten schmale systolische Dopplerhüllkurven mit einem RI von 0,92 ± 0,08 (Mittel ± SA) in der frühen postmenstruellen Phase. In der periovulatorischen Phase (Zyklustag 12 – 14) zeigten die von der A. ovarica auf der dominanten Seite erhaltenen Dopplerkurven eine markante Verbreiterung mit kontinuierlichem diastolischem Flow, was auf eine deutliche Verminderung des vaskulären Widerstandes hinweist (RI = 0,86 ± 0,04) (Abb. 5.1). In der Lutealphase wiederholte Dopplermessungen demonstrierten eine weitere Erhöhung der enddiastolischen Flowgeschwindigkeit, die am 21. Zyklustag am deutlichsten war. Dieses Ergebnis wurde durch eine signifikante Verminderung des RI auf 0,83 ± 0,04 widergespie-

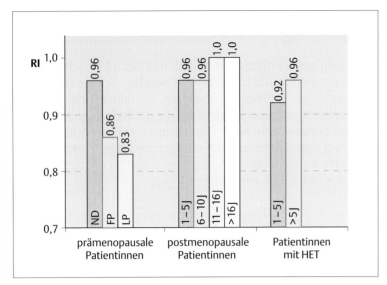

Abb. 5.**1** Blutfluss in der A. ovarica bei prämenopoausalen und postmenopausalen Patientinnen (mit und ohne HET); ND = nichtdominante A. ovarica, FP = Follikelphase, J = Jahre nach der Menopause, HET = Hormonersatztherapie.

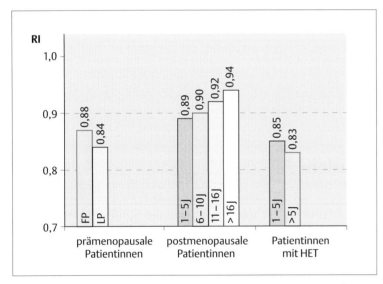

Abb. 5.**2** Blutfluss in der A. uterina bei prämenopausalen und postmenopausalen Patientinnen (mit und ohne HET); FP = Follikelphase, J = Jahre nach der Menopause, HET = Hormonersatztherapie.

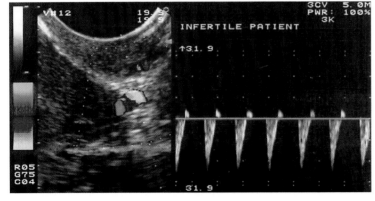

Abb. 5.**3** A.uterina einer postmenopausalen Patientin mit fehlendem diastolischem und Reverse-Flow.

gelt. Die nichtdominante A. ovarica zeigte nicht die für die dominante Seite beschriebenen zyklischen Schwankungen.

Postmenopausale Patientinnen. Verglichen mit der nichtdominanten Seite der gesunden fertilen Kontrollgruppe gab es bei postmenopausalen Patientinnen, deren letzte Menstruationsblutung 1 – 5 Jahre zurücklag, bei Dopplermessungen der A. ovarica keine signifikanten Veränderungen. Beim Vergleich der Werte dieser Gruppe mit den ovariellen Gefäßwiderständen in der frühen Follikel- und Lutealphase normozyklischer Patientinnen ergaben sich signifikante Unterschiede ($p < 0,01$, $p < 0,001$). Die A. ovarica wies in der postmenopausalen Gruppe eine deutliche Unterbrechung der diastolischen Durchblutungssignale bei 55% der Patientinnen auf. Diastolischer Nullfluss in der A. ovarica wurde bei den meisten der seit 6 – 10 Jahren in der Menopause befindlichen Patientinnen (84,2%) gefunden, während ein unterbrochener diastolischer Flow und ein RI von 1,0 regelmäßig bei Frauen auftraten, die sich seit mehr als 11 Jahren in der Menopause befanden.

Patientinnen unter Hormonersatztherapie (HET). Es gab keine signifikanten Unterschiede, als wir den RI der A. ovarica von Patientinnen, die seit weniger als 5 Jahren und von denen, die schon länger unter HET standen, verglichen. Ebenfalls keinen Unterschied in Bezug auf den Widerstand der A. ovarica gab es zwischen Patientinnen unter HET und unbehandelten Patientinnen. Außerdem war es nicht möglich, Dopplerflusssignale des ovariellen Parenchyms postmenopausaler Patientinnen mit oder ohne HET zu bekommen.

A. uterina

Normozyklische Patientinnen. Die RI-Werte von rechter und linker A. uterina korrelierten stark bei jeder Beurteilung und erlaubten es uns damit, die beiden Werte für statistische Analysen zu verwenden. Der mittlere RI der A. uterina während der proliferativen Phase betrug 0,88 ± 0,04. Dopplermessungen der A. uterina während der Lutealphase zeigten einen verminderten RI-Wert (0,84 ± 0,004) (Abb. 5.**2**).

Postmenopausale Patientinnen. In der Gruppe der postmenopausalen Patientinnen wurde zwischen Baseline-RI und Zeit seit der Menopause eine signifikante Korrelation gefunden: Die höchsten Impedanzwerte zeigten sich bei den Patientinnen, bei denen die Menopause am längsten zurücklag. Einen nicht vorhandenen diastolischen Fluss in den Aa. uterinae sah man bei 15% der Patientinnen, die seit 1 – 5 Jahren in der Menopause waren (Abb. 5.**3**). Eine deutliche Unterbrechung des diastolischen Blutflusses in der A. uterina wurde bei 31,6% der Patientinnen mit einer Menopausendauer zwischen 6 und 10 Jahren gefunden, wohingegen sich dieses Bild bei 54,5% der Patientinnen mit einer Menopausendauer zwischen 11 und 15 Jahren zeigte. Schließlich fand sich bei 79,2% der Gruppe von Patientinnen, deren letzte Menstruationsblutung mehr als 16 Jahre zurücklag, ein nicht vorhandener diastolischer Flow, der ein Zeichen einer hohen vaskulären Impedanz ist.

Patientinnen unter HET. Bei Patientinnen unter HET war der RI der Aa. uterinae signifikant niedriger. Erhöhter diastolischer Flow und in Konsequenz erniedrigter RI waren besonders deutlich bei Patientinnen zu sehen, die seit mehr als 6 Jahren mit Hormonen therapiert wurden.

Radialarterien

Die Veränderung der Flussgeschwindigkeitsmuster der Radialarterien bei prämenopausalen und postmenopausalen Patientinnen (mit oder ohne HET) verhielten sich ähnlich wie die Blutflussmuster der Aa. uterinae. Der mittlere RI der Radialarterien verringerte sich von 0,74 in der proliferativen Phase auf 0,68 in der Lutealphase (Abb. 5.4). In der Menopause tendierten die Werte des RI dazu anzusteigen. Patientinnen unter HET zeigten eine Verbreiterung der systolischen Flusskurve und kontinuierliche Flusssignale während der Diastole, die ihre Ursache in einem verminderten Widerstand der Radialarterien haben.

Spiralarterien

Zwischen der proliferativen (RI = 0,64) und der lutealen Phase (RI = 0,50) gab es in der Kontrollgruppe der gesunden fertilen Frauen einen signifikanten Unterschied im Widerstand der Spiralarterien (Abb. 5.5). Deutliche Dopplersignale der Spiralarterien zu erkennen, war nur bei 30% der postmenopausalen Patientinnen möglich, deren letzte Menstruationsblutung mehr als 1 – 5 Jahre zurücklag (Tab. 5.1). Weiterhin zeigte diese Gruppe von Patientinnen im Vergleich zur Kontrollgruppe eine signifikant erhöhte Impedanz der Spiralarterien. Bei Patientinnen mit einer Menopausendauer von mehr als 6 Jahren war es uns nicht möglich, Blutflusssignale in der Peripherie des Endometriums zu erhalten. Höhere Erkennungsraten (p < 0,001) für Spiralarterien gab es bei Patientinnen unter HET (Tab. 5.2). Im Vergleich zu postmenopausalen Patientinnen ohne HET weisen die Blutflusskurven der Spiralarterien dieser Patientinnen einen verringerten RI (p < 0,01) auf.

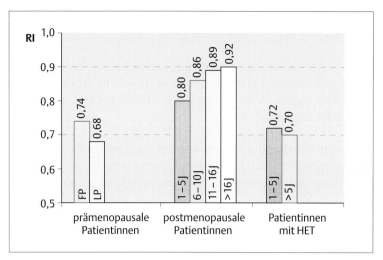

Abb. 5.4 Blutfluss in der Radialarterie bei prämenopausalen und postmenopausalen Patientinnen (mit und ohne HET); FP = Follikelphase, J = Jahre nach der Menopause, HET = Hormonersatztherapie.

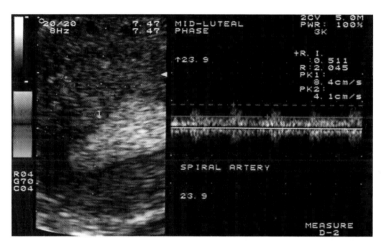

Abb. 5.5 Transvaginale Sonographie, bei der hyperechogene Schichten des Endometriums zur Darstellung kommen. Die Analyse der Dopplerhüllkurve der Spiralarterien (rechts) zeigt den geringen Widerstand in der mittleren Lutealphase des Menstruationszyklus (RI = 0,51).

Tabelle 5.1 Erkennungsraten von A. uterina, Spiral- und Radialarterien bei postmenopausalen Patientinnen

Anzahl der Patientinnnen	Dauer der Menopause in Jahren	Erkennungsrate der A. uterina in %	Erkennungsrate der Radialarterie in %	Erkennungsrate der Spiralarterie in %
15	1 – 5	100	100	30
14	6 – 10	100	89,5	0
17	11 – 15	100	76,2	0
19	> 15	100	33,3	0
insgesamt 65		⌀ 100	⌀ 76,2	⌀ 7,14

Tabelle 5.2 Erkennungsraten von A. uterina, Spiral- und Radialarterien bei postmenopausalen Patientinnen unter HET

Anzahl der Patientinnen	Dauer der Menopause in Jahren	Erkennungsrate der A. uterina in %	Erkennungsrate der Radialarterie in %	Erkennungsrate der Spiralarterie in %
21	1 – 5	100	100	35,7
17	> 5	100	94,1	17,6
insgesamt 38		⌀ 100	⌀ 97,7	⌀ 28,8

Beurteilung der Ergebnisse

Die Ergebnisse unserer Dopplerstudie stehen im Einklang mit anderen klinischen Studien, die eine plötzliche Änderung der ovariellen Funktion ab einem Alter von 40 gezeigt haben (11, 31, 46, 44, 30, 29, 33, 7, 38).

Ovarieller Blutfluss während des Zyklus. Die Verwendung eines Farbdopplers hat die Messungen von sequenziellen Veränderungen des intraovariellen Blutflusses vereinfacht. Den höchsten Widerstand beobachtet man am ersten Tag des Menstruationszyklus, den niedrigsten am Tag des LH-Peaks. Mit transvaginalem Farbdoppler ist es weiterhin möglich, durchblutete Bereiche des follikulären Randbezirkes zu beobachten: Der RI liegt kurz vor der Ovulation bei 0,54 mit abnehmenden Werten ab 2 Tagen vor der Ovulation und erreicht seinen Tiefpunkt zum Zeitpunkt der Ovulation mit einem Wert von ± 0,44. Das ausgereifte Corpus luteum hat normalerweise einen Durchmesser von 1 – 3 cm und zeigt niedrige Impedanzwerte (mittlerer RI 0,43). Schon am 23. Tag nach der Menstruation beginnen regressive Veränderungen am Corpus luteum. Verminderte Blutflussgeschwindigkeiten und ein erhöhter RI (mittlerer RI 0,49) sind die typischen Signale dieser Veränderungen (5, 8, 1, 48, 28, 25).

Ovarieller Blutfluss postmenopausal. Ein diastolischer Nullfluss in der A. ovarica war in der frühen postmenopausalen Phase häufig zu finden und war konstant vertreten bei Patientinnen, die sich seit mehr als 11 Jahren in der Menopause befanden. In der Gruppe der postmenopausalen Patientinnen ließ sich kein intraovarieller Blutfluss nachweisen. Dies ist möglicherweise auf eine fortschreitende Zunahme der Fibroblasten und des Bindegewebes und eine Abnahme der Konzentration des zirkulierenden Östrogens zurückzuführen. Aus diesem Grunde sollten jegliche im Farbdoppler nachweisbaren Signale im postmenopausalen Ovar als ein hochsuspekter Befund von abnormaler Neovaskularisation angesehen werden und eine detaillierte Abklärung mittels gepulstem Doppler nach sich ziehen.

Uteriner Blutfluss postmenopausal. Bei allen gesunden fertilen Kontrollpatientinnen zeigten unsere Ergebnisse einen kontinuierlichen diastolischen Flow in den Aa. uterinae. In der postmenopausalen Gruppe der Patientinnen zeigten die Aa. uterinae eine zunehmende vaskuläre Impedanz, die sich durch eine schmale systolische Dopplerhüllkurve und einen hohen RI ausdrückt. Bonilla Musoles et al. (2) fanden nach Beginn der Menopause einen erhöhten vaskulären Widerstand in den Aa. uterinae.

Es sollte jedoch festgehalten werden, dass die Veränderung der vaskulären Impedanz zusammen mit dem Fehlen eines diastolischen Flows an den ovariellen Arterien deutlicher zu Tage treten. Die Tatsache, dass sich der RI der A. uterina in den ersten Jahren der Postmenopause nicht signifikant ändert, unterstützt die These, dass der Alterungsprozess den Uterus weniger beeinflusst als bislang angenommen (27).

HET. Die profunde Abnahme des vaskulären Widerstandes bei Patientinnen unserer Studie unter HET drückte sich in Veränderungen des Dopplersignalmusters der Radialarterien bzw. der A. uterina aus. Andere, vorangegangene Dopplerstudien (9, 49, 23) zeigten den deutlichen Rückgang des Widerstandes der A. uterina durch Zufuhr physiologischer Mengen des transdermal applizierbaren E2. Dies impliziert Möglichkeiten der problemlosen Manipulation des uterinen Systems durch variierende hormonelle Therapien. Die Autoren entdeckten eine schnelle und profunde Reaktion des uterinen Blutflusses auf eine Hormonersatztherapie. Kardiovaskuläre Vorteile sind evident und werden auch bei Frauen beobachtet, die die Hormonersatztherapie erst spät in der Menopause begonnen haben.

Nichtsdestotrotz gibt es noch andere Variablen, die die uterine Perfusion in der Menopause beeinflussen können. Eine möglicherweise verbleibende ovarielle Restaktivität sowie der Einsatz vasoaktiver Medikamente verringern die Werte des vaskulären uterinen Widerstandes. Sogar diätetische und psychosoziale Faktoren können sich auf den lokalen uterinen Blutfluss postmenopausaler Frauen auswirken.

Schlussfolgerungen. Diese Daten bestätigen und unterstützen die Beobachtung, dass von jungen Frauen gespendete Oozyten zusammen mit einer angemessenen hormonellen Unterstützung des Endometriums helfen, die Probleme nicht adäquater uteriner Empfänglichkeit und hoher Abortraten zu überwinden (3).

Unzweifelhaft ist die transvaginale Farb- und gepulste Dopplersonographie eine nichtinvasive Methode, die uns hilft, mögliche Auswirkungen des Alterns auf die Fertilität zu verstehen.

Literatur

1 Baber RJ, McSweeney MB, Gill RW: Transvaginal pulsed Doppler ultrasound assessment of blood flow to the corpus luteum in IVF patients following ET. Br. J. Obstet. Gynaecol. 95 (1988) 1226 – 1230

2 Bonilla Musoles F, Marti MC, Ballester MJ: Normal uterine arterial blood flow in postmenopausal women assessed by transvaginal color Doppler sonography: the effect of hormone replacement therapy. J. Ultrasound Med. 14 (1995) 497 – 501

3 Borini A, Bafaro G, Violini F, Bianchi L, Casadio V, Flamigni C: Pregnancies in postmenopausal women over 50 years old in an oocyte donation program. Fertil. Steril. 63 (1995) 261

4 Bourne TH, Hillard TC, Whitehead MI, Crook D, Campbell S: Oestrogens, arterial status, and postmenopausal women. Lancet 335 (1990) 1471 – 1472

5 Bourne T, Jurkovic D, Waterstone J, Campbell S, Collins WP: Intrafollicular blood flow during human ovulation. Ultrasound Obstet. Gynecol. 1 (1991) 53 – 59

6 Caton D, Abrams RM, Clapp JF, Barron D: The effect of exogenous progesterone on the rate of blood flow of the uterus of ovariectomized sheep. Q. J. Exp. Physiol. 59 (1974) 231

7 Check JH, Lurie D, Callan C, Baker A, Benfer K: Comparison of the cumulative probability of pregnancy after in vitro fertilization-embryo transfer by infertility factor and age. Fertil. Steril. 61 (1994) 257 – 261

8 Collins WP, Jurkovic D, Bourne TH, Kurjak A, Campbell S.: Ovarian morphology, endocrine function and intrafollicular blood flow during peri-ovulatory period. Hum. Reprod. 6 (1991) 319 – 324

9 De Ziegler D, Bessis R, Frydman R: Vascular resistance of uterine arteries: physiological effects of estradiol and progesterone. Fertil. Steril. 55 (1991) 775 – 779

10 Dickson WM, Bosc MJ, Locatelli A: Effect of estrogen and progesterone on uterine blood flow in castrate sows. Am. J. Physiol. 217 (1969) 1431 – 1437

11 Drews M, Bergh P, Williams M, Grunfeld L, Garrisi G, Navot D: Age related decline in female infertility is not due to diminished capacity of the uterus to sustain embryo implantation. 48th annual meeting of the American Fertility Society. New Orleans 1992, Abstract 0–086, S39

12 Ezra Y, Schenker JG: Appraisal of in vitro fertilization. Eur. J. Obstet. Gynecol. Reprod. Biol. 48 (1993) 127–133

13 Fitzgerald CT, Seif MW, Killick SR, Elstein M: Age related changes in the female reproductive cycle. Br. J. Obstet. Gynaecol. 101(3) (1994) 229–233

14 Ford SP: Control of uterine and ovarian blood flow throughout the estrous cycle and pregnancy of the ewe, sow and cow. J. Anim. Sci. 55, (Suppl. 2) (1973) 32–34

15 Ford SP, Chenault JR, Echterncamp SE: Uterine blood flow of cows during the estrous cycle and early pregnancy: effect of the conceptus on the uterine blood supply. J. Reprod. Fertil. 56 (1979) 53–58

16 Ford SP, Reynolds LP: role of adrenergic receptors in mediating estradiol-17 beta stimulated increases in uterine blood flow of cows. J. Anim. Sci. 57 (1983) 665–669

17 Ford SP, Reynolds LP, Farley DB, Bhatnagar RK, van Orden DE: Interaction of ovarian steroids and periarterial alpha-1-adrenergic receptors in altering uterine blood flow during the estrous cycle of gilts. Amer. J. Obstet. Gynecol. 5 (1984) 480–484

18 Ford SP, Weber LJ, Stormshak F: In vitro response of ovine and bovine uterine arteries to prostaglandin $F_{2\alpha}$ and periarterial sympathetic nerve stimulation. Biol. Reprod. 15 (1976) 58–64

19 Ford SP, Weber LJ, Stormshak F: Role of estradiol 17 beta and progesterone in regulating constriction of ovine arteries. Biol. Reprod. 17 (1977) 480–486

20 Furchgott RF, Zawadzki JW: The obligatory role of endothelial cells in the relaxation of arterial muscle by acetyl choline. Nature (London) 288 (1980) 373–376

21 Goswamy RK, Steptoe PC: Doppler ultrasound studies of the uterine artery in spontaneous ovarian cycles. Hum. Reprod. 3 (1988) 721–725

22 Henricks DM, Guthlie HD, Handlin DL: Plasma estrogen, progesterone and luteinizing hormone levels during the estrous cycle in pigs. Biol. Reprod. 6 (1975) 210–216

23 Hillard TC, Bourne T, Whitehead MI, Cryford TB, Collins WP, Campbell S: Differential effects of transdermal estradiol and sequential progestogens on impedance to flow within the uterine arteries of postmenopausal women. Fertil. Steril. 58 (1992) 959–963

24 Killam AP, Rosenfeld C, Battaglia FC, Makowski EL, Meschia G: Effect of estrogens on the uterine blood flow in oophorectemized ewes. Amer. J. Obstet. Gynecol. 115 (1973) 1045–1050

25 Kupesic S, Kurjak A: Uterine and ovarian perfusion during the periovulatory period assessed by transvaginal color Doppler. Fertil. Steril. 60 (1993) 439–443

26 Kupesic S, Kurjak A, Babic MM: Uterine and ovarian perfusion changes from reproductive maturity to menopause. ACDS 12 (1996) 79–87

27 Kurjak A, Kupesic S: Ovarian senescence and ist significance on uterine and ovarian perfusion. Fertil. Steril. 64 (1995) 532–538

28 Kurjak A, Kupesic-Urek S, Schulman H, Zalud I: Transvaginal color flow Doppler in the assessment of ovarian and uterine blood flow in infertile women. Fertil. Steril. 56 (1991) 870–873

29 Meldrum DR: Female reproductive aging-ovarian and uterine factors. Fertil. Steril. 59 (1993) 1–5

30 Menken J, Trussel J, Larsel U: Age and infertility. Science 233 (1986) 1389–1394

31 Navot D, Bergh PA, Wiliams MA et al.: Poor oocyte quality rather than implantation failure as a cause of age-related decline in female fertility. Lancet 337 (1991) 175–177

32 Navot D, Drews MR, Bergh PA et al.: Age-related decline in female fertility is not due to diminished capacity of the uterus to sustain embryo implantation. Fertil. Steril. 61 (1994) 97–101

33 Padilla, SL, Garcia JE: Effect of maternal age and number of in vitro fertilization procedures on pregnancy outcome. Fertil. Steril. 52 (1989) 270–273

34 Perrot-Applanat M, Groyer-Picart MT, Garcia E, Lorenzo F, Milgrom E: Immunocytochemical demonstration of estrogen and progesterone receptors in muscle cells of uterine arteries in rabbits and humans. Endocrinology 123 (1988) 1511–1514

35 Resnik R: The effect of progesterone on estrogen induced uterine blood flow. Gynecol. Invest. 128 (1976) 251–254

36 Resnik R, Brink GW, Plumer MH: The effect of progesterone on estrogen-induced uterine blood flow. Amer. J. Obstet. Gynecol. 128 (1977) 251–255

37 Sarrel PM: Ovarian hormones and circulation. Maturitas 590 (1990) 297–298

38 Sauer MV, Paulson RJ, Lobo RA: Pregnancy after 50: application of oocyte donation to women after natural menopause. Lancet 341 (1993) 321–323

39 Serafini P, Tran C, Tan T, Norbryhn G, Batzofin J: Oocyte aging is the main factor responsible for the decline in fertility with chronological advancement. Evidence from the IVF surrogacy and egg donation programmes. 48th Annual meeting of the American Fertility Society. New Orleans 1992, Abstract 0–011, S5

40 Steinleitner A, Stancyzk FZ, Levin JN, d'Ablaing G, Vijod MA, Shabhagian VL: Decreased in vitro production of 6-keto-prostaglandin $F_{1\alpha}$ by uterine arteries from postmenopausal women. Amer. J. Obstet. Gynecol. 161 (1989) 1677–1681

41 Stevenson JC, McDonald DWR, Waren RC, Booker MW, Whitehead MI: Increased concentration of circulating calcitonin gene related peptide during normal human pregnancy. Br. Med. J. 29 (1986) 1329–1330

42 Toner JP, Flood JT: Fertility after the age of 40. Obstetrics and Gynecology Clinics of North America 20 (1993) 261–272

43 Toner JP, Philput CB, Jones GS, Muasher SJ: Basal follicle-stimulating hormone level is a better predictor of in vitro fertilization performance than age. Fertil. Steril. 55(4) (1991) 784–791

44 Van Noord-Zaadstra BY, Looman CWN, Alsbach H, Rabbena JDF, Te Velde ER, Karbaat J: Delaying child bearing: effect of age on fecundity and outcome of pregnancy. Br. Med. J. 302 (1991) 1361–1365

45 Wilcox AJ, Weibereg CR, O'Connor JF et al.: Incidence of early loss of pregnancy. New Engl. J. Med. 319 (1988) 189–194

46 Wiro MS, Schewchuk AB: Pregnancy outcome in 242 conceptions after arteficial insemination with donor sperm and effects of maternal age on the prognosis for successful pregnancy. Amer. J. Obstet. Gynecol. 148 (1984) 518–524

47 Yuthasastrakosol P, Palmer WM, Howland BE: Luteinizing hormone, oestrogen and progesterone levels in peripheral serum of anoestrous and cyclic ewes as determined by radioimmunoassay. J. Reprod. Fertil. 43 (1975) 57–62

48 Zalud I, Kurjak A: The assessment of luteal blood flow in pregnant and nonpregnant women by transvaginal color. Doppler. J. Perinat. Med. 18 (1990) 215–221

Infertilitätsdiagnostik und Reproduktionsmedizin

6 Optimierung der assistierten Reproduktion durch Einsatz der Farbdopplersonographie

D. Grab und K. Sterzik

Der unerfüllte Kinderwunsch betrifft ungefähr 10–15% aller Partnerschaften, wobei die Ursachen häufig multifaktoriell bedingt sind: Neben primär ovariellen, hypothalamisch-hypophysären, extragenital endokrinen, psychogenen, immunologischen, genetischen, tubaren, uterinen, zervikalen und vaginalen Sterilitätsursachen fallen zahlenmäßig zunehmend andrologische und nicht abklärbare Ursachenfaktoren („idiopathische Sterilität") ins Gewicht. In 30% der Fälle liegen Sterilitätsursachen bei beiden Partnern vor (22).

Untersuchung des Funktionszustandes des Endometriums

Für alle therapeutischen Ansätze im Rahmen der assistierten Reproduktion (Tab. 6.1) muss berücksichtigt werden, dass der Funktionszustand des Endometriums einen determinierenden Faktor für eine erfolgreiche Implantation darstellt. Der Erfolg sämtlicher reproduktionsmedizinischer Maßnahmen hängt entscheidend davon ab, ob die Embryonen auf ein implantationsfähiges Endometrium treffen. Paulson et al. (1990) kommen aufgrund theoretischer Berechnungen zu dem Schluss, dass in hormonell stimulierten Zyklen die mangelnde Rezeptivität des Endometriums für zwei Drittel aller Therapiefehlschläge verantwortlich ist.

Histologische Untersuchungen. Histologische Untersuchungen zeigten, dass unterschiedliche Stimulationsprotokolle zu einer differierenden Verteilung pathologischer Endometriumbefunde führen, wobei vor allem bei Verwendung von Clomifen ein beträchtlicher Anteil der Endometrien unterschiedlich schwere Funktionsstörungen bis hin zur kompletten Atrophie aufwies (51, 8, 42). Dallenbach et al. (8) halten auf der Grundlage dieser Daten die histologische Untersuchung einer Endometriumbiopsie für ein wesentliches Element der Sterilitätsabklärung und -therapie. Der Nachteil der histologischen Untersuchung ist die damit verbundene Invasivität.

Sonomorphologische Untersuchungen. Die Wertigkeit sonomorphologischer Untersuchungen des Endometriums im Rahmen des Zyklusmonitoring von Sterilitätspatientinnen wird im Schrifttum kontrovers diskutiert: Zwar ist mittels hochfrequenter Transvaginalsonden heute eine sonoanatomisch korrekte Darstellung des Endometriums möglich (7), auf der Grundlage der bisher vorliegenden Daten bleibt aber offen, ob die Sonographie eine klinisch brauchbare prognostische Aussage in Bezug auf die Implantationsfähigkeit des Endometriums erlaubt (21, 44). Eigene Untersuchungen zeigen, dass weder die Endometriumdicke noch die Endometriumstruktur den histologischen Befund zuverlässig widerspiegeln.

Gepulste Dopplersonographie. Hämodynamische Messungen der uterinen und ovariellen Durchblutung mittels Dopplersonographie stellen einen neuen Untersuchungsansatz in der Sterilitätsdiagnostik dar. Die Messungen basieren auf Untersuchungen von Taylor et al. (45). Die Arbeitsgruppe konnte transabdominal mittels gepulster Dopplersonographie uterine und ovarielle Blutströmungsprofile ableiten und sie anhand ihrer Topographie und ihrer typischen Kurvenformen von anderen Blutgefäßen des kleinen Beckens unterscheiden.

Einen weiteren Fortschritt stellte die Entwicklung dopplerfähiger Transvaginalsonden dar. Feichtinger et al. (12) konnten sowohl uterine als auch ovarielle Blutgefäße vom Scheidengewölbe aus überlagerungsfrei darstellen und die uterine und ovarielle Durchblutung unter physiologischen und pathophysiologischen Bedingungen untersuchen.

Farbkodierte Dopplersonographie. Der Einsatz der farbkodierten Dopplersonographie ermöglicht die nahezu anatomisch exakte Darstellung der Blutgefäßversorgung im kleinen Becken (13, 3). Mittels dieser Technologie können uterine und ovarielle Blutgefäße rasch aufgefunden und dargestellt werden (Abb. 6.1 und 6.2).

Goswamy et al. (16) vermuteten aufgrund dopplersonographischer Untersuchungen des uterinen Blutflusses einen Zusammenhang zwischen hämodynamischen Parametern und

Tabelle 6.1 Reproduktionsmedizinische Methoden

Methode	Abkürzung
Intrauterine Insemination	IUI
In-vitro-Fertilisation-Embryotransfer	IVF-ET
Gamete intra fallopian transfer	GIFT
Pronucleus stage transfer	PROST
Zygote intra fallopian transfer	ZIFT
Intratubarer Embryotransfer	TET
Intrazytoplasmatische Spermieninjektion	ICSI
Partielle Zona-Dissektion	PZD
Subzonale Spermieninsemination	SUZI

Abb. 6.**1** Farbkodierte Darstellung des aszendierenden Hauptastes der A. uterina parasagittal in Höhe der Cervix uteri.

Abb. 6.**2** Farbkodierte Darstellung der ovariellen Durchblutung im Spontanzyklus.

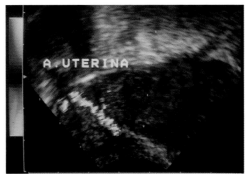

Abb. 6.**1**

Abb. 6.**2**

der Implantationsrate. Diese Beobachtung konnte bald darauf auch in unserem eigenen Patientinnengut bestätigt werden (18, 43). Wir haben daraufhin an einem größeren Kollektiv die

Hypothese überprüft, ob dopplersonographischen Messungen der uterinen Durchblutung eine prognostische Bedeutung im Hinblick auf die Implantation zukommt (17).

Eigene Untersuchungen

Patientinnen und Methoden

Kollektiv. Das Untersuchungskollektiv bestand aus 124 Patientinnen, bei denen wegen tubarem oder andrologischem Faktor eine In-vitro-Fertilisation nach einem einheitlichen hormonellen Stimulationsverfahren mit humanem Menopausengonadotropin und humanem Choriongonadotropin durchgeführt wurde (42). Insgesamt wurden in diesem Kollektiv in 68 Spontanzyklen und 161 behandelten Zyklen sonographische und dopplersonographische Untersuchungen durchgeführt.

Methoden der assistierten Reproduktion und Kontrolluntersuchungen. Bei 105 Patientinnen wurden ultraschallgesteuert transvaginal die Follikel punktiert. Die gewonnenen Oozyten wurden innerhalb von 12 Stunden nach der Eizellgewinnung mit gewaschenen Spermatozoen des Ehepartners inseminiert. Der Embryotransfer wurde im 4- oder 8-Zellenstadium vorgenommen.

19 Patientinnen erhielten eine pelviskopische Follikelpunktion mit anschließendem intratubarem Gametentransfer (Gamete intra fallopian transfer, GIFT).

Sowohl im IVF-ET- als auch im GIFT-Kollektiv wurden unmittelbar vor der Follikelpunktion das Endometrium endosonographisch beurteilt sowie die uterine Durchblutung gemessen.

Bei 36 Patientinnen wurden in einem spontanen Zyklus in der Proliferationsphase, in Zyklusmitte, in der Sekretionsphase und zwischen Tag 8 und 10 des anschließenden hormonell stimulierten Zyklus sonographische und dopplersonographische Untersuchungen vorgenommen.

Vergleichskollektiv. Entsprechend der Definition des Untersuchungskollektivs konnten in den stimulierten Zyklen keine Biopsien durchgeführt werden. Zum Vergleich wurde ein Kollektiv von 53 normozyklischen Patientinnen herangezogen, bei denen es während des Untersuchungszeitraumes nach hormoneller Stimulation mit Gonadotropinen nicht zur Fertilisie-

rung der Eizelle kam. Bei diesen Patientinnen erfolgte die Endometriumbiopsie am Tag des geplanten Embryotransfers.

Ergebnisse. Bei 34 von 124 Patientinnen (27%) kam es nach erfolgreicher Fertilisierung der Eizellen und Embryotransfer (n = 105) bzw. nach GIFT (n = 19) zu einer sonographisch verifizierten Schwangerschaft (29 Einlingsschwangerschaften, 3 Zwillingsschwangerschaften und 2 Drillingsschwangerschaften). Insgesamt wurden 6 Aborte und eine Tubargravidität registriert. 27 Schwangerschaften endeten als Lebendgeburt (22%).

Verwendete Untersuchungsverfahren

Endometriumsonographie

Die sonographische Untersuchung des Endometriums erfolgte mit einer 5-MHz-Transvaginalsonde. Der Uterus wurde je nach Position vom vorderen (anteflektierter Uterus) oder hinteren (retroflektierter Uterus) Scheidengewölbe aus im Sagittalschnitt eingestellt.

Die Dicke des Endometriums wurde unter Aussparung der periendometrialen Zona vascularis (7) als doppelte Endometriumlage bestimmt (Abb. 6.**3**).

Gleichzeitig wurde das Endometrium anhand der Echoqualität entsprechend der Klassifikation von Smith et al. (38) eingeteilt (Abb. 6.**4** – 6.**7**).

Die endosonographischen Untersuchungen wurden mit der Zyklusphase (Spontanzyklen), dem Ergebnis der histologischen Untersuchung und dem klinischen Verlauf (Implantationsrate) in Beziehung gesetzt.

Infertilitätsdiagnostik und Reproduktionsmedizin

61

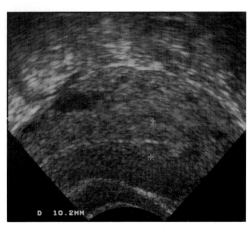

Abb. 6.**3** Vaginosonographische Darstellung des anteflektierten Uterus vom vorderen Scheidengewölbe aus. Die Begrenzung des Endometriums ist mit Kreuzen markiert.

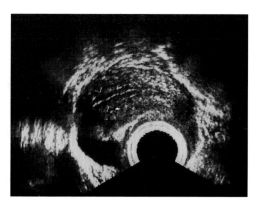

Abb. 6.**4** Vollkommen echofreies Endometrium. Nur ein deutliches Mittelecho ist darstellbar (Grad D nach Smith et al. 1984).

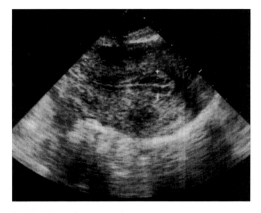

Abb. 6.**5** Zunehmende Echodichte des Endometriums. Das Endometrium ist aber immer noch echoärmer als das umgebende Myometrium (Grad C nach Smith et al. 1984).

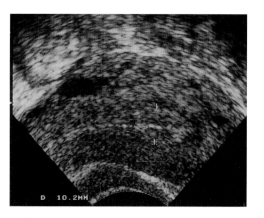

Abb. 6.**6** Das Endometrium ist in der Reflexivität vergleichbar mit dem Myometrium. Man erkennt das Auftreten einer echoarmen Zone (periendometriale Zona vascularis) zwischen Myometrium und Endometrium (Grad B nach Smith et al. 1984).

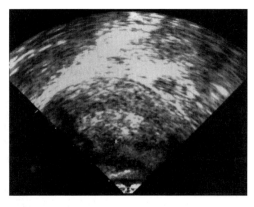

Abb. 6.**7** Das Endometrium ist echodichter als das Myometrium (Grad A nach Smith et al. 1984).

Histologie

Bei 70 Patientinnen konnte in der Sekretionsphase des Spontanzyklus (n = 17) bzw. im stimulierten Zyklus (n = 53) eine Strichkürettage vom Fundus uteri durchgeführt werden.

Das Untersuchungsmaterial wurde sofort nach der Biopsie in Formalin fixiert und in Paraffin eingebettet. Nach dem Anfertigen von Schnitten und Anfärbung mit Hämatoxylin-Eosin (HE) oder nach van Gieson wurden die Präparate entsprechend den Kriterien von Noyes et al. (28) begutachtet. Die histologischen Untersuchungen erfolgten im Institut Prof. Dallenbach (Mannheim).

In einem Unterkollektiv wurden zusätzlich rasterelektronenmikroskopische Untersuchungen durchgeführt (Abb. 6.**8** – 6.**10**).

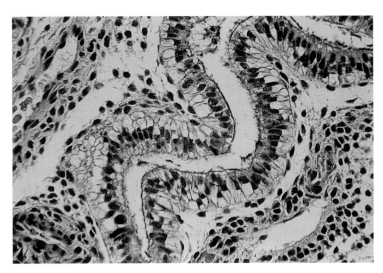

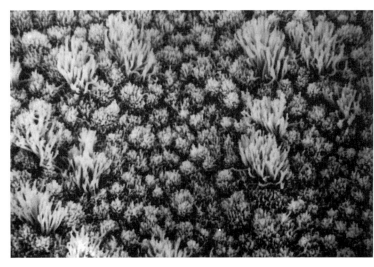

Abb. 6.**8** Zyklusgerecht aufgebautes Endometrium in der Sekretionsphase.
a Lichtmikroskopie, Vergrößerung 240 ×.

b Rasterelektronenmikroskopie, Vergrößerung 1250 ×.

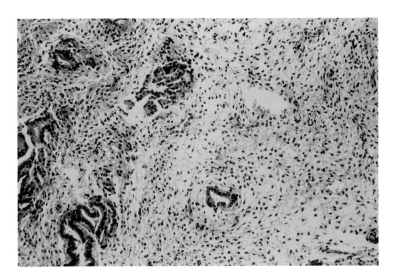

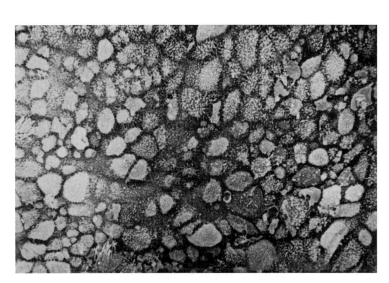

Abb. 6.**9** Unterwertige Sekretion.
a Lichtmikroskopie, Vergrößerung 100 ×.

b Rasterelektronenmikroskopie, Vergrößerung 1250 ×.

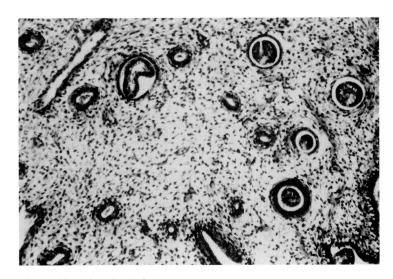

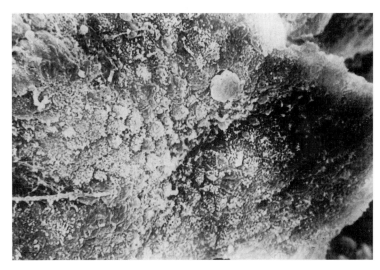

Abb. 6.**10** Abortive Sekretion.
a Lichtmikroskopie, Vergrößerung 100 ×.

b Rasterelektronenmikroskopie, Vergrößerung 320 ×.

Dopplersonographie

Geräte. Die dopplersonographischen Untersuchungen der uterinen Durchblutung wurden mit einer Transvaginalsonde im Duplexverfahren vorgenommen. Verwendet wurden eine mechanische 5-MHz-Sonde (B-Mode), in die eine 4,5-MHz-Dopplersonde integriert ist (Combinson 320 – 5 mit Doppler-Modul 300, Fa. Kretz Technik, Zipf, Österreich) und ein farbkodierter Dopplersonograph mit einer 5-MHz-Transvaginalsonde (Toshiba 270 A, Neuss, Bundesrepublik Deutschland).

Parameter. Die A. uterina wurde vom Scheidengewölbe aus in Höhe der Zervix im Parasagittalschnitt dargestellt. Der Dopplerstrahl wurde dann so auf das uterine Gefäßbündel ausgerichtet, dass ein möglichst großer Frequenzshift erreicht wurde. Die Auswertung der Blutströmungsprofile erfolgte semiquantitativ mittels des Resistance-Index (35) und des Pulsatilitätsindex (14). Die Werte spiegeln den Vaskularisationsgrad und den Funktionszustand im nachgeschalteten Arteriolen- und Kapillarbett wider: Hohe Indexwerte sprechen für einen niedrigen Vaskularisationsgrad mit entsprechend hohem Ge-

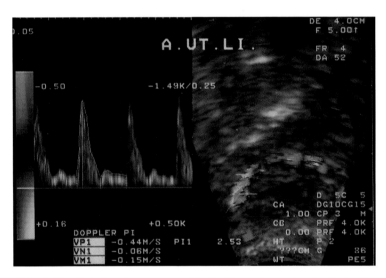

Abb. 6.**11** Farbdopplersonographische Darstellung der A. uterina im Parasagittalschnitt. Das Dopplerfenster ist mit einem Einstrahlwinkel von 52° über dem Gefäßlumen positioniert. Links das von diesem Areal abgeleitete Dopplerspektrum.

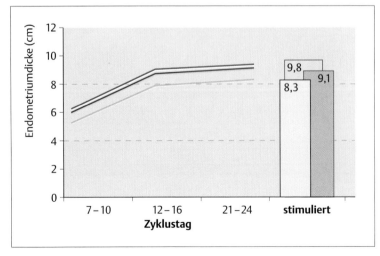

Abb. 6.**12** Endosonographisch gemessene Endometriumdicke im spontanen Zyklusverlauf und nach hormoneller Stimulation. Mittelwerte ± Standardabweichung.

fäßwiderstand, während niedrige Indexwerte einen niedrigen vaskulären Widerstand und einen hohen Vaskularisationsgrad im nachgeschalteten Gefäßbett repräsentieren.

Semiquantitative Messungen. Semiquantitative Messungen konnten bei allen 124 Patientinnen am Tag der Follikelpunktion sowie bei 39 Patientinnen im vorausgehenden Spontanzyklus durchgeführt werden. 23 weitere Patientinnen wurden nur im Spontanzyklus, jedoch nicht im nachfolgenden stimulierten Zyklus untersucht. Damit basieren die für Spontanzyklen ermittelten semiquantitativen Messparameter auf einem Kollektiv von 62 Patientinnen.

Quantitative Messungen. Quantitative Messungen sind nur möglich, wenn der Einstrahlwinkel des Dopplerstrahls bekannt ist. Dies erfordert eine exakte Längsdarstellung des zu untersuchenden Gefäßes. Die Farbkodierung ermöglicht eine langstreckige Darstellung des aszendierenden Hauptastes der A. uterina (Abb. 6.**11**). Mittels farbkodierter Dopplersonographie konnten insgesamt 272 quantitative Messungen der systolischen und der mittleren uterinen Blutströmungsgeschwindigkeiten in 32 unbehandelten Zyklen und in 33 hormonell stimulierten Zyklen vorgenommen werden.

Auswertung. Sowohl die semiquantitativen als auch die quantitativen Messungen wurden bilateral durchgeführt. Für die statistische Auswertung wurde für jeden Parameter der Mittelwert aus den rechts- und linksseitig ermittelten Messwerten herangezogen.

Die hämodynamischen Parameter wurden mit den sonomorphologischen, den hormonellen, den histologischen und den klinischen Parametern (Implantationsrate) in Beziehung gesetzt. Darüber hinaus wurde die Abhängigkeit hämodynamischer Parameter von der Zyklusphase und von der hormonellen Stimulation evaluiert.

Ergebnisse

Endometriumsonographie

Endometriumdicke. Abb. 6.**12** zeigt die endosonographisch bestimmte Endometriumdicke im Spontanzyklus und nach hormoneller Stimulation (Mittelwerte und Standardabweichung). Die Varianzanalyse ergibt eine statistisch hochsignifikante Zunahme der Endometriumdicke im Zyklusverlauf (p < 0,001). Die Testung zwischen den Gruppen (t-Test) zeigt einen hochsignifikanten Unterschied der Endometriumdicke zwischen der mittleren Proliferationsphase und der Zyklusmitte (p < 0,001). Die Messwerte in Zyklusmitte und in der mittleren Sekretionsphase unterscheiden sich nicht signifikant (p = 0,2). In diesen Zyklusphasen entspricht die Endometriumdicke den im stimulierten Zyklus ermittelten Messwerten (p = 0,5).

Echomuster. Im spontanen Zyklus konnte eine charakteristische Veränderung des Echomusters beobachtet werden (Abb. 6.**13**): Während in der Proliferationsphase am häufigsten Grad C nach Smith et al. (38) registriert wurde, verschob sich die Verteilung in Zyklusmitte zu Gunsten der Grade A und B. In der Sekretionsphase entsprach das Echomuster fast ausschließlich Grad A. Das Echomuster glich in den stimulierten Zyklen am ehesten den Verhältnissen in der Proliferationsphase.

Implantationsrate. Sowohl die Endometriumdicke als auch das Echomuster zeigten keine eindeutige Assoziation mit der Implantationsrate: Ein Vergleich der Endometriumdicke nach erfolgreicher bzw. fehlgeschlagener Implantation erbrachte keine signifikanten Unterschiede (9,5 versus 9,1 mm; p = 0,71). Abb. 6.**14** zeigt die Verteilung der Echomuster nach geglückter bzw. fehlgeschlagener Implantation. Bei allen Graden nach Smith et al. (38) wurde das Auftreten klinischer Schwangerschaften registriert.

Histologie

Ultrasonographische Befunde und histologische Diagnose. Die Endometrien waren – unabhängig von der histologischen Diagnose – in der Sekretionsphase überwiegend Grad A nach Smith et al. (38) zuzuordnen. Zwei Endometrien, die sonographisch Grad B entsprachen, wurden histologisch jeweils als unterwertig transformiert bzw. als zyklusgerecht befundet. Auch die sonographische Endometriumdicke konnte die histologische Diagnose nicht widerspiegeln: Die sonographisch gemessenen Endometriumhöhen waren bei nonrezeptiver Histologie teilweise größer als bei den implantationsfähigen Fällen, wobei die größte Endometriumdicke (19 und 14 mm) in den beiden Fällen mit unterwertiger Proliferation gemessen wurden.

Im Vergleichskollektiv von 53 Patientinnen, die nach fehlgeschlagener Fertilisierung der Oozyten am geplanten Tag des Embryotransfers biopsiert wurden, wurde in 57 % der Fälle ein zyklusgerechtes Endometrium diagnostiziert. Setzt man die ultrasonographisch klassifizierten Endometriumbilder in Beziehung zur histologischen Diagnose (Abb. 6.**15**), so entsprach bei zyklusgerechter Histologie die Verteilung der sonographischen Befunde am ehesten den in der periovulatorischen Phase des Spontanzyklus beobachteten Verhältnissen. Da jedoch bei nahezu allen histologischen Diagnosen sämtliche sonographischen Gradeinteilungen vorkommen, können aus der Echogenität des Endometriums keine verlässlichen Rückschlüsse auf die histologische Diagnose gezogen werden.

Befunde nach Stimulation. In einem Unterkollektiv wurden zusätzlich zur Lichtmikroskopie rasterelektronenmikroskopische Untersuchungen des Endometriums nach hormoneller Stimulation mit HMG/HCG vorgenommen und mit Biopsaten aus Spontanzyklen verglichen.

In mit Gonadotropinen stimulierten Zyklen wurden 9 von 16 Biopsien, die am Tag des geplanten Embryotransfers entnommen worden waren, als zyklusgerecht und 7 als unterwertig beurteilt. Im Vergleich zum unstimulierten Zyklus wiesen die stimulierten Endometrien eine größere Anzahl von Zilienzellen mit stärker ausgeprägten und längeren Zilien auf.

Degenerative Entwicklungsstörungen betrafen meist nicht das gesamte Endometrium, sondern traten überwiegend lokal begrenzt auf. Die Sekretion war nur selten beeinträchtigt. Auch in Bezirken, die morphologisch als „unterwertig" imponierten, konnte sowohl apokrine als auch Tröpfchensekretion nachgewiesen werden.

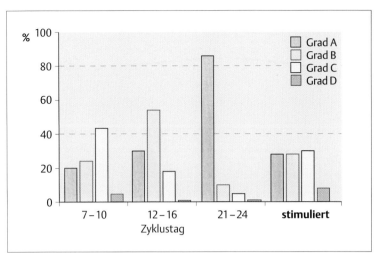

Abb. 6.**13** Echomuster (Gradeinteilung nach Smith et al. 1984) im Spontanzyklus und nach hormoneller Stimulation.

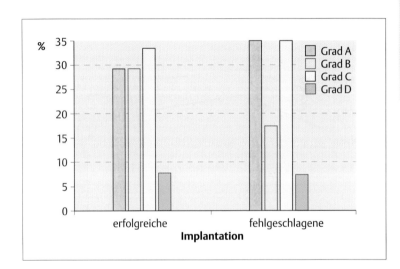

Abb. 6.**14** Verteilung der Echomuster (Gradeinteilung nach Smith et al. 1984) im stimulierten Zyklus, aufgegliedert nach erfolgreicher bzw. fehlgeschlagener Implantation.

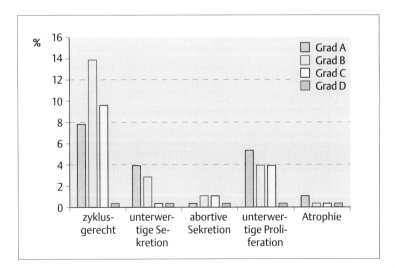

Abb. 6.**15** Sonographisches Echomuster (Gradeinteilung nach Smith et al. 1984) nach hormoneller Stimulation, aufgegliedert nach der histologischen Beurteilung der Endometriumbiopsate am Tag des geplanten Embryotransfers.

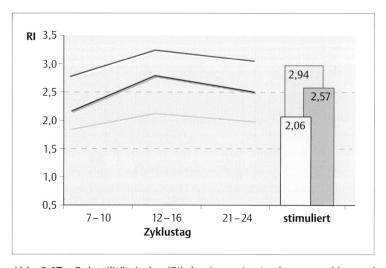

Abb. 6.**16** Resistance-Index (RI) der A. uterina im Spontanzyklus und nach hormoneller Stimulation (Medianwerte und untere bzw. obere Quartile).

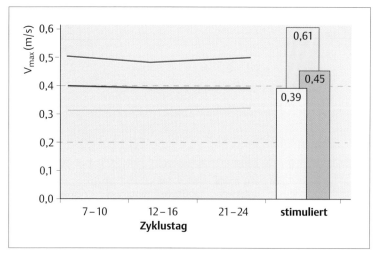

Abb. 6.**17** Pulsatilitätsindex (PI) der A. uterina im Spontanzyklus und nach hormoneller Stimulation (Medianwerte und untere bzw. obere Quartile).

Abb. 6.**18** Systolische Maximalgeschwindigkeit (V_{max}) der A. uterina im Spontanzyklus und nach hormoneller Stimulation (Medianwerte und untere bzw. obere Quartile).

Dopplersonographie

Abb. 6.**16** – 6.**18** zeigen die Messwerte aus Spontanzyklen und den nachfolgenden mit Gonadotropinen stimulierten Zyklen. Im Median waren die Widerstandswerte in den stimulierten Zyklen niedriger und die Blutströmungsgeschwindigkeiten höher als in den vorausgegangenen unstimulierten Zyklen, wobei die Unterschiede jedoch nur diskret waren und nur teilweise Signifikanzniveau erreichten.

Resistance-Index. Der Resistance-Index der A. uterina lag im stimulierten Zyklus im Median unter den im spontanen Zyklus ermittelten Werten (Abb. 6.**16**), der Unterschied erwies sich jedoch als statistisch nicht signifikant (p = 0,14). Ein Vergleich der verschiedenen Zyklusphasen und der stimulierten Zyklen mittels Regressionsanalyse ergab für die Proliferationsphase einen Korrelationskoeffizienten von 0,21. In der periovulatorischen Phase lag der Korrelationskoeffizient bei 0,28 und in der Sekretionsphase bei 0,35.

Pulsatilitätsindex. Demgegenüber war der Pulsatilitätsindex der A. uterina signifikant niedriger als in der periovulatorischen (p < 0,001) bzw. der sekretorischen Phase (p < 0,01) der entsprechenden Spontanzyklen (Abb. 6.**17**). Der Pulsatilitätsindex korrelierte in der Proliferationsphase nur schwach mit den entsprechenden im stimulierten Zyklus gemessenen Werten (Korrelationskoeffizient = 0,15). In Zyklusmitte betrug der Korrelationskoeffizient 0,39 und in der Sekretionsphase 0,34.

Blutströmungsgeschwindigkeiten. Sowohl die systolischen maximalen als auch die intensitätsgewichteten mittleren uterinen Blutströmungsgeschwindigkeiten waren in den stimulierten Zyklen höher als in den vorangegangenen unbehandelten Zyklen.

Die maximale Blutströmungsgeschwindigkeit (Abb. 6.**18**) lag nach der hormonellen Stimulation signifikant über den in der Periovulations- und Sekretionsphase gemessenen Werten (p < 0,05; Wilcoxon-Test). Dabei war die Korrelation zwischen spontanen und stimulierten Zyklen in der Proliferationsphase (Korrelationskoeffizient = 0,54) und in der Sekretionsphase (Korrelationskoeffizient = 0,55) höher als in Zyklusmitte (Korrelationskoeffizient = 0,30).

Ähnliche Verhältnisse wurden für die intensitätsgewichtete mittlere Blutströmungsgeschwindigkeit beobachtet: Auch sie lag über den im Spontanzyklus ermittelten Messwerten, wobei jedoch nur in der periovulatorischen Phase ein signifikanter Unterschied bestand (p < 0,01; Wilcoxon-Test), während das Signifikanzniveau von 0,05 in der Sekretionsphase knapp überschritten wurde (p = 0,07; Wilcoxon-Test). Der Korrelationskoeffizient zwischen stimulierten und spontanen Zyklen betrug in der Proliferationsphase 0,53, in der Sekretionsphase 0,47 und in der periovulatorischen Phase 0,17.

Korrelation dopplersonographischer Messwerte zur Implantation

Bei allen Patientinnen des Untersuchungskollektivs wurden am Tag der Follikelpunktion semiquantitative Untersuchungen der uterinen Durchblutung durchgeführt. Setzt man die Messwerte zum klinischen Verlauf in Beziehung, so zeigen die Fälle mit geglückter Implantation signifikant niedrigere Widerstandswerte als die Fälle, in denen keine Schwangerschaft erzielt werden konnte. Der Wilcoxon-Test ergab für den Resistance-Index eine Irrtumswahrscheinlichkeit von 0,045 und für den Pulsatilitätsindex eine Irrtumswahrscheinlichkeit von 0,03. Tab. 6.2 zeigt die Mittelwerte, die Standardabweichungen, die Medianwerte, die 25. und 75. Perzentile (obere bzw. untere Quartile) sowie die Extremwerte für Resistance-Index (RI) und Pulsatilitätsindex (PI), bezogen auf die erfolgreiche bzw. misslungene Implantation. Die Kollektive zeigten die gleiche Verteilung für die Altersstruktur (erfolgreiche Implantation: 32,8 ± 3,8 Jahre; misslungene Implantation: 31,1 ± 3,2 Jahre, n. s.), die Hormonparameter (erfolgreiche Implantation: Estradiol: 1190 ± 76 pg/ml, Progesteron: 0,92 ± 0,07 ng/ml; misslungene Implantation: Estradiol: 1262 ± 65 pg/ml, Progesteron: 0,89 ± 0,06, n. s.) und die Anzahl der transferierten Embryonen (erfolgreiche Implantation: 2,4 ± 0,6; misslungene Implantation: 2,5 ± 0,04, n. s.).

Die Implantationsrate sinkt mit steigendem Pulsatilitätsindex (Abb. 6.19). Oberhalb eines Pulsatilitätsindex von 3,5 oder eines Resistance-Index von 0,95 konnten keine Schwangerschaften erzielt werden. Ein Pulsatilitätsindex über 3,5 oder ein Resistance-Index über 0,95 weisen mit einer Spezifität von 100% bei einer Sensitivität von 14% auf ein nonrezeptives Endometrium hin. Der positive Vorhersagewert beträgt für die genannten Grenzwerte 100%.

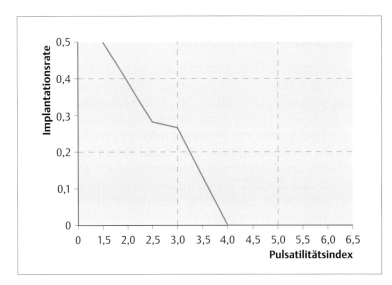

Abb. 6.**19** Implantationsrate in Abhängigkeit vom Pulsatilitätsindex (PI).

Diskussion des Stellenwertes der dopplersonographischen Untersuchungen

Ovar und Uterus stellen die einzigen Organe dar, in denen beim Erwachsenen auch unter physiologischen Bedingungen eine nennenswerte Neoangiogenese stattfindet. Die Blutströmungskurven uteriner Arterien spiegeln die Gefäßarchitektur der nachgeschalteten Endstrombahn wider. Darüber hinaus bestehen Assoziationen zum Funktionszustand der nachgeschalteten Arteriolen: Vasokonstriktionen können zu charakteristischen Veränderungen der Blutströmungsprofile führen (27).

Tabelle 6.**2** Zusammenstellung von Lokalisationsmerkmalen für Resistance-Index (RI) und Pulsatilitätsindex (PI) uteriner Gefäße, aufgegliedert nach gelungener und misslungener Implantation; die beiden Gruppen unterscheiden sich signifikant (p < 0,05; Wilcoxon-Test)

RI	Erfolgreiche Implantation (n = 27)	Misslungene Implantation (n = 90)
Mittelwert ± Standardabweichung	0,81 ± 0,06	0,84 ± 0,08
Median	0,78	0,83
untere Quartile	0,76	0,78
obere Quartile	0,88	0,90
Minimum	0,67	0,73
Maximum	0,93	1,00
PI	**Erfolgreiche Implantation (n = 27)**	**Misslungene Implantation (n = 90)**
Mittelwert ± Standardabweichung	2,25 ± 0,61	2,82 ± 1,16
Median	2,23	2,59
obere Quartile	1,91	2,09
untere Quartile	2,61	3,05
Minimum	0,88	1,30
Maximum	3,41	7,05

Einfluss der Sexualhormone auf die uterine Durchblutung

Neuroanatomische Untersuchungen zeigen, dass die uterine Durchblutung durch ein komplexes, sexualsteroidsensitives Substrat gesteuert wird (31, 32, 50): Dabei konnten zusätzlich zu den klassischen Neurotransmittern Noradrenalin und Acetylcholin eine Anzahl von Neuropeptiden mit Wirkung auf die Gefäßwand uteriner Arterien (Abb 6.**20**) identifiziert werden (30, 20, 49). Die Dopplersonographie bietet die Möglichkeit, die uterine und ovarielle Durchblutung unter dem Einfluss endogener und exogen zugeführter Sexualhormone zu untersuchen (9). Derartige Messungen können zu einem besseren Verständnis führen, wie vaskuläre Prozesse in die reproduktionsbiologische Pathophysiologie involviert sind (3, 4, 5). Sie bieten darüber hinaus die Möglichkeit, einfach und noninvasiv die Wirkung von medikamentösen Therapieschemata auf die uterine und ovarielle Hämodynamik zu messen.

Veränderungen der Durchblutung während des Zyklus

Ob uterine und ovarielle Blutströmungsmuster eine Zyklusdynamik aufweisen, wird im Schrifttum kontrovers diskutiert. Die bisher vorliegenden Daten legen die Vermutung nahe, dass es in Zyklusmitte zu einer gesteigerten Perfusion von Uterus und Ovar kommt (12, 15, 16, 40, 23, 24). Feichtinger et al. (12) kommen aufgrund von wiederholt im Spontanzyklus durchgeführten transvaginalen Messungen in uterinen und ovariellen Blutgefäßen zu dem Schluss, dass der Resistance-Index am Zyklusanfang und -ende höher liegt als in Zyklusmitte, ohne dass diese Aussage bei einer sehr kleinen Fallzahl statistisch untermauert werden konnte. Goswamy und Steptoe (15) fanden bei 16 Probandinnen einen Abfall des uterinen vaskulären Widerstands im Zyklusverlauf. Steer et al. (40) führten bei 23 Patientinnen transvaginal farbkodierte dopplersonographische Untersuchungen durch. Die Autoren leiten aus ihren Messungen ab, dass ein komplexer Zusammenhang zwischen hormonellen und hämodynamischen Parametern besteht. Der niedrigste Pulsatilitätsindex uteriner Arterien wurde in dieser Untersuchung in der Sekretionsphase beobachtet, während in Zyklusmitte zum Zeitpunkt des Östrogengipfels der Pulsatilitätsindex kurzfristig anstieg. Im Gegensatz dazu beschreiben Battaglia et al. (2) bei 19 mit Clomifen/HCG oder HMG/HCG-stimulierten Patientinnen einen Abfall des Pulsatilitätsindex im Verlauf der Proliferationsphase und einen Anstieg in der Lutealphase. Demgegenüber fanden Scholtes et al. (37) bei der transvaginalen Untersuchung von 16 Patientinnen mit regelmäßigen Zyklen, dass der Pulsatilitätsindex uteriner Arterien nur marginal in die an ovariellen Blutströmungsmustern beobachteten zyklischen Schwankungen involviert ist. Long et al. (25) konnten für den Pulsatilitätsindex uteriner Blutströmungsprofile keine signifikanten Unterschiede zwischen prä- und postovulatorisch gemessenen Werten finden.

In unserem eigenen Untersuchungskollektiv trat periovulatorisch eine diskrete, jedoch statistisch signifikante Zunahme der Widerstandsindizes auf. Quantitative Messungen ergaben unabhängig vom Zyklusstadium im Median eine weitgehend konstante systolische Maximalgeschwindigkeit von etwa 40 cm/s (19).

Bei der Bewertung der Daten muss berücksichtigt werden, dass im Spontanzyklus die uterine Durchblutung einer zirkadianen Rhythmik zu unterliegen scheint: So fanden Zaidi et al. (53) bei Messungen in der späten Proliferationsphase morgens einen signifikant höheren Pulsatilitätsindex und eine signifikant niedrigere Blutströmungsgeschwindigkeit als am Abend.

Durchblutung während hormonell stimulierter Zyklen

Am selben Kollektiv durchgeführte hämodynamische Messungen aus spontanen und hormonell stimulierten ovariellen Zyklen liegen bisher im Schrifttum nicht vor. Battaglia et al. (2) nahmen an einem Kollektiv von 10 spontan ovulierenden Kontrollpersonen und 19 Patientinnen, die im Rahmen einer geplanten In-vitro-Fertilisation mit Clomifen/HCG oder HMG/HCG stimuliert wurden, vergleichende dopplersonographische Untersuchungen der uterinen Durchblutung vor. Bis auf 2 Fälle im stimulierten Kollektiv mit stark erhöhten Widerstandswerten, bei denen es zu einem vorzeitigen Estradiolabfall kam, war die Proliferationsphase sowohl im behandelten als auch im unbehandelten Kollektiv durch einen Abfall des Pulsatilitätsindex gekennzeichnet. Die Indexwerte waren im stimulierten Kollektiv höher als in der Kontrollgruppe: Zwischen dem 7. und 13. Zyklustag fiel der PI im behandelten Kollektiv von $5{,}2 \pm 0{,}8$ auf $3{,}4 \pm 0{,}8$ und in der Kontrollgruppe von $4{,}4 \pm 0{,}6$ auf $2{,}3 \pm 0{,}3$. Im Gegensatz dazu waren im eigenen Untersuchungsgut nach Gonadotropinstimulation die Widerstandswerte niedriger und die Blutströmungsgeschwindigkeiten höher als in den vorausgegangenen unstimulierten Zyklen. Dabei erwies sich der Pulsatilitätsindex als statistisch aussagekräftiger als der Resistance-Index. Der Unterschied zwischen den beiden Indizes ist methodisch bedingt: Aufgrund der in

Abb. 6.**20** Einfluss verschiedener Neurotransmitter auf den Gefäßwandtonus der A. uterina (modifiziert nach 50).

ACh Acetylcholin
αNA Noradrenalin
VIP Vasoaktives intestinales Polypeptid
NPY Neuropeptid Y
SP Substanz P
CGRP Calcitonin gene-related polypeptide

den Pulsatilitätsindex eingehenden Größen können Kurven mit aufgehobenen oder stark erniedrigten diastolischen Flüssen mit diesem Parameter besser differenziert werden als mit dem Resistance-Index (26). Die Zunahme der Blutströmungsgeschwindigkeiten und die Abnahme des Pulsatilitätsindex nach Gonadotropinbehandlung sind durch die wesentlich höheren Estradiolspiegel in den behandelten Zyklen erklärbar (9). Der im Gegensatz dazu von Battaglia et al. (2) beschriebene höhere Pulsatilitätsindex im stimulierten Kollektiv ist möglicherweise durch die Versuchsanordnung bedingt: Die Messungen wurden nicht am gleichen Kollektiv, sondern in zwei unterschiedlich zusammengesetzten Gruppen erhoben. Damit entsprechen Kontrollgruppe und behandelte Gruppe in der zitierten Studie möglicherweise nicht der gleichen Grundgesamtheit. Darüber hinaus wurden in der betreffenden Studie zwei unterschiedliche Stimulationsverfahren (Clomifen/HCG bzw. HMG/HCG) angewandt. Unsere eigenen Ergebnisse zeigen nach hormoneller Stimulation mit Gonadotropinen einen niedrigeren vaskulären Widerstand in der A. uterina als im Spontanzyklus.

Tekay et al. (46) fanden bei 9 Patientinnen mit ovariellem Überstimulationssyndrom im Vergleich zu 21 stimulierten Kontrollpatientinnen keine Veränderung in der uterinen oder ovariellen Durchblutung. Nach Abklingen der Symptome war der Pulsatilitätsindex der A. uterina bei den 5 Patientinnen, die schwanger geworden waren, jedoch signifikant niedriger als bei den schwangeren Kontrollen.

Oyesnaya et al. (33) fanden in einem IVF-ET-Kollektiv eine positive Korrelation zwischen der Oozytenausbeute und dem vaskulären Index der Follikel. Dieser Index wurde definiert als das Verhältnis der Follikel mit einem nachweisbaren pulsatilen Muster zur Gesamtzahl der Follikel. Mit Hilfe derartiger Messungen könnte der Zeitpunkt der HCG-Gabe optimiert werden. Blutflussmessungen im Stroma supprimierter Ovarien lassen zudem Rückschlüsse auf deren Stimulierbarkeit zu (10).

Uterine Durchblutung und Implantation

Klinisch noch bedeutsamer ist die Korrelation dopplersonographischer Parameter zur Implantation: Goswamy et al. (16) fanden in einem selektionierten Krankengut mit 4 oder mehr IVF-Versuchen eine signifikant niedrigere Schwangerschaftsrate als bei Patientinnen mit weniger Therapieversuchen. Dopplersonographische Untersuchungen der uterinen Durchblutung zeigten in diesem Kollektiv in 48 % der Fälle eine eingeschränkte uterine Perfusion. Die Einordnung der Flusskurven erfolgte auf der Basis einer vorausgegangenen Studie an 16 Probandinnen (15) nach qualitativen Kriterien je nach Vorhandensein und Form des diastolischen Flusses. Dabei wurden ein inkompletter oder kompletter diastolischer Flussverlust als eingeschränkte und ein durchgehender diastolischer Fluss als normale uterine Perfusion beurteilt. Goswamy und Steptoe fanden nach Vorbehandlung der Patientinnen mit Estradiolvalerat in 31 von 38 Fällen eine Verbesserung der uterinen Perfusion und konnten in 15 Fällen bei der anschließenden In-vitro-Fertilisation eine Schwangerschaft erzielen. Die Autoren führten die Untersuchungen transabdominal mit voller Harnblase durch, wobei eine exzessive Blasenfüllung zu einer Veränderung der uterinen Flusskurven und einer Fehlklassifikation führen kann (15).

Tabelle 6.**3**   Assoziation zwischen Implantation und vaskulärem uterinem Widerstand; Zusammenstellung der publizierten Studien

Autoren	n	Schwangerschaftsrate in %	RI		p	PI		p	Keine Implantation bei
			schwanger	nicht-schwanger		schwanger	nicht-schwanger		
Strohmer et al. 1991	105	12	k. A.		–	$2,32 \pm 0,84$	$2,84 \pm 1,29$	$<0,05$	k. A.
Steer et al. 1992	82	34	k. A.		–	$2,08 \pm 0,43$	$2,62 \pm 0,85$	$<0,05$	PI >3
Spernol et al. 1993	117	17	k. A.		–	$1,86 \pm 0,48$	$2,11 \pm 0,55$	$<0,05$	PI $>3,09$
Favre et al. 1993	185	21	k. A.		–	$2,80 \pm 0,48$	$2,90 \pm 0,55$	n. s.	PI $>3,55$
Cacciatore et al. 1996	200	35	$0,85 \pm 0,04$	$0,87 \pm 0,04$	$<0,05$	$2,45 \pm 0,54$	$2,66 \pm 0,39$	$<0,05$	RI $>0,95$ oder PI $>3,3$
Zaidi et al. 1996	139	25	k. A.		–	$2,52 \pm 0,50$	$2,64 \pm 0,80$	n. s.	k. A.
Tekay et al. 1996	32*	13	k. A.		–	3,33 (2,04–3,91)	3,02 (2,13–6,72)	n. s.	
	25	36				2,47 (1,52–3,77)	2,38 (1,79–4,87)	n. s.	PI >4
Eigene Daten	124	22	$0,81 \pm 0,06$	$0,84 \pm 0,08$	$<0,05$	$2,25 \pm 0,61$	$2,82 \pm 1,16$	$<0,05$	RI $>0,95$ oder PI $>3,5$

* = Embryotransfer nach Kryokonservierung
K. A. = keine Angaben
n. s. = nicht signifikant

Unsere eigene Arbeitsgruppe konnte mittels transvaginaler Ableitung der A. uterina zeigen, dass bei IVF-Patientinnen der vaskuläre Widerstand bei den Patientinnen mit erfolgreicher Implantation niedriger war als bei den Therapieversagern (18). Am Tag der Follikelpunktion abgeleitete uterine Blutströmungsprofile waren bei den Patientinnen, bei denen die Therapie glückte, signifikant niedriger als bei Patientinnen mit fehlgeschlagener Implantation (43). Inzwischen liegen Ergebnisse weiterer Studien vor, die diesen Befund bestätigen (Tab. 6.**3**). Zaidi et al. (52) kamen mit der farbkodierten dopplersonographischen Untersuchung des Endometriums zu ähnlichen Ergebnissen: Die fehlende Darstellbarkeit sub- und intraendometrialer Gefäße weist auf eine unzureichende Rezeptivität des Endometriums hin. Salle et al. (36) haben die uterine Durchblutung neben sonomorphologischen Kriterien in einen Score zur Vorhersage der uterinen Rezeptivität integriert.

Die Daten sprechen dafür, dass Implantationsrate und Pulsatilitätsindex negativ miteinander korreliert sind. In sämtlichen publizierten Studien wurden oberhalb eines kritischen Grenzwertes in der Größenordnung von 3 bis 3,5 keine Schwangerschaften registriert. Während unterhalb dieses Grenzwertes aufgrund der breiten Überlappung beider Kollektive (schwanger/nichtschwanger) für eine prognostische Aussage keine ausreichende Trennschärfe erreicht wird, sprechen die Ergebnisse dafür, dass eine hochgradig eingeschränkte uterine Perfusion eine bedeutsame Sterilitätsursache darstellen kann.

Schlussfolgerungen für das klinische Management der assistierten Reproduktion

Damit können dopplersonographische Messungen der uterinen Durchblutung in das klinische Management der assistierten Reproduktion einbezogen werden: Hochgradig erhöhte Widerstandswerte uteriner Flussprofile spiegeln eine mangelnde Rezeptivität des Endometriums wider und lassen Maßnahmen der assistierten Reproduktion nahezu aussichtslos erscheinen: So zeigten in unserem Untersuchungsgut uterine Gefäßwiderstände oberhalb der 90. Perzentile mit 100% Spezifität und einem positiven Vorhersagewert von 100% ein nonrezeptives Endometrium an. Dopplersonographische Messungen der uterinen Durchblutung können ohne zusätzliche Belastung der Patientin mit einem geringen zeitlichen Mehraufwand in die vaginalsonographische Untersuchung des kleinen Beckens integriert werden. Niedrige vaskuläre Widerstandswerte sprechen für eine normale Rezeptivität des Endometriums. Um höhergradige Mehrlingsschwangerschaften zu vermeiden, sollte in diesen Fällen entsprechend zurückhaltend stimuliert werden, bzw. die Zahl der transferierten Embryonen begrenzt werden, wogegen bei erhöhtem vaskulärem Widerstand der Aa. uterinae wegen der deutlich herabgesetzten Implantationsrate die Möglichkeiten der assistierten Reproduktion voll ausgeschöpft werden können. Bei einer hochgradigen Widerstandserhöhung der uterinen Durchblutung muss von einem nonrezeptiven Endometrium ausgegangen werden. Diese Patientinnen sollten ohne eine entsprechende hormonelle Vorbehandlung nicht den körperlichen und seelischen Belastungen einer In-vitro-Fertilisation ausgesetzt werden.

Zusammenfassung

Hormonelle Einflüsse. Die farbkodierte Dopplersonographie bietet die Möglichkeit, einfach und noninvasiv die uterine und ovarielle Durchblutung unter dem Einfluss endogener und exogen zugeführter Sexualhormone zu untersuchen. Eigene Untersuchungen in 68 spontanen und 161 mit Gonadotropinen behandelten Zyklen zeigen, dass der uterine Gefäßwiderstand unter dem Einfluss endogener Gestagene diskret zunimmt, während die systolischen Blutströmungsgeschwindigkeiten (V_{max}) konstant bei etwa 40 cm/s liegen.

Nach hormoneller Stimulation mit Gonadotropinen wurden signifikant niedrigere uterine Gefäßwiderstände und signifikant höhere Blutströmungsgeschwindigkeiten gemessen.

Rezeptivität des Endometriums. Dopplersonographische Messungen der uterinen Durchblutung können zur Beurteilung der Rezeptivität des Endometriums herangezogen werden. Hohe uterine Gefäßwiderstände charakterisieren ein Kollektiv mit deutlich eingeschränkten Fertilitätschancen. Die eigenen Messungen sowie die im Schrifttum publizierten Daten weiterer Arbeitsgruppen deuten darauf hin, dass eine Minderperfusion der A. uterina bei Sterilitätspatientinnen ein bedeutsames Implantationshindernis darstellen kann. Hochgradig erhöhte Gefäßwiderstände in uterinen Arterien spiegeln eine mangelnde Rezeptivität des Endometriums wider und lassen Maßnahmen der assistierten Reproduktion als nahezu aussichtslos erscheinen: Bei einer durch multifaktorielle Einflüsse auf die Rezeptivität bedingten niedrigen Sensitivität von 14% sprechen uterine Gefäßwiderstände über der 90. Perzentile mit 100% Spezifität und einem positiven Vorhersagewert von 100% für ein nonrezeptives Endometrium. Diese Störung ist mit den klassischen noninvasiven und invasiven Untersuchungsmethoden nicht nachweisbar. Bei einer hochgradigen Minderperfusion ist von einer so geringen Implantationswahrscheinlichkeit auszugehen, dass ohne eine entsprechende Vorbehandlung ein Therapieabbruch empfohlen werden sollte.

Fazit. Die Daten sprechen dafür, dopplersonographische Untersuchungen der uterinen Durchblutung in das klinische Management der assistierten Reproduktion einzubeziehen. Die Messungen können ohne zusätzliche Belastung der Patientin in die vaginalsonographische Untersuchung des kleinen Beckens integriert werden und ermöglichen eine weitere Verfeinerung der Differenzialdiagnostik und Therapie der Sterilität.

Literatur

1 Aytoz A, Ubaldi F, Tornaye H, Nagy ZP, Van Steirteghem A, Devroey P: The predictive value of uterine artery blood flow measurements for uterine receptivity in an intracytoplasmatic sperm injection program. Fertil. Steril. 68 (1997) 935 – 937

2 Battaglia C, Larocca E, Lanzani A, Valentini M, Ganazzani AR: Doppler ultrasound studies of the uterine arteries in spontaneous and IVF stimulated cycles. Gynecol. Endocrinol. 4 (1990) 245 – 250

3 Bourne TH: Transvaginal color Doppler in gynecology. Ultrasound Obstet. Gynecol. 1 (1991) 309 – 312

4 Bourne TH, Hagström H-G, Hahlin M et al.: Ultrasound studies of vascular and morphologic changes in the human corpus luteum during the menstrual cycle. Fertil. Steril. 65 (1996) 753 – 758

5 Bourne TH, Reynolds K, Waterstone J et al.: Paracetamol-associated luteinized unruptured follicle syndrome: effect on intrafollicular blood flow. Ultrasound Obstet. Gynecol. 1 (1991) 420 – 425

6 Cacciatore B, Simberg N, Fusaro P, Tiitinen A: Transvaginal Doppler study of uterine artery blood flow in in vitro fertilisation-embryo transfer cycles. Fertil. Steril. 66 (1996) 130 – 134

7 Cornet D, Giacomini P, Pereira-Coelho A, Salat-Baroux J: Etude échographique de l'épaisseur de l'endomètre au cours des cycles spontanés et stimulés: applications à la fécondation in vitro. J. Gynecol. Obstet. Biol. Reprod. 15 (1986) 621 – 625

8 Dallenbach Ch, Sterzik K, Dallenbach-Hellweg G: Histologische Endometriumbefunde bei Patientinnen am Tage eines geplanten Embryo-Transfers. Geburtsh. u. Frauenheilk. 47 (1987) 623 – 629

9 De Ziegler D, Bessis R, Frydman R: Vascular resistance of uterine arteries: physiological effects of estradiol and progesterone. Fertil. Steril. 55 (1991) 775 – 779

10 Engmann L, Sladkevicius P, Agrawal R, Bekir JS, Campbell S, Tan SL: Value of ovarian stromal blood flow velocity measurement after pituitary suppression in the prediction of ovarian responsiveness and outcome of in vitro fertilization treatment. Fertil. Steril. 71 (1999) 22 – 28

11 Favre R, Bettahar K, Grange G et al.: Predictive value of transvaginal uterine Doppler assessment in an in vitro fertilization program. Ultrasound Obstet. Gynecol. 3 (1993) 350 – 353

12 Feichtinger W, Putz M, Kemeter P: Transvaginale Doppler-Sonographie zur Blutflußmessung im kleinen Becken. Ultraschall 9 (1988) 30 – 36

13 Fleischer AC: Ultrasound imaging – 2000: assessment of utero-ovarian blood flow with transvaginal color Doppler sonography, potenzial clinical applications in infertility. Fertil. Steril. 55 (1991) 684 – 691

14 Gosling RG, King DH: Ultrasonic angiology. In: Harcus A, Adamson L (eds.): Arteries and veins. Churchill, Livingstone 1975, 61 – 98

15 Goswamy RK, Steptoe PC: Doppler ultrasound studies of the uterine artery in spontaneous ovarian cycles. Hum. Reprod. 3 (1988) 721 – 726

16 Goswamy RK, Williams G, Steptoe PC: Decreased uterine perfusion – a cause of infertility. Hum. Reprod. 3 (1988) 955 – 959

17 Grab D: Zur Rezeptivität des Endometriums: Stellenwert der Sonographie und Dopplersonographie im unbehandelten Menstruationszyklus und nach hormoneller Stimulation. Habilitationsschrift, Ulm 1994

18 Grab D, Sasse V, Terinde R, Sterzik K: Der vaskuläre Widerstand der Aa. uterinae als prognostisches Kriterium für eine erfolgreiche Implantation? Fertilität 5 (1989) 61 – 64

19 Grab D, Stojic S, Königbauer U, Sterzik K: Uterine Blutströmungsprofile im Spontanzyklus von Sterilitätspatientinnen. Fertilität 8 (1992) 1 – 4

20 Hansen V, Schifter S, Allen J, Maigaard S, Forman A: Effects of human calcitonin gene-related peptides and substance P on human intracervical arteries. Gynecol. Obstet. Invest. 25 (1988) 258 – 261

21 Isaacs JD, Wells DS, Williams DB, Odem RR, Gast MJ, Strickler RC: Endometrial thickness is a valid monitoring parameter in cycles of ovulation induction with menotropins alone. Fertil. Steril. 65 (1996) 262 – 266

22 Knörr K, Knörr-Gärtner H, Beller FK, Lauritzen C: Geburtshilfe und Gynäkologie. Physiologie und Pathologie der Reproduktion. Springer, Berlin 1989

23 Kurjak A: Transvaginal color Doppler: a comprehensive guide to transvaginal color Doppler sonography in obstetrics and gynecology. Parthenon, Carnforth 1991

24 Kurjak A, Kupesic-Urek S, Schulman H, Zalud I: Transvaginal color flow Doppler in the assessment of ovarian and uterine blood flow in infertile women. Fertil. Steril. 56 (1991) 870 – 873

25 Long MG, Boultbee JE, Hanson ME, Begent RHJ: Doppler time velocity waveform studies of the uterine artery and uterus. Brit. J. Obstet. Gynaecol. 96 (1989) 588 – 593

26 McParland P, Pearce JM: Doppler studies in pregnancy. Rec. Adv. Obstet. Gynaecol. 16 (1990) 43 – 73

27 Mo LYL, Bascom PAJ, Ritchie K, McCowan LME: A transmission line modelling approach to the interpretation of uterine Doppler waveforms. Ultrasound Med. Biol. 14 (1988) 365 – 376

28 Noyes RW, Hertig AT, Rock J: Dating the endometrial biopsy. Fertil. Steril. 1 (1950) 3 – 25

29 Ottesen B, Gerstenberg T, Ulrichsen H, Manthorpe T, Fahrenkrug J, Wagner G: Vasoactive intestinal polypeptide (VIP) increases vaginal blood flow and inhibits uterine smooth muscle activity in women. Eur. J. Clin. Invest. 13 (1983) 321 – 324

30 Ottesen B, Gram GR, Fahrenkrug J: Neuropeptides in the female genital tract: effect on vascular and non-vascular smooth muscle. Peptides 4 (1983) 387 – 392

31 Owman Ch, Alm P, Sjöberg N-O: Pelvic autonomic ganglia: structure, transmitters, function and steroid influence. In: Elfvin L-G (Hrsg.): Autonomic Ganglia. J. Wiley & Sons Ltd., New York 1983, pp.125 – 143

32 Owman Ch, Stjernquist M, Helm G, Kannisto P, Sjöberg N-O, Sundler F: Comparative histochemical distribution of nerve fibres storing noradrenaline and neuropeptide Y (NPY) in human ovary, fallopian tube, and uterus. Med. Biol. 64 (1986) 57 – 65

33 Oyesanya OA, Parsons JH, Collins WP, Campbell S: Prediction of oocyte recovery rate by transvaginal ultrasonography and color Doppler imaging before human chorionic gonadotropin administration in in vitro fertilization cycles. Fertil. Steril. 65 (1996) 806 – 809

34 Paulson RJ, Sauer MV, Lobo RA: Embryo implantation after human in vitro fertilization: importance of endometrial receptivity. Fertil. Steril. 53 (1990) 870 – 875

35 Pourcelot L: Applications cliniques de l'examen Doppler transcutane. Inserm. Colloq. 34 (1974) 213 – 240

36 Salle B, Bied-Damron V, Benchaib M, Desperes S, Gaucherand P, Rudigoz RC: Preliminary report of an ultrasonography and colour Doppler uterine score to predict uterine receptivity in an in-vitro fertilization programme. Hum. Reprod. 13 (1998) 1669 – 73

37 Scholtes MCW, Wladimiroff JW, van Rijen HJM, Hop WCJ: Uterine and ovarian flow velocity waveforms in the normal menstrual cycle: a transvaginal Doppler study. Fertil. Steril. 52 (1989) 981 – 985

38 Smith B, Porter R, Ahuja K, Craft I: Ultrasonic assessment of endometrial changes in stimulated cycles in an in vitro fertilization and embryo transfer program. J. Vitro Fert. Embryo Transfer 1 (1984) 233 – 238

39 Spernol R, Hecher K, Schwarzgruber J, Szalay St: Doppler-Flow-Messungen in der A. uterina: Ein Prognosefaktor für den Erfolg bei der Behandlung durch IVF? Ultraschall in Med. 14 (1993) 175 – 177

40 Steer CV, Campbell S, Pampiglione JS, Kingsland CR, Mason BA, Collins WP: Transvaginal colour flow imaging of the uterine arteries during the ovarian and menstrual cycles. Hum. Reprod. 5 (1990) 391 – 395

41 Steer CV, Campbell S, Tan SL et al.: The use of transvaginal color flow imaging after in vitro fertilization to identify optimum uterine conditions before embryo transfer. Fertil. Steril. 57 (1992) 372 – 376

42 Sterzik K, Dallenbach Ch, Schneider V, Sasse V, Dallenbach-Hellweg G: In vitro fertilization: The degree of endometrial insufficiency varies with the type of ovarian stimulation. Fertil. Steril. 50 (1988) 457 – 462

43 Sterzik K, Grab D, Sasse V, Hütter W, Rosenbusch B, Terinde R: Doppler sonographic findings and their correlation with implantation in an in vitro fertilization program. Fertil. Steril. 52 (1989) 825 – 828

44 Sterzik K, Grab D, Schneider V, Strehler EJ, Gagsteiger F, Rosenbusch BE: Lack of correlation between ultrasonography and histologic staging of the endometrium in in vitro fertilization (IVF) patients. Ultrasound in Med. & Biol. 23 (1997)

Infertilitätsdiagnostik und Reproduktionsmedizin

71

45 Taylor KJW, Burns PN, Wells PNT, Conway DI, Hull MGR: Ultrasound doppler flow studies of the ovarian and uterine arteries. Brit. J. Obstet. Gynaecol. 92 (1985) 240–246

46 Tekay A, Martikainen H, Jouppila P: Doppler parameters of the ovarian and uterine blood circulation in ovarian hyperstimulation syndrome. Ultrasound Obstet. Gynecol. 6 (1995) 50–53

47 Tekay A, Martikainen H, Jouppila P: Blood flow changes in uterine and ovarian vasculature, and predictive value of transvaginal pulsed colour Doppler ultrasonography in an in-vitro fertilization programme. Hum. Reprod. 10 (1995) 688–693

48 Tekay A, Martikainen H, Jouppila P: Comparison of uterine blood flow characteristics between spontaneous and stimulated cycles before embryo transfer. Human Reprod. 11 (1996) 364–368

49 Tenmoku S, Ottesen B, O'Hare MMT et al.: Interaction of NPY and VIP in regulation of myometrial blood flow and mechanical activity. Peptides 9 (1988) 269–275

50 Traurig H, Papka RE: Autonomic efferent and visceral sensory innervation of the female reproductive system: special reference to the functional roles of nerves in reproductive organs. In: Maggi CA (Hrsg.): Autonomic Nervous System, Bd. 6: Nervous Control of the urogenital system. Harwood Academic Publishers, London 1992

51 Wentz A: Endometrial biopsy in the evaluation of infertility. Fertil. Steril. 33 (1980) 121–124

52 Zaidi J, Campbell S, Pittrof R, Tan SL: Endometrial thickness, morphology, vascular penetration and velocimetry in predicting implantation in an in vitro fertilization program. Ultrasound Obstet. Gynecol. 6 (1995) 191–198

53 Zaidi J, Jurkovic D, Campbell S, Okokon E, Tan SL: Circadian variation in uterine artery blood flow indices during the follicular phase of the menstrual cycle. Ultrasound Obstet. Gynecol. 5 (1995) 406–410

54 Zaidi J, Pittrof R, Shaker A, Kyei-Mensah A, Campbell S, Tan SL: Assessment of uterine blood flow of human chorionic gonadotropin administration by transvaginal color Doppler ultrasound in an in vitro fertilization programme. Fertil. Steril. 65 (1996) 377–381

7 Überprüfung der Tubendurchgängigkeit mittels gepulster und farbkodierter Duplexdopplersonographie

B. Hüneke, A. Kleinkauf-Houcken, C. Lindner und W. Braendle

Einsatzmöglichkeiten der Dopplersonographie in der Reproduktionsmedizin

Seit der Einführung des Dopplerprinzips in die geburtshilflich-gynäkologische Diagnostik durch Fitzgerald und Drumm 1977 (6) haben sich die Einsatzmöglichkeiten dieses speziellen Ultraschallverfahrens aus dem geburtsmedizinischen Bereich auch auf gynäkologisch-reproduktionsmedizinische Gebiete verlagert (3, 7, 15). Die Hämodynamik der Gefäße des kleinen Beckens und insbesondere des inneren Genitale werden im Continuous-wave- (CW-), Pulsed-wave- (PW-) und Color-flow-mapping- (CFM-)Verfahren untersucht. Hierbei werden beispielsweise die Zyklusabhängigkeit von Blutflussveränderungen sowie der Einfluss von Schwangerschaft oder Neoplasien auf die Hämodynamik untersucht.

Tubenpassage. Über die Untersuchung der Tubenpassage mit der spektralen Dopplersonographie liegen bisher nur wenige Mitteilungen vor (3 a). Mit etwa 25 % stellt die tubare Sterilität eine der häufigsten Ursachen der ungewollten Kinderlosigkeit dar. Der Nachweis der freien Tubenpassage ist daher ein wichtiger Bestandteil der Sterilitätsdiagnostik. Konventionelle Methoden wie Pertubation, röntgenologische Hysterosalpingographie oder laparoskopische Chromopertubation sind mit Nachteilen wie methodischer Ungenauigkeit, Strahlenbelastung und Invasivität verbunden. Eine Alternative bietet sich mit der sonographischen Darstellung der Tubendurchgängigkeit an (9). Erste methodische Erfahrungen wurden an unserer Klinik mit der vaginalsonographischen Darstellung der Passage von Kochsalzlösung durch die Tuben gesammelt. Nachdem im Rahmen einer klinischen Studie ein sonographisches Kontrastmedium (Echovist, Schering) zur Verfügung stand, konnte die Qualität der Darstellung im B-Bild gesteigert werden (10). In Folgestudien wurde geprüft, ob die Anwendung der gepulsten und farbkodierten vaginalen Duplexdopplersonographie einen weiteren Informationsgewinn bei der Beurteilung der Tubendurchgängigkeit auf nichtinvasivem Wege erbringt (9 a).

Prüfung der Tubendurchgängigkeit

Patientinnen und Methode

Patientenkollektiv. Seit der Einführung der sonographischen Tubendarstellung wurden in unserer Sterilitätssprechstunde 210 Frauen im B-Bild- und Dopplerverfahren untersucht. Das Durchschnittsalter lag bei 33 Jahren. In ²/₃ der Fälle handelte es sich um primäre, in ¹/₃ um sekundäre Sterilitäten (Tab. 7.1). Nur bei 20 % der Patientinnen war eine Abklärung des Tubenfaktors vorausgegangen, obwohl nahezu alle Frauen bereits eine Sterilitätstherapie erfahren hatten.

Untersuchungszeitpunkt. Die Untersuchung wurde zu Beginn des Studienzeitraumes in einer ersten Serie vor einer geplanten Laparoskopie unter Stimulationsbedingungen durchgeführt. Vom Ergebnis der Tubenüberprüfung und dem laparoskopischen Befund wurde die Zuordnung der Patientin zum GIFT-Programm (Gamete intra fallopian transfer) oder IVF-Programm (In-vitro-Fertilisation) abhängig gemacht. Die Patientinnen gaben nach Aufklärung über den Eingriff ihr schriftliches Einverständnis. Die sonographische Tubenüberprüfung wird in der späten Follikelphase durchgeführt, um bei östrogenbetonter Zervix bessere Bedingungen zur atraumatischen Überwindung des Zervikalkanals mit dem intrauterinen Katheter zu haben.

Tabelle 7.1 Patientenkollektiv

Charakteristika der untersuchten Patientinnen	
Anzahl (N)	210
Alter (Jahre)	32,5 (25 – 41)
Sterilitätsanamnese (Jahre)	3,4 (2 – 10)
Primäre Sterilität (%)	65
Sekundäre Sterilität (%)	35
Studiendauer (Monate)	60

Vorbereitung der Untersuchung. Zum Ausschluss einer akuten genitalen Infektion werden vor dem ambulanten Eingriff die Bestimmung von Blutsenkungsgeschwindigkeit, Hämoglobingehalt und Leukozytenzahl sowie eine gynäkologische Spekulum- und Tastuntersuchung vorgenommen. Die Lagerung erfolgt auf dem gynäkologischen Stuhl, eine Prämedikation oder Narkose ist nicht erforderlich. Nach sorgfältiger Scheidendesinfektion wird unter sterilen Kautelen ein Kinderblasenkatheter mit einem Durchmesser von 2,7 mm (Ch 8) über den Zervikalkanal (CK) in das Cavum uteri eingeführt und mit 2 ml Kochsalzlösung geblockt. Ein Anhaken der Portio oder Dilatieren des CK ist nur in Ausnahmefällen, z. B. nach operativen Eingriffen an der Zervix, erforderlich. Anschließend wird die Vaginalsonde eingeführt.

Ultraschallgeräte. Folgende Ultraschallsysteme wurden für die Untersuchungen verwendet:

➤ Mechanischer Rotorscanner mit Geradeausabstrahlung und 240°-Panoramasichtfenster, B-Bild-Frequenz von 5 und 7,5 MHz, Pulsdopplerfrequenz von 4,5 MHz und einer Puls-

wiederholungsfrequenz (PRF) von 3,9 bis 15,6 kHz (Kretztechnik Combison 320–5 und 410, Zipf, Austria). Der Dopplernutzstrahl ist über die gesamte B-Bild-Fläche (240°) frei schwenkbar, das Dopplereinzugsvolumen (1–15 mm) über die gesamte Eindringtiefe (17 cm) verstellbar (Abb. 7.**1**).

➤ Elektronischer Curved linear array mit Geradeausabstrahlung 150°, B-Bild-Frequenz 5–9 MHz, Pulsdopplerfrequenz 5 MHz, farbkodiertem Duplexdoppler, Eindringtiefe 8 bis 10 cm (Ultramark 9 HDI ESP, ATL, Bothell, Washington, USA).

Kontrastmittel. Als Kontrastmedium wird eine jeweils frisch zubereitete Suspension von Galactosemikropartikeln (Echovist R, Schering, Berlin) eingesetzt. Durch Adsorption kleinster Luftbläschen an der Oberfläche der Mikropartikel kommt es zu einer verstärkten Reflexion der Ultraschallwellen und Echoverdichtung.

Durchführung der Untersuchung

Nach der Einstellung des Uterusfundus mit der gut sichtbaren Katheterspitze und dem Blockierungsballon als Referenzebene im B-Bild wird eine kleine Menge des Kontrastmittels injiziert (Abb. 7.**2**).

B-Bild-Analyse. Das Cavum uteri, die Tubenabgänge, der intramurale Verlauf sowie in Einzelfällen auch periphere Tubenanteile stellen sich kontrastiert dar. Der Kontrastmittelfluss kann im Echtzeitbild verfolgt werden. Es erfolgen jeweils nur kleine

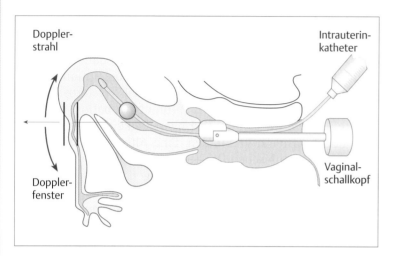
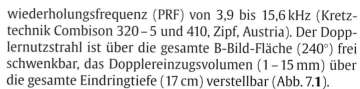

Abb. 7.**1** Schemazeichnung der Instrumentierung bei der dopplersonographischen Tubendarstellung. Kontrastmittelkatheter intrauterin, Vaginalschallkopf im hinteren Scheidengewölbe, Dopplerfenster über dem intramuralen und nahen proximalen Tubenanteil positioniert.

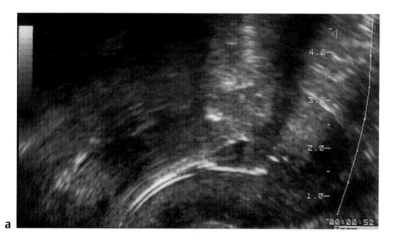

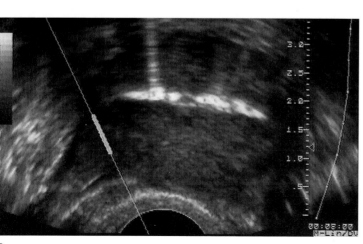

Abb. 7.**2** Darstellung des Blockierungsballons intrauterin.
a Längsschnitt.
b Querschnitt.
c Anflutungsphase des Kontrastmittels im Fundus uteri, Dopplerfenster über dem rechten Tubenabgang positioniert.

pulsatile Injektionen des Kontrastmediums, sodass die wesentliche Information aus der Flussdynamik im B-Bild gezogen wird.

Dopplermodus. Nach der ausschließlichen B-Bild-Analyse wird jetzt der Dopplernutzstrahl mit dem maximal geöffneten Einzugsvolumen (15 mm) über dem intramuralen und darstellbaren proximalen Tubenverlauf positioniert. Es erfolgt das Umschalten auf den Dopplermodus und abermalige kurze pulsatile Injektionen eines Kontrastmittelbolus.

Die optische und akustische Analyse der Dopplerfrequenzverschiebung des die Tuben passierenden Flüssigkeitsbolus erlaubt eine Einordnung in die drei Kategorien freie Passage, eingeschränkte Passage und Passagestopp (Abb. 7.**3**).

Freie Passage. Im Falle einer ungehinderten Tubenpassage flutet das durch die pulsatile Injektion zugeführte Kontrastmittel im intramuralen und angrenzenden proximalen Tubenanteil an. Hier ist das Dopplerfenster positioniert. Die Anflutungsphase ist kurz und durch den steilen und schnellen Anstieg der Dopplerfrequenzverschiebung charakterisiert. Ein ungehindertes freies Abfließen nach distal wird durch den langsamen, gleichmäßigen Abfall des Dopplershifts über die Zeit gekennzeichnet (Abb. 7.**3a**).

Eingeschränkte Passage. Bei einer eingeschränkten Passage kommt es zunächst zu einer verstärkten Anflutung mit steilerem Anstieg des Dopplershifts, bedingt durch stärkere intratubare Turbulenzen. Gefolgt wird diese Phase von einem kurzen Stopp des Kontrastmittels und dadurch fehlendem Dopplershift als Resultat eines erhöhten peripheren Widerstandes (Abb. 7.**3b**). Wird dieser dennoch durch das Kontrastmittelvolumen überwunden, schließt sich eine weitere Phase mit schwächeren Dopplershifts als Zeichen des reduzierten Abflusses gegen einen Widerstand an. Diese Phase ist in ihrer Amplitude immer kleiner und zeitlich kürzer als bei ungehindertem Abfluss.

Totaler Tubenverschluss. Im Falle eines totalen Tubenverschlusses flutet das Kontrastmittelvolumen im Bereich des Dopplerfensters intramural an und erzeugt dort kurze, intensive Dopplershifts mit niedriger Amplitude ohne weitere Signale im Zeitverlauf als Zeichen des fehlenden Abflusses distal des Dopplerfensters (Abb. 7.**3c**).

Farbkodierung. Bei zusätzlicher Analyse des Kontrastmittelflusses mittels Farbkodierung können durch die ohnehin schon intensiven Signale der Echovistlösung ausgeprägte Rausch- und Überblendungsartefakte bei frei durchgängiger Tube entstehen, wenn die Sensitivität des Systems für Flussgeschwindigkeiten nicht extrem gesenkt wird. Lediglich bei fraglichen Befunden und Verdacht auf Obstruktion kommt der Analyse im farbkodierten Modus ein zusätzlicher Stellenwert zu (Flussrichtung, Turbulenzen). Am Fimbrienende ist der Austritt des Kontrastmediums oftmals nur in der Farbkodierung darstellbar.

Dokumentation. Durch die Einbeziehung des Dopplerverfahrens wird zusätzlich zur qualitativen B-Bild-Analyse eine grobquantitative Abschätzung des Flusses durch die Tuben möglich. Die gesamte Untersuchung wird dynamisch auf Videoband und zusätzlich über Hardcopies gespeichert.

Die Abb. 7.**4**–7.**8** zeigen typische Frequenzspektren für die Befundkategorien sowie farbkodierte Untersuchungssequenzen als Originalregistrierungen. Nach der dopplersonographischen Registrierung erfolgt noch eine abschließende Übersicht im B-Bild, um Flüssigkeitsdepots intratubar oder im Douglas zu erfassen.

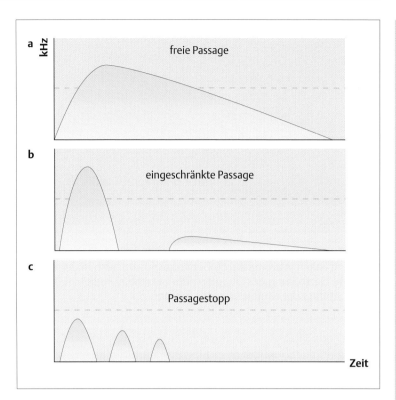

Abb. 7.**3** Schemazeichnung Dopplershift des Kontrastmittels.
a Bei freier Tubenpassage.
b Bei eingeschränkter Tubenpassage.
c Bei Passagestopp.

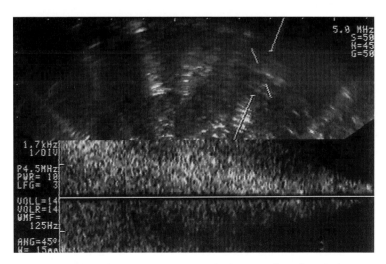

Abb. 7.**4** Originalregistrierung: Dopplerfenster über dem linken Tubenabgang positioniert, in der unteren Bildhälfte Darstellung des gleichmäßigen Abfalls des Dopplershifts bei freier Tubenpassage.

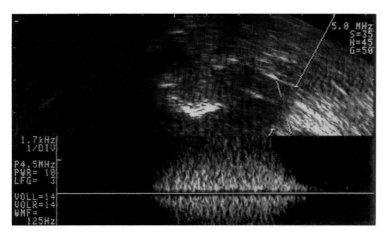

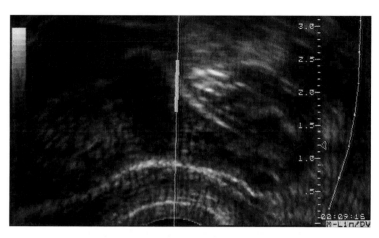

Abb. 7.**5** Originalregistrierung: Fundus kontrastiert, Dopplerfenster über dem linken intramuralen Tubenanteil positioniert, in der unteren Bildhälfte Darstellung des Dopplershifts mit Anflutungsphase und geringem Abfluss bei eingeschränkter Passage.

Abb. 7.**6** Originalregistrierung: intramuraler Tubenverlauf links kontrastiert, in der hochauflösenden B-Bild-Darstellung Abbildung des proximalen und mittleren Tubendrittels.

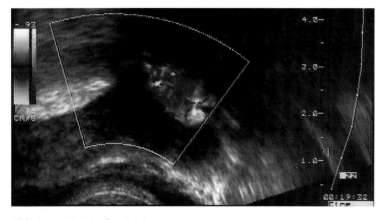

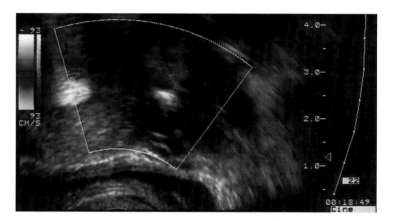

Abb. 7.**7** Originalregistrierungen.
a Anflutungsphase des Kontrastmittels im proximalen und mittleren linken Tubendrittel in der farbkodierten Darstellung.

b Austritt des Kontrastmittels aus dem Fimbrientrichter links (Turbulenzen blau und rot neben einem polyfollikulären linken Ovar).

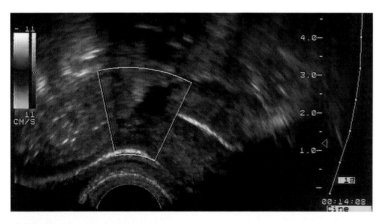

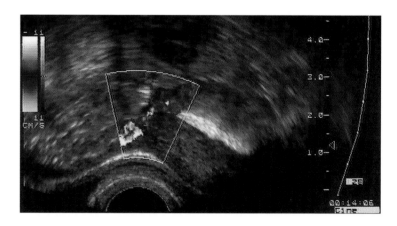

Abb. 7.**8** Originalregistrierungen.
a Positionierung des Farbfensters über dem proximalen Tubendrittel rechts.

b Beginnende Anflutung des Kontrastmittels mit starker Turbulenz im Tubenlumen.

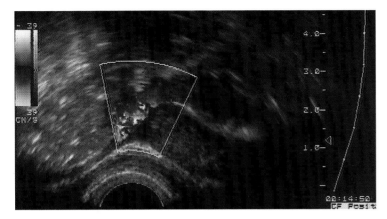

Abb. 7.8c Maximaler turbulenter Fluss im Tubenlumen (Flussrichtung auf den Schallkopf zu = rot).

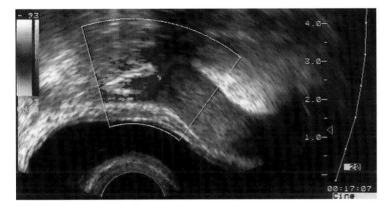

Abb. 7.8d Abflussphase aus dem proximalen in das distale Segment.

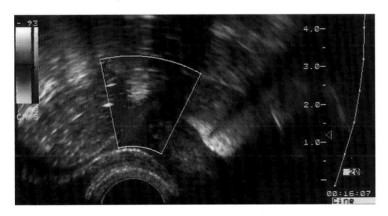

Abb. 7.8e Austritt des Kontrastmittels aus dem rechten Fimbrientrichter.

Ergebnisse

B-Bild- und Dopplersonographie im Vergleich. Bei 210 Patientinnen wurden 404 Tuben sonographisch auf ihre Durchgängigkeit mittels B-Bild- und Dopplerflussanalyse überprüft. Die Ergebnisse wurden für die proximalen und distalen Tubensegmente getrennt ermittelt (Tab. 7.2). Proximal wurden im B-Bild in 92% (373 Tuben) Durchgängigkeit und in 8% (31 Tuben) partielle oder komplette Obstruktionen diagnostiziert. Nach zusätzlicher Doppleranalyse ergaben sich differenziertere Resultate: durchgängig 87% (350 Tuben), partiell verschlossen 6% (24 Tuben), komplett verschlossen 7% (30 Tuben). Distal (Tab. 7.2b) stuften wir im B-Bild 72% (292 Tuben) als durchgängig und 28% (112 Tuben) als verschlossen ein. Die zusätzliche Doppleranalyse ergab Durchgängigkeit in 73% (297 Tuben), partieller Verschluss in 7% (30 Tuben) und kompletter Verschluss in 20% (77 Tuben).

Vergleich mit Laparoskopie. Diese sonographischen Befunde an 404 Tuben wurden in 62% aller Fälle (252 Tuben) durch Laparoskopie überprüft (Tab. 7.3). Zur Ermittlung der Übereinstimmungsrate zwischen beiden Methoden unterteilten wir das Gesamtkollektiv (404 Tuben) wiederum in die 3 sonographischen Ergebnisgruppen:
➤ durchgängig (297 Tuben),
➤ partiell verschlossen (35 Tuben),
➤ komplett verschlossen (72 Tuben).

Die Übereinstimmungsraten zwischen sonographischen und laparoskopischen Befunden lagen bei den 3 Gruppen zwischen 95%, 95% und 84%, wobei in allen 3 Befundgruppen zwischen 60% und 65% der Tuben endoskopisch überprüft wurden.

Fasst man die Übereinstimmungsraten der 3 Untergruppen zusammen, so resultiert eine Quote von 92% (233 von 252 überprüften Tuben).

Therapie. Die Therapie nach der sonographischen Tubendarstellung bestand bei den Patientinnen entweder in der Durchführung einer ovariellen Stimulationsbehandlung mit z.T. sich anschließendem intratubaren Gametentransfer oder der Übernahme in das IVF-Programm.

Tabelle 7.2 Ergebnisse der dopplersonographischen Hysterosalpingographie bei 210 Patientinnen mit 404 Tuben

a Proximale Segmente

Untersuchungs- verfahren	durch- gängig	partiell verschlossen	komplett
B-Bild	373 (92%)		31 (8%)
B-Bild und PW-Doppler	350 (87%)	24 (6%)	30 (7%)

b Distale Segmente

Untersuchungs- verfahren	durch- gängig	partiell verschlossen	komplett
B-Bild	292 (72%)		112 (28%)
B-Bild und PW-Doppler	297 (73%)	30 (7%)	77 (20%)

Tabelle 7.3 Ergebnisse der Kontrolluntersuchungen mittels Laparoskopie im Vergleich mit der dopplersonographischen Hysterosalpingographie bei 210 Patientinnen mit 404 Tuben, Übereinstimmungsraten zwischen Sonographie und Endoskopie

Ergebnis	insge- samt	laparoskopisch überprüft	Übereinstim- mung US – LSK
durchgängig	(297)	184 (62%)	174 (95%)
partiell verschlossen	(35)	21 (60%)	20 (95%)
komplett verschlossen	(72)	47 (65%)	39 (84%)
alle Kategorien	(404)	252 (62%)	233 (92%)

Infertilitätsdiagnostik und Reproduktionsmedizin

77

Nebenwirkungen. An Nebenwirkungen (Tab. 7.**4**) registrierten wir bei den insgesamt 210 Patientinnen in 14 Fällen (7%) eine vasovagale Reaktion nach Injektion von wenigen Millilitern des resorbierbaren Kontrastmediums, die zum vorzeitigen Abbruch der Untersuchung führte. Vier Patientinnen (2%) entwickelten eine leichte Adnexitis, die nach antibiotischer Behandlung rasch abklang. Weitergehende Komplikationen, insbesondere allergische Reaktionen, sahen wir nicht.

Tabelle 7.**4** Spektrum der Nebenwirkungen bei sonographischer Kontrastmitteldarstellung der Tuben

Nebenwirkungen	Patientinnen (insgesamt 210)
Vasovagale Reaktion, Schmerz	14 (7%)
Adnexitis	4 (2%)
Allergische Reaktion	0

Diskussion des Stellenwertes der Untersuchungsverfahren

B-Bild-Verfahren. Mit der weiterentwickelten Ultraschalltechnik ist eine anatomisch genaue Darstellung des weiblichen inneren Genitale unter anderem durch die Einführung hochauflösender Vaginalsonden möglich geworden (2). Sie erlauben durch die Nähe zum zu untersuchenden Organ höhere Arbeitsfrequenzen und damit eine bessere Auflösung kleinster Details. Auf diese Weise können im nativen Ultraschallschnittbild Beurteilungen von Uterus und Ovarien sowie deren zyklusabhängigen Veränderungen erfolgen (1, 8). Bei sterilen Frauen und solchen mit von der Norm abweichenden Tastbefunden können ambulant und nichtinvasiv Fehlbildungen des inneren Genitale erkannt werden (12). Auf dieser Stufe der Sterilitätsdiagnostik kann der bildgebende Ultraschall und hier insbesondere die Endosonographie bereits als sichere und nichtinvasive Screeningmethode gelten (Sensitivität 43%, Spezifität 98%) (12). Die Funktionsdiagnostik im Rahmen des menstruellen Zyklus als Follikulometrie und Endometriumdiagnostik stellt ebenfalls ein etabliertes sonographisches Untersuchungsverfahren in der Sterilitätssprechstunde dar (8, 1).

Röntgenologische Hysterosalpingographie (HSG) und laparoskopische Chromopertubation. Die tubare Sterilität weist eine Prävalenz von 20–30% auf und nimmt derzeit aufgrund steigender Zahlen von Salpingitiden, ektopen Schwangerschaften und deren konservativer Behandlung noch zu (5). Bei der prätherapeutischen Abklärung eines unklaren Tubenfaktors standen dem Reproduktionsmediziner bisher an zuverlässigen etablierten Verfahren nur die röntgenologische Hysterosalpingographie und die laparoskopische Chromopertubation zur Verfügung (15, 17, 11). Beide Methoden sind mit Nachteilen wie Strahlenbelastung, Gefährdung durch Kontrastmittelallergie, Invasivität, Schmerzhaftigkeit sowie Narkose-, Blutungs- und Infektionsrisiko behaftet. Es fehlte bisher eine nichtinvasive, risikofreie und ambulant durchzuführende Screeningmethode zur Beurteilung der Tubendurchgängigkeit.

Abdomensonographie nach uteriner Flüssigkeitsinstallation. Mit der nativen Ultraschalluntersuchung des kleinen Beckens konnte bisher keine Aussage über die Dynamik der Tubenpassage gemacht werden. Lediglich pathologische Flüssigkeitsansammlungen (Hydro-, Saktosalpinx) waren darstellbar. Richman et al. (1984) und Randolph et al. (1986) berichten über die abdominalsonographische Beurteilung der Tubendurchgängigkeit nach uteriner Flüssigkeitsinstillation (14, 13). Hierbei wird jedoch eher indirekt auf eine freie Passage nach Darstellung von freier Flüssigkeit im Douglas-Raum zurückgeschlossen. Zudem sind hohe Kochsalzvolumina (bis zu 200 ml) mit begleitendem erhöhten Infektionsrisiko erforderlich. Die Untersuchungen erfolgten in Vollnarkose vor geplanter Laparoskopie (LSK) oder HSG.

Transvaginale Hysterokontrastsonographie. Deichert et al. (1988, 1989) stellten die transvaginale Hysterokontrastsonographie als neues diagnostisches Verfahren zur Differenzierung intrauteriner und myometraler Befunde vor (4). Sie verwendeten Kochsalzlösung für die Untersuchung des Cavum uteri sowie ebenfalls eine Galactosemikropartikelzubereitung zur kontrastierenden Darstellung der Tuben. Auch diese Untersuchungen erfolgten im Gegensatz zu unseren in Vollnarkose. Bei der Überprüfung der Eileiterdurchgängigkeit wurden nur im B-Bild der turbulente Fluss innerhalb der Tube, das Austreten des Kontrastmediums am Fimbrienende sowie eine Zunahme der Flüssigkeitsmenge im Douglas-Raum als Kriterium gewertet (5). Im Vergleich mit der LSK und Röntgen-HSG kommen die Autoren auf eine Übereinstimmungsrate von 65% sowie weitere 33% partieller Übereinstimmung.

Dopplersonographie. Nach der Einführung des Dopplerprinzips durch Fitzgerald und Drumm (1977) in die Geburtsmedizin nahmen Taylor et al. (1985) erstmals Blutflussmessungen an ovariellen und uterinen Arterien im Verlaufe des menstruellen Zyklus vor und übertrugen damit das Prinzip auf das Gebiet der Reproduktionsmedizin (16). Hierbei wurden sowohl abdominale gepulste (PW-)Sektorschallköpfe wie auch transvaginale Continous-wave- (CW-)Sonden vor geplanter Laparotomie in Narkose eingesetzt. Seit Anfang der 90er-Jahre liegen vielfältige Untersuchungsergebnisse mittels farbkodierter vaginaler B-Bild- und Dopplerverfahren für fast alle Bereiche der Reproduktions- und Schwangerschaftsmedizin vor (9c). Mit den heute verfügbaren hochauflösenden Endovaginalsonden können insbesondere im farbkodierten Pulsdopplerverfahren gezielt Flusssignale aus dem kleinen Becken bis zu Eindringtiefen von 10–20 Zentimetern aufgezeichnet werden. Da bestimmte Strukturen des inneren Genitale (Tuba uterina) aber in ihrer Anatomie und Funktion in der Regel im nativen Zustand nicht beurteilt werden können, wurde die Einbeziehung von Kontrastmedien in den sonographischen Untersuchungsgang erforderlich (3a).

Dopplersonographie mit Kontrastmitteln. Nachdem unsere Arbeitsgruppe das Kontrastdarstellungsverfahren der Tuben im B-Bild mit guten Übereinstimmungsraten im Vergleich mit den klassischen Methoden etabliert hatte (10), versuchten wir durch die Kombination dieses Verfahrens mit der gleichzeitigen Anwendung des Pulsdopplerprinzips eine noch genauere dynamische Abklärung der Tubenpassage auf nichtinvasivem

Wege zu erreichen (9 a). Die Untersuchung ist ambulant durchführbar, wurde bei uns jedoch aus Sicherheitsgründen in der frühen Studienphase mit einer stationären Überwachung für eine Nacht verbunden. Von den Patientinnen wird die Methode gut akzeptiert, da sie mit keinerlei Medikation, Narkose oder Schmerzen verbunden ist. Bei stenosiertem oder wenig östrogenbetontem Zervikalkanal oder bei uterinen Lageanomalien kommt außer einem Anhaken der Portio mit einer Kugelzange zur Streckung des Uterus auch ein spezieller Intrauterinkatheter mit größerer Stabilität und dünnerem Lumen zur Anwendung (Zinnanti Instruments, Chatsworth, CA).

Kontrastmittel. Das resorbierbare Kontrastmittel führte bei wenigen Patientinnen (7 %) zu einer vasovagalen Reaktion, die den vorzeitigen Abbruch der Untersuchung nach sich zog. Vier Patientinnen entwickelten eine leichte Adnexitis, die antibiotisch behandelt wurde. Schwerwiegende allergische Reaktionen, wie sie bei jodhaltigen Röntgenkontrastmitteln beobachtet wurden, sahen wir nicht.

Standardisiertes Vorgehen. Für die Durchführung der Untersuchung ist ein standardisiertes Vorgehen in definierten Schnittebenen ratsam. Zunächst wird das Cavum uteri nach Kontrastmittelgabe im Längs- und Querschnitt durchgemustert. Hierbei sollten grobe Uterusfehlbildungen und -pathologien ausgeschlossen werden (Uterus bicornis, subseptus, Myome etc.). Anschließend erfolgt die dynamische Untersuchung beider Tuben zunächst im B-Bild und darauf die Dopplerspektralanalyse. Eine komplette Darstellung der Tuben in ihrer Gesamtheit ist im B-Bild aufgrund des geschlängelten Verlaufs nicht möglich, wohl aber können Teilabschnitte auch peripher aufgesucht werden und das Flussverhalten des Kontrastmittels nach Positionierung des Dopplerfensters analysiert werden. Hierdurch wird die Qualität und Aussagekraft der alleinigen B-Bild-Untersuchung deutlich gesteigert (9 b) (Tab. 7.**2**).

Farbkodierte Doppleranalyse. Eine weitere Verbesserung der Aussagekraft ist durch den Einsatz der farbkodierten Doppleranalyse möglich (3, 7). Hierbei werden über das gesamte B-Bild multiple Einzugsvolumina gelegt und damit Flussmessungen von jedem Bildpunkt zu einem anderen über das gesamte Schnittbild ermöglicht. Flussbewegungen auf den Schallkopf zu werden in diesem Verfahren in roter Farbe und in entgegengesetzter Richtung vom Schallkopf weg in blauer Farbe wiedergegeben. Turbulente Ströme erzeugen mischfarbige Effekte (gelb-grün). Im Gegensatz zur eindimensionalen Analyse mittels des Spektraldopplerverfahrens können hierbei Flussphänomene im gesamten Abbildungsbereich gleichzeitig visualisiert werden. Hierfür ist allerdings eine wesentlich zeitaufwendigere Einstellung der Farbsensitivität des Ultraschallsystemes erforderlich. Die hierdurch eingebrachte Verlängerung der Untersuchungszeit ist sicherlich nur in Fällen mit eingeschränkter Beurteilbarkeit im Spektraldopplerverfahren zu begründen. Ohnehin erlaubt die Kontrastdarstellung des Flusses in den Tubenabschnitten bei Verwendung von 9-MHz-Sonden eine der Farbdoppleranalyse ähnliche Detailbefundung im B-Bild-Verfahren. Der Austritt der Flüssigkeit aus den Fimbrientrichtern kann allerdings in der Regel nur im farbkodierten Verfahren positiv dargestellt werden.

Mit der beschriebenen dopplersonographischen Technik lassen sich über die Beweglichkeit des Fimbrientrichters und über die peritubare Situation auch bei sonographisch freier Tubenpassage keine Aussagen machen. Dies erklärt die Tatsache, dass Patientinnen aufgrund der Kontrollaparoskopie in das IVF-Programm übernommen wurden. Die Übereinstimmungsrate von 92 % (233 von 252 untersuchten Tuben bei 210 Patientinnen) (Tab. 7.**3**) deckt sich mit den von Campbell et al. 1994 in einer Übersicht angegebenen Raten (80 % bis 91 %) und weist die Methode als ernst zu nehmende Alternative zu den invasiven Verfahren Röntgen-HSG und diagnostische Laparoskopie aus.

Fazit. Die Überprüfung der Tubenpassage mit der vaginalen gepulsten und in Ausnahmefällen auch farbkodierten Duplexdopplersonographie bietet die Möglichkeit einer einfach zu handhabenden nichtinvasiven Methode des Screenings zum Ausschluss eines Tubenverschlusses. In der gleichzeitigen Beurteilung uteriner Fehlbildungen und anatomischer Varianten ist sie der Röntgen-HSG überlegen. Sie zeigt eine hohe Übereinstimmung mit den klassischen Methoden und ist aufgrund der guten Verträglichkeit des Kontrastmittels potenziell sicherer. Als ambulant durchzuführende Untersuchung ohne Prämedikation und Narkose erweist sie sich als die für die Patientinnen angenehmere und insgesamt billigere Methode.

Bei fraglichen Befunden müssen die klassischen Methoden der Röntgen-HSG und laparoskopischen Chromopertubation zur Überprüfung herangezogen werden. Durch den Einsatz farbkodierter Dopplersysteme ist eine Verbesserung der diagnostischen Genauigkeit nur in Einzelfällen mit unzureichender Aussage der Spektraldoppleranalyse zu erwarten.

Zusammenfassung

Die tubare Sterilität ist eine der häufigsten Ursachen der ungewollten Kinderlosigkeit. Der Nachweis der freien Tubenpassage ist daher ein wichtiger Bestandteil der Sterilitätsdiagnostik. Konventionelle Methoden wie Pertubation, radiologische Hysterosalpingographie oder laparoskopische Chromopertubation sind mit Nachteilen wie methodischer Ungenauigkeit, Strahlenbelastung und Invasivität verbunden. Eine Alternative bietet sich mit der sonographischen Darstellung der Tubendurchgängigkeit an. Nachdem bereits gute Erfahrungen mit der vaginalsonographischen Hysterosalpingographie nach Kontrastmittelinjektion gesammelt wurden, konnte eine Verbesserung dieser Methodik durch den Einsatz der gepulsten und farbkodierten vaginalen Duplexdopplersonographie erzielt werden. Bei 210 Patientinnen aus der Sterilitätssprechstunde erfolgte nach uteriner Injektion eines resorbierbaren Kontrastmittels auf Galactosebasis (Echovist, Schering, Berlin) die vaginaldopplersonographische Darstellung der Tubenpassage. Je nach Ergebnis der Untersuchung (Tube durchgängig, fraglich oder verschlossen) wurde in 62 %, 60 % und 65 % der Fälle der erhobene Befund durch Laparoskopie kontrolliert, wobei

Übereinstimmungsraten von 95%, 95% und 84% gefunden wurden. Die Verträglichkeit des Kontrastmittels erwies sich als sehr gut. Die Methode bietet sich als nichtinvasive Screeninguntersuchung zum Ausschluss eines Tubenverschlusses an. Durch die Kombination mit der gepulsten Dopplersonographie wird eine Objektivierbarkeit der Befunde erreicht, die bei der alleinigen B-Bild-Analyse ausschließlich der individuellen Beurteilung des Untersuchers unterliegen.

Literatur

1 Bald R, Hackelöer BJ: Ultraschalldarstellung verschiedener Endometriumformen. In: Otto R, Jann FX (Hrsg.): Ultraschalldiagnostik. Thieme, Stuttgart 1983

2 Bernaschek G: Vorteile der endosonographischen Diagnostik in Gynäkologie und Geburtshilfe. Geburtsh. u. Frauenheilk. 47 (1987) 471–476

3 Becker R, Fobbe F, Schlief R, Wolf KJ, Hammerstein J: Prüfung der Durchgängigkeit der Tubae uterinae durch farbcodierte Duplexsonographie mittels eines Ultraschallkontrastmittels (Echovist). Ultraschall Klin. Prax. Suppl.1 (1988)

3a Campbell S, Bourne TH, Tan SL, Collins WP: Hysterosalpingo contrast sonography (HyCoSy) and its future role within the investigation of infertility in Europe. Ultrasound Obstet. Gynecol. 4 (1994) 245–253

4 Deichert U, van de Sandt M, Lauth G, Daume E: Die transvaginale Hysterokontrastsonographie (HKSG) – Ein neues diagnostisches Verfahren zur Differenzierung intrauteriner und myometraler Befunde. Geburtsh. u. Frauenheilk. 48 (1988) 835–844

5 Deichert U, Schlief R, van de Sandt M, Juhnke I: Transvaginal hysterosalpingo-contrast-sonography (Hy-Co-Sy) compared with conventional tubal diagnostics. Human Reproduction 4 (1989) 418–424

6 Fitzgerald DE, Drumm JE: Non-invasive measurement of human fetal circulation using ultrasound: a new method. Brit. Med. J. 2 (1977) 1450–1451

7 Hata T, Hata K, Senoh D et al.: Transvaginal Doppler Color Flow Mapping. Gynecol. Obstet. Invest. 27 (1989) 217–218

8 Hackelöer BJ, Nitschke S, Daume E, Sturm G, Buchholz R: Ultraschalldarstellung von Ovarveränderungen bei Gonadotropinstimulierung. Geburtsh. u. Frauenheilk. 37 (1977) 185–190

9 Henkel B, Schlief R: Die ambulante Hysterokontrastsonographie (HKSG) – eine frühzeitige Selektionsmethode in der Diagnostik der mechanisch bedingten Sterilität. Ultraschall Klin. Prax. 1 (1986) 1–11

9a Hüneke B, Lindner Ch, Braendle W: Untersuchung der Tubenpassage mit der vaginalen gepulsten Kontrastmittel-Doppler-Sonographie. Ultraschall Klin. Prax. 4 (1989) 192–198

9b Kleinkauf-Houcken A, Hüneke B, Lindner Ch, Braendle W: Combining B-mode ultrasound with pulsed wave Doppler for the assessment of tubal patency. Human Reproduction 12 (1997) 2457–2460

9c Kurjak A: An Atlas of Transvaginal Color Doppler. Parthenon Publishing Group, London 1994

10 Lindner Ch, Braendle W, Schlief R, Bispink L, Luckhardt M, Bettendorf G: Die sonographische Hysterosalpingographie. Alete Wissenschaftliche Reihe, 100. Tagung der Nordwestdeutschen Gesellschaft für Gynäkologie und Geburtshilfe (1988) 101–104

11 Maathuis JB, Horbach JGM, Van Hall EV: A comparison of the results of hysterosalpingography and laparoscopy in the diagnosis of fallopian tube dysfunction. Fertil. Steril. 23 (1972) 428–431

12 Nicolini U, Belotti M, Bonazzi B, Zamberletti D, Candiani GB: Can ultrasound be used to screen uterine malformations? Fertil. Steril. 47 (1987) 89–93

13 Randolph JR, Ying YK, Maier DB, Schmidt CL, Riddick DH: Comparison of real-time ultrasonography, hysterosalpingography, and laparoscopy/hysteroscopy in the evaluation of uterine abnormalities and tubal patency. Fertil. Steril. 46 (1986) 828–832

14 Richman TS, Viscomi GN, de Cherney A, Polan ML, Alcebo LO: Fallopian tubal patency assessed by ultrasound following fluid injection. Radiology 152 (1984) 507–510

15 Sanfilippo JS, Yussman MA, Smith O: Hysterosalpingography in the evaluation of infertility: a six-year review. Fertil. Steril. 30 (1978) 636–643

16 Taylor KJW, Burns PN, Wells PNT, Conway DI, Hull MGR: Ultrasound Doppler flow studies of the ovarian and uterine arteries. Brit. J. Obstet. Gynecol. 92 (1985) 240–246

17 Tristant H, Benmussa M: Atlas der Hysterosalpingographie. Enke, Stuttgart 1984

Störungen der Corpus-luteum-Funktion

S. Kupesic, A. Kurjak, T. Zodan

Die klinische Bedeutung einer normalen Corpus-luteum-Funktion für den ungestörten Schwangerschaftsbeginn wurde in vielen Arbeiten beschrieben (12). Eine inadäquate Luteal-phase wurde definiert als ein Rückstand von mehr als 2 Tagen in der histologischen Entwicklung des Endometriums bezogen auf den rechnerisch vorliegenden Zyklustag. Eine gestörte Lutealphase ist oft eine direkte Folge einer hormonellen Dysfunktion des Corpus luteum. Für diese Dysfunktion gibt es jedoch mannigfaltige Ursachen. Vor allem sind dies erniedrigte FSH-Spiegel in der Follikelphase, ungenügende LH-Sekretion, erniedrigte LH- und FSH-Spiegel zum Zeitpunkt der Ovulation und verringerte Ansprechbarkeit des Endometriums auf Progesteron.

Morphologie und Biochemie des Corpus luteum

Zellarten und Hormonproduktion. Die Differenzierung des Corpus luteum ist ein wichtiges Ereignis im ovariellen Zyklus und der entscheidende Faktor für den Erhalt einer Früh-schwangerschaft. Nach der Ovulation bildet sich durch Ein-sprossen von Gefäßen aus der Theka ein Netzwerk von Blut-gefäßen, womit die Bildung des Corpus luteum beginnt (Abb. 8.1). Am Ende enthält es verschiedene Zellen: K-Zellen sowie große und kleine Lutealzellen. Die großen Lutealzellen entstehen aus den Granulosazellen, die kleinen Lutealzellen aus den Thekazellen. Die großen Lutealzellen produzieren mehr Progesteron als die kleinen Lutealzellen, Letztere scheinen aber empfindlicher gegenüber der Stimulation durch LH und Choriongonadotropin. Außerdem scheinen die kleinen Lutealzellen verschiedene Angiogenesefaktoren zu produzieren, was möglicherweise völlig unabhängig von der Produktion der Steroidhormone geschieht. In Zellkulturen wurde die Produktion der Prostaglandine I2, E2 und F2α nachgewiesen. Die Prostaglandine, deren Bildung von Lipoxigenaseprodukten der Arachidonsäure, wie zum Beispiel 5-HETE, beeinflusst wird und von Choriongonadotropin unabhängig ist, greifen direkt in den Progesteronstoffwechsel ein. Prostaglandin I2 und Prostaglandin E2 fördern die Progesteronbildung, während Prostaglandin F2α einen luteolytischen Effekt besitzt. Zusätzlich zur Regulation durch die Hypothalamus-Hypophysen-Achse (FSH, LH) besitzt das Corpus luteum demnach einen eigenen parakrinen Regulationsmechanismus, dessen Details noch eingehend untersucht werden müssen.

Lutealphase. Die Lutealphase beginnt mit der Freisetzung der Eizelle und der Bildung des Corpus luteum, begleitet von einem signifikanten Anstieg von LH und FSH. Die kleinen Lutealzellen produzieren zunehmend LH-Rezeptoren, was die Progesteronproduktion anregt. Die mittlere Lutealphase ist durch einen Gipfel der LH-Blutkonzentration, des Progesterons und durch den niedrigsten Resistance-Index (RI) in den Blutgefäßen des Corpus luteum gekennzeichnet, wie von Kupesic et al. mittels transvaginaler gepulster Farbdopplersonographie nachgewiesen wurde (Abb. 8.2). Die steigende Progesteron-

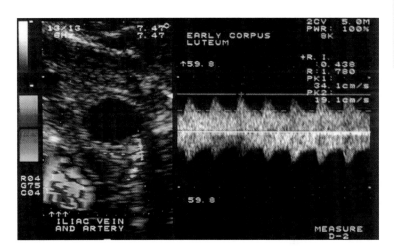

Abb. 8.1 Transvaginale Sonographie des rupturierten Follikels (links). Ein Anstieg der Blutflussgeschwindigkeit und ein erniedrigter RI (0,44) sind typische Zeichen der Ovulation und der einsetzenden Entstehung des Corpus luteum.

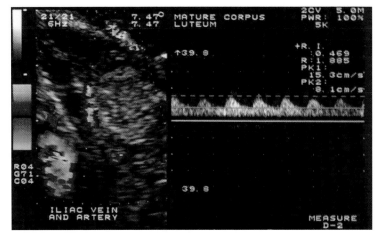

Abb. 8.2 Vermehrte Durchblutung im reifen Corpus luteum (links). Im Rahmen der gepulsten Dopplersonographie zeigen sich eine hohe Blutflussgeschwindigkeit und ein niedriger RI (0,47).

konzentration unterdrückt schließlich die Sekretion der Gonadotropine, die LH- und Progesteronspiegel sinken und der RI der Blutgefäße des Corpus luteum steigt. Ein Zustand, der als Lutealphasendefekt (LPD) bezeichnet wird, kann sowohl aufgrund „innerer" Fehlregulationen als auch aufgrund störender äußerer Faktoren (z.B. starke körperliche Anstrengungen oder die Ovulation stimulierende Medikamente) auftreten.

Konventionelle Methoden in Diagnostik und Therapie der Lutealinsuffizienz

Definition. Im Zusammenhang mit dieser Störung tauchen verschiedene Begriffe auf: kurze Lutealphase, Lutealinsuffizienz, inadäquate Lutealphase, Lutealphasendefekt und Lutealphasenmangel. Alle Bezeichnungen beschreiben den gleichen Zustand: Progesteronmangel, eine Lutealphase, die kürzer als 11 Tage ist, und einen Sekretionsrückstand des Endometriums von 2 oder mehr Tagen.

Mögliche Ursachen des Lutealphasendefekts

Einfluss von LH. Zeleznik und Little-Ihrig untersuchten an Rhesusaffen den Einfluss von LH auf die Corpus-luteum-Funktion (20). Durch Gabe von Gonadotropin-releasing-Hormon (GnRH) wurde eine Gonadotropinausschüttung induziert. In Abhängigkeit von der verabreichten GnRH-Menge wurden verschiedene Plasmakonzentrationen von LH gemessen. Es konnte gezeigt werden, dass bei einer LH-Konzentration von 50 % der Norm die Progesteronproduktion in der frühen Lutealphase noch aufrecht erhalten werden kann.

Diese Ergebnisse bestätigen die Hypothese, dass eine Regression des Corpus luteum im nichtfertilen Zyklus eher auf eine geringeres Ansprechen der Lutealzellen auf LH zurückzuführen ist als auf eine geringere Gonadotropinsekretion.

Jones zeigte, dass ein Ungleichgewicht zwischen FSH-Spiegel und LH-Spiegel für eine unzureichende Follikelgenese und für eine inadäquate Transformation der Granulosa- und Thekazellen in Granulosa-Luteinzellen und und Theka-Luteinzellen des Corpus luteum verantwortlich gemacht werden kann (10). Dies führt zur Corpus-luteum-Insuffizienz. Corpus-luteum-Störungen bei normaler Länge der Lutealphase entstehen entweder durch eine gestörte Granulosazellfunktion oder durch einen inadäquaten LH-Peak, bei jedoch relativ normaler LH-Gesamtausschüttung und Thekazellantwort. Eine kurze Lutealphase geht mit einem niedrigen LH-Peak und niedriger LH-Ausschüttung einher. Es scheint einen kritischen LH-Spiegel zu geben, der bei der vorhergehenden Ovulation nicht unterschritten werden darf, da er essenziell ist für die morphologische und funktionelle Umwandlung der Granulosa- und Thekazellen und die Induktion von Enzymen für die Steroidgenese von regulatorischen Peptiden und von verschiedenen Peptidrezeptoren.

Starke körperliche Belastung. Beitinis und Mitarbeiter (2) untersuchten 28 Studentinnen mit regelmäßigem Zyklus, die an einem 2 Monate dauernden Trainingsprogramm im Sinne regelmäßiger körperlicher Anstrengung teilnahmen. Alle Probandinnen gaben über einen Zeitraum von 3 Monaten Serien von Morgenurinproben ab: zu Beginn der Studie, während eines Kontrollzyklus ohne körperliche Belastung und während 2 Zyklen unter Trainingsprogramm. LH, FSH, Estriol und freies Progesteron wurden bestimmt und auf die Kreatininausscheidung bezogen. Bei 18 Teilnehmerinnen wurden 20 Zyklen mit Lutealphasenstörungen beobachtet. Vier Frauen hatten im ersten Monat des Trainingsprogramms eine inadäquate Lutealphase, verbunden mit erniedrigtem freien Progesteron und einer verkürzten Lutealphasendauer von weniger als 9 Tagen. Im zweiten Beobachtungsmonat unter körperlicher Anstrengung wurden 2 inadäquate und 4 verkürzte Lutealphasen beobachtet. Da auch bei bei den Frauen mit kurzen Lutealphasen Störungen in der LH- und Estriolausschüttung beobachtet wurden, kann vermutet werden, dass regelmäßige, starke körperliche Belastung, in 12 Fällen mit erheblichem Gewichtsverlust einhergehend, tatsächlich zur Anovulation führen kann. Besonders interessant ist aber, dass nur bei 2 Frauen Lutealphasenstörungen in beiden Zyklen auftraten.

Diese Ergebnisse zeigen, dass bei gesunden Frauen körperliche Anstrengungen, Änderungen der gewohnten Lebensbedingungen, im Sinne einer Mehrbelastung, Stress und andere äußere Einflüsse Störungen des gesamten Zyklus oder nur der Lutealphase verursachen können. Es zeigt jedoch auch, dass diese Veränderungen bei der Mehrzahl der Betroffenen vorübergehender Natur sind. Die klinische Praxis beweist, dass bei vielen Frauen, die über einige Monate beobachtet werden, sporadisch Zyklusstörungen auftreten, dass es sich aber nur bei sehr wenigen um eine dauerhafte Störung handelt.

Ovarielle Stimulation. Es herrscht noch immer Uneinigkeit darüber, ob ovarielle Stimulation eine Lutealinsuffizienz hervorruft. Hecht und Mitarbeiter (8) zeigten, dass bei mittels Clomifen stimulierten Zyklen eine Lutealinsuffizienz selten ist. Demgegenüber zeigten Reshef und Mitarbeiter (15), dass bei 30 Frauen, die mit Gonadotropin und HCG behandelt wurden, in 27 % der Fälle eine inadäquate Endometriumsentwicklung auftrat.

Diagnostik des Lutealphasendefekts

Endometriumbiopsie. Eines der größten Probleme für Wissenschaftler und Kliniker ist die Erkennung der Lutealinsuffizienz. Eine Möglichkeit ist die histologische Aufarbeitung von Endometriumbiopsien. Diese Methode ist wohl ziemlich genau, da sich an der Umwandlung des Endometriums für die Implantation die vom Corpus luteum produzierte Menge an Progesteron abschätzen lässt. Bei regelmäßigem Zyklus werden die Biopsien kurz vor dem Beginn der Menstruationsblutung entnommen, wobei man von einer Zykluslänge von 28 Tagen und einer Länge der Lutealphase von 14 Tagen ausgeht. Da die Lutealphase jedoch zwischen 12 und 14 Tage dauern kann, ist auch der optimale Biopsiezeitpunkt umstritten. Biopsien, die in der frühen und mittleren Lutealphase entnommen werden, variieren stärker im histologischen Befund als Biopsien aus der späten Lutealphase. Ein der Menstruation naher Zeitpunkt reflektiert die kumulative Progesteronaktivität am besten.

Ein großes Problem sind die voneinander abweichenden Beurteilungen von Biopsien durch verschiedene Untersucher oder durch den gleichen Untersucher zu unterschiedlichen Zeitpunkten.

Gibson und Mitarbeiter (7) entnahmen bei 25 Frauen jeweils zwei Biopsien in einer Sitzung. 5 Mitarbeiter untersuchten die beiden Biopsiereihen im Mindestabstand von 2 Wochen. Die Biopsien der gleichen Patientin wurden von einem Untersucher in 43,1 % der Fälle bei 2 Untersuchungen genau gleich beurteilt, in 5 % wurde vom gleichen Untersucher bei 2 Untersuchungen der gleichen Biopsie ein Unterschied in der Endometriumtransformation von 3 oder mehr Tagen gesehen. Bei verschiedenen Untersuchern waren die Unterschiede noch wesentlich größer. Nur in 25 % gab es eine Übereinstimmung und in 22 % wurde ein Unterschied von mehr als 2 Tagen postuliert.

Serumprogesteronspiegel. Der Serumprogesteronspiegel wird ebenfalls zur Bestimmung einer Lutealinsuffizienz herangezogen. Mindestspiegel von 2,5 – 5,0 ng/ml in der mittleren Lutealphase weisen auf die Ovulation hin, 10 – 15 ng/ml entsprechen zu diesem Zeitpunkt einer normalen Corpus-luteum-Funktion (19). Da sich aus den tageszeitlichen Schwankungen der Progesteronsekretion Abweichungen von über 30 % vom Mittelwert ergeben, spiegelt jedoch ein einmalig bestimmter Progesteronwert weder die Corpus-luteum-Funktion noch den Einfluss auf das die Endometrium wider.

Plazentaprotein. Desweiteren ist ein Plazentaprotein 14 beschrieben worden, welches von den endometrialen Drüsen exprimiert wird und in wenigen Fällen bei anovulatorischem Zyklus im Blut nachgewiesen werden konnte (4). Ein Testverfahren ist noch nicht etabliert.

Dawood (3) hält den kombinierten Einsatz aller Verfahren für erforderlich, um relevante Schlussfolgerungen ziehen zu können.

Therapie des Lutealphasendefekts

Stimulation mit Clomifen und HCG. Die gängige Behandlung bei Corpus-luteum-Insuffizienz beinhaltet die optimale Gewinnung von Follikeln durch Stimulation mit Clomifen und HCG oder HMG. Das Ansprechen auf HCG ist vom Alter des Corpus luteum abhängig. Ein guter Anstieg der Progesteronsekretion wurde mit der Gabe von 5000 IE HCG 8 – 12 Tage nach dem LH-Peak erzielt, ein nur mäßiger Anstieg bei Gabe 4 Tage nach

dem LH-Peak und bei Verabreichung zum Zeitpunkt des LH-Peak blieb ein Anstieg völlig aus (19). Basierend auf diesen Beobachtungen sollte die Unterstützung der Corpus-luteum-Funktion in der mittleren Lutealphase beginnen, ca. 7 – 8 Tage nach dem LH-Peak oder 6 – 7 Tage nach dem Anstieg der Basaltemperatur (d. h. am 21. Tag eines Zyklus von 28 Tagen) (3). In einer randomisierten, kontrollierten Studie ergab sich ein nichtsignifikanter Nutzen einer Behandlung mit Progesteronzäpfchen oder Dehydrogesteron oral gegenüber keiner Behandlung. Bei drei Vergleichsstudien wurde kein Unterschied mit und ohne Behandlung festgestellt.

FSH. Insler (9) beschrieb, dass die Lutealinsuffizienz nur eine von einer Vielzahl von Störungen darstellt, zu denen das Ungleichgewicht von intra- und extraovariellen Hormonen, Peptidinteraktionen und Follikelbildung zum falschen Zeitpunkt des Zyklus gehören. Daher ist es auch nur eine geringe Anzahl von Frauen, bei denen durch eine ausschließliche Behandlung mit FSH während der frühen Follikelphase ein in den vorherigen Zyklen beobachteter Endometriumrückstand in der folgenden Lutealphase abgewendet werden kann.

LUF-Syndrom

Eine weitere Funktionsstörung soll noch angesprochen werden: Das Syndrom des luteinisierten, unrupturierten Follikels (LUF Syndrom). Beim LUF Syndrom kommt es trotz Luteinisierung nicht zu einer Ruptur des präovulatorischen Follikels. Die Progesteronproduktion kann beim LUF-Syndrom gestört sein oder im Normbereich liegen, ebenso müssen die postovulatorischen Parameter nicht unbedingt große Abweichungen zeigen. Somit kann ein „vermeintlich ovulatorischer" Zyklus vorgetäuscht werden, der die Diagnose dieses Syndroms wesentlich erschwert. Verschiedene Ursachen führen zum LUF-Syndrom: Eine erniedrigte LH-Anflutung, eine fehlende präovulatorische Progesteronsekretion, primäre Störungen der Oozyten und Schwankungen der Prostaglandinsynthese oder anderer Mediatoren, die zum Follikelsprung führen. Die Diagnose wurde zunächst laparoskopisch gestellt, später wurde niedrigen Konzentrationen der ovariellen Steroide in der Douglas-Flüssigkeit ein diagnostischer Wert zuerkannt. Mit Hilfe sonographischer Untersuchungen werden in Zukunft wohl einige neue Erkenntnisse zu diesem selten Syndrom ermittelt werden können.

Ultraschall und Dopplersonographie in der Erkennung von Lutealphasenstörungen

Alle bisher eingesetzten diagnostischen Methoden haben nicht mit ausreichender Zuverlässigkeit zum gewünschten Erfolg geführt, weshalb es erforderlich ist, neue in die Forschung einzubringen. Eine vielversprechende Methode ist der Ultraschall, wobei für eine bessere Identifizierung des Corpus luteum der transvaginale Zugang gewählt wird und B-Mode und Real-Time-Sonographie (Abb. 8.3) mit dem gepulsten Farbdoppler kombiniert werden. Für Untersuchungen von Corpus luteum, LPD, Frühschwangerschaften und gestörten Früh-

schwangerschaften eröffnen sich somit völlig neue Möglichkeiten.

Corpus-luteum-Volumen und Hormonproduktion. Glock und Mitarbeiter (6) versuchten herauszufinden, ob die mittels Ultraschall bestimmte Größe des Corpus luteum oder seine Größenänderung in der Frühschwangerschaft mit den Serumspiegeln von Progesteron, Estradiol E2 und 17-Hydroxyprogesteron korreliert oder gar als Prognosekriterium für den Schwangerschaftsverlauf

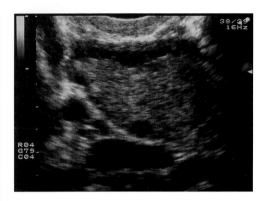

Abb. 8.**3** Transvaginale Sonographie eines Ovars, das ein Corpus luteum enthält. Im Rahmen einer B-Bild-Sonographie war es nicht möglich gewesen, etwas über den Funktionszustand des Ovars auszusagen.

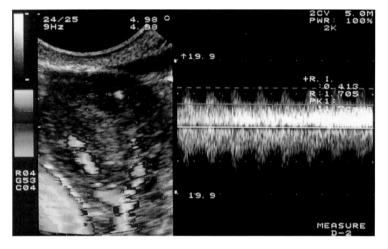

Abb. 8.**4** Die starke Durchblutung des Corpus luteum ist farbdopplersonographisch gut darstellbar. Der niedrige RI (0,41) ist typisch für das Corpus luteum.

herangezogen werden kann. Ihre Hypothese war, dass in der Frühschwangerschaft das Corpus-luteum-Volumen mit der Steroidproduktion des Corpus luteum korreliert, dass ferner die Beschaffenheit des Corpus luteum, bezogen auf den Anteil an zystischen Komponenten, mit der Serumhormonkonzentration oder dem Ausgang der Schwangerschaft korreliert und dass eine Rückbildung des Corpus luteum zu einem Verlust der Schwangerschaft führt. Die Daten der Studie zeigten jedoch keine Korrelation zwischen Volumenänderungen des Corpus luteum und den Änderungen der Steroidproduktion in der Frühschwangerschaft. Allerdings ist ein abnehmendes Corpus-luteum-Volumen vor der 8. Schwangerschaftswoche mit einem erhöhten Abortrisiko assoziiert. Mittels Farbdopplersonographie wurde das dominante Ovar mit dem Corpus luteum vom kontralateralen, nichtdominanten Ovar differenziert (Abb. 8.**4**). Charakteristisch für die Frühschwangerschaft war ein niedriger RI von 0,39 – 0,49 im dominanten Ovar und ein hoher RI von 0,69 – 1,0 auf der kontralateralen Seite. Bei einer Patientin betrug der RI 0,74 im dominanten Ovar und 0,79 auf der anderen Seite. Dieser hohe RI auf beiden Seiten war mit einem Abort assoziiert.

Intraovarieller RI. Kupesic und Mitarbeiter (11) verglichen den intraovariellen RI von 47 gesunden Probandinnen mit ovulatorischen Zyklen mit dem von 28 Patientinnen mit einer Lutealphasenstörung und 4 Patientinnen mit einem LUF-Syndrom. Mittels täglicher Untersuchungen wurde der Follikeldurchmesser gemessen und es wurden die Ruptur des Follikels beim Eisprung beobachtet sowie die

Demarkierung der hypoechogenen Struktur mit einem unregelmäßigen Randwall, die sich als das Corpus luteum präsentiert. Gleichzeitig wurden das verdickte Endometrium und das Vorhandensein von freier Flüssigkeit im Douglas-Raum dokumentiert. Alle diese Befunde wurden als Hinweis auf eine Ovulation gewertet. Zweifelhafte Fälle (bei denen kein Corpus luteum darstellbar war oder Verlaufsbeobachtungen nicht möglich waren) wurden von der laufenden Studie ausgeschlossen. Eine LPD wurde mittels der Progesteronspiegel und anhand von Endometriumbiopsien in der mittleren Lutealphase diagnostiziert. Die sonographischen und dopplersonographischen Befunde wurden mit den Messungen der Hormonspiegel und den histopathologischen Daten korreliert. Das LUF-Syndrom wurde mittels täglicher Ultraschalluntersuchungen und Hormonmessungen dokumentiert. Bei allen 4 Fällen von LUF-Syndrom wurden ein normales Follikelwachstum und normale Follikeldurchmesser des präovulatorischen Follikels nachgewiesen. Während der Phase, in der die Ovulation erwartet wurde, behielten die Follikel ihre Größe und Form bei. Die Luteinisierung des nichtrupturierten Follikels zeigte sich durch zunehmend stärkere Echos am Follikelrand.

In der Gruppe der Probandinnen mit normalem ovulatorischem Zyklus (n = 47) wurden verschiedene ovarielle RI-Werte zu verschiedenen Zeitpunkten gemessen. Das Follikelwachstum und seine -entwicklung gingen mit mäßigen bis hohen RI-Werten (0,56 ± 0,06) einher. Ein signifikanter RI-Abfall (p < 0,001) wurde am Tag des LH-Peaks beobachtet (RI 0,44 ± 0,04). Die niedrigsten RI-Werte wurden in der mittleren Lutealphase gemessen (RI 0,42 ± 0,06), während es in der späten Lutealphase zu einem Wiederanstieg kam (RI 0,50 ± 0,04). Bei 15 Patientinnen war die mittels Biopsie gesicherte Endometriumtransformation zeitgerecht.

In der Gruppe der Patientinnen mit Lutealphasenstörung (LPD) (n = 28) wurde während der Follikelphase keine Veränderung der ovariellen RI-Werte festgestellt (p > 0,05). Der RI lag während der gesamten Lutealphase im Mittel signifikant höher (RI 0,56 ± 0,04, p < 0,001) als bei den Frauen mit normalen Zyklen. Frühe, mittlere und späte Lutealphase zeigten keine Unterschiede (p > 0,05). Bei der Kontrollgruppe war der RI in der Follikel- und in der Lutealphase auf der dominanten Seite signifikant höher (p < 0,001). In der LPD-Gruppe gab es keine Unterschiede (p > 0,05) zwischen dominanter und nichtdominanter Seite. Der mittlere Progesteronspiegel war in der LPD-Gruppe signifikant niedriger (p < 0,001) (6,9 ± 2,3 ng/ml) gegenüber der Kontrollgruppe (24,1 ± 11,4 ng/ml). Die histopathologischen Befunde zeigten für alle Patientinnen der LPD-Gruppe einen Endometriumrückstand. Korreliert wurden Progesteron und der RI in der mittleren Lutealphase (r = 0,09, p < 0,83).

Die Patientinnen mit LUF-Syndrom (n = 4) wiesen keinen Unterschied der intraovariellen RI-Werte nach dem LH-Peak auf. Während der Follikel- und der Lutealphase wurden ähnliche RI-Werte gemessen (0,55 ± 0,04 und 0,54 ± 0,06). Der mittlere Progesteronspiegel lag in dieser Gruppe bei 14,1 ± 6,2 ng/ml.

Lutealumwandlung. Merce und Mitarbeiter (14) erarbeiteten alle Aspekte der transvaginalen Dopplersonographie: Vorteile, Nachteile, derzeitige Möglichkeiten und Entwicklungschancen für die Zukunft. In ihrer Studie zum ovariellen Blutfluss während der Lutealphase führten sie den Begriff „luteale Umwandlung" (luteal conversion) ein, um die Dopplerphänomene während der Lutealphase zu beschreiben: leicht zu erfassende Dopplersignale, eine Zunahme des Frequenzspektrums, eine Zunahme der Turbulenzen des Blutflusses mit starker Streuung der Maximalfrequenzen und Überlagerung verschiedener Flusskurven, die unterschiedliche systolische Maximalgeschwindigkeiten darstellen, und schließlich eine Intensitätszunahme sowie eine Zunahme der Fläche, die das Dopplersignal über dem Ovar einnimmt. Die gleichen Autoren haben in ihrer LPD-Studie einen RI-Abfall im dominanten Ovar während der Lutealphase im Vergleich zur Follikelphase beobachtet, wie er auch im normalen Zyklus vorkommt. Eine signifikante Korrelation zwischen RI und Progesteronspiegel wurde nicht beschrieben.

LUF-Syndrom. Bei Patientinnen mit LUF-Syndrom beobachteten Merce und Mitarbeiter (14) nach dem LH-Peak keinen Abfall des intraovariellen RI. Innerhalb von 4 Tagen nach dem LH-Gipfel sowie während des Wachstums und der Luteinisierung des Follikels lagen die RI-Werte im oberen Normbereich. Später waren sie wieder ähnlich wie während der Follikelphase ausgeprägt, sodass die Entwicklung der RI-Werte bei LUF-Syndrom ähnlich wie bei einem anovulatorischen Zyklus keine echten zyklischen Schwankungen aufweist. Die „Lutealumwandlung" findet nicht statt, was zeigt, dass die in normalen Zyklen beschriebenen Veränderungen der Mikrovaskularisation beim LUF-Syndrom nicht oder in veränderter Form stattfinden, möglicherweise aufgrund der ausbleibenden Follikelruptur.

Implantation. Auch auf die Bedeutung der endometrialen und ovariellen Durchblutung für die Implantation haben Merce und Mitarbeiter (14) hingewiesen. Sie empfehlen ausdrücklich den Einsatz der dopplersonographischen Techniken in Studien, die sich mit Durchblutungsphänomenen während der Implantation und ihrer Beziehung zum Schwangerschaftsverlauf beschäftigen.

Intraovarieller Blutfluss und Progesteronspiegel. Glock und Brumsted (7) untersuchten die Korrelation zwischen intraovariellen Blutflusswerten und dem Progesteronspiegel (PS) im Zyklusverlauf. In der Lutealphase waren die mittleren PS bei LPD-Patientinnen signifikant niedriger als bei Frauen mit einem normalen Zyklus (p < 0,001). Der mittlere RI war bei den LPD-Patientinnen sowohl in der Follikel- als auch in der Lutealphase signifikant erhöht (p = 0,02). Die systolischen und die diastolischen Blutflussgeschwindigkeiten waren bei den LPD-Patientinnen erniedrigt, allerdings waren diese Unterschiede statistisch nichtsignifikant (p = 0,54, p = 0,11). Hohe Korrelationen zwischen PS und RI wurden zu allen Zeitpunkten der Lutealphase beobachtet, wobei der höchste Wert in die mittlere Lutealphase fiel (frühe Lutealphase r = 0,73, p = 0,03, mittlere Lutealphase r = 0,80, p < 0,01, späte Lutealphase r = 0,63, p = 0,07). Bei Frauen mit normalem Zyklus lag der mittlere RI im dominanten Ovar während des gesamten Zyklus signifikant niedriger als im kontralateralen (0,50 gegenüber 0,65, p = 0,001). Bei den Patientinnen mit LPD war dies nicht der Fall (0,60 gegenüber 0,66, p = 0,37). Bei einer Patientin mit anovulatorischem Zyklus blieb der RI in beiden Ovarien erhöht (Mittelwert 0,76 [0,70–0,82]).

Die Studie wies die Korrelation zwischen dem im Corpus luteum und dem Progesteronspiegel während des normalen Zyklus nach. Die stärkste Korrelation besteht in der mittleren Lutealphase, der Periode, die mit dem Höhepunkt der Neovaskularisation des Corpus luteum einhergeht. Passend zu diesem Befund beobachteten die Autoren eine Zunahme des Gefäßwiderstandes in der späten Lutealphase, der Periode, in der die Regression des Corpus luteum beginnt. Diese Befunde eröffnen die Möglichkeit, die RI-Messung im Corpus luteum zusätzlich zur Plasmaprogesteronbestimmung als einen Parameter für die Lutealfunktion zu nutzen.

Tinkanen und Mitarbeiter (18) fanden hingegen keine Unterschiede in der Blutflussmessung im Corpus luteum zwischen gesunden Probandinnen und infertilen Patientinnen. Nach Angaben des Autors war eine verkürzte Lutealphase nicht mit einer frühzeitigen Gefäßrückbildung im Corpus luteum verbunden, wie Messungen des Gefäßwiderstandes gezeigt hätten.

Strigini und Mitarbeiter (17) untersuchten die Veränderungen des Gefäßwiderstandes bei Patientinnen mit FSH-unterstützten Zyklen. Der uterine Pulsatilitätsindex (PI) war in stimulierten Zyklen sowohl vor als auch nach der Ovulation signifikant niedriger als in normalen Zyklen. Dies wurde auf einen Anstieg der E2-Konzentration im Plasma zurückgeführt.

Dopplerbefunde, Endometriumbiopsie und Hormonspiegel. Kupesic und Mitarbeiter (12) korrelierten Dopplerflussmessungen mit histologischen Befunden und Hormonuntersuchungen. Sie vermuteten, dass durch die kombinierte Betrachtung von Ultraschallergebnissen, Endometriumbiopsien und Hormonspiegeln eine Lutealphasenstörung besser erfasst werden könnte. Die mittleren Progesteronspiegel waren bei Frauen mit LPD signifikant niedriger (10,2 ± 4,3 ng/ml gegenüber 21,0 ± 4,2 ng/ml) als in der Kontrollgruppe (p < 0,01). Die FSH/LH-Ratio lag in der Gruppe mit einem Endometriumrückstand signifikant niedriger (p < 0,001). Eine enge Korrelation zeigte sich zwischen den Estradiolspiegeln und der Follikelgröße an den Tagen -5 bis -1. Eine Zunahme des Follikeldurchmessers und der Endometriumdicke wurde in beiden Gruppen beobachtet.

In der Proliferationsphase gab es keine Unterschiede im intraovariellen Flusswiderstand (p > 0,05). In der Kontrollgruppe zeigte sich ein signifikanter RI-Rückgang am Tag des LH-Peaks (RI = 0,45 ± 0,04, p < 0,05). Danach kam es wieder zu einem Anstieg auf die Werte, die während der Follikelphase gemessen wurden (RI = 0,49 ± 0,02). Der mittlere RI in der LPD-Gruppe lag signifikant höher (RI = 0,58 ± 0,04, p < 0,001) (Abb. 8.**5**) als in der Kontrollgruppe. In der Kontrollgruppe war der RI im dominanten Ovar signifikant niedriger als im kontralateralen, wohingegen er bei LPD-Patientinnen in den meisten Fällen seitengleich war. Auch der Blutfluss in den Spiralarterien wurde gemessen. In der Kontrollgruppe betrug der RI 0,53 ± 0,04 in der periovulatorischen Phase, 0,50 ± 0,02 und 0,51 ± 0,04 in der mittleren und späten Lutealphase (Abb. 8.**6**). Bei der LPD-Gruppe wurden in den Spiralarterien in allen Phasen erhöhte Widerstandswerte gemessen (periovulatorische Phase RI = 0,70 ± 0,06, p < 0,001; mittlere Lutealphase RI = 0,72 ± 0,06, p < 0,001 und späte Lutealphase RI = 0,72 ± 0,04, p < 0,001). Eine enge Korrelation zeigte sich zwischen den Plasmaspiegeln von Estradiol und dem Follikeldurchmesser.

Die Studie zeigt, dass es bei Patientinnen mit einer normalen Endometriumentwicklung in den uterinen, radialen und spiralen Gefäßen von der Follikelphase zur Lutealphase hin zu einem Rückgang des Gefäßwiderstandes kommt. Dagegen ist ein Endometriumrückstand mit einem Anstieg des Gefäßwiderstandes der uterinen Gefäße während der Lutealphase verbunden. Da sich die signifikantesten Unterschiede bei den Messungen in den Spiralarterien zeigten, könnten die Veränderungen des endometrialen Blutflusses als prognostischer Parameter für die Entwicklung des Endometriums und die Wahrscheinlichkeit einer Implantation von Bedeutung sein.

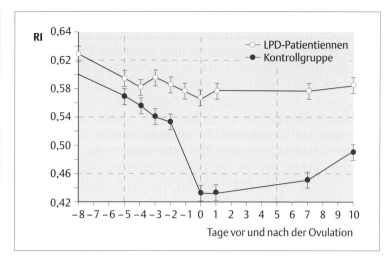

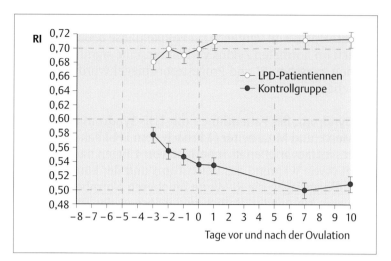

Abb. 8.5 Veränderungen des intraovariellen Blutflusses vor und nach der Ovulation bei LPD-Patientinnen und einer Kontrollgruppe.

Abb. 8.6 Veränderungen des Blutflusses in den Spiralarterien vor und nach der Ovulation bei LPD-Patientinnen und in einer Kontrollgruppe.

Blutfluss im Corpus luteum in der Frühschwangerschaft

Gestörte und ungestörte Frühschwangerschaft. Salim und Mitarbeiter (16) verglichen den Blutfluss im Corpus luteum bei normalen und gestörten Frühschwangerschaften (gFS). Ihre Studie prüfte die Hypothese, dass ein nicht messbarer lutealer Blutfluss nicht mit einer ungestörten Frühschwangerschaft (uFS) korrelieren kann. Bei Patientinnen mit einer gFS (Missed Abortion, inkompletter oder drohender Abort) war der Widerstand in den intraovariellen Gefäßen signifikant erhöht (p < 0,01) gegenüber Frauen mit uFS. Dies traf jedoch nicht für Patientinnen mit einer Blasenmole oder einer ektopen Schwangerschaft zu.

Die Unterschiede zwischen den Untergruppen einer gFS könnten durch die unterschiedliche Natur der Ursachen bedingt sein. Missed Abortion und inkompletter Abort manifestieren sich als eine fehlgeschlagene Frühschwangerschaft ohne eine weitere Entwicklungsmöglichkeit. Der drohende Abort ist eine ähnliche Situation. Ob der verminderte Blutfluss im Corpus luteum eine potenzielle Ursache oder eine Konsequenz dieses Zustandes ist, bleibt unklar. Molen und ektope Schwangerschaften stellen einen anderen Sachverhalt dar: In diesen Fällen ist der pathologische Zustand progressiv, d. h. er entwickelt sich weiter und ist nicht selbstlimitierend. Dies könnte erklären, warum sich der Gefäßwiderstand im Corpus luteum bei diesen Patientinnen ähnlich verhält wie bei Frauen mit einer sich normal entwickelnden Schwangerschaft.

Alcazar und Mitarbeiter (1) stimmen den Ergebnissen von Salim nur teilweise zu. Sie fanden einen höheren RI bei Missed Abortion im Vergleich zu einer Kontrollgruppe. Dies ließe sich dadurch erklären, dass die bei Missed Abortion gestörte HCG-Produktion einen negativen Einfluss auf das Corpus luteum ausüben könnte. Andererseits fanden Alcazar et al. keine statistisch signifikanten Abweichungen des RI bei drohenden Aborten.

Ausblick. Die tatsächlichen Möglichkeiten der transvaginalen gepulsten und farbkodierten Dopplersonographie in Bezug auf die Durchblutungsdiagnostik des Corpus luteum und des

Ovars sind insgesamt noch nicht ausreichend erforscht. Mit ihrer Hilfe wird es aber in absehbarer Zeit gewiss gelingen, die Physiologie von Reproduktionvorgängen besser zu verstehen, um derzeit noch nicht therapierbare pathologische Veränderungen behandeln zu können.

Literatur

1 Alcazar JL, Laparte C, Lopez-Garcia G: Corpus luteum blood flow in abnormal early pregnancy. J. Ultrasound Med. 15 (1996) 645–649

2 Beitinis IZ, McArthur JW, Turnbull BA, Skrinar GS, Bullen BA: Exercise induces two types of human luteal dysfunction: Confirmation by urinary free progesterone. J. Clin. Endocrinol. Metab. 72 (1991) 1350–1358

3 Dawood MY: Corpus luteal insufficiency. Curr. Opin. Obstet. Gynecol. 6 (1994) 121–127

4 Fay TN, Jacobs IJ, Teisner B, Westergaard JG, Grudzinskas JG: A biochemical test for direct assessment of endometrial function: measurement of the major secretory endometrial protein PP14 in serum during menstruation in relation to ovulation and luteal function. Hum. Reprod. 5 (1990) 382–386

5 Gibson M, Badger GJ, Bym F, Lee KR, Korson R, Trainer TD: Error in histologic dating of secretory endometrium: variance component analysis. Fertil. Steril. 56 (1991) 242–247

6 Glock JL, Blackman JA, Badger GJ, Brumsted JR: Prognostic Significance of Morphologic Changes of the Corpus Luteum by Transvaginal Ultrasound in Early Pregnancy Monitoring. Obstet. Gynecol. 85 (1995) 37–41

7 Glock JL, Brumsted JR: Color flow pulsed Doppler ultrasound in diagnosing luteal phase defect. Fertil. Steril. 64 (1995) 500–504

8 Hecht BR, Bardawil WA, Khan-Dawood FS, Dawood MY: Luteal Insufficiency: Correlation Between Endometrial Dating and Integrated Progesterone Output in Clomiphene Citrate-Induced Cycles. Amer. J. Obstet. Gynecol. 163 (1990) 1986–1991

9 Insler V: Corpus luteum defects. Curr. Opin. Obstet. Gynecol. 4 (1992) 203–211

10 Jones GS: Luteal Phase Defect: A Review of Pathophysiology. Curr. Opin. Obstet. Gynaecol. 3 (1991) 641–648

11 Kupesic S, Kurjak A: The assessment of normal and abnormal luteal function by transvaginal color Doppler sonography. Eur. J. Obstet. Gynecol. Reprod. Biol.72 (1997) 83–87

12 Kupesic S, Kurjak A, Vujisic S, Petrovic Z: Luteal phase defect: comparison between Doppler velocimetry, histological and hormonal markers. Ultrasound Obstet. Gynaecol. 9 (1997) 1–8

13 McNeely MJ, Soules MR: The diagnosis of luteal phase deficiency: A critical review. Fertil. Steril. 50 (1988) 1–15

14 Merce LT, Garces D, De la Fuente F: Conversion lutea de la onda de velocidad de fluio ovarica: nuevo parametro ecografico de ovulacion y funcion lutea. Acta Obstet. Gynecol. Scand. (ed. Esp.) 2 (1989) 113–114

15 Reshef E, Segars JH, Hill GA, Pridham DD, Jussman MA, Colston-Wentz A: Endometrial inadequacy after treatment with human menopausal gonadotropin/human chorionic gonadotropin. Fertil. Steril. 54 (1990) 1012–1016

16 Salim A, Žalud I, Farmakides G, Schulmal H, Kurjak A, Latin V: Corpus luteum blood flow in normal and abnormal early pregnancy: Evaluation with transvaginal color and pulsed Doppler sonography. J. Ultrasound Med. 13 (1994) 971 –975

17 Strigini FAL, Scida PAM, Parri C, Visconti A, Susini S, Genazzani AR: Modifications in uterine and intraovarian artery impedance in cycles of treatment with exogenous gonadotropins: effects of luteal phase support. Fertil. Steril. 64 (1995) 76–80

18 Tinkanen H: The role of vascularization of the corpus luteum in the short luteal phase studied by Doppler ultrasound. Acta. Obstet. Gynecol. Scand. 73 (1994) 321–323

19 Yeko TR, Khan-Dawood FS, Dawood MY: Human corpus luteum: Luteinizing hormone and chorionic gonadotropin receptors during the menstrual cycle. J. Clin. Endocrinol. Metab. 68 (1989) 529–534

Die Laparoskopie stellte in den ersten Fallberichten über die erfolgreiche In-vitro-Fertilisation (21, 30, 31, 45, 70) die Methode der Wahl zur Eizellgewinnung dar. Ihr größter Nachteil war jedoch, dass tief im Ovar heranreifende Follikel ebenso wie in Adhäsionskonglomeraten verborgene Ovarien nicht direkt gesehen werden konnten (55). Zudem erforderte die Laparoskopie i.d.R. eine Vollnarkose und war mit einer erhöhten operativen Morbidität und Mortalität verbunden. Daneben führte das Pneumoperitoneum mit Kohlendioxid zu minimalen, vorübergehenden pH-Schwankungen, die eine schädigende Wirkung auf die Oozyten haben könnten. In den frühen 80er-Jahren ermöglichte die erste Generation der Real-Time-Scanner, die über eine erhöhte Auflösung verfügte, die transkutane ultraschallgesteuerte Aspiration der Oozyten.

Follikelpunktionen im Rahmen von Fertilitätsprogrammen

Transabdominale Follikelpunktion

Als erste beschrieben Lenz et al. (40) die ultraschallgesteuerte Follikelpunktion. Der Einsatz von verschiedenen Schmerz- und Beruhigungsmitteln erlaubte einen schmerzfreien Eingriff und sicherte so die Akzeptanz der Patientinnen (39). Auf eine Vollnarkose sollte verzichtet werden, da durch sie möglicherweise eine Hyperprolaktinämie induziert wird, die das Mikroumfeld der Eizelle ungünstig beeinflussen könnte (60).

Material. Frühe Studien beschrieben den Einsatz von linearen Schallköpfen (75), während aktuell die meisten Operateure Sektorscanner bevorzugen. Ultraschallköpfe mit hoher Auflösung verfügen über eine separate Biopsieschiene und die dazu gehörige Software. Die meisten Autoren verwendeten eine 16-Gauge-Nadel mit einem inneren Durchmesser von 1,1 mm (43, 75). Die Teflonbeschichtung der Nadeln vermag die Adhäsionsneigung der Oozyten einzuschränken, während die scharfe Nadelspitze ein leichtes Eindringen in das Ovarialgewebe mit minimalem Druck oder Schmerzen ermöglicht. Zum Spülen des Follikels ist das proximale Ende der Nadel über einen Teflonschlauch mit einer Spritze verbunden, die mit erwärmtem heparinisiertem Kulturmedium gefüllt ist. Durch das Spülen der Follikel nach der Aspiration gelingt es dem Operateur, eine zufrieden stellende Eizellgewinnungsrate pro punktiertem Follikel zu erreichen (60). Das Spüllumen wird entweder parallel oder konzentrisch zum Aspirationslumen angelegt. Die ersten Versuche wurden mittels manueller Aspiration mit einer 5-ml-Spritze durchgeführt. Da der unkontrollierte Druck beim manuellen Aspirationsvorgang zum Zerreißen der Zona pellucida führen konnte, entwickelten die Operateure eine mit dem Fuß gesteuerte mechanische Aspirationspumpe mit einem maximalen Druck von 80–100 mmHg (14). An weiterem Material werden ein bequemer patientengerechter Operationstisch, sterile Tücher und Ultraschallschutzhüllen, steriles Ultraschallgel sowie ein Wasserbad oder Heizgerät benötigt.

Vorbereitung der Patientinnen. Jede Patientin sollte ausführlich beraten und sorgfältig vorbereitet werden. Eine große Anzahl unterschiedlicher Stimulationsprotokolle wird eingesetzt, um das Wachstum mehrerer Follikel zu induzieren; eine Kombination aus endokrinologischen und sonographischen Daten dient der Festlegung des Zeitpunktes der HCG-Gabe. Eine Ultraschalluntersuchung vor dem Beginn des Eingriffs ist anzuraten. Ziel dieser Untersuchung ist es, Zahl und Größe der vorhandenen Follikel zu bestimmen und sie mit den Daten am Tage der HCG-Gabe zu vergleichen. Die Patientin sollte 1 Stunde vor dem Eingriff 2 Liter Flüssigkeit zu sich nehmen, damit die Blase gut gefüllt ist. Manchmal ist dennoch das Legen eines transurethralen Katheters und die Instillation von Hartmann-Lösung notwendig. Der Operateur sollte sich jedoch des Risikos einer iatrogenen Infektion oder Blasenreizung bewusst sein. Eine gut gefüllte Blase ermöglicht die klare Darstellung der ovariellen Follikel und verhindert, dass Darm zwischen der Bauchdecke und den Ovarien liegt. Zumeist wird eine kombinierte Beruhigungs- und Schmerzmittelmedikation eingesetzt; zusätzlich wird die Einstichstelle mit Lokalanästhetikum infiltriert. Als Alternativen kommen die Peridural- sowie die Spinalanästhesie in Frage. Nach der Desinfektion des unteren Abdomens mit einer antiseptischen Lösung werden sterile Tücher zur Abgrenzung des operativen Feldes angelegt. Steriles Ultraschallgel wird auf den Schallkopf aufgetragen, anschließend wird eine sterile Schutzhülle aufgestülpt. Die Tastatur des Ultraschallgerätes wird mit einer sterilen, durchsichtigen Plastikfolie bedeckt.

Durchführung. Die Punktionsnadel wird entweder freihändig oder über eine Führungsschiene direkt in die Blase eingeführt. Nach dem Passieren der hinteren Blasenwand und der Ovarialkapsel wird die Nadelspitze in die Mitte des nächstgelegenen Follikels platziert. Die Follikelflüssigkeit wird abgesaugt, und der kollabierte Follikel wird mit der gleichen Menge an Kulturmedium durchspült. Ohne die Nadelspitze aus dem Ovar zurückzuziehen, werden alle Follikel auf die gleiche Weise systematisch abgesaugt. Der Operateur sollte sich darüber im Klaren sein, dass eine inadäquat gefüllte Blase oder pelvine Verwachsungen die Lage der Eierstöcke verändern können und dass Übergewicht und Gewebsvernarbungen eine schlechte Darstellbarkeit der Beckenorgane zur Folge haben. Nach Beendigung des Eingriffs darf die Patientin die Blase entleeren und kann gewöhnlich zwei Stunden später entlassen werden.

Transurethrale Follikelpunktion

Parsons (50) und Dellenbach (17) entwickelten die transurethrale Technik der Oozytenentnahme. Zur Kostenreduktion wurden die Programme ambulant durchgeführt. Die Patientin wurde in Steinschnittlage gelagert, zu ihrer Rechten befand sich der Operateur, zu ihrer Linken das Ultraschallgerät, und der Assistent saß in der Mitte zwischen ihren Beinen (9). Die Vulva wurde mit einer Chlorhexidine-Lösung desinfiziert. Die Nadelspitze wurde über die Seitenöffnung des Foley-Katheters eingeführt und so transurethral in die Blase vorgeschoben. Nach Auffüllen der Blase mit Hartmann-Lösung wurde der Katheterbalon aufgeblasen und die Nadelspitze aus dem Katheter herausgeführt. Dann führte der Operateur unter sonographischer Kontrolle die Nadelspitze durch die Blasenhinterwand und platzierte sie im nächstgelegenen Follikel. Alle Follikel wurden nacheinander abgesaugt und gespült; danach wurden die Nadel zurückgezogen, die Blase entleert und der Katheter entfernt. Bevor die Patientin das Krankenhaus verlassen durfte, wurde sie aufgefordert, reichlich zu trinken und Wasser zu lassen. Die Komplikationsrate war insgesamt minimal; Zystitiden oder Adnexitiden waren nach dem Eingriff nicht zu beklagen.

> Booker et al. (8) verglichen in einer prospektiv randomisierten Studie den transurethralen Eingriff mit der transvaginalen Punktion. Bei transvaginalem Vorgehen konnten signifikant mehr Follikel dargestellt werden, es zeigten sich jedoch keine Unterschiede in der Zahl der gewonnenen Oozyten, der Operationsdauer, der Fertilisations-, Embryotransfer- sowie Schwangerschaftsrate. Die Autoren schlussfolgerten hieraus, dass der transurethrale und der transvaginale Zugang bei der ultraschallgesteuerten Follikelpunktion gleichwertig sind.

Transvaginale Follikelpunktion

Gleicher et al. (25) berichteten als Erste über die mittels abdominalem Ultraschall gesteuerte, transvaginale Follikelpunktion. Ein Spekulum wird in die Vagina eingelegt, und die Nadel wird durch die Fornix der Scheide zum Ovar geführt. Später hat die Erfahrung gezeigt, dass das transvaginale, mittels vaginalem Ultraschallkopf gesteuerte Vorgehen allen anderen ultraschallgesteuerten Techniken überlegen ist (22).

Vorteile. Der geringe Abstand des Schallkopfes zu den Beckenorganen ermöglicht den Einsatz von Hochfrequenzschallköpfen, die die Auflösung wesentlich verbessern und somit die klinische Effizienz erhöhen. Der elastische Scheidenpol erlaubt durch eine Verstärkung des Drucks auf die Spitze des Ultraschallkopfes die Annäherung an die Ovarien. Da die Harnblase nicht prall gefüllt sein muss, bleibt die Lage der Beckenorgane unverändert, und die Ovarien liegen im Fokus des Ultraschallkopfes. Übergewicht oder Adhäsionen verhindern nicht die

Darstellbarkeit der Follikel und stellen somit keine Kontraindikationen für diese Methode dar.

Standardisierte Stimulationsprotokolle werden mit Hilfe der transvaginalen Sonographie überwacht (32). Zusätzliche Informationen können durch Hormonmessungen sowie die farbdopplersonographische Bestimmung des Blutflusses im Uterus und im Ovar gewonnen werden (34, 37, 38).

Vorbereitung. Die gesamte Behandlung erfolgt ambulant. Die Patientin wird in Steinschnittlage gelagert. Sedativa (wie Flunitrazepam, Droperidol oder Pentazocin) können eingesetzt werden, obwohl ungefähr 50 % der IVF-Arbeitsgruppen auf den Einsatz von Anästhesie oder von Sedativa verzichten (23). Da die Durchschnittszeit der Follikelpunktion 10 Minuten beträgt, tolerieren die meisten Patientinnen den Eingriff problemlos. Trotzdem sollte sich der Operateur möglicher hypotoner Reaktionen oder dem Auftreten von Unwohlsein bewusst sein. Nach Auftragen des Ultraschallgels auf die Sonde sollte die Schutzhülle (steriles Kondom, Operationshandschuh oder speziell angefertigte Hülle) auf die mit Gel überzogene Sonde ohne Lufteinschlüsse aufgezogen werden, um Artefakte bei der Untersuchung zu vermeiden. Das Gel sollte wegen seiner spermiziden und seiner beschriebenen embryotoxischen Wirkung (58) nicht zum leichteren Einführen der Sonde benutzt werden. Statt dessen sollte man physiologische Kochsalzlösung oder Kulturmedium verwenden.

Durchführung. Nachdem die Vagina mit isotoner Kochsalzlösung oder Kulturmedium gespült wurde, wird die Vaginalsonde in die Scheide eingeführt. Zur transvaginalen Follikelpunktion werden sterile Führungsschienen eingesetzt. Zur Vermeidung potenzieller Risiken bei der Punktion wurde ein automatisches Punktionsgerät entwickelt. Dieses Gerät besteht aus einem beweglichen Metallrohr sowie einer Führungsschiene, in die die Aspirationsnadel eingeführt und fixiert wird (22). Bevor das Punktionsgerät zusammen mit dem Schallkopf in die Scheide eingeführt wird, sollte es „geladen und gesichert" werden. Nach dem Einführen sollte eine detaillierte sonographische Untersuchung zur Lokalisierung des Uterus sowie der Ovarien erfolgen. Die Ultraschallsonde wird so eingestellt, dass der Punktionsvektor, der die Richtung der Punktionsnadel angibt, genau in den zentralen Teil des nächstliegenden Follikels zielt. Der Operateur berechnet die genaue Distanz entlang des Punktionsvektors bis zum Follikel und „schießt" die Nadel in den Follikel. Nach dem schnellen Vorschieben der Nadel im Follikel wird die Follikelflüssigkeit in das an die Aspirationspumpe angeschlossene Reagenzglas gesaugt. Bei der Aspiration der Follikelflüssigkeit kann man das Kollabieren des Follikels beobachten (22). Das Spülen der Follikel kann eingesetzt werden, um die Zahl der gewonnenen Oozyten zu erhöhen. Hierzu wird mit Heparin angereichertes Kulturmedium durch den Punktionskanal oder über ein getrenntes Spülsystem eingespült. Ohne Zurückziehen der Nadel werden alle Follikel in der gleichen Punktionslinie abpunktiert.

Komplikationen. Feichtinger et al. (24) beschrieben eine niedrige Komplikationsrate bei der transvaginalen Follikelpunktion. In 2,4 % der Fälle wurde die V. iliaca mit einem Follikel verwechselt und fälschlicherweise punktiert. Intraperitoneale Blutungen in den Douglas-Raum waren sonographisch nachweisbar, sistierten jedoch in allen Fällen spontan. Es wurde nachgewiesen, dass das Auffüllen der Blase Druck auf die Punktionsstelle ausüben und so die Blutung zum Stoppen bringen kann. Der Einsatz des Farbdopplers vermag auf einfache Weise diese Komplikation zu vermeiden, da die iliakalen Gefäße mit dieser Technik leicht darstellbar sind.

Eine Blutung aus dem hinteren Vaginalwandbereich ist leicht zu diagnostizieren und kann durch Kompression gestoppt werden. Die Adnexitis gilt als eine seltene Komplikation der transvaginalen Follikelpunktion (0,14 % aller Patientinnen) (24). Die Infektionen wurden meistens durch keimbesiedelte Samen ausgelöst und fanden sich bei Patientinnen mit einer Adnexitis in der Vorgeschichte.

GIFT (gamete intrafallopian tube transfer) und ZIFT (zygote intrafallopian tube transfer)

GIFT. Die GIFT-Methode wurde entwickelt, um verschiedene Hindernisse beim Spermatozoentransport sowie das Versagen des Eileiters beim Auffangen der Eizelle während der Ovulation zu überwinden (3). Die Patientinnen unterziehen sich im Rahmen dieser Methode einer Ovulationsauslösung unter Ultraschallüberwachung. Die Oozyten werden mittels Laparoskopie gewonnen und nach Identifikation im Labor in einen Katheter verbracht, der 100.000 Spermatozoen enthält, die mittels der Swim-up-Technik aufbereitet wurden (3). Der Transferkatheter wird dann in das distale Drittel des Eileiters eingeführt, wo sein Inhalt vorsichtig platziert wird. Diese Technik ermöglicht es, durch nahes Zusammenbringen der Spermien und der Oozyte viele Störfaktoren des Spermientransportes und der Fusion zu umgehen (46). Da die Befruchtung in ihrem natürlichen Umfeld stattfindet, beläuft sich die Erfolgsquote auf 26,5 % ausgetragene Schwangerschaften pro Eizellentnahme (61).

ZIFT. In einer Weiterentwicklung der GIFT-Methode, genannt ZIFT, werden die Oozyten durch transvaginale Punktion gewonnen, in vitro befruchtet und am darauf folgenden Tag im Pronuklei-Stadium nach der GIFT-Technik in den Eileiter transferiert (62). Die Technik der transvaginalen Punktion für die ZIFT-Methode entspricht der im Rahmen der IVF beschriebenen Vorgehensweise. Die Gesamterfolgsrate scheint identisch zu sein mit derjenigen der GIFT- und der IVF-Behandlung.

Vor- und Nachteile. Nachteile der GIFT- und ZIFT-Methode sind, dass sie bei pathologischen Veränderungen der Tuben nicht eingesetzt werden können, sowie die Erforderlichkeit von Anästhesie und Operationsbedingungen. Außerdem können o.g. Methoden bei andrologisch bedingter Sterilität nicht eingesetzt werden, da es bei dieser wichtig ist, die Befruchtung sicherzustellen. Bei der Weiterentwicklung der GIFT- und ZIFT-Methode bei der mittels transzervikaler Katheterisierung des Eileiters Spermatozoen und Oozyten in die Tube transferiert werden, konnten bei gleich bleibender Schwangerschaftsrate sowohl die Kosten als auch die Risiken signifikant gesenkt werden.

Embryotransfer

Der intrauterine Embryotransfer stellt den letzten kritischen Schritt der In-vitro-Fertilisation dar. Das inadäquate Transferieren des Embryos in das Cavum uteri kann ein wichtiger Faktor für das Ausbleiben der Implantation sein. Deswegen könnte der ultraschallgeleitete Embryotransfer signifikante Vorteile gegenüber dem herkömmlichen „blinden" Transfer mit sich bringen (27).

Hurley et al. (29) setzten bei 94 Patientinnen den transvaginalen Ultraschall zum intrauterinen Embryotransfer mit einem transzervikalen Katheter ein. Das Kulturmedium, das die Embryos enthielt, wurde zusammen mit Luftblasen eingespritzt, wodurch eine optimale Platzierung der Embryos im Cavum uteri unter Sichtkontrolle vorgenommen werden konnte. Diese Methode war besonders hilfreich in 6 Fällen, bei denen – trotz des Eindrucks des Operateurs, der Katheter befinde sich in einer exakten Lage im Cavum uteri – sich der Katheter im Bereich des Endozervikalkanals „verheddderte".

Auch bei submukösen Myomen oder uterinen Fehlbildungen bewährte sich diese Vorgehensweise. Darüber hinaus erlaubt der ultraschallgesteuerte Eingriff den Patientinnen das Erleben des Transfers auf dem Bildschirm, wodurch Ängste abgebaut werden.

Lenz et al. (41) und Parsons et al. (49) setzten den transvaginalen Ultraschall zur Orientierung beim transabdominalen Embryotransfer durch die Uteruswand in das Cavum uteri ein. Diese Methode könnte eine Alternative sein zum transzervikalen Transfer bei Patientinnen mit bekannter Zervixstenose, bei denen die Passage des Zervikalkanals durch den Katheter erschwert ist.

Katheterisierung der Tuben

Indikationen und Durchführung. 15 % der Fälle weiblicher Sterilität haben ihre Ursache im proximalen Verschluss der Eileiter. Die hier lokalisierten Verschlüsse sind auf intraluminalen Zelldetritus, leichte Verwachsungen oder muskuläre Spasmen zurückzuführen (64). Die transzervikale Tubenkatheterisierung kann sowohl zur Diagnostik als auch zur Therapie bei Sterilitätspatientinnen eingesetzt werden (15, 16, 33, 56, 59, 68). Auswahlkriterien von Patientinnen für dieses Verfahren waren ein beidseitiger Tubenverschluss oder die Stenose eines Eileiters bei Zustand nach einseitiger Salpingektomie (27). Der Katheter wird zur Aufdehnung über einen Führungsdraht in die Tube vorgeschoben. Unter Zuhilfenahme der Fluoroskopie weist die tubare Katheterisierung eine Erfolgsrate von 98 % bei proximalen Verschlüssen im Bereich der Einmündung der Tuben in den Uterus auf, jedoch nur von 33 % bei distal davon gelegenen Stenosen (56).

Überwachung. Der transvaginale Ultraschall kann zur Überwachung bei der Tubenkatheterisierung eingesetzt werden, allerdings ist die Erfahrung in Zusammenhang dieser Technik noch gering ist. Lisse und Sydow (44) beschrieben eine Tubenkatheterisierung unter transvaginaler Ultraschallüberwachung. Eine gleichzeitig durchgeführte Laparoskopie bestätigte die exakte Platzierung des Katheters im proximalen Tubenbereich (3–6 cm vom intramuralen Übergang entfernt). Die tubare Durchgängigkeit konnte bei 85 % der Patientinnen mit einem proximalen Verschluss wieder hergestellt werden. Breckenridge und Schinfeld (11) sowie Thurmond et al. (67) empfehlen den transabdominalen Ultraschall als die einfachere Methode gegenüber der transvaginalen Darstellung zur Überwachung der tubaren Katheterisierung. Sie berichten, dass die zum Abdominalschall erforderliche gefüllte Blase zudem den Uterus aufrichtet und besser erreichbar macht.

Komplikationen. Mögliche Komplikationen der transzervikalen Tubenkatheterisierung sind die Perforation des Eileiters, vasovagale Reaktionen während des Eingriffs sowie Infektionen. Die Patientinnen sollten daneben über ein erhöhtes Risiko einer Extrauteringravidität nach dem Eingriff aufgeklärt werden.

Ovarialzystenpunktion

Indikationen und Durchführung. Der transvaginale Ultraschall erlaubt die direkte Darstellung und Punktion von persistierenden Follikelzysten (27). Solche Zysten können die Follikulogenese beeinträchtigen entweder durch Hormonsekretion oder Kompression des Gewebes, was zu einer herabgesetzten Durchblutung führt. Im Rahmen der Punktion einer Ovarial- oder Paraovarialzyste wird die Nadelspitze ins Zentrum der Zyste eingeführt. In der Literatur wird dieser Eingriff kontrovers diskutiert. Die Furcht vor einer Zellaussaat in die Bauchhöhle bei einem möglicherweise malignen Ovarialprozess hält viele Operateure vom Einsatz der Methode ab. Zwar wird die abgesaugte Zystenflüssigkeit immer zytologisch untersucht, aber ein negativer zytologischer Befund kann gelegentlich falsch negativ sein. Die hohe Sensitivität und Spezifität der transvaginalen Farbdoppleruntersuchung bei der Differenzierung benigner und maligner Adnextumoren scheint die Entscheidung zu erleichtern, welche Zysten abgesaugt werden dürfen (Abb. 9.1).

Rezidivraten. Bret et al. (12, 13) publizierten zwei Beiträge über ihre Erfahrungen beim Einsatz des transvaginalen Ultraschalls zur Punktion von Ovarialzysten. Sie beschrieben eine Rezidivrate nach Zystenpunktion von 48 % bei prämenopausalen Patientinnen und von 80 % bei postmenopausalen Frauen. Zur Prävention des Rezidivs wurde sofort nach der Zystenaspiration Alkohol injiziert, was allerdings nur bei 4 von 7 Patientinnen erfolgreich war (12).

Im Rahmen eines Infertilitätsprogrammes punktierten Vaegemaekers et al. (74) transvaginal 32 einkammerige, hypoechogene Zysten, deren Durchschnittsdurchmesser bei 45 mm lag. Die Autoren schlussfolgerten aus ihrer Studie, dass die Punktion von Ovarialzysten in der frühen Follikelphase möglicherweise die Abbruchrate von IVF-Zyklen vermindern könnte.

Endometriose. Eine Endometriose wird als relative Kontraindikation für die Aspiration von Zysteninhalt angesehen. Aboulghar et al. (1) untersuchten 21 Patientinnen nach transvaginaler ultraschallgesteuerter Punktion von Endometriosezysten. In der 12-monatigen Nachbeobachtungszeit fand sich in 6 Fällen ein Rezidiv.

Technisch gesehen ist die Punktion von Endometriosezysten zwar einfach, aufgrund der relativ geringen Zahl von Patientinnen, bei denen sie bisher durchgeführt wurde, sind der Gesamtnutzen und die Sicherheit dieser Methode aber noch nicht ausreichend evaluiert (42).

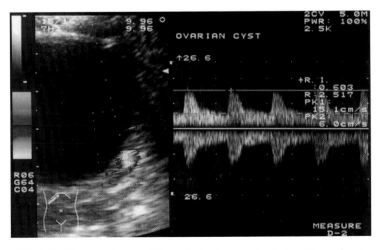

Abb. 9.**1** Transvaginaler Ultraschall einer echofreien Ovarialzyste. Die farbdopplersonographische Darstellung weist für den Blutfluss im perizystischen Gewebe einen hohen RI nach (0, 75).

Drainage von Douglas-Abszessen

Bei 30–40% der Sterilitätspatientinnen ist die Ursache der Sterilität der Verschluss oder die Dysfunktion der Tuben. Der Verschluss der Eileiter findet sich bekanntlich oftmals nach einer Adnexitis. Da Adnexitiden häufig rezidivieren, sollte man von einer hohen Inzidenz dieser Ursache im Kollektiv der Sterilitätspatientinnen ausgehen.

Die Abszessdrainage von tuboovarialen Abszessen unter sonographischer Kontrolle vermag, den Heilungsprozess zu beschleunigen und die Wirkung der Antibiotikatherapie zu steigern. Nach Einführen der Nadelspitze in die Abszesshöhle wird die darin enthaltene Flüssigkeit so vollständig wie möglich abgesaugt; anschließend kann die Nadel zurückgezogen oder ein Drainagekatheter eingelegt werden (27). Teisala et al. (66) berichteten über die unter antibiotischer Behandlung durchgeführte mittels transvaginalem Ultraschall gesteuerte Drainage von 10 tuboovarialen Abszessen. Zur Schmerzbekämpfung war nur eine leichte Sedierung erforderlich, und der Eingriff wurde von den Patientinnen gut toleriert. Die Technik gilt als allgemein anerkannte Alternative zur Laparoskopie bei der Behandlung von tuboovarialen Abszessen.

Selektive Reduktion bei Mehrlingsschwangerschaften

In den letzten 15 Jahren erhöhte sich die Zahl der Mehrlingsschwangerschaften infolge des häufigen Einsatzes ovulationsstimulierender Präparate sowie der Zunahme von Maßnahmen der assistierten Reproduktionsmedizin. Mehrlingsschwangerschaften sind mit einem hohen Mortalitäts- und Morbiditätsrisiko verbunden; die Wahrscheinlichkeit, dass der Geburtstermin erreicht wird und dass gesunde Neugeborene zur Welt kommen ist umgekehrt proportional zur Zahl der Feten. Deshalb wird versucht, mittels der selektiven Mehrlingsreduktion die Zahl der Embryonen zu verringern, um die Überlebenschancen der verbleibenden zu verbessern (6). Die selektive Reduktion kann in Fällen von mehr als 4 Embryos angeboten werden, wobei dann gewöhnlich 2 erhalten werden (27). Der Eingriff wird normalerweise nach der 8. Schwangerschaftswoche durchgeführt, wenn die spontane Abortrate schon recht niedrig liegt. Die mittels abdominalem Ultraschall gesteuerte Punktion wurde zuerst von einer französischen Arbeitsgruppe (20) vorgestellt und später von anderen übernommen (7, 10). Im Rahmen der Fortentwicklung der transvaginalen Sonographie wurde dann diese Technik auch erfolgreich bei der selektiven Mehrlingsreduktion eingesetzt. Vorteile dieser Technik sind der kürzere Punktionsweg und die Möglichkeit, die Nadel genauer zu platzieren, wodurch das Risiko der Verletzung von anliegenden Fruchtblasen oder Beckenorganen vermindert wird.

Durchführung. Die Technik der transvaginalen Reduktion einer Mehrlingsschwangerschaft lässt sich kurz gefasst folgendermaßen beschreiben: Basisdarstellung der Fruchthöhlen, genaue Herztonanalyse der anvisierten Feten sowie genaue Platzierung der Nadel und Injektion von 0,5–1 ml einer 2 mEq/ml KCl-Lösung. Über 5–10 Minuten beobachtet man dann den jeweiligen Fetus, um sich vom Herzstillstand zu überzeugen. Die Patientinnen sollten 3 Stunden sowie 1 Woche nach dem Eingriff nochmals sonographiert werden. Der Nachteil der transvaginalen fetalen Reduktion ist, dass in diesem Frühstadium der Schwangerschaft noch gar nicht genau feststeht, wie viele Feten ohne den Eingriff tatsächlich heranwachsen würden (42).

Sonographische Techniken der Tubendarstellung

In den letzten 20 Jahren blieb ein Aspekt der diagnostischen Abklärung der Sterilität fast unverändert: die Untersuchung der Tuba ovarii. Bereits 1954 beschrieb Rubin (57) den ersten Versuch zur Abklärung der tubaren Durchgängigkeit. Bis heute blieben die am häufigsten eingesetzten Untersuchungsmethoden die röntgenologische Hysterosalpingographie sowie die laparoskopische Chromopertubation (48).

Röntgenologische Hysterosalpingographie. Jahrzehnte hindurch galt die Hysterosalpingographie (HSG) mit Einsatz von Röntgenkontrastmittel zur Darstellung der tubaren und uterinen Struktur als die Standardmethode. Ein Nachteil dieser Untersuchung ist das Risiko, dass es durch die ionisierende Strahlung, der die Oozyte ausgesetzt ist, bei einer eventuellen Fertilisation dieser Eizelle zu einer kongenitalen Missbildung kommt. Darüber hinaus gilt die Allergie auf jodhaltige Kontrastmittel als Kontraindikation für die radiologische HSG. (Tab. 9.1). Die Diskussion darüber, ob Kontrastmittel auf Öl- oder Wasserbasis besser geeignet sind für die HSG, ist noch nicht abgeschlossen.

Hysteroskopie. Die Hysteroskopie sollte als komplementäre Technik zur Hysterosalpingographie gesehen werden. Sie kann sowohl zur genauen Unterscheidung als auch zur Therapie von endometrialen Polypen und submukösen Myomen eingesetzt werden. Außerdem ist sie sehr hilfreich bei der Diagnose und Behandlung intrauteriner Synechien sowie mancher kongenitaler Fehlbildungen des Uterus (Tab. 9.1).

Laparoskopie. Als Goldstandard der diagnostischen Abklärung der Tubenfunktion galt in den 2 letzten Jahrzehnten die Laparoskopie. Allerdings ist hierzu eine Intubatiosnnarkose notwendig, und es besteht das Risiko operativer Komplikationen, wie Darm- und Gefäßverletzungen (2), das präperitoneale Em-

Tabelle 9.**1**   Vergleich der Vorteile von Laparoskopie, Hysteroskopie, röntgenologischer Hysterosalpingographie und farbdopplersonographischer Hysterosalpingographie im Rahmen der Tubenfunktionsdiagnostik

Beurteilungsparameter	Röntgenologische Hysterosalpingographie	Hysteroskopie	Laparoskopie	Farbdopplersonographische Hysterosalpingographie
Narkose	➤ nicht erforderlich	➤ ± Vollnarkose	➤ Vollnarkose	➤ nicht erforderlich
Risiken	➤ Infektionen im Becken ➤ Kontrastmittelallergie	➤ Narkoserisiko ➤ Uterusperforation ➤ Blutungen ➤ Infektionen	➤ Narkoserisiko ➤ intra-abdominelle Verletzungen ➤ Blutungen ➤ Infektionen	➤ Infektionen im Becken
Erforderliche räumliche und technische Ausstattung	➤ Röntgengerät ➤ Fluoroskop	➤ ± Operationssaal	➤ Operationssaal	➤ Farbdopplergerät
Vorteile	Kontrastdarstellung (Beurteilung der Ampulle, Darstellung intramuraler und intraluminaler Abnormitäten der Tube)	➤ Darstellung der Gebärmutterhöhle (Polypen, Synechien, Leiomyome, Septen etc.) und der Tubenostien ➤ Therapie in gleicher Sitzung möglich	➤ Darstellung des Bauchraums und des Peritoneums (Adhäsionen, Beckenorgane, Endometriose etc.) ➤ Therapie in gleicher Sitzung möglich	➤ keine Reaktionen auf Kontrastmittel bzw. Farbstoffe ➤ jederzeit wiederholbar ➤ aktive Mitarbeit der Patientin erforderlich (verbessert den Informationsstand der Patientin) ➤ ermöglicht die Analyse der Tubenmotilität ➤ die Untersuchung kann mittels Videorekorder aufgezeichnet und gemeinsam mit dem betroffenen Paar analysiert und besprochen werden ➤ die besten Darstellungen des Befundes können zu Dokumentationszwecken ausgedruckt und aufbewahrt werden ➤ Zusammenarbeit mit einer radiologischen Abteilung ist nicht erforderlich (dadurch geringere Kosten)
Kosten	+	++	+++	+

physem und postoperative Schmerzen. Die Laparoskopie erlaubt die Darstellung des gesamten kleinen Beckens sowie des Oberbauches. Es können Erkrankungen der Ovarien, genitale Anomalien sowie die Funktion der Tuben und Ovarien beurteilt werden. Darüber hinaus erlaubt die Laparoskopie die stadiengerechte Einschätzung von Endometrioseläsionen im kleinen Becken. Bei Patientinnen mit einer Adnexitis in der Vorgeschichte können Spülflüssigkeit entnommen und Kulturen angelegt werden (Tab. 9.**1**).

Transabdominaler Ultraschall. Richman et al. (54) waren die ersten, die über die Abklärung der Tubendurchgängigkeit mittels transabdominalem Ultraschall berichteten. Hierzu benutzten sie einen speziellen Intrauterinkatheter (Harris Uterine Injector, Unimar, Canoga Park, CA, USA). Nach Injektion von mindestens 20 ml des Ultraschallkontrastmittels Hyskon (Dextran in Dextrose gelöst, Pharmacia, Piscataway, NJ, USA) über den Katheter wurde die Ansammlung dieser Flüssigkeit im Douglas-Raum als Indikator für die Tubendurchgängigkeit gewertet.

Randolph et al. (53) gingen vergleichbar vor, indem sie 200 ml isotonische Kochsalzlösung über eine Rubin-Kanüle injizierten. Die mittels transabdominaler Sonographie nachgewiesene Flüssigkeitsmenge retrouterin wurde als Indiz für die Durchlässigkeit eines oder beider Eileiter gewertet, wobei eine Seitenzuordnung nicht möglich war.

Transvaginaler Ultraschall. Die sonographische Darstellbarkeit der Beckenorgane verbesserte sich signifikant mit dem Einsatz vaginaler Hochfrequenzschallköpfe. Die Blase muss bei dieser Untersuchung nicht gefüllt sein. Gewöhnlich ist die normale Tube vaginalsonographisch nicht darstellbar, außer wenn sie

Infertilitätsdiagnostik und Reproduktionsmedizin

von Flüssigkeit umgeben ist. Die kontrastierende Flüssigkeit kann folgenden Ursprungs sein:

➤ normales Peritonealsekret, das bei vielen gesunden Frauen vorkommt,
➤ Follikelflüssigkeit während oder nach der Ovulation,
➤ Blut,
➤ Aszites,
➤ eitriges Sekret aus einem infektiösen Herd.

Das Lumen einer unauffälligen Tube, die nicht mit Flüssigkeit gefüllt ist, lässt sich nicht darstellen (69).

Hysterosonosalpingographie

Deichert et al. (19) entwickelten 1989 eine neue transvaginal-sonographische Technik zur Abklärung der Eileiter, transvaginale Hysterosalpingokontrast-Sonographie oder Hy-Co-Sy genannt. Durch die transzervikale Injektion des hyperechogenen Ultraschallkontrastmittels SHU 454 (Echovist; Schering, Berlin) über eine Rubin-Kanüle oder einen Blasenkatheter Nr. 8 konnten die Tuben direkt dargestellt und ihre Durchlässigkeit überprüft werden. Tüfekci et al. (71) vereinfachten diese Methode, sodass sie ambulant durchgeführt werden kann, und bezeichneten sie als transvaginale sonographische Salpingographie. Durch intrauterine Injektion einer isotonen Kochsalzlösung klärten sie die Tubendurchgängigkeit direkt ab. Diese transvaginale Sonosalpingographie ist ohne Anästhesie leicht durchführbar, sicher, nichtinvasiv, kosteneffektiv sowie, verglichen mit anderen konventionellen Techniken, für die Patientinnen angenehmer. Eine allergische Reaktion auf ein Kontrastmittel ist nicht zu befürchten.

Kontrastmittel. Alle Medien mit unterschiedlicher Schalldichte im Vergleich zum menschlichen Körper können als Kontrastmittel eingesetzt werden. Sie werden in 2 Gruppen eingeteilt: hypo- und hyperechogene Medien. Isotone Kochsalzlösung, Ringer- und Dextranlösung gehören der ersten Gruppe an. Die Instillation dieser Medien erleichtert die Darstellung von hyperechogenen Randstrukturen. Dass Bewegungs- und Flussphänomene nicht darstellbar sind, stellt den wichtigsten Nachteil der Methode dar. Die hyperechogenen Kontrastmittel verstärken dagegen die sonographischen Signale und erlauben dadurch den Nachweis eines Flusses sowohl im B-Mode- als auch im Dopplerverfahren. Gramiak und Shah (26) sowie Meltzer et al. (47) entdeckten, dass kleine Gasbläschen sehr gut Ultraschallwellen reflektieren. Deshalb enthalten alle kommerzialisierten Ultraschallkontrastmittel Mikrobläschen. Die Produkte Echovist und Levovist (Schering AG, Berlin) bestehen aus einer Suspension von Mikrobläschen, die aus speziellen Galactosemikropartikeln hergestellt werden. Diese Mikropartikel sind entweder in einer Galactoselösung (Echovist) oder in sterilem Wasser (Levovist) gelöst (65).

Kontraindikationen. Kontraindikationen der farbdopplersonographischen Hysterosalpingographie sind Blutungen, Schwangerschaft und Adnextumoren bei der klinischen oder sonographischen Untersuchung. Vor dem Eingriff sollte zur Abklärung der Lage des Uterus sowie der Adnexen und zum Ausschluss von Anomalien eine Ultraschalluntersuchung durchgeführt werden. Im Falle einer akuten Entzündung des inneren Genitales sollte der Eingriff verschoben werden; eine prophylaktische Antibiotikagabe sollte bei Patientinnen mit einer Adnexitis in der Vorgeschichte erfolgen (36).

Untersuchungszeitpunkt und Vorbereitung. Die Farbdoppler-Hysterosalpingographie sollte in der frühen Follikelphase des Zyklus nach Abschluss der Menstruation durchgeführt werden. Dies verhindert die Verschleppung von Menstrualblutrückständen in die Bauchhöhle. Eine Untersuchung in der unmittelbar prämenstruellen Phase wird empfohlen, da in diesem Zeitraum des Zyklus die uterine Konstriktion am größten ist. Deswegen ist der Indikationszeitpunkt von großer Bedeutung, um optimale Untersuchungsergebnisse zu erzielen. Prämedikation oder Sedierung werden routinemäßig eingesetzt: 5 – 10 mg Valium haben sich als günstig erwiesen. Deutlicher Schmerz deutet auf einen Verschluss hin mit möglichem intravasalem Übertritt oder tubarer Ruptur und sollte daher nicht durch anästhetische Maßnahmen maskiert werden.

Durchführung. Die Patientin wird nach Blasenentleerung in Steinschnittlage auf einem gynäkologischen Stuhl gelagert. Nach Desinfektion von Vagina und Zervix mit Betaisadonalösung wird mittels Spekulumeinstellung die Portio so dargestellt, dass der Muttermund gut erreichbar ist. Die vordere Muttermundlippe wird angehakt, und unter leichtem Zug an der Portio wird der Katheter sanft in den endozervikalen Kanal eingeführt. Nach sonographischer Darstellung des Cavum uteri wird die exakte Lage des Katheters überprüft (Abb. 9.**2**). Nachdem die Kugelzange entfernt wurde, wird der vaginale Schallkopf in die hintere Fornix der Vagina vorgeschoben. Unter Ultraschallkontrolle werden dann maximal 5 – 10 ml des negativen Kontrastmittels (sterile Salzlösung) langsam in das Cavum uteri injiziert (Abb. 9.**3**). Hierbei können die Morphologie des Uterus sowie die Beschaffenheit und die Oberfläche des Endometriums begutachtet werden (Abb. 9.**4** – 9.**6**). Fehlbildungen des Uterus, endometriale Polypen und submuköse Myome, welche in das Cavum uteri prolabieren, können in der mit anechogenem Kontrastmittel aufgefüllten Gebärmutterhöhle entdeckt werden. Anschließend wird der Farbdopplerstrahl in den Bereich der Tubenostien gerichtet. Der Einsatz von positivem (echogenem) Kontrastmittel erhöht nachweisbar die Aussagekraft der Prüfung der Tubendurchlässigkeit: Farbdopplersignale, in der Tube deuten auf ihre Durchgängigkeit hin (Abb. 9.**7**), ihr Fehlen wird als tubarer Verschluss interpretiert (51, 52). Die mittels transvaginaler gepulster Farbdopplersonographie kontrollierte Ansammlung von Kontrastmittel im Douglas-Raum auf der Seite der selektiven Injektion stellt einen zuverlässigen Indikator der Tubendurchlässigkeit auf dieser Seite dar. Die selektive Tubeninjektion steigert zweifelsohne die Aussagekraft des Eingriffes und die Richtigkeit der Interpretation.

Wenn bei der Patientin krampfartige Schmerzen auftreten, sollte die Injektion des Kontrastmittels für einige Minuten unterbrochen werden. Wird keine der beiden Tuben durch das Kontrastmittel dargestellt, deutet dies auf einen proximalen Tubenverschluss im Bereich der Tubeneinmündung hin, differenzialdiagnostisch kommt jedoch auch ein Spasmus infrage. Die Gabe von Atropin (0,5 mg) vor der Untersuchung kann diesem Spasmus vorbeugen.

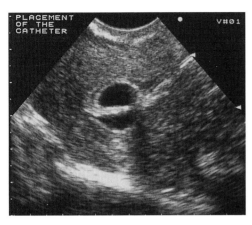

Abb. 9.2 Transvaginaler Ultraschall des Uterus nach Einführen des Intrauterinkatheters. Auf der Höhe des inneren Muttermundes kommt der Ballon zur Darstellung.

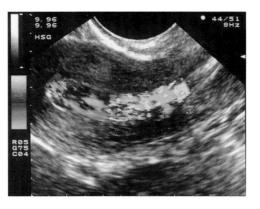

Abb. 9.3 Transvaginale farbdopplersonographische Hysterosalpingographie. Das Kontrastmittel und die Signale des Farbdopplers werden durch die intrauterin liegende Kanüle in die Gebärmutterhöhle geleitet.

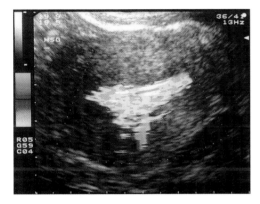

Abb. 9.4 Transvaginaler Ultraschall des Uterus nach Injektion der isotonen Kochsalzlösung. Die dreieckige Gebärmutterhöhle wird farbdopplersonographisch deutlich zur Darstellung gebracht.

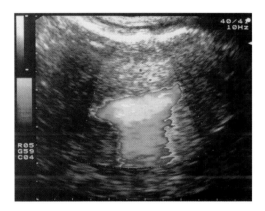

Abb. 9.5 Die Darstellung mit dem Power-Doppler erleichtert die Beurteilung der Gebärmutterhöhle und die Prüfung der Tubendurchgängigkeit.

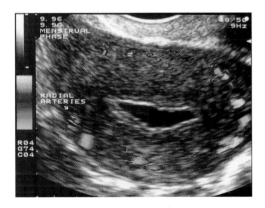

Abb. 9.6 Die regelmäßige Oberfläche der Gebärmutterhöhle kann mittels Instillation eines negativen Kontrastmittels gut dargestellt werden.

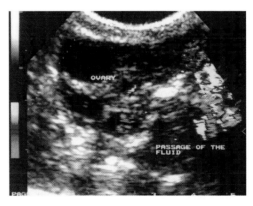

Abb. 9.7 Farbdoppler-Hysterosalpingographie. Bei dem farbig dargestellten Flow handelt es sich Kochsalzlösung, die die rechte Tube durchfließt, was deren Durchgängigkeit beweist. Eine Ansammlung der echofreien Flüssigkeit zeigt sich im Douglas-Raum.

Schwerwiegende Nebenwirkungen traten während oder nach der Durchführung der transvaginalen dopplersonographischen Hysterosalpingographie nicht auf. Der Zeitaufwand lag zwischen 5 und 14 Minuten. Am Ende des Eingriffs wird nach erneuter Spekulumeinstellung das vaginale Instrumentarium entfernt. Die Zervix wird auf eine Blutung überprüft, ggfs. wird die Einstichstelle der Kugelzange komprimiert.

Probleme. Probleme bei der Diagnostizierung des Tubenverschlusses treten bei Patientinnen mit einer Hydrosalpinx auf; bei ihnen kann sich die Flüssigkeit in der erweiterten Tube dopplersonographisch wie die Durchspülung des Eileiters darstellen (Abb. 9.8). Zudem erlaubt die dopplersonographische Hysterosalpingographie mit Kochsalzlösung keine Aussage zur Tubenmorphologie.

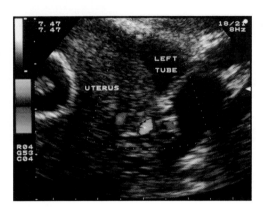

Abb. 9.8 Transvaginale Farbdopplerdarstellung des Uterus und der linken Adnexe. Zu erkennnen sind auf der linken Seite die intrauterin liegende Kanüle und der Katheter. Die Farbsignale zeigen das Einströmen des Kontrastmittels in die linke Tube. Der Eileiter stellt sich als eine „wurstartige", septierte Struktur dar, was auf die Ansammlung der Flüssigkeit proximal des Fimbrientrichters zurückzuführen ist.

Wertigkeit der Methode. Unter Einsatz unserer modifizierten Technik verglichen wir bei 47 Patientinnen die Resultate der farbdopplersonographischen Hysterosalpingographie mit den Ergebnissen der laparoskopischen Chromopertubation (35). Als Geräte wurden das Aloka SSD 680 sowie 2000 eingesetzt. Bei 43 von 47 Patientinnen (91,48%) stimmten die Ergebnisse der Farbdoppler-HSG mit denen der Chromolaparoskopie überein. Nur bei einer Patientin, bei der dopplersonographisch der Nachweis durchgängiger Tuben nicht erbracht werden konnte, bewies indirekt das Vorkommen von freier Flüssigkeit im Douglas-Raum die Tubendurchlässigkeit.

Somit beweisen unsere Ergebnisse die Sicherheit und die Effiziens der transvaginalen dopplersonographischen Hysterosalpingographie bei der Abklärung der Tubendurchlässigkeit ohne Strahlenbelastung und ohne Einsatz eines Kontrastmittels. Die Kosten dieser Methode liegen signifikant niedriger als die der radiologischen Hysterosalpingographie, und das Ergebnis liegt sofort vor (54). Empfehlenswert ist die Aufzeichnung aller Aufnahmen mittels Videorekorder und/oder als Polaroidbilder (18) (Tab. 9.1).

Um die Wertigkeit der mittels farbdopplersonographischer Hysterosalpingographie gestellten Diagnose eines Tubenverschlusses zu überprüfen, untersuchten Peters et al. (51) 129 Sterilitätspatientinnen (Tab. 9.2 und Tab. 9.3). Beim Vergleich der Ergebnisse der sonographischen Hysterosalpingographie mit denen der radiologischen Hysterosalpingographie und/oder Chromolaparoskopie zeigte sich bei 69 von 85 (81%) Fällen eine Übereinstimmung; bei 50 von 58 (86%) Patientinnen deckten sich die Befunde der ultrasonographischen Hysterosalpingographie mit den Ergebnissen der Chromopertubation. Die Übereinstimmungsrate bei radiologischer Hysterosalpingographie und Chromopertubation lag bei 75%.

Auch Richman et al. (54) verglichen ihre Ultraschallergebnisse mit denen der konventionellen Hysterosalpingographie. Die Sonographie wies einen beidseitigen Tubenverschluss mit einer Sensitivität von 100% nach; auch die Tubendurchgängigkeit konnte mit einer Spezifität von 96% überprüft werden (Tab. 9.2).

Bei den 38 von Tüfekci et al. (71) untersuchten Sterilitätspatientinnen (Tab. 9.3) stimmten die Ergebnisse von transvaginaler Sonosalpingographie und Laparoskopie in 29 Fällen (76,32%) komplett überein, in 8 Fällen (21,5%) partiell. Nur 1 Fall (2,63%) zeigte ein diskrepantes Resultat.

Stern et al. (63) injizierten bei 238 Frauen während der transvaginalen Farbdopplersonographie transzervikal Kochsalzlösung (Tab. 9.2). Die Korrelation zwischen sonographischer Hysterosalpingographie und Chromopertubation bzw. zwischen radiologischer Abklärung und Chromopertubation betrug in dieser Studie 81% gegenüber 60%. Bei den 49 Patientinnen, bei denen alle 3 Untersuchungsmethoden durchgeführt wurden, stimmten die farbdopplersonographischen Befunde öfters mit der Chromopertubation überein als die Befunde der radiologischen HSG (82% gegenüber 57%). Die Autoren empfahlen die Wiederholung der sonographischen Hysterosalpingographie vor der definitiven Diagnosestellung eines einseitigen Tubenverschlusses.

Deichert et al. (18) gingen der Fragestellung nach, ob der zusätzliche Einsatz der gepulsten Dopplersonographie (PW) die mit der Grauwerttechnik durchgeführte Tubendiagnostik in zweifelhaften Fällen zu verbessern vermag (Tab. 9.3). Sie schlussfolgerten in ihrer Arbeit, dass der gepulste Doppler in jenen Fällen ergänzend eingesetzt werden sollte, wo beim Verdacht auf einen Tubenverschluss der intratubare Fluss nur über eine ganz kurze Strecke nachgewiesen werden kann.

Allahbadia (2) berichtete über eine Übereinstimmung von 92,59% zwischen der farbdopplersonographischen Untersuchung und der HSG oder der Laparoskopie (Tab. 9.3). HSG und Laparoskopie stimmten in 100% überein.

Mögliche therapeutische Konsequenzen. Der diagnostische Nutzen dieser Methode kann somit nicht angezweifelt werden, aber auch über mögliche therapeutische Konsequenzen darf spekuliert werden (36). Die erhöhte Schwangerschaftsrate in den ersten 3 Monaten nach dem Eingriff (in unserer Studie 2 Patientinnen) könnte das Ergebnis der mechanischen Durchspülung des Cavum uteri sein, bei dem es zum Ausschwemmen von Schleimpropfen oder dem Aufbrechen von peritonealen Adhäsionen kommt oder des stimulierenden Effektes auf die tubaren Flimmerhärchen.

Ayida et al. (4) untersuchten, wie die Patientinnen Hy-Co-Sy und HSG als ambulante Untersuchungen tolerierten. Die zur Abklärung der Tubendurchgängigkeit sowie von uterinen Fehlbildungen eingesetzten Verfahren wurden gleich gut vertragen. Signifikante Unterschiede in Häufigkeit oder Intensität der Schmerzen zu unterschiedlichen Zeitpunkten während und nach dem Eingriff waren nicht nachweisbar; auch der Analgetikaverbrauch war vergleichbar.

Tabelle 9.2 Richtige Ergebnisse der sonographischen Hysterosalpingographie im Vergleich zur röntgenologischen Hysterosalpingographie

Autoren	Gesamtzahl	Richtige Ergebnisse in %	Sensitivität in %	Spezifität in %
Richman et al. (1984) (54)	36		100	96
Peters et al. (1991) (51)	27	19	70,37	
Stern et al. (1992) (63)	89	72	80,90	
Volpi et al. (1991) (72)	21	19	90,47	

Albunex. In einer vor kurzem durchgeführten Studie untersuchten Holte et al. (28) Sicherheit und Effizienz eines neuen Ultraschallkontrastmittels namens Albunex zur Abklärung der Tubendurchlässigkeit mittels transvaginaler Sonographie (Tab. 9.3). Alle Frauen hatten sich wegen Uterus myomatosus und Hypermenorrhö in ärztliche Behandlung begeben eine Hysterektomie mit Salpingektomie war 3 Wochen nach der sonographischen Untersuchung vorgesehen. Während der transvaginalen Ultraschalluntersuchung wurden alternierend Albunex und Kochsalzlösung transzervikal injiziert. Schwere Nebenwirkungen traten nicht auf. Übereinstimmung zwischen den Ergebnissen der Hysterokontrastsonographie (Hy-Co-Sy) und der postoperativen Durchgängigkeitsprüfung lag in 12 von 14 Fällen vor. Die Diskrepanz zwischen Hy-Co-Sy und postoperativem Befund war in den beiden anderen Fällen auf die Lokalisation der Uterusmyome zurückzuführen. Somit kann Albunex als verlässliches Kontrastmittel bei der sonographischen Tubendurchlässigkeitsprüfung eingesetzt werden.

Empfehlungen und Einwände. Volpi et al. (73) empfehlen als ersten Schritt zur Abklärung der Tubendurchgängigkeit die transvaginale Sonographie (Luftblasen und Kochsalzlösung als Kontrastmittel). Fragliche oder sichere Tubenverschlüsse sollten weiter mittels der Laparoskopie abgeklärt werden.

Es ist auch zu bedenken, dass Normalbefunde bei farbdopplersonographischen HSG-Untersuchungen nicht in allen Fällen diagnostische Laparoskopien ersetzen können. Kritik wurde von mehreren Autoren geäußert bezüglich der Kosten und der diagnostischen Effizienz der Methode. Die Kosten des Ultraschallgerätes einschließlich der zusätzlichen Ausrüstung für die Farbdoppleruntersuchung, verbunden mit indirekten Kosten (Wert- und Abnutzungsverlust, Arbeitszeit) müssen berücksichtigt werden.

Im Gegensatz zu den bisher angeführten Autoren bescheinigten Balen et al. (5) der sonographischen Hysterokontrastsonographie mit Einsatz eines negativen (sterile Kochsalzlösung) oder positiven (Echovist) Kontrastmittels eine nur unzureichende Genauigkeit.

Farbdopplersonographische versus röntgenologische HSG. Während die radiologische HSG die genaueste Methode zur Diagnostizierung intramuraler oder intraluminaler Veränderungen der Tube darstellt, ist die farbdopplersonographische HSG die einzige nichtinvasive Methode zur Analyse der Tubenmotilität.

Die genaueste Interpretation ist während des Eingriffs selbst möglich, da der Fluss des Kontrastmittels durch den gesamten Genitaltrakt verfolgt werden kann. Um die größtmögliche Menge an Information zu gewinnen, sollte der Eingriff von einem erfahrenen Untersucher durchgeführt werden, der vertraut ist mit der Methode der Farbdoppleruntersuchung, der relevanten Anatomie und Pathologie, dem notwendigen Instrumentarium und der Injektion des Kontrastmittels. Ohne Zweifel erweist sich die Entwicklung des Hy-Co-Sy als sichere und für die Patientinnen angenehmere Alternative bei der Abklärung des Tubenstatus.

Fazit. Obwohl ultraschallgesteuerte Eingriffe am häufigsten im Bereich der assistierten Reproduktionsmedizin durchgeführt werden, können ähnliche Techniken auch in anderen klinischen Situationen eingesetzt werden. Die Genauigkeit der Methode sowie die gute Akzeptanz der Patientinnen trugen wesentlich zur Verbreitung der transvaginalen Punktionen bei.

Tabelle 9.**3** Richtige Ergebnisse der sonographischen Hysterosalpingographie im Vergleich zur Chromopertubation

Autoren	Gesamt-zahl	Richtige Ergebnisse in %	Sensitivität in %
Allahbadia et al. (1993) (2)	27	25	92,59
Tüfekci et al. (1992) (71)	38	37	97,37
Peters et al. (1991) (51)	58	50	86,20
Kupesic et al. (1994) (35)	47	43	91,48
Stern et al. (1992) (63)	121	99	81,82
Deichert et al. (1992) (18)	16	16	100,00
Volpi et al. (1996) (73)	29	24	82,70
Holte et al. (1995) (28)	14	12	85,70
Volpi et al. (1991) (72)	21	17	80,90

Zusammen mit der Zunahme der reproduktionsmedizinischen Maßnahmen kommt es auch zu einem deutlichen Anstieg der Extrauteringraviditäten. Der Einsatz der gepulsten und farbkodierten Dopplersonographie in Diagnostik und Therapie der EUG wird ausführlich in Kapitel 12 behandelt.

Literatur

1 Aboulghar MA, Mansour RT, Serour GI, Rizk B: Ultrasonic transvaginal aspiration of endometriotic cysts: an optional line of treatment in selected cases of endometriosis. Hum. Reprod. 6 (1991) 1408 – 1410

2 Allahbadia GN: Fallopian tube patency using color Doppler. Int. J. Gynecol. Obstet. 40 (1993) 241

3 Asch RH, Balmareda JP, Ellsworth LR, Wong PC: Preliminary experience with gamete intrafallopian transfer (GIFT). Fertil. Steril. 45 (1986) 366 – 369

4 Ayida G, Kennedy S, Barlow D, Chamberlain P: A comparison of patient tolerance of hysterosalpingo-contrast sonography (HyCoSy) with Echovist-200 and X-ray hysterosalpingography for outpatient investigation of infertile women. Ultrasound Obstet. Gynecol. 7 (1996) 201 – 204

5 Balen FG, Allen CM, Siddle NC, Lees WR: Ultrasound contrast hysterosalpingography-evaluation as an outpatient procedure. Br. J. Radiol. 66 (1993) 592 – 599

6 Berkowitz RI, Lynch L: Selective reduction: an unfortunate misnomer. Obstet. Gynecol. 75 (1990) 873 – 874

7 Birnholz JC, Dmowski WP, Binor Z, Radwanska E: Selective continuation in gonadotropin-induced multiple pregnancy. Fertil. Steril. 48 (1987) 873

8 Booker MW, Pampiglione JS, Parsons J: A prospective randomized comparison of the perurethral transvesical route with the transvaginal route for ultrasound directed follicle aspiration. Fertil. Steril. 50 (suppl.) (1988) 120 – 125

9 Booker M, Parsons J: Ultrasound directed follicle aspiration for oocyte collection by the periurethral technique. In Chervenak FA, Isaacson GC, Campbell S (eds.): Ultrasound in obstetrics and gynecology. Little, Brown and Company, London 1993, pp. 1391 – 1396

10 Brandes JM, Itskovitz J, Timor-Tritsch IE: Reduction of the number of embryos in multiple pregnancy. Fertil. Steril. 48 (1987) 325–327

11 Breckenridge JW, Schinfeld JS: Technique for US-guided fallopian tube catheterization. Radiology 180 (1991) 569–570

12 Bret PM, Atri M, Guibaud L: Ovarian cysts in postmenopausal women: preliminary results with transvaginal alcohol sclerosis. Radiology 184 (1992) 661

13 Bret PM, Guibaud L, Atri M: Transvaginal US-guided aspiration of ovarian cysts and solid pelvic masses. Radiology 185 (1992) 377

14 Cohen J, Avery S, Campbell S, Mason BA, Riddle A, Sharma V: Follicular aspiration using a syringe suction system may damage the zona pellucida. J. In Vitro Fert. Embryo Transfer 3 (1986) 224–228

15 Confino E, Friberg J, Gleicher N: Transcervical balloon tuboplasty. Fertil. Steril. 46 (1986) 963–966

16 Deaton JL, Gibson M, Riddick DH, Brumsted JR: Diagnosis and treatment of cornual obstruction using a flexible guide wire. Fertil. Steril. 53 (1990) 232–236

17 Dellenbach P, Nisand I, Moreau L, Ferger B, Plumere C, Gerlinger P: Transvaginal sonographically controlled follicle puncture for oocyte retrieval. Fertil. Steril. 44 (1985) 656–661

18 Deichert U, Schlief R, van de Sandt M, Daume E: Transvaginal hystero-salpingo-contrast sonography for the assessment of tubal patency with gray scale imaging and additional use of pulsed wave Doppler. Fertil. Steril. 57 (1992) 62 –67

19 Deichert U, Schlief R, van de Sandt M, Junke I: Transvaginal Hystero-salpingo-contrast Sonography (Hy-Co-Sy) compared with conventional tubal diagnostics. Hum. Reprod. 4 (1989) 418–422

20 Dumez Y, Oury JF: Method for first trimester selective abortion in multiple pregnancy. Contrib. Gynecol. Obstet. 15 (1986) 50–53

21 Edwards RG, Steptoe PC, Purdy JM: Estalishing full-term human pregnancies using cleaving embryos grown in vitro. Br. J. Obstet. Gynaecol. 87 (1980) 737–741

22 Feichtinger W: Transvaginal oocyte retrieval. In Chervenak FA, Isaacson GC, Campbell S (eds.): Ultrasound in obstetrics and gynecology. Little, Brown and Company, London 1993, pp. 1397–1406

23 Feichtinger W, Putz M, Kemeter P: New aspects of vaginal ultrasound in an in vitro fertilization program. Ann. N. Y. Acad. Sci. 541 (1988) 125–130

24 Feichtinger W, Putz M, Kemeter P: Four years experience with ultrasound-guided follicle aspiration. Ann. N. Y. Acad. Sci. 541 (1988) 138–145

25 Gleicher N, Friberg J, Fullan N et al.: Egg retrieval for in vitro fertilization by sonographically controlled vaginal culdocentesis. Lancet 2 (1983) 508–600

26 Gramiak R, Shah PM: Echocardiography of the aortic root. Invest Radiol. 3 (1968) 356–366

27 Hill ML, Nyberg DA: Transvaginal sonography guided procedures. In Nyberg DA, Hill LM, Bohm-Velez M, Mendelson EG (eds.): Transvaginal ultrasound. Mosby Year Book, St. Louis 1992, pp. 319–329

28 Holte J, Rasmussen C, Morris H: First clinical experience with sonicated human serum albumin (Albunex) as an intrafallopian ultrasound contrast medium. Ultrasound Obstet. Gynecol. 6 (1995) 62

29 Hurley VA, Osborn JC, Leoni MA, Leeton J: Ultrasound-guided embryo transfer: a controlled trial. Fertil. Steril. 55 (1991) 559–562

30 Jones HW Jr, Acosta AA, Garcia JE, Sandow BA, Veeck L: On the transfer of conceptuses from oocytes fertilized in vitro. Fertil. Steril. 39 (1983) 241–245

31 Jones HW Jr, Jones GS, Andrews MD et al.: The program for in vitro fertilization at Norfolk. Fertil. Steril. 38 (1982) 14–19

32 Kemeter P, Feichtinger W: Experience with a new fixed-stimulation protocol without hormone determinations for programmed oocyte retrieval for in-vitro fertilization. Hum. Reprod. 4 (suppl.) (1989) 53–54

33 Kumpe DA, Zwerdlinger SC, Rothbarth LJ: Proximal fallopian tube occlusion: diagnosis and treatment with transcervical fallopian tube catheterization. Radiology 17 (1990) 183–187

34 Kupesic S, Kurjak A: Uterine and ovarian perfusion during the peri-ovulatory phase assessed by transvaginal color Doppler. Fertil. Steril. 60 (1993) 439–443

35 Kupesic S, Kurjak A: Gynecological vaginal sonographic interventional procedures-what does color add? Gynaecol. Perinatol. 3 (1994) 57–60

36 Kupesic S, Kurjak A: The role of color Doppler in vaginal sonographic puncture procedures. In Kurjak A (ed): An atlas of transvaginal color Doppler. The Parthenon Publishing group Ltd, London 1994, pp. 335–347

37 Kurjak A, Kupesic S: Ovarian senescence and its significance on uterine and ovarian perfusion. Fertil. Steril. 64 (1995) 532–537

38 Kurjak A, Kupesic S, Schulman H, Zalud I: Transvaginal color Doppler in the assessment of ovarian and uterine blood flow in infertile women. Fertil. Steril. 56 (1991) 870–873

39 Lenz S, Lauritsen JG: Ultrasonically guided percutaneous aspiration of human follicles under local anaesthesia: a new method of collecting oocytes for in vitro fertilization. Fertil. Steril. 38 (1982) 673–677

40 Lenz S, Lauritsen JG, Kjellow M: Collection of human oocytes for in vitro fertilization by ultrasonically guided follicular puncture. Lancet 1 (1981) 1163–1164

41 Lenz S, Leeton J, Rogers P, Trounson A: Transfundal transfer of embryos using ultrasound. J. In Vitro Fert. Embryo Transf. 4 (1987) 13–17

42 Lerner JP, Monteagudo A: Vaginal sonographic puncture procedures. In Goldstein SR, Timor-Tritsch IE (eds.): Ultrasound in Gynecology. Churchill Livingstone, New York 1995, pp. 223–238

43 Lewinthal D, Mahadevan M, Pattinson HA, Taylor PJ, Persaud D: Follicular factors, serum estradiol, and outcome of pregnancy following in vitro fertilization and embryo transfer. Fertil. Steril. 48 (1987) 840–845

44 Lisse K, Sydow P: Fallopian tube catheterization and recanalization under ultrasonic observation: a simplified technique to evaluate tubal patency and open proximal obstructed tubes. Fertil. Steril. 56 (1991) 198–201

45 Lopata A, Johnston IW, Hoult IJ, Speirs AI: Pregnancy following intra-uterine implantation of an embryo obtained by in vitro fertilization of a preovulatory egg. Fertil. Steril. 33 (1980) 117–121

46 Marmar JL: Idiopathic male infertility. In Garcia CR, Mastroianni L, Arnelar RD, Dubin L (eds.). Current therapy of infertility 3. BC Decker, Toronto 1988, pp. 196–201

47 Meltzer RS, Tickner G, Sahines TP, Popp RL: The source of ultrasound contrast effect. J. Clin. Ultrasound 8 (1980) 121

48 Page H: Estimation of the prevalence and incidence of infertility in a population: a pilot study. Fertil. Steril. 71 (1989) 571–574

49 Parsons JH, Bolton VN, Wilson L, Campbell S: Pregnancies following in vitro fertilization and ultrasound-directed surgical embryo transfer by periurethral and transvaginal techniques. Fertil. Steril. 48 (1987) 691–693

50 Parsons J, Riddle A, Booker M et al.: Oocyte retrieval for in vitro fertilization by ultrasonically guided needle aspiration via the urethra. Lancet 1 (1985) 1076–1078

51 Peters JA, Coulam CB: Hysterosalpingography with color Doppler ultrasonography. Am. J. Obstet. 164 (1991) 1530–1532

52 Peters JA, Stern JJ, Coulam CB: Color Doppler Hysterosalpingography. In Jaffe R, Warsof SL (eds): Color Doppler in Obstetrics and Gynecology. Mc Graw Hill, New York 1992, p. 283

53 Randolph JR, Ying YK, Maier DB, Schmidt CL, Ridelick DH: Comparison of real time ultrasonography, laparoscopy and hysteroscopy in the evaluation of uterine abnormalities and tubal patency. Fertil. Steril. 46 (1986) 828–830

54 Richman TS, Bisconi GN, de Cherney A, Polan ML, Alcebo LO: Falllopian tubal patency assessed by ultrasound following fluid injection. Radiology 152 (1984) 502–504

55 Riddle AF, Sharma V, Mason BA et al.: Two year's experience of ultrasound directed oocyte retrieval. Fertil. Steril. 48 (1987) 454–457

56 Rosch J, Thurmond A, Uchida B, Sovak M: Selective transcervical fallopian tube catheterization: technique update. Radiology 168 (1988) 1–5

57 Rubin I: Differences between the uterus and tubes as a cause of oscillations recorded during uterotubal insufflation. Fertil. Steril. 5 (1954) 147–153

58 Schwimer SR, Rothman CM, Lebovic J, Oye DM: The effect of ultrasound coupling gels on sperm motility in vitro. Fertil. Steril. 42 (1984) 946–950

59 Segars JH, Herbert CM, Moore DE: Selective fallopian tube cannulation: initial experience in an infertile population. Fertil. Steril. 53 (1990) 357–359

60 Sharma V: Transabdominal oocyte recovery. In Chervenak FA, Isaacson GC, Campbell S (eds): Ultrasound in obstetric and gynecology. Little, Brown and Company, London 1993, pp. 1379–1389

61 Society for Assisted Reproductive Technology, The American Fertility Society: Assisted reproductive technology in the United States and Canada: 1991 results from the Society for Assisted Reproductive Technology generated from the American Fertility Society Registry. Fertil. Steril. 59 (1993) 956–959

62 Speroff L, Glass RH, Kase N: Assisted reproduction. In Speroff L, Glass RH, Kase NG (eds.): Clinical gynecologic endocrinology and infertility (5th ed.). Williams and Wilkins, Baltimore 1994, pp. 931–946

63 Stern J, Peters AJ, Coulam CB: Color Doppler ultrasonography assessment of tubal patency: a comparison study with traditional technique. Fertil. Steril. 58 (1992) 897–900

64 Sulak PI, Letterie GS, Coddington CC: Histology of proximal tubal occlusion. Fertil. Steril. 48 (1987) 437–440

65 Suren A, Puchta J, Osmers R: Fluid instillation into the uterine cavity. In Osmers R, Kurjak A (eds): Ultrasound and uterus. The Parthenon Publishing Group Ltd, London (in press)

66 Teisala K, Heinonen PK, Punnonen R: Transvaginal ultrasound in the diagnosis and treatment of tuboovarian abscess. Br. J. Obstet. Gynaecol. 97 (1990) 178–180

67 Thurmond AS, Patton PE, Hector DM, Jones MK: US-guided fallopian tube catherization. Radiology 180 (1991) 571–572

68 Thurmond A, Rosch J: Nonsurgical fallopian tube recanalization for treatment of infertility. Radiology 174 (1990) 371–374

69 Timor-Tritsch IE, Rottem S: Transvaginal ultrasonographic study of the fallopian tube. Obstet. Gynecol. 70 (1987) 424–428

70 Trounson OA, Leeton JF, Wood C, Webb J, Wood J: Pregnancies in humans by in vitro fertilization and embryo transfer in the controlled cycle. Science 212 (1981) 681–684

71 Tüfekci EC, Girit S, Bayirli MD, Durmusoglu F, Yalti S: Evaluation of tubal patency by transvaginal sonosalipingography. Fertil. Steril. 57 (1992) 336–340

72 Volpi E, De Grandis T, Sismondi P et al.: Transvaginal-sonography (TSSG) in the evaluation of tubal patency. Acta Eur. Fertil. 22 (1991) 325–328

73 Volpi E, Zuccaro A, Patriarca S, Rustichelli, Sismondi P: Transvaginal sonographic tubal patency testing air and saline solution as contrast media in a routine infertility clinic setting. Ultrasound Obstet. Gynecol. 7 (1996) 43–48

74 Waegemaekers CT, Berg-Helder A, Blankhart A, Naaktgeboren N: Transvaginal ovarian cyst puncture in the early follicular phase of an IVF cycle, indications and results. Hum. Reprod. 3 (suppl. 1) (1988) 80

Geburtshilfliche Diagnostik

10 Dopplersonographische Untersuchungen von der Follikulogenese bis in die Frühschwangerschaft

S. Kupesic, A. Kurjak und W. Schmidt

Überblick

Die Einführung der transvaginalen Farbdopplersonographie brachte erstaunliche Fortschritte im Verständnis der frühen menschlichen Entwicklung mit sich. Diese Untersuchungsmethode erlaubt die nichtinvasive Messung des Blutflusses im Corpus luteum sowie der Veränderung der uterinen Durchblutung im Zusammenhang mit einer Schwangerschaft.

So wies z. B. die Analyse der Durchblutung des Corpus luteum in der unauffälligen und in der pathologischen Schwangerschaft keinen Unterschied zwischen einer Extrauteringravidität und einer normalen Frühschwangerschaft auf. Bei Abortus imminens, incompletus sowie Missed Abortion waren die entsprechenden Widerstands- und Pulsatilitätsindizes jedoch signifikant höher als in einer normalen Schwangerschaft.

In einigen Studien wurde mittels Farbdopplerdarstellung ein progressiver Abfall der Widerstands- und Pulsatilitätsindizes vom Hauptast der A. uterina zu den Spiralarterien in verschiedenen Schwangerschaftsaltern nachgewiesen. Der Flusswiderstand sank in allen untersuchten Gefäßen mit fortschreitender Schwangerschaft.

Der transvaginale Farbdopplerultraschall eröffnete eine einzigartige Möglichkeit zum Studium sowohl der Morphologie als auch der Physiologie des menschlichen Lebens von der Konzeption bis zur Implantation. Nach der Ovulation werden die Follikelzellen luteinisiert. Viele biochemische, morphologische sowie die Durchblutung betreffende Veränderungen finden während dieses Umwandlungsprozesses statt, und ein Großteil von ihnen kann mit Hilfe des transvaginalen Farbdopplers untersucht werden. Nach der Befruchtung der Eizelle wird der Embryo in das Cavum uteri transportiert, wo er sich unter bestimmten hormonellen und lokalen Bedingungen einnistet und zu einem neuen Individuum entwickelt. Der transvaginale Ultraschall zusammen mit der Farbdopplerdarstellung und der Blutflussanalyse erlaubt während dieser Phasen die genaue Untersuchung der kleinen Gefäße, die den präovulatorischen Follikel, das Corpus luteum sowie das Endometrium versorgen.

Überwachung der Follikulogenese

Ovar und ovarielle Durchblutung. Die transvaginale Ultraschalluntersuchung ermöglicht auch eine zunehmend genauere Darstellung der Morphologie des Ovars (8). Die Ergänzung durch die Farbdopplerdarstellung erleichtert die Messung der sequenziellen Veränderung der die Ovarien versorgenden Arterien im Verlauf des Zyklus (2, 3, 4, 24, 38). Der höchste Flusswiderstand wird am 1. Zyklustag gemessen, der niedrigste dagegen am Tag des LH-Gipfels (3, 4).

Follikulärer Blutfluss. Die Überwachung der Follikulogenese mittels Ultraschall ist mittlerweile eine fest etablierte Methode in der klinischen Routine. Mittels transvaginaler Farbdopplersonographie kann die Durchblutung am Rande des Follikels gut dargestellt werden (3, 4). Eine follikuläre Blutflusskurve kann normalerweise ab einer Größe des Leitfollikels von 10 mm Durchmesser nachgewiesen werden. Der Resistance-Index (RI) liegt nahe der Ovulation um 0,54 (24) (Abb. 10.1). Der RI beginnt 2 Tage vor der Ovulation abzufallen und erreicht seinen tiefsten Wert beim Eisprung (0,44 ± 0,04). Ein starker Anstieg der maximalen systolischen Blutflussgeschwindigkeit bei relativ konstantem Resistance-Index ist typisch für die Messung kurz vor der Ovulation. Diese Beobachtung könnte ihre Ursache in der Vasodilatation der neu gebildeten Gefäße

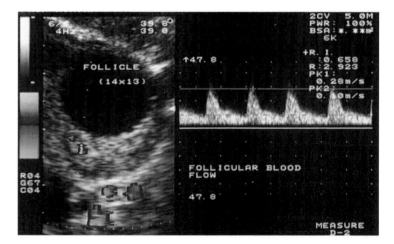

Abb. 10.**1** Das transvaginale Bild des dominanten Follikels zeigt 3 Tage vor der Ovulation einen mittleren Gefäßwiderstand (RI = 0,65). Die Farbdopplersonographie ermöglicht den Nachweis kleiner den Follikel versorgender Gefäße.

zwischen der vaskularisierten Thekazellschicht und der hypoxischen Granulosazellschicht des Follikels haben (12). Für eine normale Ovulation sind Veränderungen des Sauerstoffpartialdruckes im Follikel sowie dessen Effekt auf die Zellfunktion notwendig (Abb. 10.2). Die transvaginale Sonographie mit Farbdopplerdarstellung scheint die Methode der Wahl zu werden für die Untersuchung der subtilen Durchblutungsveränderungen im Ovar bei normaler und pathologischer Ovarialfunktion (Abb. 10.3).

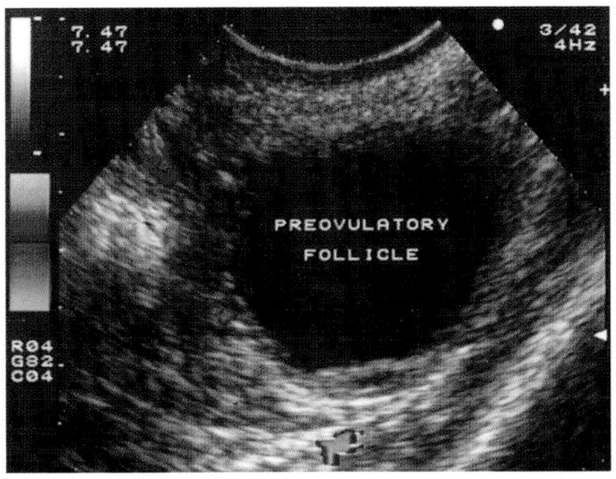

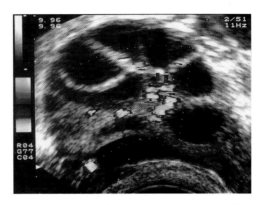

Abb. 10.2 Sprungreifer Follikel mit Dreiecksstruktur.

Abb. 10.3 Aufnahme eines Ovars mit zahlreichen Follikeln nach vorheriger Ovulationsauslösung mit HCG. Um jeden Follikel liegen zirkulär angeordnete Gefäßstrukturen, die sich dopplersonographisch darstellen lassen.

Entwicklung des Corpus luteum

Entwicklungsstadien. Die Zellen der Follikelwand entwickeln sich im Laufe struktureller und funktioneller Veränderungen zu den Bestandteilen des Corpus luteum (17). Mikroskopisch durchläuft das Corpus luteum 4 Entwicklungsstadien: Proliferation (Abb. 10.4), Vaskularisation, Reifung sowie Rückbildung. In der proliferativen Phase weist die Theca interna eine Einwärtsfaltung auf, ihre Gefäßkanäle sind sehr weitgestellt. Endotheliale Gefäßaussprießungen dringen in die Granulosazellschicht und in die hämorrhagische Höhle des rupturierten Follikels ein. In der Phase der Vaskularisation kommt es zu einer raschen Organisation des mit Blut gefüllten Hohlraumes des gesprungenen Follikels (Abb. 10.5 und 10.6). Mit zunehmender Reifung weisen die Thekazellen und die aus der Granulosa stammenden Luteinzellen Vakuolen auf und sind physiologisch aktiv. Der reife Gelbkörper misst im Schnitt 1–3 cm und weist niedrige Widerstandssignale auf (durchschnittlicher RI = 0,43). Regressive Veränderungen im Gelbkörper sind bereits ab dem 23. Zyklustag nachweisbar (Abb. 10.7). Eine herabgesetzte Blutflussgeschwindigkeit sowie ein ansteigender RI

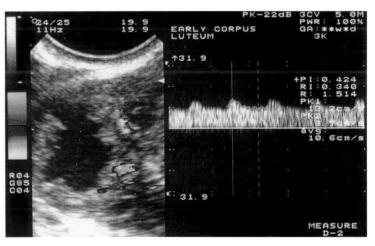

Abb. 10.4 Die transvaginale farbdopplersonographische Aufnahme zeigt die frühe Entwicklung des Corpus luteum. Bemerkenswert sind die Gefäßerweiterungen in der Peripherie des kollabierten Follikels (links). Ein erniedrigter Gefäßwiderstand (RI = 0,40) ist nachweisbar (rechts).

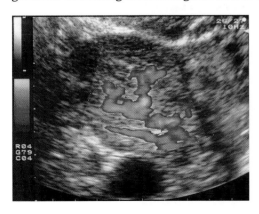

Abb. 10.5 Verstärkte Vaskularisierung des Corpus luteum, dargestellt mit transvaginalem Power-Doppler.

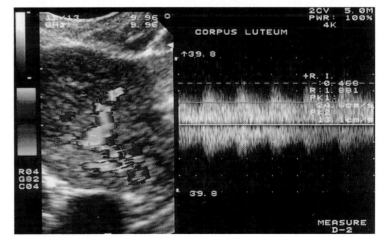

Abb. 10.6 Typisches Blutflussmuster des reifen Corpus luteum: hohe Blutflussgeschwindigkeit und niedriger Gefäßwiderstand (RI = 0,47).

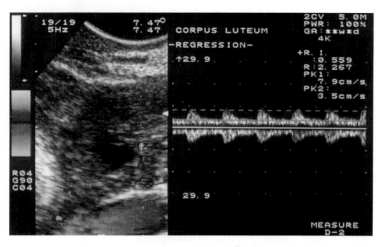

Abb. 10.**7** Transvaginale Darstellung des Ovars in der späten Lutealphase (links). Während der Regressionsphase des Corpus luteum ist der diastolische Blutfluss vermindert, der RI ist erhöht (rechts).

(durchschnittlicher RI = 0,49) sind die typischen Zeichen dieser Veränderungen. Im Falle einer Schwangerschaft bleibt das Corpus luteum durch die Wirkung des vom Trophoblasten erzeugten HCG erhalten und produziert Progesteron zur Unerstützung der sich entwickelnden Frucht. Das Corpus luteum beginnt sich nach der 10. Schwangerschaftswoche zurückzubilden, dem Zeitpunkt, an dem die Plazenta die Progesteronproduktion übernimmt. Um die 16. Schwangerschaftswoche ist die Regression des Gelbkörpers vollständig abgeschlossen (29).

Der Einsatz der Dopplersonographie während dieser Stadien kann interessante Informationen liefern (15, 36). Die Methode erlaubt die nichtinvasive Erfassung der Blutflussgeschwindigkeit im Corpus luteum und gibt somit auf direkte Weise Auskunft über die arterielle Durchblutung des Ovars (26, 32). Mithilfe des transvaginalen Farbdopplers lassen sich auch kleine Gefäße im Ovar darstellen; die Ergebnisse sind sehr genau und gut reproduzierbar.

Veränderungen des endometrialen Blutflusses

Blutversorgung des Uterus. Beim Menschen erfordern die Implantation sowie die darauf folgende Schwangerschaft komplexe Veränderungen der A. uterina und ihrer Äste im Myometrium und Endometrium. Die Veränderungen des Blutflusses in den uterinen Gefäßen im Laufe eines reproduktiven Zyklus sind wichtig für die Implantation und zur Entwicklung der uteroplazentaren Blutversorgung. Der transvaginale Farbdoppler ermöglicht die genaue Darstellung der Genitalorgane und der meisten Blutflussveränderungen in diesen Organen (19). Das Farbsignal der A. uterina ist seitlich der Zervix aufzufinden (Abb. 10.**8**). Nachdem die Aa. uterinae durch das äußere Drittel des Myometriums gezogen sind, teilen sie sich in das Gefäßgeflecht der Aa. arcuatae auf, das sich im Uterus ausbreitet (18). Die Radialarterien entspringen aus diesem Gefäßgeflecht und laufen auf die Gebärmutterhöhle zu (Abb. 10.**9**). Ab dem Übergang vom Myometrium zum Endometrium werden sie dann

Spiralarterien genannt. Der transvaginale Farbdoppler stellt ein effizientes Werkzeug dar, um die Flusskurven der Radial- und Spiralarterien zu untersuchen.

Bekanntermaßen ist das Endometrium im Verlauf des Zyklus tief greifenden strukturellen und funktionellen Veränderungen unterworfen (9, 11, 18, 33). Zu den histologisch nachweisbaren Veränderungen gehört die starke Entwicklung der Gefäße, vor allem der Spiralarterien, während des Menstruationszyklus (Abb. 10.**10**). Die verstärkte Durchblutung des Endometriums ist abhängig von den Veränderungen des Blutflusses in den Aa. uterinae, im Gefäßgeflecht der Aa. arcuatae sowie in den Radialarterien.

Blutflussveränderungen in den Aa. uterinae. Zwischen den Konzentrationen der Ovarialhormone im peripheren venösen Blut und den uterinen Blutflussparametern scheinen komple-

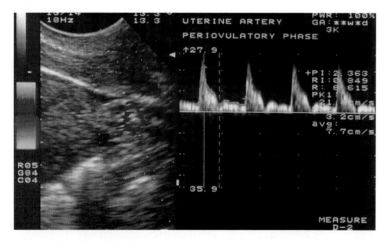

Abb. 10.**8** Darstellung der A. uterina lateral der Zervix in Höhe des zervikokorporalen Überganges (links). Die enddiastolische Fließgeschwindigkeit in der A. uterina ist vor dem Eisprung erniedrigt, RI = 0,87 (rechts).

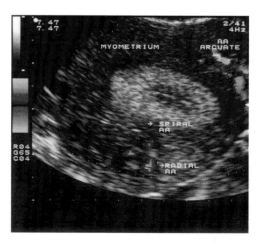

Abb. 10.**9** Die Radialarterien lassen sich dopplersonographisch gut darstellen.

xe Zusammenhänge zu bestehen (13, 27). Bei den meisten Frauen besteht während der proliferativen Phase ein geringer enddiastolischer Fluss in den Aa. uterinae (29). Der Resistance-Index der uterinen Arterien beträgt während der proliferativen Phase 0,88 ± 0,04 und beginnt am Tag vor der Ovulation abzufallen. Im normalen ovulatorischen Menstruationszyklus kommt es zwischen der proliferativen und der sekretorischen Phase zu einem starken Anstieg der enddiastolischen Blutflussgeschwindigkeit. Der niedrigste Wert des Resistance-Index (RI = 0,84 ± 0,04) wird am 18. Zyklustag erreicht und bleibt bis zum Ende des Zyklus unverändert. Da die Veränderungen der Blutflussgeschwindigkeit bereits vor der Ovulation beginnen, darf vermutet werden, dass sie sowohl mit der Angiogenese als auch mit hormonellen Faktoren in Zusammenhang stehen. Mehrere Autoren wiesen das Fehlen des enddiastolischen Flusses in den Aa. uterinae bei Sterilitätspatientinnen nach und brachten dies in Zusammenhang mit der Sterilität oder eingeschränkten Fortpflanzungsfähigkeit (13, 14, 29, 35). Es könnte sich jedoch auch um eine Variante handeln, die nach Eintritt einer Schwangerschaft verschwindet (29). Die oben beschriebenen Veränderungen lassen sich in anovulatorischen Zyklen nicht nachweisen.

Blutflussveränderungen in den Radial- und Spiralarterien. Mittels der transvaginalen Farbdopplersonographie wird es möglich, die Veränderungen des Blutflusses in den Radial- und Spiralarterien unter physiologischen und pathologischen Bedingungen zu untersuchen. Ein Abfall der Widerstands- und Pulsatilitätsindizes von der A. uterina in Richtung der Spiralarterien kann im Uterus nichtschwangerer Frauen nachgewiesen werden. Der RI in den Radialarterien beträgt während der Proliferationsphase 0,78 ± 0,10. Er beginnt in der Zyklusmitte signifikant abzufallen und erreicht seinen tiefsten Wert in der mittleren Lutealphase (0,68 ± 0,04). Der RI in den Spiralarterien liegt am Tag vor der Ovulation bei 0,54 ± 0,03 (Abb. 10.**11**), und der tiefste Wert (0,49 ± 0,05) wird ungefähr zwischen dem 16. und 18. Tag erreicht (Abb. 10.**12**). Die Veränderungen der Blutflussparameter der Radial- und Spiralarterien entsprechen den Veränderungen des Blutflusses in den Aa. uterinae.

Therapeutische Konsequenzen. Mithilfe der transvaginalen Farbdopplersonographie scheint es möglich zu sein, Implantationsraten vorherzusagen, bisher unklaren Infertilitätsproblemen auf die Spur zu kommen und Patientinnen mit einer gestörten Durchblutung des Myometriums und des Endometriums einer entsprechenden Therapie zuzuführen. Ein weiteres Einsatzgebiet der Technik ist folgerichtig die Überprüfung der Wirkung verschiedener Medikamente auf die uterine Durchblutung (21). Die Kenntnis der Veränderungen des endometrialen Blutflusses könnte eine wichtige Rolle spielen bei der Festlegung des optimalen Zeitpunktes für Implantation und Embryotransfer. Die transvaginale Farbdopplersonographie kann in diesem Sinne für die nichtinvasive Untersuchung der uterinen Empfänglichkeit brenutzt werden. Sie versetzt dann den Kliniker in die Lage, eine Kryokonservierung der Embryonen vorzunehmen, wenn die Bedingungen schlecht sind und bei optimalen Verhältnissen eine geringere Anzahl von Embryonen zu transferieren (Abb. 10.**13** und 10.**14**).

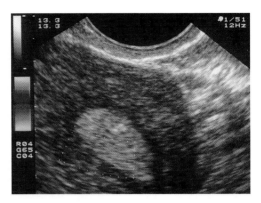

Abb. 10.**10** Der Nachweis von Farbsignalen der Spiralarterien in der Peripherie des hyperechogenen Endometriums während der Lutealphase spricht für eine normale Empfangsbereitschaft der Gebärmutter.

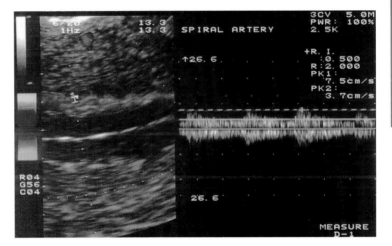

Abb. 10.**11** Blutflusskurve der Spiralarterien in der periovulatorischen Phase. Ein niedriger RI (0,50) und eine erhöhte Blutflussgeschwindigkeit kennzeichnen die Ovulation.

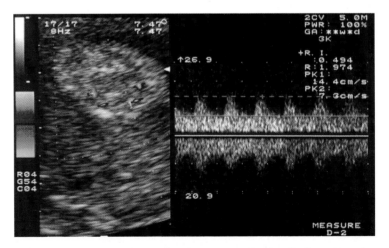

Abb. 10.**12** Das transvaginale Bild zeigt ein hochaufgebautes Endometrium. Die farbigen Areale entsprechen den Spiralarterien (links). Die Analyse der gepulsten Dopplerdarstellung (rechts) zeigt einen niedrigen bis mittleren Gefäßwiderstand, was für eine normale Empfangsbereitschaft des Endometriums charakteristisch ist.

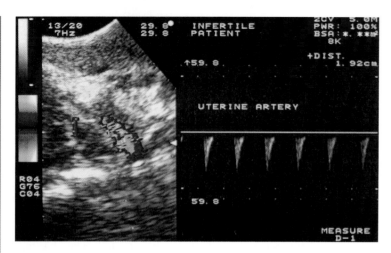 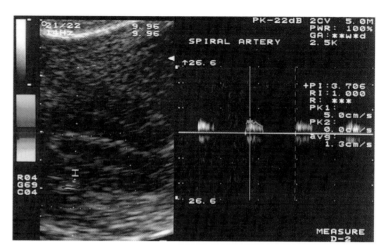

Abb. 10.**13** Blutflusskurve der A. uterina einer infertilen Patientin (links). Auffällig ist das Fehlen des diastolischen Flows (RI = 1,0) (rechts).

Abb. 10.**14** Fehlender diastolischer Flow in der A. uterina am Tag der erwarteten Ovulation (rechts). Dieser Befund könnte in Zusammenhang mit Unfruchtbarkeit oder eingeschränkter Fortpflanzungsfähigkeit stehen.

Lutealer Blutfluss bei normalem und pathologischem Schwangerschaftsverlauf

Insgesamt wurden 181 Schwangere untersucht: 127 mit normalem Schwangerschaftsverlauf und 54 mit pathologischen Verläufen. Der Schwangerschaftsverlauf beider Gruppen wurde mittels Ultraschall routinemäßig verfolgt. Alle Patientinnen hatten vor der Schwangerschaft regelmäßige Zyklen.

Material und Methoden. Mittels transvaginaler B-Bild-Sonographie wurden Uterus, Fruchtblase, Frucht und Ovarien untersucht. Die gepulsten Dopplersignale erhielt man durch ein 2 mm breites Dopplerfenster (Sample Volume). Hierzu wurden die Geräte Aloka color Doppler SSD-680 und 2000 (Aloka Corporation, Tokyo, Japan) mit 5-MHz-Schallkopf eingesetzt. Die Blutflüsse wurden in 90°-Sektoren in einer Tiefe von 2–20 cm registriert. Die Pulswiederholungsfrequenz lag zwischen 2 und 32 kHz; 100-Hz-Wandfilter wurden eingesetzt, um niedrigfrequente Störsignale zu eliminieren. Die maximale Energiedichte lag bei 80 mW/cm^2 und somit unterhalb des von der FDA vorgeschriebenen Grenzwertes für fetale Diagnostik. Die Flussdiagramme der untersuchten Gefäße wurden vom gleichen Untersucher jeweils doppelt bestimmt. Bei jedem Durchgang wurden 3 verschiedene Herzzyklen aufgezeichnet, und der RI berechnet. Die mittlere Dauer der Untersuchung betrug weniger als 20 Minuten.

Ergebnisse. Bei keiner der 127 Frauen aus der Gruppe der komplikationslosen Schwangerschaften lag der RI in der 5.–12. SSW über 0,5. Widerstands- und Pulsatilitätsindizes wiesen zwischen der 6. und 12. SSW keine statistisch signifikanten Veränderungen auf. Das Verschwinden des lutealen Blutflusses nach der 12. SSW wird der Regression der Lutealgefäße zugeschrieben. Untersuchungen der intraovarialen Gefäßversorgung werfen die Frage auf, ob es noch andere Faktoren als das HCG gibt, die die Corpus-luteum-Funktion aufrechterhalten (1, 5, 10, 34, 37,). Obwohl bei der nichtschwangeren Frau der HCG-Wert negativ ist und keine Rolle spielt, besteht während der gesamten zweiten Zyklushälfte ein lutealer Blutfluss. Kratzer et al. (20) ermittelten, dass die Corpus-luteum-Funktion in der Frühschwangerschaft von der HCG-Anstiegsrate abhängig ist. Die Autoren zeigten außerdem, dass bei Patientinnen mit ektoper Schwangerschaft und Spontanabort im Vergleich zu Patientinnen mit regelhaftem Schwangerschaftsverlauf eine niedrigere Anstiegsrate der HCG-Werte vorliegt. Widerstand- und Pulsatilitätsindizes verhalten sich bei Patientinnen mit ektopen Schwangerschaf-

ten wie bei nichtschwangeren Frauen in der Lutealphase (32). Der luteale Blutfluss der ektopen Schwangerschaft entspricht dem der normalen Frühschwangerschaft (p > 0,05). Im ersten Schwangerschaftsdrittel ist der luteale Blutfluss vergleichbar mit dem einer Nichtschwangeren in der Lutealphase. Bei Abortus insipiens, imminens oder Missed Abortion sind Widerstands- und Pulsatilitätsindizes gegenüber dem Normkollektiv signifikant erhöht (p < 0,001). Zalud und Kurjak (38) untersuchten den lutealen Blutfluss im Ovar nichtgravider Frauen sowie bei ektopen und normotopen Schwangerschaften. Nichtschwangere zeigten mit 0,42 ± 0,12 den niedrigsten und intrauterin Schwangere mit 0,53 ± 0,09 den höchsten Widerstandsindex des lutealen Blutflusses. Bei ektoper Schwangerschaft betrug der RI 0,48 ± 0,07. In 86,4 % der ektopen Schwangerschaften lag ein lutealer Blutfluss auf der betroffenen Seite vor.

Konsequenzen. Es scheint, dass bei drohendem Abortgeschehen dem lutealen Blutfluss ein prognostischer Wert zukommt. Ein erhöhter RI spricht für eine herabgesetzte Überlebenschance des Embryos, besonders nach der 8. SSW, wenn die für das Überleben kritische Phase eigentlich abgeschlossen ist. Es bietet sich an, den lutealen Blutfluss als Parameter für die Regression des Corpus luteum zu nutzen, der mit anderen regulierenden Faktoren, wie Progesteron, Relaxin, Prostaglandin und angiogenetisches peptidisches Wachstumshormon korreliert werden kann. Prostaglandin F2α (PGF2α), auch bekannt als Luteolysin (28), wird in der Phase der Regression lokal von den Lutealzellen produziert. Da PGF2α ein potenter Vasokonstriktor ist, kann es den Gefäßwiderstand in den Gefäßen des Corpus luteum erhöhen (erkennbar am RI oder PI). Bisher ist noch unklar, ob dabei auch der „endothelial-derived relaxing factor" (EDRF) eine Rolle spielt. Unklar ist auch noch, ob vaskuläre Faktoren bei Störungen der Lutealphase bedeutsam sind. Die transvaginale Sonographie und die gepulste Dopplersonographie werden sicherlich bei der weiteren Erforschung dieser Fragen eine große Hilfe sein.

Trophoblastinvasion und Entwicklung der Plazenta

Trophoblastinvasion. Nach Kontaktaufnahme zwischen Blastozyt und Endometrium trifft der in die Tiefe des Endometriums vordringende Trophoblast zunächst auf venöse Gefäße mit erweitertem Durchmesser, dann superfizielle Arteriolen und schließlich, in der 4. SSW, Spiralarterien (18, 19). In der 8. – 12. SSW erreichen Zytothrophoblastzellen die Grenze zwischen Dezidua und Myometrium (31). Die Invasion des Trophoblasten in das Myometrium setzt sich bis zur 18. SSW fort (7). In der Frühschwangerschaft vollzieht sich an den Spiralarterien ein morphologischer Wandel: Durch den Trophoblast kommt es teilweise zum Aufbrechen der Gefäßstruktur, Hypertrophie der glatten Muskelzellen der Media und Verdickung des Endothels werden induziert (7, 30).

Blutflussveränderungen. Die Erosion der Spiralarterien und Konzentrationsänderungen der Steroidhormone im Plasma rufen einen signifikanten Abfall des uterinen Gefäßwiderstandes hervor. Besonders nahe der Plazenta lassen sich oft ein niedriger Gefäßwiderstand und Turbulenzen nachweisen (22). Jaffe und Warsof (16) beobachteten Veränderungen der Dopplerflusskurven in Verbindung mit der Plazentabildung bereits in der 5. SSW.

Kurjak et al. (23) beschrieben dopplersonographische Veränderungen in der Frühschwangerschaft noch bevor die Fruchthöhle nachweisbar war. Diese bestehen in niedrigen systolischen Spitzengeschwindigkeiten in der Peripherie des Endometriums. Im Laufe der Plazentaentwicklung werden maternale Gefäße größeren Durchmessers arrodiert mit der Folge, dass dopplersonographisch höhere Blutflussgeschwindigkeiten und vermehrt diastolische Komponenten nachweisbar sind.

Ausblick. Die uteroplazentare Gefäßversorgung und Durchblutung im Verlauf der gesamten Schwangerschaft war Gegenstand ausgiebiger Forschungen (6, 25). Die Farbdopplersonographie als Ergänzung der transvaginalen B-Bild-Sonographie vervollständigt unser Bild der fetalen Morphologie und Physiologie durch funktionelle Aspekte. Die regelrechte Entwicklung des Embryos hängt ab von der Chromosomenstruktur, dem Implantationsmechanismus und der uterinen Perfusion. Schlechte Implantationsbedingungen und eine mangelnde Blutversorgung lassen sich nichtinvasiv mittels Dopplersonographie nachweisen. Bei einer bedrohten Frühschwangerschaft könnte die transvaginale Farbdopplersonographie zukünftig das Verfahren der Wahl sein, um die verschiedenen Ursachen pathologischer hämodynamischer Veränderungen differenzialdiagnostisch zu beurteilen.

Literatur

1 Adams EC, Hertig AT: Studies on the human corpus luteum I and II. Observations on the ultrastructure of luteal cells during pregnancy. J. Cell. Biol. 41 (1969) 496 – 498

2 Baber RJ, McSweeney MB, Gill RW et al.: Transvaginal pulsed Doppler ultrasound assessment of blood flow to the corpus luteum in IVF patients following ET. Brit. J. Obstet. Gynaecol. 95 (1988) 1226 – 1230

3 Bourne T, Jurkovic D, Waterstone J, Campbell S, Collins WP: Intrafollicular blood flow during human ovulation. Ultrasound. Obstet. Gynecol. 1 (1991) 53 – 59

4 Collins WP, Jurkovic D, Bourne TH, Kurjak A, Campbell S: Ovarian morphology, endocrine function and intrafollicular blood flow during peri-ovulatory period. Hum. Reprod. 6 (1991) 319 – 324

5 Csapo A, Pulkkinen M: Indispensability of the human corpus luteum in the maintenance of early pregnancy. Obstet. Gynecol. Survey 33 (1978) 69 – 81

6 Deutinger J, Rudelstorfer R, Bernarschek G: Vaginosonographic velocimetry of both main uterine arteries by visual vessel recognition and pulsed Doppler method during pregnancy. Amer. J. Obstet. Gynecol. 159 (1988) 1072 – 1074

7 De Wolf FC, De Wolf-Peeters C, Brosens I, Robertson WB: The human placental bed: electron microscopic study of trophoblastic invasion of spiral arteries. Amer. J. Obstet. Gynecol. 137 (1979) 58 – 70

8 Feichtinger W, Kemeter P: Transvaginal sector sonography for needle guided transvaginal follicle aspiration and other applications in gynecologic routine and research. Fertil. Steril. 45 (1989) 722 – 725

9 Fleischer A, Herbert CM, Hill GA, Keppler DM, Worrell JA: Transvaginal sonography of the endometrium during induced cycles. J. Ultrasound. Med. 10 (1991) 93 – 95

10 Flint APF, Scheldric EL: Ovarian peptides and luteolysis. In Edwards RG, Purdy JM, Streptoe PC (eds): Implantation of human embryo. Academic, London 1985

11 Glissant A, De Mouzon J, Frydman R: Ultrasound study of the endometrium during in vitro fertilization cycles. Fertil. Steril. 44 (1985) 786 – 790

12 Gosden RG, Byat-Smith JG: Oxygen concentration across the follicular epithelium: model, prediction and implications. Hum. Reprod. 1 (1986) 65 – 68

13 Goswamy RK, Steptoe PC: Doppler ultrasound studies of the uterine in spontaneous ovarian cycles. Hum. Reprod. 3 (1988) 721 – 724

14 Goswamy RK, Williams SG, Steptoe PC: Decreased uterine perfusion – a cause of infertility. Hum. Reprod. 3 (1988) 955 – 959

15 Hata K, Hata T, Senot D et al.: Change in ovarian arterial compliance during the human menstrual cycle assessed by Doppler ultrasound. Brit. J. Obstet. Gynecol. 97 (1990) 163 – 166

16 Jaffe R, Warsof SL: Transvaginal color Doppler imaging in the assessment of uteroplacental blood flow in the normal first trimester of pregnancy. Amer. J. Obstet. Gynecol. 164 (1991) 781 – 785

17 Jaffe R, Warsof LS (ed.): Color Doppler imaging in Obstetrics and Gynecology. McGraw Hill, New York 1992

18 Jauniaux E, Jurkovic D, Campbell S: In vivo investigation of the anatomy and the physiology of early human placental circulations. Ultrasound. Obstet. Gynecol. 1 (1991) 435 – 445

19 Jurkovic D, Jauniaux E, Kurjak A, Hustin J, Campbell S, Nicolaides KH: Transvaginal color Doppler assessment of utero-placental circulation in early pregnancy. Obstet. Gynecol. 77 (1991) 365 – 369

20 Kratzer PG, Taylor RN: Corpus luteum function in early pregnancies is primarily determined by the rate of change of human chorionic gonadotropin levels. Amer. J. Obstet. Gynecol. 163 (1990) 1497 – 1502

21 Kupesic S, Kurjak A: Uterine and ovarian perfusion during the preovulatory period assissted by transvaginal color Doppler. Fertil. Steril. 60 (1993) 439 – 443

22 Kurjak A (ed.): Transvaginal color Doppler. Parthenon Publishing, Carnworth 1991

23 Kurjak A, Kupesic-Urek S, Predanic M et al.: Transvaginal color Doppler in the study of early pregnancies associated with fibroids. J. Matern. Fetal. Invest. 2 (1992) 81–83

24 Kurjak A, Kupesic-Urek S, Schulman H, Zalud I: Transvaginal color flow Doppler in the assessment of ovarian and uterine blood flow in infertile women. Fertil. Steril. 56 (1991) 870–873

25 Kurjak A, Miljan M, Zalud I: Transabdominal and transvaginal color Doppler in the assessment of fetomaternal circulation during all three trimesters of pregnancy. Eur. J. Obstet. Gynecol. Reprod. Biol. 36 (1990) 240–246

26 Kurjak A, Zalud I, Jurkovic D, Alfirevic Z, Miljan M: Transvaginal color Doppler in the assessment of pelvic circulation. Acta Obstet. Gynecol. Scand. 68 (1989) 131–135

27 Long MC, Boultbee JE, Hanson ME, Begent RHJ: Doppler time velocity waveform studies of the uterine artery and uterus. Brit. J. Obstet. Gynecol. 96 (1989) 588–593

28 Nett TM, Niswander GD: Luteal blood flow and receptors for LH during PGF2-alpha induced luteolysis: productionof PGE2 and PGF2-alpha during early pregnancy. Acta. Vet. Scand. 77 (1981) 117–130

29 Nyberg DA, Hill LM, Bohm-Velez M, Mendelson EB (eds.): Transvaginal ultrasound. Mosby YearBook, St. Louis 1992

30 Pijnenborg R, Bland JM, Robertson WB, Brosens I: Uteroplacental arterial changes related to interstitial trophoblast migration in early human pregnancy. Placenta 4 (1983) 397–414

31 Pijnenborg R, Bland JM, Robertson WB, Dixon G, Brosens I: The pattern of interstitial invasion of the myometrium in early human pregnancy. Placenta 3 (1990) 19–21

32 Salim A, Kurjak A, Zalud I: Ovarian luteal flow in normal and abnormal early pregnancies. J. Matern. Fetal. Invest. 2 (1992) 119–124

33 Smith B, Porter R, Ahuja K, Craft I: Ultrasonic assessment of changes in stimulated cycles in in vitro fertilization and ET program. J. In. Vitro. Fertil. Embryo. Transfer 1 (1984) 233–238

34 Soules MR, Bremner WJ, Dahl KD, Rivier JE, Vale W, Clifton DK: The induction of premature luteolysis in normal women-follicular phase luteinizing hormone secretion and corpus luteum function in the subsequent cycle. Amer. J. Obstet. Gynecol. 164 (1991) 989–996

35 Steer V, Mulls CL, Campbell S: Vaginal colour Doppler assessment on the day of embryo transfer accurately predicts patients in an in vitro fertilization programe with suboptimal uterine perfusion who fail to become pregnant. Ultrasound. Obstet. Gynecol. 1 (1991) 79–80

36 Taylor KWJ, Burns PN, Wells PNE, Conway DI, Hull MGR: Ultrasound Doppler flow studies of the ovarian and uterine arteries. Brit. J. Obstet. Gynecol. 92 (1985) 240–246

37 Tulsky AS, Koff AK: Some observations on the role of corpus luteum in early human pregnancy. Fertil. Steril. 8 (1957) 118–121

38 Zalud I, Kurjak A: The assessment of luteal blood flow in pregnant and nonpregnant women by transvaginal color Doppler. J. Perinat. Med. 18 (1990) 215–221

10

11

Beurteilung der frühen Plazentabildung und der Blutzirkulation des Embryos mittels Dopplersonographie

A. Kurjak und S. Kupesic

Implantation

Nach der Ovulation gibt es eine kurze Periode, in der die Empfängnisfähigkeit des Endometriums am größten ist. Während dieser Zeit kann eine Blastozyste, die in die Gebärmutterhöhle gelangt, einen Kontakt mit der Endotheloberfläche herstellen und sich einnisten (41). Der optimale Zeitraum für die Implantation liegt zwischen dem 5. und 7. postovulatorischen Tag. Die Implantation der Blastozyste ereignet sich somit ungefähr um den 21. Zyklustag und ist um den 26. Zyklustag, wenn die Membran des Endometriums die Blastozyste vollständig umgibt, abgeschlossen. Zur Zeit der beginnenden Einnistung sind die inneren Zellen der Blastozyste dem Endometrium zugewandt (41). Durch die Wirkung proteolytischer Enzyme, die vom Synzytiotrophoblast produziert werden, kommt es zur Erosion und zum Eindringen in die Gebärmutterschleimhaut. Während der weiteren Implantation arrodiert der Trophoblast angrenzende mütterliche Kapillaren, und mütterliches Blut kommt in direkten Kontakt mit der Frucht. Aus diesem Lakunensystem entsteht schließlich der intervillöse Raum der Plazenta.

Entstehung der intervillösen Blutzirkulation

Klassische Entstehungstheorie

Transformation der Spiralarterien. Während der 4. SSW dringt der Trophoblast in die Gebärmutterwand und nach und nach auch in größere venöse Sinusoide und oberflächliche Arteriolen ein. Die extravillösen Zytotrophoblastzellen dringen bis in die Lumina der Spiralarterien hinein vor. Sie wandeln die dickwandigen von glatten Muskelzellen umgebenen Arterien in schlaffe, sackähnliche uteroplazentare Gefäße um, die passiv dilatieren, um sich der starken Zunahme des mütterlichen Blutflusses anzupassen. Die gesteigerte Durchblutung ist erforderlich, um die Sauerstoffversorgung und das Wachstum des Feten sicher zu stellen (3) (Abb. 11.**1**).

Zellen des Trophoblasten können ungefähr ab der 6. Woche nach der Befruchtung in den Spiralarterien gefunden werden (Abb. 11.**2**). Die destruierende Wirkung des Trophoblasten auf Muskelzellen und elastische Fasern der Spiralarterien hat zwei Auswirkungen:

1. Der zunehmende Blutfluss verursacht eine fortschreitende Erweiterung dieser Gefäße; sie werden zu uteroplazentaren Arterien, die sich der steigenden Blutversorgung anpassen können.
2. Die uteroplazentaren Arterien sind der Steuerung durch das autonome Nervensystem entzogen (17).

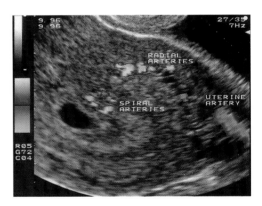

Abb. 11.**1** Transvaginale Ultraschalluntersuchung einer frühen Fruchthöhle. Auffällig sind ihre exzentrische Position, ihre Lokalisation im Fundus, die ovale Form und die Doppelkonturen. Der Farbdoppler liefert eine ausgezeichnete Darstellung der uterinen Gefäße.

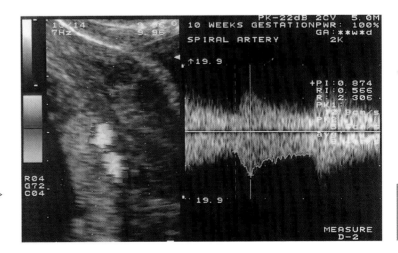

Abb. 11.**2** Die transvaginale Ultraschalluntersuchung zeigt eine frühe Fruchthöhle. Das farbkodierte Gebiet entspricht den Spiralarterien (links). Die Signale der Impulsdoppleruntersuchung (rechts) weisen eine hohe Geschwindigkeit und eine niedrige Impedanz auf. ▷

Anschluss der Spiralarterien an den intervillösen Raum. Im 2. Schwangerschaftsmonat wird der intervillöse Raum deutlich größer, da sich die Zotten stark verzweigen. In diesem Zeitraum findet man in den Endstrecken vieler Spiralarterien in der Nähe des intervillösen Raumes zytotrophoblastische Zellnester. Gleichzeitig entstehen zahlreiche Anastomosen zwischen den Venen der Dezidua. Nach 40 Tagen (Scheitel-Steiß-Länge [SSL] 15 mm) weisen die Spiralarterien direkte Öffnungen zum intervillösen Raum auf, und zytotrophoblastische Zellen beginnen ihr Lumen auszukleiden. Das mütterliche Blut erreicht den intervillösen Raum durch die Lücken zwischen den Zellen des endovaskulären Trophoblasten. Die Tatsache, dass die zytotrophoblastischen Zellverbände in den Lumina der Spiralarterien nicht weggespült werden, lässt darauf schließen, dass der Blutdruck dort nicht sehr hoch ist.

Während des 3. Schwangerschaftsmonats füllen die zytotrophoblastischen Zellverbände die Lumina der Endstrecken der meisten Spiralarterien aus, d.h. die Spiralarterien enden nicht frei im intervillösen Raum. Später in dieser Entwicklungsphase sind die Zellverbände lockerer angeordnet und können den mütterlichen Blutfluss in den intervillösen Raum wahrscheinlich weniger behindern.

Endgültige Plazenta. Bis zum Ende des 4. Schwangerschaftsmonats entwickelt sich aus dem Chorion frondosum die endgültige Plazenta. Die peripheren Zottenbäume des Chorions, die mit der Decidua capsularis verbunden sind, degenerieren und der damit verbundene intervillöse Raum verschwindet. Es bildet sich das glatte avaskuläre Chorion laeve aus (17) durch Verschmelzung der Chorion- und der Basalplatte.

Zwischen der 8. und 18. SSW findet die Infiltration des Trophoblasten in das Myometrium statt. Der endovaskuläre Zytotrophoblast ersetzt teilweise das Endothel der Myometriumsgefäße und dringt in die glatten Muskelzellen dieser Gefäße ein. Daraus resultiert eine zunehmende Erweiterung der Radialarterien, die im Myometrium lokalisiert sind.

Uteroplazentare Zirkulation. Das uteroplazentare Blutflusssystem ist ein Niederdrucksystem, da der Durchmesser der Gefäße auf ihrem Weg zum intervillösen Raum stetig zunimmt. Damit der normale arterielle Druck nicht in den intervillösen Raum übertragen wird, kommt es zu einem beträchtlichen Druckabfall zwischen dem proximalen, nichtdilatierten Anteil der uteroplazentaren Arteriolen und dem distalen dilatierten Anteil.

Einwände, alternative Thesen

Öffnung der Spiralarterien in der 12. SSW. Die oben beschriebene klassische Theorie von der Entstehung der uteroplazentaren Blutzirkulation (4, 43) wurde vorübergehend durch die Ergebnisse von Hustin und Schaaps (6, 7) infrage gestellt. Ihre Untersuchungen der Plazenta in vivo mittels transvaginaler Sonographie, intervillöser Hysteroskopie und Phasenkontrastuntersuchung von Chorionzottenbiopsien zeigte, dass es während der ersten drei Schwangerschaftsmonate keinen wirklich kontinuierlichen Blutfluss im intervillösen Raum gibt.

Die Autoren untersuchten Tomogramme von Hysterektomiepräparaten mit einer Schwangerschaft in situ, die in der 7., 8. und 9. SSW entnommen wurden, und fanden kein Kontrastmittel im intervillösen Raum. Wenn diese Untersuchung in der 13. SSW durchgeführt wurde, füllte sich die Plazenta rasch mit Kontrastmittel. Histologische Untersuchungen dieser Hysterektomiepräparate zeigten den Verschluss der uteroplazentaren Arterien durch Zellen des Trophoblasten bis zur 12. SSW. Serienschnitte von Spiralarterien deuteten ebenfalls auf das Fehlen eines intervillösen Blutflusses vor der 12. SSW hin. Andererseits fehlten in der 13. SSW trophoblastische Zellverbände in den uteroplazentaren Arterien, und es fand sich Kontrastmittel im intervillösen Raum um die Zotten.

Daher ließen diese Ergebnisse darauf schließen, dass mütterlicherseits in die frühe Plazenta hauptsächlich Flüssigkeit aus dem mütterlichen Plasma und von Sekreten der uterinen Drüsen gelangt. Die Autoren vermuteten, dass vor der 12. SSW der Blutfluss im intervillösen Raum völlig fehlt oder nur inkomplett vorhanden ist. Nach dieser Theorie dauert die Veränderung der Spiralarterien, während der sie sich zunehmend erweitern, während des gesamten 1. Trimenons an. Ungefähr in der 12. SSW sind schließlich alle trophoblastischen Zellverbände in den Spiralarterien gelockert und disloziert. Dieser Prozess eröffnet dann dem mütterlichen Blut freien Zugang zum intervillösen Raum und ermöglicht somit eine voll entwickelte plazentare Durchblutung.

pO$_2$-Werte in der Plazenta. Diese These wurde unterstützt durch eine neuere Studie (45) mit einer polarographischen Sauerstoffelektrode, die ultraschallgesteuert eingesetzt wurde. Diese Studie zeigte, dass zwischen der 8. und 10. SSW die pO$_2$-Werte in der Plazenta signifikant niedriger waren als die pO$_2$-Werte im Endometrium, während hingegen die Werte zwischen der 12. und 13. SSW ähnlich waren. Die intraplazentaren pO$_2$-Werte erhöhten sich signifikant zwischen der 8.–10. und der 12.–13. SSW. Diese Ergebnisse legen die Vermutung nahe, dass der Anstieg des plazentaren pO$_2$-Wertes mit der Entstehung des kontinuierlichen mütterlichen Blutflusses im intervillösen Raum am Ende des ersten Trimesters zusammenhängt.

Farbdopplersonographische Untersuchungen

Die Erfindung und Weiterentwicklung der transvaginalen Farbdopplersonographie ermöglichte in vivo die hämodynamische Beurteilung aller Anteile der embryonalen/fetalen und uteroplazentaren Blutzirkulation (22, 23, 27, 28, 30–33). Das Interesse der Forschung konnte direkt auf den sich entwickelnden Embryo gerichtet werden, wodurch sich unser Wissen und Verständnis der embryonalen Blutzirkulation enorm vergrößert hat. Das heutige Wissen über Anatomie und Physiologie der uteroplazentaren Blutversorgung basiert größtenteils auf den klassischen frühen Studien zu diesem Thema. Daher sollen die Theorien zur Entstehung der intervillösen Blutzirkulation, die sich aus den dopplersonographischen Untersuchungen ergeben haben, chronologisch dargestellt werden.

Intraplazentarer Flow. 1991 und 1992 konnten Jauniaux et al. (10, 12) und Jaffe und Warsof (9) mittels transvaginalem Farbdoppler keinen „intraplazentaren" Fluss vor der 12. SSW nachweisen. Sie fanden das Auftreten eines intraplazentaren Flows um die 14. SSW, verbunden mit dem Auftreten eines pandiastolischen Flows in der A. umbilicalis und mit einer plötzlichen Zunahme der maximalen systolischen Flussgeschwindigkeit in der A. uterina. In Übereinstimmung mit den Theorien von Hustin und Shaaps (6, 7) stellten sie die Hypothese auf, dass das gleichzeitige Auftreten dieser 3 Phänomene durch das Verschwinden der trophoblastischen Zellverbände in den Spiralarterien erklärt werden kann.

Dagegen konnten Kurjak et al. (26) keine abrupte Veränderung in der uteroplazentaren Blutzirkulation zwischen der 12. und 14. SSW nachweisen.

Nach der Einführung einer neuen Generation weit sensitiverer Farbdopplersonographiegeräte konnten jedoch einige Autoren über die Existenz einer intervillösen Blutzirkulation während des ersten Schwangerschaftsdrittels berichten (Abb. 11.3).

Pulsatiler und kontinuierlicher Flow. 1995 präsentierten Kurjak et al. (25) die erste Veröffentlichung über eine kombinierte dopplersonographische und pathomorphologische Studie zur intervillösen Blutzirkulation. Mittels einer transvaginalen Farbdopplersonde konnten bei allen untersuchten Patientinnen zwei Arten von intervillösem Flow nachgewiesen werden: pulsatiler arterienähnlicher (Abb. 11.4) und kontinuierlicher venenähnlicher Flow (Abb. 11.5). Eine parallel durchgeführte histologische Studie zeigte, dass das Lumen der Spiralarterien zu keinem Zeitpunkt durch trophoblastische Zellverbände komplett verschlossen war. Diese Ergebnisse legten den Schluss nahe, dass die Entstehung der intervillösen Blutzirkulation eher ein kontinuierlicher Prozess als ein abruptes Ereignis am Ende des ersten Trimesters ist.

Passage von Erythrozyten. Kurze Zeit später veröffentlichten einige andere Autorengruppen ähnliche Ergebnisse. Valentin et al. (46) führten eine Studie über uteroplazentaren und lutealen Flow kombiniert mit pathomorphologischen Analysen durch. Farbdopplermessungen zeigten das Auftreten der intervillösen Blutzirkulation ab der 6. Woche einer normalen Schwangerschaft. Sie entdeckten und maßen ebenfalls die beiden Arten von Dopplersignalen (den pulsatilen und den kontinuierlichen Flow) in mehr als 90% von 66 Schwangerschaften in der 5.–11. SSW. Die Autoren behaupteten, dass die hohen Blutflussgeschwindigkeiten, die in subchorialen Arterien beobachtet wurden, nicht vereinbar waren mit der Vorstellung, dass diese Arterien durch trophoblastische Zellverbände komplett verschlossen sind. Bei der pathomorphologischen Analyse zeigte sich, dass der Verschluss der Spiralarterien durch die Trophoblastzellen inkomplett war, da die Passage roter Blutkörperchen möglich war. Die Autoren schlossen daraus, dass die intervillöse Blutzirkulation schon im ersten Schwangerschaftsdrittel besteht.

Merce et al. (36) veröffentlichten ähnliche Ergebnisse im Rahmen einer Studie mit 108 normalen Einligsschwangerschaften von der 4. bis zur 15. SSW. Sie konnten intervillösen Blutfluss ab der 5(+ 6-Tage). SSW nachweisen. Es war ein leicht undulierendes venenähnliches Signal mit der Tendenz zu einem Geschwindigkeitsanstieg im Verlauf des 1. Trimesters. Darüber hinaus dokumentierten sie arterielle Signale in den retrochorialen Segmenten der uteroplazentaren Gefäße. Sie

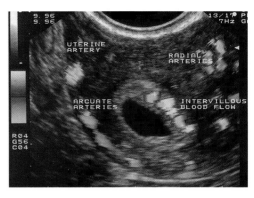

Abb. 11.**3** Der Farbdoppler ermöglicht die simultane Darstellung von uteriner, embryonaler und intervillöser Blutzirkulation.

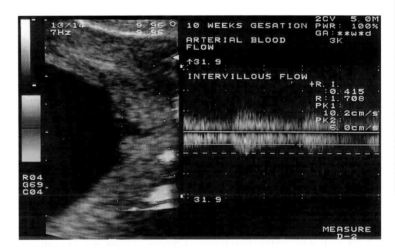

Abb. 11.**4** Pulsatiles arterienähnliches Blutflussmuster aus dem intervillösen Raum (links) ist durch einen geringen vaskulären Widerstand charakterisiert (RI = 0,42).

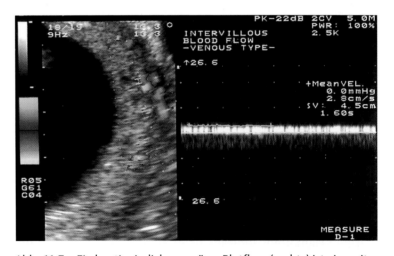

Abb. 11.**5** Ein kontinuierlicher venöser Blutfluss (rechts) ist ein weiteres Flussmuster, das im intervillösen Raum gut dargestellt werden kann (links).

schlussfolgerten daraus, dass ihre Ergebnisse mit dem klassischen embryologischen Konzept von der Entstehung des intervillösen Flows zwischen der 4. und der 7. SSW übereinstimmten. Laut Merce et al. (36) wird während der Schwangerschaft als erstes (ab der 4. Woche) die uteroplazentare Blutzirkulation ausgeprägten Veränderungen unterworfen. Intervillöse Blutzirkulation und erster umbilikaler Blutfluss wurden von der 5. Woche an gefunden.

Vergleich mit nichtmenschlichen Primaten. Bei der Forschung zur Entwicklung der Plazenta und der Entstehung der uteroplazentaren Blutzirkulation waren Tierversuche besonders mit Primaten und dabei vor allem mit Macaca-Affen, von entscheidender Bedeutung. Die klassische Arbeit von Elisabeth Ramsey über die Blutzirkulation im intervillösen Raum der Primatenplazenta ist die Basis aller heutigen Forschungen auf diesem Gebiet (43, 44). Vor kurzem berichteten Nimrod et al. (38, 39) über die Beurteilung der frühen uteroplazentaren Blutzirkulation bei Cynomoglus-Affen (Macaca fascicularis) mittels Farbdopplersonographie. Ab dem 18. postkonzeptionellen Tag fanden sie eine intervillöse Blutzirkulation.

Unabhängig von den bekannten Unterschieden zwischen Menschen und Affen bezüglich der Tiefe der Trophoblastinvasion in die Spiralarterien kann dieses Ergebnis als zusätzlicher Beweis für die frühe Entstehung der intervillösen Blutzirkulation bei allen Primatenplazenten erachtet werden, obwohl das Argument der „Analogie" mit Vorsicht benutzt werden sollte.

Normale und gestörte Frühschwangerschaften. In kürzlich veröffentlichten Studien berichteten Kurjak et al. (20, 21) über ein Kollektiv von 60 normalen Schwangerschaften zwischen der 6. und der 12. SSW und zum ersten Mal über ein Kollektiv von 34 gestörten Frühschwangerschaften (22 Fälle von Missed Abortion und 12 Fälle von Schwangerschaften mit fehlender Embryonalanlage) zwischen der 7. und 12. SSW. In allen Schwangerschaften wurden die gleichen Dopplersignale im intervillösen Raum gefunden, nämlich pulsatile arterienähnliche mit den charakteristischen Spitzen im Kurvenverlauf und venenähnliche kontinuierliche Signale. Zwischen dem Kollektiv der Frauen mit Missed Abortion und dem der Frauen mit normalen Schwangerschaften zeigten sich keine dopplersonographischen Unterschiede. In der Gruppe der Schwangerschaften mit fehlender Embryonalanlage wurde jedoch ein geringerer Widerstand (gemessen in Resistance- und Pulsatilitätsindex) gefunden. Diese Ergebnisse unterscheiden sich signifikant von denjenigen von Jauniaux et al. (16), die einen erhöhten intervillösen Blutfluss bei 70 % aller gestörten Schwangerschaften vor der 12. Woche feststellten. Bei diesen Fällen zeigte eine histopathologische Untersuchung, dass die Trophoblasthülle diskontinuierlich und dünner war und dass der intervillöse Raum massiv mit mütterlichem Blut gefüllt war.

Die Autoren stellten die Hypothese auf, dass die trophoblastischen Zellverbände in den Spiralarterien das mütterliche Blut daran hindern, in den intervillösen Raum zu fließen und somit die verletzlichen Zotten vor dem hohen arteriellen Druck schützen. Gemäß dieser Hypothese kann der verfrühte Eintritt mütterlichen Blutes in den intervillösen Raum die Grenzfläche zwischen mütterlichem und embryonalem Gewebe zerreißen und dadurch die Ablösung der frühen Plazenta und möglicherweise den Abort hervorrufen. Diese Hypothese schließt jedoch nicht das Vorhandensein eines kontinuierlichen intervillösen Blutflusses im ersten Schwangerschaftsdrittel aus. Es scheint, dass es einige Gebiete gibt, in denen die trophoblastischen Zellverbände in den Spiralarterien locker angelagert sind und so eine intervillöse Blutzirkulation ermöglichen. Am Anfang gibt es nur einige wenige Areale, in denen dieser Blutfluss genügend Sauerstoff und Nährstoffe zum Fortbestehen der Schwangerschaft liefert. Daneben gibt es immer noch Anteile mit eingeschränktem Blutfluss, in denen Nährstoffe und Sauerstoff durch die intrazelluläre Flüssigkeit diffundieren. Die Anzahl der Gebiete mit funktionierender intervillöser Blutzirkulation nimmt gemeinsam mit der Größe von Embryo und Plazenta zu, um das metabolische Gleichgewicht aufrecht zu erhalten. Dieser Prozess kommt zum Abschluss, wenn der intervillöse Raum der reifen Plazenta komplett ausgebildet ist. Diese Hypothese steht nicht im Widerspruch dazu, dass der Eintritt mütterlichen Blutes in den intervillösen Raum mit zu hohem arteriellem Druck zu diesem Schwangerschaftszeitpunkt die Grenzfläche zwischen mütterlichem und embryonalem Gewebe zerreißen und die mechanische Ursache eines Spontanabortes sein kann (16).

Der Einsatz der transvaginalen Farb- und Impulsdopplersonographie liefert aufregende Einsichten in die funktionelle Entwicklung des intervillösen Raumes, besonders in Hinsicht auf die Blutversorgung und die Mechanismen der Blutzirkulation.

Vaskularisation von Dottersack und Dottergang

Verschiedene Ultraschallparameter wie die Größe der Fruchthöhle, das embryonale Wachstum oder die Größe eines intrauterinen Hämatoms wurden als prognostische Parameter für den Ausgang einer Schwangerschaft vorgeschlagen.

Der sekundäre Dottersack ist der früheste Hinweis auf den Embryo, der in der 5. SSW in der Fruchthöhle gesehen werden kann. Nach Levi et al. (34) sollte der Dottersack ab einem Fruchthöhlendurchmesser von 8 mm erkennbar sein. Bei sorgfältiger Betrachtung der Umrisse des Dottersackes sollte der Nachweis der frühen embryonalen Herzaktion in der 6. SSW möglich sein. Zwischen der 6. und der 12. Woche nach der letzten Periode nimmt der Durchmesser des Dottersackes allmählich von 3,4 auf 5,4 mm zu. Wenn eine anormale Größe und Morphologie des Dottersackes sonographisch nachgewiesen werden kann, kommt es möglicherweise nachfolgend zu einem frühen Verlust der Schwangerschaft.

Das Gefäßsystem beginnt sich ungefähr 2 Wochen nach der Ovulation in der Wand des Dottersackes zu entwickeln. Da der Dottersack somit das erste vaskuläre und hämatopoetische Organ des Embryos ist, hat unsere Gruppe im Rahmen ihrer Forschungen zur maternofetalen Zirkulation (19, 31, 32) die Vaskularisation sowohl des sekundären Dottersackes als auch des Dotterganges mittels transvaginalem Farbdoppler untersucht (22).

Die Gruppe bestand aus 105 Frauen zwischen der 5. und der 10. SSW. Die ersten Farb- und Impulssignale vom Dottersack wurden zwischen der 5. und 6. SSW sichtbar, die höchsten Darstellungsraten konnten mit 85,71 % in der 7. und 8. Woche erreicht werden (Abb. 11.**6**). Ein charakteristisches Kurvenprofil zeigte sich bei allen untersuchten Dottersäcken: niedrige Flussgeschwindigkeit (5,8 ± 1,7 cm/s) und das Fehlen eines diastolischen Flusses. Der PI hatte einen Mittelwert von

4,24 ± 0,94. Während die funktionelle Aktivität des Dottersackes allmählich abnahm, ging parallel dazu die Darstellungsrate von 78,26 % in der 9. SSW auf 61,11 % in der 10. SSW zurück. Farb- und Impulsdopplersignale vom Dottergang konnten während der 7. SSW bei 85,71 % der Patientinnen erhalten werden. Die Gefäße des Dotterganges zeigten ähnliche Werte bezüglich der maximalen systolischen Geschwindigkeit und des PI wie der Dottersack. Die höchste Darstellungsrate dieser Gefäße (89,3 %) gelang während der 8. SSW. Der Prozess der Elongation des Dotterganges ging einher mit einer abnehmenden Darstellungsrate während der 9. (73,9 %) und 10. (55,6 %) Gestationswoche.

Anormale Entwicklung der Vaskularisation von Dottersack und Dottergang wurden in Schwangerschaften gefunden, die mit einem Abort endeten. Möglicherweise sind ein venenähnlicher Signaltyp, irreguläre Blutflusskurven oder eine stärkere diastolische Komponente Folge einer schlechten Entwicklung des Embryos oder sogar der Absorption embryonaler Überreste.

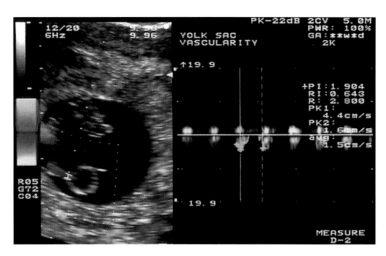

Abb. 11.**6**   Die Vaskularisation von Dottersack und Dottergang. Niedrige Flussgeschwindigkeit und das Fehlen eines diastolischen Flusses sind typisch für diese Strukturen.

Veränderungen der uterinen Perfusion nach der Bildung der Plazenta

Anatomie. Der mütterliche Anteil der uteroplazentaren Blutzirkulation besteht aus den Aa. uterinae und ihren Aufzweigungen, die sich im Uterus ausbreiten bevor sie die dezidualen Anteile der Plazenta erreichen (18). Die Aa. uterinae entspringen aus den Iliakalarterien. Sie laufen entlang der lateralen Beckenwand bevor sie die Aa. iliacae externae kreuzen und den Uterus auf Höhe der Zervix erreichen. Nach Abzweigung eines Zervikalastes steigen sie geschlängelt an der lateralen Wand des Uteruskörpers entlang, bevor ein Ast abgeht, der mit der A. ovarica anastomosiert. Die uterinen Arterien unterteilen sich dann in ein Gefäßgeflecht, das den Uterus umgibt. Aus diesem Netzwerk entspringen kleinere Arterien, Radialarterien genannt, die in Richtung Uteruslumen verlaufen, wo sie zu den Basalarterien werden. Die Spiralarterien, die die Fortsetzung der Basalarterien bilden, versorgen das Endometrium und können am myoendometrialen Übergang dargestellt werden. Die uterine Blutversorgung ist beim Menschen reich an Anastomosen (8). Äste der uterinen Arterien anastomosieren mit Ästen der ovariellen und vaginalen Arterien, um eine Gefäßarkade zu bilden, die die inneren Genitalorgane versorgt.

Aa. uterinae und Spiralarterien

Die Plazentaentwicklung erfordert Anpassungsvorgänge der vaskulären Strukturen des Uterus. Aus anatomischen Studien ist bekannt, dass das uterine Gefäßnetzwerk in der Schwangerschaft elongiert und dilatiert (8). Die transvaginale Farb- und Impulsdopplersonographie ermöglicht den Nachweis der uterinen Gefäßveränderungen.

A. uterina. Zahlreiche Dopplersonographiestudien (9, 10, 23, 26, 28, 31, 32, 33) zeigten einen graduellen Abfall des Resistance-Index der A. uterina im 1. Trimenon der Schwangerschaft. Offensichtlich dauert dieser Abfall während des 2. und 3. Trimenons der Schwangerschaft an und kann in allen An-

teilen der uteroplazentaren Blutzirkulation beobachtet werden.

Spiralarterien. Während der Frühschwangerschaft werden die Spiralarterien allmählich zu muskellosen, dilatierten, geschlängelten Gefäßkanälen (15, 42). Ein turbulenter Flow bei geringem Widerstand, typisch für die veränderten Spiralarterien, wird oft in der Nähe des Plazentabettes entdeckt (15) (Abb. 11.**2**). Des Weiteren kommt es durch die Invasion größerer mütterlicher Blutgefäße mit höherem Druck dopplersonographisch zu höheren Flussgeschwindigkeiten und einer größeren diastolischen Komponente. Jaffe und Warsof (9) untersuchten diese Gefäßveränderungen mittels Dopplersonographie schon in der 5. SSW. Kurjak et al. (24) wiesen auf Gefäßveränderungen in der Frühschwangerschaft hin, die sogar vor der Darstellung der Fruchthöhle nachweisbar waren.

Charakteristische Flusskurven. Die uteroplazentare Blutzirkulation wurde während der gesamten Schwangerschaft intensiv untersucht. Im Schwangerschaftsverlauf nimmt der Gefäßwiderstand von den Aa. uterinae zu den Spiralarterien hin mit zunehmendem Gestationsalter ab. Gleichzeitig wird eine Zunahme des uterinen Blutflusses erkennbar. Die maximale systolische Flussgeschwindigkeit zeigt eine fallende Tendenz von den Aa. uterinae über die Aa. arcuatae bis hin zu den Radialarterien.

Die Flusskurven der gepulsten Doppleruntersuchung der Aa. uterinae sind charakteristisch: Sie zeigen eine hohe systolische Komponente mit einer charakteristischen Kerbe („notch") im absteigenden Anteil der Systole und einen niedrigen enddiastolischen Flow. Die höhere systolische Flussgeschwindigkeit und der geringere vaskuläre Widerstand in den Spiralarterien im Vergleich zum restlichen Teil der uteroplazentaren Blutzirkulation ist möglicherweise eine Folge der Dilatation der Spiralarterien – verursacht durch die Trophoblastinvasion –, hormoneller Faktoren und der abnehmenden Viskosität des mütterlichen Blutes. Indem die Spiralarterien ihre Wandstruktur im Laufe der Schwangerschaft verändern, weisen sie im Vergleich zu anderen Arterien der uteroplazentaren Blutzirkulation völlig unterschiedliche hämodynamische Eigenschaften auf.

Fazit für die Praxis. Es ist bekannt, dass die frühe menschliche Entwicklung von der uterinen Durchblutung, von den Implantationsmechanismen und der chromosomalen Struktur abhängt. Eine inadäquate Implantation und ein unzureichender uteriner Blutfluss können nichtinvasiv mittels Dopplersono-

graphie entdeckt werden. Daher könnte die Dopplersonographie das Mittel der Wahl werden, um die Ursachen einer gestörten Entwicklung der Frucht, die auf hämodynamischen Charakteristika beruhen, aufzudecken. Des Weiteren scheint eine geringere Trophoblastpenetration in die Dezidua und in die Spiralarterien mit den gleichen chromosomalen Anomalien vergesellschaftet zu sein. Somit kann die Untersuchung des Blutflusses im intervillösen Raum und im Plazentabett möglicherweise auch von prognostischem Wert bezüglich des Schwangerschaftsausgangs sein.

Embryonale und fetale Blutzirkulation

Dokumentation der Herzfrequenz. Ungefähr 21 Tage nach der Ovulation, was dem Ende der 5. Woche nach der letzten Periode entspricht, fängt das primitive Herz an zu schlagen (Abb. 11.**7**). Embryonale Herzaktivität wurde im Uterus schon am 36. postmenstruellen Tag dokumentiert (35). Die Anzahl der Herzschläge steigt von 80–90 Schlägen/Minute auf 150–170 am Ende der 9. Woche. Danach fällt die Herzfrequenz bis zur 14. SSW auf einen Mittelwert von 158 Schlägen/Minute ab. Manche Studien berichten, dass die Beurteilung der embryonalen Herzfrequenz hilfreich sein könnte bei der Einschätzung des Schwangerschaftsausganges (2, 35, 37). Weniger als 85 Schläge/Minute bei der ersten Untersuchung zwischen der 5. und 7. SSW oder eine abfallende Herzfrequenz bei nachfolgenden Untersuchungen sind Anzeichen einer drohenden Fehlgeburt.

Fetale Echokardiographie. Es wurde gezeigt, dass mittels transvaginaler fetaler Echokardiographie sehr früh normale anatomische Verhältnisse des fetalen Herzens dargestellt werden können, und daher wurde angenommen, dass man mit dieser Methode auch in der Lage ist, im späten 1. und frühen 2. Trimenon der Schwangerschaft die Diagnose von größeren Anomalien des fetalen Herzens zu stellen.

Intrakardiale Flusskurven. Dopplerflussgeschwindigkeiten auf atrioventrikulärer Ebene und auf der Ebene des Ausflusstraktes wurden gemessen, und es können charakteristische intrakardiale Flusskurven identifiziert werden (48). E- (frühdiastolische Füllung) und A-Wellen (Vorhofkontraktion) können sowohl über der Mitral- als auch über der Trikuspidalklappe gemessen werden. Die E/A-Ratio setzt die passive und die aktive Phase der Ventrikelfüllung zueinander in Beziehung. Diese Ratio steigt während der Schwangerschaft von 0,5 im 1. Trimenon auf 0,9 am Geburtstermin an, was möglicherweise die Zunahme der ventrikulären Compliance im Schwangerschaftsverlauf reflektiert.

Fetale Gefäße

Fetale Gefäße, die üblicherweise zur Einschätzung des fetalen Zustandes untersucht werden, sind die Aorta fetalis, die A. umbilicalis, die Aa. carotides und die A. cerebri media. Pulsationen der fetalen Aorta und der A. umbilicalis können schon in der 6. SSW erkannt werden.

A. umbilicalis. Bis zum Ende der 10. SSW ist kein enddiastolischer Fluss in der A. umbilicalis nachweisbar (Abb. 11.**8**). Ab der

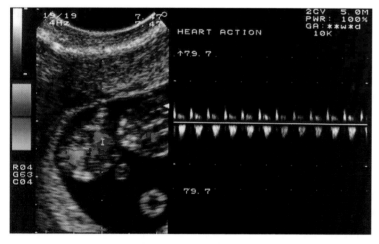

Abb. 11.**7** Transvaginale Ultraschalluntersuchung eines Embryos in der 7./8. SSW. Gut erkennbar ist die regelmäßige Herzaktion.

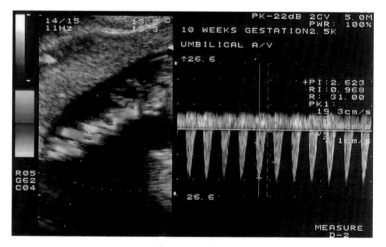

Abb. 11.**8** Die freie Schleife der Nabelschnur und ihre Insertion mit konventionellem Doppler in der 10. SSW dargestellt. Die von der Nabelschnur abgeleiteten Impulsdopplersignale zeigen das Fehlen eines diastolischen Flusses, typisch für die A. umbilicalis, und einen Flow mit venöser Komponente, typisch für die V. umbilicalis.

11. bis ca. 14. Woche können erste enddiastolische Flüsse detektiert werden. Diese sind jedoch nicht konstant oder nur unvollständig ableitbar. Nach der 14. SSW lassen sich dann regelmäßig konstante enddiastolische Flussgeschwindigkeiten nachweisen (1, 18, 32).

Auch Arterien des Chorions und intraplazentare Verzweigungen der A. umbilicalis können bei einer großen Anzahl von Schwangerschaften dargestellt werden. Der Gefäßwiderstand sinkt von der A. umbilicalis in Richtung ihrer Ästen hin ab (5, 13).

Intrakranielle Gefäße. Die intrakranielle Blutzirkulation wird schon in der 7. SSW sichtbar. Zu diesem Zeitpunkt können diskrete Pulsationen der A. carotis interna an der Schädelbasis entdeckt werden. Zwischen der 9. und 10. SSW können den Blutfluss kodierende Farbsignale im anterolateralen Quadranten der Schädelbasis dargestellt werden. Ab der 9. SSW sind arterielle Pulsationen in transversaler Schnittführung lateral vom Mesenzephalon sichtbar. Die Unterscheidung zwischen der A. carotis interna und der A. cerebri media ist allerdings oft nicht möglich. Ein charakteristisches Blutflussprofil, nämlich eine ausgeprägte systolische Komponente und das Fehlen von enddiastolischen Anteilen, kann von der 7. bis zur 10. SSW gesehen werden, was auf einen hohen Gefäßwiderstand auf fetaler und umbilikaler Ebene im Vergleich zur Spätschwangerschaft hindeutet. Die enddiastolische Komponente des Blutflusses ist ab der 11. bis zur 12. SSW inkonstant vorhanden. Ab der 12. SSW wird ein enddiastolischer Fluss in der A. cerebri media konstant beobachtet.

Zerebraler Autoregulationsmechanismus. Mit fortschreitendem Schwangerschaftsalter wurde ein signifikanter Abfall des PI in den intrakraniellen Gefäßen festgestellt; er war dort 2 Wochen früher zu bemerken als in den anderen Teilen des fetalen Blutkreislaufs (27, 47, 49). Auch die enddiastolischen Strömungsgeschwindigkeiten sind in den Zerebralgefäßen früher zu beobachten als in der fetalen Aorta und der A. umbilicalis. Dies lässt auf einen niedrigen Gefäßwiderstand im fetalen Gehirn schließen, der unabhängig von den Veränderungen des Gefäßwiderstandes im Rumpf des Feten oder im uteroplazentaren Blutkreislauf ist. Dieser Autoregulationsmechanismus stellt für das wachsende fetale Gehirn eine angemessene Blutversorgung sicher. Nach der 12. SSW erscheinen schließlich allmählich auch enddiastolische Flusskomponenten in der A. umbilicalis und der Aorta descendens, was auf einen Abfall des fetalen Gefäßwiderstands hindeutet. Kürzlich ermöglichte uns ein verbessertes Gerät, bereits zwischen der 9. und 10. SSW einen kontinuierlichen diastolischen Flow in der A. cerebri media abzuleiten (Abb. 11.**9**).

Plexus chorioideus. Mithilfe der transvaginalen Farbdopplertechnik kann auch der Blutfluss des Plexus chorioideus untersucht werden (29). Gefäße des Plexus chorioideus sind in der 9. Woche als zarte Farbsignale am inneren Saum des Plexus chorioideus des Seitenventrikels gut zu erkennen. Neben venösen Signalen kann auch der arterielle Blutfluss ohne diastolische Komponente gut dargestellt werden. Nach der 11. SSW werden niedrige RI-Werte in diesen Gefäßen gemessen. Das vaskuläre Netzwerk des Plexus chorioideus kann am besten in der 13. Woche dargestellt werden; danach fällt die Darstel-

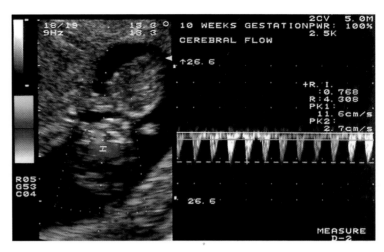

Abb. 11.**9** Transvaginaler Farbdoppler von der A. cerebri in der 10. SSW (links). Impulsdopplersignale weisen einen kontinuierlichen diastolischen Fluss und einen geringeren Blutflusswiderstand (RI = 0,77) als andere Gefäße auf.

lungsrate ab, was mit der morphologischen Entwicklung des Plexus zusammenhängt. Ebenso wie in den anderen Zerebralgefäßen sind in den Arterien des Plexus chorioideus ein stetiger Abfall des Widerstandes und eine Zunahme des Blutflusses mit fortschreitendem Schwangerschaftsalter sichtbar.

Zusammenfassung

Vor nicht allzu langer Zeit wurde eine Ultraschalluntersuchung in der Frühschwangerschaft nur durchgeführt, um ein Fortbestehen der Frühschwangerschaft zu verifizieren und um Herzaktionen nachzuweisen. Mit dem Aufkommen des transvaginalen Farbdopplerultraschalls wurde es möglich, den mütterlichen uterinen und den fetalen Blutkreislauf schon im 1. Trimenon der Schwangerschaft zu untersuchen. Die transvaginale Technik bedeutet einen besseren Zugang zum Feten und ermöglicht letztendlich eine höhere Bildauflösung. Die farbkodierte Dopplersonographie ist sowohl bei der Lokalisation des arteriellen als auch des intrakardialen und venösen Blutflusses in der Frühschwangerschaft sehr hilfreich. Es ist daher nicht überraschend, dass sich diese neue Technik innerhalb kurzer Zeit großer Popularität erfreut.

Literatur

1 Arduini D, Rizzo G: Umbilical artery velocity waveforms in early pregnancy: a transvaginal color Doppler study. J. Clin. Ultrasound 19 (1991) 335–339

2 Birnholz JC: First trimester fetal arrhythmias. Fetal. Diagn. Ther. 8 (Suppl. 2) (1990) 6

3 Fox H: Current topic: trophoblastic pathology. Placenta 12 (1991) 479–486

4 Hamilton WJ, Boyd JD, Mossman MW: Human embryology. Heffer, Cambridge 1972

5 Hsieh FJ, Kuo PL, Ko TM, Chang FM, Chen HY: Doppler velocimetry of intraplacental fetal arteries. Obstet. Gynecol. 77 (1991) 478–482

6 Hustin J, Shaaps JP: Echographic and anatomic studies of the materno-trophoblastic border during the first trimester of pregnancy. Amer. J. Obstet. Gynecol. 157 (1987) 162–168

7 Hustin J, Shaaps JP, Lambotte R: Anatomical studies of the uteroplacental vascularization in the first trimester of pregnancy. Troph. Res. 3 (1988) 49–60

8 Itskovitz J, Lindenbaum ES, Brandes JM: Arterial anastomosis in the pregnant human uterus. Obstet. Gynecol. 1 (1980) 3–19

9 Jaffe R, Warsof S: Transvaginal color Doppler imaging in the assessment of uteroplacental blood flow in the normal first-trimester pregnancy. Amer. J. Obstet. Gynecol. 164 (1991) 781–785

10 Jauniaux E, Jurkovic D, Campbell S: In vivo investigations of anatomy and physiology of early human placental circulations. Ultrasound Obstet. Gynecol. 1 (1991) 435–445

11 Jauniaux E, Jurkovic D, Campbell S: Pathophysiology and diagnosis of early pregnancy complications. In Barnea ER, Check JH, Grudzinskas JG, Maruo T (eds.): Implication and Early Pregnancy in Humans. The Parthenon Publishing, London1 992, pp. 465–485

12 Jauniaux E, Jurkovic D, Campbell S, Hustin J: Doppler ultrasonographic features of the developing placental circulation: correlation with anatomic findings. Amer. J. Obstet. Gynecol. 166 (1992) 585–587

13 Jauniaux E, Jurkovic D, Campbell S, Kurjak A. Hustin J: Investigation of placental circulations by color Doppler ultrasound. Amer. J. Obstet. Gynecol. 164 (1991) 486–488

14 Jauniaux E, Jurkovic D, Henriet Y: Development of the secondary yolk sac: correlation of sonographic and anatomic features. Hum. Reprod. 6 (1991) 1160–1165

15 Jauniaux E, Jurkovic D, Kurjak A, Hustin J: Assessment of placental development and function. In Kurjak A (ed.): Transvaginal color Doppler. Parthenon Publishing, New Jersey 1991

16 Jauniaux E, Zaidi J, Jurkovic D, Campbell S, Hustin J: Comparison of color Doppler features and pathohistological finding in complicated early pregnancy. Hum. Reprod. 9 (1994) 2432–2437

17 Kong TY, Pearce JM: Development and investigation of the placenta and its blood supply. In Lavery JP (ed.): The Human Placenta. Clinical Pespectives. Aspen Publishers, Rockville 1987, pp. 25–45

18 Kurjak A, Chervenak F, Zudenigo D, Kupesic S: Early fetal hemodynamics assessed by transvaginal color Doppler. In Kurjak A, Chervenak F (eds.): The Fetus as a Patient. Parthenon Publishing, London 1994, pp. 435–457

19 Kurjak A, Crvenkovic G, Salihagic A, Zalud I, Miljan M: The assessment of normal early pregnancy by transvaginal color Doppler ultrasonography. J. Clin. Ultrasound 21 (1993) 3–8

20 Kurjak A, Kupesic S: Doppler assessment of the intervillous blood flow in normal and abnormal early pregnancy. Obstet. Gynecol. 2 (1997) 252–256

21 Kurjak A, Kupesic S, Kos M, Latin V, Zudenigo D: Early hemodynamics studied by transvaginal color Doppler. Prenat. Neonat. Med. 1 (1996) 38–49

22 Kurjak A, Kupesic S, Kostovic Lj: Vascularization of yolk sac and vitelline duct in normal pregnancies studied by transvaginal color Doppler. J. Perinat. Med. 22 (1994) 433–440

23 Kurjak A, Kupesic S, Predanic M, Salihagic A: Transvaginal color Doppler assessment of the uteroplacental circulation in normal and abnormal early pregnancy. Early Hum. Dev. 29 (1992) 385–389

24 Kurjak A, Kupesic-Urek S, Predanic M, Zudenigo D, Matijevic R, Salihagic A: Transvaginal color Doppler in the study of early pregnancies associated with fibroids. J. Matern. Fetal. Invest. 2 (1992) 81–87

25 Kurjak A. Laurini R, Kupesic S, Kos M, Latin V, Bulic K: A combined Doppler and morphopathological study of intervillous circulation. In The Fifth World Congress of Ultrasound in Obstetrics and Gynecology. Vol. 6 (Suppl. 2) (1995) pp. 116

26 Kurjak A, Predanic M, Kupesic-Urek S: Transvaginal color Doppler in the assessment of placental blood flow. Eur. J. Obstet. Gynecol. Reprod. Biol. 49 (1993) 29–32

27 Kurjak A, Predanic M, Kupesic S, Funduk-Kurjak B, Demarin V, Salihagic A: Transvaginal color Doppler study of middle cerebral artery blood flow in early normal and abnormal pregnancy. Ultrasound Obstet. Gynecol. 2 (1992) 424–428

28 Kurjak A, Predanic M, Kupesic S, Zudenigo D, Matijevic R, Salihagic A: Transvaginal color Doppler in the study of early normal pregnancies and pregnancies associated with uterine fibroids. J. Matern. Fetal Invest. 3 (1992) 81–85

29 Kurjak A, Schulman H, Predanic M, Kupesic S, Zalud I: Fetal choroid plexus vascularization assessed by color and pulsed Doppler. J. Ultrasound Med. 13 (1994) 841–844

30 Kurjak A, Zalud I, Salihagic A, Crvenkovic G, Matijevic R: Transvaginal color Doppler in the assessment of abnormal early pregnancy. J. Perinat. Med. 19 (1991) 155–165

31 Kurjak A, Zudenigo D, Funduk-Kurjak B, Shalan H, Predanic M, Sosic A: Transvaginal color Doppler in the assessment of the uteroplacental circulation in normal early pregnancy. J. Perinat. Med. 21 (1993) 25–34

32 Kurjak A, Zudenigo D, Predanic M, Kupesic S: Recent advances in the Doppler study of early fetomaternal circulation. J. Perinat. Med. 22 (1994) 419–439

33 Kurjak A, Zudenigo D, Predanic M, Kupesic S, Funduk-Kurjak B: Transvaginal color Doppler study of fetomaternal circulation in threatened abortion. Fetal. Diagn. Ther. 9 (1994) 341–347

34 Levi CS, Lyons EA, Lindsay DJ: Early diagnosis of nonviable pregnancy with endovaginal ultrasound. Radiology 167 (1988) 383–387

35 May DA, Sturtevant NV: Embryonic heart rate as a predictor of pregnancy outcome: A prospective analysis. J. Ultrasound Med. 10 (1991) 591–593

36 Merce LT, Barco MJ, Bau S: Color Doppler sonographic assessment of placental circulation in the first trimester of normal pregnancy. J. Ultrasound Med. 15 (1996) 135–142

37 Merchiers EH, Dhont M, De Sutter PA, Beghin CJ, Vandekerckhove DA: Predictive value of early embryonic cardiac activity for pregnancy outcome. Amer. J. Obstet. Gynecol.165 (1991) 11–14

38 Nimrod C, Simpson N, De Vermette R, Fournier J: Placental and early fetal haemodynamics: the suitability of the monkey model. The Fetus as a Patient. XII International Congress, Grado, Italy, May 1996 pp. 68

39 Nimrod C, Simpson N, Hafner T et al.: Assessment of early placental development in the cynomolgus monkey (Macaca fascicularis) using color and pulsed wave Doppler sonography. J. Med. Primat. 25 (1996) 106–111

40 Pijnenborg R, Bland JM, Robertson WB, Brosens I: Uteroplacental arterial changes related to interstitial trophoblast migration in early human pregnancy. Placenta 4 (1983) 397–414

41 Pijnenborg R, Bland JM, Robertson WB, Dixon G, Brosens I: The pattern of interstitial invasion of the myometrium in early human pregnancy. Placenta 2 (1981) 303–316

42 Pijnenborg R, Dixon G, Robertson WB, Brosens I: Trophoblastic invasion of human decidua from 8 to 18 weeks of pregnancy. Placenta 1 (1980) 3–19

43 Ramsey EM: Circulation in the intervillous space of the primate placenta. Amer. J. Obstet. Gynecol. 84 (1962) 1649–1663

44 Ramsey EM, Chez RA, Doppman JL: Radioangiographic measurement of the internal diameters of the uteroplacental arteries in Rhesus monkeys and man. Carnegie Inst. Contrib. Embriol. 38 (1979) 59–70

45 Rodesh F, Simon P, Donner C, Jauniaux E: Oxygen measurements in endometrial and trophoblastic tissues during early pregnancy. Obstet. Gynecol. 80 (1992) 283–285

46 Valentin L, Sladkevicius P, Laurini R, Sodeberg H, Marsal K: Uteroplacental and luteal circulation in normal first trimester pregnancies. Doppler ultrasonographic and morphologic study. Amer. J. Obstet. Gynecol. 174 (1996) 768–775

47 Van Zalen-Sprock MM, Van Vugt JMG, Colenbrander G, Geijn HP: First trimester uteroplacental and fetal blood flow velocity waveforms in normally developing fetuses: a longitudinal study. Ultrasound Obstet. Gynecol. 4 (1994) 284–288

48 Wladimiroff JW, Huisman TWA, Stewart PA: Cardiac Doppler flow velocities in the late first trimester fetus: a transvaginal Doppler study. J. Amer. Coll. Cardiol. 17 (1991) 1357–1359

49 Wladimiroff JW, Huisman TWA, Stewart PA: Intracerebral, aortic and umbilical artery flow velocity waveforms in the late-first-trimester fetus. Amer. J. Obstet. Gynecol. 166 (1992) 46–49

12 Einsatz der Farbdopplersonographie bei ektoper Schwangerschaft

H. J. Voigt

In der prospektiven, risikoorientierten Betreuung von Patientinnen in der Frühschwangerschaft hat sich der folgende Grundsatz bewährt: Bis zum sicheren Nachweis einer intakten, intrauterinen Gravidität ist im Interesse der Schwangeren stets an eine ektope Anlage zu denken. Damit bestimmt der Ausschluss einer gestörten Frühgravidität wesentlich die diagnostischen Bemühungen bis zur 10. SSW und somit noch vor dem Beginn des etablierten 3-Punkt-Screenings („think ectopic").

Drei wesentliche diagnostische Entwicklungen haben die frühe Erfassung einer ektopen Schwangerschaft in den letzten 10 Jahren verbessert:
➤ die Entwicklung hoch empfindlicher, rascher Nachweismethoden für das humane Choriongonadotropin und seiner β-Untergruppe (β-HCG),
➤ ein verbessertes Auflösungsvermögen durch die transvaginale Sonographie,
➤ die Laparoskopie (minimal invasive laparoskopische Chirurgie).

Bedeutung der Vaginalsonographie und des Serum-HCG

β-HCG. Verschiedene Untersuchungen zeigten übereinstimmend, dass eine Extrauteringravidität in 80–95 % der Fälle vaginalsonographisch erfasst werden kann (2, 9). Nyberg et al. (7) fanden dabei β-HCG-Werte von 1000 IE/l und mehr. Eigene Untersuchungen zeigten einen möglichen Chorionnachweis in günstigen Fällen schon bei 500 IE/l, in der Regel aber stets ab 1000–2000 IE/l (14). Daraus kann der Schluss gezogen werden, dass im asymptomatischen Fall ab einem β-HCG-Wert im Serum von 1000 IE/l und mehr und fehlendem intrauterinem Chorionnachweis stets an eine ektope Implantation gedacht werden muss und somit weitere Untersuchungen erforderlich sind, um die Diagnose zu sichern oder auszuschließen.

Forderung nach Routineuntersuchungen. Rein et al. (8) haben vorgeschlagen, bei allen Patientinnen in der Frühschwangerschaft routinemäßig eine vaginalsonographische Untersuchung durchzuführen, da das maternale Risiko im Falle einer Frühdiagnose einer Extrauteringravidität deutlich vermindert werden kann und oft bessere Chancen für eine organerhaltende laparoskopische Intervention bestehen. Ganz besonders gelten diese Forderungen für Risikopatientinnen mit Sterilitätsanamnese und/oder chronisch rezidivierenden Entzündungen, für IUP-Trägerinnen und natürlich für Frauen mit einer Extrauteringravidität in der Vorgeschichte.

Typische sonographische Befunde. Heute dürfen die folgenden vaginalen Ultraschallbefunde als beweisend oder zumindest dringend verdächtig für eine ektope Frühschwangerschaft genannt werden. Als Voraussetzung muss stets der Schwangerschaftstest positiv sein.
➤ Ausschluss einer intrauterinen choriontypischen Struktur,
➤ extrauterine und extraovarielle chorionähnliche Struktur,
➤ darin embryonale Herzaktionen und Bewegungen (Häufigkeit < 5 %),
➤ vergrößerter Uterus mit verdicktem, echoreichem Endometrium,

➤ freie Flüssigkeit im Douglas-Raum und den perikolischen Nischen mit Gerinselbildung und Fibrinsträngen (Hämoperitoneum).

Je größer die Anzahl dieser mit- und nebeneinander auftretenden Phänomene ist, desto höher muss auch die Wahrscheinlichkeit der Verdachtsdiagnose eingestuft werden.

Differenzialdiagnose. Die Differenzialdiagnose einer nicht intakten Extrauteringravidität gegenüber Adnextumoren ist schwierig, da die Chorionhöhle nicht immer gegen einen zystisch-soliden Tumor abgegrenzt werden kann. In diesem Fall müssen die klinische Symptomatik und der β-HCG-Verlauf zur Diagnosesicherung herangezogen werden.

Der abdominalsonographisch darstellbare und deshalb früher für die ektope Schwangerschaft typische Pseudogestationssack ist vaginalsonographisch durch die verbesserte Auflösungskraft in dieser Form nicht mehr nachweisbar. Wird auf vaginalem Wege eine Ringstruktur im Cavum uteri gefunden, so kommen differenzialdiagnostisch eine Abortivanlage oder ein inkompletter Abort infrage, vor allem wenn gleichzeitig Blutungen auftreten.

Die extrauterine Schwangerschaft wirft trotz besserer diagnostischer Möglichkeiten im heutigen klinischen Alltag immer noch diagnostische und therapeutische Probleme sowohl bei asymptomatischen als auch bei symptomatischen Fällen auf.

Einsatz der neuen Techniken. Zweifelsohne half die Verbesserung der Ultraschalltechniken, die präoperative Diagnosesicherheit zu erhöhen und damit die Zahl unnötiger operativer Eingriffe zu reduzieren. Als jüngste Methode wurde die transvaginale Farbdopplersonographie erprobt, um eine Differenzierung chorionverdächtiger extrauteriner Strukturen anhand der starken Vaskularisation mit typischen peritrophoblastären Blutflussmustern zu erreichen.

Transvaginale Farbdopplersonographie

Typische Befunde bei normaler und ektoper Schwangerschaft

Typisches Dopplersignal der peritrophoblastären Region. Mit der Verbreitung der transvaginalen Farbdopplersonographie lagen ab 1990 Arbeiten vor, die die Charakteristika der Hämozirkulation im Bereich der frühen Plazentation aufzeigten (5). Taylor et al. (12) beschrieben ein für die peritrophoblastäre Region typisches Dopplersignal mit hoher systolischer Flussgeschwindigkeit und niedriger Impedanz, gekennzeichnet durch eine hohe diastolische Blutflussgeschwindigkeit. Dies ließ auf einen hohen Druckgradienten zwischen einer maternalen Arterie und einem Perfusionsraum mit Niederdruck, dem Intervillosum, schließen. Das histomorphologische Korrelat findet sich physiologischerweise in den maternalen Gefäßen am Ort der Plazentation. Bei ektoper Implantation finden sich entsprechende Phänomene der frühen Plazentation solange bis die Limitationen des pathologischen Nidationsortes den Vorgang beenden und – falls nicht zuvor ein akutes Krankheitsbild auftritt – regressive Veränderungen überwiegen.

Absenkung des pulsatilen Blutflusses im Tubenbereich. Bei Implantation der Blastozyste in die Tubenmukosa infiltriert der Trophoblast die Lamina propria der Mukosa und die Muskularis und wächst hauptsächlich zwischen dem tubaren Lumen und der Serosa in zirkulärer und longitudinaler Richtung. Das vasotrope Wachstum und die Invasion der umliegenden Gefäße, den Ästen uteriner und ovarieller Arterien, führt zu intensiv gesteigertem Blutfluss und/oder zu intra- und extratubaren Blutungen. Somit verursacht ausschließlich die Extrauteringravidität die Absenkung des normalerweise pulsatilen Blutflusses mit hohem Perfusionswiderstand im Tubenbereich. Diese hämodynamischen Veränderungen können bei gezielter Untersuchung farbdopplersonographisch dargestellt werden. Sicherlich können diese Widerstandveränderungen auch mittels der gepulsten Dopplersonographie alleine erfasst werden. Ohne die direkte Gefäßdarstellung ist die Untersuchung jedoch zeitraubend, mit Unsicherheiten behaftet und deshalb in dringlichen Fällen nicht praktikabel. Der Farbdoppler kann als schnelle und präzise „Sonde" dienen: Ist eine verdächtige anatomische Struktur im kleinen Becken vaginalsonographisch geortet, so liefert die Farbdarstellung die weiterführenden Informationen zur Hämodynamik am Ort und erlaubt die gezielte Gewinnung von Blutflusskurven und deren Analyse mit den Dopplerindizes.

Diagnostische Wertigkeit

Die Analyse der diagnostischen Wertigkeit der aktuellen Methoden zur Erfassung der Extrauteringravidität zeigte, dass durch den zusätzlichen Einsatz der Farbdopplersonographie die Diagnosesicherheit der transvaginalen Sonographie erhöht werden konnte von 84–95 % (4, 11) auf 87–96 % (3, 13). Der Effekt erscheint gering, und der Vergleich der jeweiligen Studienbedingungen einzelner Autoren erschwert eine klare positive Aussage.

Richtig positive und falsch positive Diagnosen. Von eindeutiger klinischer Relevanz erscheint im Alltag die Sicherheit, mit der bei Verdacht auf Extrauteringravidität die primäre Indikation zur Laparoskopie gestellt werden kann. Der Vergleich der präoperativen Verdachtsdiagnosen mit den tatsächlich vorgefundenen Befunden wird durch die Rate der richtig positiven (RP) und der falsch positiven (FP) Fälle ausgedrückt. Eine echte Validisierung ist hier unmöglich, da richtig negative Fälle nicht zu einer Laparoskopie führen und falsch negative Fälle erst mit Zeitverzug klinisch apparent sind und somit bei ihnen erst sekundär Interventionsindikationen gestellt werden. Hierzu gehören die allerdings recht häufigen Verläufe mit Abrasiones unter der Annahme einer gestörten Frühschwangerschaft (Abortus incompletus oder Abortivanlage) und fehlendem Trophoblastnachweis im Abradat. Weiterhin zählen komplette Frühaborte, aber auch primär nicht erkannte ektope Schwangerschaftsanlagen dazu, und schließlich muss auch der nicht seltene Fall einer regressiven, schlecht vaskularisierten ektopen Anlage diskutiert werden (1). Meyers et al. untersuchten das Ausmaß der Vaskularisation in Abhängigkeit von der Trophoblastaktivität, gemessen am Serum-HCG-Spiegel. Sie fanden einen statistischen Zusammenhang zwischen Avaskularität und niedrigen bzw. unter 1000 IE/l fallenden HCG-Werten (6). Diese Beobachtung sollte prospektive vergleichende Untersuchungen zur Folge haben. Von einer Validisierung ausgeschlossen sind auch hochakute Krankheitsbilder, die ohnehin zum raschen Handeln ohne umfassende Vordiagnostik zwingen.

Eigene Untersuchungen

In einer Art historischem Vergleich konnten wir die Qualität der Indikationen zur EU-Laparoskopie untersuchen. In einer retrospektiven Analyse wurden 263 laparoskopierte Patientinnen aus 4 Jahrgängen vor Einführung der farbdopplerunterstützten Vaginalsonographie erfasst. In der Gegenüberstellung wurden 60 EU-Laparoskopien eines Jahrganges analysiert, in dem die primäre Diagnostik mit der Farbdopplersonographie erfolgte. Die Ergebnisse der Gegenüberstellung geben die Abb. 12.1 und die Tab. 12.1 wieder. Eine Verbesserung des positiven prädiktiven Wertes von 91,6 % auf 95 % lässt eine leichte Steigerung der Sicherheit bei der Indikationsstellung erkennen. Die Rate der falsch positiven Diagnosen sank entsprechend von 8,4 % auf 5 %, was einer nur geringen Verbesserung entspricht.

Corpus luteum als wichtigste Fehlerquelle. Bei kritischer Analyse ergibt sich, dass die Ursachen der Fehleinschätzung die selben geblieben sind. Im alten wie im neuen Kollektiv führte die sonographische Darstellung und Interpretation des Corpus luteum zum Irrtum. Voluminöse Einblutungen, Stieldrehungen, Rupturen mit intraperitonealen Blutansammlungen, schmerzhafte Sonopalpationen des Adnextumors und des mit Blut gefüllten Douglas-Raumes sind Befunde, die den klinischen Entscheidungsprozess stark in Richtung einer operativen Intervention beeinflussen.

Die Arbeitsgruppe um Kurjak (10) untersuchte den lutealen Blutfluss in einem Kollektiv mit intrauterinen und ektopen Schwangerschaften sowie bei nichtschwangeren Probandin-

12

nen in der zweiten Zyklusphase. Sie konnten keinen qualitativen Unterschied in der Perfusion feststellen. Bei 86,4 % der Fälle mit extrauteriner Gravidität fanden sie das Corpus luteum und die Schwangerschaft auf der gleichen Adnexseite. Diese Beobachtung kann bei der Suche helfen, sollte aber gleichzeitig als Warnung vor falscher Sicherheit dienen, da die Möglichkeiten einer inneren und äußeren Überwanderung der Blastozyste bekannt sind.

Bedeutsam ist sicherlich der Hinweis, dass die verdächtige Adnexstruktur extraovariell gelegen sein muss, damit die Messung farbiger Blutflusssignale sinnvoll ist. Allerdings muss in diesem Zusammenhang auch die sehr seltene ovarielle Implantation (< 1 %) bedacht werden.

Pulsatilitätsindex. Als Nebenbefund unserer Untersuchung wurde der Perfusionswiderstand mit dem Pulsatilitätsindex (PI) der Aa. uterinae und – soweit möglich – gezielt aus den Farbsignalen der verdächtigen Adnexstruktur bestimmt. Damit sollte die Flussimpedanz der A. uterina auf der Seite der EUG-Lokalisation und der Gegenseite sowie in den peritrophoblastären Gefäßen erfasst und verglichen werden. Die Ergebnisse gibt Abb. 12.**2** wieder. Zwischen den jeweiligen Widerstandsindizes der Uterinarterien konnte kein signifikanter Unterschied gefunden werden. Hier waren die mittleren PI-Werte mit 1,8 und 1,9 nicht verschieden. Mit einem PI von 0,38 hochsignifikant niedriger war der Median der PI-Werte im peritrophoblastären Tubengewebe (p < 0,01). Im gleichen Bereich liegen die Indexwerte der uterinen Arkaden- und Spiralarterien bei der intakten, intrauterinen Schwangerschaft, was als ein Hinweis auf vergleichbare Perfusionsverhältnisse zu betrachten ist. Derartige Werte konnten wir bei ektopen Schwangerschaften in den intrauterinen Blutflussfarbsignalen nicht finden. Diese Beobachtung kann somit bei der Ausschlussdiagnostik hilfreich sein.

Klinische Beispiele. Beispielhaft geben die Abb. 12.**3** – 12.**6** einen typischen Fall einer asymptomatischen tubaren Extrauteringravidität wieder, die früh erfasst und tubenerhaltend behandelt werden konnte.

Die Abb. 12.**7** – 12.**9** stammen von einem Fall mit falsch positiver Diagnose, bedingt durch ein reich vaskularisiertes Corpus luteum. Erst nach mehrfacher intensiver Suche konnte eine sehr kleine intrauterine Chorionstruktur als Frühgravidität erkannt werden. Eine irreguläre Zyklusanamnese mit verlängerter Amenorrhö hatte zu einer falschen Einschätzung des tatsächlich um 3 Wochen jüngeren Gestationsalters geführt.

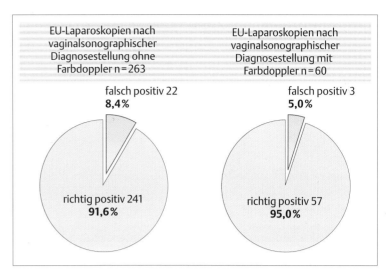

Abb. 12.**1** Diagnosequalität vaginalsonographischer Untersuchungen ohne und mit Farbdoppler bei Verdacht auf ektope Schwangerschaft.

Tabelle 12.**1** Diagnosequalität vaginalsonographischer Untersuchungen ohne und mit Farbdoppler

Diagnosestellung ohne Farbdoppler			Diagnosestellung mit Farbdoppler		
richtig positiv	241 Fälle	91,6 %	richtig positiv	57 Fälle	95 %
falsch positiv	22 Fälle	8,4 %	falsch positiv	3 Fälle	5 %
partielle/totale Stieldrehung bei großem Corpus luteum graviditatis	4		Frühabort, Corpus luteum hämorrhagicum	1	
großes Corpus luteum hämorrhagicum	7		Frühabort, Corpus luteum	1	
Frühabort, Corpus luteum	7		Frühgravidität, nicht erkannt	1	
Frühgravidität, nicht erkannt	4				
positiver prädiktiver Wert		91,6 %	positiver prädiktiver Wert		95 %

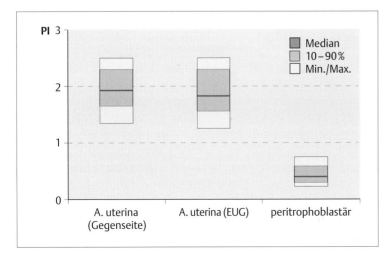

Abb. 12.**2** Perfusionswiderstand uteriner und peritrophoblastärer tubarer Gefäße bei ektoper Schwangerschaft.

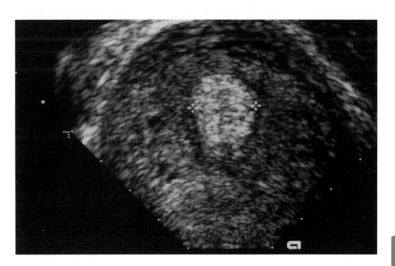

Abb. 12.**3** Echoreiches Endometrium als deziduale Reaktion, kein Chorionring im Uterus, Serum-HCG 914 IE/l, vaginalsonographische Darstellung.

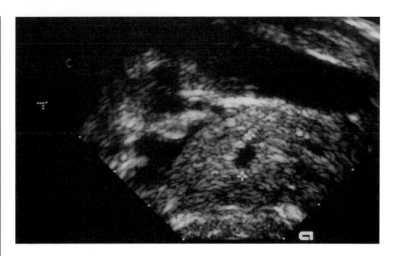

Abb. 12.**4** Choriontypische Struktur im linken Adnexbereich vom linken Ovar abgrenzbar.

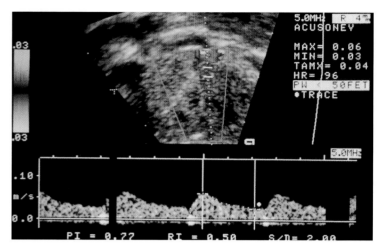

Abb. 12.**5** Intensive Farbdopplersignale im Randbereich der extrauterinen Chorionstruktur. Die Farbskala wurde so gewählt, dass niedrige Strömungsgeschwindigkeiten erfasst werden („slow-flow-imaging"). Gezielte Gewinnung einer Blutflusskurve (Triple-Modus) mit niedrigem Indexwert (PI = 0,7; RI = 0,5; A/B-Ratio = 2), kennzeichnend für einen niedrigen Perfusionswiderstand am Messort. Auffallend ist die Ähnlichkeit mit den Blutflussmustern uteroplazentarer Gefäße.

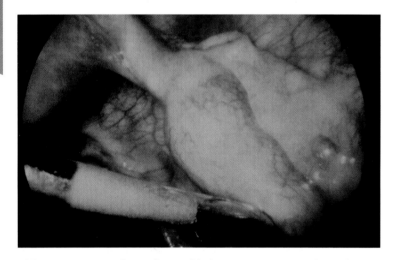

Abb. 12.**6** Laparoskopisches Bild bei asymptomatischer ektoper Schwangerschaft (gleiche Patientin wie Abb. 12.**3** – 12.**5**). Spindelförmige Schwellung der rechten Tube ohne Hämoperitoneum oder Rupturzeichen.

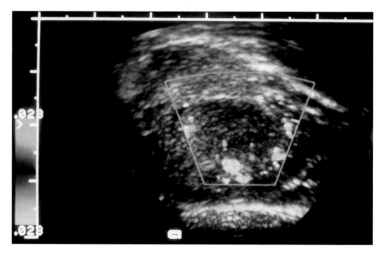

Abb. 12.**7** Adnextumor rechts bei positivem Schwangerschaftstest und vaginalsonographisch „leerem" Uterus bei Annahme der 7(+ 7). SSW. Starke Vaskularisation mit zahlreichen Farbdopplersignalen („slow-flow-imaging", niedrige Signalerfassungsschwelle < 0,023 m/s).

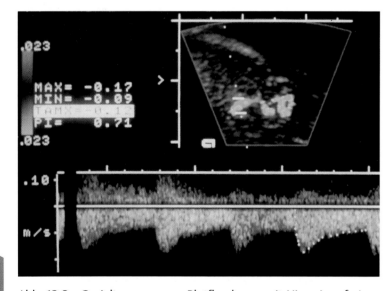

Abb. 12.**8** Gezielt gewonnene Blutflusskurve mit Hinweis auf einen niedrigen Perfusionswiderstand am Messort.

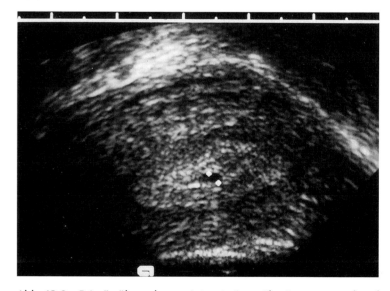

Abb. 12.**9** Primär übersehenes intrauterines Chorion entsprechend der 5. SSW (gleiche Patientin wie Abb. 12.**7** und 12.**8**).

Beurteilung der Methode

Geringer Mehraufwand. Übertrieben wäre die Behauptung, dass die Farbdopplervaginalsonographie für die frühe Erfassung der Extrauteringravidität unabdingbar wäre, da die diagnostische Sicherheit in der Hand des erfahrenen Untersuchers mit entsprechend guter apparativer Ausstattung ohne Farbdoppler bereits hoch ist. Es ist bekannt, dass sich eine gravierende Verbesserung in unserer differenzierten Diagnostik nur noch durch enorme Anstrengungen erreichen lässt. Die weite Verbreitung der Farbtechniken gibt heute jedoch vielen Untersuchern die Chance, mit geringem Mehraufwand eine wenn auch statistisch mäßige Steigerung ihrer Diagnosesicherheit zu erzielen. Wegen ihres vielseitigen klinischen Bildes ist der typische Verlauf der ektopen Schwangerschaft nicht die Regel. Deshalb bietet die Farbdopplersonographie eine differenzialdiagnostische Hilfe.

Triple-Modus. Gewichtige, prinzipielle Argumente gegen den Einsatz der Farbdopplersonographie existieren nicht. Allerdings sollte der Untersucher sich der hohen eingeschalteten Energien bei Anwendung des Triple-Modus bewusst sein. Das Cavum uteri als möglicher Sitz einer sehr frühen, die Grenzen des Auflösungsvermögens unterschreitenden Frühestgravidität sollte bei der Untersuchung im Triple-Modus ausgeblendet werden, um die Diskussion um eine mögliche physikalische Noxe gar nicht erst aufkommen zu lassen. Dieser Aspekt wird an dem Fall der Abb. 12.**7** – 12.**9** in seiner Bedeutung erkennbar.

Zusammenfassung

Mit der Einführung der Vaginalsonographie hat die diagnostische Treffsicherheit bei Verdacht auf eine ektope Schwangerschaft eine deutliche Verbesserung erfahren. Die zusätzliche Anwendung der Farbdopplersonographie und ihre potenziellen Möglichkeiten wurden von zahlreichen Arbeitsgruppen aufgenommen und geprüft. Gleichlautend wurde eine leichte Steigerung der diagnostischen Wertigkeit beschrieben. Dies konnte im eigenen Erfahrungsbereich bestätigt werden. Eine Verbesserung des positiven prädiktiven Wertes von ca. 90 % auf 95 % und eine Senkung der falsch positiven Diagnoserate von 8,4 % auf 5 % wurden erzielt. Als mögliche Irrtumsquelle ist stets das Corpus luteum mit seinen sehr unterschiedlichen klinischen Erscheinungsformen zu bedenken. Um die Sicherheitsaspekte ausreichend zu berücksichtigen, muss vor einer unkritischen und länger dauernden Anwendung des Triple-Modus im Uterusbereich gewarnt werden.

Die typische Konstellation für die Anwendung des vaginalsonographischen Farbdopplers besteht im „leeren" Uterus und einem positiven Schwangerschaftstest bzw. einem Serum-HCG-Wert von 1000 E/l und mehr im asymptomatischen Fall. Die frühe Erfassung der ektopen Schwangerschaft hilft, die Morbidität zu senken und die Chancen für ein organerhaltendes laparoskopisches Vorgehen zu erhöhen.

Literatur

1 Bonilla-Musoles FM, Ballester MJ, Tarin JJ, Raga F, Osborne NG, Pellicer A: Does transvaginal color Doppler sonography differentiate between developing and involuting ectopic pregnancys? J. Ultrasound Med. 3 (1995) 175

2 De Crespigny LC: Demonstration of ectopic pregnancy by transvaginal ultrasound. Brit. J. Obstet. Gynaecol. 95 (1988) 1253

3 Emerson DS, Cartier MS, Altieri LA et al.: Diagnostic efficacy of endovaginal color Doppler flow imaging in an ectopic pregnancy screening program. Radiology 183 (1992) 413

4 Kivikosky AI, Martin CM, Smeltzer JS: Transabdominal and transvaginal ultrasonography in the diagnosis of ectopic pregnancy: a comparative study. Amer. J. Obstet. Gynecol. 163 (1990) 123

5 Kurjak A, Zalud J, Jurkovic D, Alfirevic Z, Miljan M: Transvaginal color Doppler for the assessment of pelvic circulation. Acta Obstet. Gynecol. Scand. 68 (1989) 131

6 Meyers M, Feyock A, Holland S, Taylor KJW: Correlation of duplex Doppler and HCG levels in ectopic pregnancy. Radiology 173 (1989) 247

7 Nyberg DA, Hill LM: Normal early intrauterine pregnancy: sonographic development and hCG correlation. In: Transvaginal ultrasound. Mosby, St. Louis 1992, pp. 65 – 84

8 Rein MS, Di Salvo DN, Friedman AJ: Heterotopic pregnancy associated with in vitro fertilization and embryo transfer: possible role for routine vaginal ultrasound. Fertil. Steril. 51 (1989) 1057

9 Rempen A.: Vaginal sonography in ectopic pregnancy: A prospective evaluation. J. Ultrasound Med. 7 (1988) 381

10 Salim A, Zalud J, Farmakides G, Schulman H, Kurjak A, Latin V.: Corpus luteum blood flow in normal and abnormal early pregnancy: evaluation with transvaginal colour and pulsed Doppler sonography. J. Ultrasound Med. 13 (1994) 971

11 Schurz B, Wenzel R, Eppel W, Schon HJ, Reinold E: Early detection of ectopic pregnancy by transvaginal ultrasound. Arch. Gynecol. Obstet. 248 (1990) 25

12 Taylor KJW, Ramos IM, Feyock AL et al.: Ectopic pregnancy: duplex Doppler evaluation. Radiology 173 (1989) 93

13 Taylor KJW, Meyer WR: New techniques in the diagnosis of ectopic pregnancy. Obstet. Gynecol. Clin. N. Am. 18 (1991) 39

14 Voigt HJ: Pathologie der Frühschwangerschaft. Gynäkologe 29 (1996) 165

T. Golaszewski, J. Deutinger und G. Bernaschek

Untersuchung der intrauterinen Lebensbedingungen

Die Diagnostik der intrauterinen Lebensbedingungen des Fetus hat durch die Einführung von Dopplerströmungsmessungen eine Bereicherung erfahren. Als eine einfache, nichtinvasive Methode zur Messung der Blutströmungsgeschwindigkeit in fetalen Gefäßen wird die Dopplerschallmethode am Fetus seit nunmehr 20 Jahren verwendet (23). Über die Beurteilung des mütterlichen Teils der Durchblutung der fetomaternalen Einheit, d. h. die Durchblutung des Uterus in der Schwangerschaft mittels Dopplerströmungsmessungen wurde erstmals 1983 berichtet (3).

Seit der Einführung der Transvaginalsonographie und der Entwicklung einer farbkodierten, gepulsten Dopplervorrichtung hat sich eine entscheidende Verbesserung für die Durchführung von Dopplerströmungsmessungen in der A. uterina und den Arkadenarterien ergeben. Dabei wird die Blutströmung farbig dargestellt, was wegen der zahlreichen kleinkalibrigen Gefäße besonders für die Untersuchung im mütterlichen Gefäßsystem von Vorteil ist.

Physikalische Grundlagen

Dopplereffekt. Christian Doppler (geb. 1843 in Salzburg) beschrieb den Effekt, dass Schallwellen, die von einer sich dem Ohr nähernden (bzw. entfernenden) Schallquelle ausgehen, in einer höheren (bzw. niedrigeren) Frequenz wahrgenommen werden (Frequenzverschiebung). Die Höhe dieser Frequenzverschiebung steht in direktem Zusammenhang mit der Geschwindigkeit der sich nähernden Schallquelle. Basierend auf diesem Effekt war es nun möglich, die Höhe der Frequenzverschiebung zwischen Ultraschallsonde und den Echos, die von den Erythrozyten stammen, zu messen und somit die Blutflussgeschwindigkeit in kindlichen und mütterlichen Gefäßen zu bestimmen. Aus der Hämodynamik wissen wir, dass die Blutflussgeschwindigkeit (Erythrozytengeschwindigkeit) in einem Gefäß direkt proportional dem Blutdruck und indirekt proportional dem Gefäßwiderstand ist.

Continuous-Wave-Sonden. Es gibt verschiedene Arten von Dopplersonden. Continuous-Wave-Sonden (CW) bestehen aus einem Schallkopf, der kontinuierlich einen Schall aussendet und aus einem Empfänger, der die Echos (frequenzverschoben) aufnimmt. Ein Nachteil ist, dass keine Tiefenselektion der Echos möglich ist. Theoretisch können mehrere Gefäße entlang des Schallstrahls zu Überlagerungs- und Summationseffekten führen.

Pulsed-Wave-Sonden. Pulsed-Wave-Sonden (PW) bestehen aus einem Schallkopf, der nur für einen Bruchteil einer Sekunde sendet und anschließend auf Empfang schaltet. Je nach „Wartezeit" auf die Echos kann eine „Tiefenselektion" vorgenommen werden. Dabei werden nur Echos aus einer bestimmten Gewebstiefe zur Analyse der Frequenzverschiebung herangezogen. Man kann den Bereich („gate") genau im Lumen des Gefäßes positionieren und somit Signale aus einem eindeutig definierten anatomischen Bereich empfangen.

Farbkodierter Doppler. Hier wird zusätzlich zur Höhe der Frequenzverschiebung auch die Richtung des Blutflusses (entweder zur Sonde hin oder von der Sonde weg) mittels eines Farbenkodes am Bildschirm dargestellt (rot = zur Sonde hin, blau = von der Sonde weg). Damit wird das Aufsuchen von kleinen Gefäßen wie den Aa. arcuatae erleichtert.

Indizes. Für die Auswertung werden die winkelunabhängigen Indizes A/B-Ratio nach Stuart (A = Maximum der Frequenzverschiebung in der Systole, B = Minimum der Frequenzverschiebung in der Diastole), Resistance-Index nach Pourcelot (RI = A - B/A) und Pulsatilitätsindex (PI = A - B/Mittelwert) verwendet.

Anatomische bzw. physiologische Grundlagen

Uteroplazentare Gefäßversorgung. Die Blutversorgung des Uterus erfolgt zum größten Teil über die beiden Aa. uterinae, die aus den Aa. iliacae entspringen. Daneben gelangt ein hämodynamisch wenig bedeutender Anteil von Blut über Anastomosen zu den Ovarialgefäßen, die direkt aus der Aorta abdominalis abzweigen, zum Uterus. Die beiden Stammgefäße (Aa. uterinae) teilen sich innerhalb des Myometriums auf beiden Seiten in 10–15 Arkadengefäße. Diese ziehen zirkulär um den Uterus und bilden nahe der vorderen und hinteren Mittellinie Anastomosen. Von diesen zirkulär verlaufenden Gefäßen ziehen die Radialarterien in die Tiefe. Von den Radialarterien entspringen die Basalarterien, die das basale Endometrium und die Spiralarterien mit Blut versorgen. Über die helixartig gewundenen Spiralarterien gelangt das Blut zur Plazenta und ergießt sich in weiten Öffnungen der Spiralarterien von der Dezidua basalis her in den intervillösen Raum.

Adaptationsvorgänge im Verlauf der Schwangerschaft

Spiralarterien. Früher nahm man an, dass an den Enden der Spiralarterien Verengungen („Düsen") vorhanden wären, die einen sog. „Jet-Effekt" hervorrufen. Für diesen Fall wäre zu erwarten, dass in den Spiralarterien ein hoher Widerstand bestehen müsste. Der muskuläre Wandanteil der Spiralarterien innerhalb der Dezidua wird aber bis zur 20. SSW durch den einwachsenden Trophoblasten zerstört, sodass das Lumen in Richtung Plazenta erweitert wird und zwischen Spiralarterie und Amnionhöhle dann nur eine Druckdifferenz von 8 mmHg besteht (25).

Größenzunahme des Uterus. Der Uterus nimmt physiologischerweise im Verlauf einer Schwangerschaft beträchtlich an Größe zu. Das Gewicht eines graviden Uterus am Geburtstermin beträgt das 20fache eines Uterus außerhalb der Schwangerschaft (50 g gegenüber 1000 g). Die Gewichtszunahme resultiert vornehmlich nicht aus einer Zunahme der Anzahl an Muskelfasern, sondern aus einer Myohyperplasie, d. h. die Muskelfasern des Myometriums nehmen deutlich an Größe zu. Dementsprechend adaptiert sich die Durchblutung in der Schwangerschaft.

Dilatation der Arterien. Die Aa. uterinae nehmen bis um das 3fache des ursprünglichen Kalibers, die Aa. arcuatae um das 10fache und die Spiralarterien um das 30fache zu (15). Damit fließen am Ende der Schwangerschaft ca. 600 ml/min durch den intervillösen Raum (28). Der systemische Blutdruck besteht bis zu den Aa. arcuatae fort, dann findet bis zur Öffnung der Spiralarterien eine Druckreduktion statt, sodass zum intervillösen Raum (Perfusionsdruck 15–20 mmHg) nur mehr die erwähnte geringe Druckdifferenz besteht.

Aus dem Gesagten wird verständlich, dass die Durchführung der Dopplersonographie an den uterinen Gefäßen nur bis zur Höhe des Gefäßbettes der Aa. arcuatae repräsentativ ist.

Versorgung der Plazenta. Aufgrund von zahlreichen Anastomosen zwischen den beiden Uterinarterien wird die Plazenta von beiden Gefäßen versorgt. Je nach Lokalisation der Plazenta werden von beiden Aa. uterinae eine unterschiedliche Anzahl von Kotyledonen versorgt, woraus sich die physiologischerweise auftretenden Seitenunterschiede bei der Dopplerströmungsmessung erklären.

Perfusion in normalen und gestörten Schwangerschaften. Für die mütterlichen Gefäße gilt in normal verlaufenden Schwangerschaften: Die Aa. uterinae reflektieren die Perfusion des gesamten uterofetoplazentaren Kreislaufs. Durch die enorme Zunahme des Endstromgebietes kommt es zu einer Abnahme des peripheren Gefäßwiderstandes und damit zu einer Zunahme der diastolischen Strömungsgeschwindigkeit. Verantwortlich dafür sind die Vasodilatation u. a. durch Progesteronwirkung und die Entstehung des intervillösen Raumes.

Im Falle einer pathologischen Schwangerschaft kann es zur Vasokonstriktion im Bereich der uterinen Zirkulation (Hypertonie, Präeklampsie) mit hoher A/B-Ratio kommen, oder die Ausbildung von Kollateralen kann unzureichend sein (pathologische Seitendifferenz). Ein Notch (postsystolische Inzisur) kann physiologischerweise bis längstens zur 24. SSW nachweisbar sein. Persistiert er, sollte die Möglichkeit einer sich abzeichnenden Schwangerschaftskomplikation in Betracht gezogen werden.

Normalwerte für das 3. Trimenon sind:
➤ Aa. uterinae: A/B Ratio < 3, Seitendifferenz < 1,
➤ Aa. arcuatae: A/B-Ratio < 2.

Durchführung einer vaginalsonographischen gepulsten Dopplerströmungsmessung

Lage der Patientin. Bei allen vaginosonographischen Untersuchungen ist es vorteilhaft, wenn sich die Patientin in Steinschnittlage befindet, da hierdurch eine größere Mobilität der Vaginalsonde gewährleistet wird. Diese Position führt nicht zu einer Verschlechterung des uterinen Blutflusses, sodass falsch positive Befunde ausgeschlossen werden können (34).

Schallkopfpositionen. Nachdem auf den Scanner ein Kontaktgel aufgetragen wurde, wird dieser mit einer kondomartigen sterilen Gummihülle überzogen. Nach Aufbringen eines Gleitgels wird der Scanner vorsichtig in die Vagina eingeführt. Dabei wird er so positioniert, dass eine sagittale Schallabstrahlung stattfindet. Ein systematisiertes Vorgehen erscheint bei Dopplerströmungsmessungen sinnvoll. Bei allen unseren Untersuchungen wird darauf geachtet, dass beim Sagittalschnitt auf der rechten Monitorseite die Strukturen dargestellt werden, die bei der Patientin kaudal liegen, und auf der linken Monitorseite kraniale Strukturen zu sehen sind. Nach Rotation des

Scanners um 90° wird ein Koronar- bzw. Querschnitt erzielt, in dem die rechte Monitorseite der linken Patientenseite entspricht und umgekehrt (7).

Einrichtung von Dopplerstrahl und Gate. Nach einer orientierenden Untersuchung des kleinen Beckens und Identifikation der anatomischen Wegweiser (Zervix, Fruchthöhle, Ovar, Beckenwand) wird die Ultraschallsonde im seitlichen Fornix vaginae positioniert. Durch Rotation des Schallkopfes um 90° wird das Aufsuchen der A. uterina im Parametrium, das in einer koronaren Schnittebene abgesucht werden kann, erleichtert. Während der langsamen Bewegung des Scanners von sakral nach ventral wird das echodichte Parametrium abgesucht. Nach einiger Übung kann in allen Fällen ein pulsierendes, längliches Echo eines Gefäßes mit einem Durchmesser von 2–4 mm eingestellt werden. Zum Auffinden der A. uterina ist neben dem typischen Verlauf, der in unterschiedlicher Länge

eingestellt werden kann, das Pulsieren immer das wichtigste Erkennungsmerkmal.

Die Untersuchung wird mit möglichst geringem Anpressdruck der Sonde vorgenommen. Nach dem Aufsuchen des Gefäßes im Real-Time-Bild werden der Dopplerstrahl und das Gate entsprechend eingerichtet, dass die Dopplerfrequenzverschiebung empfangen und aufgezeichnet werden kann. Die Dauer der Untersuchung beider Uterinarterien inklusive Auswertung schwankt zwischen 5 und 10 Minuten und ist auch vom Schwangerschaftsalter abhängig.

In der Spätschwangerschaft kann die Positionierung des Scanners im seitlichen Fornix durch den tief stehenden vorangehenden Kindesteil erschwert bzw. unmöglich sein. Dies fällt aber nicht ins Gewicht, weil Dopplerströmungsmessungen in den Uterinarterien nach der 36. SSW nur selten vorgenommen werden, da der Vorteil dieser Methode in der möglichen Früherkennung von Schwangerschaftskomplikationen liegt.

Eigene Untersuchungen

Geräte. Wir verwenden für unsere Untersuchungen einen frontal abstrahlenden Vaginalscanner (Fa. KretzTechnik, Zipf, Österreich) mit einem Blickfeld von 240°. Dadurch wird das gesamte kleine Becken abgebildet, was die Orientierung erleichtert. Die Prüfkopffrequenz beträgt 7,5 MHz, die Frequenz des Dopplerstrahls 4,5 MHz. Für die meisten Untersuchungen liegt die optimale Einstellung der Pulsrepetitionsfrequenz bei 5,2 kHz bei einer Eindringtiefe von etwa 7–8 cm unter Verwendung eines Filters von 125 Hz. Laut Angabe des Herstellers liegt die ausgesandte Energie bei jeder Einstellung unterhalb von 100 mW/cm^2.

Parameter. Prinzipiell können alle erwähnten winkelunabhängigen Parameter für die Auswertung herangezogen werden. Da aber bei den maternalen Gefäßen auch bei extrem hohem peripherem Widerstand (Frühschwangerschaft, Hypertonie) eine diastolische Strömung nachweisbar ist, genügen die einfachen Indizes wie A/B-Ratio oder RI. Die qualitative Auswertung von Dopplerströmungskurven, die vor allem für die Erfassung einer postsystolischen Inzisur von Vorteil wäre, hat sich bisher nicht durchgesetzt (12, 36).

Uterusperfusion bei unauffälligem Schwangerschaftsverlauf

Erstellung von Normalwerten. Wir nahmen bei schwangeren Frauen mit einer Einlingsschwangerschaft auf vaginalem Wege zwischen der 7. und 40. SSW Messungen der Blutströmungsgeschwindigkeiten an den Uterinarterien vor, um Normalwerte zu erstellen (6). Ausgewertet wurden die Daten von 88 Frauen. Voraussetzung für die Aufnahme in die Auswertung dieser Studie war eine sonographische Untersuchung in der Frühschwangerschaft zur exakten Terminbestimmung, ein komplikationsloser Schwangerschaftsverlauf und ein Neugeborenengewicht im Normbereich.

Frühschwangerschaft. Abb. 13.**1** zeigt einen koronaren Schnitt durch das Parametrium mit der Darstellung der A. uterina und den Wellenformen der Dopplerfrequenzverschiebung, wie sie am Beginn der Schwangerschaft typisch sind. Dabei fällt zu diesem Zeitpunkt eine hohe Pulsatilität mit hohen systolischen Blutflussgeschwindigkeiten und geringen enddiastolischen Flussgeschwindigkeiten auf. Mit der Fortdauer der Schwangerschaft kommt es vor allem während der Diastole zu einer Zunahme der Strömungsgeschwindigkeit und somit zu einer signifikanten Abnahme der A/B-Ratio (Abb. 13.**2**).

2. und 3. Trimenon. Bei unseren Untersuchungen fanden sich die größten Änderungen dabei am Beginn des 2. Trimenons. Nach dem Ende des 2. Trimenons beobachteten wir keine nennenswerte Zunahme der diastolischen Strömungsgeschwindigkeit. Die A/B-Ratio fiel im Mittel von 5,44 im 1. Trimenon auf 2,20 im letzten Trimenon, der Pulsatilitätsindex fiel von 2,59 auf 1,32 (Abb. 13.**3** und Abb. 13.**4**).

Seitenunterschiede. Beim Vergleich von rechter und linker Uterinarterie in Bezug auf den Durchblutungsanteil der Gebärmutter fanden sich in der Frühschwangerschaft z. T. ausgeprägte Seitenunterschiede, die auch für die hohe Streuung der einzelnen Werte des 1. und 2. Trimenons verantwortlich sind. Betrachtet man jedoch die Mittelwerte beider Gefäße, ergaben sich keine Unterschiede. Im letzten Trimenon nahmen die Differenzen der A/B-Ratio zwischen der rechten und linken Uterinarterie ab und betrugen im Mittel nur noch 0,4–0,3. Bei unauffälligem Schwangerschaftsverlauf lag im letzten Trimenon die A/B-Ratio in beiden Uterinarterien unter 3, die Seitendifferenz unter 1.

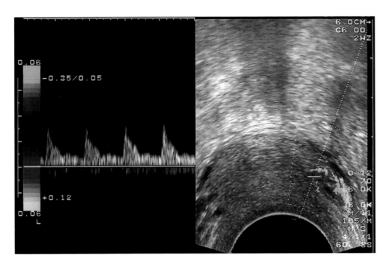

Abb. 13.**1** Beispiel für ein Originalbild von der vaginalsonographischen gepulsten Dopplerströmungsmessung in einer linken A. uterina im 1. Trimenon. Querschnitt durch die Uteruswand im Isthmusbereich mit zahlreichen farbkodiert dargestellten, kleinkalibrigen Gefäßen. Der Dopplerstrahl und das Gate sind im absteigenden Ast der linken A. uterina positioniert. Niedrige diastolische Strömungsgeschwindigkeiten als Ausdruck eines noch hohen peripheren Widerstandes.

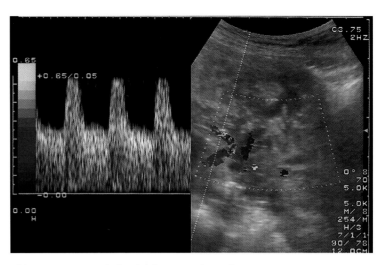

Abb. 13.**2** Transabdominale Dopplerströmungsmessung in einer rechten A. uterina im 2. Trimenon. In der Diastole findet sich eine hohe diastolische Strömungsgeschwindigkeit, hervorgerufen durch den niedrigeren peripheren Widerstand; dies gilt als Zeichen für die adäquate Plazentaeinnistung und Uterusdurchblutung.

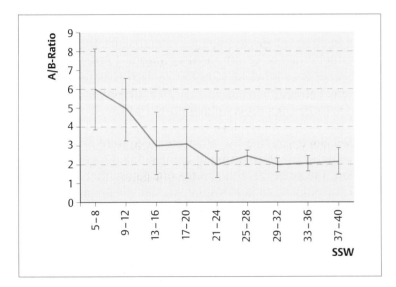

Abb. 13.**3** Absinken der A/B-Ratio im Verlauf der Schwangerschaft.

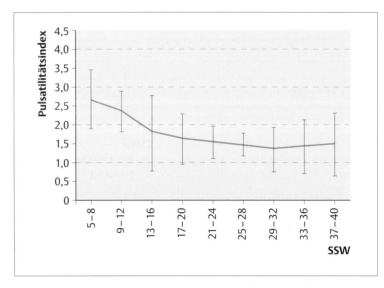

Abb. 13.**4** Absinken des PI im Verlauf der Schwangerschaft.

Uterusperfusion bei pathologischem Schwangerschaftsverlauf

In einer weiteren Studie erfolgten Dopplerströmungsmessungen an 176 schwangeren Frauen mit einer Einlingsschwangerschaft (114 Primiparae und 62 Multiparae) zwischen der 27. und 40. SSW (8).

Sie wurden aus folgenden Gründen in die Studie aufgenommen:
➤ Verdacht auf fetale Wachstumsretardation (94),
➤ anamnestischer Risikohinweis (30),
➤ Schwangerschaftshypertonie (23),
➤ Diabetes mellitus (16),
➤ chronische Hypertonie (13).

A/B-Ratio und PI. Die Beurteilung der Strömungskurven erfolgte durch die Berechnung der A/B-Ratio. Für die Klassifikation

der uterinen Perfusion wurden, aufbauend auf unseren Normalwerttabellen, 3 Parameter herangezogen: die A/B-Ratio in der rechten und die A/B-Ratio in der linken Uterinarterie sowie die Links-rechts-Unterschiede. Die Beurteilung der fetalen Zirkulation beruhte auf der A/B-Ratio bzw. dem Pulsatilitätsindex (PI) von Nabelschnurarterie, Aorta und A. carotis interna. In Anlehnung an publizierte Normalwerte (A/B-Ratio in der Nabelschnurarterie < 3 [31], PI der fetalen Aorta < 2,2 [37] und PI der A. carotis interna > 1,3 [40]) wurden die berechneten Werte für die weitere Durchführung der Analyse als normal oder pathologisch klassifiziert.

6 Gruppen der Uterusperfusion. Anhand der berechneten A/B-Ratios und Links-rechts-Unterschiede der Uterinarterien konnten wir 6 verschiedene Gruppen der Uterusperfusion unterscheiden (Tab. 13.**1**). Sie verteilten sich wie folgt: Bei 113 von den 176 Patientinnen (64%) waren die A/B-Ratios und die Links-rechts-Unterschiede innerhalb unserer Normalwerte.

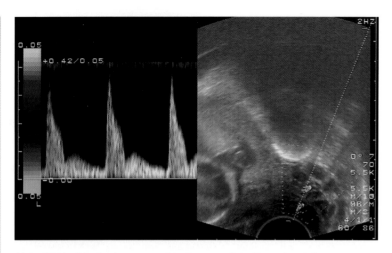

Abb. 13.**5** Vaginalsonographische gepulste Dopplerströmungsmessung in der 25. SSW in einer linken A. uterina mit einer erhöhten A/B-Ratio. Zusätzlich findet sich die sog. „postsystolische Inzisur" oder ein Notch. In diesem Fall war die Schwangerschaft durch eine Präeklampsie kompliziert.

Diese dienten als Kontrollgruppe (Gruppe I).

Bei 63 Patientinnen (36 %) fanden wir Werte, die außerhalb unserer Normalwerte lagen. Diese stellten somit 5 Gruppen mit pathologischer Uterusperfusion dar (Gruppe II – VI) (Abb. 13.**5**).

Fetale Zirkulation. Die Ergebnisse der Dopplerströmungsmessungen in fetalen Arterien wurden in Relation zu der Uterus-

perfusion gruppiert und mit der Kontrollgruppe verglichen. Die meisten Fälle mit pathologischen Strömungsgeschwindigkeiten in fetalen Gefäßen fanden wir in den Gruppen III, V und VI. In den Gruppen III und VI fand sich bei allen Feten eine pathologische Strömungskurve in einem der 3 untersuchten Gefäße (Nabelschnurarterie, Aorta, A. carotis interna). Ebenso fand sich bei den meisten Feten der Gruppe V (35/38) eine pathologische Strömungsgeschwindigkeit in zumindest einem untersuchten Gefäß (Tab. 13.**2**).

Uterusperfusion unter Medikation bzw. nach Manipulation am Uterus

Wir haben auch untersucht, inwieweit eine Amniozentese, Cerclage-Operation oder die Verabreichung von Betamimetika die Uterusperfusion beeinflussen (9).

Einteilung der Patientinnen in 6 Gruppen. Die Untersuchungen erfolgten an einem homogenen Kollektiv von insgesamt 117 Patientinnen (Tab. 13.**3**). Diese wurden den Gruppen 1 und 2 bzw. 3 und 4 randomisiert zugeteilt. Den Gruppen 1 und 2 sind jene Patientinnen zugeordnet, an denen eine Amniozentese vorgenommen wurde. Die Indikation zur Amniozentese erfolgte in allen Fällen wegen eines Altersrisikos. Die Patientinnen erhielten keine Betamimetika (Gruppe 1) oder eine orale Betamimetikaprophylaxe (Gruppe 2). Den Gruppen 3 und 4 sind jene Patientinnen zugeordnet, an denen eine prophylaktische Cerclage-Operation vorgenommen wurde. In der Gruppe 3 erfolgte keine i.v.-Betamimetikaprophylaxe; in der Gruppe 4 wurden Betamimetika i.v. verabreicht. Weitere klinische Daten bezüglich der Patientinnen können Tab. 13.**3** entnommen werden. Die orale Verabreichung von Betamimetika bestand aus 6 Einzeldosen zu je 10 mg. I.v. wurden die Betamimetika in einer Dosierung von 0,2 mg/min verabreicht.

Dopplermessungen. Die vaginalsonographischen Dopplerströmungsmessungen erfolgten zwischen der 14. und 16. SSW und jeweils vor und nach der Operation bzw. Medikation. In den Gruppen 1 und 2 nahmen wir die Dopplerströmungsmessungen vor der Amniozentese und 24 Stunden danach vor. In den Gruppen 3 und 4 wurden die Strömungsmessungen vor der Cerclage-Operation und 6 Stunden danach vorgenommen. Ausgewertet wurde das Mittel von diesen beiden Messungen. Danach konnte eine Aussage über die Gesamtperfusion des Uterus getroffen werden. Für die Auswertung wurden die A/B-

Tabelle 13.**1** Definition der Gruppen I – VI in Relation zur Uterusperfusion

Links-rechts-Differenz	< 1	> 1
beide A/B-Ratios < 3	I	IV
eine A/B-Ratio > 3	II	V
beide A/B-Ratios > 3	III	VI

Tabelle 13.**2** Normale und pathologische Dopplerkurven (n = Anzahl der Patienten) in fetalen Gefäßen in Relation zur Uterusperfusion (Gruppe I – VI)

Gruppe	I	II	III	IV	V	VI
n	113	10	4	5	38	6
Normale Ratios in allen fetalen Gefäßen	39	4	0	2	3	0
in %	34	40	0	40	8	0
pathologisch	74	6	4	3	35	6
in %	66	60	100	60	92	100
UA + Aorta + ICA	–	–	2	–	–	–
UA + Aorta	15	2	1	–	13	2
UA + ICA	–	1	–	–	3	–
Aorta + ICA	3	–	–	1	–	1
UA	14	3	–	–	5	–
Aorta	34	–	1	1	12	3
ICA	8	–	–	1	2	–

UA = Umbilikalarterie, ICA = A. Carotis interna

Tabelle 13.**3** Demographische Daten der untersuchten Patienten

	Gruppe 1	Gruppe 2	Gruppe 3	Gruppe 4
Medikation	keine	oral	keine	i.v.
Operation	Amniozentese	Amniozentese	Cerclage	Cerclage
n	30	30	28	29
Alter (Jahre) ± SD	37,8 ± 2,3	38,2 ± 2,4	26,4 ± 2,5	25,1 ± 2,9
Primiparae	6	4	9	10
Multiparae	24	26	19	19

13

Tabelle 13.**4** Hämodynamische Parameter der Uterusperfusion vor und nach Operation und/oder Betamimetikaprophylaxe (A/B = A/B-Ratio, PI = Pulsatilitätsindex, HR = mütterliche Herzfrequenz)

	Gruppe 1	Gruppe 2	Gruppe 3	Gruppe 4
Medikation	keine	oral	keine	i. v.
Operation	Amniozentese	Amniozentese	Cerclage	Cerclage
A/B präoperativ	2,63 ± 0,70	2,67 ± 0,90	2,62 ± 1,14	2,69 ± 1,17
A/B postoperativ	2,66 ± 0,76	2,54 ± 0,86	2,61 ± 0,76	2,11 ± 0,44*
PI präoperativ	1,53 ± 0,44	1,67 ± 0,46	1,54 ± 0,46	1,62 ± 0,47
PI postoperativ	1,54 ± 0,40	1,58 ± 0,75	1,50 ± 0,48	1,21 ± 0,30*
HR präoperativ	85,3 ± 11,6	81,4 ± 11,4	84,0 ± 12,6	82,6 ± 11,1
HR postoperativ	90,2 ± 13,2	89,7 ± 18,5	83,9 ± 15,9	99,4 ± 15,7*

* $p < 0,05$ im Vergleich zu präoperativen Werten und/oder zu Werten vor Betamimetikaprophylaxe

Ratio, der Pulsatilitätsindex und die mütterliche Herzfrequenz herangezogen.

Ergebnisse. Nach einer Cerclage-Operation und zusätzlicher i. v.-Verabreichung von Betamimetika nahm die diastolische Blutströmungsgeschwindigkeit signifikant zu. Dies wurde in erster Linie durch die Abnahme des peripheren Widerstandes hervorgerufen. Dieses Phänomen konnte nur in Gruppe 4 beobachtet werden. Amniozentese (Gruppe 1) und Cerclage allei-

ne (Gruppe 3) hatten keinen Einfluss auf die Uterusperfusion. Auch unter oraler Betamimetikaeinnahme (Gruppe 2) konnte keine Veränderung der Uterusperfusion festgestellt werden. Unter i. v.-Betamimetikaverabreichung (Gruppe 4) beobachteten wir einen signifikanten Abfall der A/B-Ratio und des Pulsatilitätsindex in den Uterinarterien sowie einen Anstieg der mütterlichen Herzfrequenz. Nur die i. v.-Verabreichung von Betamimetika führte somit zu einer Erhöhung der Perfusionsrate des schwangeren Uterus im 2. Trimenon (Tab. 13.**4**).

Diskussion

Uterusperfusion bei unauffälligem Schwangerschaftsverlauf

Frühschwangerschaft

Arkadenarterien. Die Methoden der Strömungsmessungen im Uterus, d. h. auf der mütterlichen Seite, sind nach wie vor umstritten. Bereits Campell et al. (3) konnten zeigen, dass Veränderungen im Strömungsmuster der Arkadenarterien wesentlich früher registriert werden können als dies bei allen anderen bisher bekannten Parameter der Fall ist (3). Physiologischerweise kommt es bereits zu einer Abnahme der Resistance- und Pulsatilitätsindizes in den Radial- und Spiralarterien, die ebenfalls bereits im 1. Trimenon farbdopplersonographisch nachgewiesen werden können (24). Als Nachteil dieser Methoden gilt ihre unbefriedigende Reproduzierbarkeit, die Unklarheit über das genaue anatomische Korrelat der Messung und die Tatsache, dass sich jede Uterinarterie in 12–15 Arkadenarterien aufteilt. Die Form der Strömungskurven ist davon abhängig, ob die Messungen eher an der Innenseite oder an der Außenseite der Uteruswand erfolgen. Außerdem ist der PI abhängig von der maternalen Herzfrequenz und dadurch sehr variabel. Die besten Parameter zur Durchführung von Dopplerströmungsmessungen in Höhe dieses Strombettes sind die A/B-Ratio und der RI (5). Zwischen der 17. und 20. SSW sind Spiralarterien in allen Fällen im Zentrum der Plazenta nachweisbar, wobei dort der RI und PI signifikant geringer sind als in der Peripherie (22).

Die Zunahme der uterinen Durchblutung konnte mit der Größe der Embryonalanlage korreliert werden, was schon auf die eminente Bedeutung der Physiologie der Uterusperfusion im 1. Trimenon hinweist. Bis zur 9. SSW kommt es zu einem linearen Anstieg der Uterusdurchblutung, während der Blutfluss im Uterus dann exponentiell ansteigt (10). Farbdopplersonographisch kann im 1. Trimenon bereits ein Unterschied der uterinen Durchblutung bei Abortus imminens und Blasenmole im Gegensatz zur normalen Schwangerschaft gefunden werden (18, 20).

Aa. uterinae. Die physiologischen Veränderungen in der Frühschwangerschaft betreffen hauptsächlich die Uteringefäße, bedingt durch Trophoblastinvasion und Zunahme der Gefäßlumina, während rheologische Faktoren wie die Abnahme der Blutviskosität in der Schwangerschaft keine Bedeutung haben (26). Die Entwicklung einer Präklampsie durch eine mangelhafte Trophoblastinvasion mit Umwandlung der Spiralarterien in ein Niederdrucksystem ist seit langem bekannt (4). Ein Screening für eine spätere Schwangerschaftskomplikation ist somit bereits im 1. Trimenon durch Nachweis eines pathologischen PI in den Uterinarterien möglich (19, 27).

Berichte über transabdominale Messungen in den Uterinarterien deuten auf die Schwierigkeit dieser Form der Strömungsmessung hin. In vielen Fällen ist es nicht möglich, die A. uterina im B-Bild darzustellen (16). Der vaginale Zugang scheint bei diesen Messungen durch die anatomische Nähe zum untersuchten Gefäß eine Fehlerquelle auzuschließen und der abdominellen Untersuchungsweise überlegen zu sein. Die vaginalsonographische Darstellung beider Aa. uterinae mittels Vaginalscanner gelingt bereits ab der Frühschwangerschaft und ist eine einfache Untersuchungsmethode, die von den Frauen nach vorheriger Aufklärung gut akzeptiert wird.

Im Vergleich zu der Messung der Strömungsgeschwindigkeit in den Arkadenarterien erlaubt die Dopplersonographie der Uterinarterien eine gesamtheitliche Beurteilung der Uterusperfusion, denn die Aa. uterinae repräsentieren die Summe der Strömungsverhältnisse aller Arkadenarterien. Dies bringt besonders Vorteile bei Fällen mit ausgedehnten Infarkten der Plazenta bzw. bei Raucherinnen. Eine Dopplerströmungsuntersuchung in einem einzelnen umschriebenen Bereich des Plazentabettes vermag unter Umständen zu falschen Ergebnissen zu führen.

Spätschwangerschaft

Der Einsatz der Dopplerströmungsmessung in maternalen Gefäßen zur Überwachung des Feten hat bisher keine überzeugenden Resultate bringen können (13). Vom physiologischen Standpunkt ist dies auch unwahrscheinlich, da die Dopplerströmungsmessung in den Uterinarterien eher bei mangelhafter oder fehlender Trophoblastinvasion in die Spiralarterien Veränderungen zu zeigen vermag. Die Beurteilung des fetalen Zustandes am Ende der Schwangerschaft bzw. das Erkennen einer Gefahrensituation ist besser mittels Kardiotokographie möglich (35).

Uterusperfusion bei pathologischem Schwangerschaftsverlauf

Fetale Wachstumsretardierung und/oder Schwangerschaftshypertonie. Pathologische Veränderungen der Blutstromgeschwindigkeit in uterinen Gefäßen zeigen eine gute Übereinstimmung mit bestehender oder sich entwickelnder fetaler Wachstumsretardation oder Gestose (33). Gegenüber normalen Perfusionsbefunden sind pathologische PI-Werte der A. uterina signifikant häufiger mit Frühgeburten und vermindertem Geburtsgewicht verbunden (30).

In unserer Studie mit Risikoschwangerschaften konnten wir eine Gruppe mit normaler und 5 Gruppen mit pathologischer Uterusperfusion unterschiedlichen Schweregrades klassifizieren. In Fällen mit Schwangerschaftshypertonie oder fetaler Mangelentwicklung werden viele der Spiralarterien nicht in die Umwandlung in ein Gefäßbett mit niedrigem Strömungswiderstand miteinbezogen oder sind gegenüber einer solchen Veränderung resistent. Bei der Dopplerströmungsmessung spiegelt sich dies in einer Erhöhung der A/B-Ratio wider. Die Gruppe VI stellt unserer Meinung nach jene Gruppe mit der stärksten Ausprägung einer pathologischen Veränderung der Uterusperfusion dar. Alle Feten in dieser Gruppe reagierten auf die insuffiziente Blutversorgung mit pathologischen Strömungsgeschwindigkeiten in zumindest einem Gefäß.

1 pathologischer Perfusionsparameter. Die leichteste Form einer pathologischen Uterusperfusion scheint dann gegeben, wenn nur ein Parameter (A/B-Ratio in einer A. uterina oder

Links-rechts-Differenz) pathologisch ist. Hämodynamisch lässt sich dieser Befund so interpretieren: Nur eine Uterinarterie hat sich entsprechend erweitert und sich in ein Gefäß mit niedrigem Widerstand und hohem diastolischen Flow verwandelt, während das Gefäß der anderen Seite nicht dieser Veränderung unterworfen wurde bzw. keine entsprechenden Kollateralen ausgebildet hat. Diese Form der Pathologie scheint jedoch die fetale Zirkulation nur mäßig zu beeinträchtigen. Wir können davon ausgehen, dass in diesen Fällen die fetale kardiovaskuläre Kompensation auf eine verminderte Uterusperfusion adäquat war.

2 oder 3 pathologische Perfusionsparameter. Waren jedoch 2 oder 3 Parameter der uterinen Perfusion pathologisch (erhöhte A/B-Ratio in einer oder in beiden Uterinarterien mit oder ohne erhöhten Links-rechts-Unterschied), wurde dies als schwere Form einer pathologischen Uterusperfusion betrachtet. In diesen Gruppen (III, V und VI) bestanden schwere (alle fetalen Gefäße betreffende) Veränderungen der fetalen Zirkulation. Eine pathologische Uterusperfusion mit 2 oder 3 pathologischen Parametern scheint den Feten somit schwer zu beeinträchtigen (7). Für die klinische Beurteilung der Uterusperfusion empfiehlt es sich daher, Messungen der Strömungsgeschwindigkeit in beiden Uterinarterien vorzunehmen.

Notch. Die postsystolische Kerbe (Notch) in uteroplazentaren Strömungskurven spricht in der 2. Schwangerschaftshälfte für eine pathologische Pulswellenreflexion im Bereich der Spiralarterien, vermutlich infolge mangelhafter Trophoblastinvasion bei der Plazentation. Das Auftreten eines Notch ist das typische dopplersonographische Zeichen bei Präeklampsie (3) und hochsignifikant mit einer intrauterinen Wachstumsretardierung assoziiert. Ein Notch darf nach der 24. SSW nicht mehr nachweisbar sein, anderenfalls besteht eine 70%ige Sensitivität für das Auftreten einer Schwangerschaftskomplikation mit Hypertonie (14).

Uterusperfusion unter Medikation bzw. nach Manipulation am Uterus

Wirkmechanismus intravenös applizierter Betamimetika. Die erhöhte Perfusionsrate des schwangeren Uterus unter dem Einfluss von intravenös applizierten Betamimetika wird durch zweierlei Mechanismen hervorgerufen, einerseits durch das erhöhte Herzminutenvolumen und andererseits durch die Reduktion des Widerstands in den peripheren Gefäßen. Da wir auch ein Absinken des Pulsatilitätsindex beobachten konnten, dürfen wir annehmen, dass die periphere Gefäßdilatation einen größeren Anteil daran hat. Die Berechnung des Pulsatilitätsindex ist von einer Erhöhung der diastolischen Blutströmungsgeschwindigkeit, hervorgerufen durch die Zunahme der Herzfrequenz, weniger betroffen als die A/B-Ratio.

Kein Einfluss von Amniozentese, Cerclage-Operation und Betamimetika oral. In diesem bezüglich des Gestationsalters homogenen Patientenkollektiv fanden wir, dass Amniozentese, Cerclage-Operation und oral verabreichte Betamimetika keine mittels vaginalsonographischer Dopplermethode messbare Veränderung der Uterusperfusion hervorrufen. Die intravenöse Gabe von Betamimetika führte zu einem Absinken von A/B-Ratio und Pulsatilitätsindex.

Aufgrund unserer Daten wird die klinische Erfahrung bestätigt, dass keiner der genannten Eingriffe zu einer Verschlechterung der Perfusion des schwangeren Uterus führt und die intravenöse Verabreichung der Betamimetika diese sogar zu verbessern scheint.

Interessant erscheint, dass auch die Verabreichung von Nifedipin zu ähnlichen Ergebnisse führt (29), während nach Verabreichung von Indometacin ein solcher Effekt beim Menschen nicht beobachtet werden konnte (21).

Dopplerströmungsmessung in maternalen Gefäßen als Screening?

Die Messung der maternalen Durchblutung ist ein wichtiger Bestandteil in der Beurteilung der Durchblutung der fetomaternalen Einheit (11, 32), wobei neben einer Risikoeinschätzung im 1. Trimenon auch eine vaginalsonographische gepulste Dopplerströmungsmessung in den beiden Uterinarterien am Ende des 2. Trimenons als Screeningmethode empfohlen werden kann. Zu diesem Zeitpunkt ist die Plazentation bereits abgeschlossen, sodass durch die physiologischen Vorgänge der Trophoblastinvasion kein falsch pathologischer Befund (Links-rechts-Seitendifferenz) erhoben wird.

Sensitivität für spätere Hypertension. Unter Einbeziehung beider Uterinarterien und Auswertung des Resistance-Index kann mittels Dopplerströmungsmessung in den uterinen Gefäßen bereits in der 22. SSW ein Screening für eine Schwangerschaftskomplikation durchgeführt werden (39). Die Sensitivität für die Vorhersage einer späteren Schwangerschaftshypertension allein betrug in der Studie von Valensise 50%, für eine Präeklampsie 88% und für eine intrauterine Wachstumsretardation 100%.

Negativer Vorhersagewert. Aufgrund eines pathologischen Befunds können sich ab der 24. SSW bereits klinische Konsequenzen ergeben. Beeindruckend ist der negative Vorhersagewert dieser Methode: Bei einem unauffälligen Befund kann mit 96%iger Wahrscheinlichkeit angenommen werden, dass mit keiner Schwangerschaftskomplikation zu rechnen ist (33). In diesen Fällen genügen Kontrolluntersuchungen in etwa 4-wöchigen Abständen. Dennoch soll an dieser Stelle festgehalten werden, dass nicht alle Schwangerschaftskomplikationen durch eine Dopplerströmungsmessung prognostizierbar und diagnostizierbar sind. Es hat sich gezeigt, dass diese Methode insbesonders in Fällen mit Schwangerschaftshypertonie bzw. Wachstumsretardation ihren Stellenwert hat, d. h. eine Untersuchung sollte dann erfolgen, wenn anamnestisch ein Risikohinweis vorliegt.

Falsch positive Ergebnisse. Andererseits finden sich auch falsch positive Testresultate bzw. können die Werte nicht immer mit der entsprechenden Sicherheit interpretiert werden, sodass derzeit zu einem generellen Screening noch keine abschließende Beurteilung erfolgen kann (17, 2).

Zusammenfassung

Dopplerströmungsmessungen in mütterlichen Gefäßen sind ein Bestandteil der Beurteilung der Perfusion der fetomaternalen Einheit. Für die Strömungsmessung in mütterlichen Gefäßen bieten sich besonders jene Gefäße an, die direkt oder indirekt für die Versorgung der Schwangerschaft verantwortlich sind. Pathologische Veränderungen der Strömungskurven von uterinen Stammgefäßen zeigen eine gute Übereinstimmung mit einer bestehenden oder sich entwickelnden fetalen Wachstumsretardation oder Gestose. Messungen in den Arkadenarterien können bei Fällen mit ausgedehnten Infarkten der Plazenta bzw. bei Raucherinnen u. U. zu einem falschen Ergebnis führen, da nur eine umschriebene Endstrombahn eines Gefäßes untersucht wird.

Bei unauffälligem Schwangerschaftsverlauf finden sich am Beginn der Schwangerschaft hohe systolische und niedrige diastolische Strömungsgeschwindigkeiten verbunden mit einer hohen A/B-Ratio und einem hohen Pulsatilitätsindex. Mit der Zunahme des Gestationsalters nimmt die diastolische Strömungsgeschwindigkeit zu, was zu einem Absinken der A/B-Ratio und des Pulsatilitätsindex führt.

13

Literatur

1 Arabin B: Die Bedeutung von Perzentilenwerten utero-plazentarer und fetaler Blutflußparameter für die klinische Praxis. Ultraschall Klin. Prax. Suppl. 1 (1987) 51

2 Bewley S, Cooper D, Campbell S: Doppler investigation of uteroplacental blood flow resistance in the second trimester: a screening study for pre-eclampsia and intrauterine growth retardation. Brit. J. Obstet. Gynecol. 98 (1991) 871–879

3 Campbell S, Griffin DR, Pearce JM, Wilson K, Teague MJ: New Doppler technique for assessing uteroplacental blood flow. Lancet 1 (1983) 675–677

4 Campbell S, Pearce JM, Hackett G, Cohen-Overbeek T, Hernandez C: Qualitative assessment of uteroplacental blood flow: early screening test for high-risk pregnancies. Obstet. Gynecol. 68 (1986) 649–653

5 Chaoui R, Hoffmann H, Bollmann R, Halle H, Zienert A, Metzner A: Erfassung der uteroplazentaren Durchblutung ungestörter Schwangerschaften mittels gepulstem Doppler. Ultraschall. Zentralbl. Gynäkol. 112 (1990) 11–18

6 Deutinger J, Rudelstorfer R, Bernaschek G: Vaginosonographic velocimetry of both main uterine arteries by visual vessel recognition and pulsed Doppler method during pregnancy. Amer. J. Obstet. Gynecol. 159 (1988) 1072–1076

7 Deutinger J: Vaginosonographische gepulste Doppler-Strömungsmessungen in Gefäßen des kleinen Beckens. Enke, Stuttgart 1990

8 Deutinger J, Rudelstorfer R, Bernaschek G: Vaginosonographic Doppler velocimetry in both uterine arteries: elevated left-right differences and relationship to fetal haemodynamics and outcome. Early Hum. Develop. 25 (1991) 187–196

9 Deutinger J, Rudelstorfer R, Pattermann A, Bernaschek G: Vaginosonographic velocimetry in uterine arteries before and after administration of beta-mimetics. Brit. J. Obstet. Gynaecol. 99 (1992) 417–421

10 Dickey RP, Hower JF: Ultrasonographic features of uterine blood flow during the first 16 weeks of pregnancy. Hum. Reprod. 10 (1995) 2448–2452

11 Fendel H, Fendel M, Warnking R: Fehlermöglichkeiten der gepulsten Dopplermethode zur Blutflußmessung am Feten. Z. Geburtsh. Perinat. 187 (1983) 83–87

12 Fendel H, Fendel M, Jörn H, Funk A, Docker B, Meyer W: Doppler-Score zur Beurteilung des perinatalen Risikos. Ultraschall Klin. Prax. 5 (1990) 68–73

13 Fischer RL, Kuhlman KA, Depp R, Wapner RJ: Doppler evaluation of umbilical and uterine-arcuate arteries in the postdates pregnancy. Obstet. Gynecol. 78 (1991) 363–368

14 Fleischer A, Schulman H, Farmakides G: Uterine artery Doppler velocimetry in pregnant women with hypertension. Amer. J. Obstet. Gynecol. 154 (1996) 806–813

15 Fuller EO, Galletti PM, Takeuchi T: Major and collateral components of blood flow to pregnant sheep uterus. Amer. J. Physiol. 229 (1973) 279–285

16 Hanretty KP, Whittle M: Doppler uteroplacental waveforms in pregnancy induced hypertension: A re-appraisal. Lancet 1 (1988) 850–852

17 Jacobson S, Imhof R, Manning N et al.: The value of Doppler assessment of the uteroplacental circulation in predicting preeclampsia or intrauterine growth retardation. Amer. J. Obstet. Gynecol. 162 (1990) 110–114

18 Jauniaux E, Zaidi J, Jurkovic D, Campbell S, Hustin J: Comparison of color Doppler features and pathological findings in complicated early pregnancy. Hum. Reprod. 9 (1994) 2432–2437

19 Kurjak A, Predanic M, Kupesic-Urek S: Transvaginal color Doppler in the assessment of placental blood flow. Eur. J. Obstet. Gynecol. Reprod. Biol. 49 (1993) 29–32

20 Kurjak A, Zalud I, Predanic M, Kupesic S: Transvaginal color and pulsed Doppler study of uterine blood flow in the first and early second trimesters of pregnancy: normal versus abnormal. J. Ultrasound Med. 13 (1994) 43–47

21 Mari G, Kirshon B, Wassersturm N, Moise KJ, Deter RL: Uterine blood flow velocity waveforms in pregnant women during indomethacin therapy. Obstet. Gynecol. 76 (1990) 33–36

22 Matijevic R, Meekins JW, Walkinshaw SA, Neilson JP, McFadyen IR: Spiral artery blood flow in the central and peripheral areas of the placental bed in the second trimester. Obstet. Gynecol. 86 (1995) 289–292

23 McCallum WD, Williams CS, Nagel S, Daigle RE: Fetal blood flow velocity waveforms. Amer. J. Obstet. Gynecol. 132 (1978) 425–429

24 Merce LT, Barco MJ, Bau S: Color Doppler sonographic assessment of placental circulation in the first trimester of normal pregnancy. J. Ultrasound Med. 15 (1996) 135–142

25 Moll W, Nienartowicz A, Hes H, Lenz A: Blood flow regulation in the uteroplacental arteries. Trophoblast Res. 3 (1988) 83–96

26 Oosterhof H, Wichers G, Fidler V, Aarnoudse JG: Blood viscosity and uterine artery flow velocity waveforms in pregnancy: a longitudinal study. Placenta 14 (1993) 555–561

27 Olofson P, Laurini RN, Marsál K: A high uterine artery pulsatility index reflects a defective development of placental bed spiral arteries in pregnancies complicated by hypertension and fetal growth retardation. Eur. J. Obstet. Gynecol. Reprod. Biol. 49 (1993) 161–168

28 Palmer SK, Zamudio S, Coffin C: Quantitative estimation of human uterine artery blood flow and pelvic blood flow redistribution in pregnancy. Obstet. Gynecol. 80 (1992) 1000–1006

29 Pirhonen JK, Erkkola RU, Ekblad UU: Uterine and fetal flow velocity waveforms in hypertensive pregnancy: the effect of a single dose of nifedipine. Obstet. Gynecol. 76 (1990) 37–41

30 Ruckhäberle KE, Faber R, Robel R, Viehweg B: Diagnostik und Therapie gestörter Hämodynamik. Ein Beitrag zum Management bei Schwangerschaften mit drohender Frühgeburt. Z. Geburtsh. u. Perinat. 196 (1992) 152–158

31 Schulman H, Fleischer A, Stern W, Farmakides G, Jagani N, Blattner P: Umbilical velocity wave ratios in human pregnancy. Amer. J. Obstet. Gynecol. 148 (1984) 985–990

32 Schulman H, Fleischer A, Farmakides G, Bracero L, Rochelson B, Grunfeld L: Development of uterine artery compliance in pregnancy as detected by Doppler ultrasound. Amer. J. Obstet. Gynecol. 155 (1986) 1031–1036

33 Schulman H: The clinical implications of Doppler ultrasound analysis of the uterine and umbilical arteries. Amer. J. Obstet. Gynecol. 156 (1987) 889–893

34 Sohn C, Kesternich P, Fendel H: Der Einfluß der Körperposition auf die uterine Durchblutung im 3. Schwangerschaftstrimenon. Ultraschall 10 (1989) 10–14

35 Sohn C, Stolz W: Untersuchung zur Entwicklung der Dopplerparameter in fetalen und mütterlichen Gefäßen 10 Tage vor bis 10 Tage nach errechnetem Geburtstermin. Geburtsh. u. Frauenheilk. 54 (1994) 102–107

36 Thaler I, Manor D, Itskovitz J et al.: Changes in uterine blood flow during human pregnancy. Amer. J. Obstet. Gynecol. 162 (1990) 121–125

37 Tonge HM, Wladimiroff JW, Noordam MJ, van Kooten C: A study on fetal blood flow velocity waveforms in cases of intrauterine growth retardation. Obstet. Gynecol. 67 (1986) 851–855

38 Trudinger BJ, Giles WB, Cook CM: Uteroplacental blood flow velocity-time waveforms in normal and complicated pregnancy. Brit. J. Obstet. Gynaecol. 92 (1985) 39–45

39 Valensise H, Bezzeccheri V, Rizzo G, Tranquilli AL, Garzetti G, Romanini C: Doppler velocimetry of the uterine artery as a screening test for gestational hypertension. Ultrasound Obstet. Gynecol. 3 (1993) 18–22

40 Wladimiroff JW, Tonge HM, Stewart PA: Doppler ultrasound of cerebral blood flow in the human fetus. Brit. J. Obstet. Gynaecol. 93 (1986) 471–475

14 Screening auf Gestose und uteroplazentare Insuffizienz durch Farbdopplersonographie der Aa. uterinae in der Frühschwangerschaft

A. Funk

Einsatzmöglichkeiten der Farbdopplersonographie im Verlauf der Schwangerschaft

Plazentainsuffizienz und Gestose im 3. Trimenon. Die Dopplersonographie der uterofetoplazentaren Einheit ist im 3. Trimenon Teil der Standarddiagnostik bei Verdacht auf Plazentainsuffizienz und Gestose. Zu diesem späten Gestationszeitpunkt kann die Minderperfusion, die sich chronisch entwickelt, jedoch nur noch konstatiert werden. Die Dopplerergebnisse tragen dazu bei, das Ausmaß der fetalen Gefährdung zu erkennen und sind neben der B-Bild-Diagnostik und biophysikalischen und biochemischen Testen ein Baustein des klinischen Managements.

Früherkennung verminderter uteriner Perfusion. Die Bestrebungen der modernen Medizin verfolgen demgegenüber aber auch das Ziel der Früherkennung und der klinischen Einflussnahme im Sinne der Vorbeugung. Diese Überlegung liegt dem Ansatz zu Grunde, die Durchblutung auf transvaginalem Wege schon früh in der Schwangerschaft zu untersuchen.

Veränderungen der Spiralarterien. Die zentrale Frage ist, ob die Dopplersonographie geeignet ist, die normale Durchblutungsentwicklung und im Unterschied dazu die verminderte Perfusion schon in der ersten Schwangerschaftshälfte erkennbar zu machen; ferner, ob der dopplersonographische Befund einer eingeschränkten Entwicklung der uterinen Perfusion tatsächlich mit der Entstehung der schwangerschaftsinduzierten Hypertonie (SIH) bzw. der intrauterinen Wachstumsretardierung korreliert.

Voraussetzung für die massive Perfusionszunahme in der ersten Schwangerschaftshälfte ist die von Brosens et al. (3) beschriebene morphologische Veränderung der Spiralarterien. Durch Invasion von Trophoblastzellen in die muskuloelasti-sche Media der Spiralarterien werden diese am Übergang zum intervillösen Raum zu weiten, starren Rohren mit trichterartiger Dilatation umfunktioniert. Diese Veränderungen vollziehen sich zwischen der 14. und 20. SSW p. m. und sind auch bei verzögerter Ausreifung spätestens mit der 24. SSW abgeschlossen. Neben den Spiralarterien, die sich um das 30fache erweitern, nimmt der Durchmesser der Aa. arcuatae um das 10fache und der Aa. uterinae um das 1,5- bis 3fache zu (2).

Blutzirkulation im intervillösen Raum. Die Durchblutungsveränderungen im 1. Trimenon sind schwerer einzustufen. Hustin und Schaaps (7) konnten anhand differenzierter hysteroskopischer, radiologischer und morphologischer Untersuchungen zeigen, dass bis zur 12. SSW keine Blutzirkulation im intervillösen Raum besteht. Sie schlossen daraus, dass im 1. Trimenon kein Kontakt zwischen mütterlichem Blut und den Chorionzotten besteht und dass der Embryo und die Plazenta unabhängig vom maternalen Milieu sind. Sie unterscheiden zwischen einer Periode, in der Implantation, Organogenese und Plazentation stattfinden und einer zweiten Periode, die mit der aktiven maternalen Durchblutung des intervillösen Raumes zum Ende des 1. Trimenons beginnt.

Es ist anzunehmen, dass die uterine Durchblutung im 1. Trimenon zum Teil durch die steigenden Östrogenkonzentrationen im mütterlichen Serum gesteuert wird. Dies lässt sich daraus ableiten, dass zyklische Veränderungen der uterinen Durchblutung mit der Östradiolkonzentration korreliert sind (4, 12), dass Östrogenrezeptoren in Muskelzellen der uterinen Arterien nachgewiesen wurden (9) und dass im Tierversuch die Dialatation der Endabschnitte der uterinen Gefäße vor der Trophoblastinvasion beschrieben ist (10).

Praktisches Vorgehen bei der transvaginalen Dopplersonographie

Positionieren des Schallkopfs. Die mit Kondom und Kontaktgel versehene Schallsonde wird bei der in Steinschnittlage gelagerten Patientin endovaginal eingeführt bis Kontakt zum vorderen (Anteversio/-flexio uteri) oder hinteren (Retroversio/-flexio) Scheidengewölbe besteht. Nach orientierender Untersuchung wird der Schallkopf jeweils im lateralen Scheidengewölbe positioniert, sodass über die Scheidenwand direkter Kontakt zum uterinen Ansatz des Parametriums besteht. Die geringe Distanz zu den Zielorganen ermöglicht den Einsatz von Schallfrequenzen ≥ 5 MHz. Dementsprechend prädisponiert die Methode auch zur Beurteilung der Durchblutungsverhältnisse.

Anatomische Grundlagen. Die A. uterina, die aus der A. iliaca interna entspringt, zieht umgeben von den Uterusvenen etwa 2 cm von der Cervix uteri entfernt im Bogen über den Ureter hinweg und erreicht den Uterus in Höhe des Isthmus. Hier erfolgt die Aufzweigung in den absteigenden Ramus cervicalis und den Ramus ascendens, der in vielfachen Schlängelungen bogenförmig an der Uterusseite nach oben zieht und über den Ramus tubarius mit der A. ovarica anastomosiert. Die Ableitung des Dopplersignals wird idealerweise im Bereich des uterinen Hauptstammes oder am Abgang des aszendierenden Astes vorgenommen. Beide Gefäße können hier klar abgegrenzt und im idealen Winkel zum Dopplersignal dargestellt werden.

Vorteile des transvaginalen Zugangs. Nach eigenen Untersuchungen ergeben sich besonders in der Frühschwangerschaft bei der transvaginalen Vorgehensweise gegenüber der abdominalen folgende entscheidende Vorteile (5):

➤ sichere Erfassung der gesamten uterinen Perfusion,
➤ höhere Pulsatilität des Blutflusses mit ausgeprägteren Kriterien der Widerstandsverhältnisse im Dopplersonogramm,
➤ Reduktion der Fehlerbreite durch günstigere Winkeleinstellung.

Normale Entwicklung von Dopplerflussspektren der Aa. uterinae

Die Dopplerspektren der uterinen Arterien weisen charakteristische Veränderungen von der Frühschwangerschaft bis zum Zeitpunkt der abgeschlossenen Trophoblastinvasion in der Schwangerschaftsmitte auf (Abb. 14.1).

Flussspektren in der Frühschwangerschaft. Zu Beginn der Schwangerschaft unterscheiden sich die Flussspektren nicht von den periovulatorisch ableitbaren Signalen, wobei sehr variable Muster vorkommen können. Typisch sind der steile sys-

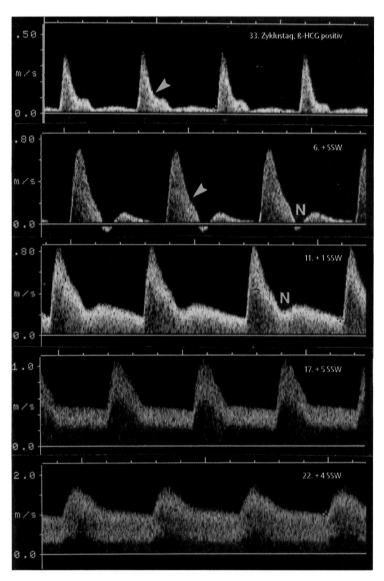

Abb. 14.1 Vergleich uteriner Dopplerfluss-Spektren im Verlauf der 1. Schwangerschaftshälfte. An der Skala sind jeweils die Maximalfrequenzverschiebungen zu erkennen. Pfeile = systolischer Notch, N = frühdiastolischer Notch.

tolische Anstieg und Abfall mit spitzem, schmalem systolischem „Hügel" und niedriger Maximalverschiebung. Der systolische Abfall kann fakultativ einen unterschiedlich ausgeprägten „Sattel" aufweisen, den systolischen „Notch". In der diastolischen Phase des Herzzyklus findet sich regelmäßig eine sehr niedrige Frequenzverschiebung, deren Muster sich mit zunehmender Gestationsdauer charakteristischer verändert als der systolische „Hügel". Die steil abfallende Systole endet im 1. Trimenon regelmäßig in einem frühdiastolischen Frequenztief (Notch), das in den ersten Wochen in einen Rückfluss übergehen kann. Das Frequenztief wird gefolgt von einem diastolischen „Hügel", der im diastolischen Anteil des Herzzyklus im 1. Trimenon die höchsten Geschwindigkeiten aufweist. Die enddiastolische Frequenzverschiebung ist im 1. Trimenon niedrig, selten findet sich ein Null- oder Negativfluss. Diese in der Frühschwangerschaft normalen Merkmale dienen bei pathologischer Entwicklung in der Spätschwangerschaft zur visuellen Beurteilung der Dopplerspektren.

Veränderungen nach dem 1. Trimenon. Die charakteristischen Veränderungen über das 1. Trimenon hinaus liegen in der fortgesetzten Zunahme der systolischen Maxima mit Verbreiterung des systolischen „Hügels" und dem kontinuierlichen Übergang der Systole in die zunehmend hohe diastolische Frequenzverschiebung mit Verstreichen des frühdiastolischen Frequenztiefs. Die Zunahme der Geschwindigkeiten ist in der Enddiastole relativ stärker ausgeprägt als in der Systole. Der Winkel zwischen abfallendem Schenkel der Systole zum Verlauf der Maximalfrequenzen in der Diastole wird größer, die Kurve flacht insgesamt ab. Die beschriebene Entwicklung ist im Regelfall in der 20., spätestens in der 24. SSW abgeschlossen.

Normwerte in der Frühschwangerschaft

Verläufe von der 4. bis zur 24. SSW. Im Sinne einer prospektiven Longitudinalstudie wurden die Normwertverläufe der dopplersonographischen Parameter von der 4. bis zur 24. SSW p. m. erstellt. Von 257 untersuchten Schwangerschaften wurden die Einschlusskriterien (gesicherte Gestationsdauer bei Untersuchung, Ausschluss von Uterushemmungsfehlbildung, Einlingsschwangerschaft, unkomplizierter Schwangerschaftsverlauf, Termingeburt eines gesunden, vitalen, eutrophen Kindes) nach retrospektiver Zuordnung post partum in 79 Fällen erfüllt. Im Sinne einer Longitudinalstudie waren maximal 117 Einzeluntersuchungen der uterinen Gefäße auswertbar. Neben den Indexberechnungen wurden die Maxima in dem frühdiastolischen Frequenztief und dem diastolischen „Hügel" (= Peak) bestimmt. Letztere wurden als Index berechnet, um eine

14

Aussage über den frühdiastolischen Notch machen zu können (N/P-Ratio: maximale Frequenzverschiebung im „Notch/diastolischer Hügel" bzw. „Notch/Peak"). Berücksichtigt wurden jeweils die Daten beider uteriner Gefäße. Für die Untersuchungen standen folgende Geräte zur Verfügung: Combison 320–5 in Verbindung mit der Dopplereinheit D 300 (KretzTechnik, 5-MHz-Vaginalsonde) und die farbkodierte Dopplereinheit 128 XP/10 (Acuson Coop., Computed Sonography, 5-MHz-Vaginalsonde). Die statistische Auswertung erfolgte mit dem SAS-Programm (Institut für medizinische Informatik und Biometrie der medizinischen Fakultät der RWTH Aachen). Die Normwertverläufe für die A/B-Ratio, den RI, PI und die N/P-Ratio, die an dieser Stelle nicht weiter ausgeführt werden sollen, sind in Tab. 14.1 dargestellt.

Tabelle 14.1 Normwerte der Dopplerindizes der uterinen Arterien von der 4. bis 24. SSW. p.m.

SSW	n	Mittel	SD	P5	P10	P50	P90	P95
A/B-Ratio (n = 100)								
4. – 6.	14	12,18	8,14	4,87	6,44	10,26	15,45	38,50
7. – 9.	13	9,54	3,68	4,92	5,53	7,92	13,90	16,77
10. – 12.	8	5,97	4,62	2,86	2,86	4,04	16,75	16,75
13. – 15.	16	3,89	1,59	2,15	2,50	3,47	7,08	7,20
16. – 18.	24	*2,87	1,32	1,97	2,06	2,43	3,70	6,14
19. – 21.	13	2,38	0,37	1,79	1,82	2,37	2,80	2,83
22. – 24.	12	2,14	0,21	1,64	1,99	2,12	2,39	2,45
RI (n = 104)								
4. – 6.	15	0,89	0,04	0,79	0,84	0,89	0,95	1,00
7. – 9.	13	*0,87	0,04	0,79	0,80	0,86	0,93	0,93
10. – 12.	8	0,76	0,09	0,65	0,65	0,74	0,93	0,93
13. – 15.	16	0,69	0,07	0,56	0,59	0,70	0,81	0,81
16. – 18.	26	*0,61	0,08	0,49	0,51	0,60	0,72	0,75
19. – 21.	14	0,56	0,06	0,44	0,45	0,56	0,63	0,64
22. – 24.	12	0,52	0,05	0,39	0,49	0,53	0,57	0,58
PI (n = 102)								
4. – 6.	15	3,32	0,78	1,85	2,36	3,39	4,37	4,80
7. – 9.	13	2,85	1,07	0,87	1,94	2,53	4,52	4,76
10. – 12.	8	2,12	0,92	1,17	1,17	1,93	3,93	3,93
13. – 15.	16	1,86	0,50	0,85	1,02	2,04	2,29	2,59
16. – 18.	25	*1,25	0,61	0,73	0,79	1,09	1,94	2,93
19. – 21.	13	1,06	0,24	0,66	0,77	1,02	1,44	1,52
22. – 24.	12	0,87	0,23	0,52	0,72	0,82	0,99	1,49
N/P-Ratio (n = 99)								
4. – 6.	15	0,595	0,18	0,10	0,44	0,67	0,74	0,80
7. – 9.	13	0,628	0,17	0,30	0,41	0,67	0,80	0,85
10. – 12.	8	0,871	0,08	0,71	0,71	0,89	0,99	0,99
13. – 15.	14	0,924	0,10	0,76	0,78	0,94	1,07	1,07
16. – 18.	26	1,03	0,15	0,69	0,86	1,06	1,18	1,22
19. – 21.	12	1,05	0,08	0,91	0,96	1,05	1,15	1,16
22. – 24.	11	1,07	0,07	0,95	0,98	1,11	1,14	1,15

* signifikanter Unterschied zum Vorwert

Frühe Dopplersonographie der uteroplazentaren Durchblutung bei pathologischem Schwangerschaftsverlauf

Patientinnen

Ein- und Schlusskriterien. Dieses Kollektiv umfasst 25 Schwangerschaften, die vor der 25. SSW transvaginal dopplersonographisch untersucht wurden und einen pathologischen Verlauf bzw. Ausgang zeigten. Einschlusskriterien waren gesicherte Gestationsdauer zum Zeitpunkt der Untersuchung und Einlingsschwangerschaft; ferner die Entwicklung einer SIH (diastolischer Blutdruck > 90 mmHg bei Mehrfachmessung) mit und ohne Proteinurie (> 300 mg/Tag), die peripartale Asphyxie auf dem Boden einer histologisch gesicherten Plazentainsuffizienz und die Geburt eines wachstumsretardierten Kindes (< 10. Gewichtsperzentile nach Hohenauer). Schwangerschaften mit Frühgeburt, fetalen und/oder chromosomalen Anomalien sowie Frühaborte ≤ 16. SSW wurden nicht in die Untersuchung aufgenommen.

Auswertung. Das methodische Vorgehen und die Auswertung entsprachen der oben beschriebenen Vorgehensweise. Signifikanzberechnungen gemessen an der 10. und 90. Quantile erfolgten mit Hilfe des unverbundenen T-Testes bei einem Signifikanzniveau von $\alpha = 0{,}05$. Die Werte der positiven und negativen Vorhersage sind nur eingeschränkt verwertbar, da aufgrund der Auswahl des Risikokollektivs eine hohe Prävalenz bestand.

Ergebnisse

Die mütterlichen Parameter wie Alter, Anzahl der Schwangerschaften und Geburten unterschieden sich nicht von denen des Normalkollektivs. Signifikante Abweichungen ergaben sich vor allem in der Schwangerschaftsdauer (x = 31,8 Wochen, SD = 8,0 Wochen), dem Geburtsgewicht (x = 2009 g, SD = 1285 g) sowie im 1- und 5-Minuten-APGAR.

Dopplerparameter. Im ersten Trimenon bestanden im Vergleich zum Normalverlauf in keinem der untersuchten Dopplerparameter signifikante Unterschiede. In Tab. 14.2 sind die Angaben zu Spezifität, Sensitivität und den Vorhersagewerten aufgeschlüsselt von der 13.–15. bis zur 22.–24. SSW aufgelistet. Erst ab der 16. SSW, also nach Abschluss des 1. Trimenon, überschritten einzelne Messwerte der A/B-Ratio, des RI und PI die 90. Quantile bzw. waren einzelne Werte des Verhältnisses zwischen den Maxima im diastolischen „Hügel" und im frühdiastolischen Tief (P/N-Ratio) kleiner als die 10. Quantile des Normalverlaufs.

PI. Mit fortschreitender Gestationsdauer konnte die Dopplersonographie in zunehmendem Maße die verzögerte Ausreifung der uterinen Perfusion differenzieren. Die beste Diskriminierung ermöglichte der PI: 4 von 9 Fällen in der 16.–18. SSW, 5 von 7 Fällen in der 19.–21. SSW und alle 8 untersuchten Fälle im Zeitraum der 22.–24. SSW lagen oberhalb der 90. Perzentile. Ab der 19. SSW betrug die Sensitivität 87% und die Spezifität 92%. Die Ergebnisse für die A/B-Ratio und den RI waren geringfügig niedriger.

N/P-Ratio. Die N/P-Ratio als Ausduck dafür, ob ein frühdiastolischer Notch vorliegt, war bei unkomplizierten Schwangerschaften ab der 16.–18. SSW im Mittel > 1. Auch dieser Parameter ließ ab der 16. SSW eine zunehmende Sensitivität erkennen, die mit 73% ab der 19. SSW (n = 15) deutlich geringer war als bei den herkömmlichen Indizes.

Tabelle 14.**2** Aussagekraft der Doppleruntersuchung der uterinen Arterien von der 13. bis 24. SSW. p.m. im Hinblick auf die Entwicklung einer SIH/uteroplazentaren Insuffizienz

SSW	n	Sensitivität %	Spezifität %	Positiver Vorhersagewert %	Negativer Vorhersagewert %
A/B-Ratio					
13.–15.	2	0	93	0	88
16.–18.	8	37,5	92	60	92
19.–21.	6	67	92	80	86
22.–24.	7	100	92	87,5	100
≥ 19.	13	85	92	85	92
RI					
13.–15.	2	50	93	50	93
16.–18.	8	25	92	50	79
19.–21.	6	33	92	33	67
22.–24.	7	100	92	87	100
≥ 19.	13	69	92	82	85
PI					
13.–15.	2	0	94	0	88
16.–18.	9	44,5	92	67	83
19.–21.	7	71,5	93	83	87
22.–24.	8	100	92	89	100
≥ 19.	15	87	92	87	92
N/P-Ratio					
13.–15.	2	50	93	50	93
16.–18.	9	44,5	92	67	83
19.–21.	7	57	92	80	78
22.–24.	8	87,5	91	87,5	91
≥ 19.	15	83	91	84	85

Diskussion

Öffnung der Spiralarterien. Die optisch ablesbaren Veränderungen der Flussspektren der uterinen Gefäße spiegeln ebenso wie der Verlauf der berechneten Indizes die morphologischen Vorgänge im uterinen Endstromgebiet wider, die eine progressive Dilatation der Spiralarterien bewirken. Die Variabilität der Frequenzspektren in den ersten Wochen ist hypothetisch auf Unterschiede der endovaskulären Throphoblastinvasion sowie auf individuelle Faktoren wie Hormonkonzentration und Gefäßweite (6) zurückzuführen. Unsere Ergebnisse zeigen, dass eine Unterscheidung zwischen normaler und verzögerter oder gestörter Perfusion im 1. Trimenon nicht möglich ist. Der signifikante Unterschied von der 13.–15. auf die 16.–18. Woche spricht dafür, dass zu Beginn des 2. Trimenons ein überproportional großer Widerstandsabfall auftritt. Dies kann Hinweis sein auf eine zunehmende uterine Perfusion nach Öffnung der Spiralarterien zum intervillösen Raum hin (7).

Sekundäre Throphoblastinvasion. Erst die sekundäre Throphoblastinvasion wird als ausschlaggebend für die Entwicklung der uteroplazentaren Durchblutung angesehen. Die charakteristischen dopplersonographischen Veränderungen in diesem Zeitraum sind die Zunahme der maximalen Geschwindigkeiten über den gesamten Herzzyklus mit relativem Überwiegen in der Diastole und die Abflachung bzw. das Verschwinden des frühdiastolischen Frequenzverlustes (im Mittel in der 16.–18. SSW). Eine zentrale Beobachtung ist, dass die uterine Durchblutung sich in keinem der untersuchten Fälle zunächst normal entwickelte, um sekundär pathologisch zu werden. Das späte Erreichen einer normalen Durchblutung mit Verlust des frühdiastolischen Notch bis zur 24. SSW tritt demgegenüber häufig auf. Dies wird von Aristidou et al. (1) auf eine verzögerte, sonst jedoch normal ablaufende Trophoblastinvasion und Plazentareifung zurückgeführt.

Korrelation der Dopplerbefunde zur Schwangerschaftspathologie. Die vorgestellten Ergebnisse belegen, dass die Dopplersonographie eine durchaus probate Methode ist, um schon früh auf die verringerte uterine Perfusion aufmerksam zu werden. Zusätzlich zeigt sich, dass die Selektion der Schwangerschaften, die potenziell eine SIH und/oder uteroplazentare Insuffizienz entwickeln, mit zunehmender Sicherheit in der Frühschwangerschaft möglich ist und damit eine klare Korrelation zu der Perfusionsentwicklung im Zeitraum der sekundären Trophoblastinvasion besteht. Vor allem aus der Arbeit von Steel et al. (11) geht hervor, dass die Sensitivität mit dem Ausmaß der sich entwickelnden Schwangerschaftspathologie korreliert ist.

Ein pathologischer Dopplerbefund der uterinen Arterien kann jedoch auch für das Vorliegen chromosomaler und/oder fetaler Anomalien sprechen (1, eigene Untersuchungen). Die Ursache liegt nach Kuhlmann et al. (8) in einer plazentaren Mindervaskularisation bei verzögerter bzw. stehen gebliebener Neovaskularisation.

Weiteres Vorgehen bei uteriner Minderperfusion. Die Diagnose der uterinen Minderperfusion indiziert eine weitere Diagnostik und eine therapeutische Reaktion. Letztere kann nach Ausschluss von Anomalien in der Empfehlung zur Schonung, der frühen Hämodilution oder der Gabe von Acetylsalicylsäure bestehen. Eine Validierung dieser möglichen therapeutischen Ansatzpunkte steht allerdings zur Zeit noch aus.

Wir leiten aus dem Befund einer reduzierten uterinen Perfusion in der 19.–20. SSW folgendes Vorgehen ab:
➤ Ausschluss einer chromosomalen/fetalen Anomalie,
➤ Empfehlung zur körperlichen Schonung,
➤ evtl. in kontrollierten Studien Therapie mit ASS / Hämodilution / NO-Donatoren,
➤ Befundkontrolle in der 24. SSW, bei Persistenz der uterinen Minderperfusion Fortführen der Therapie unter engmaschiger Schwangerschaftsüberwachung.

Screening. Die Frage bleibt offen, ob die Dopplersonographie nicht nur entsprechend des Indikationskataloges, der mit Geltung vom 01.04.1995 in die Mutterschaftsrichtlinie aufgenommen wurde, eingesetzt werden soll, sondern auch im Sinne des Screenings im klinischen Alltag. Vor allem die Untersuchung der uterinen Gefäße erscheint im Rahmen der geforderten Ultraschalluntersuchung in der 19.–22. SSW auch dann sinnvoll, wenn keine klare Risikokonstellation erkennbar ist.

Die frühe Diagnose der ausgeprägten uteroplazentaren Insuffizienz bringt uns dem Ziel näher, die hohe Morbidität und Mortalität der sehr frühen Neugeborenen durch Verlängerung der Schwangerschaftsdauer zu verringern. Effektive therapeutische Verfahren müssen noch entwickelt bzw. evaluiert werden.

Zusammenfassung

Charakteristische Veränderungen des Dopplersonogramms. Die Dopplersonographie der uterinen Gefäße erweist sich als geeignete Methode, die Entwicklung des uterinen Endstromgebietes zu einer Gefäßeinheit mit niedrigem Widerstand und damit indirekt den Ablauf der morphologischen Veränderungen, hauptsächlich im Bereich der Spiralarterien, zu erfassen. Die charakteristischen Änderungen des Dopplersonogramms bestehen in der im Vergleich zur Systole relativ stärker ausgeprägten Zunahme der Frequenzverschiebungen während der diastolischen Phase des Herzzyklus. Dies bewirkt die Abnahme der Indexwerte bis zur Schwangerschaftsmitte und das Verschwinden des frühdiastolischen Frequenzverlustes (im Mittel in der 16.–18. SSW. p. m.).

Aufgrund der hohen Variabilität der Dopplersonogramme im 1. Trimenon gelingt die Diskriminierung zwischen normaler und gestörter Perfusion erst ab Beginn des 2. Trimenons.

Diagnostische Aussagekraft. Die Aussagekraft der Dopplersonographie steigt mit der Gestationsdauer an und erreicht ihr Maximum in der 19.–24. SSW. Hierbei besteht eine klare Korrelation zwischen auffälligem Dopplersonogramm und der Entwicklung einer Gestose und/oder uteroplazentaren Insuffizienz im weiteren Schwangerschaftsverlauf.

Der diagnostische Wert der frühen Dopplersonographie der uterinen Arterien liegt darin, dass gefährdete Schwangerschaften erkannt und therapeutische Versuche der Schwangerschaftsverlängerung unternommen werden können. Das Fernziel ist, die hohe Morbidität und Mortalität der sehr frühen Neugeborenen zu beeinflussen. Wirksame therapeutische Ansätze müssen allerdings noch entwickelt bzw. evaluiert werden.

Literatur

1 Aristidou A, van den Hof MC, Campbell S, Nicolaides K: Uterine artery Doppler in the investigation of pregnancies with raised maternal serum alphafetoprotein. Brit. J. Obstet. Gynaecol. 97 (1990) 431

2 Bieniarz J, Yoshida T, Romero-Salinas G, Curuchet E, Caldeyro-Barcia R, Crottogini JJ: Aortacaval compression by the uterus in late human pregnancy. IV. Circulatory homeostatis by preferential perfusion of the placenta. Amer. J. Obstet. Gynecol. 103 (1969) 19

3 Brosens I, Robertson VB, Dixon HG: The physiological response of the vessels of the placental bed to normal pregnancy. J. Pathol. Bacterial 93 (1967) 569

4 De Ziegler D, Bessis R, Frydman R: Vascular resistance of uterine arteries: physiological effects of estradiol and progesterone. Fertil. Steril. 55 (1991) 775

5 Funk A, Jörn H, Fendel H: Abdominale versus transvaginale Doppler-Sonographie der uterinen Gefäße. Ultrasch. Klin. Prax. 7 (1992) 264

6 Goswamy RK, Steptoe PC: Doppler ultrasound studies of the uterine arteries in spontaneous ovarian cycles. Hum. Reprod. 3 (1988) 721

7 Hustin J, Schaaps J-P: Echocardiographic and anatomic studies of the maternotrophoblastic border during the first trimester of pregnancy. Amer. J. Obstet. Gynecol. 157 (1987) 162

8 Kuhlmann RS, Werner AL, Abramowicz J, Warsoff SL, Arrington J, Levy DL: Placental histology in fetuses between 18 and 23 weeks› gestation with abnormal karyotyp. Amer. J. Obstet. Gynecol. 163 (1990) 1264

9 Perrot-Applanat M, Groyer-Picart MT, Garcia E, Lorenzo F, Milgram E: Immunocytochemical demonstration of estrogen and progesterone receptors in muscel cells of uterine arteries in rabbits and humans. Endocrinology 123 (1988) 1511

10 Rudolph AM, Heyman MA: Circulatory changes during growth in fetal lamb. Circ. Res. 26 (1970) 289

11 Steel SA, Pearce JM, Mc Parland J, Chamberlain GVP: Early doppler ultrasound screening in prediction of hypertensive disorders of pregnancy. The Lancet 335 (1990) 1548

12 Weiner Z, Thaler I, Levron J, Lewit N, Itskovity-Eldor J: Assessment of ovarian and uterine blood flow by transvaginal color Doppler in ovarian-stimulated women correlation with the number of follicles and steroid hormone levels. Fertil. Steril. 59 (1993) 743

14

A. K. Ertan, H. J. Hendrik, I. Tossounidis und W. Schmidt

Etablierung von Normkurven

Die Definition von Normwerten der fetomaternalen Perfusion hat zum Ziel, dopplersonographisch gestörte von ungestörten Schwangerschaften zu unterscheiden. Dazu werden Referenzwerte und Normalwerte bei physiologischen Strömungsverhältnissen benötigt (8).

„Idealtypische" Schwangerschaftsverläufe. Nicht selten werden dabei Daten von Schwangerschaften herangezogen, die zahlreichen Kriterien der Normalität genügen müssen und damit eher „idealtypische" statt „normale" Verläufe repräsentieren. Diese Datenselektion bedingt, dass definierte Grenzwerte möglicherweise zu eng gesetzt werden, weil auf diese Weise bestenfalls die Variabilität von „Idealwerten", nicht aber die ursprüngliche biologische Streuung beschrieben wird (27).

Abhängigkeit vom Schwangerschaftsalter. Aufgrund der Ausreifung des Trophoblastgewebes sind vom Schwangerschaftsalter abhängige Änderungen der Perfusion beschrieben worden und bei der Kurveninterpretation zu berücksichtigen. Daher empfiehlt sich die Verwendung von Normogrammen, die vom Schwangerschaftsalter abhängig sind, für die einzelnen Indizes. Der Beginn der Messungen sollte ein Zeitpunkt der Schwangerschaft sein, ab dem auch das geburtshilfliche Handeln vom Messergebnis beeinflusst wird. Nach gängiger Vorstellung ist dies der Beginn der Lebensfähigkeit des Ungeborenen im mittleren 2. Trimenon der Schwangerschaft. Unter Umständen können Messungen der maternalen Strömungsverhältnisse auch in früheren Schwangerschaftwochen von Nutzen sein (16).

Querschnittstudien. Die Verteilung der zu Grunde liegenden Messungen sollte bei Querschnittstudiendesign über den Untersuchungszeitraum möglichst gleich mit ausreichender Zahl für die einzelnen Schwangerschaftwochen sein, z. B. mehr als 15 Messungen pro Woche (13). Mehrfachmessungen an einer Schwangerschaft sollten weitgehend vermieden werden, um die Toleranzbereiche durch eine Einengung der Variabilität gegenüber der natürlichen Streubreite nicht zu schmälern (9).

Das Ziel der Etablierung von Normkurven ist, Schwangerschaften mit anamnestischen und/oder Befundrisiken bei unauffälligem Blutströmungsmuster eine günstigere Prognose zu verleihen. Dafür ist zusätzlich eine Evaluation an Kollektiven mit pathologischen Schwangerschaftsverläufen notwendig (20). Die nachfolgenden Kurven sollen die Verteilung von Normalwerten der verschiedenen gebräuchlichen fetomaternalen Strömungsindizes angeben.

Methodik

Definition des Normalkollektivs

In das Normalkollektiv aufgenommen wurden Patientinnen, bei denen das Gestationsalter durch eine Ultraschalluntersuchung vor der 20. SSW gesichert worden war. Ausgeschlossen wurden Fälle mit einer primären Sectio wegen Plazentainsuffizienz, Fälle mit pathologischem CTG oder drohender intrauteriner Asphyxie. Das Geburtsgewicht der Neugeborenen lag zwischen der gestationsalterbezogenen 10. und 90. Perzentile nach Roemer et al. (18), der APGAR-Score war nach 5 und 10 Minuten $\geq$ 7, und der Nabelarterien-pH-Wert war $\geq$ 7,20. Mehrlingsschwangerschaften und Fälle mit kindlichen Fehlbildungen wurden ebenfalls nicht in die Auswertung einbezogen.

Erstellung der Quantilenkurven

Indizes. Für den klinischen Gebrauch hat sich die qualitative Analyse der gemessenen Dopplerflussspektren gegenüber der aufwendigeren Berechnung des Blutflussvolumens durchgesetzt. Dies ist verständlich, da sich aus der für eine quantitative Auswertung nötigen Bestimmung des meist kleinen Gefäßquerschnitts zusätzlich erhebliche Fehlerquoten ergeben. Für die qualitative Auswertung sind zahlreiche Indizes entwickelt worden (Übersicht in 8).

Folgende Größen sind derzeit im Gebrauch (Abb. 15.**1**):
➤ A/B-Ratio nach Stuart 1980,
➤ Resistance-Index (RI) nach Pourcelot 1974,
➤ Pulsatilitätsindex (PI) nach Gosling und King 1977.

Die zur Analyse des Dopplersonogramms und zur Berechnung der Indizes erforderlichen Messgrößen sind:
➤ A = systolischer Peak der Maximalfrequenzkurve (temporal peak of maximum frequency),
➤ B = enddiastolische Maximalfrequenz (enddiastolic maximum frequency),

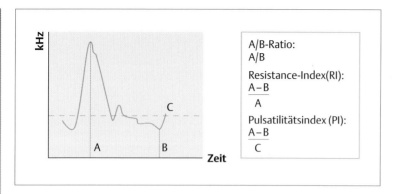

Abb. 15.1 Qualitative Parameter zur Auswertung einer Dopplerflusskurve. A = systolischer Peak der Maximalfrequenzkurve (temporal peak of maximum frequency), B = enddiastolische Maximalfrequenz (enddiastolic maximum frequency), C = zeitliches Mittel der Maximalfrequenzen (temporal average of maximum frequency).

➤ C = zeitliches Mittel der Maximalfrequenzen (temporal average of maximum frequency),
➤ D = momentane Durchschnittsfrequenz (instantaneous spatial average frequency),
➤ E = zeitliches Mittel der Durchschnittsfrequenzen (temporal average of spatial average frequencies).

Die Berechnung erfolgt aus der systolischen (A) und enddiastolischen (B) maximalen Frequenzverschiebung sowie beim PI noch aus der mittleren maximalen Frequenzverschiebung während des gesamten Herzzyklus (C) in folgender Weise (Abb. 15.1):

➤ A/B-Ratio = A/B
➤ RI = A-B/A
➤ PI = A-B/C

Ergebnisse

Die Abb. 15.2 – 15.14 zeigen die Referenzkurven für die A/B-Ratio, den PI und den RI der A. umbilicalis, der Aorta fetalis, der A. cerebri media und der A. uterina. In Abb. 15.15 sind die Referenzkurven für den zerebroplazentaren Quotienten dargestellt.

In manchen Geräten wird statt C das zeitliche Mittel der Durchschnittsfrequenzen (E) zur Berechnung des PI verwendet, was zu entsprechend höheren Werten führt.

In der Literatur ist kein eindeutiger Vorteil eines einzelnen Parameters beschrieben (6, 8, 9 – 11). Da die Indizes alle ein Verhältnis beschreiben, sind sie weitgehend winkelunabhängig. Die A/B-Ratio ist sehr einfach zu bilden, der RI ist sehr anschaulich, da ein sehr geringer Widerstand durch Werte nahe 0, ein Sistieren des Blutstroms mit 1 gegeben ist. Differenzierte Aussagen bei enddiastolischem Nullflow lässt jedoch nur noch der PI zu, da mit der durchschnittlichen maximalen Frequenzverschiebung eine Information über den gesamten Verlauf des Herzzyklus in die Berechnung eingeht, wohingegen A/B gegen ∞ geht und der RI den Wert 1 annimmt.

Quantilen. In die Berechnung der Normwerte gingen 602 Flowmessungen mit dem PW-Doppler an 370 Patientinnen ein, die dem oben beschriebenen Normalkollektiv zugeordnet werden konnten. Dabei lagen durchschnittlich 1,62 Messungen pro Patientin vor. Es wurden Quantilen in Abhängigkeit vom Schwangerschaftsalter gebildet, da die Dopplerwerte keine Normalverteilung zeigten. Dabei wurden jeweils zwei aufeinander folgende Schwangerschaftswochen zusammengefasst und die 5., 10., 50., 90. und 95. Quantile errechnet und graphisch dargestellt. Es erfolgte eine Glättung der Kurven mittels einer kubischen Regression. Im folgenden Abschnitt wird im ersten Beispiel die geglättete neben der Originalkurve dargestellt, wobei sich zeigt, dass durch die Glättung keine wesentliche Veränderung der Kurve erfolgte, sodass in den folgenden Abbildungen nur die geglätteten Kurven wiedergegeben werden. Angegeben sind jeweils die 5., 10., 50., 90. und 95. Quantile.

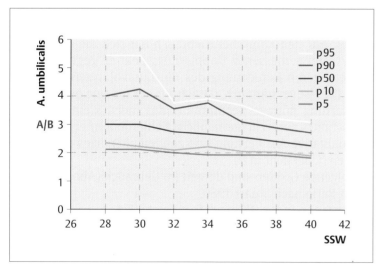

Abb. 15.2 Referenzkurven für die **A/B-Ratio der A. umbilicalis**, erstellt auf der Basis von 600 Messungen physiologisch verlaufender Schwangerschaften, gruppiert nach geraden Schwangerschaftswochen.

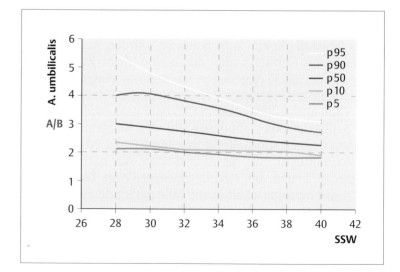

Abb. 15.3 Referenzkurven für die **A/B-Ratio der A. umbilicalis**, erstellt auf der Basis von 600 Messungen physiologisch verlaufender Schwangerschaften, gruppiert nach geraden Schwangerschaftswochen und Glättung mittels kubischer Regression.

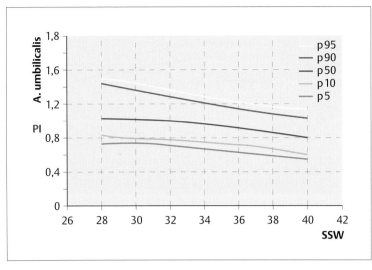

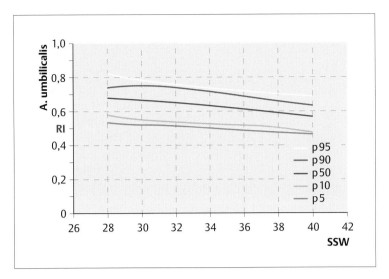

Abb. 15.**4** Referenzkurven für den **RI der A. umbilicalis**, erstellt auf der Basis von 600 Messungen physiologisch verlaufender Schwangerschaften, gruppiert nach geraden Schwangerschaftswochen und Glättung mittels kubischer Regression.

Abb. 15.**5** Referenzkurven für den **PI der A. umbilicalis**, erstellt auf der Basis von 510 Messungen physiologisch verlaufender Schwangerschaften, gruppiert nach geraden Schwangerschaftswochen und Glättung mittels kubischer Regression.

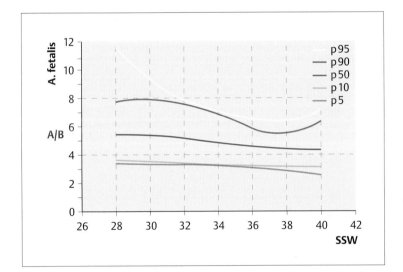

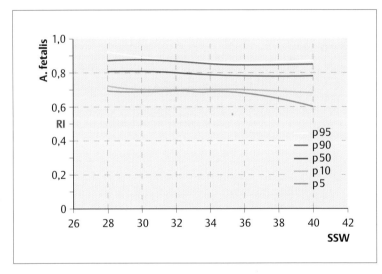

Abb. 15.**6** Referenzkurven für die **A/B-Ratio der Aorta fetalis**, Glättung mittels kubischer Regression.

Abb. 15.**7** Referenzkurven für den **RI der Aorta fetalis**, Glättung mittels kubischer Regression.

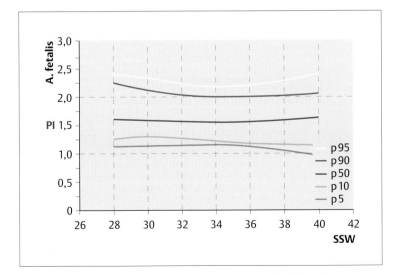

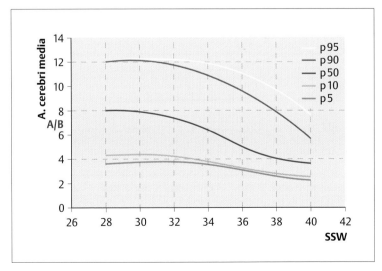

Abb. 15.**8** Referenzkurven für den **PI der Aorta fetalis**, Glättung mittels kubischer Regression.

Abb. 15.**9** Referenzkurven für die **A/B-Ratio der A. cerebri media**, Glättung mittels kubischer Regression.

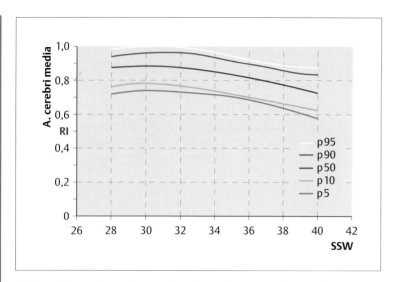

Abb. 15.**10**   Referenzkurven für den **RI der A. cerebri media**, erstellt auf der Basis von 581 Messungen physiologisch verlaufender Schwangerschaften, gruppiert nach geraden Schwangerschaftswochen und Glättung mittels kubischer Regression.

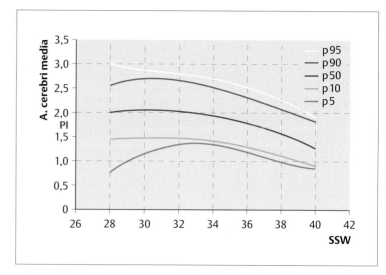

Abb. 15.**11**   Referenzkurven für den **PI der A. cerebri media**, Glättung mittels kubischer Regression.

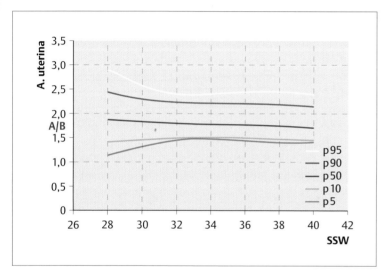

Abb. 15.**12**   Referenzkurven für die **A/B-Ratio der A. uterina**, Glättung mittels kubischer Regression.

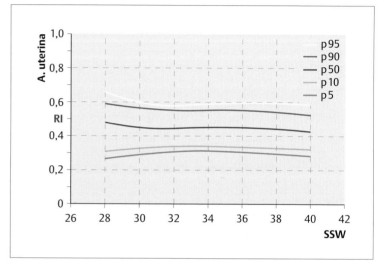

Abb. 15.**13**   Referenzkurven für den **RI der A. uterina**, Glättung mittels kubischer Regression.

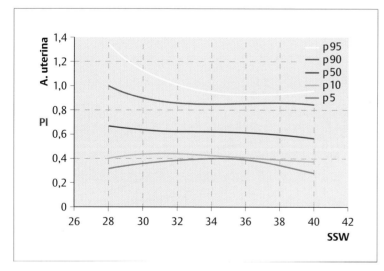

Abb. 15.**14**   Referenzkurven für den **PI der A. uterina**, Glättung mittels kubischer Regression.

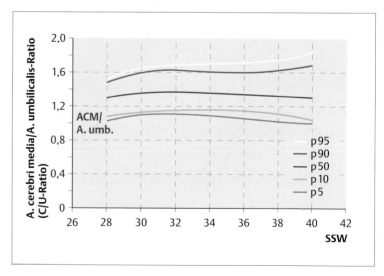

Abb. 15.**15**   Referenzkurven für den **zerebroplazentaren Quotienten**, gebildet aus 580 Messungen des **RI** der A. cerebri media und der A. umbilicalis physiologisch verlaufender Schwangerschaften, gruppiert nach geraden Schwangerschaftswochen, Glättung mittels kubischer Regression.

Diskussion

Die Einführung der Dopplersonographie eröffnet der Ultraschalldiagnostik eine neue funktionelle Dimension. So können erstmals sowohl die Physiologie als auch die Pathophysiologie der uterofetoplazentaren Hämodynamik im Schwangerschaftsverlauf mit einer nichtinvasiven weitgehend standardisierten Methode beurteilt werden. Die Erfassung und Beurteilung des fetalen Gesundheitszustandes ist eine wichtige Voraussetzung für die geburtsmedizinische Risikoabschätzung.

ROC-Kurven und Schwellenwerte. Die Erstellung von Normkurven hat zum Ziel, Messwerte im Hinblick auf einen gestörten oder ungestörten Schwangerschaftsverlauf einordnen zu können. Durch die Etablierung von Normalwerten können anhand von sogenannten ROC-Kurven unter Berücksichtigung pathologischer Schwangerschaften Schwellenwerte ermittelt werden, die mit optimaler Spezifität und Sensitivität zwischen normal und pathologisch differenzieren. Dies ist mit den vorliegenden, oben gezeigten Kurven möglich. Allerdings muss formalstatistisch bei der Kurveninterpretation berücksichtigt werden, dass die dargestellten Kurven regressionsoptimierte graphische Interpolationen sind und somit die Kurven sowie deren Abweichungswerte nicht als mathematische Gleichung zur Verfügung stehen.

Probleme mit Wiederholungsmessungen. Da die Datenbasis der einer Querschnitt- und nicht einer Längsschnittstudie entspricht, ist bei dem hier gewählten Vorgehen die Beurteilung einer Veränderung im Rahmen einer Wiederholungsmessung nicht möglich. Dies kann gerade bei einem Untersuchungsgegenstand wie der Dopplerflussmessung, die ja eine Veränderung der funktionellen Eigenschaften der uteroplazentaren Einheit messen soll, zu Schwierigkeiten führen. Es ist nämlich nicht zu beurteilen, ob die gemessene Veränderung einem physiologischen Individualverlauf oder einem stetigen Nachlassen der funktionellen Kapazität der fetoplazentaren Einheit mit pathophysiologischer Bedeutung entspricht.

Entwicklungen der Dopplerindizes im Schwangerschaftsverlauf

Im Laufe der Schwangerschaft zeigen mütterliche und fetale Gefäße unterschiedliche anatomisch-histologisch bedingte Entwicklungen der Dopplerindizes.

A. umbilicalis. Die A/B-Ratio der Nabelschnurarterie sinkt kontinuierlich mit fortschreitendem Gestationsalter aufgrund der Zunahme des arteriellen Blutflusses im Laufe der Schwangerschaft bis es zur Ausbildung eines Flusses über den gesamten Herzzyklus mit stetiger Zunahme des enddiastolischen Flusses kommt. Vergleichsdaten aus zwei Längsschnittstudien von Fogarty et al. (10) und Hünecke et al. (15) sowie zahlreichen Querschnittstudien (1, 2, 21, 23) zeigen einen ähnlichen Verlauf. Trudinger et al. (25) machten dafür folgende Mechanismen verantwortlich:

> ➤ kontinuierliche Ausreifung des fetalen plazentaren Zottensystems,

> ➤ Zunahme des fetalen plazentaren Gefäßquerschnittes mit dadurch bedingter progredienter Abnahme des fetoplazentaren Gefäßwiderstandes,
> ➤ Zunahme der fetalen Herzauswurfleistung,
> ➤ Änderung der Compliance und Resistance der Gefäßwand,
> ➤ Anstieg des fetalen Blutdrucks.

Interessanterweise ergeben sich durch diese sehr individuell ablaufenden Entwicklungsprozesse zu Beginn des 3. Schwangerschaftsdrittels ausgesprochen breite Streuungen der Normalwerte, die sich speziell bei der Messung der A/B-Ratio (Abb. 15.**2** – **3**), weniger beim PI (Abb. 15.**5**) bemerkbar machen. Der RI ist durch die Begrenzung des Verhältniswertes mit 1 dagegen eher unempfindlich, sodass seine Streubreite von der 28. SSW bis zum Entbindungstermin nahezu gleich bleibt (Abb. 15.**4**).

Fetale Aorta descendens. Neben der Untersuchung der Umbilikalarterie werden heute auch routinemäßig Messungen an der fetalen Aorta descendens durchgeführt. Die A/B-Ratio der fetalen Aorta zeigt einen leichten, jedoch nicht bedeutsamen Abfall mit zunehmendem Schwangerschaftalter. Unsere Ergebnisse diesbezüglich sind mit denen von Hecher et al. (12) vergleichbar. Das Strömungsprofil der fetalen Aorta zeichnet sich dadurch aus, dass zwar auch während des gesamten Herzzyklus eine Strömung nach vorwärts nachgewiesen werden kann, die diastolische Blutströmungsgeschwindigkeit im Vergleich zur systolischen Blutströmungsgeschwindigkeit jedoch niedriger liegt als in der Nabelschnurarterie. Deshalb werden in der Regel höhere Normwerte für die A/B-Ratio der fetalen Aorta erhalten als für die Nabelschnurarterie. Im Laufe der Schwangerschaft kommt es zu einer enormen Vergrößerung des Gesamtquerschnittes aller Gefäße mit nachfolgender Abnahme des peripheren Widerstandes und Zunahme der diastolischen Strömungsgeschwindigkeit, was allerdings nur eine geringe Abnahme der A/B-Ratio der fetalen Aorta zur Folge hat (Abb. 15.**6**). PI und RI zeichnen diese Entwicklung nur diskret nach, und die Streubreiten dieser beiden Indizes über den Schwangerschaftsverlauf sind – wie auch bei der Umbilikalarterie – wesentlich stabiler und geringer (Abb. 15.**7** u. 15.**8**).

A. cerebri media. Von den gehirnversorgenden Gefäßen wird heute zumeist die A. cerebri media untersucht. Die biologische Variabilität an den hirnversorgenden Gefäßen ist groß, da hier insbesondere der jeweilige Aktivitätsgrad des Kindes reflektiert wird. Die Widerstandindizes nehmen im Verlauf der Schwangerschaft ab (26) (Abb. 15.**9** – **11**). Normalerweise ist der diastolische Fluss in den hirnversorgenden Gefäßen niedrig, zum Schwangerschaftsende nimmt dieser Fluss aber zu. Durch starke fetale Bewegungsaktivität kann der diastolische Fluss fälschlich erhöht werden, ebenso durch erhöhten intrauterinen Druck (z. B. Hydramnion) oder durch Druck von außen auf den kindlichen Schädel (28).

A. uterina. Im Gegensatz zur Messung im Strombett der Arkadenarterien erlaubt die Messung der uteroplazentaren Perfusion in der A. uterina die gesamtheitliche Beurteilung der Uterusperfusion (6), die Messwerte sind dort im Gegensatz zum erstgenannten Stromgebiet allerdings höher. Bei der Anwendung der vorgestellten Normkurven sollte daher auf die Lokalisation der Messung genau geachtet werden, was mithilfe der Farbkodierung problemlos möglich ist.

Die Blutströmungsverhältnisse sind abhängig vom Sitz der Plazenta und vom Gestationsalter (20). Bei lateralisierter Plazenta repräsentiert die ipsilaterale A. uterina die Strömungsverhältnisse im nachgeschalteten Strombett und ist daher für die klinische Beurteilung vorzuziehen. Die Seitenunterschiede sind in den frühen Schwangerschaftswochen deutlich ausgeprägt, im letzten Drittel der Schwangerschaft nimmt die Differenz der A/B-Ratios zwischen rechter und linker Uterinarterie ab und beträgt im Mittel nur noch 0,4 – 0,3 (6). Finden sich pathologische Ergebnisse in beiden Aa. uterinae, so ist dies mit hohem Risiko für das Entstehen einer Präeklampsie (4) bzw. in Verbindung mit pathologischer Perfusion der fetalen Gefäße für eine Wachstumsretardierung verbunden.

Zu Beginn der Schwangerschaft weisen die uteroplazentaren Gefäße eine hohe Pulsatilität mit hohen systolischen Geschwindigkeiten und minimalen enddiastolischen Flussgeschwindigkeiten auf (6). Durch die zunehmende Trophoblastinvasion und Umwandlung des uteroplazentaren Gefäßbettes vollzieht sich eine Umwandlung von einem System mit hohem Widerstand in ein System niedrigen Gefäßwiderstandes nach dem 2. Trimenon (5). Nach der 20. SSW zeigen die Parameter weitgehend konstante Werte mit stabiler biologischer Streuung ab der 30. SSW (Abb. 15.**12** – 15.**14**).

Die vor der 24. SSW physiologisch nachweisbare frühdiastolische Inzisur (Notch) der Hüllkurve wird auf eine Pulswellenreflexion in der Gefäßperipherie bei noch unzureichend adaptiertem uteroplazentarem Gefäßbett zurückgeführt. Bleibt nach der 24. SSW eine derartige Inzisur bestehen, so ist dies pathognomonisch für das Auftreten eines schwangerschaftsinduzierten Hypertonus zu werten (3, 14, 24).

Zusammenfassung. Bei normalen Schwangerschaften findet man also ab der Mitte des 2. Schwangerschaftsdrittels konstante Werte der uteroplazentaren Durchblutung, wohingegen die fetalen Gefäße durchaus noch nach diesem Zeitpunkt Veränderungen aufweisen, die vom Schwangerschaftsalter abhängig sind. So sinkt die A/B-Ratio in der A. umbilicalis mit zunehmendem Schwangerschaftsalter, ebenso auch die A/B-Ratio der A. cerebri media. Die Werte der fetalen Aorta descendens bleiben eher konstant, allerdings nimmt die Streubreite, wie auch bei den anderen fetalen Gefäßen, mit zunehmendem Gestationsalter ab. Insofern ist es wichtig, für alle genannten Gefäße Normkurven zu entwickeln, die auf das Schwangerschaftsalter bezogen sind, und sie für die Definition relevanter Trennlinien an pathologischen Schwangerschaften zu evaluieren.

Literatur

1 Arabin B, Bergmann PL, Saling E: Simultaneous assessment of blood flow velocity waveforms in uteroplacental vessels, the umbilical artery, the fetal aorta and the fetal common carotid artery. Fetal Therapy 2 (1987) 17 – 26

2 Arduini D, Rizzo C: Normal values of pulsatility index from fetal vessels: A cross-sectional study on 1556 healthy fetuses. J. Perinat. Med. 18 (1990) 165 – 172

3 Campbell S, Pearce JMF, Hackett G, Cohen-Overbeek T, Hernandez C: Qualitative assessment of uteroplacental blood flow: Early screening test for high-risk pregnancies. Obstet. Gynecol. 68 (1986) 649 – 653

4 Bower S, Schuchter K, Campbell S: Doppler ultrasound screening as part of routine antenatal scanning: Prediction of pre-eclampsia and intrauterine growth retardation. Brit. J. Obstet. Gynaecol. 100 (1993) 989 – 994

5 Brosens I, Dixon HG, Robertson WB: Fetal growth retardation and the arteries of the placental bed. Brit. J. Obstet. Gynaecol. 84 (1977) 656 – 664

6 Deutinger J: Physiologie des Doppler-Flusses in maternalen Gefäßen während der Schwangerschaft. Gynäkologe 25 (1992) 284 – 291

7 Ertan AK, Rühle W, Gnirs J, Schmidt W: Doppler-Sonographie; Vergleich der Aussagekraft von "A/B-Ratio", "RI" und "PI" bei Aorta fetalis und Nabelarterien. Berichte Gynäkologie Geburtshilfe. 128(8) (1991) 611

8 Erz W, Franz HBG, Gonser M: Dopplersonographie des utero- und fetoplazentaren Kreislaufs: Plazentalateralität, Normalwerte und Referenzkurven. Ultrasch. Med. 19 (1998) 108 – 113

9 Fendel H, Giani G, Fendel M, Jung H: Die Bestimmung des Gestationsalters mit der Scheitelsteißlänge und dem biparietalen Kopfdurchmesser in der ersten Schwangerschaftshälfte – Gegenüberstellung zweier Methoden. Z. Geburtsh. u. Perinat. 188 (1984) 161 – 166

10 Fogarty P, Beattie B, Harper A, Dornan J: Continuous wave Doppler flow velocity waveforms from the umbilical artery in normal pregnancy. J. Perinat. Med. 18 (1990) 51 – 57

11 Gosling RG, King DH: Arterial assessment by Doppler shift ultrasound. Proc. Roy. Soc. Med. 67 (1977) 447 – 449

12 Hecher K, Spernol R, Szalay S, Stettner H, Ertl U: Referenzwerte für den Pulsatilitätsindex und den Resistanceindex von Blutflusskurven der Arteria umbilicalis und der fetalen Aorta im dritten Trimenon. Ultrasch. Med. 10 (1989) 226 – 229

13 Hendrik HJ: Sonographische Untersuchungen – erweiterte fetale Biometrie und semiquantitative Bestimmung der Fruchtwassermenge. Inaug. Diss. Med. Fak. Univ. Heidelberg 1988

14 Hoffmann H, Chaoui R, Bollmann R, Bayer H: Klinische Anwendungsmöglichkeiten des Doppler-Ultraschalls in der Geburtshilfe. Zentralbl. Gynäkol. 111 (1989) 1277 – 1284

15 Hünecke B, Holst A, Schröder HJ, Carstensen MH: Normalbereiche für die relativen Doppler-Indizes A/B-Ratio, Resistance-Index und Pulsatilitäts-Index der Arteria uterina und Arteria umbilicalis bei ungestörter Schwangerschaft. Geburtsh. u. Frauenheilk. 55 (1995) 616 – 622

16 Mires GJ, Christie AD, Leslie J: Are notched uterine arterial waveforms of prognostic value for hypertensive and growth disorders of pregnancy? Fetal Diagn. Ther. 10 (1995) 111 – 118

17 Pourcelot L: Application clinique de l'examen Doppler transcutane. In Peronneau P (ed.): Velocimetrie ultrasonore Doppler. Inserm. 34 (1974) 213 – 240

18 Roemer VM, Bühler K, Kieback DG: Gestationszeit und Geburtsgewicht. Z. Geburtsh. u. Perinat. 194 (1990) 241

19 Rühle W, Graf von Ballestrem CL, Ertan AK, Schmidt W: Doppler-Sonographie der fetalen Gefäße – Optimierung der Aussagekraft durch ein Kombinationsdiagramm. Z. Geburtsh. u. Perinat. 197 (1993) 95 – 98

20 Schneider KTM: Standards in der Perinatalmedizin – Dopplersonographie in der Schwangerschaft. Der Frauenarzt 38 (1997) 452 – 458

21 Schulman H, Fleischer A, Stern W, Farmakides G, Jagani N, Blattner P: Umbilical velocity wave ratios in human pregnancy. Amer. J. Obstet. Gynecol. 148 (1984) 985 – 990

22 Stuart B, Drumm J, Fitzgerald DE, Duignan NM: Fetal blood velocity waveforms in normal pragnancies. Brit. J. Obstet. Gynecol. 87 (1980) 780–785

23 Thompson RS, Trudinger BJ, Cook CM: Doppler ultrasound waveform indices: A/B-Ratio, pulsatility index and Pourcelot Ratio. Brit. J. Obstet. Gynaecol. 95 (1988) 589

24 Trudinger BW, Giles WB, Cook CM: Uteroplacental blood flow velocity-time waveforms in normal and complicated pregnancy. Brit. J. Obstet. Gynaecol. 92 (1985) 39–45

25 Trudinger BW: Umbilical Artery Blood Flow. In Chervenak FA, Isaacson GC, Campbell S (eds.): Ultrasound in Obstetrics and Gynecology. Vol. 1. Little, Brown and Company, Boston 1993, 597–604

26 Vetter K, Gonser M, Gasiorek-Wiens A: Dopplersonographie in der Schwangerschaft. In Sohn C, Holzgreve W (Hrsg.): Ultraschall in Gynäkologie und Geburtshilfe. Thieme, Stuttgart 1995, S. 501–540

27 Voigt M, Schneider KTM, Jährig K: Analyse des Geburtengutes des Jahrgangs 1992 der Bundesrepublik Deutschland. Teil 1: Neue Perzentilwerte für die Körpermaße von Neugeborenen. Geburtsh. u. Frauenheilk. 56 (1996) 550–558

28 Vyas S, Campbell S, Bower S, Nicolaides KH: Maternal abdominal pressure alters fetal cerebral blood flow. Brit. J. Obstet. Gynaecol. 97 (1990) 740–747

Geburthilfliche Diagnostik

Geschichtliche Entwicklung

Seit der Erstbeschreibung von Fitzgerald im Jahre 1977 hat die dopplersonographische Beurteilung des fetomaternalen Gefäßsystems eine weltweite Verbreitung in der Überwachung von Hochrisikoschwangerschaften erlangt (13). Das wissenschaftliche und klinische Augenmerk wurde bislang vornehmlich auf die Untersuchung des uteroplazentaren Gefäßsystems sowie auf das arterielle Gefäßsystem des Feten gerichtet. In den letzten Jahren rücken jedoch zunehmend dopplersonographische Untersuchungen über die physiologischen und pathophysiologischen Veränderungen des fetalen Herz-Kreislauf-Systems, vor allem im Bereich des kardialen und venösen Gefäßsystems in den Vordergrund. Obwohl bereits Anfang der 80er-Jahre dopplersonographische Untersuchungen zum Blutvolumenfluss im Bereich der intrahepatischen V. umbilicalis durchgeführt wurden, konnte sich diese Methode aufgrund der mangelnden Reproduzierbarkeit nicht etablieren (11, 12, 18, 19, 20, 35, 36, 41). Eine detaillierte Beurteilung des fetalen venösen Gefäßsystems gelang erst durch die technische Weiterentwicklung der Ultraschallgeräte und insbesondere durch die Einführung der farbkodierten Dopplersonographie. Neben der Beurteilung der Nabelschnurvene, der V. cava inferior und der hepatischen Venen ist hierbei insbesondere die dopplersonographische Untersuchung des Ductus venosus Arantii Gegenstand des derzeitigen wissenschaftlichen Interesses.

Physiologie

Streamlining Effect. Der Ductus venosus Arantii stellt den ersten von drei spezifischen Shunts im fetalen Blutkreislauf dar und scheint ein wichtiger Regulator in der Verteilung des sauerstoffangereicherten Blutes zu sein. Anhand tierexperimenteller Untersuchungen konnte die Existenz von zwei unterschiedlichen Blutströmungsrichtungen im Bereich der thorakalen V. cava inferior (sog. „streamlining effect") nachgewiesen werden (9). Bei Untersuchungen an fetalen Lämmern konnte gezeigt werden, dass etwa 50 % des umbilikalvenösen, oxygenierten Blutes durch den Ductus venosus fließen. Aus dessen Engstellung resultiert eine deutliche Beschleunigung des Blutflusses, die konsekutiv zu einer Strombahn im dorsalen linksseitigen Bereich der V. cava inferior führt, wodurch das Blut anschließend direkt durch das Foramen ovale in den linken Vorhof und linken Ventrikel gelangt. Hierdurch wird eine optimale Sauerstoffversorgung des zerebralen Organsystems und des Myokards gewährleistet. Die wesentlich langsameren Blutflussgeschwindigkeiten in der distalen V. cava inferior finden ihre Strombahn im Bereich der ventralen rechtsseitigen V. cava inferior und gelangen direkt in den rechten Vorhof sowie anschließend in den rechten Ventrikel (Abb. 16.1).

Ferner scheint dieser „streamlining effect" zusätzlich durch die im kaudalen Bereich des Foramen ovale befindliche Crista dividens unterstützt zu werden (9). Ähnliche Befunde konnten mittels farbdopplersonographischer Untersuchungen am menschlichen Feten erhoben werden (42). Im Rahmen eines hypoxischen Geschehens konnte eine Zunahme des Blutflusses durch den Ductus venosus Arantii um ca. 70% nachgewiesen werden (10). Der genaue pathophysiologische Wirkmechanismus ist allerdings derzeit ungeklärt.

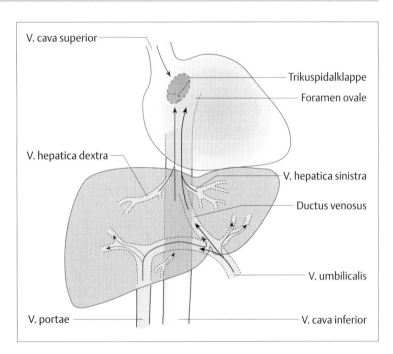

Abb. 16.**1** Streamlining Effect, der bei tierexperimentellen Untersuchungen an fetalen Schafen nachgewiesen wurde (9).

V. umbilicalis

Quantitative Bestimmung des Blutflusses. Dopplersonographische Untersuchungen zur Beurteilung des fetalen Blutvolumens wurden bereits Anfang der 80er-Jahre von Eik-Nes und Gill vorgenommen (11, 18). Dabei wurde für das 3. Trimenon ein relativ konstanter mittlerer Blutvolumenfluss von 110–125 ml/kg/min errechnet, der gegen Ende der Schwangerschaft auf 90 ml/kg/min abnimmt (11, 12, 18) (Abb. 16.2). Die quantitative Bestimmung des Blutflusses in der V. umbilicalis erfolgt mithilfe folgender Formel:

$$Q_{VU} = V \times (D/2)^2 \times \pi \times 0,6 \, \text{ml/min} \, (47)$$

Der venöse umbilikale Blutfluss (Q_{VU}) ist hierbei von der Blutströmungsgeschwindigkeit (V) und vom Gefäßquerschnitt $(D/2)^2 \times \pi$ abhängig. Die quantitative Analyse der umbilikalen Durchblutung ist aber insofern problematisch, dass schon geringe Abweichungen des Gefäßdurchmessers zu einer großen Streubreite der Blutflusswerte führen (47). Aufgrund der mangelnden Reproduzierbarkeit konnte sich diese quantitative Methode zur Blutvolumenbestimmung nicht etablieren (12).

Aufsuchen der V. umbilicalis. Die Einstellung bzw. die Ableitung des Dopplerspektrums wird entweder im intraamnialen oder im intrahepatischen Anteil der Nabelschnurvene vorgenommen. Aufgrund der besseren Reproduzierbarkeit wird die Ableitung des Venenflusses im intrahepatischen Anteil bevorzugt (11, 12, 18). Dabei wird das fetale Abdomen in einer Transversalebene aufgesucht und das Sample Volume in einem möglichst spitzen Winkel (< 30°) im mittleren Anteil der intrahepatischen Umbilikalvene platziert (11).

Befunde. Das Strömungsprofil der Nabelschnurvene zeigt in der Regel einen monophasischen Verlauf mit einer mittleren Strömungsgeschwindigkeit von 10–15 cm/s. Unter physiologischen Bedingungen treten Nabelschnurvenenpulsationen bis zum Ende des 1. Trimenons oder bei fetalen Atembewegungen auf (33, 58). Nach der 13. SSW lassen sich unter normalen Umständen keine Pulsationen mehr nachweisen. Im 2. oder 3. Trimenon können sie Hinweise auf kardiale Vitien oder kongestive Herzerkrankungen geben oder sind häufig mit einem enddiastolischen Flussverlust der Nabelschnurarterie infolge einer chronisch nutritiven Plazentainsuffizienz vergesellschaftet (22, 49) (Abb. 16.3). In diesen Fällen weisen Pulsationen in der V. umbilicalis eine zeitliche Korrelation zur atrialen Systole auf und sind Ausdruck einer Myokardinsuffizienz. Pulsationen in der Umbilikalvene können in Form einfacher Pulsationen, Doppelpulsationen oder in Form eines triphasischen Dopplerspektrums zur Darstellung kommen (1, 3, 22, 49). Bei Nachweis dieser Strömungsmuster wird über eine deutlich erhöhte Mortalitätsrate zwischen 50% und 60% berichtet (22, 33, 49).

Ductus venosus

Aufsuchen des Ductus venosus. Die Darstellung des Ductus venosus und seines Strömungsprofils kann sowohl im 2-dimensionalen Realtime-Bild als auch mit dem Farbdoppler erfolgen (Abb. 16.4). Der Ductus venosus gibt von allen präkardialen Ve-

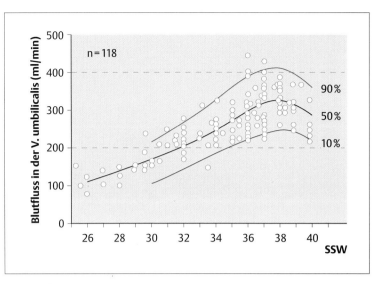

Abb. 16.**2** Mittlerer Blutvolumenfluss in der V. umbilicalis während der Schwangerschaft (19).

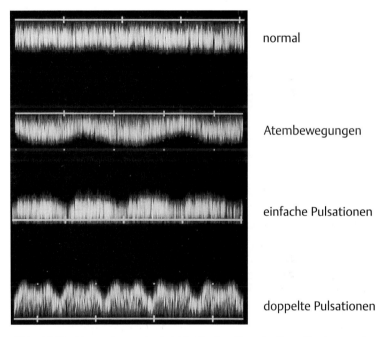

normal

Atembewegungen

einfache Pulsationen

doppelte Pulsationen

Abb. 16.**3** Normale und pathologische Dopplerfluss-Spektren der V. umbilicalis.

nen die beste und sicherste Auskunft über die myokardiale Hämodynamik und Funktion des fetalen Herzens bei guter Reproduzierbarkeit der Dopplerflussspektren (61). Die schnellste und einfachste Ableitung der Dopplersignale gelingt in einer dorsoposterioren Lage des Feten. Um eine rasche Orientierung über das venöse Gefäßsystem zu bekommen, sollte zunächst der intrahepatische Verlauf der V. umbilicalis eingestellt werden. Eine optimale Einstellung gelingt entweder in einer medianen Sagittalebene oder in einer schrägen transversalen Ebene des fetalen Abdomens (24, 30, 42, 43). In der Verlängerung der intrahepatischen Nabelschnurvene lässt sich ihr Eintritt in den Ductus venosus nachweisen. Der Durchmesser überschreitet selten eine Weite von 2 mm und weist im Verlauf eine geringfügige trichterförmige Erweiterung bei einer Länge bis zu 20 mm auf (44).

Mithilfe der Farbkodierung lässt sich der Unterschied der Blutflussgeschwindigkeit zwischen V. umbilicalis und Ductus

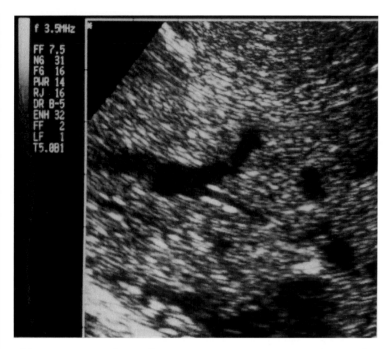

Abb. 16.**4** Darstellung des Sinus venae portae mit Abgang des Ductus venosus. Dorsoposteriore Schädellage (27. SSW).

venosus deutlich nachweisen. Aufgrund der 3- bis 4fach höheren Blutflussgeschwindigkeit im Ductus venosus resultiert eine Farbumkehr, das sog. Aliasing-Phänomen (Abb. 16.**5** und 16.**6**). Zur Ableitung der Strömungssignale wird das Dopplerfenster (Sample Volume, Doppler-Gate) direkt an der Einmündung des Ductus venosus, d. h. im Bereich der Farbumkehr, positioniert (24, 42) (Abb. 16.**7**). Die Breite des Sample Volumes sollte gefäßdeckend platziert werden, da ansonsten die eng benachbarten hepatischen Venen und die V. umbilicalis mit erfasst werden. Das Auffinden des Ductus venosus und somit die exakte Positionierung des Sample Volumes werden durch die Anwendung des Farbdopplers wesentlich erleichtert. Bedingt durch die trichterförmige Form des Ductus venosus sind die Flussgeschwindigkeiten direkt am Eingang höher als am Ausgang (53). Um eine optimale Strömungskurve zu erhalten, wird ein Insonationswinkel unterhalb von 30° (bzw. 50°) empfohlen (44). Der Wandfilter sollte möglichst niedrig gewählt werden und je nach Ultraschallgerät zwischen 125 Hz und 100 Hz betragen.

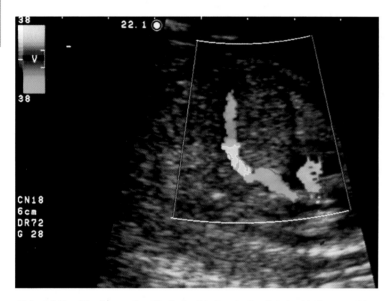

Abb. 16.**5** Medianer Sagittalschnitt durch das fetale Abdomen. Verlauf der Umbilikalvene (blau) mit Übergang in den Ductus venosus (gelb). Der Farbumschlag (Aliasing-Phänomen) spiegelt den Ort der höchsten Geschwindigkeiten wider. Dorsoposteriore Schädellage (30. SSW).

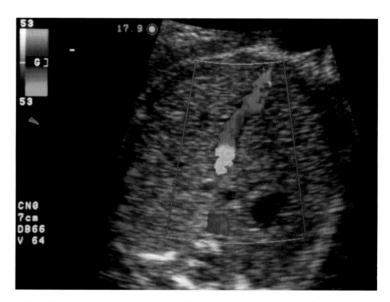

Abb. 16.**6** Schräger Transversalschnitt durch das fetale Abdomen (34. SSW). Verlauf der Umbilikalvene (blau) mit Übergang in den Ductus venosus (gelb).

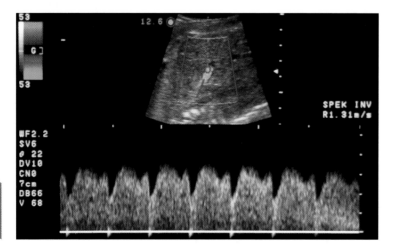

◁ Abb. 16.**7** Farbkodierte Ableitung des Dopplerspektrums direkt am Eintritt des Ductus venosus mit Darstellung des typischen dreiphasischen antegraden Blutflusses.

Flusskurven und Indizes. Bei entsprechender dopplersonographischer Erfahrung können in 94 % der Fälle klare Dopplersignale vom Ductus venosus erhalten werden (24). Die normale Dopplerflusskurve des Ductus venosus zeigt während des Herzzyklus einen kontinuierlichen dreiphasischen Vorwärtsfluss an. Das Fehlen bzw. eine niedrige Pulsatilität wird mit 3 % angegeben und ist als eine Normvariante anzusehen (44). In diesen Fällen ist ein kurzes Abwarten empfehlenswert. Die maximalen Strömungsgeschwindigkeiten im Ductus venosus weisen die höchsten Flussgeschwindigkeiten im venösen System auf und scheinen für den sog. „streamlining effect" verantwortlich zu sein. Analog der Beurteilung des arteriellen Gefäßsystems gilt, dass die Strömungsgeschwindigkeiten des Ductus venosus eine Abhängigkeit vom Gestationsalter, von fetalen Atem- und Körperbewegungen sowie von der fetalen Herzfrequenz aufweisen (44). Dabei zeigt die maximale Blutflussgeschwindigkeit zwischen 18 und 40 SSW eine Zunahme im Mittel von 65 auf 75 cm/s (44). Je nach Intensität der Atembewegungen kann während der Inspiration eine Zunahme der Blutflussgeschwindigkeiten im Ductus venosus um das 2- bis 3fache der Normalgeschwindigkeiten resultieren.

Zur Kurvenbeurteilung werden die maximalen Flussgeschwindigkeiten während der ventrikulären Systole (S), ventrikulären Frühdiastole (D) und ventrikulären Spätdiastole (Vorhofkontraktion [a]) bestimmt (Abb. 16.**8**). Diese Phasen spiegeln hämodynamisch den zeitlich rasch wechselnden Druckgradienten zwischen Umbilikalvene und rechtem Vorhof wider. Der höchste Druckgradient zwischen Ductus venosus und rechtem Vorhof findet sich während der ventrikulären Systole. Dieser entsteht durch das Tiefertreten der AV-Klappenebene (Ventilebene), woraus ein antegrader Flow mit Füllung der Vorhöfe resultiert. Während der darauf folgenden frühen Diastole kommt es zur Eröffnung der AV-Klappen und zur passiven Füllung der Ventrikel. Diese Phase entspricht dem E-Anteil des biphasischen atrioventrikulären Strömungsprofils. Während der Vorhofkontraktion, die zeitlich dem A-Anteil des atrioventrikulären Strömungsprofils entspricht, schließt sich das Foramen ovale und das restliche atriale Blutvolumen wird aktiv in den rechten Ventrikel gepumpt. Somit können Rückschlüsse auf den enddiastolischen rechtsventrikulären bzw. den zentralvenösen Druck gewonnen werden. Zur qualitativen Beschreibung der Pulsatilität kommen die in Tab. 16.**1** aufgeführten winkelunabhängigen Parameter zur Anwendung. Anhand dieser Parameter ist die Beurteilung der kardialen Vorlast (Preload) möglich (8).

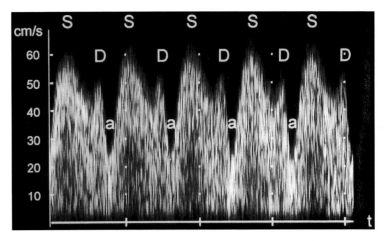

Abb. 16.**8** Normales dreiphasisches Strömungsprofil des Ductus venosus. Maximale antegrade Blutflussgeschwindigkeiten während der ventrikulären Systole (S), während der frühen ventrikulären Diastole (D) und während der Vorhofkontraktion (a).

Physiologische und pathologische Veränderungen im Schwangerschaftsverlauf. Mit zunehmendem Gestationsalter resultiert als Folge plazentarer Reifungsvorgänge, die zu einer Abnahme des plazentaren Widerstandes führen, eine Reduktion des enddiastolischen ventrikulären Druckes. Diese wird in der Abnahme der venösen Pulsatilität bzw. der Preload-Indizes sichtbar und ist vornehmlich durch den Anstieg der Strömungsgeschwindigkeiten während der Vorhofkontraktion bedingt (Abb. 16.**9** und Abb. 16.**10**). Eine Erhöhung der Preload-Indizes spiegelt einen erhöhten enddiastolischen ventrikulären Druck im Herzen wider. Beim gesunden Feten liegt der Nabelvenendruck während der Vorhofkontraktion über dem zentralvenösen Druck. Bei einer schweren Kreislaufzentralisation, z.B. infolge einer chronisch nutritiven Plazentainsuffizienz oder Hypovolämie kommt es zu einer hypoxiebedingten Myokardinsuffizienz, die zu einer Erhöhung des zentralvenösen Druckes im rechten Herzen des Feten führt. Dies bewirkt eine Abnahme der maximalen Flussgeschwindigkeiten im Ductus venosus während der Vorhofkontraktion bis zur reversen Flussumkehr (Abb. 16.**11**) (23, 25, 27, 46, 62). Die vollständige kardiale Erschöpfung und Dekompensation drückt sich in Form einer Sinusbradykardie mit Abnahme der systolischen und frühdiastolischen antegraden sowie einer Zunahme der retrograden spätdiastolischen Flussgeschwindigkeiten aus.

Tabelle 16.**1** Dopplerindizes für das venöse Gefäßsystem zur qualitativen Beurteilung der kardialen Vorlast (Preload) bzw. der zentralvenösen Druckverhältnisse

Index	Autor
a/S	Kanzaki 1990
S/D	Huisman 1991
(S - a) /S	De Vore 1993
(S - a) /D	Hecher 1994
(S - a) /Tamx	Hecher 1994

S = Systole, D = Diastole, a = Vorhofkontraktion, Tamx = time-averaged maximum velocity.

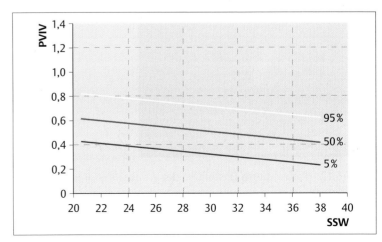

Abb. 16.**9** Ductus venosus: Preload-Index (S – a)/D nach Hecher 1994. PVIV = Peak velocity index for veins.

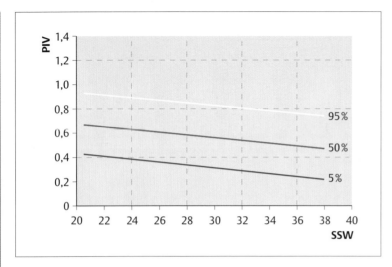

Abb. 16.**10** Ductus venosus: Preload-Index (S – a)/Tamx nach Hecher 1994. PIV = Pusatility index for veins.

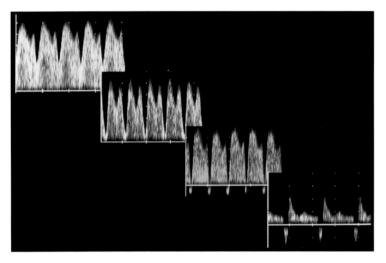

Abb. 16.**11** Normale und pathologische Dopplerfluss-Spektren des Ductus venosus bei Feten mit einer schweren asymmetrischen IUGR infolge einer chronisch nutritiven Plazentainsuffizienz. Die Zunahme der Pulsatilität, die durch die Abnahme der Flussgeschwindigkeiten bis hin zum negativen Fluss während der Vorhofkontraktion bedingt ist, spiegelt die zunehmende Gefährdung dieser Feten wider.

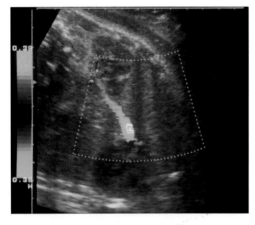

Abb. 16.**12** Farbkodierte Einstellung der V. cava inferior in einer Parasagittalebene.

V. cava inferior

Aufsuchen der V. cava inferior. Über den Messort für dopplersonographische Untersuchungen der V. cava inferior werden sehr unterschiedliche Angaben gemacht (24, 29, 37, 54, 59). Dabei scheint die Ableitung des Dopplerprofils direkt unterhalb des rechten Vorhofes, bedingt durch die verschiedenen Strömungsrichtungen der einmündenden subdiaphragmalen Venen, das Flussmuster der V. cava inferior ungünstig zu beeinflussen (31). Rizzo et al. verglichen verschiedene Messorte für die Ableitung der Dopplerspektren der V. cava inferior (59). Dabei konnte die beste Reproduzierbarkeit, die günstigste Winkeleinstellung und die geringste Fehlervariation bei Ableiten des Dopplerspektrums zwischen den Nierengefäßen und den subdiaphragmal einmündenden Lebervenen bzw. unterhalb des Ductus venosus erzielt werden (59). Die V. cava inferior wird hierbei in einer parasagittalen Längsschnittebene eingestellt und das Doppler-Gate in einem möglichst spitzen Winkel (< 30°) positioniert (Abb. 16.**12**). Alternativ hierzu kann das Doppler-Gate auch unmittelbar unterhalb der Einmündung des rechten Vorhofes platziert werden (54). Hierbei muss aber mit einer größeren Variabilität der Strömungsmuster gerechnet werden (29). Insbesondere fetale Körper- und Atembewegungen können zu deutlichen Veränderungen des Dopplerfrequenzspektrums führen (32, 34).

Flusskurven und Indizes. Ebenso wie das Blutströmungsprofil des Ductus venosus spiegelt die Dopplerkurve der V. cava inferior die systolischen und diastolischen Phasen des Herzzyklus und somit die intrakardialen Druckverhältnisse wider (57). Im Gegensatz zum Ductus venosus ist das Strömungsprofil der V. cava inferior durch ein bidirektionales dreiphasisches Flussmuster mit einem retrograden Anteil während der Vorhofkontraktion und durch 2- bis 3fach niedrigere Strömungsgeschwindigkeiten charakterisiert (Abb. 16.**13**). Die qualitative Beurteilung des Dopplerspektrums der V. cava inferior erfolgt analog der Hüllkurvenanalyse des Ductus venosus mittels der in Tab. 16.**1** aufgeführten Indizes.

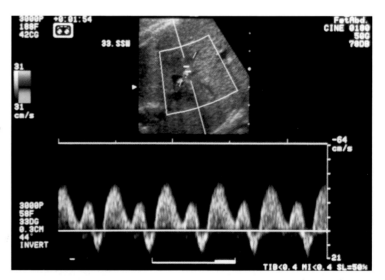

Abb. 16.**13** Farbkodierte Ableitung der V. cava inferior (blau) unterhalb des Ductus venosus (rot) mit Darstellung des bidirektionalen Strömungsprofils mit typischen antegraden S- und D-Phasen sowie retrograder a-Phase.

16

Physiologische und pathologische Veränderungen im Schwangerschaftsverlauf. Mit fortschreitendem Gestationsalter nimmt der prozentuale Anteil des retrograden Flusses während der Vorhofkontraktion ab (29, 60, 65). Dies geht mit einer Abnahme der Pulsatilität bzw. der einzelnen Indizes einher und ist sowohl durch die Abnahme des fetoplazentaren Widerstandes als auch durch eine zunehmende Differenzierung der diastolischen Ventrikelfunktion zu erklären. Eine Zunahme der Pulsatilität bzw. des retrograden Flussanteils findet sich gehäuft bei schwer zentralisierten hypoxämischen Feten, bei kongestiven Herzerkrankungen sowie Herzrhythmusstörungen (Abb. 16.**14**). Eine simultane dopplersonographische Ableitung von der V. cava inferior und der Aorta descendens kann zur Beurteilung einer fetalen Arrhythmie durchgeführt werden (4, 38, 54). Hierbei wird das Sample Volume soweit vergrößert, dass die Flussgeschwindigkeiten beider Gefäße gleichzeitig erfasst werden können.

Vv. hepaticae

Über dopplersonographische Untersuchungen der Lebervenen und deren klinische Bedeutung wurde bislang nur vereinzelt berichtet (24, 48, 64). Ähnlich wie die der V. cava inferior weisen die Dopplerspektren der Lebervenen eine dreiphasische bidirektionale Flussrichtung auf (Abb. 16.**15**). Die maximalen

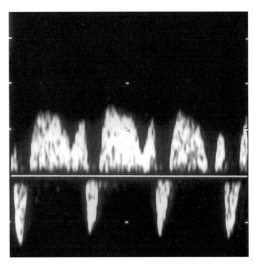

Abb. 16.**14** Erhöhter retrograder Fluss während der Vorhofkontraktion bei einem Feten mit einer ausgeprägten Pulmonalstenose (29. SSW, kein Hydrops).

Flussgeschwindigkeiten sind jedoch etwas niedriger. Die linke Lebervene lässt sich am besten in einer parasagittalen Ebene knapp unterhalb des Zwerchfells aufsuchen. Wie bei allen anderen fetalen Gefäßen unterliegt das Dopplerspektrum den Einflüssen von fetalen Körper- und Atembewegungen (Abb. 16.**16**).

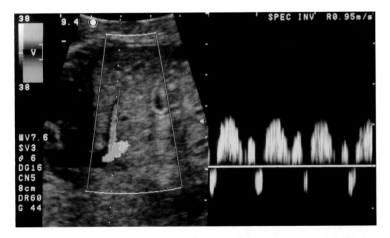

Abb. 16.**15** Farbkodierte Darstellung der linken Lebervene mit dem dazugehörigen Dopplerspektrum. Der Farbumschlag (gelb) spiegelt den Bereich des Ductus venosus wider.

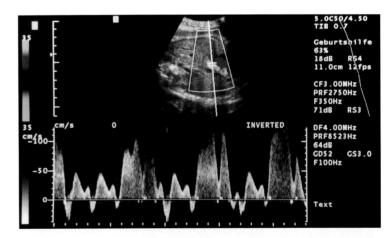

Abb. 16.**16** Einfluss fetaler Atembewegungen auf das Dopplerspektrum der linken Lebervene. Während der Inspiration resultieren 2- bis 3fach höhere Maximalgeschwindigkeiten.

Klinische Anwendungsgebiete

Intrauterine Wachstumsretardierung bei der chronisch nutritiven Plazentainsuffizienz

Fetale Kompensationsmechanismen. Bedingt durch eine Hypoxämie und Azidämie kommt es zu einer Kreislaufzentralisation mit einer Erhöhung des peripheren Gefäßwiderstandes und einer bevorzugten Durchblutung des Gehirns, des Myokards und der Nebennieren (5, 10, 47, 63). Im Rahmen einer chronisch nutritiven Plazentainsuffizienz scheint ein wachstumsretardierter Fet mithilfe spezifischer Anpassungsvorgänge seinen chronisch hypoxämischen Zustand längerfristig kompensieren zu können, beispielsweise durch eine Steigerung des myokardialen maximalen Blutflusses, durch Neoangiogenese im Myokard und durch Veränderungen des myokardialen Energiestoffwechsels (2). Die hämodynamischen Veränderungen stellen – wie eine gesteigerte Erythropoese und eine zunehmende anaerobe Glykolyse – sinnvolle Adaptationsmechanismen des Feten zur Prävention von schwerwiegenden Schädigungen dar. Ist die Grenze der fetalen Kompensationsfähigkeit erreicht, treten bei weiter zunehmender Azidämie irreversible Schädigungen auf, die sich in einer hohen perinatalen Mortalität und Morbidität widerspiegeln (27, 39, 62).

Fetale Kreislaufzentralisation. Im Rahmen einer Widerstandserhöhung im Bereich des plazentaren Strombettes entwickelt sich eine zunehmende fetale Kreislaufzentralisation (sog. „Sauerstoffsparschaltung"), die dopplersonographisch einerseits durch ansteigende Widerstandsindizes in der A. umbilicalis und der fetalen Aorta, andererseits durch eine Abnahme der zerebralen Widerstandsindizes charakterisiert ist. Durch den zunehmenden Widerstandsanstieg der fetalen Aorta (Afterload-Anstieg) resultiert eine Erhöhung des enddiastolischen rechtsventrikulären Druckes, die bei weiterem Bestehen zu einer erhöhten Pulsatilität in den venösen Gefäßen und zum Auftreten von Nabelschnurvenenpulsationen führt (55, 56). Diese dopplersonographischen Veränderungen sind Ausdruck einer hypoxisch bedingten Myokardinsuffizienz, die sich insbesondere bei einer zunehmenden Azidämie nachweisen lassen. Sowohl pathologisch erhöhte Preload-Indizes im Ductus venosus und in der V. cava inferior als auch Pulsationen in der Nabelschnurvene scheinen auffälligen CTG-Veränderungen vorauszugehen (6, 25) (Abb. 16.**17**).

Einsatz der venösen Dopplersonographie. Die venöse Dopplersonographie ist vor allem bei Fällen mit einem enddiastolischen Flussverlust (Zero-/Reverse-Flow) in der Nabelschnurarterie indiziert (22, 25, 46, 62). Das angestrebte Ziel ist hierbei, eine zusätzliche nichtinvasive Aussage über die kardiale Leistungsfähigkeit des fetalen Herzens zu erhalten, um so möglicherweise den optimalen Entbindungszeitpunkt bestimmen zu können. Dieses erscheint insbesondere bei schwer wachstumsretardierten Feten unterhalb von 30 SSW im Rahmen ei-

ner chronisch nutritiven Plazentainsuffizienz von Bedeutung (21). Inwieweit sich diese Befunde bestätigen lassen bzw. daraus ein klinisches Management ableitbar ist, ist derzeit Gegenstand klinischer Untersuchungen.

Wachstumsdiskordanz bei Mehrlingen

Wenn Fehlbildungen bzw. Chromosomenanomalien ausgeschlossen werden können, ist eine Wachstumsdiskordanz bei Mehrlingen am häufigsten mit einer intrauterinen Wachstumsretardierung aufgrund einer chronischen Plazentainsuffizienz oder eines fetofetalen Transfusionssyndroms assoziiert.

Fetofetales Transfusionssyndrom. Auch wenn die Pathogenese für das Entstehen eines fetofetalen Transfusionssyndroms derzeit nicht eindeutig geklärt ist, scheint ein chronisches Volumenshunting von einem Zwilling (Donor) zum anderen Zwilling (Akzeptor, Rezeptor) über plazentare Gefäßanastomosen die Ursache dieses Syndroms zu sein. Hieraus resultiert eine zunehmende Hypervolämie beim Akzeptor und eine mehr oder weniger ausgeprägte Hypovolämie beim Donor. Die Folge ist eine gesteigerte Diurese beim Akzeptor und eine Einschränkung der Diurese beim Donor mit konsekutiver Entwicklung eines Poly-/Oligohydramnions, dem sog. Stuck-Twin-Phänomen. Wenn die Kompensationsfähigkeit des Akzeptors überschritten wird, kommt es aufgrund der Hypervolämie zu einer kongestiven Herzinsuffizienz. Der dadurch erhöhte zentralvenöse Druck im Herzen führt zu einer Kardiomegalie, die sich wiederum in erhöhten Preload-Indizes der venösen Gefäße bis hin zu Pulsationen in der Nabelschnurvene zeigt (Abb. 16.**18** und 16.**19**). Im Rahmen einer bestehenden kongestiven Herzinsuffizienz lassen sich beim Akzeptor eine Trikuspidalklappeninsuffizienz in 56% und erhöhte Preload-Indizes in 40% der Fälle nachweisen (66). Dagegen lassen sich erhöhte venöse Preload-Indizes beim Donor nur in 8% der Fälle nachweisen. Sie können Ausdruck sowohl einer Hypovolämie als auch eines

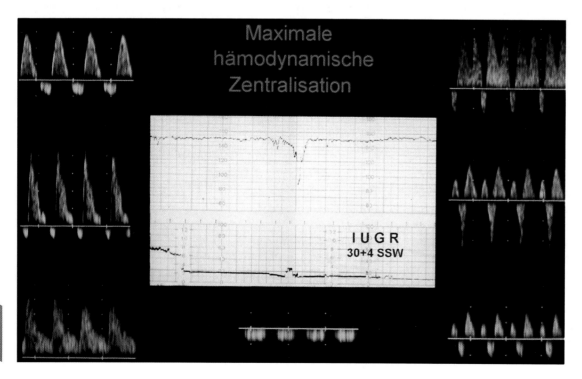

Abb. 16.**17** Hochpathologisches Dopplerflussprofil im arteriellen (linke Seite) und venösen (rechte Seite) Gefäßsystem bei einem schwer wachstumsretardierten Feten mit 30 + 4 SSW. Das CTG zeigt ein silentes Oszillationsmuster sowie eine Dezeleration vom verspäteten Typ.

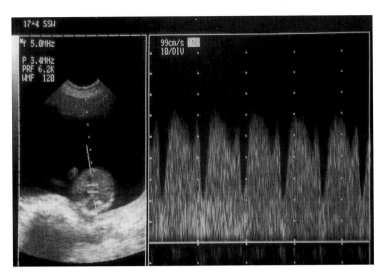

Abb. 16.**18** Fetofetales Transfusionssyndrom 17 + 4 SSW. Unauffälliges Dopplerfluss-Spektrum im Ductus venosus beim Donor.

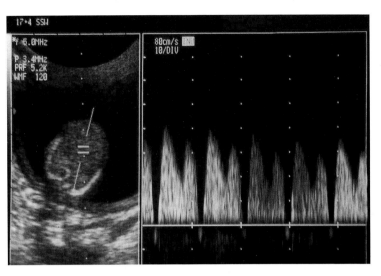

Abb. 16.**19** Fetofetales Transfusionssyndrom 17 + 4 SSW. Pathologisches Dopplerfluss-Spektrum im Ductus venosus beim Akzeptor.

erhöhten plazentaren Widerstandes sein. Nicht in jedem Falle muss eine Trikuspidalklappeninsuffizienz mit einer erhöhten Pulsatilität in den venösen Gefäßen einhergehen. Dies erklärt sich aus der zeitlichen Verschiebung der Strömungsverhältnisse. Während der Rückfluss (Regurgitation) bei der Trikuspidalklappeninsuffizienz vornehmlich während der ventrikulären Systole auftritt, findet der Rückfluss (a) der venösen Gefäße während der ventrikulären Spätdiastole bzw. der Vorhofkontraktion statt. Je nach kardialer Anpassungsfähigkeit kann es insbesondere beim Akzeptor in 8 % der Fälle zur Ausbildung eines Hydrops fetalis kommen. Interessanterweise finden sich in diesen Fällen häufig unauffällige Widerstandsindizes in den arteriellen Gefäßen (28).

Hydrops fetalis

Bei einigen Feten mit einem nichtimmunologischen Hydrops fetalis findet sich eine erniedrigte rechtsventrikuläre Auswurfleistung, die sich in Form von erhöhten Preload-Indizes der venösen Gefäße und dem Auftreten von Nabelschnurpulsationen ausdrückt (22). Zur ätiologischen Abklärung und prognostischen Einschätzung der einzelnen Hydropsformen kann in diesen Fällen die Untersuchung der venösen Gefäße hilfreich sein.

Fetale Arrhythmien

Supraventrikuläre Extrasystolen. Supraventrikuläre Extrasystolen können vereinzelt oder in regelmäßigen Abständen auftreten und stellen mit etwa 95 % den überwiegenden Anteil aller Arrhythmien dar. Sowohl die intrauterine als auch die neonatale Prognose dieser Arrhythmieform ist insgesamt als sehr gut anzusehen. Lediglich etwa 10 % der Extrasystolen sind in den ersten Lebenswochen noch nachweisbar. Zum Ausschluss von sonomorphologischen kardialen Auffälligkeiten, die in 1 – 8 % vorhanden sind, wird eine detaillierte fetale Echokardiographie empfohlen. Die Ursache für das Auftreten supraventrikulärer Extrasystolen liegt in einer Unreife des Reizbildungs- und Reizleitungssystems. Bei der Extrasystolie trifft das vom Sinusknoten (Keith-Flack-Knoten) ausgehende Erregungspo-

tenzial auf einen noch refraktären AV-Knoten (Aschoff-Tawara-Knoten) und führt zu einer ventrikulären Bradykardie. Während der bradykarden Phase resultiert eine vermehrte atriale Füllung, die insbesondere in der darauf folgenden Vorhofkontraktion (a) durch eine Abnahme der Flussgeschwindigkeiten und eine Erhöhung des zentralvenösen Druckes charakterisiert ist (Abb. 16.**20**). Bedingt durch den Frank-Starling-Mechanismus wird das vermehrte Blutvolumen im darauf folgenden Herzzyklus durch einen Anstieg der ventrikulären Schlagvolumina entleert. Durch diesen Kompensationsmechanismus kommt es wieder zu einer Normalisierung des zentralvenösen Druckes. Somit können sich eine Herzinsuffizienz bzw. ein Hydrops fetalis selbst bei regelmäßig auftretenden Extrasystolen nicht entwickeln. Allerdings muss beachtet werden, dass Extrasystolen in etwa 1 – 2 % der Fälle in eine supraventrikuläre paroxysmale Tachykardie übergehen können.

Supraventrikuläre Tachykardie. Fetale Tachyarrhythmien, insbesondere supraventrikuläre Tachyarrhythmien, Vorhofflimmern und Vorhofflattern, können bei längerem Bestehen mit einer fetalen Herzinsuffizienz und der Ausbildung eines nichtimmunologischen Hydrops fetalis, eines Polyhydramnions sowie der Entwicklung einer hydropischen Plazenta einhergehen.

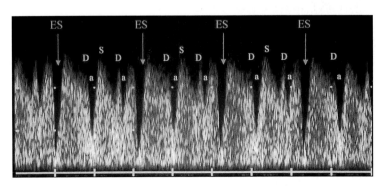

Abb. 16.**20** Supraventrikuläre Extrasystolen im Sinne eines Bigeminus. Die Extrasystolen (ES) entstehen während der ventrikulären Systole.

Bei der supraventrikulären Tachykardie kommt es infolge unkoordinierter elektrischer Erregungsvorgänge im Herzen (Reentry-Mechanismus) zu einer ungenügenden hämodynamisch wirksamen Füllung und Entleerung der Ventrikel. Im Tierversuch konnte gezeigt werden, dass bei einer Vorhoffrequenz von 300–320 Schlägen/min unmittelbar ein monophasischer bidirektionaler Blutfluss in den venösen Gefäßen entsteht und daraus ein Anstieg der venösen Drücke innerhalb der V. cava inferior um 75% resultiert (17). Eine Hydropsentwicklung setzte in diesen Fällen innerhalb von 4–48 Stunden ein. Die kritische Herzfrequenz scheint beim fetalen Schaf bei etwa 310 zu liegen. Im Gegensatz zu den normalen Dopplerflussspektren der venösen Gefäße verschwindet bei der supraventrikulären Tachykardie infolge einer verkürzten diastolischen Phase der diastolische Vorwärtsfluss, woraus ein pulsatiler monophasischer holodiastolischer Rückwärtsfluss resultiert (Abb. 16.21). Dieser retrograde Fluss korreliert mit der diastoli-schen ventrikulären Zyklusphase und wird primär nicht durch eine atrioventrikuläre Klappeninsuffizienz, die während der ventrikulären Systole stattfindet, verursacht (15, 17). Vielmehr scheint der retrograde Fluss durch die tachykardiebedingten Veränderungen der Druck-/Volumenbelastung sowie eine verkürzte Entspannungsphase während der Diastole hervorgerufen zu werden. Auch die fehlende zeitliche Koordination zwischen Vorhofkontraktion und Öffnung der atrioventrikulären Klappen, d. h. dass während der Vorhofkontraktion das Blutvolumen auf die mehr oder weniger verschlossenen atrioventrikulären Klappen trifft, scheint hierfür verantwortlich zu sein.

Entstehung des Hydrops fetalis. Bei Persistenz der supraventrikulären Tachykardie verschlechtert sich die Myokardperfusion, die vornehmlich während der ventrikulären Diastole stattfindet, und es tritt schließlich eine Kardiomyopathie auf, bedingt durch eine nutritive und oxidative Verschlechterung des myokardialen Energiestoffwechsels. Die Kardiomyopathie führt zu einer Kardiomegalie mit Entwicklung einer atrioventrikulären Klappeninsuffizienz. Kann eine medikamentöse Kardioversion nicht erreicht werden, kommt es durch die anhaltende Tachykardie letztendlich zu einem generalisierten Hydrops fetalis bis hin zum intrauterinen Fruchttod (14). Die kritische Herzfrequenz beim Feten scheint bei 210 Schlägen/min zu liegen (15). Bei erfolgreicher Kardioversion kommt es zu einer raschen Normalisierung der venösen Blutflussspektren und zu einem Verschwinden des Hydrops.

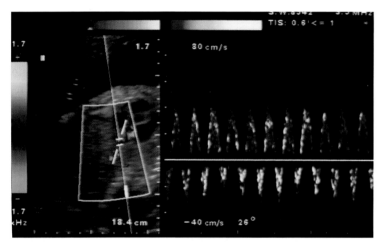

Abb. 16.**21** Monophasisches bidirektionales Dopplerflussspektrum der V. cava inferior bei einem Feten mit einer supraventrikulären Tachykardie (220 Schläge/min).

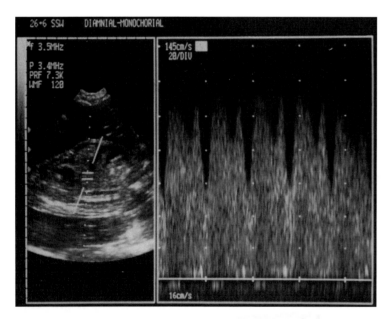

Abb. 16.**22** Dopplerflussspektrum des Ductus venosus bei einer Zwillingsschwangerschaft (26 + 6 SSW) mit einer frischen Parvovirus-B19-Infektion. Zu beachten sind die hohen Maximalgeschwindigkeiten bei normaler Pulsatilität. Der durch Kordozentese ermittelte Hb-Wert betrug 1,9 g/dl.

Fetale Anämie

Eine akute schwere Anämie bewirkt im Tierversuch eine Vasokonstriktion im splanchnischen und renalen Gefäßbett, woraus ein vermehrtes Sauerstoffangebot zu Gunsten des Gehirns, des Herzens und der Nebennieren resultiert. Dagegen sind Feten mit einer schweren chronischen Anämie, z. B. infolge einer Blutgruppeninkompatibilität oder einer frischen Parvovirus-B19-Infektion, in der Lage, durch spezifische humorale, hämorheologische und kardiovaskuläre Anpassungsvorgänge eine adäquate Sauerstoffversorgung für einen bestimmten Zeitraum aufrechtzuerhalten.

Hyperdynamische Zirkulation. Obwohl insgesamt keine Veränderungen der Gefäßwiderstände in den fetoplazentaren Strombahnen beobachtet werden, reagiert der anämische Fet mit einer zunehmenden Steigerung des Herzzeitvolumens und der Blutströmungsgeschwindigkeiten (7, 40, 41). Diese hämodynamischen Veränderungen resultieren aus einer gesteigerten Kontraktilität des Herzens und der niedrigen Viskosität des Blutes. Eine solche anämiebedingte kardiovaskuläre Anpassung wird auch als „hyperdynamische Zirkulation" bezeichnet (51). Obwohl prinzipiell in allen fetalen Gefäßen erhöhte Flussgeschwindigkeiten nachgewiesen werden können, scheinen die dopplersonographischen Untersuchungen der A. cerebri media, der Aorta descendens und des Ductus venosus am besten geeignet zu sein (Abb. 16.22). Ebenso wie im arteriellen Gefäßsystem findet sich keine Erhöhung der Pulsatilität in den venösen Gefäßen (26, 51). Die Widerstandsindizes der arteriellen Gefäße bzw. die Preload-Indizes der venösen Gefäße können somit nicht zur Vorhersage des Anämiegrades herangezogen werden.

Entstehung des Hydrops fetalis. Diese Befunde werden durch tierexperimentelle Untersuchungen an fetalen Lämmern, bei denen eine chronische Anämie induziert wurde, unterstützt (7, 40). Es konnte beispielsweise gezeigt werden, dass bei einer zunehmenden Anämie und einem gleichzeitig bestehenden Hydrops fetalis kein Anstieg des rechtsventrikulären Druckes, sondern eine Erhöhung des rechtsventrikulären Herzschlagvolumens sowie des myokardialen Blutflusses auftritt (7). Der Hydrops fetalis scheint daher primär nicht die Folge einer kongestiven Herzinsuffizienz zu sein, sondern eher durch Veränderungen des kolloidosmotischen Drucks, durch Permeabilitätsstörungen und/oder durch hypoxämisch induzierte Endothelläsionen der fetalen Gefäße bedingt zu sein. Erst unterhalb eines Hämatokrits < 10 % ist mit einer Erschöpfung kardiovaskulärer Adaptationsmechanismen zu rechnen, die dann aufgrund des abnehmenden Herzschlagvolumens und den sich daraus ergebenden hohen kardialen Drücken zum kongestiven Herzversagen führt (7). Bei der Überwachung einer intrauterinen intravasalen Bluttransfusion können dopplersonographische Untersuchungen des Ductus venosus Auskunft über hämodynamische Veränderungen während oder unmittelbar nach der Transfusion geben (50).

Sonstige Erkrankungen

Arteriovenöse Gefäßanastomosen. Pathologische venöse Dopplerspektren können beispielsweise beim Steißbeinteratom oder beim Aneurysma der V. Galeni durch die Ausbildung von arteriovenösen Gefäßanastomosen verursacht werden. Aufgrund der häufig bestehenden hohen Shuntvolumina kommt es hierbei zu einer kongestiven Herzinsuffizienz.

Endokardfibroelastose. Ebenso kann sich im Rahmen einer Endokardfibroelastose eine zunehmende Erhöhung der Pulsatilität in den venösen Gefäßen entwickeln (Abb. 16.**23**). Die zu-

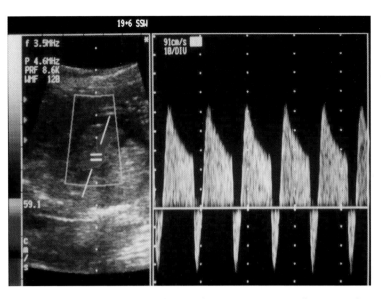

Abb. 16.**23** Dopplerflussspektrum des Ductus venosus bei einem hydropischen Feten mit einer Endokardfibroelastose. Beachtet werden sollte der ausgedehnte retrograde Fluss während der Vorhofkontraktion.

nehmende Versteifung des Myokards und die dadurch abnehmende Kontraktilität führen zum einen zu einer Verschlechterung der kardialen Auswurfleistung, zum anderen zu erhöhten zentralvenösen Drücken. Bei weiterer Verschlechterung der kardialen Compliance entsteht ein Hydrops fetalis mit insgesamt ungünstiger Prognose.

Kongenitale Herzfehler. Bei einigen kongenitalen Herzfehlern, die insbesondere mit Anomalien der ventrikulären Einfluss- oder Ausflussbahnen assoziiert sind, lassen sich ebenfalls auffällige venöse Strömungsmuster nachweisen (45). In seltenen Fällen kann ein Hydrops fetalis auch mit einer Agenesie des Ductus venosus korreliert sein (60).

Schlussfolgerung

Die Beurteilung des venösen Gefäßsystems stellt in der Hand des erfahrenen Untersuchers eine wichtige diagnostische Ergänzung in der Überwachung und prognostischen Einschätzung von High-Risk-Feten dar. Durch die Verwendung der venösen Preload-Indizes gelingt eine detaillierte Beurteilung der fetalen Herzfunktion und ihrer physiologischen und pathophysiologischen Veränderungen.

Literatur

1 Abithol MM, Rochelson BL, Monheit AG, Ryland SJ, Baumann AL, Stern W: Use of an indwelling Doppler probe to study acute changes in umbilical vein waveforms in the fetal sheep. Gynecol. Obstet. Invest. 34 (1992) 6–11

2 Baschat AA, Gembruch U, Reiss I, Gortner L, Dietrich K: Demonstration of fetal coronary blood flow by Doppler ultrasound in relation to arterial and venous flow velocity waveforms and perinatal outcome – the „heart-sparing effect". Ultrasound Obstet. Gynecol. 9 (1997) 162–172

3 Baschat AA, Gembruch U: Triphasic umbilical venous blood flow with prolonged survival in severe intrauterine growth retardation: a case report. Ultrasound Obstet. Gynecol. 8 (1996) 201–205

4 Chan FY, Woo SK, Ghosh A, Tang M, Lam C: Prenatal Diagnosis of congenital fetal arrhythmias by simultaneous pulsed Doppler Velocimetry of the fetal abdominal aorta and inferior vena cava. Obstet. Gynecol. 76 (1990) 200–204

5 Cohn HE, Sacks EJ, Heymann MA, Rudolph AM: Cardiovascular responses to hypoxemia and acidemia in fetal lambs. Amer. J. Obstet. Gynecol. 120 (1974) 817–824

6 Damron DP, Chaffin DG, Anderson CF, Reed KL: Changes in umbilical arterial and venous blood flow velocity waveforms during late decelerations of the fetal heart rate. Obstet. Gynecol. 84 (1994) 1038–1040

7 Davis LE, Hohimer AR: Hemodynamics and organ blood flow in fetal sheep subjected to chronic anemia. Amer. J. Physiol. 261 (1991) R1542–R1548

8 De Vore GR, Horenstein J: Ductus venosus index: a method for evaluating right ventricular preload in the second-trimester fetus. Ultrasound Obstet. Gynecol. 3 (1993) 338–342

9 Edelstone DI, Rudolph AM: Preferential streaming of ductus venosus blood to the brain and heart in fetal lambs. Amer. J. Physiol. 237 (1979) H724–H729

10 Edelstone DI, Rudolph AM, Heymanm MA: Effects of hypoxemia and decreasing umbilical flow on liver and ductus venosus blood flows in fetal lambs. Amer. J. Physiol. 238 (1980) H656–H663

11 Eik-Nes SH, Brubakk AO, Ulstein MK: Measurement of human fetal blood flow. BMJ (1980) 283–284

12 Erskine RLA, Ritchie JWK: Quantitative measurement of fetal blood flow using Doppler ultrasound. Brit. J. Obstet. Gynecol. 92 (1985) 600–604

13 Fitzgerald DE, Drumm DE: Non invasive measurement of human fetal circulation using ultrasound: a new method. Brit. J. Obstet. Gynecol. 2 (1977) 1450–1451

14 Gembruch U, Redel DA, Bald R, Hansmann: Longitudinal study in 18 cases of fetal supraventricular tachycardia: Doppler echocardiographic findings and pathophysiologic implications. Amer. Heart J. 125 (1993) 1290–1301

15 Gembruch U, Krapp M, Baumann P: Changes of venous blood flow velocity waveforms in fetuses with supraventricular tachycardia. Ultrasound Obstet. Gynecol. 5 (1995) 394–399

16 Gembruch U, Baschat AA, Caliebe A, Gortner L: Prenatal diagnosis of ductus venosus agenesis: a report of two cases and review of the literature. Ultrasound Obstet Gynecol 11 (1998) 185–189

17 Gest AL, Martin CG, Moise AA, Hansen TN: Reversal of venous blood flow with atrial tachycardia and hydrops in fetal sheep. Pediatr. Res. 28 (1990) 223–226

18 Gill RW, Trudinger BJ, Gerrit WJ, Kossow G, Warren PS: Fetal umbilical venous flow measured in utero by pulsed Doppler and B-mode ultrasound. Amer. J. Obstet. Gynecol. 139 (1981) 720–725

19 Gill RW, Kossoff G, Warren PS, Garrett WJ: Umbilical venous flow in normal and complicated pregnancy. Ultrasound Med. Biol. 10 (1984) 349–363

20 Giles WB, Lingman G, Marsal K, Trudinger BJ: Fetal volume blood flow and umbilical artery flow velocity waveform analysis: a comparison. Brit. J. Obstet. Gynecol. 93 (1986) 461–465

21 Gonser M, Goelz R, Erz W, Mielke G: Dopplersonographie des Ductus venosus bei Hochrisikoschwangerschaften zwischen 23 und 26 Wochen. Geburtsh u Frauenheilk 55 (1995) 661–663

22 Gudmundson S, Hutha JC, DC Wood, Tulzer G, Cohen AW, Weiner S: Doppler ultrasonography in the fetus with nonimmune hydrops. Amer. J. Obstet. Gynecol. 164 (1991) 33–37

23 Gudmundson S, Tulzer G, Hutha JC, Marsal K: Venous Doppler in the fetus with absent end-diastolic flow in the umbilical artery. Ultrasound Obstet. Gynecol. 7 (1996) 262–267

24 Hecher K, Campbell S, Snijders R, Nicolaides K: Reference ranges for fetal venous and atrioventricular blood flow parameters. Ultrasound Obstet. Gynecol. 4 (1994) 381–390

25 Hecher K, Campbell S, Doyle P, Harrington K, Nicolaides K: Assessment of fetal compromise by Doppler ultrasound investigation of the fetal circulation. Arterial, intracardiac, and venous blood flow velocity studies. Circulation 91 (1995) 129–138

26 Hecher K, Snijders R, Campbell S, Nicolaides K: Fetal venous, arterial, and intracardiac blood flows in red blood cell isoimmunization. Obstet. Gynecol. 85 (1995) 122–128

27 Hecher K, Snijders R, Campbell S, Nicolaides K: Fetal venous, intracardiac, and arterial blood flow measurements in intrauterine growth retardation: Relationship with fetal blood gases. Amer. J. Obstet. Gynecol. 173 (1995) 10–15

28 Hecher K, Ville Y, Snijders R, Nicolaides K: Doppler studies of the fetal circulation in twin-twin transfusion syndrome. Ultrasound Obstet. Gynecol. 5 (1995) 318–324

29 Huisman TWA, Stewart PA, Wladimiroff JW: Flow velocity waveforms in the fetal inferior vena cava during the second half of normal pregnancy. Ultrasound Med. Biol. 17 (1991) 379–382

30 Huisman TWA, Stewart PA, Wladimiroff JW: Ductus venosus blood flow velocity waveforms in the human fetus – A Doppler study. Ultrasound Med. Biol. 18 (1992) 33–37

31 Huisman TWA, Gittenberger-De Groot AC, Wladimiroff JW: Recognition of a fetal subdiaphragmatic venous vestibulum essential for fetal venous Doppler assessment. Pediatr. Res. 32 (1992) 338–341

32 Huisman TWA, van den Eijnde SM, Stewart PA, Wladimiroff JW: Changes in inferior vena cava blood flow velocity and diameter during breathing movements in the human fetus. Ultrasound Obstet. Gynecol. 3 (1993) 26–30

33 Indik J, Chen V, Reed KL: Association of umbilical venous with inferior vena cava blood flow velocities. Obstet. Gynecol. 77 (1991) 551–557

34 Indik JH, Reed KL: Correlations in umbilical blood flow Doppler velocities in the human fetus during breathing. Ultrasound Obstet. Gynecol. 4 (1994) 361–366

35 Jouppila P, Kirkinen P: Umbilical vein blood flow in the human fetus in cases of maternal and fetal anemia and uterine bleeding. Ultrasound Med. Biol. 10 (1984) 365–370

36 Jouppila P, Kirkinen P: Umbilical vein blood flow as an indicator of fetal hypoxia. Brit. J. Obstet. Gynecol. 91 (1984) 107–110

37 Kanzaki T, Chiba Y: Evaluation of the preload condition of the fetus by inferior vena cava blood flow pattern. Fetal Diagn. Ther. 5 (1990) 168–174

38 Kanzaki T, Murakami M, Kobayashi H, Chiba Y: Characteristic abnormal blood flow patterns of the inferior vena cava in fetal arrhythmias. J. Matern. Fetal. Invest. 1 (1991) 35–39

39 Karsdorp VHM, van Vugt JMG, Kostense PJ, Arduini D, Montenegro N, Todros T: Clinical significance of absent or reversed end diastolic velocity waveforms in umbilical artery. Lancet 344 (1994) 1664–1668

40 Kilby MD, Swarc R, Benson LN, Morrow RJ: Left ventricular hemodynamics in anemic fetal lambs. J. Perinat. Med. 26 (1998) 5–12

41 Kirkinen P, Jouppila P: Umbilical vein blood flow in rhesus-isoimmunization. Brit. J. Obstet. Gynecol. 90 (1983) 640–643

42 Kiserud T, Eik-Nes SH, Blaas HG, Hellevik LR: Ultrasonographic velocimetry of the fetal ductus venosus. Lancet 338 (1991) 1412–1414

43 Kiserud T, Eik-Nes SH, Blaas HG, Hellevik LR: Foramen ovale: An ultrasonographic study of its relation to the inferior vena cava, ductus venosus and hepatic veins. Ultrasound Obstet. Gynecol. 2 (1992) 389–396

44 Kiserud T, Eik-Nes SH, Hellevik LR, Blaas HG: Ductus venosus – a longitudinal Doppler velocimetric study of the human fetus. J. Matern. Fetal. Invest. 2 (1992) 5–11

45 Kiserud T, Eik-Nes SH, Hellevik LR, Blaas HG: Ductus venosus blood velocity changes in fetal cardiac diseases. J. Matern. Fetal. Invest. 3 (1993) 15 – 20

46 Kiserud T, Eik-Nes SH, Blaas HG, Hellevik LR, Simensen B: Ductus venosus blood velocity and the umbilical circulation in the seriously growth-retarded fetus. Ultrasound Obstet. Gynecol. 4 (1994) 109 – 114

47 Künzel W: Das fetale Schocksyndrom. Z. Geburtsh. u. Perinat. 190 (1986) 177 – 184

48 Mari G, Uerpairojkit B, Copel JA: Abdominal venous system in the normal fetus. Obstet. Gynecol. 86 (1995) 729 – 733

49 Nakai Y, Miyazaki Y, Matsuoka Y: Pulsatile umbilical venous flow and its clinical significance. Brit. J. Obstet. Gynecol. 99 (1992) 977 – 980

50 Oepkes D, Vanderbussche FP, van Bel F, Kanhai HHH: Fetal ductus venosus blood flow velocities before and after transfusion in red-cell alloimmunized pregnancies. Obstet. Gynecol. 82 (1993) 237 – 241

51 Oepkes D, Brand R, Vandenbussche FP, Meerman RH, Kanhai HHH: The use of ultrasonography and Doppler in the prediction of fetal haemolytic anaemia: a multivariate analysis. Brit. J. Obstet. Gynecol. 101 (1994) 680 – 684

52 Ozcan T, Sbracia M, Dáncona RL, Copel JA, Mari G: Arterial and venous Doppler velocimetry in the severely growth-restricted fetus and associations with adverse perinatal outcome. Ultrasound Obstet. Gynecol. 12 (1998) 39 – 44

53 Pennati G, Bellotti M, Ferrazzi E, Rigano S, Garberi A: Hemodynamic changes across the human ductus venous: a comparison between clinical findings and mathematical calculations. Ultrasound Obstet. Gynecol. 9 (1997) 183 – 391

54 Reed KL, Appleton CP, Anderson CF, Shenker L, Sahn DL: Doppler studies of vena cava flows in human fetuses. Circulation 81 (1990) 498 – 505

55 Reed KL, Chaffin DG, Anderson CF: Umbilical venous Doppler velocity pulsations and inferior vena cava pressure elevations in fetal lamb. Obstet. Gynecol. 87 (1996) 617 – 620

56 Reed KL, Chaffin DG, Anderson CF, Newman AT: Umbilical venous velocity pulsations are related to atrial contraction pressure waveforms in fetal lambs. Obstet. Gynecol. 89 (1997) 953 – 956

57 Reuss ML, Rudolph AM, Dae MW: Phasic blood flow patterns in the superior and inferior venae cavae and umbilical vein of fetal sheep. Amer. J. Obstet. Gynecol. 145 (1983) 70 – 78

58 Rizzo G, Arduini D, Romanini C: Umbilical vein pulsations: A physiologic finding in early gestation. Amer. J. Obstet. Gynecol. 167 (1992) 675 – 677

59 Rizzo G, Arduini D, Caforio L, Romanini C: Effects of sampling sites on inferior vena cava flow velocity waveforms. J. Matern. Fetal. Invest. 2 (1992) 153 – 156

60 Rizzo G, Arduini D, Romanini C: Inferior vena cava flow velocity waveforms in appropriate- and small-for-gestational-age fetuses. Amer. J. Obstet. Gynecol. 166 (1992) 1271 – 1280

61 Rizzo G, Capponi A, Arduini D, Romanini C: Ductus venosus velocity waveforms in appropriate and small for gestational age fetuses. Early Hum. Develop. 39 (1994) 15 – 26

62 Rizzo G, Capponi A, Talone PE, Arduini D, Romanini C: Doppler indices from inferior vena cava and ductus venosus in predicting pH and oxygen tension in umbilical blood at cordocentesis in growth-retarded fetuses. Ultrasound Obstet. Gynecol. 7 (1996) 401 – 410

63 Saling E: Die O$_2$-Sparschaltung des fetalen Kreislaufes. Geburtsh. u. Frauenheilk. 26 (1966) 413 – 419

64 van Splunder IP, Huisman TWA, Stijnen T, Wladimiroff JW: Presence of pulsations and reproducibility of waveform recording in the umbilical and left vein in normal pregnancies. Ultrasound Obstet. Gynecol. 4 (1994) 49 – 53

65 Wladimiroff JW, Huisman TW, Stewart PA: Normal fetal Doppler inferior vena cava, transcuspid, and umbilical artery flow velocity waveforms between 11th and 16th week's gestation. Amer. J. Obstet. Gynecol. 166 (1992) 921 – 924

66 Zikulnig L, Hecher K, Bregenzer T, Bäz E, Hackelöer BJ: Doppler sonography and prognostic factors in severe twin-twin transfusion syndrome with endoscopic laser therapy. Ultrasound Obstet. Gynecol. 12(Suppl.1) (1998) 9

Spezielle geburtshilfliche Fragestellungen

17 Nabelschnurumschlingung und farbkodierte Dopplersonographie

A. K. Ertan, H. J. Hendrik, W. Schmidt

Bedeutung der Nabelschnurumschlingung (NSU)

Mögliche Folgen der NSU. Nabelschnurkomplikationen sind mit Abstand die häufigste Ursache schwerer fetaler intrapartaler Hypoxiezustände (18). Eine Nabelschnurumschlingung (NSU) wird subpartal bei 20–33% aller Schwangerschaften (1, 42) beobachtet, bei Feten in Beckenendlagen mit bis zu 48% sogar noch häufiger (7). Seltene, z.T. allerdings ernsthafte Komplikationen einer NSU stellen die höhere Azidoserate (2, 10, 24), der hypovolämische Schock des Neugeborenen (42) oder auch neurologische Entwicklungsstörungen (1) dar. Letztendlich kann die NSU auch Ursache eines intrauterinen Fruchttodes sein (1, 17). Auch subpartale Probleme im Sinne einer verlängerten Eröffnungsperiode bzw. Geburtsstillstand können durch Nabelschnurumschlingungen verursacht werden (10) (Tab. 17.**1**).

Zahl der Umschlingungen. Birnholz (1) vermutete, dass durch eine nuchale NSU das Risiko eines asphyxiebedingten pränatalen Hirnschadens erhöht ist, wobei der Zahl der Umschlingun-

Tabelle 17.**1** Mögliche Komplikationen bei Nabelschnurumschlingung

- Häufigeres Auftreten von variablen Dezelerationen, FHR-Veränderungen
- Verlängerte Eröffnungsperiode, Geburtsstillstand
- Höhere neonatale Asphyxierate
- Hypovolämischer Schock
- Neurologische Entwicklungsstörungen
- Intrauteriner Fruchttod

gen eine besondere Bedeutung zukommt (1). Zur Inzidenz der mehrfachen Nabelschnurumschlingungen liegen verschiedene Berichte vor (19, 20). Kan-Pun-Shui und Eastman (16) fanden eine Inzidenz der 2fachen NSU mit 20,6%, 2,5% bei 3facher Umschlingung bzw. 0,1% bei 4facher NSU (16). Einzelfalldarstellungen mit bis zu 9facher NSU liegen vor (22).

Farbdopplerstudie zur Diagnostik der NSU

Zur Diagnostik einer Nabelschnurumschlingung standen bis vor kurzem lediglich die Ultraschall-B-Bild-Methode (4, 6, 7, 11, 33, 36), und das CTG zur Verfügung (23). In jüngster Zeit wird immer häufiger auch auf die Anwendung der gepulsten Dopplersonographie bei der Diagnose von Nabelschnurumschlingungen hingewiesen (1, 29, 31).

Anhand einer prospektiven Studie an der Universitäts-Frauenklinik Homburg/Saar wurde der Stellenwert von hochauflösenden Farbdoppleruntersuchungen bei der pränatalen Dignostik von Nabelschnurumschlingungen evaluiert. Bei einem Kollektiv von 254 Schwangeren wurden bei der Aufnahme bzw. bei suspekter fetaler Herzfrequenz Ultraschalluntersuchungen zur Feststellung einer nuchalen NSU durchgeführt. Die antepartalen Ultraschallergebnisse wurden dann mit den intra- und postpartalen Befunden verglichen. Alle Untersuchungen erfolgten mit hochauflösenden Real-Time-Farbdopplergeräten (Acuson Computed Sonography 128 XP/10 mit 5-MHz- und Picker CS 192 Integral bzw. Siemens Elegra mit 3,5-MHz-Curved-Array). Die Dokumentation wurde mittels Video und Video-Hard-Copy durchgeführt. Im Anschluss an die fetale Biometrie wurde zusätzlich der fetale Halsbereich eingestellt und systematisch mithilfe der Farbdopplersonde nach den Signalen der Nabelschnurgefäße abgesucht. Alle Ergebnisse wurden in einem Dokumentationsbogen festgehalten. Bei besonderen Situationen wie z.B. NS-Signalen in der Nähe des fetalen Halses, jedoch ohne sichere NSU, wurden Begleitskizzen angefertigt.

Untersuchungstechnik

Longitudinale Einstellung. Zunächst wurde der fetale Halsbereich mit der konventionellen B-Bild-Sonographie (Grauwerttechnik) nach dem Auftreten von Nabelschnurgefäßen abgesucht. Anschließend wurde stets eine Untersuchung mit der Farbdopplersonographie vorgenommen. Durch die longitudinale Einstellung des fetalen Halses werden die NS-Gefäße im Querschnitt getroffen (Abb. 17.1). Je nach Lage des Feten kann dann in sagittalen (dorsoanteriore oder dorsoposteriore Lage) bzw. frontalen Schnitten (Rücken rechts oder links) der Halsbereich abgesucht werden. Bei Verdacht auf ein NS-Signal am Hals kann die Diagnose bei fraglichen Fällen durch den Nachweis der typischen Frequenzverschiebungen bei der gepulsten dopplersonographischen Untersuchung in den Umbilikalarterien und -venen bestätigt werden.

Transversalschnitt. Die endgültige Diagnose einer „NSU um den Hals" sollte jedoch erst nach „Colour"-Darstellung der zirkulären Nabelschnur unmittelbar am fetalen Hals gestellt werden. Für diese Einstellung der NS-Gefäße sollte der Halsbereich im Transversalschnitt getroffen werden (Abb. 17.**2a**). Insbesondere in Terminnähe ist es oft nicht möglich, eine NSU vollständig um den Hals darzustellen (z. B. Oligohydramnion, tief stehender vorangehender Teil etc.). Aus diesem Grund sollten zumindest der ventrale Teil und die seitlichen Bereiche am Hals exakt untersucht werden (Abb. 17.**2b**). Nur hierdurch kann die „falsche" Verdachtsdiagnose NSU bei den Fällen verhindert werden, bei denen die Nabelschnur in geschlängelter Form direkt am Hals liegend als „Knäuel" seitlich nachweisbar ist.

Ergebnisse

Für das Auftreten des Befundes „NSU um den Hals" (intra-/postpartal) wurde mit der antepartalen Untersuchung mittels Farbdopplersonographie eine Sensitivität von 97% erreicht, bei einer Rate von 6% und 1,5% falsch positiver bzw. falsch negativer Ergebnisse. Die Spezifität betrug 88%. Der positive Vorhersagewert lag bei 89% und der negative Vorhersagewert bei 96%. Die Effizienz betrug 93%.

Fehlermöglichkeiten. Es kann durch die unmittelbare Nähe der mütterlichen Beckengefäße bei alleiniger farbiger Darstellung leicht zu einer „falschen" Verdachtsdiagnose kommen. Durch den typischen Verlauf der Frequenzverschiebungen in den fetalen und maternalen Gefäßen wird aber eine richtige Zuordnung ermöglicht. Weitere diagnostische Schwierigkeiten sind bei Oligohydramnie zu erwarten, wo die richtige Diagnose durch den alleinigen Einsatz der B-Bild-Sonographie nahezu unmöglich wird.

CTG. In 21% galt ein auffälliges antepartales CTG als Indikation für die gezielte Untersuchung mit der Farbdopplersonographie. In der Gruppe mit der antepartal gestellten Diagnose „nuchale NSU" betrug der Anteil von variablen Dezelerationen 72%, von frühen Dezelerationen 7% und von späten Dezelerationen 21%. Bei den restlichen Fällen ohne nuchale NSU standen in der Hälfte der Fälle späte Dezelerationen im Vordergrund der CTG-Auffälligkeiten, in 2 Fällen waren variable Dezelerationen vorhanden und in 3 Fällen frühe Dezelerationen.

Im Untersuchungskollektiv trat ca. in einem Viertel der Fälle intrapartal ein pathologisches CTG auf. Der Anteil der Spontanentbindungen betrug 61%. Bei 17% der Fälle wurde eine primäre und bei 10% eine sekundäre Schnittentbindung durchgeführt. In 12% der Fälle wurde die Geburt vaginal-operativ beendet. Bei den Indikationen zur operativen Entbindung lag der Anteil pathologischer CTG-Verläufe (43%; sog. drohende intrauterine Asphyxie) in der Gruppe mit einer NSU im Vergleich zu der Gruppe ohne NSU (8%) signifikant höher (p < 0,001).

Doppleruntersuchung fetaler Gefäße. Ein pathologisches Ergebnis in der fetalen Aorta (A/B-Ratio > 7) wurde in 30% der Fälle mit NSU registriert. In den Umbilikalarterien betrug die Rate von pathologischen Befunden bei NSU (A/B-Ratio > 4) 11,3%. In 12% der Fälle mit einer NSU kam es zu einer Ver-

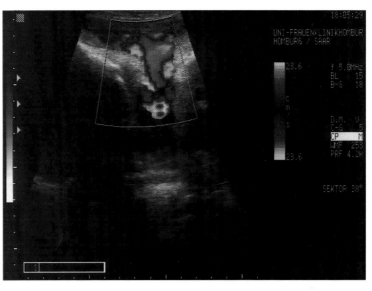

Abb. 17.**1** Nabelschnursignale mit der Farbdopplersonographie bei der longitudinalen Einstellung des fetalen Halses.

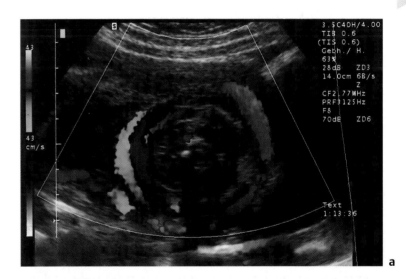

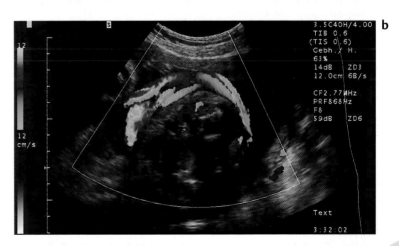

Abb. 17.**2** Darstellung der Nabelschnursignale mit der Farbdopplersonographie im Transversalschnitt des fetalen Halses.
a Zirkuläre Darstellung.
b Darstellung von Nabelschnuranteilen seitlich und ventral am Hals.

schlechterung der Dopplerflowbefunde im Verlauf der Schwangerschaft.

Nabelschnurlänge. Bei allen Patientinnen wurde die Nabelschnurlänge postpartal gemessen (Minimum 28 cm – Maximum 101 cm). In der Gruppe mit NSU betrug die NS-Länge im Durchschnitt 65 ± 10 cm und in der Gruppe ohne NSU 54 ± 9 cm ($p < 0,01$). Als zu lange Nabelschnur wurde > 70 cm (> 90. Perzentile) definiert. Der Anteil der zu langen NS war in der Gruppe mit NSU 7-mal häufiger als bei den Neugeborenen ohne nuchale NSU (Tab. 17.**2**).

Bedeutung der Diagnose einer Nabelschnurumschlingung im biophysikalischen (ABCD-)Profil

Die Bedeutung der Dopplersonographie, insbesondere der Farbdopplersonographie, im Rahmen der Überwachung der Schwangerschaft mittels biophysikalischer Methoden ist mittlerweile selbstverständlich geworden. Allerdings kann die Erfassung fetaler Gefahrenzustände antepartal wesentlich gesteigert werden durch die Kombination mit weiteren biophysikalischen Untersuchungsmethoden (vgl. „Chronische Plazentainsuffizienz", Kap. 18) (13).

Vergleich von Dopplerflowmessungen und anderen biophysikalischen Parametern. In einer zusätzlichen prospektiven Untersuchung sollte daher die Frage beantwortet werden, welche Bedeutung die Diagnose einer fetalen NSU bei der antepartalen dopplersonographischen Untersuchung im Rahmen des biophysikalischen (ABCD-) Profils besitzt. Insbesondere wurde darauf geachtet, wie sich im Vergleich zu der Dopplerflowmessung die anderen biophysikalisch erfassten Parameter verhalten und welche Bedeutung die NSU bei der komplexen biophysikalischen Untersuchung für den peripartalen Verlauf besitzt. Bei 380 Untersuchungen des biophysikalischen (ABCD-) Profils wurde in 128 Fällen (34%) farbdopplersonographisch eine nuchale NSU gefunden (12). In 73 Fällen (57%) lag dabei eine Schwangerschaft ohne zusätzliches Befundrisiko vor. Diese Gruppe wurde mit 144 Schwangerschaften ohne NSU und ohne zusätzliches Befundrisiko verglichen (Tab. 17.**3**).

ABCD-Profil. Das ABCD-Profil beinhaltet die erweiterte fetale Biometrie, den Fruchtwasserindex (AFI bzw. EFI), die Kinetokardiotokographie (KCTG) und Dopplersonographie von fetaler Aorta und A. umbilicalis. Es wurden nur Einlingsschwangerschaften zur Auswertung herangezogen.

Vergleicht man die Variablen des biophysikalischen Profils in Fällen ohne zusätzliche Befundrisiken bei Vorhandensein einer NSU bzw. ohne NSU, so finden sich nur marginale Unterschiede in der Biometrie, Fruchtwassermenge und in der zusammenfassenden Beurteilung der Dopplerflowdiagnostik (Tab. 17.**4**).

In den Einzelkriterien der Kinetokardiotokographie waren ebenfalls keine wesentlichen Unterschiede zwischen beiden Gruppen zu registrieren. Allenfalls die Zahl der Akzelerationen war in den Fällen mit NSU geringer als in den Fällen ohne NSU (Tab. 17.**5**). Die Parameter der fetalen Herzfrequenz (Beurtei-

Tabelle 17.2 Verteilung der Nabelschnurlänge in den Gruppen mit bzw. ohne nuchale NSU

Nabelschnurlänge	mit NSU	ohne NSU
35–70 cm (normal)	79%	97%
> 70 cm (zu lang) ($p < 0,001$)	21%	3%

Tabelle 17.3 Fetal Outcome bei Fällen mit im ABCD-Profil diagnostizierter NSU bzw. ohne NSU

		ohne NSU	mit NSU
Fälle		n = 144	n = 73
SSW bei Entbindung		39	40
Geburtsgewicht in g (Mittelwert, SD)		3204 (366)	3296 (240)
Geburtsmodus	spontan	82%	75%
	primäre Sectio caesarea	11%	9%
	sekundäre Sectio caesarea	7%	8%
	vaginal-operativ	–	8%
APGAR 1' (**)	< 7	2%	16%
	≥ 7	98%	84%
APGAR 5'	< 7	0%	0%
	≥ 7	100%	100%
NS-pH arteriell (Mittelwert, SD)		7,28 (0,8)	7,28 (0,9)
Komplikation sub partu	nein	76%	64%
	ja	24%	36%

(** $p < 0,01$)

Tabelle 17.4 Gruppenbefunde des ABCD-Profils bei dopplersonographisch diagnostizierter NSU

		ohne NSU	mit NSU	p
Biometrie	normal	72%	79%	n. s.
	pathologisch	28%	21%	
Fruchtwassermenge (EFI)	normal/			n. s.
	vermehrt	88%	92%	
	reduziert	12%	8%	
Dopplerflow	normal	75%	70%	n. s.
	pathologisch	25%	30%	
Bewegungen (mittlere Blocklänge)	normal	83%	78%	n. s.
	verkürzt	17%	22%	
FHR (Fischer-Score)	> 7	96%	96%	n. s.
	≤ 7	4%	4%	

lung nach dem Fischer-Score) unterschieden sich nicht voneinander.

Die differenzierte Beurteilung der Dopplersonographie fand tendenziell eine Verschlechterung der Perfusion in Aorta und A. umbilicalis und keine Unterschiede in der A. cerebri media (Tab. 17.**6**).

Peripartale Ergebnisse. Die Schwangerschaften ohne zusätzliche Befundrisiken unterschieden sich in Fällen ohne und mit NSU bezüglich der peripartalen Ergebnisse nicht signifikant voneinander. In den Fällen mit NSU fand sich etwas vermehrt eine vaginale operative Entbindungsindikation. Der 1-Minuten-APGAR war in den Fällen mit NSU deutlich schlechter, dies glich sich allerdings nach 5 Minuten vollkommen aus. Am arteriellen Nabelschnur-pH wurde kein Unterschied beobachtet. Insgesamt wurden in 12% häufiger Komplikationen sub partu beobachtet, wenn antepartal eine nuchale Nabelschnurumschlingung diagnostiziert wurde.

Beurteilung. Zusammenfassend ist davon auszugehen, dass die Diagnose einer nuchalen NSU im Rahmen der komplexen biophysikalischen Beurteilung bei unkomplizierter Schwangerschaft von benigner Bedeutung ist. Die Perfusionswerte in den fetalen Gefäßen sind geringfügig beeinträchtigt, ohne allerdings sich diesbezüglich langfristig als chronische Perfusionsstörung bemerkbar zu machen. Im Fetal Outcome zeigen sich die typischen Einflüsse akuter Alterationen durch die NSU, die aber im Rahmen eines üblichen, kontrollierten geburtshilflichen Vorgehens erkannt und behandelt werden können und damit folgenlos bleiben.

Tabelle 17.**5** Befunde des Kinetokardiotokogramms bei diagnostizierter NSU

	ohne NSU	mit NSU	p
% Bewegungen (Mittelwert, SD)	18 (9,9)	18 (8,3)	n. s.
Mittlere Blocklänge	5,77 (2,6)	5,06 (1,2)	n. s.
Anzahl der Akzelerationen	8,6 (5,5)	6,0 (4,8)	< 0,05
Fischer-Score 8 – 10	96%	96%	n. s.
Fischer-Score 5 – 7	4%	4%	

Tabelle 17.**6** Einzelbefunde der Farbdopplersonographie im ABCD-Profil bei NSU

Gefäß	Beurteilung	ohne NSU	mit NSU	p
Aorta	normal	94%	78%	< 0,1
	pathologisch/grenzwertig	6%	22%	
A. umbilicalis	normal	75%	70%	< 0,1
	pathologisch	25%	30%	
A. cerebri media	normal	84%	82%	n. s.
	pathologisch	16%	15%	

Stellenwert der Dopplersonographie bei NSU

Komplikationen durch eine NSU können ante- und intrapartal sehr vielfältig sein. Diese Komplikationen können von sporadisch vorhandenen variablen Dezelerationen der Fetal Heart Rate (FHR) bis zum intrauterinen Fruchttod reichen (1, 10, 14, 15, 17, 25, 35, 37, 40).

Hohe Treffsicherheit. Anhand einer prospektiven Studie wurde für die antepartale Erkennung einer NSU eine Sensitivität von 97% mithilfe der hochauflösenden Real-Time-Farbdopplersonographie erreicht. Der positive Vorhersagewert von 89% und ein negativer Vorhersagewert von 97% bei einer Effizienz von 93% bestätigen die hohe Treffsicherheit dieser Methode. Insbesondere bei ultrasonographisch (sowohl B-Bild als auch Farbdoppler) nicht sicheren Befunden kann durch den Einsatz der gepulsten Dopplersonographie anhand der typischen Frequenzverschiebung in den Nabelschnurgefäßen (Aa. und V. umbilicalis) die Erkennungsrate noch gesteigert werden.

Nabelschnurlänge. Neben der NSU stellt die Nabelschnurlänge ein bisher wenig beachtetes Problem dar. Als mittlere Nabelschnurlänge bei Geburten am Termin werden 50 – 60 cm angegeben. Es ist akzeptiert, dass bei zu langer Nabelschnur eine NSU häufiger vorkommen kann. Im Gegensatz hierzu muss bei zu kurzer Nabelschnur mit einer reduzierten fetalen Bewegungsaktivität und Störungen bei der Entwicklung des zentralnervösen Systems gerechnet werden. Bereits 1750 berichtete Smellie über einen intrauterinen Fruchttod aufgrund einer zu kurzen Nabelschnur (38). Neben einer „relativ" zu kurzen Nabelschnur (z.B. durch NSU) wird eine Nabelschnurlänge von < 35 cm als „absolut" zu kurz angesehen (8, 30, 32). Die Inzidenz der zu kurzen Nabelschnur wird mit 0,43 – 0,78% angegeben. Offensichtlich besteht eine Koinzidenz der zu kurzen Nabelschnur mit chromosomalen Entwicklungsstörungen (einschließlich Down-Syndrom) (5).

Das häufige Vorkommen einer zu langen Nabelschnur bei Neugeborenen mit NSU konnte in diesem Kollektiv bestätigt werden. So wurde der Anteil einer zu langen NS (> 70 cm) in vergleichbar großen Untergruppen 7-mal häufiger bei Fällen mit nuchaler NSU gegenüber Fällen ohne NSU gefunden (21% gegenüber 3%, p < 0,001).

Korrelation mit CTG. Nach Kubli und Schmidt (18) treten perakute fetale Hypoxiezustände ohne jede Vorwarnung, wahrscheinlich als Folge okkulter Nabelschnurkompression, in ca. 1 – 2‰ der Geburten auf (18). Deshalb bieten sich als zentrales Indikationsgebiet für die antenatale Suche einer NSU vor allem Auffälligkeiten bei der antepartalen CTG-Registrierung an. Antepartal und subpartal treten bei Feten mit NSU häufiger pathologische Herzfrequenzveränderungen auf (10, 26, 28). So gaben Goldkrand et al. (9) die Häufigkeit von variablen Dezelerationen bei bestimmten Nabelschnurpathologien, wie z.B. NS-Umschlingung, -Knoten etc., mit 74%, Tejani et al. mit 89% an (9, 41). In unserer Untersuchung mit dem biophysikalischen Profil äußerte sich die NSU allerdings bei Fehlen sonstiger Befundrisiken lediglich durch eine verminderte Anzahl von Akzelerationen. Die Werte des Fischer-Scores wurden durch das Vorhandensein einer NSU nicht beeinflusst, ebenso wenig wie die quantitative Bewegungsanalyse im KCTG.

Es ist generell akzeptiert, dass sog. variable Dezelerationen über einen fetalen vagalen Reflex hervorgerufen werden können. Dabei scheint die Nabelschnurkompression sowohl ante- als auch intrapartal eine wesentliche Rolle zu spielen (43).

Spezielle geburtshilfliche Fragestellungen

Perinatale Befunde. Die Indikation für eine antenatale Suche nach einer evtl. NSU wurde in der vorgestellten Untersuchung in 21% durch ein auffälliges antepartales CTG gestellt. Im Gegensatz dazu waren die Auffälligkeiten der FHR in der Gruppe ohne eine NSU hauptsächlich durch andere Faktoren bedingt (z.B. Verdacht auf intrauterine Wachstumsretardierung [IUGR]). Mittlere APGAR-Score- und Nabelschnur-pH-Werte lagen bei Kindern mit einer NSU ebenfalls signifikant niedriger bzw. der pCO_2 höher. Die Inzidenz einer neonatalen Asphyxie wurde bei wiederholten variablen Dezelerationen signifikant häufiger beobachtet als bei Fällen ohne wiederholte variable Dezelerationen (APGAR-Score < 7; 35,3% gegenüber 3,8 % und pH < 7,20; 44,1% gegenüber 6,5%). Die Häufigkeit von grünem Fruchtwasser wurde in der Literatur bis zu 3- bis 4-mal häufiger bei NSU angegeben (39) und wurde im eigenen Kollektiv ebenfalls etwa 3-mal häufiger beobachtet.

Vermeidung neuromotorischer Schädigungen. Das Hauptgewicht der geburtshilflichen Bestrebungen liegt neben der Senkung der perinatalen Mortalität derzeit hauptsächlich in der Vermeidung der kindlichen Morbidität mit dem potenziellen Risiko bleibender neuromotorischer Schädigungen (18). Generell kann das fetale CTG durch die Überwachung einer einzelnen funktionellen Größe (FHR) nicht alle Möglichkeiten einer oft multifaktoriellen Beeinträchtigung erfassen, und das antepartale CTG bietet keine typischen Warnzeichen für eine später auftretende zerebrale Entwicklungsstörung (34). Bei dieser Methode (antepartales CTG) handelt es sich vielmehr um eine Screeningmethode, deren Ziel es letztlich ist, später – intrapartal – eine Entgleisung des durch die Geburt stets belasteten fetalen Kreislaufs möglichst frühzeitig zu erkennen. Zunehmendes Interesse gilt dabei den präpartalen Auffälligkeiten im Vergleich zu intrapartalen Insulten (27, 34). Mallard et al. (21) fanden nach isolierter Nabelschnurokklusion (Tierexperiment) für 10 Minuten neben einer vorübergehenden schweren Asphyxie, Hypotension, Bradykardie und vermehrter Kortikalimpedanz (EEG), hauptsächlich einen Verlust der Neurone im Bereich des Hippocampus (21). Schäden in der Hippocampusregion machen sich beim Menschen insbesondere im Erinnerungsvermögen bemerkbar. Ähnliche Ergebnisse beschrieben Clapp et al. (3). Sie berichteten über histologisch bestätigte Zerebralschäden in 89% der Fälle, bei denen durch intermittierende partielle Okklusion der Umbilikalzirkulation eine zentrale fetale Hypoxie erzeugt worden war (3).

Praktisches Vorgehen bei der dopplersonographischen Suche. In der hier vorgestellten Arbeit wurde das praktische Vorgehen bei der antepartalen Suche nach einer NSU detailliert beschrieben. Von besonderer Wichtigkeit ist der Farbdopplernachweis der NS-Signale im durch Transversalschnitt dargestellten Halsbereich, da hierdurch die zirkulär verlaufenden NS-Gefäße an beiden Seiten des Halses farbig deutlich sichtbar gemacht werden können (Abb. 17.2). Die Rate der falsch positiven Ergebnisse von 6% kommt unter anderem dadurch zustande, dass am fetalen Hals typische NS-Signale mithilfe der Farbdoppler- bzw. gepulsten Dopplersonographie nachgewiesen wurden, eine Darstellung in der zirkulären Ebene jedoch durch verschiedene Faktoren (z.B. tief im Beckeneingang eingetretenen Kopf unter Entbindung) nicht möglich war (Abb. 17.3).

Nicht nur die qualitative Aussage über eine vorhandene NSU, sondern die Angabe über die Zahl der Umschlingungen scheint von besonderer Wichtigkeit zu sein. Eine Unterscheidung zwischen einer einfachen und beispielsweise einer 3- bzw. 4fachen Umschlingung ist mit diesem Diagnostikum ohne größeren Aufwand möglich (Abb. 17.4).

Verlaufskontrollen. Durch diese antepartale Untersuchung eröffnet sich außerdem die Möglichkeit, eine bereits in frühen Schwangerschaftswochen evtl. vorhandene NSU um den fetalen Hals, um die Extremitäten bzw. um den Körper oder beispielsweise einen Nabelschnurknoten nachweisen zu können und dann im weiteren Schwangerschaftsverlauf longitudinal zu verfolgen (Abb. 17.5 und 17.6). Damit könnte bei solchen Fällen die antepartale Betreuung und Überwachung intensiviert werden, wobei möglicherweise bei funktioneller Verschlechterung des fetalen Zustandes gezielt und schnell eingegriffen werden kann. Die kombinierte Anwendung der biophysikalischen Untersuchungsmethoden, wie z.B. im ABCD-Profil, kann helfen, funktionelle Veränderungen frühzeitig zu erfassen und durch entsprechendes geburtshilfliches Handeln Folgen abzu-

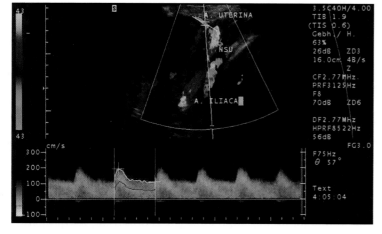

Abb. 17.**3** Fehlermöglichkeiten bei der Identifizierung der Nabelschnur und gezielter Einsatz der gepulsten Dopplersonographie.

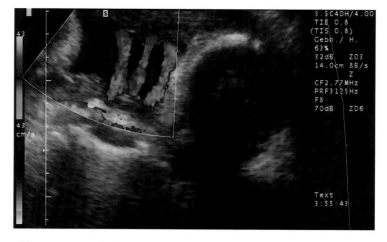

Abb. 17.**4** Zweifache nuchale NSU (Nabelschnurumschlingung).

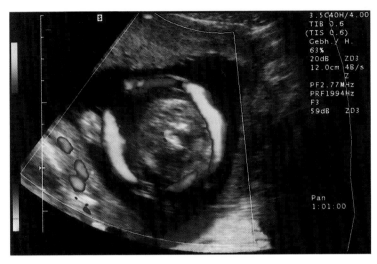

Abb. 17.**5** NSU in der 22. SSW.

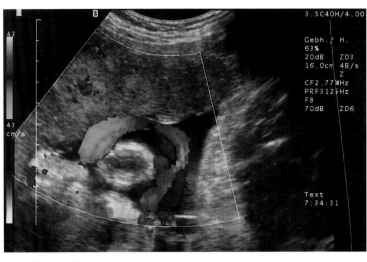

Abb. 17.**6** NSU um das fetale Handgelenk.

wenden. Andererseits ist bei sonst unauffälliger Schwangerschaft (keine Befundrisiken) die Diagnose der nuchalen NSU ein benigner Befund, sodass bei unauffälligen Befunden im ABCD-Profil die Schwangere damit durchaus beruhigt werden kann.

Nabelschnurvorfall. Durch Darstellung der Nabelschnur mithilfe der Farbdopplersonographie (evtl. transvaginal) im unteren Uterinsegment vor dem vorangehenden Teil des Feten kann die antepartale Diagnose eines möglichen Nabelschnurvorfalls evtl. erleichtert werden.

Zusammenfassung

Zusammenfassend lässt sich aus den bisherigen Erfahrungen mit dieser Methode Folgendes feststellen:

Die antepartale Erkennung einer NSU mittels Farbdopplersonographie gelingt in nahezu allen Fällen. Nach entsprechender Einarbeitung in diese Methode lässt sich diese Aussage relativ rasch und zuverlässig treffen. Durch die antepartale (rechtzeitige) Kenntnis einer NSU können möglicherweise intrapartale Komplikationen vermieden werden. Probleme können bei der Mitteilung dieser Diagnose an die Patientinnen entstehen. Durch mangelnde bzw. unsachgemäße Aufklärung führt diese Feststellung bei vielen Patientinnen zu Verunsicherung bzw. Ängsten. Aus diesem Grund sollte die Schwangere ausreichend über das häufige Auftreten dieses Befundes (auch ohne weitere Auffälligkeiten) aufgeklärt werden. Insbesondere bei antepartalen CTG-Auffälligkeiten (z.B. unklare variable Dezelerationen) kann mittels Farbdopplersonographie die mögliche Ursache eruiert werden. Die hohe Treffsicherheit der farbkodierten Dopplersonographie beim Vorliegen einer NSU erlaubt somit möglicherweise in vielen Fällen die Prävention von schweren peri-/subpartalen Komplikationen. Nach Ausschluss anderer Auffälligkeiten können diese Patientinnen durch intensivierte Überwachung z.B. im Rahmen des biophysikalischen (ABCD-) Profils weiter betreut werden.

Literatur

1 Birnholz JC: Ecologic Physiology of the Fetus. Radiol. Clin. North. Amer. 28 (1990) 179–188

2 Bretscher J, Saling E: pH values in the human fetus during labor. Amer. J. Obstet. Gynecol. 97 (1967) 906–911

3 Clapp JF, Peress NS, Wesley M, Mann LI: Brain damage after intermittent partial cord occlusion in the chronically instrumented fetal lamb. Amer. J. Obstet. Gynecol. 159 (1988) 504–509

4 Collins JH: Nuchal cord type A and type B. Amer. J. Obstet. Gynecol. 177 (1997) 94

5 Ente G, Penzer PH: The umbilical cord: normal parameters. J. R. Soc. Health. 111 (1991) 138–140

6 Feinstein SJ, Lodeiro JG, Vintzileos AM, Weinbaum PJ, Campbell WA, Nochimson DJ: Intrapartum ultrasound diagnosis of nuchal cord as a deceisive factor in management. Amer. J. Obstet. Gynecol. 153 (1985) 308–309

7 Giacomello F: Ultrasound determination of nuchal cord in breech presentation. Amer. J. Obstet. Gynecol. 159 (1988) 531–532

8 Gardiner JP: The umbilical cord. Normal length; length in cord complications; etiology end frequency of coiling. Surg. Gynecol. Obstet. 34 (1922) 254–256

9 Goldkrand JW, Speichinger JP: "Mixed cord compression", fetal heart rate pattern, and its relation to abnormal cord position. Amer. J. Obstet. Gynecol. 122 (1975) 144–150

10 Hankins GDV, Snyder RR, Hauth JC, Gilstrap III LC, Hamm-Mond T: Nuchal Cords and Neonatal Outcome. Obstet. Gynecol. 70 (1987) 687–691

11 Hansen HS, Hillersborg B: Case report; Antepartum looping of the umbilical cord. Acta. Obstet. Gynecol. Scand. 67 (1988) 475–476

12 Hendrik H-J, Laub K, Ertan AK, Holländer M, Schmidt W: Bedeutung des Biophysikalischen Profils (ABCD) bei der Nabelschnurumschlingung in unkomplizierten Schwangerschaften. Arch. Gynecol. Obstet. 261(Supp.1) (1998) 50

13 Hendrik H-J, Tossounidis I, Boos R, Schmidt W: Neuentwicklung eines fetalen biophysikalischen Profils unter Verwendung verschiedener sonographischer Parameter, Doppler-Flow und der Kinetocardiotokographie. Bildgebung/Imaging 61(Supp.2) (1994) 92

14 Horwitz ST, Finn WF, Mastrota VF: A study of umbilical cord encirclement. Amer. J. Obstet. Gynecol. 89 (1964) 970–974

15 Jauniaux E, Ramsay B, Peellaerts C, Scholler Y: Perinatal features of pregnancies complicated by nuchal cord. Amer. J. Perinatol. 12(4) (1995) 255–258

16 Kan-Pun-Shui, Eastman NJ: Coiling of the umbilical cord around the foetal neck. J. Obstet. Gynaecol. Brit. Emp. 64 (1957) 227–228

17 Kubli F, Rüttgers H: Die antepartale fetale Herzfrequenz. Verhalten von Grundfrequenz, Fluktuation und Dezelerationen bei antepartalem Fruchttod. Z. Geburtsh. u. Perinatol. 176 (1972) 309

18 Kubli F, Schmidt W: Zustandsdiagnostik des Feten. In von Bachmann KD, Ewerbeck H, Kleihauer E, Rossi E, Stalder G (Hrsg.): Pädiatrie in Praxis und Klinik. Band I. Thieme, Stuttgart 1989, S. 79–94

19 Larson JD, Rayburn WF, Crosby S, Thurnau GR: Multiple nuchal cord entanglements and intrapartum complications. Amer. J. Obstet. Gynecol. 173(4) (1995) 1228–1231

20 Larson JD, Rayburn WF, Harlan VL: Nuchal cord entanglements and gestational age. Amer. J. Perinatol. 14(9) (1997) 555–557

21 Mallard EC, Gunn AJ, Williams CE, Johnston BM, Gluckman PD: Transient umbilical cord occlusion causes hippocampal damage in the fetal sheep. Amer. J. Obstet. Gynecol. 167 (1992) 1423–1430

22 McCaffrey LE: Umbilical cord encircling neck and its relation to intrapartum complications. Amer. J. Obstet. Gynecol. 13 (1927) 104–108

23 Mendez-Bauer C, Troxell RM, Roberts JE et al.: A clinical test for diagnosing nuchal cords. J. Reprod. Med. 32 (1987) 924–927

24 Nelson KB, Grether JK: Potentially asphyxiating conditions and spastic cerebral palsy in infants of normal birth weight. Amer. J. Obstet. Gynecol. 179(2) (1998) 507–513

25 Osak R, Webster KM, Bocking AD, Campbell MK, Richardson BS: Nuchal cord evident at birth impacts on fetal size relative to that of the placenta. Early Hum. Dev. 49(3) (1997) 193–202

26 Paul RH, Krosnick G: Fetal Heart Rate in Excessive Cord Encirclement. Obstet. Gynecol. 28 (1966) 646–649

27 Paul RH, Yonekura ML, Cantrell CJ, Turkel S, Pavlova Z, Sipos L: Fetal injury prior to labor: Does it happen? Amer. J. Obstet. Gynecol. 154 (1986) 1187–1193

28 Pelosi MA: Antepartum ultrasonic diagnosis of cord presentation. Amer. J. Obstet. Gynecol. 162 (1990) 599–601

29 Pilu G, Falco P, Guazzarini M, Sandri F, Bovicelli L: Sonographic demonstration of nuchal cord and abnormal umbilical artery waveform heralding fetal distress. Ultrasound Obstet. Gynecol. 12(2) (1998) 125–127

30 Rayburn WF, Beynen A, Brinkman DL: Umbilical Cord Length and Intrapartum Complications. Obstet. Gynecol. 57 (1981) 450–452

31 Romero R, Pilu G, Jeanty P, Ghidini A, Hobbins JC: The Umbilical Cord. In Prenatal diagnosis of congenital anomalies. Appleton & Lange, Norwalk 1988 pp. 385–402

32 Rosen RH: The short umbilical cord. Amer. J. Obstet. Gynecol. 66 (1953) 1253–1259

33 Schaefer M, Laurichesse-Delmas H, Ville Y: The effect of nuchal cord on nuchal translucency measurement at 10–14 weeks. Ultrasound Obstet. Gynecol. 11(4) (1998) 271–273

34 Schmidt W: Zur perinatalen Hirnschädigung – Aussagekraft des Kardiotokogramms. Arch. Gynecol. Obstet. 250 (1991) 1089–1095

35 Shepherd AJ, Richardson CJ, Brown JP: Nuchal Cord as a Cause of Neonatal Anemia. AJDC 139 (1985) 71–73

36 Sherer DM, Onyeije CI, Binder D, Bernstein PS, Divon MY: Uncomplicated baseline fetal tachycardia or bradycardia in posterm pregnancies and perinatal outcome. Amer. J. Perinatol. 15(5) (1998) 335–338

37 Sherer DM, Menashe M, Sadovsky E: Severe fetal bradycardia caused by external vibratory acoustic stimulation. Amer. J. Obstet. Gynecol. 159 (1988) 334–335

38 Smellie W: Treatise on the theory and practice of midwifery: cases 174 and 175. New Sydeham Society, London (1750) 237

39 Spellacy WN, Gravem H, Fisch RO: The umbilical cord complications of true knots, nuchal coils, and cords around the body. Amer. J. Obstet. Gynecol. 94 (1966) 1136–1142

40 Stembera ZK, Horska S: The Influence of Coiling of the Umbilical Cord around the Neck of the Fetus on its Gas Metabolism and Acid-Base Balance. Biol. Neonate. 20 (1972) 214–225

41 Tejani NA, Mann LI, Sanghavi M, Bhakthavathsalan A, Weiss RR: The Association of Umbilical Cord Complications and Variable Decelerations With Acid-Base Findings. Obstet. Gynecol. 49 (1977) 159–162

42 Vanhaesebrouck P, Vanneste K, De Praeter C, Van Trappen Y, Thiery M: Tight nuchal cord and neonatal hypovolaemic shock. Arch. Disease. Childh. 62 (1987) 1276–1277

43 Weiss E, Hitschold T, Berle P: Umbilical artery blood flow velocity waveforms during variable decelerations of the fetal heart rate. Amer. J. Obstet. Gynecol. 164 (1991) 534–540

17

18 Chronische Plazentainsuffizienz

H.-J. Hendrik, A. K. Ertan und W. Schmidt

Definitionen

Normale Schwangerschaft. Die unkomplizierte menschliche Schwangerschaft dauert von dem Beginn der Zellteilung des befruchteten Eies bis zur Geburt eines reifen Neugeborenen 266 Tage (43) mit durchschnittlich 3450 g Geburtsgewicht. Nicht alle Schwangerschaften führen allerdings zur Geburt am Entbindungstermin und zu normalgewichtigen Kindern.

Intrauterine Wachstumsretardierung. Der Begriff der intrauterinen Wachstumsretardierung wurde in den frühen 60er-Jahren formuliert und von der Frühgeburtlichkeit deutlich unterschieden. Bis zu diesem Zeitpunkt galt allein das Geburtsgewicht als relevante Größe, und Kinder unter 2500 g wurden als Frühgeborene bezeichnet.

Chronische Plazentainsuffizienz. Die chronische Plazentainsuffizienz ist ein Teilaspekt fetaler Affektionen bzw. Krankheitsbilder, die einteilbar sind, wie in Tab. 18.1 dargestellt.

Perinatale Mortalität. Die Leistungsfähigkeit des geburtshilflichen Handelns wird dokumentiert über fest definierte Leistungsziffern, wie z. B. die perinatale Mortalität (alle kindlichen Todesfälle vor, unter bzw. nach der Geburt bis zum 7. Lebenstag). In der Bundesrepublik ist innerhalb der letzten 30 Jahre eine deutliche Verbesserung des geburtshilflichen Standards (gemessen an der perinatalen Mortalität) zu beobachten. Mittlerweile ist für Deutschland eine perinatale Mortalität von 0,6 % üblich. Die Ursachen für diesen Rückgang sind vielfältig (Tab. 18.2).

Antepartale und subpartale Mortalität. Interessanterweise ist der Rückgang der Mortalität vor allem auf den Anteil derjenigen Kinder zu beziehen, die lebend geboren werden. Der Anteil der antepartalen Todesfälle (ca. 60 % der perinatalen Mortalität) bleibt derzeit trotz aller Maßnahmen und Fortschritte konstant (51). Die subpartale Mortalität ist mit 9 % der perinatalen Todesfälle gering.

Selbst in Ländern mit sehr niedriger perinataler Mortalität ist neben den letalen angeborenen Fehlbildungen die progressive chronische Plazentainsuffizienz die Hauptursache perinataler Verluste (21). Strategien des Managements von Schwangerschaften mit chronischer Plazentainsuffizienz sind daher notwendig, um unabwägbare Risiken zu vermeiden und damit Todesfälle oder definitive Folgeschäden seltener entstehen zu lassen.

Tabelle 18.**1**   Spektrum fetaler Affektionen und Krankheitsbilder (49)

- Fehlbildungen
- Spezifische fetale Erkrankungen (immunologisch, infektiös, endokrinologisch etc.)
- Fetale Mangelversorgung
- Störungen der Gestationsdauer (Frühgeburt, Übertragung)
- Trauma (ante-, intrapartal)

Tabelle 18.**2**   Ursachen für den Rückgang der perinatalen Mortalität in Deutschland in den letzten 30 Jahren

- Systematisierung der Schwangerschaftsvorsorge: verbindliche Formulierung der Risiken
- Technologischer Fortschritt: biophysikalische Untersuchungsmethoden
- Systematisierung der intrapartalen Überwachung
- Systematisierung der Organisationsstrukturen: Perinatalzentren, sonographisches 3-Stufen-Konzept
- Fortschritte der Neonatal-/Intensivmedizin
- Klärung pathophysiologischer Zusammenhänge auf fetaler und neonataler Ebene

Definition und Häufigkeit der chronischen Plazentainsuffizienz

Der Begriff der Plazentainsuffizienz lässt sich aus verschiedener Sicht darstellen.

Akute, subakute und chronische Verlaufsformen. Nach Gruenwald (34) muss unterschieden werden zwischen Formen der akuten, subakuten und chronischen Beeinträchtigung. Auch eine Kombination der genannten Formen ist denkbar, die Übergänge zwischen ihnen sind kontinuierlich. Eine chronische Plazentainsuffizienz dauert Wochen und Monate, eine subakute Plazentainsuffizienz erstreckt sich über eine Dauer von Tagen bis Wochen, und eine akute Plazentainsuffizienz führt zur unmittelbaren Bedrohung des Feten. Die akute Plazentainsuffizienz betrifft den unmittelbaren Sauerstoffaustausch und ist somit eine direkt lebensbedrohende Situation, die ein grundsätzlich anderes geburtshilfliches Verhalten erfordert. Auf diese Störung soll hier nicht weiter eingegangen werden.

Chronischer Verlauf. Der chronischen plazentaren Dysfunktion liegt eine dauerhafte Störung der uteroplazentaren Durchblutung zu Grunde, die funktionell wirksam wird. Insofern ist die Definition der chronischen Plazentainsuffizienz nach Kubli (46) hilfreich: „Die chronische Plazentainsuffizienz ist ein Zustand, in welchem die funktionelle Leistung der Plazenta nicht mehr ausreicht, die fetale Homöostase und/oder eine normale und zeitgerechte fetale Entwicklung und/oder eine für die Erreichung der fetalen Reife ausreichende Schwangerschaftsdauer aufrechtzuerhalten."

Hiermit wird die Plazentafunktion beschrieben als Leistung in Relation zu den Anforderungen der Frucht: Auch eine geschädigte Plazenta ist nicht insuffizient, solange eine normale Entwicklung und Homöostase der Frucht gewährleistet bleiben (48).

Pathoanatomische Veränderungen. Auf pathoanatomischer Ebene können qualitative Zeichen der Plazentainsuffizienz formuliert werden, die jedoch häufig nicht mit dem klinischen Erscheinungsbild korrelieren. Die Insuffizienz der plazentaren Membran als Austauschorgan hat ihre Ursache in einer Verlegung oder Verringerung der Austauschfläche und/oder Verbreiterung bzw. Behinderung der Diffusionsstrecke. Auf elektronenmikroskopischer Ebene sind diese Veränderungen darstellbar als reduzierte Proliferation des Zytotrophoblasten, stromale Fibrose und geringe villöse Angiogenese in Form von geraden, unverzweigten Kapillaren der plazentaren Endzotten (56).

Folgen und Ursachen. Folgen der chronischen Plazentainsuffizienz lassen sich beim Feten in Abhängigkeit von der Dauer, dem Ausmaß und der betroffenen (Partial-)Funktion des Organismus erkennen. Denkbar sind in diesem Zusammenhang Störungen der nutritiven, der respiratorischen und der endokrinologischen Systeme der fetoplazentaren Einheit (47).

Die genauen pathophysiologischen Mechanismen bleiben allerdings weiterhin unklar. Erschwert wird die Klärung dieser Fragen zusätzlich dadurch, dass es neben verschiedenen Typen der chronischen Plazentainsuffizienz eine ganze Reihe unterschiedlicher Ursachen gibt und die Zuordnung eines Individuums zu einem der Typen der chronischen Plazentainsuffizienz (s. u.) eher einem Puzzle als einem logischen pathophysiologischen Gedankengang gleicht.

Insofern versuchte man die chronische Plazentainsuffizienz anhand der beobachteten Symptome zu definieren, ohne jedoch einen generellen Konsens über die zu Grunde zu legenden Kriterien zu erzielen (52).

Klinische Symptome. Denkbare Kriterien sind klinische Symptome wie Gewicht, Verhältnis von Gewicht zu Körperlänge, Hautturgor bzw. subkutanes Fettgewebe.

Chemische Werte. Ebenso könnten chemische Werte wie HPL-Produktionsrate, Estriol-Produktionsrate, respiratorische Azidose im Nabelschnurblut, Hämatokrit, Normoblastenzahl (6) oder auch Erythropoetin (39) im Nabelschnurblut dafür verwendet werden.

Histologische Beurteilung. Daneben stehen noch die histologische Beurteilung im Hinblick auf Plazentagewicht, Infarkte,

Zottenreifungsstörungen, Gefäßwandhyperplasie, Zottenstromafibrose etc. als Kriterien der Definition der chronischen Plazentainsuffizienz zur Verfügung (Tab. 18.3).

Intrauterine Wachstumsretardierung

Eine Ausdrucksform der chronischen Plazentainsuffizienz ist das gegenüber der Norm verlangsamte intrauterine Wachstum. Ist das Geburtsgewicht unterhalb eines Schwellenwertes (z. B. 10., 5. oder 3. Perzentile bzw. 2 oder 3 Standardabweichungen unterhalb des Mittelwertes) eines entsprechenden Referenzkollektives, so spricht man von einer intrauterinen Wachstumsretardierung (IUGR). Auch andere Bezeichnungen sind gebräuchlich (Tab. 18.4).

Tabelle 18.3 Kriterien der Diagnose der chronischen Plazentainsuffizienz

Antepartal	• klinisch (Symphysen-Fundus-Abstand) • Ultraschallbiometrie • Fruchtwassermenge • fetomaternale Dopplerflowmessung • fetale Bewegungsaktivität • fetale Verhaltensstadien • fetale Herzfrequenz (Non-Stress-Test) • Amnioskopie • Oxytocin-Belastungstest (OBT) • Chordozentese (Astrup, SO_2, Lactat etc.)
Intrapartal	• fetale Herzfrequenz • Fruchtwasserfarbe • SO_2 • fetale Blutgase
Postpartal	• Geburtsgewichtsperzentile • Clifford-Rating • Ponderal-Index • Plazentahistologie • APGAR, Nabeschnurarterien-pH • Normoblasten, Retikulozyten, Lymphozyten, Thrombozyten • Erythropoetin • bildgebende Verfahren zum Nachweis einer asphyxiebedingten Hirnläsion (Sonographie, MRT)

Tabelle 18.4 Synonyma der Bezeichnung der intrauterinen Wachstumsretardierung

Englischsprachige Bezeichnungen	Deutsche Nomenklatur
intrauterine growth retardation	fetale Mangelentwicklung
small for date infant	intrauterine somatische Retardierung
small for date baby	
foetal malnutrition	intrauterine Dystrophie
chronic foetal distress	Pädotrophie
pseudopraematurity	plazentarer Zwergwuchs
dysmaturity	

Referenzkurven und Grenzwerte

Seit 1974 ist es üblich, das Geburtsgewicht im Zusammenhang mit dem Gestationsalter und dem Kindsgeschlecht zu sehen und so die Neugeborenen als eutroph, hypotroph oder makrosom zu klassifizieren. Dunn (22) und Chiswick (18) haben die gängigen WHO-Definitionen verfasst und kommentiert.

Perzentilkurven. Diese Perzentilkurven beschreiben die Normalverteilung des Geburtsgewichtes einer Referenzpopulation zu einem bestimmten Entbindungszeitpunkt nach Geschlechtern getrennt. Damit ist ausgedrückt, dass auch unterhalb eines bestimmten Schwellenwertes Kinder einer Normalpopulation zu finden sind. Natürlich sind wachstumsgestörte Kinder ebenfalls unterhalb dieses Grenzwertes zu finden, aber nicht gezwungenermaßen alle. Es werden nämlich durchaus auch Wachstumsstörungen im subtilen chronischen Bereich beobachtet, die bei einem genetisch großen Kind zwar einen Wachstumsstillstand verursachen, aber nicht zu einem Absinken des Geburtsgewichtes unterhalb des geforderten Referenzwertes führen oder aber auch andere plazentare Funktionen außerhalb des Zellwachstums betreffen. Das definitiv erreichte Geburtsgewicht repräsentiert eben nur teilweise die intrauterine Wachstumsdynamik.

Insofern sind die Begriffe „chronische Plazentainsuffizienz" und „intrauterine Wachstumsretardierung" nur bedingt deckungsgleich. Und damit stößt man v.a. beim Einsatz funktionell testender Verfahren wie z.B. der Dopplersonographie auf definitorische Grenzen.

Referenzpopulation. Welche Referenzpopulation zu wählen ist, lässt sich nicht allgemein gültig klären, da unterschiedliche ethnographische Verhältnisse auch Unterschiede in den Absolutwerten bewirken. Da ethnische, genetische, medizinische, sozioökonomische, geographische und klimatische Einflussfaktoren Unterschiede des pränatalen Wachstumsverhalten bedingen, sind populationsbezogene (nationale) Standards zur Klassifizierung Neugeborener erforderlich.

Verschiedene Untersucher. Aus unterschiedlichen Gründen haben in der Vergangenheit die Daten einzelner Untersucher keine allgemeine Verbreitung in Deutschland gefunden (87). Wichtig ist es, die jeweils verwendete Referenzkurve (z.B. Thomson et al. [82] oder Voigt et al. [87]) zu zitieren. Zu bevorzugen sind solche Tabellen, die auch ausreichend Fälle in den frühen überlebensfähigen Schwangerschaftswochen (ab 24. vollendeter SSW) mit einbeziehen, obwohl Geburten in diesem Schwangerschaftsalter eine klare Selektion der gesamten Gewichtsverteilung zu diesem Schwangerschaftsalter darstellen und damit die Kurve (möglicherweise in tiefere Gewichtsklassen) verzerren.

Bedeutung der Gestationsalterschätzung

Daneben ist die möglichst exakte Schätzung des Schwangerschaftsalters Voraussetzung für die sinnvolle Zuordnung des gemessenen Maßes in die Perzentilenklasse. Bekanntermaßen gelingt die Berechnung des Schwangerschaftsalters aus anamnestischen Angaben nur in ca. 30–40% der Patientinnen (65). In allen anderen Fällen ist der Untersucher auf die Messung embryonaler oder fetaler Größen durch die Ultraschalldiagnostik angewiesen und kommt dann auf eine Genauigkeit zwischen ± 4–7 Tagen je nach Messgröße. Sinnvollerweise sollte die Festlegung des Entbindungstages und damit auch des aktuellen Schwangerschaftsalters vor der abgeschlossenen 20. SSW erfolgt sein, weil ansonsten nicht tolerable Schätzfehler zu erwarten sind (36). Zu berücksichtigen ist dabei der seltene Fall einer sehr frühen intrauterinen Wachstumsstörung vor der 20. SSW aus meist genetischer Ursache bzw. bei Vorhandensein anderer fetaler Fehlbildungen.

Ätiologie und anamnestische Risikofaktoren

Die ätiologisch bedeutsamen Faktoren der intrauterinen Wachstumsstörung sind weitgehend bekannt (42). In absteigender Reihenfolge sind dies (insbesondere in Ländern mit hohem Anteil an rauchenden Müttern):
➤ Nikotinabusus oder Passivrauchen,
➤ geringe Zunahme des mütterlichen Gewichtes in der Schwangerschaft,
➤ niedriger Body-Mass-Index vor der Schwangerschaft,
➤ Primiparität,
➤ Präeklampsie,
➤ geringe Körperhöhe der Mutter,
➤ Zugehörigkeit zu einer nichtweißen Rasse,
➤ andere genetische Faktoren,
➤ Alkohol- und Drogenabusus während der Schwangerschaft.

Auswirkungen und Schweregrad. Neuere Untersuchungen bestätigen, dass die verschiedenen Faktoren mit dem Schweregrad der Wachstumsstörung unterschiedlich stark variieren und dass sie zu unterschiedlichen Zeitpunkten der Schwangerschaft unterschiedliche Auswirkungen haben. So besitzen Parität und mütterliche anthropometrische Faktoren stärkere Auswirkungen auf reife Feten mit IUGR, womit anzunehmen ist, dass diese Effekte vermittelt werden durch den plazentaren Blutfluss und/oder nutritive Einflüsse spät im 3. Schwangerschaftsdrittel. Dagegen scheint der schwangerschaftsinduzierte Hochdruck schon weitaus früher das Wachstum zu beeinflussen und dadurch auch weit bedeutsamer für die kindliche Prognose zu sein. Die Ergebnisse der Studie von Kramer et al. (45) legen nahe, dass Schweregrad und Prognose der intrauterinen Wachstumsretardierung abhängig sind von der jeweiligen Ursache. Dies gilt es auch beim Einsatz der diagnostischen Verfahren und der Befundinterpretation zu berücksichtigen.

Typen der intrauterinen Wachstumsretardierung

Anhand der Körperproportionen lassen sich bei wachstumsretardierten Kindern 2 Formen unterscheiden, die nach Gruenwald (34) auch den Zeitpunkt der Wirksamkeit einer Noxe auf das fetale Wachstum dokumentieren.

Symmetrische IUGR. Bei der symmetrischen IUGR sind Kopf- und Rumpfmasse in gleicher Weise von der Wachstumseinschränkung betroffen. Die schädigenden Faktoren wirken schon früh in der Schwangerschaft während des allgemeinen Organwachstums. Genetische Anomalien, Fehlbildungen, intrauterine Infektionen (z.B. TORCH) und andere toxische Substanzen (Alkohol, Nikotin, Drogen, Medikamente) sind hierfür die Ursachen.

Asymmetrische IUGR. Die asymmetrische IUGR zeigt eine Reduktion der Fett- und Glykogenspeicher, wodurch der Abdomen- im Vergleich zum Kopfumfang unterproportioniert ist. Üblicherweise ist dieser Typ der Wachstumsstörung assoziiert mit der spät auftretenden idiopathischen Plazentainsuffizienz und auch der Präeklampsie (64).

Prognose

Antepartale Messungen. Die sonographische antepartale Messung der verschiedenen fetalen Körpermaße ermöglicht durchaus die Einschätzung des Typs der Wachstumsretardierung, sodass daraus die entsprechend notwendigen Konsequenzen gezogen werden können (77). Allerdings ist der Grad der Asymmetrie nicht aussagekräftig im Hinblick auf den Schweregrad der Malnutrition, weil durch lang dauernde Malnutrition auch das Kopfwachstum beeinflusst sein kann (44). Auch wenn andernorts auf Grund statistischer Auswertungen gelegentlich behauptet wird, die antepartale Diagnose einer intrauterinen Wachstumsretardierung beeinflusse das Fetal Outcome und die spätere Prognose nur wenig, da häufig postpartal ein Aufholwachstum zu beobachten sei und die Mehrzahl der Kinder eine unauffällige Langzeitentwicklung aufwiesen, so muss man diese Behauptung nach neueren Erkenntnissen revidieren in der Erwartung, durch ein geeignetes Management Mortalität und Morbidität auch im Einzelfall reduzieren zu können. Hilfreich hierzu ist der gezielte Einsatz der fetomaternalen Dopplersonographie, die die individuelle Dynamik der Mangelversorgung abzuschätzen erlaubt.

Faktoren. Die Prognose der fetalen Wachstumsretardierung ist abhängig von:
➤ ihrem Schweregrad,
➤ dem Beginn der Malnutrition,
➤ der Dauer der chronischen Hypoxie,
➤ dem perinatologischen Management (73).

Zusätzlich modulierend sind die Möglichkeiten des Feten zur Kompensation adverser Noxen in Betracht zu ziehen.

Mortalität und Morbidität. Trotz Entbindung im Zentrum ist die schwere intrauterine Wachstumsretardierung mit 0,12–0,18 % zu etwa einem Drittel an der perinatalen Mortalität beteiligt (10, 73). Zunehmend steht als Kenngröße der Problematik des mangelentwickelten Kindes die Morbidität im Vordergrund des Interesses. Die Mehrzahl der wachstumsretardierten Kinder entwickelt eine normale Intelligenz im Vorschul- und Schulalter und zeigt keine wesentlichen Behinderungen. Es wird aber über eine leicht erhöhte Inzidenz an Hirnschäden (cerebral palsy), geistiger Retardierung und minimaler zerebraler Dysfunktion berichtet (2). Dies gilt insbesondere dann, wenn die Kinder als wachstumsretardierte Frühgeborene zur Welt kamen (20).

Fetoplazentare Perfusionsstörung. Neuere Untersuchungen zeigen, dass neben dem Schwangerschaftsalter auch der Grad der dopplersonographisch beurteilten fetoplazentaren Perfusionsstörung für die Prognose von entscheidender Bedeutung ist (25). Zielkriterien dabei sind die mittel- und langfristige neuromotorische Entwicklung und Störungen einzelner Teilleistungsbereiche. Anlässlich Nachuntersuchungen im Vorschulalter fanden sich grobmotorische Störungen früherer Untersuchungen zufolge bei sehr kleinen (oft frühgeborenen) Kindern, während Auffälligkeiten in Feinmotorik oder Verzögerungen der Sprachentwicklung überwiegend hypotrophe Kinder betrafen (11, 73).

Bei pathologischen und hochpathologischen Perfusionsmustern sind diese Folgen der chronischen Plazentainsuffizienz signifikant häufiger zu registrieren, insbesondere dann, wenn die Feten nicht mehr in der Lage waren, durch den „brain sparing effect" die zerebral-hypoxische Krise zu kompensieren (24). Inwieweit für Dopplerflowbefunde im Grenz- oder im niedrig pathologischen Bereich ebenfalls mit Langzeitfolgen zu rechnen ist, ist bislang unklar. Wichtig ist jedoch, dass anhand der geschilderten Ergebnisse die Dopplersonographie geeignet zu sein scheint, die Dynamik der chronischen Plazentainsuffizienz im Hinblick auf die Langzeitmorbidität abschätzen zu können. Damit ist sie auch geeignet, als ein Kriterium neben anderen (wie z.B. dem Schwangerschaftsalter) für geburtshilfliche Entscheidungen herangezogen werden zu können.

Diagnose der chronischen Plazentainsuffizienz

Diagnosesysteme

Im Falle der Diagnose der chronischen Plazentainsuffizienz ist zu berücksichtigen, ob die Diagnose intrauterin oder postpartal gestellt werden soll, ob sie die Tatsache einer manifesten Retardierung als Einpunktbeurteilung oder das gestörte Wachstum mit relativer Beurteilung zur Vormessung im Verlauf konstatieren soll. Daneben spielt auch eine Rolle, ob das Diagnosesystem evaluiert wurde an Geburtsgewichtsperzentilen, an klinischen Komplikationen ante-, sub- und/oder postpartal, an Laborwerten oder an postpartalen Kriterien, wie z.B. Clifford-Rating, Ponderal-Index etc. Intrauterine Diagnosesysteme nutzen in der Regel postpartale Werte zur Evaluation,

häufig die Geburtsgewichtsperzentile. Dabei ist zu berücksichtigen, dass unterhalb der 5. Gewichtsperzentile definitionsgemäß mit 5 % idiopathisch kleinen, d.h. gesunden Kindern zu rechnen ist. Zudem ist der Erfolg der Diagnose auch abhängig von der Untersuchungssituation, d.h. ob die Methode im Screening oder im gezielten Einsatz zu Diagnosebestätigung oder -ausschluss eingesetzt wird.

Klinische Beurteilung. Die klinische Beurteilung mittels abdominaler Palpation oder Messung des Symphysen-Fundus-Abstandes besitzt nur eine geringe Beziehung zum fetalen Gewicht (55, 72, 67) und kommt daher allenfalls als Screeningmethode in Betracht.

Ultraschallbiometrie. Mithilfe der (erweiterten) Ultraschallbiometrie kann in nahezu 90% der Fälle eine symmetrische oder asymmetrische Wachstumsretardierung erkannt werden, bei einer allerdings relativ hohen falsch positiven Rate von > 20% (71). In unselektierten Kollektiven liegt die Trefferrate durch die Biometrie für die IUGR deutlich niedriger. In einer Metaanalyse von Schneider erreicht sie lediglich einen positiven Vorhersagewert von 62% (78). Mit einer Einpunktmessung im 3. Trimenon ist es nicht möglich, zwischen Größe und Wachstum zu differenzieren. Eine zweizeitige Messung (z.B. erste Messung vor der 20. SSW zur Gestationsalterbestimmung gefolgt von einer Messung in der 34–36. SSW) kann die Erkennungsrate eines SGA-Babys (small for gestational age) zwar erhöhen, verbessert allerdings nicht dessen Fetal Outcome (63). Zudem ist es schwierig, den genauen Zeitpunkt der Wiederholungsmessung sinnvoll zu bestimmen, da dies im Individualfall zu spät oder zu früh sein kann, um schädliche Auswirkungen zu verhindern (28). Möglicherweise sind Verbesserungen durch mehrere Verlaufsmessungen ab der 25. SSW und eine individuelle Analyse der Wachstumsgeschwindigkeit (27) dergestalt zu erwarten, Feten mit zunehmender Kompromittierung geeigneten Überwachungsmethoden zuzuführen.

Hormonkonzentrationen. Indirekt ist die biometrische Verlaufsmessung auch als Prüfung der plazentaren Funktion zu verstehen. Eine direktere Methode zur Beurteilung der plazentaren Funktion ist die Messung der Hormonkonzentrationen von Estriol und humanem plazentarem Lactogen (HPL). Auf Grund des geringen Vorhersagewertes (72, 12), der zeitraubenden und kostspieligen Verfahren wurde diese Methode jedoch verlassen.

Fruchtwassermenge. Die Verminderung der Fruchtwassermenge wird bei Schwangerschaften mit chronischer Plazentainsuffizienz häufiger beobachtet (53). Nach Ausschluss eines vorzeitigen spontanen Blasensprungs oder einer fetalen Fehlbildung, z.B. des Urogenitaltraktes, kann sie ein Ausdruck einer gestörten Plazentafunktion und damit einer chronischen Hypoxie sein. Versteht man das Überschreiten des Entbindungstermins als Modellfall einer chronischen Plazentainsuffizienz (69), sind in den fetomaternalen Konsequenzen Parallelen zu finden: Mit abnehmender Fruchtwassermenge und/oder zunehmender Übertragung steigen die perinatale Morbidität und Mortalität (61).

Allerdings variiert die Wertigkeit der Fruchtwassermengenbeurteilung bei der Diagnose der intrauterinen Wachstumsretardierung stark. In einer Metaanalyse zur Diagnose der IUGR schwankte die Sensitivität zwischen 24% und 80%, die Spezifität zwischen 72% und 98% bei einem positiven bzw. negativen Vorhersagewert von 21–55% bzw. 92–99% (66).

Beurteilung der Fruchtwassermenge. Die Beurteilung der Fruchtwassermenge gelingt im Vergleich zur rein qualitativen Methode mithilfe der semiquantitativen Vierquadrantentechnik (68) genauer und reproduzierbarer (3). Bei Feten am Termin ist zwar ein AFI ≤ 5,0 cm assoziiert mit einer höheren Sectiorate wegen Fetal Distress und mit verringerten 5'-APGAR-Werten, ein direkter Nachweis der fetalen Kompromittierung (z.B. arterieller Nabelschnur-pH) bei verminderter Fruchtwassermenge war in einer Metaanalyse (17) jedoch

nicht zu erbringen. Trotzdem finden sich ultrastrukturelle Hinweise auf lokale fetoplazentare physiologische Anpassungsvorgänge bei vaskulärer Kompromittierung an Plazenten mit Oligohydramnion (4, 80). Allerdings scheinen die bisherigen Messmethoden (single-deepest pocket diameter, AFI) nicht in der Lage zu sein, ein abnormales Fruchtwasservolumen akkurat messen zu können (58). Möglicherweise hilft die modifizierte Messung durch den „erweiterten Fruchtwasserindex EFI" (38) diesem Problem ab, da damit wesentlich höhere Korrelationen zum tatsächlichen Fruchtwasservolumen (3-D-Volumen-quantifiziert) gefunden wurden als mit dem AFI.

Dopplersonographie. Schon früh in der klinischen Erprobungsphase der Dopplersonographie war die chronische Plazentainsuffizienz ein vorrangiges Forschungsgebiet für deren Einsatz. Anfänglich mit qualitativen, später mit quantitativen Strömungsanalysen wurden diverse fetale Gefäße auf ihre Bedeutsamkeit bei diesem Krankheitsbild untersucht. Oft fanden sich reduzierte Strömungsmengen oder zumindest veränderte Hüllkurvenverläufe der Dopplersonogramme. In einer ersten Zusammenstellung konnte Trudinger (84) zeigen, dass bei durchschnittlich 79% der wachstumsretardierten Feten mit oft problematischem postpartalem Verlauf ein pathologisches Flussmuster in der Umbilikalarterie vorlag. Etwa zur gleichen Zeit konnten eindeutige Korrelationen zwischen auffälligen Befunden der plazentaren Entwicklung und pathologischen Strömungsmustern der A. umbilicalis nachgewiesen werden (29). Verringertes fetales Wachstum ist bei pathologischen Dopplerflussindizes signifikant häufiger zu finden (15). Pathologische Dopplerflussmuster können vorhersagen, welche wachstumsretardierten Feten ein höheres Risiko für ein schlechtes Fetal Outcome aufweisen (8, 5). In Fällen mit schlechter bis sehr schlechter fetomaternaler Perfusion besitzt die Dopplersonographie hohe Aussagekraft bezüglich des Risikos neuromotorischer Langzeitentwicklungsstörungen (23). Durch die Beobachtung des sog. „brain sparing effect" in kritischen Situationen der chronischen Plazentainsuffizienz lassen sich die prognostischen Aussagen zusätzlich verbessern.

Grundsätzlich gilt jedoch, dass die Dopplersonographie zur primären Diagnose eines fetalen Minderwachstums nicht geeignet ist, aber als additives Verfahren zur Risikodifferenzierung suspekter Verläufe hervorragende Ergebnisse erzielt.

Indikationen zur Dopplersonographie

Einsatz bei Hochrisikoschwangerschaften. Seit 1995 ist die fetomaternale dopplersonographische Untersuchung in den Mutterschaftsrichtlinien als Verfahren zur weiteren Abklärung genannt. Prospektiv randomisierte Studien der fetalen Gefäße sowie deren Sammelauswertung zeigen bislang keinen Nutzen eines dopplersonographischen Screenings im unausgewählten Kollektiv (79). Bei Hochrisikoschwangerschaften konnte allerdings eindeutig gezeigt werden, dass durch den Einsatz der Dopplersonographie die Zahl der antepartalen Kontrolluntersuchungen und die Zahl der notwendigen Geburtseinleitungen bzw. die Sectioindikation wegen des Verdachts auf Fetal Distress signifikant verringert werden konnten. Wurde in das klinische Management eine Kontrolle durch die Dopplersonographie miteinbezogen, reduzierten sich neben der perinatalen

[Handschriftliche Notizen am unteren Seitenrand:]

4QT: Uterus wird im sagit. Bild in 4 Quadranten eingeteilt, wo jeweils das größte FW-Depot gemessen wird. 4 × 2 cm : 8 cm + > = N

0–5 cm : Anhydramnion
5–8 cm : Oligohydramnion

Mortalität auch die Zahl der elektiven Entbindungen, die Häufigkeit des intrapartalen Distress sowie das Auftreten einer hypoxischen Enzephalopathie (1). Insofern hat die Dopplersonographie bei vorliegender Indikation (Tab. 18.5) eindeutig ihren Nutzen bewiesen.

Bei den Indikationen zur geburtshilflichen Dopplersonographie ist grundsätzlich zu unterscheiden, ob die durchgeführte Untersuchung das maternale oder das fetale Gefäßsystem primär zu prüfen hat und ob Auffälligkeiten im jeweils einen Kompartiment Konsequenzen im gegenüberliegenden Teil des fetomaternalen Gefäßsystems der Plazenta nach sich ziehen können.

Tabelle 18.5 Indikationen zur Doppleruntersuchung nach den Mutterschaftsrichtlinien (14)

- Verdacht auf intrauterine Wachstumsretardierung
- Schwangerschaftsinduzierte Hypertonie (SIH)/Präeklampsie/Eklampsie
- Begründeter V. a. fetale Fehlbildung/fetale Erkrankung
- Mehrlingsschwangerschaft mit diskordantem Wachstum
- Abklärung bei V. a. Herzfehler/Herzerkrankung
- Auffälligkeiten der fetalen Herzfrequenz
- Präexistente gefäßrelevante maternale Erkrankungen
- Z. n. IUGR, intrauterinem Fruchttod
- Z. n. Präeklampsie

Mütterliche Erkrankungen

Schwangerschaftsinduzierte Hypertonie (SIH), Präeklampsie und Eklampsie. Dieser Komplex stellt für die Schwangerschaft ein relevantes Risiko dar. Die dopplersonographische Untersuchung des uteroplazentaren und fetalen Gefäßgebietes ermöglicht die Beurteilung der aktuellen Perfusion in beiden Kompartimenten und eine bessere Risikoabschätzung. Eine Prädiktion von hypertensiven Komplikationen im weiteren Schwangerschaftverlauf durch die Untersuchung der Uterinarterien im 2. Trimenon erscheint möglich (81). Davon abgeleitete prophylaktisch-therapeutische Konsequenzen über die Bluthochdrucktherapie hinaus gelten im Moment noch als experimentell.

Chronische mütterliche Erkrankungen. Anamnestisch relevante Risiken, wie z. B. chronische Hypertonie, Diabetes mellitus und gefäßrelevante Autoimmunerkrankungen, können relevante Perfusionsstörungen auf fetaler Seite verursachen. Die Erkrankung selbst kann sich im Gefäßmuster der maternalen Seite manifestieren und gilt in diesem Fall als besondere Risikokonstellation, die eine entsprechende Überwachung veranlassen sollte (88).

Fetale Fehlbildungen und Erkrankungen

Einen festen Stellenwert hat die (Farb-)Dopplersonographie mittlerweile bei der Diagnostik und Verlaufskontrolle fetaler Fehlbildungen bzw. fetaler Erkrankungen eingenommen (16, 83).

Vorhandensein, Lage und Funktion von Organen. Eine chronische Plazentainsuffizienz findet sich gehäuft bei Feten mit fetalen Fehlbildungen, insbesondere bei assoziierten Chromosomenstörungen. Bei Oligohydramnie kann mittels der Perfusionsdiagnostik zwischen fetaler Organfehlbildung und plazentar bedingter Störung ursächlich differenziert werden. Die Farbdopplersonographie vermag Gefäßstrukturen bestimmter Organe zu identifizieren und somit ihr Vorhandensein, ihre topographische Lage und ihre Funktion zu bestätigen oder auszuschließen. Dies gilt insbesondere für die fetale Echokardiographie, die bei entsprechender Anamnese bzw. Symptomen indiziert ist. Darunter sind auch die genannten Störungen der fetalen Herzfrequenz zu subsumieren. Zu beachten ist jedoch, dass bei entsprechend vorliegenden Verdachtsmomenten die genannten Methoden nicht konkurrierend, sondern additiv einzusetzen sind, da bei kongenitalen Herzvitien durchaus auch eine chronische Plazentainsuffizienz vorliegen kann.

Fetale Anämie. Fetale Erkrankungen, die mit einer Rechtsherzbelastung einhergehen können, stellen eine klare Indikation zur dopplersonographischen Überwachung dar. Eine Form der Rechtsherzinsuffizienz ist die Hydropie bei fetaler Anämie, z. B. im Rahmen einer Blutgruppenunverträglichkeit. Die indirekte Abschätzung des fetalen Anämiegrades besitzt für das weitere Management große Bedeutung. Sonographische Hinweiszeichen erfassen die fetale Anämie erst im weit fortgeschrittenen Stadium (19), sodass eine Therapie mit weitaus gefährlicheren hämodynamischen Folgen versehen sein kann als in den Phasen der noch kompensierten Anämie. Invasive diagnostische Eingriffe bei einer schon bestehenden Sensibilisierungssituation haben zudem den Nachteil, weitere irreguläre mütterliche Antikörper unterschiedlichen Typs induzieren zu können (57). Insofern sind verlässliche indirekte Methoden zur fetalen Anämiediagnostik von Vorteil. Die durch fetale Anämie bedingte Hyperzirkulation kann dopplersonographisch erfasst werden und wurde im Hinblick auf die Prognose des Anämiegrades evaluiert. Die Ergebnisse verschiedener Studien zeigten in der Aussage widersprüchliche Ergebnisse (35, 62). Gemeinsam war jedoch die Beobachtung, dass bei zunehmender fetaler Anämie ohne Hydropszeichen die systolische Spitzengeschwindigkeit in den arteriellen und auch venösen Gefäßen erhöht ist. Auf Grund einer großen Datenmenge gelang Mari et al. (62) die Vorhersage einer fetalen Anämie mäßigen bis schweren Grades durch die Spitzengeschwindigkeit in der A. cerebri media mit einer Sensitivität von 100% und einer falsch positiven Rate von 12% (positiver bzw. negativer Vorhersagewert von 65% bzw. 100%) unter Berücksichtigung schwangerschaftsalterabhängiger Normwerte.

Diskordantes Zwillingswachstum. Bei diskordantem Zwillingswachstum ist die Dopplersonographie in der 2. Schwangerschaftshälfte speziell ab der 25. SSW indiziert. Ein diskordantes Wachstum der Zwillinge ist in ca. einem Drittel der Geminischwangerschaften, eine Wachstumsretardierung beider Zwillinge in ca. einem Fünftel der Fälle bei Verwendung der gängigen Geburtsgewichtsperzentilen (z. B. Thomson et al.) zu beobachten (41). Unter Verwendung der Indizes für Einlingsgraviditäten kann die individuelle Analyse der fetalen Strömungsverhältnisse wichtige differenzialdiagnostische Aspekte des diskordanten bzw. hypotrophen Wachstums klären. Hä-

18

modynamische Probleme der monochorialen Schwangerschaften (fetofetales Transfusionssyndrom, Akardius und „twin reversed arterial perfusion") können teilweise durch die dopplersonographische Untersuchung bewertet werden (40).

Die Dopplersonographie des venösen Systems kann dabei Hinweise auf eine Volumenüberlastung des Akzeptors geben. Daneben ist die venöse Dopplersonographie auch bei anderen Pathologien indiziert (33) (Tab. 18.6).

Tabelle 18.6 Indikationen zur Dopplersonographie der venösen Gefäße des Feten

- Fetale Arrhythmien
- V. a. fetofetales Transfusionssyndrom
- Nichtimmunologischer Hydrops fetalis
- V. a. Stenosen im Bereich der kardialen Ausflussbahn
- Kongenitale Herzfehler
- Schwere fetale Kreislaufzentralisation
- Suspektes CTG

Klinisches Vorgehen bei dopplersonographischem Verdacht auf chronische Plazentainsuffizienz

Antepartale Kardiotokographie

Folgt man den konventionellen Vorschlägen, so stellt die antepartale Kardiotokographie jenes Instrument dar, mit dem gefährdete Schwangerschaften am zuverlässigsten hinsichtlich akuter Alterationen kontrolliert werden können. Künzel und Hohmann (50) konnten zeigen, dass Feten mit chronischer Plazentainsuffizienz speziell vor der 37. SSW häufiger auffällige Non-Stress-Tests aufwiesen als Kinder ohne chronische Plazentainsuffizienz. Die Unterschiede waren weniger ausgeprägt bei Kindern am Entbindungstermin, bei denen die Schwangerschaft also nicht vorzeitig beendet werden musste.

Kriterien. Welche Kriterien der pathologischen Herzfrequenz bei Fällen mit chronischer Plazentainsuffizienz und drohender Dekompensation fallen besonders deutlich auf? In einer Untersuchung von Gnirs und Schmidt (30) wurden unauffällige Schwangerschaften mit Schwangerschaften bei schwerer chronischer Plazentainsuffizienz (< 5. Perzentile) verglichen. Es fand sich eine signifikant höhere durchschnittliche Herzfrequenz bei Fällen mit drohender Dekompensation, die wohl als Anpassungsreaktion auf chronische Minderperfusion und Hypoxie zu erklären ist. Die Fluktuation war in diesen Fällen weitaus häufiger silent, es wurden signifikant seltener Beobachtungsminuten mit Akzelerationen gesehen und die mittlere Dauer der Akzelerationen war um die Hälfte der Zeit kürzer als bei Fällen mit normalem Schwangerschaftsverlauf.

Nachteile. Der Hauptnachteil des Kardiotokogramms ist seine hohe Rate an falsch positiven Befunden. Ein normales CTG bedeutet in der Regel, dass momentan keine akute Gefahr vorliegt. Ein auffälliges CTG kann, muss aber nicht eine Hypoxie bedeuten. Um diesem Problem zu begegnen, sind häufige CTG-Kontrollen notwendig, allerdings nach einem sehr aufwendigen Schema. Göschen (32) schlägt je nach Ausgangssituation Untersuchungsintervalle von wöchentlich bis mehrmals täglich vor. Würde man sich in der Praxis, vor allen auch aus forensischen Gründen, an diesen Vorschlägen orientieren, wäre eine unvertretbar hohe CTG-Frequenz zu beobachten. Oft wäre auch eine stationäre Kontrolle aus Gründen der Praktikabilität notwendig. Speziell unter dem Gesichtspunkt begrenzter fi-nanzieller Resourcen in unserem Gesundheitswesen ist daher eine Optimierung des Einsatzes der vorhandenen Überwachungsmethoden unbedingt notwendig. Es sind daher Begleituntersuchungen erforderlich, die insbesondere einem pathophysiologischen Konzept zuordenbar sind.

Pathologische Veränderungen der Organsysteme

Zeitpunkte der Schädigungen. Visser (86) stellte Daten aus überwiegend in Tierversuchen gewonnenen Erfahrungen zur Auswirkung der chronischen Hypoxie auf verschiedene Organfunktionen vor. Er beobachtete dabei dynamische, ineinander übergehende Phasen von subtiler bis latenter Mangelversorgung mit nachfolgender chronischer mehr oder minder ausgeprägter Hypoxämie, die im weiteren Verlauf in eine Azidämie übergeht. Die in Einzeluntersuchungen gewonnenen Ergebnisse zeigen unterschiedliche Zeitpunkte für pathologische Veränderungen durch die chronische Hypoxie in den verschiedenen biophysikalisch messbaren fetalen Variablen. So finden wir schon bei latenter chronischer Plazentainsuffizienz Veränderungen der umbilikalen Arterienkurvenbilder, die auch begleitet sein können von qualitativen Bewegungsänderungen. Die fetale Herzfrequenz reagiert erst nachfolgend mit verschiedenen, teilweise subtilen Veränderungen, bis es abschließend zum terminalen Herzfrequenzmuster kommt und dabei keine Kindsbewegungen mehr zu beobachten sind. Die Auswirkungen der chronischen Plazentainsuffizienz können mitunter wochenlang dauern, bevor sie tatsächlich manifeste hochpathologische Veränderungen an der Herzfrequenz erzeugen.

Kompensatorische Reserven. Schädigungen als Folge von Auswirkungen der chronischen Asphyxie auf verschiedene Organe sind abhängig von Dauer und Ausmaß der Noxe. Gleichzeitig sollte man den Organfunktionen eine Erholungsmöglichkeit zubilligen, die über das Einschalten von Ersatzfunktionen bis hin zu einer Restitutio ad integrum gehen kann. Prinzipiell vermuten wir auch, dass beim Feten kompensatorische Reserven vorhanden sind, die akute oder chronische Alterationen leichter überstehen helfen.

Neurologische Entwicklungsstörungen. Neurologische Entwicklungsstörungen infolge einer peripartalen Asphyxie werden heute übereinstimmend zu 10% subpartalen Ereignissen zugeschrieben. Der überwiegende Teil der Störungen findet seine Ursachen entweder weit antepartal, unabhängig vom Geburtsgeschehen, oder durch Komplikationen postpartal begründet in jeweils 30–40%. Trotz dieser Erkenntnis bleibt der definitive Zeitpunkt der Schädigung in der Regel ungewiss.

Bewegungsaktivität. Lang dauernde Einschränkungen der Plazentaperfusion führen zur Wachstumsverzögerung, zunehmend treten pathologische Blutflusskurven auf. Konsekutiv ist im Rahmen einer Dauerstress-Situation eine Einschränkung der Nierenperfusion mit verminderter Fruchtwassermengenproduktion zu beobachten. Trotzdem können diese Kinder noch normale Bewegungsaktivitäten aufweisen. Bei weiterer Reduktion der Plazentaperfusion vermindert sich dann auch die fetale Bewegungsaktivität, bis dann im Rahmen einer akuten Asphyxie eine pathologische fetale Herzfrequenz in Kombination mit pathologischen fetalen Bewegungsmustern zu beobachten ist.

Biophysikalisches Profil

Die Kombination der verschiedenen biophysikalischen Methoden zur Überwachung der Schwangerschaft im Rahmen eines sog. „biophysikalischen Profils" ist keine neue Idee und hat v.a. in Amerika bei gezielten Fragestellungen gute Erfolge aufgewiesen (60).

Neue diagnostische Methoden. Neben der technischen Weiterentwicklung (hochauflösender Ultraschall, Dopplersonographie im gepulsten Modus, Kinetokardiotokographie) haben auch neue Erkenntnisse der fetalen Physiologie und Pathophysiologie (z.B. Grundlagen zur Entwicklung der neuromotorischen Koordination des Feten [86]) Überlegungen veranlasst, mit einem gebündelten Einsatz der neuen Methoden die Strategie der Diagnose und Kontrolle fetaler Gefahrenzustände zu verbessern.

Tabelle 18.**7** Auftreten neuromotorischer Entwicklungsstörungen nach 2 Lebensjahren (gestationsalteradaptiert) in Abhängigkeit vom Dopplerflowbefund antepartal (23)

Dopplerflowbefund	Anteil neuromotorischer Entwicklungsstörung
Normal	15,3%
Pathologische A/B-Ratio	22,2%
Enddiastolischer Block/Reverse-Flow	31,7%

Dopplerflow und CTG. In einer Untersuchung unserer Arbeitsgruppe (74) stellten wir pathologische Dopplerflowbefunde und CTG-Ergebnisse bei einem Kollektiv mit deutlich eingeschänkter Plazentaperfusion vor. Unsere Kriterien waren sehr drastisch gewählte Veränderungen der Perfusion in den fetalen Gefäßen bzw. Auffälligkeiten in der mütterlichen Gefäßversorgung. Daraus resultierte die Untersuchung eines Kollektives, das immerhin in 94% hypotrophe Kinder unter der 10. Gewichtsperzentile bzw. 68% mit Kindern schwerster Wachstumsretardierung umfasste. Wie nicht anders zu erwarten, fanden wir in 94% der Fälle präpathologisch/pathologisch veränderte CTG-Befunde. Allerdings waren die pathologischen CTG-Befunde häufig inkonstant (40%) und immerhin war in 17% der Fälle mit hochpathologischem Flow erst 1 Woche vor Entbindung der Wechsel vom normalen zum pathologischen CTG erfolgt. Im Mittel betrug die Distanz zwischen der Feststellung eines hochpathologischen Dopplerflowbefundes und Anzeichen einer akuten Asphyxie im CTG 13 Tage (Median), bei Vorliegen eines enddiastolischen Blockes verkürzte sich der Zeitraum auf 8 Tage. Behrens et al. (7) fanden in einer kürzlich publizierten Studie vergleichbare Zahlen. Mehr als 80% der CTG-Befunde, die bei Erstdiagnose eines endiastolischen Blockes oder Reverse-Flow geschrieben wurden, waren suspekt bis pathologisch.

Bewegungsaktivität. Auf Grund der bereits erwähnten pathophysiologischen Annahmen erwarteten wir in Anlehnung an die Screeninguntersuchungen unserer Arbeitsgruppe (70), bei denen eine deutlich verminderte Bewegungsaktivität bei Feten mit chronischer Plazentainsuffizienz auffiel, dass das fetale Bewegungsverhalten durchaus ein Indikator für die fetale Kompromittierung darstellen könnte. Analog dazu konnte in postpartalen Follow-up-Studien (23) gezeigt werden, dass eine Zunahme der Pathologie in den antepartalen Flussmessungen des fetomaternalen Systems mit einer Steigerung neuromotorischer Entwicklungsstörungen nach dem 2. Lebensjahr einhergeht (Tab. 18.**7**). Insofern versuchten wir die Wertigkeit der „fetalen Bewegungsaktivität" als Bindeglied zwischen mittel- und kurzfristig auftretender Kompromittierung zu evaluieren.

In seinem biophysikalischen Profil hat Manning der Bewegungsanalyse (Atembewegungen, „Groß"-Bewegungen, fetaler Tonus) großes Gewicht beigemessen (59). Vintzileos et al. (85) beobachteten bei Pathologie des Non-Stress-Testes bzw. bei Fehlen der Bewegungsaktivität eine zunehmende Azidose in der Nabelschnurarterie bei antepartaler Chordozentese (Tab. 18.**8**).

Kinetokardiotokogramm (KCTG). Der Nachteil des biophysikalischen Profils in diesem Punkt ist allerdings die stark vom Untersucher abhängige Beurteilung dieser Variablen. Es bot sich in diesem Zusammenhang an, die Wertigkeit des von unserer Arbeitsgruppe entwickelten Kinetokardiotokogramms (75) zu testen. Hiermit werden mehr als 90% der fetalen Bewegungsaktivität erfasst und quantitativ im Hinblick auf Dauer und Zahl

Tabelle 18.**8** Beziehung zwischen Pathologie der biophysikalischen Parameter im biophysikalischen Profil nach Manning und Azidose im Nabelschnurarterienblut bei Chordozentese (85)

Biophysikalischer Parameter	pH arteriell	pO_2 (mmHg)	pCO_2 (mmHg)	BE (mmol/l)
Nonreaktiver Non-Stress-Test	7,27 ± 0,09	19,9 ± 8,0	49,5 ± 9,7	–3,0 ± 4,1
Fehlende Atembewegung	7,27 ± 0,10	20,0 ± 8,4	50,3 ± 10,5	–2,8 ± 4,7
Fehlende fetale Bewegungen	7,17 ± 0,07	16,6 ± 5,9	55,1 ± 14,3	–7,0 ± 3,6
Fehlen von fetalem Tonus	7,14 ± 0,06	13,6 ± 7,2	57,2 ± 18,6	–7,8 ± 3,3

Tabelle 18.**9** Vorhersage intrapartaler Komplikationen (fetal distress) bei KCTG-Registrierung bis zu 7 Tage vor Entbindung bei Hypo- bzw. Eutrophie des Neugeborenen. Europäische Multizenterstudie zur Evaluation des KCTG (37)

KCTG-Parameter	Geburtsgewicht < 10. Perzentile mit subpartalen Komplikationen (n = 61)	Geburtsgewicht > 10. Perzentile ohne subpartale Komplikationen (n = 121)
Anzahl Akzelerationen/Stunde	10,05 ± 6,81	10,13 ± 6,27
Mittlere Blocklänge (s)	5,21 ± 1,46	5,92 ± 1,71**
Anzahl der Bewegungsblocks/Stunde	118,73 ± 41,64	117,65 ± 43,39
Absolute Bewegungsblockdauer/Stunde (s)	637,19 ± 335,88	716,16 ± 388,76
CTG nonreaktiv	33%	14%

** $p < 0,01$

der Bewegungseinheiten beurteilt (37). Eine wichtige Rolle scheint dabei die Dauer einer fetalen Bewegungsfolge zu spielen (31). Wir konnten diese Beobachtung bestätigten, wobei wir als wichtigsten Parameter die mittlere Bewegungsblocklänge ermittelten. Dies geschah unter der Hypothese, dass die Bewegungskompetenz eines wachstumsretardierten Kindes im Sinne eines Nachlassens der Fitness sich auch in einer Verkürzung der mittleren Bewegungsdauer eines Bewegungsblockes ausdrückt. Im Hinblick auf die Vorhersage intrapartaler Komplikationen bei Kindern mit chronischer Plazentainsuffizienz scheint dieses Kriterium ebenso von Bedeutung zu sein (Tab. 18.9).

ABCD-Profil. Eine zurzeit an unserer Klinik laufende prospektive Untersuchung erfasst die verschiedenen quantitativ beurteilten biophysikalischen Untersuchungen gemeinsam im Hinblick auf ihre Wertigkeit bei der Diagnose der chronischen Plazentainsuffizienz sowie bei der Abschätzung ihrer Dynamik und Vorhersage von intrapartalen Komplikationen. Der Einfachheit halber verwendeten wir für dieses Projekt die Abkürzung ABCD-Profil, wobei das „A" für den Amniotic-Fluid-Index, das „B" für die erweiterte Biometrie, das „C" für die Kinetokardiotokographie und das „D" für die Dopplersonographie des fetomaternalen Systems steht.
Mit den in Kombination angewandten Methoden des ABCD-Profils gelingt es uns, das Verständnis der chronischen Plazentainsuffizienz als dynamisches Krankheitsgeschehen nachzuvollziehen und die Gefährdung je nach Leistungsfähigkeit des Feten individueller abzuschätzen. So ergaben die bisherigen Auswertungen folgende Konstellationen:
➤ Im Falle einer chronischen Plazentainsuffizienz wiesen Kinder mit pathologischer Biometrie in 46% der Fälle subpartale Komplikationen auf, Fälle mit pathologischem Dopplerflowbefund innerhalb 7 Tage vor Entbindung in 67%, und bei pathologisch verminderter fetaler Bewegungsaktivität traten in 69% derartige Gefahrensituationen auf.

➤ Für die Kombination „kleines Kind und normaler Flow" wurden subpartal keine Komplikationen, bei der Kombination „kleines Kind und pathologischer Flow" allerdings in 68% der Fälle Komplikationen gefunden. Wird dann zusätzlich noch eine pathologische Bewegungsaktivität registriert, so erhöht sich die Komplikationswahrscheinlichkeit auf 82% (bei normalen fetalen Bewegungen nur in 50% der Fälle) (Tab. 18.**10**).

Im Falle einer beobachtbaren Dynamik der Plazentainsuffizienz gelingt es daher, auf Grund des kombinierten Vorgehens die Gefährdungssituation des Feten besser abzuschätzen, Kontrollintervalle sicherer zu definieren, Hospitalisierungen zu reduzieren und das Management der Entbindung und postpartalen Betreuung zu optimieren.

Tabelle 18.**10** Kombination verschiedener biophysikalischer Untersuchungen bei sonographisch hypotrophem Feten und Vorhersage subpartaler Komplikationen

Biophysikalische Untersuchung	Subpartale Komplikation	
	ja	nein
Pathologische Biometrie und		
– normaler Flow	0%	100%
– pathologischer Flow	68%	32%
Pathologischer Flow und		
– normale Bewegungen (KCTG)	50%	50%
Pathologischer Flow und		
– pathologische Bewegungen (KCTG)	82%	18%

Zusammenfassung

Selektion der Fälle mit IUGR

Folgernd aus diesen genannten, zumeist aus Einzeluntersuchungen stammenden Erfahrungen, stehen zur Selektion der Fälle mit IUGR klinische und biophysikalische Methoden in sinnvoller Kombination zur Verfügung (76, 77). Vorrangig sind neben Anamnese und Klinik die möglichst präzise Sicherung des Schwangerschaftsalters, die genaue biometrische Vermessung des Kindes und die sonographische Beurteilung der Fruchtwassermenge. Ist der Verdacht auf eine Wachstumsretardierung formuliert, so sollte eine Hypoxieabschätzung mithilfe der dynamischen Testverfahren (Bewegungsverhalten, Dopplerflowdiagnostik, fetale Herzfrequenz) erfolgen. Daneben wird natürlich eine weiterführende Diagnostik zum Ausschluss anderer Ursachen der biometrischen Wachstumsein-

Spezielle geburtshilfliche Fragestellungen

173

schränkung zu diskutieren sein. Zu nennen sind hier vor allen Dingen genetische Aberrationen oder sonographisch morphologisch diagnostizierbare Fehlbildungen.

Geburtshilfliches Management

Lungenreifeinduktion. Das geburtshilfliche Management richtet sich vor allen Dingen danach, eine Verbesserung der Plazentaperfusion zu erzielen, eine Lungenreifeinduktion z. B. mit Steroiden zu bewirken und zusätzliche Stressoren zu vermeiden. Bei kompromittierten Feten mit chronischer Plazentainsuffizienz steht der Geburtshelfer oft vor der Entscheidung, die verschiedenen gegensätzlichen Aspekte seines Handelns (intrauterine Hypoxie versus Frühgeburtlichkeit) gegeneinander abzuwägen. Bevor eine fetale Lungenreife erreicht ist, ist die Entscheidung zur Entbindung sehr schwierig. Die jüngsten Ergebnisse der EuroGRIT-Studie (Growth Restriction Intervention Trial) zeigen, dass die neurologische Langzeitentwicklung der Kinder mit schwerer Perfusionsstörung eher vom abwartenden Verhalten und der Induktion der Lungenreife profitiert als von der sofortigen Entbindung nach Diagnosestellung durch die Dopplersonographie (13).

Weitere therapeutische Optionen, wie z. B. intraamniale bzw. direkte fetale Infusionen von Aminosäuren oder Glucose, mütterliche Prophylaxe bzw. Therapie mit Low-dose-Aspirin, zusätzliche Oxygenierung der Mutter u. Ä. haben bislang gegensätzliche oder keine günstigen Effekte auf das kindliche Wachstum gezeigt. Hauptsächliches Ziel der antepartalen Überwachung ist die Abschätzung des aktuellen Krankheitsgeschehens bei Mutter und Fetus, die Prüfung therapeutischer Optionen und Prolongation bis zum Erreichen einer fetalen Lungenreife unter Vermeidung hypoxisch-schädigender Ereignisse.

Dopplersonographie. Erste Längsschnittstudien bestätigen, dass die Veränderungen der Dopplerflowwerte bei schwerer chronischer Plazentainsuffizienz einer Kaskade mit zunehmender Pathologie gleichen, an deren Ende die Entbindung des schwer beeinträchtigten hypotrophen Kindes steht (26). Unter Verwendung der genannten Instrumente wird zum Erreichen des besten Fetal Outcome eine gute klinische Einschätzungsfähigkeit zusammen mit einer adäquaten Flexibilität und Individualisierung benötigt (54). Der Entbindungsmodus orientiert sich an verschiedenen Kriterien, wie Frühgeburtlichkeit, Grad der kindlichen Kompromittierung, mütterlicher Indikation sowie der Einschätzung der zu erwartenden fetalen intrapartalen Belastung. Die Dopplersonographie wie auch die anderen biophysikalischen Untersuchungsmethoden erlauben eine gute Orientierung über die Belastungsfähigkeit des kompromittierten Feten (s. o.), welche in nicht wenigen Fällen trotzdem eine vaginale Entbindung zulässt. Die Kenntnis der vorbestehenden Defizite in der Plazentafunktion kann das peripartale Management optimieren, womit fetale Schädigungen vermeidbar sind (9). Die Wahl des Entbindungsortes orientiert sich daher am zu erwartenden Grad der sub- bzw. postpartalen Gefährdung des Kindes. In der Regel empfiehlt sich die Entbindung im Perinatalzentrum.

Die Dopplersonographie ist mithin ein geeignetes Instrument zur Selektion und zur Optimierung des Ablaufs wie auch der peripartalen Ergebnisse.

Literatur

1 Alfirevic Z, Neilson JP: Doppler ultrasonography in high-risk pregnancies: systematic review with meta-analysis. Amer. J. Obstet. Gynecol. 172 (1995) 1379–1387

2 Allen MC: Developmental outcome and follow up of the small for gestational age infant. Sem. Perinatol. 8 (1984) 123

3 American College of Obstetricians and Gynecologists: Ultrasonography in pregnancy. The College Technical Bulletin. Washington 1993, No. 187

4 Apodaca CC, Moore K, Hume RF et al.: Expression of Adrenomedullin and its Receptor in the Human Placenta: Normal and Pathologic Pregnancy. Amer. J. Obstet. Gynecol. 182 (2000) S636

5 Arduini D, Rizzo G: Prediction of fetal outcome in small for gestational age fetuses: Comparison of Doppler measurements obtained from different fetal vessels. J. Perinat. Med. 20 (1992) 29–38

6 Axt R, Ertan K, Hendrik J, Wrobel M, Mink D, Schmidt W: Nucleated red blood cells in cord blood of singleton term and post-term neonates. J. Perinat. Med. 27 (1999) 376–381

7 Behrens O, Wedeking-Schohl H, Goeschen K: Prognostischer Wert der Kardiotokographie bei Schwangerschaften mit pathologischem Dopplerbefund. Geburtsh. u. Frauenheilk. 56 (1996) 272–277

8 Berkowitz GS, Mehalek KE, Chitkara U, Rosenberg J, Cogswell C, Berkowitz RL: Doppler velocimetry in the prediction of adverse outcome in pregnancies at risk for intrauterine growth retardation. Obstet. Gynecol. 71 (1988) 742–746

9 Blair E: A research definition for "birth asphyxia"? Dev. Med. Child. Neurol. 35 (1993) 449–452

10 Bolte A, Fuhrmann U, Hamm W, Kusche M, Schlensker K-H, Stenzel B: Geburtshilfliches Management bei schwerer fetaler Wachstumsretardierung. Geburtsh. u. Frauenheilk. 47 (1987) 518–524

11 Bolte A, Eibach HW, Gladtke E et al.: Die kindliche Entwicklung nach schwerer intrauteriner Wachstumsretardierung – Ergebnisse von Follow-up Studien. Geburtsh. u. Frauenheilk. 47 (1987) 525–532

12 Bonatz G, Lorcher E, Weisner D, Schulz V, Semm K: Stellenwert der pulsatilen Dopplersonographie zur Diagnostik bei Verdacht auf Plazentainsuffizienz im Vergleich zu anderen Untersuchungsparametern. Zentralbl. Gynäkol. 118 (1996) 129–135

13 Bröcker J, Schneider KTM, Gnirs J, Schelling M, Thornton J: Optimierung des Entbindungszeitpunktes bei kompromittierten IUGR-Feten. Z. Geburtsh. Neonatol. 203 (1999) (Suppl.II) S. 69

14 Bundesärztekammer: Indikationen zur Doppler-Untersuchung nach den Mutterschaftsrichtlinien. Dtsch. Ärztebl. 92 (1995) 311–313

15 Campbell S, Pearce JMF, Hackett G, Cohen-Overbeck T, Hernandez C: Qualitative assessment of uteroplacental blood flow: Early screening test for high-risk pregnancies. Obstet. Gynecol. 66 (1986) 649–653

16 Chaoui R: Dopplersonographie bei fetalen Fehlbildungen. Arch. Gynecol. Obstet. 260 (1997) 159–161

17 Chauhan SP, Sanderson M, Hendrix NW, Magann EF, Devoe LD: Perinatal outcome and amniotic fluid index in the antepartum and intrapartum periods: A meta-analysis. Amer. J. Obstet. Gynecol. 181 (1999) 1473–1478

18 Chiswick ML: Commentary on current World Health Organisation definitions used in perinatal statistics. Brit. J. Obstet. Gynaecol. 93 (1986) 1236–1238

19 Chitkara U, Wilkins I, Lynch L, Mehalek K, Berkowitz RL: The role of sonography in assessing severity of fetal anemia in Rh- and Kell-isoimmunized pregnancies. Obstet. Gynecol. 71 (1988) 393–398

20 Comney JO, Fitzhardinge PM: Handikap in the pre-term small-for-gestational-age infant. J. Pediatr. 94 (1979) 779–784

21 de Galan-Roosen AE, Kuijpers JC, Mackenbach JP: Perinatal mortality in Delft and the surrounding area, 1983–1992: a possibility for further reductions through targeted attention to lethal congenital abnormalities and placental insufficiency. Ned. Tijdschr. Geneeskd. 143 (1999) 152–157

22 Dunn P: The search for perinatal definitions and standards. Acta Paediatr. Scand. Suppl. 319 (1985) 7–16

23 Ertan AK, Jost W, Hendrik J, Lauer S, Uhrmacher S, Schmidt W: Perinatal events and neuromotoric development of children with zero flow in the fetal vessels during the last trimester. In: Cosmi EV, Di Renzo GC (eds.). 2nd World Congress of Perinatal Medicine, Monduizzi Editore, Rome 1993, pp. 1049–1052

24 Ertan AK, Hendrik HJ, Schmidt W: Perinatale Auffälligkeiten und fetal outcome bei Fällen mit hochpathologischen Doppler-Flow-Befunden (enddiastolischer Block und Reverse Flow) in A. umbilicalis und fetaler Aorta. In: Merz E (Hrsg.): Sonographische Diagnostik in Gynäkologie und Geburtshilfe. Band 2: Geburtshilfe. 2. Auflage. Thieme, Stuttgart, im Druck

25 Ertan AK, He JP, Hendrik HJ, Holländer M, Limbach HG, Schmidt W: Reverse Flow in den fetalen Gefäßen – Klinische Bedeutung und perinatale Auffälligkeiten. Z. Geburtsh. Neonatol. 204 (2000) zur Veröffentl. eingereicht

26 Ferrazzi E, Bellotti M, Bozzo M et al.: The temporal sequence of changes in fetal velocimetry indices for growth restricted fetuses. Amer. J. Obstet. Gynecol. 182 (2000) (Suppl.1) S. 17

27 Gardosi J: Prediction of birth weight and fetal weight gain. Contemp. Rev. Obstet. Gynaecol. 6 (1994) 122–127

28 Gardosi JO, Mongelli IM, Mul T: Intrauterine growth retardation. Bailliere's Clin. Obstet. Gynaecol. 9 (1995) 445–463

29 Giles WB, Trudinger BJ, Blaird P: Fetal umbilical artery flow velocity waveforms and placental resistance: Pathologic correlation. Brit. J. Obstet. Gynaecol. 92 (1985) 31–38

30 Gnirs J, Schmidt W: Kinetokardiotokogramm – fetale Bewegungsaktivität als zusätzliches Beurteilungskriterium antepartaler CTG-Registrierungen. In: Schmidt W (Hrsg.): Jahrbuch der Gynäkologie und Geburtshilfe 1991. Biermann, Zülpich 1991, S. 190–197

31 Gnirs J, Schneider KTM: Fetales Verhalten und Bewegungsaktivität. Gynäkologe 27 (1994) 136–145

32 Göschen K: Überwachung der Schwangerschaft aus forensischer Sicht. Gynäkologe 27 (1994) 197–207

33 Gonser M, Erz W: Indikationen zur venösen Dopplersonographie. Arch. Gynecol. Obstet. 260 (1997) 161–162

34 Gruenwald P: Chronic fetal distress and placental insufficiency. Biol. Neonat. 5 (1963) 215–265

35 Hecher K, Snijders R, Campbell S, Nicolaides K: Fetal venous, arterial, and intracardiac blood flows in red blood cell isoimmunization. Obstet. Gynecol. 85 (1995) 122–128

36 Hendrik HJ: Sonographische Untersuchungen – erweiterte fetale Biometrie und semiquantitative Bestimmung der Fruchtwassermenge. Inaugural Diss. Med. Fak. Univ. Heidelberg 1988

37 Hendrik HJ, Uhrmacher S, Schmidt W: Ergebnisse der europäischen Multicenterstudie zur klinischen Evaluierung des Kinetocardiotokogramms (KCTG). Arch. Gynecol. Obstet. 255 (1994) (Suppl.1) S. 35

38 Hendrik HJ: Der erweiterte Fruchtwasserindex (EFI), ein neues Verfahren zur Objektivierung der Beurteilung der Fruchtwassermenge. Vortrag Mittelrheinische Gesellschaft für Geburtshilfe und Gynäkologie, Mainz, 28.–30.4.1995

39 Hendrik H-J, Mink D, Laufhütte S, Schmidt W: Erythropoetin im Nabelschnurblut bei normalem Schwangerschafts- und Geburtsverlauf. 169. Tagung der Mittelrheinischen Gesellschaft für Geburtshilfe und Gynäkologie, Homburg/Saar, 6.–8.6.1997

40 Holländer M, Hendrik HJ, Ertan AK, Uzlu S, Tossounidis I, Schmidt W: Zur Rolle der Dopplersonographie in der Überwachung von Mehrlingsgraviditäten. Arch. Gynecol. Obstet. 261 (1998) (Suppl.1) S. 21

41 Ilkhanipur I: Geminigravidität. Schwangerschafts- und geburtshilfliches Management einer Risikogravididtät. Inaugural. Diss. Med. Fak. Univ. Heidelberg 1998

42 Keirse MJNC: Epidemiology and aetiology of the growth retarded baby. Clin. Obstet. Gynecol. 11 (1984) 415–436

43 Kloostermann GJ: On intrauterine growth. Int. J. Obstet. 8 (1970) 895–912

44 Kramer MS, Olivier M, Mclean FH: Impact of intrauterine growth retardation and body proportionality on fetal and neonatal outcome. Pediatrics 86 (1990) 707–713

45 Kramer MS, Platt R, Yang H, McNamara H, Usher RH: Are all growth-restricted newborns created equal(ly)? Pediatrics 103 (1999) 599–602

46 Kubli F: Die chronische Plazentainsuffizienz. Gynäkologe 1 (1968) 53–60

47 Kubli F: Gestose und Plazentainsuffizienz. In: Rippmann ET (Hrsg.): Die Spätgestose (EPH-Gestose). Schwabe, Basel 1970

48 Kubli F, Wernicke K: Plazentainsuffizienz. In: Becker V, Schiebler TH, Kubli F. (Hrsg.): Die Plazenta des Menschen. Thieme, Stuttgart 1981, S. 391–477

49 Kubli F, Arabin B: Frühgeburt. In: Dudenhausen JW (Hrsg.): Praxis der Perinatalmedizin. Thieme, Stuttgart 1984, S. 148–180

50 Künzel W, Hohmann M: Grundlagen der kardiotokographischen Überwachung des Feten während der Schwangerschaft. Gynäkologe 22 (1989) 156–161

51 Künzel W, Hohmann M: Das biophysikalische Profil des Feten. Indikationen zur antepartalen Überwachung des Feten. Gynäkologe 27 (1994) 117–122

52 Kuss E: Was ist das „Plazenta-Insuffizienzsyndrom"? Geburtsh. u. Frauenheilk. 47 (1987) 664–670

53 Leucht W, Schmidt W, Hendrik HJ, Rabe D, Kubli F: Schwangerschafts- und Geburtsverlauf nach ultrasonographisch auffälliger Fruchtwassermenge. In: Dudenhausen JW, Saling E (Hrsg.): Perinatale Medizin. Band 10. Thieme, Stuttgart 1984, S. 200–201

54 Lin CC, Santolaya-Forgas J: Current concepts of fetal growth restrictions: Part II. Diagnosis and management. Obstet. Gynecol. 93 (1999) 140–146

55 Loeffler FE: Clinical foetal weight estimation. J. Obstet. Gynaecol. Br. Cwlth. 74 (1967) 675–677

56 Macara L, Kingdom JCP, Kaufman P et al.: Structural analysis of placenta terminal villi from growth-restricted pregnancies with abnormal umbilical artery Doppler waveforms. Placenta 17 (1996) 37–48

57 MacGregor SN, Silver RK, Sholl JS: Enhanced sensitization after cordocentesis in a rhesus-isoimmunizied pregnancy. Amer. J. Obstet. Gynecol. 165 (1991) 382–383

58 Magann EF, Chauhan SP, Barrilleaux PS, Withworth NS, Martin JN: Neither Amniotic Fluid Index nor Single-Deepest Pocket Methods accurately reflect abnormal amniotic fluid volumes. Amer. J. Obstet. Gynecol. 182 (2000) S340

59 Manning FA, Platt LD, Sipos L: Antepartum fetal evaluation: Development of a fetal biophysical profile. Amer. J. Obstet. Gynecol. 136 (1980) 787–796

60 Manning FA, Baskett TF, Morrison I, Lange I: Fetal biophysical profile scoring: A prospective study in 1184 high-risk patients. Amer. J. Obstet. Gynecol. 140 (1981) 289–294

61 Manning FA: Ultrasound in perinatal medicine. In: Creasy R, Resnick R (eds.): Maternal Fetal Medicine. Saunders, Philadelphia 1984, p. 203

62 Mari G: Noninvasive diagnosis by doppler ultrasonography of fetal anemia due to maternal red-cell alloimmunization. (For the collaborative group for doppler assessment of the blood velocity in anemic fetuses). New Engl. J. Med. 342 (2000) 9–14

63 Neilson JP, Munjana SP, Whitfield CR: Screening for small for dates fetuses: a controlled trial. Brit. Med. J. 289 (1984) 1179–1182

64 Niswander KR: Management of growth retardation with a view to preventing neuromotor dysfunction and mental handicap. In: Kubli F, Patel N, Schmidt W, Linderkamp O (Hrsg.): Perinatal Events and Brain Damage in Surviving Children. Springer, Berlin 1988, S. 106–118

65 Ott WJ: Accurate gestational dating. Obstet. Gynecol. 65 (1985) 460–464

66 Ott WJ: Sonographic diagnosis of intrauterine growth restriction. Clin. Obstet. Gynecol. 40 (1997) 787–795

67 Persson B, Stangenberg M, Lunell NO, Brodin U, Holmberg NG, Vaclavinkova V: Prediction of size of infants at birth by measurements of the symphysis-fundus height. Brit. J. Obstet. Gynaecol. 93 (1986) 206–211

68 Phelan JP, Smith CV, Broussard P, Small M: Amniotic fluid volume assessment with the four-quadrant technique at 36–42 week's gestation. J. Reprod. Med. 32 (1987) 540–542

69 Runge H: Über einige besondere Merkmale der übertragenen Frucht. Zentralbl. Gynäkol. 31 (1942) 756–764

70 Schmidt W, Garoff L, Heberling D et al.: Überwachung der fetalen Bewegungsaktivität mit Real-time Ultraschall und deren Bedeutung für den Schwangerschaftsverlauf. Geburtsh. u. Frauenheilk. 41 (1981) 601–606

71 Schmidt W, Hendrik HJ, Gauwerky J, Junkermann H, Leucht W, Kubli F: Diagnose der intrauterinen Wachstumsretardierung durch die erweiterte Ultraschallbiometrie. Geburtsh. u. Frauenheilk. 42 (1982) 543–548

72 Schmidt W, Kubli F, Garoff L, Hendrik HJ, Leucht W, Runnebaum B: Diagnose der intrauterinen Wachstumsretardierung – Vergleich von Klinik, Gesamtöstrogenbestimmung aus dem 24-h-Urin und Ultraschallbiometrie (Distanzmessungen, biparietaler Kopfdurchmesser und thorako-abdominaler Querdurchmesser) unter Berücksichtigung des antepartalen und subpartalen CTGs. Geburtsh. u. Frauenheilk. 42 (1982) 709–716

73 Schmidt W, Hendrik J: Frühgeburt und Mangelgeburt. In: Bolte A, Wolff F (Hrsg.): Hochrisikoschwangerschaft – Diagnose, Therapie, Prognose für Mutter und Kind. Steinkopff, Darmstadt 1989, S. 17–30

74 Schmidt W, Graf von Ballestrem CL, Ertan AK, Rühle W, Gnirs J, Boos R: Pathologische Doppler-Flow-Befunde und kardiotokographische Ergebnisse. Geburtsh. u. Frauenheilk. 51 (1991) 523–531

75 Schmidt W, Gnirs J: Das KCTG – erste klinische Erfahrungen beim Einsatz des Kinetokardiotokogramms. Geburtsh. u. Frauenheilk. 51 (1991) 437–442

76 Schmidt W, Hendrik HJ: Biophysikalische Überwachungsmethoden in der Geburtshilfe unter besonderer Berücksichtigung der klinischen Bedeutung des Kinetocardiotokogramms (KCTG). In: Hillemanns HG (Hrsg.): Geburtshilfe – Geburtsmedizin. Eine umfassende Bilanz zukunftsweisender Entwicklungen am Ende des 20. Jahrhunderts. Springer, Berlin 1995, S. 351–363

77 Schneider KTM: IUGR – Probleme der Diagnostik. Zentralbl. Gynäkol. 113 (1991) 467–474

78 Schneider KTM: (1993), zitiert nach Gnirs J, Schneider KTM: Dopplersonographie bei der intrauterinen Wachstumsretardierung. Arch. Gynecol. Obstet. 260 (1997) 154–156

79 Schneider KTM: Standards in der Perinatalmedizin – Dopplersonographie in der Schwangerschaft (für die Standardkommission der AGDMFM). Geburtsh. u. Frauenheilk. 56 (1996) M69–M73

80 Schweikert S, Incerpi M, Pavlova Z: Placental Pathology in Gravidas With Oligohydramnios. Amer. J. Obstet. Gynecol. 182 (2000) S461

81 Steiner H: Dopplersonographie bei schwangerschaftsinduzierter Hypertonie. Arch. Gynecol. Obstet. 260 (1997) 156–157

82 Thomson AM, Billewicz JW, Hytten FE: The assessment of fetal growth. J. Obstet. Gynaecol. Br. Cwlth. 75 (1968) 903–916

83 Tossounidis I, Hendrik HJ, Ertan K, Holländer M, Schmidt W: Bedeutung des Biophysikalischen Profils (ABCD) bei chromosomalen und strukturellen Fehlbildungen. Arch. Gynecol. Obstet. 261 (1998) (Suppl.1) S50

84 Trudinger BJ: The umbilical circulation. Semin. Perinatol. 11 (1987) 311–321

85 Vintzileos AM, Fleming AD, Scorza WE et al.: Relationship between fetal biophysical activities and umbilical cord blood gas values. Amer. J. Obstet. Gynecol. 165 (1991) 707–713

86 Visser GHA: Fetale Herzfrequenz und Bewegungsmuster in Abhängigkeit von der Sauerstoffversorgung und vom neurologischen Status des Neugeborenen. In: Bolte A, Wolff F (Hrsg.): Hochrisikoschwangerschaft – Diagnose, Therapie, Prognose für Mutter und Kind. Steinkopff, Darmstadt 1989, S. 89–95

87 Voigt M, Schneider KTM, Jährig K: Analyse des Geburtengutes des Jahrgangs 1992 der Bundesrepublik Deutschland. Geburtsh. u. Frauenheilk. 56 (1996) 550–558

88 Wisser J: Dopplersonographie bei anamnestischen Schwangerschaftsrisiken. Arch. Gynecol. Obstet. 260 (1997) 1539–1541

19 Hochpathologische Dopplerflowbefunde und perinatale Auffälligkeiten

A. K. Ertan, H. J. Hendrik und W. Schmidt

Überwachung gefährdeter Feten

Erkrankungen mit fetaler Gefährdung. Die chronische Plazentainsuffizienz gilt als der Prototyp einer Erkrankung mit fetaler Gefährdung, die durch den kombinierten Einsatz antepartaler Überwachungsmethoden oftmals frühzeitig erkannt werden kann, wodurch kindliches Leben gerettet und bleibende Behinderung reduziert werden können (30). Die zunehmende Erfahrung im Einsatz dieser Überwachungsmethoden wie auch neuere Erkenntnisse in fetaler Pathophysiologie und Pathoanatomie der Plazenta (26) zeigen, dass dieses Krankheitsbild eine individuelle Dynamik besitzt, die zu erkennen und zu beherrschen wesentlich für das erfolgreiche geburtshilfliche Management zu sein scheint. Hierbei spielen neben dem Ausprägungsgrad der plazentaren Veränderungen auch das Schwangerschaftsalter eine Rolle und somit die Organreife wie auch die Fähigkeit des Feten, kompensatorische Reserven zu mobilisieren (12). So ist festzustellen, dass neben der klassischen Definition des Feten mit eingeschränktem intrauterinem Wachstum und einem Geburtsgewicht unterhalb der 5. oder 10. Gewichtsperzentile eine Reihe von Schwangerschaften mit einem mittel- bis kurzfristigen Ungleichgewicht zwischen plazentarem Angebot und fetalem Bedarf existieren, die ebenfalls in Situationen, die eine erhöhte fetoplazentare Leistungsfähigkeit erfordern, erheblich gefährdet sind.

Überwachungsmethoden. Insofern sind die eingesetzten Überwachungsmethoden dahingehend zu beurteilen, inwieweit sie eher eine chronische subtile (z. B. fetale Biometrie), eine drohende (z. B. Bewegungen, Fruchtwassermenge oder fetaler Dopplerflow) oder eine akute fetale Hypoxie (z. B. CTG) diagnostizieren können (6). Die Kombination verschiedener Untersuchungsmethoden zur Beurteilung des fetalen Gefährdungsgrades hat Tradition (33, 48). Neuentwicklungen wie die Dopplersonographie (17) oder Kinetokardiotokographie (47) besitzen inzwischen einen festen Platz in der modernen Geburtshilfe und werden sehr häufig eingesetzt.

Möglichkeiten der Dopplersonographie. Durch die Dopplersonographie können Hochrisikofälle in der Geburtshilfe gezielt selektiert und entsprechend intensiv beobachtet werden. Es besteht Einigkeit darüber, dass mithilfe dieser Methode insbesondere bei der Überwachung von Risikoschwangerschaften das perinatale Management optimiert werden kann. Ein kausaler Zusammenhang besteht zwischen pathologischen Flowmustern und ungünstigem Fetal Outcome (8, 44, 50, 52). Die chronische Widerstandserhöhung in der Plazenta verursacht die zur Wachstumsretardierung bzw. Veränderung der fetalen Hämodynamik führende chronische fetale Hypoxie (59, 61). Mittels eines pathologischen Flowmusters kann man in der Risikoschwangerschaft eine hypoxämische Gefährdung des Feten, bedingt durch die erhebliche Beeinträchtigung der Gasaustauschfähigkeit in der Plazenta, feststellen (42, 59). Somit kann durch die Diagnose eines pathologischen Flows frühzeitig die eingeschränkte intrauterine Sauerstoffversorgung des Feten erkannt werden (24, 59).

Enddiastolischer Block (EDB) und Reverse-Flow

Technische Besonderheiten bei der Diagnose enddiastolischer Block / Reverse-Flow

Definitionen. Die Abb. 19.1 und 19.2 zeigen jeweils einen unauffälligen Dopplerflowbefund in der A. umbilicalis bzw. in der fetalen Aorta unter optimalen Untersuchungsbedingungen. Im Vergleich dazu sind auf den Abb. 19.3 und 19.4 jeweils ein pathologischer Befund mit einer erniedrigten, aber noch vorhandenen enddiastolischen Strömung (damit erhöhter Widerstandsindex) in den gleichen Gefäßen zu sehen. Durch zunehmende Pathologie der fetalen Perfusion kann es zu einem kompletten Verlust der Durchblutung während der enddiastolischen Phase kommen. Dieser Befund wird in der Literatur als sog. „enddiastolischer Block" (EDB) bezeichnet (Synonym: diastolischer Nullfluss, „zero flow", „absent enddiastolic flow"). Abb. 19.5 zeigt ein typisches Bild eines EDB in der A. umbilicalis. Bei den Fällen mit einem EDB kann es durch Verschlechterung des intrauterinen Zustandes zu einem retrograden Blutfluss kommen, was als Reverse-Flow bezeichnet wird. Diesen Rückwärtsfluss während der Enddiastole in der A. umbilicalis zeigt Abb. 19.6.

Technische Einflussfaktoren. Die Darstellung eines EDB bzw. Reverse-Flows in den fetalen Gefäßen erfordert ein besonders sorgfältiges Vorgehen, da durch technische Einflüsse sehr einfach falsch positive Befunde erzeugt und demzufolge geburtshilfliche Entscheidungen mit evtl. weit reichenden Konse-

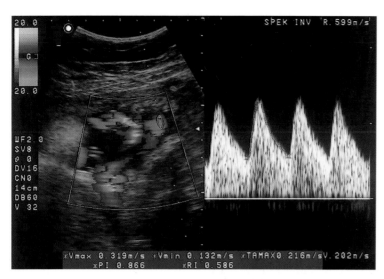

Abb. 19.**1** Darstellung eines unauffälligen Dopplerflowbefundes in der A. umbilicalis.

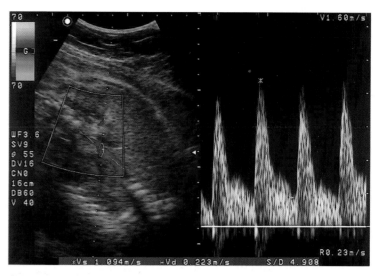

Abb. 19.**2** Darstellung eines unauffälligen Dopplerflowbefundes in der fetalen Aorta.

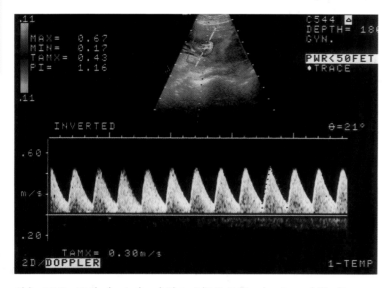

Abb. 19.**3** Pathologisch erhöhte A/B-Ratio in der A. umbilicalis.

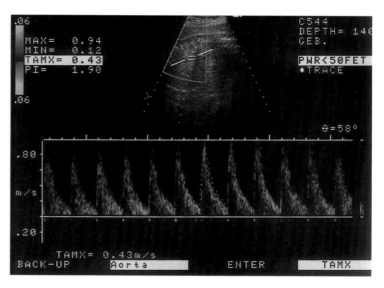

Abb. 19.**4** Pathologisch erhöhte A/B-Ratio in der fetalen Aorta.

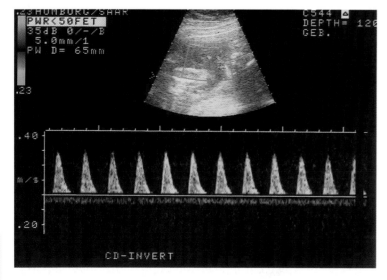

Abb. 19.**5** Enddiastolischer Block in der A. umbilicalis.

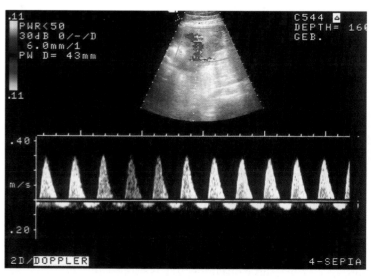

Abb. 19.**6** Typisches Bild eines Reverse-Flows in der A. umbilicalis.

19

quenzen getroffen werden können. Falls möglich, sollte die Diagnose durch einen zweiten unabhängigen Untersucher bestätigt werden.

Bei der Befunderhebung sind verschiedene Einflussfaktoren besonders zu berücksichtigen. Neben einer optimalen Winkeleinstellung (zwingend < 60°; je größer der Einschallwinkel, umso geringer die Frequenzverschiebung und damit die Diastole) sollte ein Wandfilter von 50–100 Hz nicht überschritten werden. Durch einen fälschlicherweise zu hoch eingestellten High-pass-Filter können die enddiastolische Flüsse artefiziell abgeschnitten werden, sodass ein evtl. unauffälliger Befund wie ein enddiastolischer Block erscheint (Abb. 19.**7**).

Schwangerschaftsalterabhängige Einflüsse. Schwangerschaftsalterabhängige Einflüsse sind ebenfalls zu berücksichtigen. So sind bei einem Untersuchungsalter unter 28 + 0 SSW verminderte enddiastolische Flüsse durchaus auch in physiologischen Situationen zu beobachten. Fetale Bewegungen, die in diesem Schwangerschaftsalter durch die Fruchtwasserverhältnisse sehr ausgeprägt sein können, wie auch Atembewegungen können passager den diastolischen Fluss verringern bis hin zum EDB oder einen Reverse-Flow vortäuschen (Abb. 19.**8**). Dennoch können davon unabhängig auch Schwankungen des enddiastolischen Flusses gesehen werden, sodass dabei von einem „partiellen enddiastolischen Block" oder auch „partiellen Reverse-Flow" gesprochen wird.

Enddiastolischer Block in der A. umbilicalis und/oder der fetalen Aorta

Fälle mit dopplersonographischem Verlust der Enddiastole in der A. umbilicalis oder der fetalen Aorta zählen zum geburtshilflichen Hochrisikokollektiv und werden dort mit einer Inzidenz zwischen 2% und 8% beobachtet. Verschiedene Autoren berichten über das Vorliegen eines EDB und vermuten einen Zusammenhang mit einer intrauterinen Hypoxie (19, 37, 41, 52).

„Brain sparing effect". Eine Redistribution der fetalen Durchblutung wird bei Feten mit EDB häufig festgestellt. Diese Zentralisation mit verminderter Durchblutung der peripheren Gefäße bei gleichzeitiger Autoregulation der zerebralen Gefäßen wird als „brain sparing effect" bezeichnet (2, 54, 57, 60). In diesem Zusammenhang wird in der Literatur über eine erhöhte Sectio-, Frühgeburts- und Verlegungsrate zur neonatalen Intensivstation sowie über eine erhöhte Morbiditäts- und Mortalitätsrate berichtet (49, 52). Im Gegensatz dazu ist relativ wenig über langfristige Entwicklungsstörungen dieser Kinder bekannt. Einige Autoren weisen auf eine erhöhte neonatale Morbidität mit bleibenden neuromotorischen Auffälligkeiten hin (14, 15, 53).

Reverse-Flow in A. umbilicalis und/oder der fetalen Aorta

Es besteht ein berechtigter Grund zu der Annahme, dass die Funktionsstörung der fetoplazentaren Einheit ein kontinuierlich progressiver Vorgang ist und möglicherweise diese Progression – nach Verlust der kompensatorischen Reserven – durch zunehmende Pathologie der dopplersonographischen Flussindizes nachvollzogen werden kann. Insofern korreliert der Schweregrad einer dopplersonographischen Pathologie mit dem Grad der fetalen intrauterinen Gefährdung. So ist beim Auftreten eines sog. Reverse-Flows in der A. umbilicalis und/oder der Aorta fetalis mit schwerwiegenden perinatalen Problemen zu rechnen (8, 10, 26, 49). Dabei wird in den fetalen Gefäßen in der enddiastolischen Phase ein Rückwärtsfluss beobachtet.

Hochrisikosituation. Bei Vorliegen eines derartigen Befundes muss mit einer perinatalen Mortalität von 50% bis 100% gerechnet werden (4, 8, 45, 49). Dieser dopplersonographische Befund spiegelt somit eine gefährliche Situation für den Feten wider. Die meisten Feten mit Reverse-Flow in den fetalen Gefäßen können innerhalb einiger Tage intrauterin versterben (10, 63). Häufig muss wegen Verdacht auf fetalen Distress (z.B. pa-

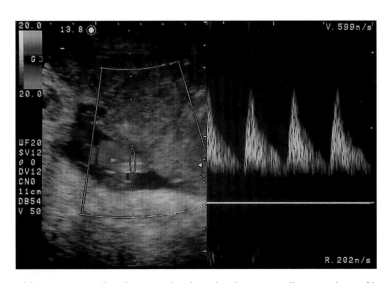

Abb. 19.**7** Artefizieller EDB durch zu hoch eingestelltes Hochpassfilter (Fehlermöglichkeiten).

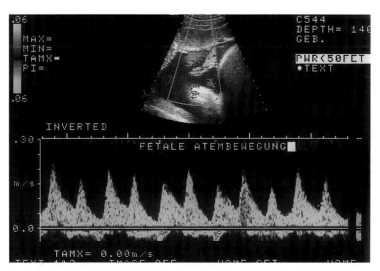

Abb. 19.**8** Zeitweise nachweisbarer enddiastolischer Block bzw. Reverse-Flow bei fetalen Atembewegungen (Fehlermöglichkeiten).

thologisches CTG) eine Sectio caesarea durchgeführt werden (8, 10, 45). Die Morbidität dieser Hochrisikokinder ist besonders erhöht.

Geburtshilfliches Management. Der Zusammenhang zwischen Fetal Outcome und Auftreten eines Reverse-Flows und dessen Ursachen ist wegen der niedrigen Inzidenz (ca. 0,3 – 1 %) bisher noch unklar. Nach der vorliegenden Literatur herrscht ebenfalls noch Unklarheit über die Genese der pathophysiologischen Mechanismen sowie über das optimale geburtshilfliche Management beim sog. Reverse-Flow. Die Frage, wie man bei Fällen mit Reverse-Flow bei noch jungem Gestationsalter vorgehen soll, bleibt bestehen. Obwohl das Kollektiv mit Reverse-Flow sehr klein ist, erfordern diese Feten wegen der hohen Morbiditäts- und Mortalitätsrate höchste Aufmerksamkeit.

Klinische Ergebnisse bei EDB bzw. Reverse-Flow in A. umbilicalis und/oder fetaler Aorta

Langzeituntersuchung. In unserem eigenen Untersuchungsgut beobachteten wir über einen Zeitraum von 10 Jahren 120 Feten mit einem EDB und zusätzlich 30 Fälle mit einem Reverse-Flow in A. umbilicalis bzw. fetaler Aorta. Neben pränatalen Auffälligkeiten wurden das peripartale Outcome sowie die neuromotorische Langzeitentwicklung von Kindern mit diesen hochpathologischen Dopplerflowbefunden in den fetalen Gefäßen während des letzten Trimenons zusammengestellt. Vor allem die Ergebnisse der Langzeituntersuchung versetzen uns möglicherweise in die Lage, antepartale Schädigungsmuster unabhängig vom ohnehin problematischen peripartalen Verlauf herauszufiltern. Wir verwendeten dafür die „Münchner Funktionelle Entwicklungsdiagnostik" (21, 28). Daneben wurden Besonderheiten bei den Eltern erfragt und aus den Kinderuntersuchungsheften ersehen. Von den überlebenden Kindern dieses Hochrisikokollektivs wurden 30 Fälle mit einem enddiastolischen Block (EDB) postpartal in Bezug auf ihre neuromotorische Entwicklung untersucht. Die perinatalen Auffälligkeiten und die neuromotorischen Entwicklungsstörungen dieser Kinder wurden mit einer Matched-Pair-Gruppe in vergleichbarem Schwangerschaftsalter ohne dopplersonographische Auffälligkeiten (n = 30 Kinder) verglichen. Hierbei wurde der jeweilige Entwicklungsstand in den Funktionsbereichen Grobmotorik, Feinmotorik, Perzeption, Selbstständigkeit, Sprache, Sprachverständnis und Sozialalter ermittelt.

Enddiastolischer Block

Perinatale Ergebnisse. Das mittlere Gestationsalter zum Zeitpunkt der Entbindung lag bei diesem Kollektiv von 120 Kindern bei 32 + 5 SSW, das mittlere Geburtsgewicht bei 1385 g. Die Rate von schwer dystrophen Kindern (< 5. Perzentile) betrug 69 %, die perinatale Mortalität 18 %. In 97 % der Fälle wurden die lebend geborenen Kinder in die neonatologische Intensiveinheit verlegt (Tab. 19.**1**).
Besonders erwähnenswert ist, dass 80 % der Kinder mit einem EDB eine pathologische A/B-Ratio (sog. „Sauerstoffsparschaltung") in der A. cerebri media aufwiesen, während dies nur in 7 % der Fälle in der Gruppe mit einem normalen Dopplerflowbefund auftrat.

Neuromotorische Entwicklung. Zur Beurteilung der Langzeitmorbidität nach hochpathologischem antepartalem Dopplerflow-Ergebnis wurde die neuromotorische Entwicklung dieser Kinder in 2 nach dem Schwangerschaftsalter bei Entbindung parallelisierten Gruppen prospektiv untersucht. 30 Kinder mit einem unauffälligen Dopplersonographiebefund in den fetalen Gefäßen (Gruppe 1) wurden 30 Kindern mit einem EDB in der A. umbilicalis und/oder fetalen Aorta (Gruppe 2) gegenübergestellt. Zum Zeitpunkt der neuromotorischen Untersuchungen lag das Alter der Kinder zwischen 9 und 36 Monaten. Für jede Funktionskategorie wurde das Entwicklungsalter festgelegt und die Abweichung vom korrigierten Alter in Monaten berechnet.
Die durchschnittliche neuromotorische Entwicklung aller untersuchten Kinder mit EDB blieb hinter der durchschnittlichen Entwicklung gleichaltriger Kinder ohne Plazentafunktionsstörung zurück: 32 % der Kinder mit einem EDB zeigten eine neuromotorische Entwicklungsstörung, während dies lediglich in 17 % der Fälle mit einem unauffälligen Dopplerflowbefund der Fall war (Abb. 19.**9**). Die Abweichungen vom korrigierten Alter lagen im Wesentlichen bei den Funktionsbereichen Grobmotorik, Wahrnehmungsverarbeitung und Sprache.

Andere Entwicklungsparameter. Beim Vergleich dieser beiden Kollektive hinsichtlich Gewicht, Längenwachstum und Kopfumfang postpartal konnte sowohl bei der U1 als auch bei der U7 ein signifikanter Unterschied verzeichnet werden.

Tabelle 19.**1** Perinatale Auffälligkeiten bei Kindern mit einem EDB in der A. umbilicalis und/oder der fetalen Aorta

Perinatale Auffälligkeit	Häufigkeit
SIH	62 %
Oligohydramnion	60 %
Pathologisches CTG (FSC < 5)	70 %
SSW bei Geburt	32 + 5
Frühgeburt < 37. SSW	85 %
Frühgeburt < 33. SSW	49 %
Primäre Sectio	84 %
Geburtsgewicht (Durchschnitt)	1385 g
5'-APGAR < 7	11 %
pH-Wert (Durchschnitt)	7,24
Dystrophie (< 5. Perzentile)	69 %
Perinatale Mortalität	18 %
Kongenitale Anomalien	22 %

n = 120 Patienten
SIH = schwangerschaftsinduzierte Hypertonie

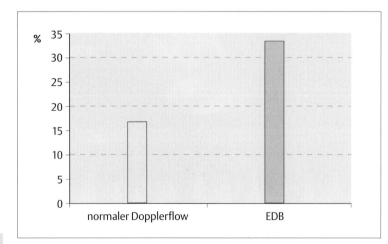

Abb. 19.**9** Häufigkeit neuromotorischer Entwicklungsstörungen bei unauffälligen Dopplerflowbefunden (n = 30) und einem EDB in den fetalen Gefäßen (n = 30).

Reverse-Flow

Bei Feten mit dem Befund „enddiastolischer Block" handelt es sich um ein Hochrisikokollektiv mit schwerwiegenden perinatalen Auffälligkeiten und deutlich erhöhtem Risiko für neuromotorische Handikaps. Bei einigen Fällen (z. B. beim Vorliegen einer ausgeprägten schwangerschaftsinduzierten Hypertonie [SIH] mit Präeklampsie) mit einem langstreckigen EDB konnten wir im Verlauf einiger Tage einen zusätzlichen Rückwärtsfluss in den fetalen Gefäßen nachweisen. Andererseits wurden Fälle mit einem zum Zeitpunkt der Untersuchung bereits vorhandenen Reverse-Flow in A. umbilicalis bzw. fetaler Aorta in unsere Klinik eingewiesen. Zum Vergleich der peripartalen Besonderheiten bei EDB bzw. Reverse-Flow wurden bei Geburt 2 Gruppen zu je 30 Fällen mit vergleichbarem Schwangerschaftsalter gebildet. Neben den präpartalen Überwachungsmethoden wurden neonatale neurosonographische bzw. echokardiographische Untersuchungen in die Auswertungen miteinbezogen.

Perinatale Ergebnisse. Die Diagnose eines Reverse-Flow wurde bei 30 Fällen in den fetalen Gefäßen im Durchschnitt in der 30 + 1 SSW gestellt. Bei Fällen mit Reverse-Flow waren die Risikofaktoren EPH-Gestose, Plazentainsuffizienz, Oligohydramnion sowie Nikotinabusus signifikant häufiger als bei Fällen mit EDB. Die mittlere Schwangerschaftsdauer bei Entbindung betrug in beiden Gruppen 30 + 6 SSW. Bei vergleichbarem Entbindungsmodus wurde eine höhere Azidoserate (pH ≤ 7,2) beim Reverse-Flow (31,3%) als beim EDB

(8,8%) gefunden. Bei 86% der Kinder mit Reverse-Flow war eine schwere intrauterine Wachstumsretardierung (IUGR < 5. Perzentile) nachzuweisen (Odds-Ratio 9,7), bei EDB bei 63% der Fälle. Bei 43% der Feten mit einem Reverse-Flow trat ein intrauteriner Fruchttod (IUFT) auf (Odds-Ratio 22,7), wobei 67% dieser Feten eine chronische Plazentainsuffizienz und 25% der Feten eine Fehlbildung in der pathoanatomischen Untersuchung aufwiesen. Dagegen traten bei EDB nur in 3,3% der Fälle ein IUFT auf, sodass die perinatale Mortalität bei Reverse-Flow mit 29% deutlich höher als beim EDB mit 7% zu veranschlagen ist.

Neonatale Morbidität. Die neonatale Morbidität war bei Fällen mit einem Reverse-Flow mit 81% ausgesprochen hoch im Vergleich zu 63% bei EDB. Fälle mit einem Reverse-Flow hatten in 44% bei postpartalen sonographischen Untersuchungen eine zerebrale Auffälligkeit (z. B. Zysten, Ventrikelerweiterung bzw. Blutung) gegenüber 31% der Kinder mit EDB. Die Rate der zerebralen Blutung bei den überlebenden Neugeborenen mit antepartalem Reverse-Flow betrug 25% (bei EDB 17%). 4 von 10 Kindern mit einer zerebralen Blutung verstarben während der neonatalen Phase. Parallelisiert zum Schwangerschaftsalter wiesen Kinder ohne hochpathologischen Perfusionsbefund keine intrazerebralen Blutungen auf. Aufgrund der vorliegenden Daten sind wir der Meinung, dass Fälle mit einem Reverse-Flow auch im Vergleich zu den Feten mit einem EDB in den fetalen Gefäßen deutlich häufiger perinatologische Probleme mit schlechterer Prognose aufweisen und somit nicht als eine gemeinsame Gruppe behandelt werden dürfen.

Stellenwert hochpathologischer Dopplerbefunde

Durch die Einführung der Dopplerströmungsmessungen der fetoplazentaren Einheit hat die Diagnostik der intrauterinen Lebensbedingungen des Feten eine vielversprechende Bereicherung erfahren.

Vergleich mit CTG-Befunden. Gerade bei unreifem Kind können suspekte CTG-Befunde durch die Dopplersonographie relativiert und das klinische Management zum Vorteil des Kindes beeinflusst werden (18, 45, 49). Das durchschnittliche Zeitintervall zwischen dem Auftreten eines hochpathologischen Dopplerflowbefundes und dem Auftreten eines pathologischen CTG beträgt nach unserer eigenen Erfahrung im Median ca. 12 Tage (49). Angaben anderer Autoren belaufen sich auf 4–21 Tage (6, 10, 24). In vielen Fällen wird ein pathologisches CTG schon bei der Erstdiagnose eines hochpathologischen Flows festgestellt (49). In unserem Kollektiv war das CTG bei 50% der Fälle mit Reverse-Flow zum Zeitpunkt der erstmaligen Flowuntersuchung bereits pathologisch (Fischer-Score [FSC] ≤ 4), aber lediglich bei 17% der Fälle mit EDB. In der Literatur wird der Vorteil der Dopplerflow-Untersuchung gegenüber dem CTG bei der Früherkennung der fetalen Gefährdung deutlich hervorgehoben (2, 6, 46). Möglicherweise führt die veränderte fetale Hämodynamik in der A. umbilicalis zu einer Autoregulation der A. cerebri, die eine Veränderung der zentralen Steuerung der fetalen Herzfrequenz zur Folge hat. Es zeigt sich zuerst eine biphasische Veränderung der Durchblutung in der A. cerebri media, nachfolgend sind der Verlust der Vasodilatation der Arterie und eine Verminderung des linken kardialen Output festzustellen. Danach verändert sich die Variabilität der fetalen Herzfrequenz (3).

Neuromotorische Auffälligkeiten bei Versagen des „brain sparing effect". Das Auftreten eines enddiastolischen Blockes ist als ernstes klinisches Zeichen zu werten (5, 11, 37, 40, 45, 58, 62). Perinatale Mortalität und Morbidität der Kinder sind erhöht. Aufgrund der eigenen Untersuchungen wurden bei 33% der nach der Münchner Funktionellen Entwicklungsdiagnostik untersuchten Kinder mit EDB in der Folge neuromotorische Auffälligkeiten gefunden (15).

Von Bedeutung für die kindliche Entwicklung war auch in unserem Kollektiv der zerebrale Dopplerflowbefund, insbesondere der sog. „brain sparing effect". Hiermit ist das Auftreten enddiastolischer Frequenzen und eine Erniedrigung der A/B-Ratio bzw. des Pulsatilitätsindex in den Zerebralgefäßen gemeint (2, 3, 43, 57). Er ist Ausdruck einer zerebralen Mehrdurchblutung bei Kreislaufzentralisation. In der Literatur wird der „brain sparing effect" als Mechanismus zum Schutz des fetalen Gehirns vor Hypoxie gesehen (43), bei dessen Versagen es zur finalen Symptomatik bei Kindern mit EDB vor der 30. SSW kommen kann (54).

In unserer Untersuchung zum EDB bzw. Reverse-Flow in A. umbilicalis und/oder fetaler Aorta wurde ausschließlich bei den später auffälligen Kindern in den Zerebralgefäßen ein enddiastolischer Flussverlust beobachtet. Man kann vermuten, dass bei diesen Kindern der sog. „brain sparing effect" versagte. Der Zustand der Feten war so schlecht, dass eine Kreislaufzentralisation nicht mehr möglich war. Eine scheinbare Normalisierung des pathologischen zerebralen Dopplerflowbefundes wird auch in der Literatur beschrieben (9, 16, 57, 59).

Intrauterine Wachstumsretardierung. Beim Vergleich der unmittelbar postnatalen Daten wie APGAR, pH und Blutgase zeigten sich bei unserer Untersuchung überraschenderweise nur sehr geringe Unterschiede zwischen neuromotorisch auffälligen und unauffälligen Kindern (Tab. 19.2). Die peripartale Asphyxie führte demnach nur zu einer erhöhten perinatalen Morbidität, nicht aber zu einer dauerhaften Beeinträchtigung der Entwicklung. Nach Auswertung einer laufenden Längsschnittuntersuchung ist die intrauterine Wachstumsretardierung der prädisponierende Faktor für Lerndefizite im Kindesalter zwischen 9 und 11 Lebensjahren, wohingegen Faktoren der peripartalen Morbidität damit nicht in Beziehung zu setzen waren (32). Das Problem der späteren neuromotorischen Retardierung scheint also nicht unter der Geburt zu entstehen. Es kann angenommen werden, dass die Entwicklungsstörung z. T. schon pränatal entsteht durch eine negative Beeinflussung der Hirnentwicklung bei intrauteriner Mangelversorgung. Auch in der Literatur wird der größere Einfluss der Pränatalzeit betont (39, 51). Weitere prognostisch ungünstige Faktoren für die kindliche Entwicklung waren in unserem Kollektiv die Frühgeburtlichkeit, ein Geburtsgewicht unter der 3. Perzentile, ein Kopfumfang unter der 3. Perzentile und ein niedriges Plazentagewicht in Relation zum Kindesgewicht (Tab. 19.3). In der Literatur werden ebenfalls die kindliche Dystrophie und Unreife als Ursachen der perinatalen Probleme von Kindern mit EDB beschrieben (1, 30, 41, 63, 64). 38 % der auffälligen und 24 % der

Tabelle 19.**2** Vergleich der peripartalen Auffälligkeiten bei Kindern mit einem unauffälligen dopplersonographischen Befund (Gruppe 1 = 30 Kinder) und mit einem EDB in den fetalen Gefäßen (Gruppe 2 = 30 Kinder) bei vergleichbarem Schwangerschaftsalter bei Geburt

Peripartale Auffälligkeiten	normal (Gruppe 1)	pathologisch (Gruppe 2)
Oligohydramnion	14 %	23 %
Pathologisches CTG (Fischer-Score < 5)	14 %	29 %
SSW bei Geburt	34 + 0	33 + 3
Frühgeburt < 37 SSW	82 %	100 %
Frühgeburt < 33 SSW	31 %	53 %
Primäre Sectio	44 %	84 %
Geburtsgewicht (Durchschnitt)	2570 g	1460 g
1'-APGAR < 7	27 %	47 %
pH (Mittel)	7,26	7,29
Dystrophie (< 10. Perzentile)	23 %	53 %
Kongenitale Anomalien	9 %	24 %
Verlegung Neonatologie – Intensivstation	57 %	93 %

Tabelle 19.**3** Literaturübersicht der Auffälligkeiten bei Fällen mit EDB

Autoren	Jahr	Fälle	SSW bei Entbindung	Sectiorate (%)	IUGR (%)	Geburtsgewicht	Fehlbildung (%)
Reed	1987	14	33	80	79	1227 g	29
Rochelson	1987	15	34	80	60	1851 g	27
Ombelet	1988	21	31	100	95	924 g	–
Johnstone	1988	24	32	83	92	1282 g	–
Kirkinen	1988	84	33 + 5	72	–	–	9
Arabin	1988	30	33	100	100	–	–
Rochelson	1989	10	34	80	60	1581 g	–
Jouppila	1989	84	33 + 5	72	–	1820 g	9
Gutmundsson	1990	14	37	100	86	2086 g	–
Pillai u. James	1990	4	32 + 1	100	100	1285 g	–
Wenstrom	1991	22	29	–	45	1077 g	45
Trudinger	1991	96	31 + 1	91	81	1198 g	9
Pattinson	1993	21	31 + 4	–	17	1014 g	–
Ashmead	1993	5	33	–	–	1710 g	–
Valcamonico	1994	26	31 + 4	–	100	1172 g	8
Rizzo	1994	192	30 + 6	61	–	1124 g	13
Poulain	1994	62	–	86	39	–	16
Ulrich	1994	68	31 +	–	56	1225 g	–
Weiner	1994	10	32 + 3	90	–	1258 g	–
Karsdorp (Multizenterstudie)	1994	178	31 + 4	96	–	1209 g	–
Zelop	1996	32	31 + 1	94	–	1139 g	–
Durchschnittswerte aller Studien		52	32	72,1	87,5	1343 g	18,3
Eigene Ergebnisse	1998	120	32 + 5	84	69	1385 g	22

IUGR = intrauterine Wachstumsretardierung

unauffälligen Kinder blieben bezüglich Größe und Gewicht auch noch bis zum Zeitpunkt der Nachuntersuchung schwer dystroph. Auch von anderen Autoren wird berichtet, dass Gewichts- und Längenrückstände später nicht aufgeholt werden (32, 38, 55). Vohr und Oh betrachten den Kopfumfang im Alter von einem Jahr als entscheidenden Prognosefaktor für die Entwicklung (55).

Intrazerebrale Blutungen. Neurologische Auffälligkeiten bei der Geburt können auf die weitere Entwicklung einen Einfluss haben (34). Zerebrale Blutungen traten bei 10% der Kinder mit EDB auf, bei Weiss und Mitarbeiter waren es 15% (54, 62). Die hohe Rate an zerebralen Blutungen kann u. a. durch die vermehrte zerebrale Perfusion im Rahmen des „brain sparing effect" erklärt werden (10). Zerebrale Blutungen waren in der vorliegenden Arbeit bei den neuromotorisch auffälligen Kindern mit 25% häufiger als bei den unauffälligen Kindern mit 4,5% und können daher für die Entwicklungsstörungen mitverantwortlich gemacht werden. Lediglich Scherjon und Mitarbeiter beschrieben weniger zerebrale Blutungen bei später auffälligen Kindern (43). Ulrich und Mitarbeiter fanden in einem EDB-Kollektiv signifikant häufiger schwere Hirnblutungen und ausgeprägte neurologische Entwicklungsstörungen als in einem entsprechenden Frühgeborenenkollektiv mit unauffälligen Dopplerflowbefunden. 31% dieser EDB-Kinder zeigten neurologische und psychomotorische Entwicklungsstörungen (53). Dieser Wert ist vergleichbar mit 33% Entwicklungsverzögerungen in unserem Kollektiv.

Am stärksten betroffen waren die Entwicklungsbereiche der Grob- und Feinmotorik und der Perzeption. Auch andere Autoren fanden ein Überwiegen von Störungen der Fein- und Grobmotorik (7, 36, 56) bzw. der Motorik und Perzeption (35) bei Frühgeborenen. Die Selbstständigkeit der Kinder war am wenigsten beeinträchtigt.

Konsekutives Auftreten eines positiven enddiastolischen Flows. Brar und Platt berichteten, dass bei ca. 15% der Feten mit einem EDB konsekutiv ein positiver enddiastolischer Fluss festgestellt wurde (8). Bei diesen Fällen wurde ein besseres Fetal Outcome gefunden. Dies ist möglicherweise durch eine Änderung der plazentaren Durchblutungsverhältnisse bedingt. Bell und Mitarbeiter fanden in ihrer Studie, dass 11 von 40

(27,5%) Feten mit EDB im Verlauf der Schwangerschaft einen positiven enddiastolischen Flow aufwiesen. Bei diesen Feten waren das Intervall von der Registrierung eines EDB bis zur Entbindung, das Schwangerschaftsalter bei Entbindung sowie das Geburtsgewicht größer und die neonatale Mortalität niedriger. Es wurde postuliert, dass das Outcome der Feten mit einem EDB sich nach einem Wiederauftreten eines positiven enddiastolischen Flow möglicherweise verbessern kann. So soll nach Weiss und Berle bei kurzem Intervall zwischen Erstdiagnose und Entbindung die Rate fetaler Azidosen sowie die Anzahl erforderlicher Notsectiones höher sein. Durch ein konservatives Management konnte eine bessere Prognose der Feten erreicht werden (60). Nach einer mütterlichen Sauerstofftherapie wurde eine Verbesserung des Nabelschnurarterienflusses bei IUGR-Feten registriert (4, 27) sowie über ein Wiederauftreten enddiastolischer Frequenzen berichtet.

Karsdorp et al. fanden, dass durch antihypertensive Medikation und Volumengabe die Rheologie der mütterlichen Zirkulation verbessert werden konnte (26). Ein positiver enddiastolischer Fluss trat bei allen 7 Schwangeren mit EDB in der A. umbilicalis wieder auf, während es bei den 7 Schwangeren ohne Hämodilution weiterhin bei einem EDB blieb. Das fetale Outcome war signifikant unterschiedlich. 5 von 7 Feten, bei denen es zu einem Wiederauftreten eines positiven enddiastolischen Flusses nach einem EDB kam, überlebten, während im Vergleich lediglich 1 von 7 Feten, die konstant einen EDB hatten, überlebten. Bei diesen Feten wäre die Durchblutung durch die Plazenta mittels Therapie möglicherweise zu verbessern.

Ursachenforschung bei Reverse-Flow. Obwohl eine hohe fetale Mortalität bei Fällen mit Reverse-Flow beobachtet wurde, ist die Pathophysiologie, die zum Reverse-Flow führt, noch unklar. Wegen der niedrigen Inzidenz sind bisher keine ausreichenden epidemiologischen Daten beim Reverse-Flow veröffentlicht worden. Fast alle Autoren haben in ihren Arbeiten weniger als 30 Fälle dargestellt. Deswegen wurden häufig die Daten von EDB und Reverse-Flow zusammengefasst ausgewertet. Eine Ausnahme ist die Arbeit von Karsdorp et al., eine zusammengefasste Analyse mit den Daten aus 9 Perinatalzentren (26) (Tab. 19.**4**).

Tabelle 19.**4** Literaturübersicht über die Mortalitätsraten bei Reverse-Flow

Autoren	Jahr	Fälle	Entbindung (SSW)	Gesamt- mortalität	IUFT	Perinatale Mortalität	Postpartale Mortalität
Brar	1988	12	30 + 1	50	33	50	18
Illyes	1988	5	32 + 2	100	100	100	–
Schmidt	1991	4	30 + 4	100	75	50	25
Fouron	1993	5	28 + 3	60	60	–	–
Valcamonico	1994	5	30 + 1	–	20	40	20
Karsdorp (Multizenterstudie)	1994	67	29 + 0	75	24	–	51
Zelop	1996	24	29 + 1	–	17	33	–
Durchschnittswerte aller Studien		17	30	77	47	55	29
Eigene Ergebnisse	1998	30	30 + 6	53	40	27	22

IUFT = intrauteriner Fruchttod

Viele Faktoren, die die fetale sowie die maternale Hämodynamik beeinflussen können, verändern das Flowmuster in der A. umbilicalis oder Aorta fetalis (8). Schwangerschaften mit IUGR (Odds-Ratio 3,1), mit SIH oder mit IUGR und SIH (Odds-Ratio 7,4) sind signifikant häufiger mit Reverse-Flow und/oder enddiastolischem Block assoziiert (5, 13, 26, 45, 64). Im eigenen Untersuchungskollektiv fand man bei Fällen mit einer IUGR ein hohes Risiko zur Entwicklung eines Reverse-Flows (Odds-Ratio 22,6). Bei Fällen mit schwerer IUGR wurde entweder eine kleine Plazenta oder eine massive intervillöse Fibrinablagerung in der Plazenta gefunden. Dadurch kann das Zustandekommen von pathologischen Flowmustern erklärt werden.

SIH. Patientinnen, bei denen ein SIH festgestellt wurde, hatten in unserer Untersuchung ein erhöhtes Risiko für das Auftreten eines Reverse-Flows (Odds-Ratio 3,8). Eine enge Korrelation zwischen hochpathologischem Dopplerflow und SIH wird in vielen Arbeiten diskutiert (13, 64). Bei den Patientinnen mit SIH wurde eine erhöhte Produktion von Prostacyclin und/oder Endothelium-derived Relaxing Factors gefunden. Dadurch soll die plazentare Durchblutung über die Reduktion des aktiven Renin und Angiotensin II in der peripheren Zirkulation oder die erhöhte Aktivität des Renin-Angiotensin-Systems in der uteroplazentaren Zirkulation vermindert werden. Dieses wiederum führt lokal zur Hypoxämie in der Plazenta. Weiterhin wird die Produktion von „oxygen-free radicals" induziert, die als Mediator der lokalen Vasokonstriktion der plazentaren Gefäßen bei SIH bekannt sind. Ein erhöhter plazentarer Gefäßwiderstand bei Patientinnen mit SIH scheint dadurch erklärbar.

Nikotinabusus. Ein Reverse-Flow wurde ebenfalls häufiger bei Patientinnen mit einem Konsum von mehr als 10 Zigaretten pro Tag (Odds-Ratio 9,4), festgestellt. Diese Ergebnisse sind widersprüchlich zu denen in der Literatur. Karsdorp und Mitarbeiter hatten keinen Zusammenhang zwischen dem Risiko eines Reverse-Flows und maternalem Nikotinabusus gefunden (26). Auch soll Nikotin keinen Einfluss auf die Hämodynamik vor Auftreten von Gefäßverletzungen mit morphologischen Veränderungen haben (20). Nikotin kann jedoch eine Vasokonstriktion der Gefäße in der Plazenta und somit eine Verminderung der uteroplazentaren Durchblutung induzieren. Diese Veränderungen sind durch die vorliegende Literatur zu Plazentauntersuchungen genügend belegt (25, 42).

Intrauteriner Fruchttod. Problematisch ist bei Feten mit einem Reverse-Flow das gehäufte Auftreten eines intrauterinen Fruchttodes (5, 8, 45, 58). Der Durchschnittswert dieser Anzahl betrug in der Literatur bei 7 Autoren 47 %, d. h. bei fast der Hälfte der Feten mit Reverse-Flow trat ein Fruchttod auf (Tab. 19.**5**). Das Zeitintervall zwischen Erstdiagnose und Fruchttod lag bei einem bis einigen Tagen. Im eigenen Untersuchungskollektiv war bei 40 % der Feten mit Reverse-Flow ein intrauteriner Fruchttod aufgetreten. Das Zeitintervall zwischen Registierung eines Reverse-Flows und dem Auftreten eines intrauterinen Fruchttodes lag bei nur 2,5 Tagen. Insgesamt ereigneten sich 92 % der intrauterinen Fruchttode innerhalb einer Woche nach Diagnose.

Todros und Mitarbeiter hatten in ihrer Arbeit festgestellt, dass der Befund eines EDB/Reverse-Flows einen sehr hohen Vorhersagewert für ein ungünstiges Fetal Outcome habe. Sie sehen daher eine Indikation zur sofortigen Beendigung der Schwangerschaft nach sicherer Diagnose eines EDB bzw. Reverse-Flows.

Tabelle 19.**5**   Vergleich der perinatalen Auffälligkeiten

Perinatale Auffälligkeiten	Reverse-Flow (Autoren = 8)		EDB (Autoren = 21)		Reverse-Flow/EDB (Autoren = 16)	
Gesamte Fälle	152		1062		560	
	Durchschnittswerte	Median	Durchschnittswerte	Median	Durchschnittswerte	Median
Fälle	19	9	51	30	35	32
SSW bei Entbindung	30,1	30,1	31,9	31,6	31,2	31,2
Gesamtmortalität	73,0	67,5	32,2	34	43,9	40
Perinatale Mortalität	50,0	45	28,7	22	35,4	38
Neonatale Mortalität	27,1	22	19,4	20	20,0	10
IUFT (%)	46,0	36,5	16,7	11	25,1	16
Fehlbildung (%)	21,8	23	18,2	15	21	21
IUGR (%)	100	100	88,3	91	90	94
Geburtsgewicht (g)	997	983	1337	1225	1114	1037
Schnittentbindung (%)	93	96	72,7	80	74,4	75
1'-APGAR ≤ 7 (%)	84,3	78	63,8	66	68,5	72
pH ≤ 7,2 (%)	41,5	41,5	19,0	19	26,0	26

IUGR = intrauterine Wachstumsretardierung
IUFT = intrauteriner Fruchttod

Zusammenfassung

Zusammenfassend lässt sich Folgendes feststellen:

Prognosefaktor für Hochrisikoschwangerschaften. Die Dopplerflowuntersuchung stellt in der perinatalen Diagnostik eine wichtige Methode zur Beurteilung einer Risikoschwangerschaft dar. Aufgrund der bei der erstmaligen Dopplerflowuntersuchung schon häufig vorhandenen hochpathologischen Dopplerflowbefunde sollte eine Dopplerflow-Untersuchung bei den Risikoschwangerschaften so früh wie möglich durchgeführt werden. Ein dopplersonographisch hochpathologischer Befund in den fetalen Gefäßen wie der enddiastolische Block (EDB) oder Reverse-Flow scheint ein signifikanter additiver Prognosefaktor für die Hochrisikoschwangerschaft zu sein.

EDB und Reverse-Flow. Bislang wurden in der Literatur aufgrund der geringen Fallzahlen die Befunde EDB und Reverse-Flow häufig als eine gemeinsame Patientengruppe betrachtet (in angloamerikanischer Literatur als ARED-Flow bezeichnet). Dies sollte jedoch zukünftig nicht mehr so gehandhabt werden. Legt man diesen Flussmustern eine sog. „Hypovaskularisation der Plazenta" zu Grunde, muss man beide Erscheinungen als Endpunkte eines Kontinuums der Plazentamalperfusion verstehen, wobei beim EDB die klinischen Konsequenzen i.d. R. „gutartiger" sind als bei Fällen mit einem Reverse-Flow.

Dopplersonographie und ABCD-Profil. Mit unveränderter Intensität müssen weiterhin die Grundlagen dieser Plazentamalperfusion erforscht werden. Darüber hinaus müssen unsere Bemühungen aber darauf gerichtet sein, zu lernen, die Dynamik der plazentaren Mangelversorgung abzuschätzen, um somit evtl. intrauterine antepartale Noxen auf die reifenden Organe zu vermeiden, da diese für die Langzeitmorbidität hauptverantwortlich zu sein scheinen. Hauptinstrument dafür wird eine solide Dopplersonographie der fetomaternalen Gefäße bleiben. Zusätzlich werden möglicherweise weitere biophysikalische Untersuchungen im Kontext eines biophysikalischen Profils (ABCD-Profil) zur Anwendung kommen müssen (22, 23), um dieser wichtigsten klinischen Aufgabe nachkommen zu können.

Therapeutische Konsequenzen. In einigen Fällen, wenngleich auch eher selten, ist es möglich, dass bei Feten mit EDB/Reverse-Flow nach entsprechender Therapie wieder ein verbesserter enddiastolischer Flow auftritt. Dies bedeutet, dass evtl. bei Feten mit hochpathologischem Dopplerflowbefund unter intensivierter und optimaler perinataler Betreuung nicht direkt die Schwangerschaft beendet werden muss. Eine baldige Schnittentbindung ist jedoch in vielen Fällen unumgänglich.

Entwicklung der Kinder. Diese Kinder haben eine deutlich erhöhte Mortalität und schwerwiegende Morbidität in der Neonatalperiode, außerdem ein deutlich höheres Risiko für eine spätere neuromotorische Entwicklungsstörung als Kinder mit einem unauffälligen Dopplerflowbefund mit vergleichbarem Schwangerschaftsalter.

Langzeitfolgen können insbesondere auch durch hypoxiebedingte intrazerebrale Blutungen verursacht werden, die oft auf der Basis einer Zentralisation des Kreislaufes entstehen. Feten, die in einer kompromitierten Verfassung (pathologischer NS-pH, pathologischer APGAR-Wert) entbunden werden, haben ein deutlich höheres Blutungsrisiko als Feten, bei denen dies durch ein optimales peripartales Management vermieden werden kann. Zum optimalen Management gehört die frühzeitige Zuweisung ins Perinatalzentrum. Dort muss die Entscheidung über den Zeitpunkt der Geburt und das peripartale Management situationsadaptiert und individuell nach ausreichender, ausführlicher Aufklärung der Eltern bezüglich der Prognose in enger Zusammenarbeit mit den Neonatologen getroffen werden.

Literatur

1 Adiotomre PN, Johnstone FD, Laing IA: Effect of absent end diastolic flow velocity in the fetal umbilical artery on subsequent outcome. Arch. Dis. Child Fetal Neonatal. 76(1) (1997) 35 – 38

2 Arabin B, Saling E: Die „Sparschaltung" des fetalen Kreislaufs dargestellt anhand von eigenen quantitativen Doppler-Blutflussparametern. Z. Geburtshilfe Perinatol. 191 (1987) 213 – 218

3 Arduini D, Rizzo G: Prediction of fetal outcome in small for gestational age fetuses: Comparision of Doppler measurements obtained from different fetal vessels. J. Perinat. Med. 20 (1992) 29 – 38

4 Ariyuki Y, Hata T, Kitao M: Reverse end-diastolic umbilical artery velocity in a case of intrauterine fetal death at 14 weeks' gestation. Amer. J. Obstet. Gynecol. 169(6) (1993) 1621 – 1622

4a Babajan A: Die intrauterine fetale Wachstumsretardierung; Ätiologie und Diagnostik. Dissertationsschrift, Universität des Saarlandes 1998

5 Battaglia C, Artini PG, Galli PA, D'ambrogio G, Droghini F, Genazzani AR: Absent or reversed end-diastolic flow in umbilical artery and severe intrauterine growth retardation. Acta. Obstet. Gynecol. Scand. 72 (1993) 167 – 171

6 Bekedam DJ, Visser GHA, van der Zee AGJ, Snijders RJM, Poelmann-Weesjes G: Abnormal velocity waveforms of the umbilical artery in growth-retarded fetuses: Relationship to antepartum late heart rate decelerations and outcome. Early Hum. Dev. 24 (1990) 79 – 89

7 Bjerre F, Hansen E: Psychomotor development and school adjustment of 7-year-old children with low birthweight. Acta. Paediatr. Scand. 65 (1976) 88 – 96

8 Brar HS, Platt LD: Reverse end-diastolic flow velocity on umbilical artery velocimetry in high-risk pregnancies: An ominous finding with adverse pregnancy outcome. Amer. J. Obstet. Gynecol. 159 (1988) 559 – 561

9 Chandran R, Serra-Serra V, Sellers SM, Redman CWG: Fetal middle cerebral artery flow velocity waveforms – a terminal pattern. Brit. J. Obstet. Gynaecol. 98 (1991) 937 – 938

10 Chaoui R, Hoffmann H. Zienert A, Bollmann R, Halle H, Grauel EL: Klinische Bedeutung und fetal outcome beim enddiastolischen Flowverlust in der A. umbilicalis und/oder fetale Aorta: Analyse von 51 Fällen. Geburtsh. u. Frauenheilk. 51 (1991) 532 – 539

11 Comas C, Carrera M, Devesa R et al.: Early detection of reversed diastolic umbilical flow: should we offer karyotyping? Ultrasound Obstet. Gynecol. 10 (1997) 400 – 402

12 Edelstone DI: Fetal compensatory response to reduced oxygen delivery. Sem. Perinat. 8 (1984) 184 – 191

13 Ertan AK, He JP, Tossounidis I, Schmidt W: Einfluss der EPH-Gestose auf perinatale Faktoren bei Fällen mit „Reverse Flow" bzw. „enddiastolischem Block" in den fetalen Gefäßen. In Künzel W (Hrsg.), Arch. Gynecol. Obstet. 258 (1996) 113

14 Ertan AK, Jost W, Mink D, Schmidt W: Neuromotoric development of children after ARED-Flow during pregnancy. In Kurjak A, Latin V,

Rippmann E (eds.): Advances on the pathophysiology of pregnancy. CIC Edizioni internazionali 1995, pp. 55–62

15 Ertan AK, Jost W, Hendrik J, Lauer S, Uhrmacher S, Schmidt W: Perinatal events and neuromotoric development of children with zero flow in the fetal vessels during the last trimester. In Cosmi EV, Di Renzo GC: 2nd World Congress of Perinatal Medicine. Monduzzi Editore 1993, pp. 1049–1052

16 Erz W, Gonser, M: Dopplersonographie der fetalen Arteria cerebri media: Präfinale Normalisierung des zerebralen Blutflusses? Geburtsh. u. Frauenheilk. 55 (1995) 407–409

17 Fitzgerald DE, Drumm JE: Non-invasive measurement of human fetal circulation using ultrasound: a new method. Brit. Med. J. 2 (1977) 1450–1451

18 Göschen K: Überwachung der Schwangerschaft aus forensischer Sicht. Gynäkologe 27 (1994) 197–207

19 Gudmundsson S, Tulzer G, Huhta JC, Marsal K: Venous Doppler in the fetus with absent end-diastolic flow in the umbilical artery. Ultrasound Obstet. Gynecol. 7(4) (1996) 262–267

19a He JP: Reverse Flow; perinatologische Auffälligkeiten. Dissertationsschrift, Universität des Saarlandes 1998

20 He JP, Ertan AK, Reitnauer K, Mink D, Schmidt W: Pathomorphologische Veränderungen der Endzotten: Vergleich bei Fällen mit „Reverse Flow" / enddiastolischem Block bzw. mit normalen Doppler-Flow-Befunden in den fetalen Gefäßen. Im Druck 2000

21 Hellbrügge T, Lajosi F, Menara D, Schamberger R, Rautenstrauch T: Münchner Funktionelle Entwicklungsdiagnostik. Erstes Lebensjahr. Hansisches Verlagskontor, Lübeck 1978

22 Hendrik H-J, Ertan AK, Schmidt W: Die Überwachung der Risikoschwangerschaft mit einem neuen biophysikalischen Profil (ABCD-Profil). Im Druck 2000

23 Hendrik H-J, Tossounidis I, Boos R, Schmidt W: Neuentwicklung eines fetalen biophysikalischen Profils unter Verwendung verschiedener sonographischer Parameter, Doppler-Flow und der Kinetokardiotokographie. Ultraschalldiagnostik, Dreiländertreffen, Bildgebung/Imaging 61(Suppl. 2) (1994) 92

23a Hitschold T, Ulrich S, Kalder M, Müntefering H, Berle P: Blutströmungsprofile der A. umbilicalis. Korrelation zur Plazentamorphologie und zu klinisch-geburtshilflichen Daten im Rahmen der Präeklampsie. Z. Geburtsh. u. Neonat. 199 (1995) 8–12

24 Jouppila P, Kirkinen P: Increased vascular resistance in the descending aorta of the human fetus in hypoxia. Brit. J. Obstet. Gynaecol. 91 (1984) 853–856

25 Karsdorp VH, Dirks BK, van der Linden JC, van Vugt JM, Baak, JP, van Geijn HP: Placenta morphology and absent or reversed end diastolic flow velocities in the umbilical artery: a clinical and morphometrical study. Placenta 17 (1996) 393–399

26 Karsdorp VH, van Vugt JM, van Geijn HP et al.: Clinical significance of absent or reversed end diastolic velocity waveforms in umbilical artery. Lancet 17(344) (1994) 1664–1668

27 Kingdom JC, Kaufman P: Oxygen and placental villous development: origins of fetal hypoxia. Placenta 18 (1997) 613–621

28 Köhler G, Egelkraut H: Münchner Funktionelle Entwicklungsdiagnostik für das zweite und dritte Lebensjahr. Eigenverlag der Aktion Sonnenschein 1984

29 Krebs C, Macara LM, Leiser R, Bowman AWF, Greer IA, Kingdom JCP: Intrauterine growth restriction and absent diastolic flow velocity in umbilical artery is associated with maldevelopment of the terminal placental villous tree. Amer. J. Obstet. Gynecol. 175 (1996) 1534–1542

30 Kubli F, Schmidt W: Zustandsdiagnostik des Feten. In Bachmann KD, Ewerbeck H, Kleihauer E, Rossi E, Stalder G (Hrsg.): Pädiatrie in Klinik und Praxis. Bd. 1. Thieme, Stuttgart (1987) 79–94

31 Kurkinen-Raty M, Kivela A, Jouppila P: The clinical significance of an absent end-diastolic velocity in the umbilical artery detected before the 34th week of pregnancy. Acta. Obstet. Gynecol. Scand. 76 (1997) 398–404

31a Lauer S: Enddiastolischer Block und neuromotorische Entwicklung. Dissertationsschrift, Universität des Saarlandes 1997

32 Low JA, Handley-Derry MH, Burke SO et al.: Association of intrauterine fetal growth retardation and learning deficits at age of 9 to 11 years. Amer. J. Obstet. Gynecol. 167 (1992) 1499–1505

33 Manning FA, Morrison I, Lange IR: Fetal biophysical profile scoring. A prospective study in 1184 high-risk patient. Amer. J. Obstet. Gynecol. 140 (1981) 289–293

34 Marlow N, Hunt LP, Chiswick ML: Clinical factors associated with adverse outcome for babies weighing 2000 g or less at birth. Arch. Dis. Child 63 (1988) 1131–1136

35 Matilainen R, Heinonen K, Siren-Tiusanen H, Jokela V, Launiala K: Neurodevelopmental screening of in utero growth-retarded prematurely born children before school age. Eur. J. Pediatr. 146 (1987) 453–457

36 Nickel RE, Bennett FG, Lawson FN: School performance of children with birthweights of 1000 g or less. Amer. J. Dis. Child 136 (1982) 105–110

37 Poulain P, Palaric JC, Milon J et al.: Absent end diastolic flow of umbilical artery Doppler: pregnancy outcome in 62 cases. Eur. J. Obstet. Gynecol. Reprod. Biol. 53(2) (1992) 115–119

38 Richter T, Lietz R, Beyreiss K: Gewichts- und Längenentwicklung ehemals hypotroph geborener Kinder in Abhängigkeit vom Schweregrad der intrauterinen Retardierung. Kinderärztl. Praxis 59 (1991) 341–345

39 Riegel K: Die Entwicklung des Kindes nach Schwangerschafts- und Geburtsrisiken. Diagnostik 14 (1981) 493–500

40 Rizzo G, Pietropoll-Li A, Capponi A, Arduini D, Romanini C: Chromosomal abnormalities in fetuses with absent end-diastolic velocity in umbilical artery: analysis of risk factors for an abnormal karyotype. Amer. J. Obstet. Gynecol. 171(3) (1994) 827–831

41 Rochelson B: The clinical significance of absent end-diastolic velocity in the umbilical artery waveforms. Clin. Obstet. Gynecol. 32 (1989) 692–702

42 Salafia CM, Pezzullo JC, Minior VK, Divon MY: Placental pathology of absent and reversed end-diastolic flow in growth-restricted fetuses. Obstet. Gynecol. 90(5) (1997) 830–836

43 Scherjon SA, Smolders-De Haas H, Kok JH, Zondervan HA: The "brainsparing" effect: Antenatal cerebral Doppler findings in relation to neurologic outcome in very preterm infants. Amer. J. Obstet. Gynecol. 169 (1993) 169–175

44 Schmidt W, Ertan AK: Dopplersonographie in der Geburtsmedizin. Geburtshilfliches Management bei hochpathologischen Doppler-Flow-Befunden. In Hillemans HG (Hrsg.): Geburtshilfe – Geburtsmedizin. Eine umfassende Bilanz zukunftsweisender Enwicklungen am Ende des 20. Jahrhunderts. Springer, Heidelberg 1995, S. 317–325

45 Schmidt W, Ertan AK, Rühle W, von Ballestrem CL, Gnirs J, Boos R: Dopplersonographie: „Enddiastolischer Block bzw. Reverse Flow" – Perinatologische Daten und geburtshilfliches Management. Jahrbuch der Gynäkologie und Geburtshilfe. Biermann Verlag, Zülpich 1991, S. 99–106

46 Schmidt W, Graf-von-Ballestrem CL, Ertan AK, Rühle W, Gnirs J, Boos R: Pathologische Doppler-Flow-Befunde und kardiotokographische Ergebnisse. Geburtsh. u. Frauenheilk. 51 (1991) 523–531

47 Schmidt W, Gnirs J: Fetale Bewegungsaktivität und akustische Stimulation. Gynäkologe 23 (1990) 289–297

48 Schmidt W, Kubli F, Garoff L et al.: Diagnose der intrauterinen Wachstumsretardierung – Vergleich von Klinik, Gesamtöstrogenbestimmung aus dem 24 h Urin und Ultraschallbiometrie (Distanzmessungen, biparietaler Kopfdurchmesser, thorako-abdominaler Querdurchmesser) unter Berücksichtigung des antepartalen und subpartalen CTGs. Geburtsh. u. Frauenheilk. 42 (1982)

49 Schmidt W, Rühle W, Ertan AK, Boos R, Gnirs J: Doppler-Sonographie – Perinatologische Daten bei Fällen mit enddiastolischem Block bzw. Reverse Flow. Geburtsh. u. Frauenheilk. 51 (1991) 288–292

50 Schulman H, Fleischer A, Stern W, Farmakides G, Jagani N, Blattner P: Umbilical velocity wave ratios in human pregnancy. Amer. J. Obstet. Gynecol. 148 (1984) 985–990

51 Taylor DJ, Howie PW: Fetal growth achievement and neurodevelopmental disability. Brit. J. Obstet. Gynaecol. 96 (1989) 789–794

19

52 Trudinger BJ, Cook CM, Giles WB, Connelly A, Thompson RS: Umbilical artery flow velocity waveforms in high-risk pregnancy. Randomised controlled trial. Lancet i (1987) 188–190

53 Ulrich S, Ernst JP, Kalder M, Weiss E, Berle P: Neurologische Spätmorbidität von Frühgeburten mit intrauterin diagnostiziertem Null- oder Negativflow der Nabelarterien. Z. Geburtshilfe Perinatol. 198 (1994) 100–103

54 Ulrich S, Weiss E, Kalder M, Hitschold T, Berle P: Doppler sonographic flow measurements of the middle cerebral artery in end-diastolic zero flow in the umbilical arteries in relation to fetal outcome. Z. Geburtsh. Neonatol. 200(1) (1996) 21 –24

55 Vohr B, Oh W: Growth and development in preterm infants small for gestational age. J. Pediatr. 103 (1983) 941–944

56 Vohr B, Garcia-Coll C: Neurodevelopmental and school performance of very low-birthweight infants: a seven year longitudinal study. Pediatrics 76 (1985) 345–350

57 Vyas S, Nicolaides KH, Bower S, Campbell S: Middle cerebral artery flow velocity waveforms in fetal hypoxaemia. Brit. J. Obstet. Gynecol. 97 (1990) 797–803

58 Wang KG, Chen CP, Yang JM, Su TH: Impact of reverse end-diastolic flow velocity in umbilical artery on pregnancy outcome after the 28 th gestational week. Acta. Obstet. Gynecol. Scand. 77(5) (1998) 527–531

59 Weiner Z, Farmakides G, Schulman H, Penny B: Central and peripheral hemodynamic changes in fetuses with absent enddiastolic velocity in umbilical artery: Correlation with computerized fetal heart rate pattern. Amer. Obstet. Gynecol. 170 (1994) 509–515

60 Weiss E, Berle P: Clinical management of fetuses with diastolic zero or reverse flow of the umbilical arteries: Duration of clinical surveillance and fetal outcome. Z. Geburtsh. Perinat. 195 (1991) 37–42

61 Weiss E, Hitschold T, Müntefering H, Berle P: Dopplersonographie der Art. umbilicalis: Differenzierte Diagnostik bei der intrauterinen Mangelentwicklung. Geburtsh. u. Frauenheilk. 49 (1989) 466–471

62 Weiss E, Ulrich S, Berle P: Condition at birth of infants with previously absent or reverse umbilical artery end-diastolic flow velocities. Arch. Gynecol. Obstet. 252 (1982) 37–43

63 Woo JSK, Liang ST, Lo RLS: Significance of an absent or reversed end diastolic flow in doppler umbilical artery waveforms. J. Ultrasound Med. 6 (1987) 291–297

64 Zelop CM, Richardson DK, Heffner LJ: Outcomes of severely abnormal umbilical artery doppler velocimetry in structurally normal singleton fetuses. Obstet. Gynecol. 87(3) (1996) 434–438

Spezielle geburtshilfliche Fragestellungen

Physiologische Befunde in der Endphase der Schwangerschaft

Spätschwangerschaft und Geburt zeichnen sich durch einen stetig zunehmenden Bedarf des Feten bei zu dieser Zeit nur minimalem Wachstum des Versorgungsorgans Plazenta aus.

Blutströmung in der A. uterina. Die Blutströmungsmenge in den Aa. uterinae nimmt während der Schwangerschaft stetig zu, nämlich von etwa 190 ml/min vor der Schwangerschaft auf ca. 680 ml/min in der Spätschwangerschaft (1, 35). Der mittlere Durchmesser einer A. uterina nimmt von 1,6 mm vor der Schwangerschaft auf 3,7 mm in Terminnähe zu. Ein Maß der Strömungsimpedanz, die Relation der systolischen Peakgeschwindigkeit zur enddiastolischen Maximalgeschwindigkeit nimmt ab von einem mittleren Wert außerhalb der Schwangerschaft um 5,3 (RI = 0,81) auf 2,3 (RI = 0,57) in Terminnähe (35).

Plazentagewicht und -durchblutung. Die Masse der Plazenta nimmt stetig zu von etwa 6 g bei 6 Wochen Amenorrhö auf über 500 g am Termin (3, 40). Der Fet wächst erheblich schneller als die Plazenta, sodass das Gewichtsverhältnis Plazenta/Fet von 1,16 bei 16 Wochen Amenorrhö abnimmt bis auf 0,13 am Termin (40). Sehr frühe Dopplerdaten zeigten einen Anstieg der mittleren Plazentadurchblutung im Verlauf der Schwangerschaft von ca. 100 ml/min bei 22 SSW auf ein Maximum von über 320 ml/min bei 37–38 SSW. Anschließend ist während der letzten 2 Wochen ein Rückgang auf ca. 300 ml/min feststellbar. Die Blutströmungsmenge bezogen auf das Kindsgewicht beträgt bis 36–37 SSW konstant 120 ml/kg/min. In der Schlussphase der Schwangerschaft kann auch hier ein Rückgang auf 90 ml/kg/min gefunden werden (13). Dabei sinkt der Resistance-Index von 0,6 bei 28 SSW auf 0,5 am Termin (26).

Zur selben Zeit nimmt die Fruchtwassermenge ab, und schließlich – als Zeichen einer nutritiven Einschränkung der Plazenta – verschwindet die Vernix caseosa von der Haut des Feten.

Mütterliche Anpassung. Die Anzeichen der mütterlichen Anpassung an die Schwangerschaft sind nach und nach rückläufig: Der Hämatokrit steigt wieder an, der Blutdruck kehrt zu den Ausgangswerten vor der Schwangerschaft zurück, die AT-II-Sensitivität normalisiert sich wieder, und Schwangerschaftsödeme können sich wieder zurückbilden.

Dies sind die Rahmenbedingungen für die Reaktionen des fetalen Kreislaufs: eine relative Verminderung von Plazentagewebe für die Versorgung mit Nährstoffen und für den Gasaustausch sowie eine absolute Verminderung des fetoplazentaren Blutflusses.

Aorta – quantitative Analyse

In den Anfängen der geburtshilflichen Dopplersonographie wurden quantitative Messungen des Blutflusses an der uteroplazentofetalen Einheit durchgeführt. Das größte, leicht zugängliche Gefäß ist die Aorta, und deshalb war eines der ersten berichteten Resultate der Blutfluss in der Aorta descendens mit 185 ± 7,6 ml/min/kg geschätztem Kindsgewicht (7, 8).

Werte im Verlauf der Schwangerschaft. In den folgenden Jahren wurden aus verschiedenen Arbeitsgruppen Werte im Verlauf der Schwangerschaft bestimmt und publiziert (9–11, 15–17, 20, 21, 24, 36, 37). Die mittlere Blutströmungsgeschwindigkeit (TASAV = temporal average of spatial average velocities) lag zwischen 26,5 cm/s und 34,6 cm/s mit einem Median bei 29,0 cm/s. Der relative mittlere Blutfluss betrug zwischen 169 ml/min/kg und 246 ml/min/kg mit einem Median bei 220 ml/min/kg. Die systolische Spitzengeschwindigkeit (MV_{max}) lag zwischen 70 und 118 cm/s mit einem Median bei 100 cm/s. Am Entbindungstermin wurde das mittlere aortale Schlagvolumen mit 5,4 (± 1,6) ml, das relative aortale Schlagvolumen mit 1,8 (± 0,5) ml/kg angegeben. Der mittlere systolische Durchmesser der Aorta war 7,3 (± 1,1) mm, der mittlere diastolische Durchmesser 6,3 (± 1,1) mm. Der durchschnittliche effektive Durchmesser der Aorta – bestimmt mithilfe von Echomarkern – betrug 7,0 (± 1,1) mm (19).

In einer eigenen Untersuchung der Blutströmung in der Aorta descendens fanden wir eine Entwicklung der meisten Werte zwischen 24 SSW und der Geburt, allerdings mit einer erheblichen Variationsbreite (38).

Die quantitativen Blutströmungsbestimmungen weisen also sowohl in normalen als auch in pathologischen Schwangerschaften eine erhebliche Variabilität auf. Eine der Ursachen dafür war die problematische und ungenaue Bestimmung von Gefäßdurchmessern beim Feten mittels Ultraschall. Die Kliniker waren enttäuscht, da ihre Erwartungen, mit der Dopplersonographie über eine Methode zur genauen Messung von Blutflüssen zu verfügen, nicht erfüllt wurden.

Aorta – qualitative Analyse

Interpretation der Hüllkurve. Der effektive Anstoß für die Dopplersonographie kam mit der Interpretation der Hüllkurve des Dopplersonogramms – entweder allein – oder zusätzlich zu quantitativen Messungen. Impedanz und Pulswellenreflexionen wurden wichtiger für die Interpretation von Doppler-sonogrammen als die Vergleiche von Blutflussvolumina. Trotz technischer Weiterentwicklungen sind qualitative Resultate leichter zu erhalten als quantitative, da sie beispielsweise mehr oder weniger winkelunabhängig sind. Nun konnte auch die Blutströmung in kleinen Gefäßen analysiert werden, weshalb im Laufe der Zeit die Aorta immer weniger im Mittelpunkt stand, während das Interesse an den Hirnarterien, aber auch an anderen peripheren Arterien, wie den Nierenarterien, stetig zunahm.

Indizes. Die systolisch-diastolische Variation des Sonogramms der Aorta wurde vielfältig analysiert. Meistens fand die Analyse mithilfe von 2-Wert-Indizes statt: S/D-Ratio (Stuart [33]) und Resistance-Index RI (Pourcelot [28]). In wenigen Fällen wurde der 3-Wert-Pulsatilitätsindex PI (Gosling [14]) angewandt wegen seiner zusätzlichen Sensitivität für Veränderungen der Hüllkurve zwischen dem Maximum und dem Minimum. Eine sehr interessante, aber komplizierte Analysemethode ist das Frequenzindexprofil (Frequency Index Profile, FIP [6]) (Abb. 20.1).

Werte im Verlauf der Schwangerschaft. Eine longitudinale Untersuchung der Blutströmung in der thorakalen Aorta im letzten Trimenon zeigte keine erheblichen Veränderungen der Werte: die Spitzengeschwindigkeit betrug 115,6 ± 19,0 cm/s, der Pulsatilitätsindex 1,96 ± 0,31, die prozentuale Akzelerationszeit 19,2 ± 2,2 %, die Anstiegssteilheit 25,7 ± 5,6 und die Abfallssteilheit 4,5 ± 0,9. Ebenso wenig verändert waren die Werte der abdominalen Aorta: die Spitzengeschwindigkeit 99,7 ± 18,8 cm/s, der Pulsatilitätsindex 1,68 ± 0,28, die prozentuale Akzelerationszeit 19,1 ± 2,2 %, die Anstiegssteilheit 29,9 ± 4,9 und die Abfallssteilheit 5,3 ± 0,9 (21).

Die mittlere Blutströmungsgeschwindigkeit in der Aorta steigt sicherlich ab der 17. SSW bis zur 32. SSW, bleibt dann konstant bis zum errechneten Termin und sinkt bis zur 42. SSW wieder ab (4, 38). Der PI in der Aorta bleibt während der gesamten Schwangerschaft konstant (4). Tabelle 20.1 zeigt die wichtigsten quantitativen und qualitativen Werte der Blutströmung in der Aorta nach 24 SSW im Überblick.

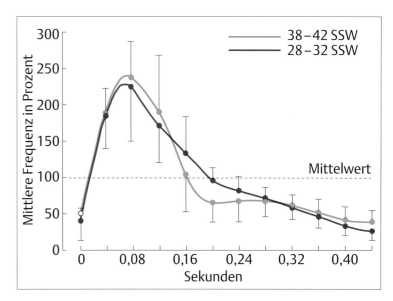

Abb. 20.**1** Frequency-Index-Profil (FIP). Nomogramm ± 2 SD für normalisierte Hüllkurven der Aorta descendens im frühen und späten 3. Trimester. Ein zunehmend tiefer Einschnitt ist im späten gegenüber dem frühen 3. Trimester sichtbar (aus Griffin D et al. 1983 [15]).

Tabelle 20.**1** Quantitative und qualitative Indizes der Blutströmung in der Aorta descendens des Feten nach 24 SSW bei 5 Gestationsaltersgruppen

Parameter	Einheit	SSW				
		26	30	34	38	>40
Herzfrequenz	Schläge/min	146	143	142	145	145
TASAV	cm/s	26	30	31	30	28
Durchmesser	mm	3,9	5,2	5,8	6,6	7,4
Blutfluss	ml/min	204	400	480	638	694
MV_{max}	cm/s	78	91	97	100	92
RI		0,77	0,80	0,79	0,77	0,79
PI		1,73	1,77	1,62	1,59	1,66

SSW: 26 = 24 – 27, 30 = 28 – 31, 34 = 32 – 35, 38 = 36 – 39, > 40 = 40 – 42
TASAV = „temporal average of spatial average velocities" = mittlere Blutströmungsgeschwindigkeit
MV_{max} = systolische Spitzengeschwindigkeit

Hirnarterien

Das Gehirn ist hinsichtlich der dort herrschenden Blutströmungsverhältnisse eine sehr wichtige Region. Untersucht werden können die A. carotis communis, die A. carotis interna und die Arterien des Circulus arteriosus Willisi, A. cerebri anterior, A. cerebri media und A. cerebri posterior. In der Anfangszeit der Dopplersonographie mit den damals gebräuchlichen Offsetdopplern war es viel leichter, die Aa. carotides zu analysieren (25) als die Arterien des Circulus arteriosus Willisii. Diese sind jedoch heute mithilfe eines Sektorscanners mit integriertem Doppler wesentlich besser zu erreichen, insbesondere die A. cerebri media, die sich dem Dopplerstrahl meistens mit dem optimalen, nahezu bei 0° liegenden Winkel darstellt.

A. carotis communis. Die Strömungsgeschwindigkeit in der A. carotis communis nimmt während der gesamten Schwangerschaft zu. Der PI weist nach 32 SSW einen steilen Abfall auf (4).

A. cerebri media. Die Hüllkurvenverläufe der A. cerebri media (middle cerebral artery, MCA) weisen typischerweise ein biphasisches Muster auf mit kontinuierlicher Vorwärtsströmung während der Diastole. Die RI-Werte des Sonogramms zeichnen sich am Ende der Schwangerschaft durch einen signifikanten Abfall aus (Abb. 20.2) (18, 31). In einer anderen Untersuchung zeigte das S/D-Verhältnis einen signifikanten Abfall von 6,89 ± 1,48 bei 25 SSW auf 4,23 ± 0,67 am Termin (42).

Nierenarterien

Der PI fällt linear im Verlauf der Schwangerschaft zwischen 18 und 42 SSW von im Mittel 3 auf 2. Dies weist auf eine erhebliche Impedanzminderung hin und damit möglicherweise auf einen Anstieg der renalen Perfusion (41).

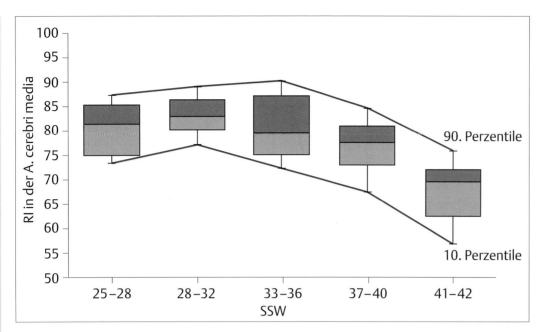

Abb. 20.**2** Resistance-Index-Werte (RI) von Strömungskurven fetaler intrakranieller Arterien in normalen Schwangerschaften. Box-Plot (Perzentilen 25, 50, 75) und Whiskers-Plot (Perzentilen 10 und 90) für jedes Gestationsalter (aus Kirkinen P et al. 1987 [18]).

Femoralarterien

Im Gegensatz zu den meisten anderen arteriellen Sonogrammen in der Schwangerschaft steigt der PI in den Femoralarte-rien linear von 1,8 bei 15 SSW auf 5,0 bei 42 SSW (23). Im 3. Trimester ist Rückwärtsströmung als normaler Befund anzusehen.

Befundveränderungen am Termin und bei Terminüberschreitung

Am Ende der Schwangerschaft kommt es zu vielfältigen Veränderungen im Kreislauf des Feten. So war kürzlich in einer Publikation zu lesen: „we conclude that postterm pregnancy may mimic a mild fetal growth restriction" (2).

Fetoplazentare Blutströmung. Der erste Bericht, der eine Abweichung von den zuvor als kontinuierlich erachteten Ent-wicklungen in der Schwangerschaft beschreibt, stammt aus dem Jahr 1981. Es war beobachtet worden, dass die fetoplazentare Blutströmung in der A. umbilicalis bis 36 SSW zunahm, ihr Maximum zwischen 37 und 38 SSW aufwies, um dann während der letzten beiden Wochen bis zum Termin wieder abzunehmen. Bezogen auf das Gewicht des Feten blieb der Blutfluss bis 36–37 SSW konstant; dann kam es zu einer Strömungsverminderung (Abb. 20.**3**) (13).

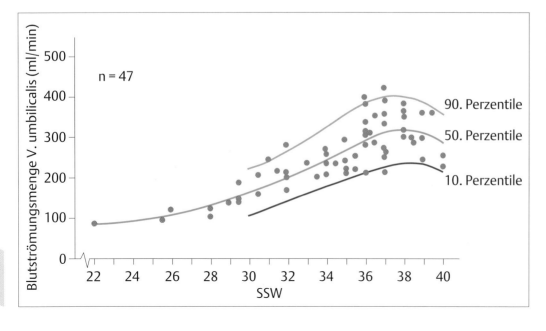

Abb. 20.**3** Fetaler Nabelschnurblutfluss in normalen Schwangerschaften als Funktion des Gestationsalters. Gezeigt werden die Werte der 10. und 90. Perzentile (aus Gill RW et al. 1981 [13]).

Termineffekt

Fetale Aorta. Bei der Untersuchung der Blutströmung in der Aorta descendens des Feten fiel ein stetiger Rückgang nach dem Termin auf – bei nahezu unverändertem RI (29). Neben der Verminderung der mittleren Strömungsgeschwindigkeit beschrieben wir einen sehr steilen Geschwindigkeitsabfall in der Spätsystole, der in einigen Fällen so ausgeprägt sein konnte, dass eine Inzisur (Notch) in der Hüllkurve zu sehen war. Das Phänomen trat etwa 2 Wochen vor einem spontanen Geburtsbeginn auf (Abb. 20.**4**) (39). Zur selben Zeit kann eine signifikante Weitstellung gesehen werden (39). In einer konsekutiven Untersuchung an Schwangeren mit eindeutiger Terminüberschreitung konnte gezeigt werden, dass eine Einkerbung der Hüllkurve bei verlängerten Schwangerschaften einen normalen Befund darstellt (Abb. 20.**5**) (22). Um den Termin scheint die Compliance der Aorta vermindert zu sein angesichts erhöhter Pulswellengeschwindigkeiten, die bei Messungen mit Echomarkern festgestellt werden konnten (32). Diese Veränderungen an der Aorta wurden „Termineffekt" genannt (39).

Aortenisthmus. Bei der Untersuchung des Aortenisthmus wurde festgestellt, dass vor 20 SSW das Blut während des ganzen Herzzyklus vorwärts strömt und dass die diastolische Dezelerationsphase sanft und kontinuierlich verläuft. Nach 20 SSW wird eine Inzisur am Ende der Systole sichtbar. Sie nimmt stetig zu, sodass gegen 30 SSW eine kurze Phase mit Rückwärtsströmung regelmäßig nachgewiesen werden kann. Experimentelle und klinische Beobachtungen haben gezeigt, dass eine Erhöhung des Widerstandes im fetoplazentaren Kreislauf zunächst Veränderungen in den Strömungskurven des Aortenisthmus verursacht, ehe signifikante Veränderungen im Dopplersonogramm der Nabelarterien nachgewiesen werden können. An der Hüllkurve des Aortenisthmus wurde der Balance-Index (BI) berechnet: {(S-D)/Differenz der Integrale von Vorwärts- und Rückwärtsströmungsgeschwindigkeiten}. Der BI steigt während der Schwangerschaft langsam an. Mittels Farbdoppler lässt sich nachweisen, dass die Rückwärtsströmung in der Spätschwangerschaft vom Ductus arteriosus abhängig ist (12).

Tabelle 20.**2** zeigt zusammenfassend die hämodynamische Situation in einer Schwangerschaft am errechneten Termin und danach, wie sie sich bei einer dopplersonographischen Untersuchung der großen Gefäße des Feten darstellt.

Kreislaufbalance

Modellhaft vereinfacht reflektiert die pulsatile Blutströmung die treibenden Kräfte des Herzens einerseits und die bremsenden Kräfte der Gefäßperipherie andererseits. Intervenierende Faktoren sind
➤ die Gefäßwandcompliance,
➤ der Effekt sich teilender Gefäße,
➤ insbesondere die Unterschiede bezüglich Impedanz und Strömungswiderständen in den Gefäßregionen, die von dem untersuchten Gefäß versorgt werden.

Somit repräsentiert das Sonogramm eines Gefäßes die Balance all dieser Faktoren.

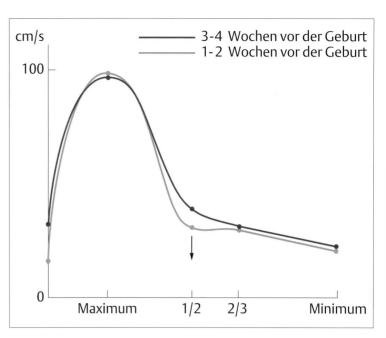

Abb. 20.**4** Termineffekt. Hüllkurvenmedianwerte der Aorta descendens des Feten 3 und 4 Wochen vor der Geburt verglichen mit den Medianwerten in den letzten beiden Wochen vor der Geburt. Der Pfeil markiert die Inzisur (Notch) (aus Vetter K et al. 1989 [39]).

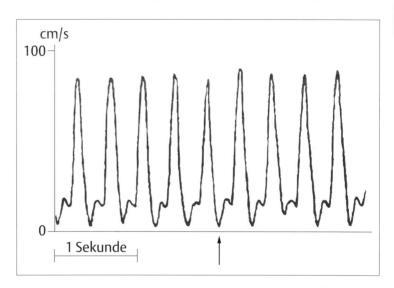

Abb. 20.**5** Schwangerschaft nach dem Termin: die Hüllkurve der Aorta descendens des Feten mit Inzisur (Pfeil) in der frühen Diastole (aus Malcus P et al. 1991 [22]).

Tabelle 20.**2** Dopplersonographische Befunde am Termin und bei Ternminüberschreitung

Verminderte plazentare Blutströmung
Unveränderte oder verminderte Impedanz in den Umbilikalarterien
Erhöhte Impedanz in den Femoralarterien
Verminderte Impedanz in den Nierenarterien
Verminderte mittlere Blutströmungsgeschwindigkeit in der weit gestellten Aorta
Erhöhte Pulsatilität mit Inzisur als Normalbefund in der Aorta descendens
Verminderte Impedanz in der Aorta
Diastolische Rückwärtsströmung im Aortenbogen und erhöhter BI
Erhöhte diastolische Blutströmungsgeschwindigkeiten in den Hirnarterien

Umverteilung des Blutstroms. Während einer normalen Schwangerschaft ist die Plazenta der Bereich mit dem geringsten Strömungswiderstand; an zweiter Stelle kommen die Hirnarterien. Unter der Annahme eines stabilen kombinierten Herzzeitvolumens folgt die differenzielle Verteilung des Blutes dem Weg des geringsten Widerstandes. Somit wird der größte Teil des Blutes in die Plazenta gelenkt. Am Ende der Schwangerschaft steigt der Bedarf des Gehirns absolut und relativ zu anderen Organen. Eine Möglichkeit der Umverteilung des Blutstroms – in diesem Fall, um dem Mehrbedarf des Gehirns gerecht zu werden – besteht darin, die Schleusen zum Gehirn hin zu öffnen. Dies geschieht durch Verminderung des Strömungswiderstandes in den Hirnarterien. Die gesteigerte Versorgung

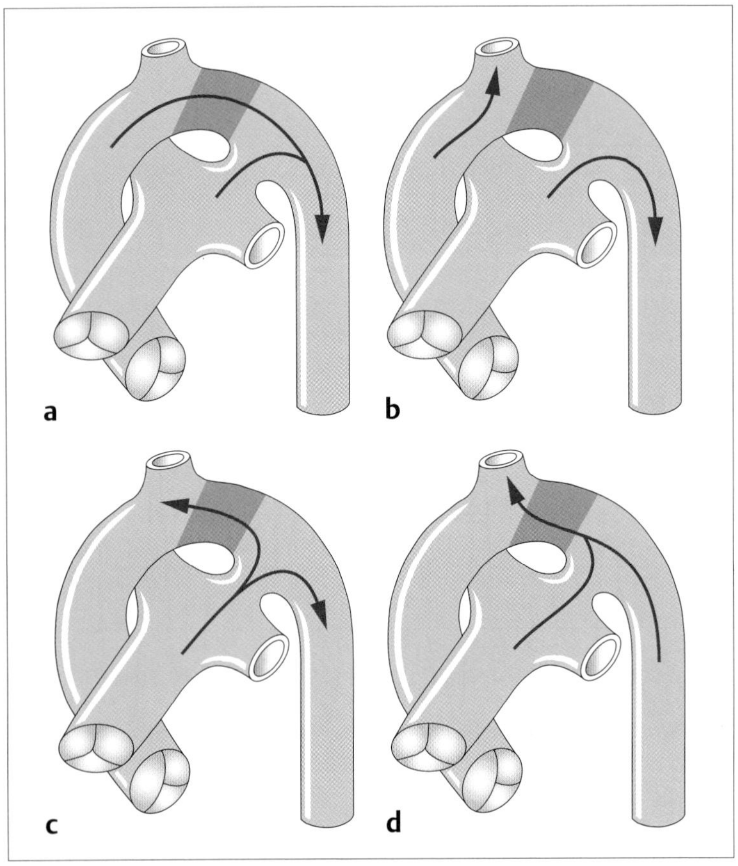

Abb. 20.**6** Diastolische Strömungsformen im Isthmus aortae in Abhängigkeit von den Widerständen im Plazentakreislauf:
a normale Ausgangssituation,
b leichter Anstieg,
c mäßiger Anstieg,
d starker Anstieg (aus Teyssier G et al. 1993 [34]).

des Gehirns soll jedoch nicht zu Lasten der Plazenta stattfinden. Da der Blutfluss zur Plazenta nicht direkt geregelt werden kann, besteht eine weitere Möglichkeiten zur Umverteilung – in diesem Fall zur Sicherung des Blutstroms zur Plazenta – darin, eine andere periphere Kreislaufregion durch Widerstandserhöhung quasi auszuschalten. Ein Beispiel dafür stellt die erhebliche Impedanzsteigerung der Beinarterien dar. Beide Mechanismen, das Öffnen und das Schließen von Schleusen, können im Terminzeitraum beobachtet werden. Das Resultat ist eine Umverteilung der Blutströmung (Redistribution) zu Gunsten des Gehirns, ohne dass die plazentare Versorgung eingeschränkt würde.

Veränderungen im Aortenbogen. Diese Umverteilungsmechanismen führen zu erheblichen Veränderungen an der Gefäßverbindung zwischen den parallelen Kreislaufsystemen, die von den beiden Herzkammern versorgt werden (5). Diese „Schnittstelle" befindet sich im Aortenbogen (34) und hat die Funktion einer Wasserscheide (Abb. 20.**6**) (27). Unter normalen Bedingungen fließt das Blut vorwärts durch den Aortenbogen, in Terminnähe können aber immer wieder dopplersonographisch Einschnitte in den Strömungskurven oder Phasen mit Rückwärtsströmung beobachtet werden. Diese teilweisen oder vollständigen Verschiebungen folgen entweder einem erhöhten peripheren Widerstand im Strombett der Aorta oder verminderten Widerständen im Hirnkreislauf – oder beiden.

Interpretation von Dopplerbefunden in Terminnähe. Am Termin treten viele Veränderungen innerhalb weniger Tage auf. Einige Befunde ahmen quasi erhebliche Schwangerschaftsprobleme nach (2) und erschweren dadurch die Interpretationen über das normale Maß hinaus. Nicht alle Veränderungen treten synchron auf – wie dies aufgrund von Einzelbeobachtungen erwartet werden könnte, weshalb das Geamtresultat im Einzelfall kaum vorausgesagt werden kann. Bis jetzt scheinen unsere Kenntnisse zu begrenzt zu sein, um einfache Schlussfolgerungen aus einzelnen unerwarteten Befunden ziehen zu können, insbesondere hinsichtlich der Veränderungen in der Aorta. Daher sollten – ehe definitive Schlussfolgerungen aus dopplersonographischen Resultaten gezogen werden – alle erreichbaren Informationen gesammelt und auf der Basis eines breiten physiologischen und pathophysiologischen Wissens interpretiert werden. Der wichtigste Unterschied zwischen den beschriebenen Veränderungen in Terminnähe und pathologischen Veränderungen der Plazenta ist das Fortbestehen einer normalen fetoplazentaren Blutströmung bei unauffälligen Schwangerschaften am Termin.

Zusammenfassung

Am Ende der Schwangerschaft kann einer möglichen Diskrepanz zwischen dem Bedarf des Feten und der Versorgung durch die Plazenta begegnet werden durch eine Umverteilung der Blutströme und zwar zur Plazenta durch Erhöhung peripherer Widerstände in der unteren Körperhälfte und zum Gehirn durch eine verringerte Impedanz in den Hirngefäßen. Die

Folgen dieser Mechanismen können entweder an den betroffenen Gefäßgebieten gesehen werden oder im zentralen Gefäß, der Aorta, und hier in allen Abschnitten. Somit ist der Termineffekt in der Aorta das Resultat all dieser Umverteilungsmechanismen, die in den Arterien der Extremitäten, der Nieren oder des Gehirns stattfinden.

Literatur

1 Adamsons K, Myers RE: Circulation in the intervillous space; obstetrical considerations in fetal deprivation. In Grünwald P (ed.): The placenta and its maternal supply line. MT Press, Lancaster 1975, pp. 158–177

2 Battaglia C, Artini PG, Ballestri M et al.: Hemodynamic, hematological and hemorheological evaluation of post-term pregnancy. Acta. Obstet. Gynecol. Scand. 74 (1995) 336–340

3 Benirschke K, Kaufmann P: Pathology of the human placenta. Springer, New York 1995

4 Bilardo CM, Campbell S, Nicolaides KH: Mean blood velocities and flow impedance in the fetal descending thoracic aorta and common carotid artery in normal pregnancy. Early Hum. Dev. 18 (1988) 2–3

5 Bonnin P, Fouron JC, Teyssier G, Sonesson SE, Skoll A: Quantitative assessment of circulatory changes in the fetal aortic isthmus during progressive increase of resistance to umbilical blood flow. Circulation 88 (1993) 216–222

6 Campbell S, Diaz-Recasens J, Griffin DR et al.: New Doppler technique for assessing uteroplacental blood flow. Lancet 32 (1983) 675–677

7 Eik-Nes SH, Marsál K, Brubakk AO, Kristofferson K, Ulstein M: Ultrasonic measurement of human fetal blood flow. J. biomed. Engng. 4 (1982) 28–36

8 Eik-Nes SH, Marsál K, Kristofferson K, Vernersson E: Noninvasive Messung des fetalen Blutstromes mittels Ultraschall. Ultraschall 2 (1981) 226–231

9 Eldridge MW, Berman W Jr, Greene ER: Serial echo-Doppler measurements for human fetal abdominal aortic blood flow. J. Ultrasound Med. 4 (1985) 453–458

10 Erskine RL, Ritchie JW: Umbilical artery blood flow characteristics in normal and growth-retarded fetuses. Brit. J. Obstet. Gynaecol. 92 (1985) 605–610

11 Fendel H, Fendel M, Warnking R: Fehlermöglichkeiten der gepulsten Dopplermethode zur Blutflußmessung am Feten. Z. Geburtsh. u. Perinat. 187 (1983) 83–87

12 Fouron JC, Zarelli M, Drblik SP, Lessard M: Flow velocity profile of the fetal aortic isthmus through normal gestation. Amer. J. Cardiol. 74 (1994) 483–486

13 Gill RW, Trudinger BJ, Garrett WJ, Kossoff G, Warren PS: Fetal umbilical venous flow measured in utero by pulsed Doppler and B-mode ultrasound. I. Normal pregnancies. Amer. J. Obstet. Gynecol. 139 (1981) 720–725

14 Gosling R, Dunbar G, King DH et al.: The quantitative analysis of occlusive peripheral arterial disease by a non-intrusive ultrasonic technique. Angiology 22 (1971) 52–55

15 Griffin D, Cohen Overbeek T, Campbell S: Fetal and utero-placental blood flow. Clin. Obstet. Gynaecol. 10 (1983) 565–602

16 Jouppila P, Kirkinen P: Blood velocity waveforms of the fetal aorta in normal and hypertensive pregnancies. Obstet. Gynecol. 67 (1986) 856–860

17 Kaesemann H, Trenkel K: Kombinierte B-Bild-Doppler-Sonographie – Messungen am In-vitro-Modell und in fetalen Gefäßen. Z. Geburtsh. u. Perinat. 190 (1986) 43–48

18 Kirkinen P, Müller R, Huch R, Huch A: Blood flow velocity waveforms in human fetal intracranial arteries. Obstet. Gynecol. 70 (1987) 617–621

19 Lingman G, Gennser G, Marsál K: Ultrasonic measurements of the blood velocity and pulsatile diameter changes in the fetal descending aorta. In Rolfe P (ed.): Fetal physiological measurements. Vol. 56. Butterworths, London 1986, pp. 206–210

20 Lingman G, Marsál K: Fetal central blood circulation in the third trimester of normal pregnancy – A longitudinal study. I. Aortic and umbilical blood flow. Early Hum. Dev. 13 (1986) 137–150

21 Lingman G, Marsál K: Fetal central blood circulation in the third trimester of normal pregnancy – A longitudinal study. II. Aortic blood velocity waveform. Early Hum. Dev. 13 (1986) 151–159

22 Malcus P, Marsál K, Persson P-H: Fetal and uteroplacental blood flow in prolonged pregnancies. Ultrasound Obstet. Gynecol. 1 (1991) 40–45

23 Mari G: Arterial blood flow velocity waveforms of the pelvis and lower extremities in normal and growth-retarded fetuses. Amer. J. Obstet. Gynecol. 165 (1991) 143–151

24 Marsál K, Lindblad A, Lingman G, Eik-Nes SH: Blood flow in the fetal descending aorta; intrinsic factors affecting fetal blood flow, i.e. fetal breathing movements and cardiac arrhythmia. Ultrasound Med. Biol. 10 (1984) 339–348

25 Marsál K, Lingman G, Giles WB: Evaluation of the carotid, aortic and umbilical blood velocity waveforms in the human fetus. XIth Annual Conference of the Society for the Study of Fetal Physiology. Oxford 1984; C33

26 Pal A, Kurjak A: Examination of the blood flow in the umbilical artery by ultrasound. Zentralbl. Gynäkol. 108 (1986) 724–729

37 Patton DJ, Fouron JC: Cerebral arteriovenous malformation: Prenatal and postnatal central blood flow dynamics. Pediatr. Cardiol. 16 (1995) 141–144

28 Pourcelot L: Applications cliniques de l'éxamen Doppler transcutane. INSERM Colloq. 34 (1974) 213–240

29 Rightmire DA, Campbell S: Fetal and maternal Doppler blood flow parameters in postterm pregnancies. Obstet. Gynecol. 69 (1987) 891–894

30 Rudolph AM: Distribution and regulation of blood flow in the fetal and neonatal lamb. Circ. Res. 57 (1985) 811

31 Satoh S, Koyanagi T, Hara K, Shimokawa H, Nakano H: Developmental characteristics of blood flow in the middle cerebral artery in the human fetus in utero, assessed using the linear-array pulsed Doppler method. Early Hum. Dev. 17 (1988) 2–3

32 Stale H, Gennser G, Marsál K: Blood flow velocity and pulsatile diameter changes in the fetal descending aorta: A longitudinal study. Amer. J. Obstet. Gynecol. 163 (1990) 26–29

33 Stuart B, Drumm J, FitzGerald DE, Duignan NM: Fetal blood velocity waveforms in normal pregnancy. Brit. J. Obstet. Gynaecol. 87 (1980) 780–785

34 Teyssier G, Fouron JC, Maroto E, Sonesson S-E, Bonnin P: Blood flow velocity profile in the fetal aortic isthmus: A sensitive indicator of changes in systemic peripheral resistances. I. Experimental studies. J. Mat. Fetal Invest. 3 (1993) 213 –218

35 Thaler I, Manor D, Itskovitz J et al.: Changes in uterine blood flow during human pregnancy. Amer. J. Obstet. Gynecol. 162 (1990) 121–125

36 Tonge HM, Stewart PA, Wladimiroff JW: Fetal blood flow measurements during fetal cardiac arrhythmia. Early Hum. Dev. 10 (1984) 1–2

37 Van Lierde M, Oberweis D, Thomas K: Ultrasonic measurement of aortic and umbilical blood flow in the human fetus. Obstet. Gynecol. 63 (1984) 801–805

38 Vetter K: Dopplersonographie in der Schwangerschaft. VCH Verlagsgesellschaft, Weinheim 1991

39 Vetter K, Favre Y, Suter T, Huch R, Huch A: Doppler-sonographisch ermittelte spezifisch hämodynamische Veränderungen im Kreislauf von Feten in den letzten 4 Wochen vor Geburt. Z. Geburtsh. u. Perinat. 193 (1989) 215–218

40 Vogel M: Atlas der morphologischen Plazentadiagnostik. Springer, Berlin 1992

41 Vyas S, Nicolaides KH, Campbell S: Renal artery flow-velocity waveforms in normal and hypoxemic fetuses. Amer. J. Obstet. Gynecol. 161 (1989) 168–172

42 Woo JSK, Liang ST, Lo RLS, Chan FY: Middle cerebral artery Doppler flow velocity waveforms. Obstet. Gynecol. 70 (1987) 613–616

E. Weiss

Die Dopplersonographie als Überwachungsmethode bei der Risikogravidität befasst sich mit chronischen oder allenfalls subakuten Veränderungen des Blutflusses im uterofetoplazentaren System. Dem entsprechen auch die allgemein akzeptierten Bedingungen der Registrierung fetaler und uteriner Flusskurven unter Ruhebedingungen des Feten bzw. am wehenlosen Uterus.

Gänzlich konträr stellt sich die Situation bei Registrierung von Dopplerflusskurven unter Wehen dar, insbesondere wenn die Dopplersonographie bei subpartalen CTG-Veränderungen zur Anwendung kommt. Hier sind die völlig unterschiedlichen Situationen der uterinen Durchblutung während der Wehe sowie in der Wehenpause zu berücksichtigen. Im Bereich der Nabelschnur und intrafetaler Gefäße sind direkte mechanische Einflüsse durch Kompression von anderen Ursachen akuter Impedanzveränderungen zu unterscheiden. Anhand eigener Ergebnisse der Messung der uterinen Flusskurven unter Wehen und der Messung umbilikaler Flusskurven bei Dezelerationen der fetalen Herzfrequenz (FHF) unter der Geburt wird im Folgenden die mögliche diagnostische Wertigkeit der Dopplersonographie bei Messungen sub partu dargestellt.

Pathophysiologische Grundlagen und technische Probleme

Ursachen fetaler Herzfrequenzalterationen. Uterine Kontraktionen führen zu einer akuten Reduktion der uterinen Durchblutung und damit zu einer Verminderung des mütterlichen Sauerstoffangebots im Intervillosum (3). Ebenso ist während der Wehentätigkeit, insbesondere nach Blasensprung, eine akute Unterbrechung des fetoplazentaren Blutflusses im Rahmen einer Nabelschnurkompression möglich (26). Die Kompression des fetalen Kopfes führt zu einer intrakraniellen Druckerhöhung, welche ihrerseits zu Veränderungen des Blutflussspektrums intrakranieller Arterien führt (48). Die FHF verändert sich bei diesen akuten Ereignissen sub partu selten im Sinne von Akzelerationen; überwiegend finden sich Dezelerationen, die nicht immer eindeutig den einzelnen pathophysiologischen Ursachen zugeordnet werden können (28). Selbst bei dem Versuch der Zuordnung ist die prognostische Wertung umstritten (15, 27). Die Verlangsamung der FHF und damit die Verlängerung des fetalen Herzzyklus führt im Wesentlichen zu einer Verlängerung der Diastole und bei den Dopplerströmungskurven folglich zu einer Verminderung der maximalen enddiastolischen Frequenzverschiebung (53).

Sub partu durchgeführte Dopplerflussmessungen sind nichtinvasiv und eignen sich wegen der geringen Belästigung der Schwangeren zur Klärung der pathophysiologischen Mechanismen, die fetalen Herzfrequenzalterationen zu Grunde liegen. Im Einzelfall dürfte damit auch eine bessere prognostische Einschätzung möglich sein. Zudem stellt sich die Frage, ob die akute fetale Asphyxie mit ihren dramatischen Veränderungen der fetalen Hämodynamik (21, 23, 29, 30) zu Veränderungen der Blutflussmuster in fetalen und/oder mütterlichen Gefäßen führt.

Technische Probleme. Dopplerblutflussmessungen sub partu wurden bislang nur von wenigen Autoren durchgeführt, obwohl derartige Untersuchungen von außergewöhnlichem Interesse für das Verständnis pathophysiologischer Mechanismen unter der Geburt sind. Dies dürfte überwiegend an den erheblichen technischen Problemen liegen, welche im Zusammenhang mit Dopplerflussuntersuchungen unter der Geburt auftreten. Im Einzelnen ist mit folgenden Problemen und Störgrößen zu rechnen:

➤ Uterine Kontraktionen in der Eröffnungsperiode führen zu Veränderungen der mütterlichen Kreislaufparameter.
➤ Mütterliche Atemexkursionen, insbesondere in der Wehenakme, erschweren die konstante Registrierung des Dopplersignals.
➤ Die am Termin meistens reduzierte Fruchtwassermenge bzw. das Fehlen des Fruchtwassers nach Amniotomie erschweren die Doppleruntersuchung im Bereich fetaler Gefäße ganz erheblich.
➤ Während der Kontraktion kommt es zu einer Lageveränderung sowohl des Schallkopfes auf der mütterlichen Bauchdecke als auch des Geburtsobjektes selbst, sodass häufig ein Signalverlust auftritt.
➤ Der tief im Becken stehende kindliche Kopf erschwert die Registrierung der Blutflusskurven intrakranieller Gefäße bei abdominaler Schallkopfapplikation.
➤ Eine On-Line-Analyse der Dopplerflusskurven mit Zuordnung zur FHF-Kurve ist praktisch z. Zt. noch nicht bzw. nur durch sehr aufwendige Verfahren außerhalb der Klinikroutine möglich.

Veränderungen uteriner Strömungskurven unter Wehen

Messmethode. Mit der gepulsten Dopplermethode kann nach Identifikation des R. ascendens der A. uterina mit dem Farbdoppler (Abb. 21.1) eine kontinuierliche Registrierung der abgeleiteten Frequenzspektren während spontaner oder induzierter uteriner Kontraktionen vorgenommen werden (Abb. 21.2). Durch Messung der Fläche unter der uterinen Flusskurve kann die während einer Kontraktion erreichte uterine Perfusionsreduktion quantifiziert werden. Bei konstant gehaltenem Winkel zwischen Gefäß und Dopplerstrahl ist die Fläche unter der Flusskurve der uterinen Perfusion proportional, wobei vorausgesetzt wird, dass die zum Flussspektrum beitragenden niedrigen Flussgeschwindigkeiten homogen verteilt sind und deshalb bei der Ermittlung einer relativen Veränderung der Perfusion vernachlässigt werden dürfen. Nimmt man das Flächenintegral zwischen den Kontraktionen als Ausgangswert, so kann für jede einzelne Wehe die relative Durchblutungsreduktion angegeben werden. Ein zusätzliches winkelunabhängiges Maß für die uterine Impedanz ist der RI der untersuchten A. uterina, der einfach zu bestimmen ist.

Eigene Ergebnisse

Uterine Durchblutungsreduktion bei Wehentätigkeit. Insgesamt 68 uterine Kontraktionen wurden an 16 Schwangeren während oxytocininduzierter Kontraktionen untersucht. Mit Einschränkungen sind die Ergebnisse dieser „dopplerflusskontrollierten" Wehenbelastungstests (WBT) auch auf die Situation sub partu übertragbar. Die Fläche unter den induzierten uterinen Flusskurven zeigte während der Kontraktion eine hohe Variabilität bezüglich der Reduktion, wobei – trotz vergleichbarer externer Tokometriekurven – Werte von 14–85 % (Median 54 ± 20 %) des Ausgangswertes während der Wehenakme erreicht wurden. Die tatsächliche Durchblutungsreduktion dürfte dieser Größenordnung jeweils entsprechen. Das dargestellte Beispiel (Abb. 21.3) zeigt die unzureichende Quantifizierung durch externe Tokometrie. Ganz besonders wird dies bei positivem WBT deutlich, wobei die kontinuierliche Dopplerflussmessung einer A. uterina den Grad der uterinen Durchblutungsreduktion in der Wehe deutlich macht und damit auch die Abnahme der hypoxischen FHF-Dezelerationen der Kontraktionen „2", „3" und „4" erklärt. Die tokometrisch

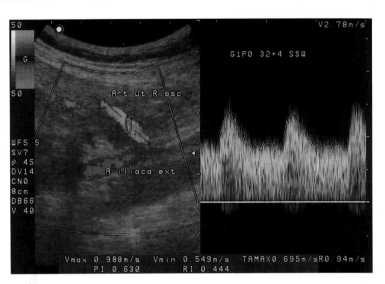

Abb. 21.**1** Farbkodierte Darstellung des aszendierenden Astes der rechten A. uterina mit scheinbarem „crossing over" der A. iliaca.

besonders ausgeprägt zur Darstellung kommende Wehe „5" ist offenbar bezüglich der uterinen Perfusion am wenigsten ausgeprägt und führt in diesem Beispiel nicht mehr zur Spätdezeleration. Eine befriedigende Erklärung für das Ausbleiben einer Dezeleration der FHF bei Wehe „1" ist allerdings trotz gleichzeitiger uteriner Dopplerflussmessung nicht möglich.

Reduktion der uterinen Durchblutung bei vorzeitiger Wehentätigkeit. Subpartal aber auch bei präpartalen Kontraktionen kann es zu einer unphysiologischen Reduktion der uterinen Durchblutung kommen. Das folgende Beispiel zeigt einen Fall mit vorzeitiger Wehentätigkeit bei einem Gestationsalter von 31 + 0 SSW (Abb. 21.4). Die durch externe Tokometrie registrierten uterinen Kontraktionen wurden von der Patientin nicht als schmerzhaft empfunden (Kreislaufparameter stabil, Halbseitenlage). Die Messung der Dopplerflusskurven der A. uterina erbrachte jedoch beidseits eine massive Reduktion der Blutflussgeschwindigkeiten mit Nachweis eines diastolischen Rückflusses, welcher den Vorfluss praktisch aufwog. Hierdurch bestand während der uterinen Kontraktionen eine unphysiologisch hohe Reduktion der Durchblutung des uterinen Strombettes, was zu einer hypoxischen Reaktion der FHF führte.

Abb. 21.**2** Blutflussmuster des R. ascendens der A. uterina. 37 + 0 SSW und oxytocininduzierte Kontraktion.

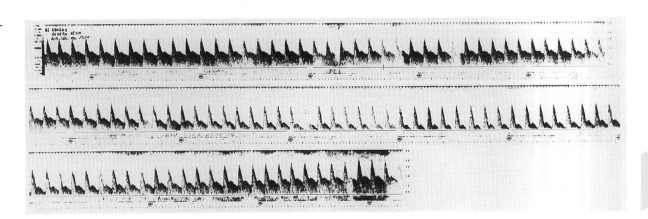

21

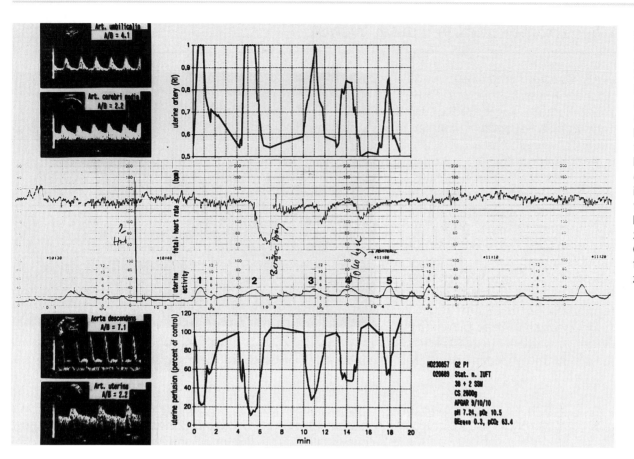

Abb. 21.**3** Zeitgleiche Darstellung des RI der A. uterina, der FHF in Schlägen/min, der uterinen Wehenaktivität durch externe Tokometrie und des relativen uterinen Blutflusses im untersuchten Gefäß, angegeben in Prozent des Flächenintegrals unter der Flusskurve in Relation zu dem Messwert im wehenfreien Intervall während induzierter Kontraktionen. Gestationsalter 38 + 2, fragliche Plazentainsuffizienz.

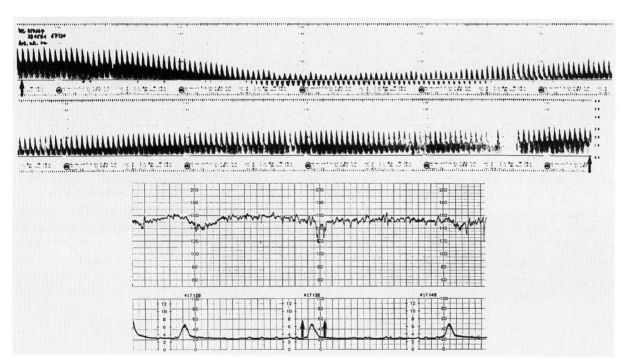

Abb. 21.**4** Dopplerflussprofil des R. ascendens der A. uterina bei kontinuierlicher Registrierung während einer uterinen Kontraktion bei vorzeitiger Wehentätigkeit (31 + 0 SSW).

Nach Tokolyse wurde der eutrophe Fet mit 32 + 4 SSW per Sectio wegen zunehmender Zervixdilatation bei Beckenendlage entbunden. Die Plazenta war histomorphologisch unauffällig (Müntefering H, pers. Mitteilung), der Säuren-Basen-Haushalt im Nabelschnurblut ungestört.

Physiologische und unphysiologische Reduktion der uterinen Durchblutung. Vergleicht man die typischen uterinen Flusskurven bei kontinuierlicher Registrierung während einer Kon-

traktion unter physiologischen Bedingungen mit denen bei vorzeitiger Wehentätigkeit und unphysiologischer Reduktion sowie denjenigen bei vorbestehender Schwangerschaftshypertonie und bereits pathologischem uterinen Flussmuster (Abb. 21.**5**), so wird deutlich, dass im physiologischen Fall zunächst die systolische und die diastolische Maximalgeschwindigkeit in gleicher Weise reduziert werden und erst im Bereich der Kontraktionsakme sich eine massive Verschiebung des RI ergibt (Abb. 21.**5 a**). Bei der unphysiologischen Reduktion im

Abb. 21.**5** Flusskurven der A. uterina.

a Physiologische Reaktion der uterinen Flusskurven bei einer oxytocininduzierten Kontraktion und kontinuierlicher Registrierung.

b Unphysiologische Reaktion der uterinen Flusskurven bei einem Fall mit vorzeitiger Wehentätigkeit.

c Reaktion der uterinen Flusskurven bei Schwangerschaftshypertonie und präexistenter frühdiastolischer Inzisur.

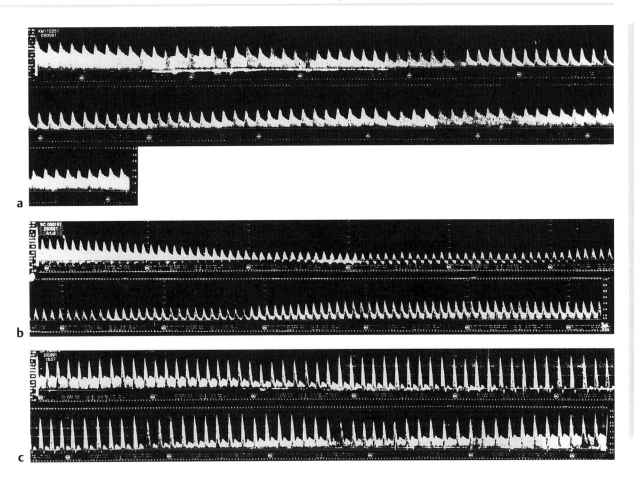

Rahmen vorzeitiger Wehentätigkeit findet sich neben der starken Abnahme der systolischen Flussgeschwindigkeiten ein holosystolischer Rückfluss (Abb. 21.**5 b**). Gänzlich unterschiedlich ist die Reaktion bei bereits vorbestehender Schwangerschaftshypertonie und frühdiastolischer Inzisur der uterinen Flusskurve (Abb. 21.**5 c**). Während die systolische Maximalgeschwindigkeit durch die uterine Kontraktion praktisch nicht beeinflusst wird, findet sich in der Kontraktionsakme frühdiastolisch ein Rückfluss, wobei die Flusskurve ein Spektrum erhält, wie wir es von der Registrierung der A. iliaca externa kennen. Die relative Reduktion der Durchblutung, als Fläche unter der Flusskurve bestimmt, beträgt im physiologischen Fall und bei der Schwangerschaftshypertonie etwa 50–60 % des Ausgangswertes. Das Ausgangsniveau ist jedoch in beiden Fällen unterschiedlich anzunehmen.

Diskussion der uterinen Dopplerveränderungen sub partu

Deutliche Reduktion des diastolischen Dopplerflows. Bereits 1983 wurde die Messung des Dopplerblutflusses in den Aa. arcuatae erstmalig beschrieben (6). Die ersten Messungen des uterinen Blutströmungsprofils unter Wehentätigkeit (11, 13) erbrachten eine Reduktion der mittleren Blutströmungsgeschwindigkeit auf ca. 40 % des Ausgangswertes bei einem intrauterinen Maximaldruck von ca. 60 mmHg. Die systolische Maximalgeschwindigkeit vermindert sich dabei lediglich um ca. 25 %, während diastolisch gar keine oder nur noch geringe Geschwindigkeiten nachweisbar sind (13). Dies erklärt sich durch den in der Wehenakme deutlich reduzierten Perfusionsdruck

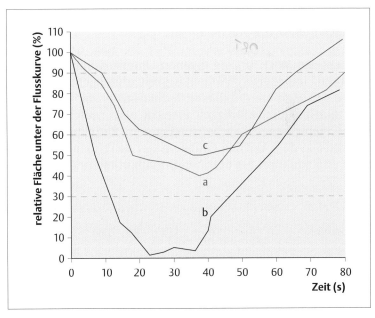

Abb. 21.**5 d** Relative Reduktion der Durchblutung der Fälle **a–c** (entsprechend der relativen Fläche unter der uterinen Flusskurve).

der uterinen Durchblutung. Er dürfte bei einem intrauterinen Druck von 50–60 mmHg in der Systole bei ca. 60–70 mmHg liegen (systolischer Perfusionsdruck = mütterlicher systolischer Blutdruck minus intrauteriner Druck minus zentralvenöser mütterlicher Druck). In der Diastole ist ein Perfusionsdruck immer dann nicht mehr vorhanden, wenn der intrauterine Druck den mütterlichen arteriellen diastolischen Blutdruck überschreitet, wobei der mütterliche zentralvenöse Druck mit 3–8 mmHg nicht berücksichtigt ist. Fendel et al. (12)

konnten eine eindeutige Korrelation zwischen der diastolischen Reduktion des Dopplerflows und der Stärke der uterinen Kontraktion zeigen. Dabei findet sich ab einem intrauterinen Druck von 80 mmHg ein diastolischer Nullfluss. Der systolische Fluss bleibt bis zu einem intrauterinen Druck von 130 Torr noch nachweisbar (12).

Kompression der Aa. radiales. In Tab. 21.**1** sind die bisher publizierten Doppleruntersuchungen des uterinen Blutflusses unter Wehen zusammengestellt. Dabei wurden die von Fendel et al. (11) erhobenen Befunde bestätigt. Janbu et al. (20) konnten durch transvaginale Messung Flusskurven aus dem Hauptast, dem aszendierenden Ast sowie dem R. vaginalis der A. uterina aufzeichnen. Es fanden sich gleichsinnige Veränderungen im R. ascendens und im Stammbereich der A. uterina mit einer Reduktion der mittleren Flussgeschwindigkeit in der Wehe um ca. 60%. Der Blutfluss in den Aa. radiales hingegen scheint aufgrund des Verlaufs im Myometrium wesentlich stärker reduziert zu werden. Die Kompression der Aa. radiales muss als die wesentliche Ursache der Widerstandserhöhung im uteroplazentaren Stromgebiet unter der Kontraktion angesehen werden. Offenbar kommt es in der Folge unter der Wehe zu einer Steigerung der mittleren Blutflussgeschwindigkeit im R. vaginalis der A. uterina (20) durch die Erhöhung des Perfusionsdruckes in diesem Gefäßgebiet, welches selbst keine mechanische Kompression erfährt. Brar et al. (4) konnten eine inverse Korrelation zwischen intrauterinem Druck in der Wehe sowie dem Quotienten aus systolischer und enddiastolischer Maximalgeschwindigkeit (A/B-Quotient) der untersuchten uterinen Arterien aufzeigen mit einem diastolischen Nullfluss ab einem intrauterinen Druck von 60 mmHg.

Verzicht auf WBT. Unsere eigenen Untersuchungen wurden während induzierter Wehentätigkeit durchgeführt. Dabei zeigte sich, dass hierdurch eine Reduktion der mittleren uterinen Blutflussgeschwindigkeit erreicht wird, welche den sub partu gemessenen, wehenabhängigen Reduktionen entspricht. Das dem WBT zu Grunde liegende Prinzip einer temporären Reduktion der uterinen Durchblutung und damit des Sauerstoffangebots im Intervillosum kann durch unsere Untersuchungen bestätigt werden. Es wird aber auch deutlich, dass die mangelnde Quantifzierbarkeit durch externe Tokometrie die unbefriedigende Sensitivität und die häufigen falsch positiven Befunde bedingen. Zusätzlich ermöglichen die Verbesserung der CTG-Interpretation durch Berücksichtigung fetaler Bewegungsaktivitäten sowie die intrafetale arterielle und venöse Dopplerdiagnostik eine gute Aussage über den Zustand von Fet und Plazenta, sodass der WBT aus heutiger Sicht bei suspekter FHF eher überflüssig ist und bei eindeutig pathologischer Hämodynamik in der Dopplersonographie das Risiko der Verschlechterung der fetalen Situation beinhaltet. Auch bei der Terminüberschreitung haben wir an unserer Klinik wegen der unbefriedigenden Sensitivität und Spezifität den WBT mit Oxytocin zu Gunsten einer differenzierten Einleitungsstrategie mit Prostaglandinen verlassen.

Indikation zur Tokolyse. Die dopplersonographische Messung uteriner Flusskurven sub partu und bei vorzeitigen Wehen kann bei dem Verdacht auf uterine Hyperaktivität eine unphysiologische Impedanzerhöhung nachweisen und dann auch die Indikation zur Tokolyse darstellen. Ein systolischer Blutfluss findet bis zu einem intrauterinen Druck von ca. 130 mmHg unter physiologischen Verhältnissen statt (12) und garantiert einen gewissen Mindestblutfluss zum intervillösen Raum.

Befunde bei SIH. Die Ergebnisse bei Schwangerschaftshypertonie und vorbestehender frühdiastolischer Inzisur des Flussmusters der A. uterina stellen Einzelfälle dar und sind somit sicher nicht repräsentativ. Sie zeigen aber, dass in diesen Fällen bei Erhöhung des uterinen Tonus der diastolische Fluss verschwindet und sich durch den hohen peripheren Widerstand frühdiastolisch eine reflektierte Resonanzwelle zeigt. Die Blutzufuhr zum Intervillosum wird in diesem Fall unter Kontraktionen fast ausschließlich durch die unveränderten systolischen Strömungsgeschwindigkeiten, offenbar als Folge des durch die mütterliche Hypertonie erhöhten Perfusionsdrucks, teilweise aufrechterhalten. Diese Befunde und Überlegungen mahnen zur Vorsicht bei der unkritischen medikamentösen

Tabelle 21.**1** Dopplerflowmessungen der uteroplazentaren Perfusion unter Wehentätigkeit und in der Eröffnungsperiode

Autoren	n	UD	BS	MM	Flow-parameter	Gefäß	Flowmessung
Brar et al. (1988)	27	int	+	?	A/B-Quotient	uterine Arterie	bis 60 Torr inverse lineare Korrelation zwischen S/D-Ratio und intrauterinem Druck
Janbu et al. (1985)	19	ext	±	?	TASAV	Aa. radiales	Reduktion um 40–100%
						A. uterina	Reduktion um 37%
						A. uterina ascendens	Reduktion um 60%
						A. vaginalis	Anstieg um 100%
Fendel et al. (1984)	10	int	+	?	TASAV	uterine Arterie	Reduktion um 58%
Fendel et al. (1987)	7	int	+	?	TASAV	uterine Arterie	Reduktion um 43%
Fendel et al. (1989)	?	int	+	?	TASAV	uterine Arterie	diastolischer Nullfluss ab 100 mmHg
Fleischer et al. (1987)	12	int	+	?	A/B-Quotient	uterine Arterie	diastolischer Nullfluss ab 36 mmHg
Eigene Ergebnisse (WBT)	16	ext	–	1–2	TAMV	uterine Arterie	Reduktion auf 54% ± 20 des Ausgangswertes (68 Kontraktionen, Range 14–85%)

UD = uteriner Druck; BS = Blasensprung; MM = Muttermundsweite; int = interne Druckmessung; ext = externe Druckmessung; TASAV = mittlere Durchschnittsgeschwindigkeit über einen Herzzyklus; TAMV = mittlere Maximalgeschwindigkeit über einen Herzzyklus

Blutdrucksenkung im Rahmen der Schwangerschaftshypertonie. Dopplersonographisch zeigt sich bei vorbestehender Pathologie der uterinen Flusskurve eine im Vergleich zur physiologischen Situation verstärkte Impedanzerhöhung in der Wehe und damit die besondere Gefährdung dieser Feten. Olofsson et al. (40) fanden einen signifikant stärkeren Anstieg des PI in uterinen Arterien bei positivem WBT im Vergleich zu einem negativen WBT. Von den Autoren wird eine fortbestehende Suszeptibilität auf vasopressorische Stimuli in den uterinen Widerstandsgefäßen aufgrund einer gestörten Trophoblastinvasion als Ursache hierfür diskutiert.

Veränderungen umbilikaler und intrafetaler Strömungskurven sub partu

Noch interessanter als die Beeinflussung uteriner Stömungskurven sub partu ist der Einfluss von Eröffnungswehen auf umbilikale und intrafetale Dopplerflusskurven, da mechanische und hypoxische Faktoren sich gegenseitig beeinflussen können. Teilweise sind die Zusammenhänge und gegenseitigen Wechselwirkungen so komplex, dass verschiedene Interpretationen der beobachteten Phänomenene möglich sind. Um die Vielzahl der beobachteten Flussveränderungen für den Leser überschaubar zu machen, wurde eine Unterteilung vorgenommen.

Nabelschnurdoppler unter Wehen

Unveränderte Blutströmungsgeschwindigkeiten in der Eröffnungsperiode. Bei intakter Fruchtblase und bei ausreichender Fruchtwassermenge ist der Uterus als Hohlkugel zu betrachten (30). Nach dieser von Künzel entwickelten Vorstellung nimmt bei einer uterinen Kontraktion sowohl der Druck in der V. umbilicalis als auch in den Aa. umbilicales zu, sodass ein unveränderter Perfusionsdruck des plazentaren Gefäßbaums resultiert. Mit Einschränkung gilt dies auch nach dem Blasensprung, da in der Wehe der innere Muttermund durch den fetalen Kopf weitgehend abgedichtet wird. Allerdings ist nach Blasensprung eine mechanische, direkte Kompression der Nabelschnur wesentlich häufiger anzunehmen (30). Dopplerblutflussmessungen der Aa. umbilicales unter Eröffnungswehen wurden bereits 1981 von Stuart (44) publiziert. Bei ungestörter FHF zeigte sich während uteriner Kontraktionen in der Eröffnungsperiode ein unbeeinflusstes Muster der Blutströmungsgeschwindigkeiten in den Nabelarterien. Auch die zusätzliche Amniotomie oder die Applikation von Oxytocin führten zu keiner Veränderung der Blutflussmuster der Aa. umbilicales während der uterinen Kontraktionen. Diese Ergebnisse wurden in den folgenden Jahren von mehreren Autoren bestätigt (Tab. 21.2). Abb. 21.6 zeigt dies an einem eigenen Beispiel. Die leichten Änderungen der enddiastolischen Flussgeschwindigkeit sind ausschließlich durch die Fluktuationen der FHF und die damit verbundene Veränderung der Diastolendauer bedingt.

Frequenzeffekt. Dopplerflussmessungen der Aa. umbilicales während Dezelerationen der FHF sub partu beim Menschen sind bislang nur von wenigen Autoren beschrieben. Fairlie (9) fand bei nicht näher definierten Dezelerationen der FHF während uteriner Kontraktionen eine deutliche Verminderung der enddiastolischen Blutflussgeschwindigkeiten. Kirkinen (24) berichtet über einen Fall mit variabler Dezeleration der FHF und enddiastolischem Nullfluss in der Dezeleration. Die Form

Tabelle 21.**2** Dopplerflowmessungen der fetoplazentaren Perfusion unter Wehentätigkeit

Autoren	n	Flussmuster der Nabelarterien
Stuart et al. (1981)	10	keine Änderung der Flusskurven während der Kontraktion Amniotomie und Oxytocin ohne Einfluss
Fendel et al. (1987)	15/7	keine Änderung der Flusskurven während der Kontraktion
Fleischer et al. (1987)	12	keine Änderung der Flusskurven während der Kontraktion
Brar et al. (1988)	27	keine Änderung der Flusskurven während der Kontraktion
Kirkinen et al. (1988)	?	diastolischer Nullfluss bei Dezelerationen
Fairlie et al. (1989)	43	Frequenzeffekt bei Dezelerationen ohne signifikante Änderung des Flussprofils
Weiss et al. (1989, 1991)	8	variable Dezelerationen der FHF 6 Feten mit diastolischem Rückfluss 2 Feten mit Frequenzeffekt
Cruz et al. (1988)	71	Blasensprung ohne Einfluss auf S/D-Ratio (Messung im wehenfreien Intervall)
Sarno et al. (1989)	109	kein Zusammenhang zwischen Asphyxie sub partu und A/B-Quotient (Messung im wehenfreien Intervall)
Feinkind et al. (1989)	273	kein Zusammenhang zwischen pO_2, pCO_2, O_2-Sättigung und Flusskurven (Messung im wehenfreien Intervall)

der Dopplerkurve ist jedoch fast unverändert, sodass es sich hier ebenfalls um einen Frequenzeffekt handeln dürfte. Er entsteht durch die bei Abfall der FHF verlängerte Diastole. Hierdurch kommt es zu einem länger dauernden Abfall der diastolischen Flussgeschwindigkeiten auf einen niedrigeren enddiastolischen Wert und damit zu einer Veränderung der Dopplerindizes. Der Zusammenhang zwischen enddiastolischer Frequenzverschiebung und FHF wurde von verschiedenen Autoren beschrieben (35, 36, 49).

Eigene Ergebnisse

Simultane Aufzeichnung von Dopplerflusskurven und FHF. Bei 8 Feten mit Blasensprung und variablen Dezelerationen sub partu am errechneten Termin wurden 130 Herzfrequenzabfälle durch simultane dopplersonographische Messung des Nabelarterienflusses und interne Registrierung der FHF unter-

21

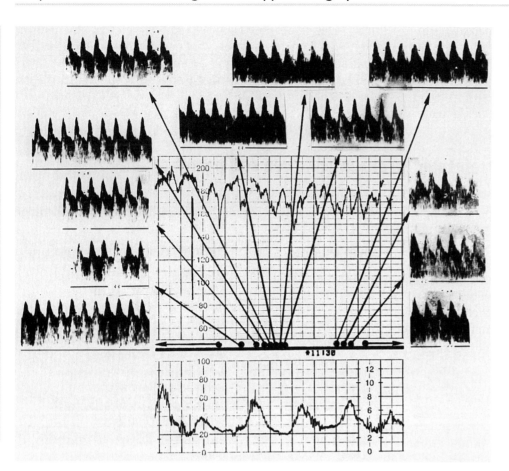

Abb. 21.**6**   Blutflussmuster einer A. umbilicalis unter Eröffnungswehen (Zervixdilatation 5 cm) bei leichter fetaler Tachykardie.

sucht. Die Graviden befanden sich zwischen 38 + 1 und 40 + 6 SSW, und die Feten waren eutroph. In allen Fällen konnten mittels CTG typische repetitive variable Dezelerationen registriert werden. Die vor den Flussmessungen durchgeführten Blutgasanalysen aus der fetalen Kopfschwarte ergaben in 7 Fällen normale Werte, in einem Fall einen präazidotischen Wert. Der RI der Nabelarterien lag im wehenfreien Intervall bei allen Kindern im Normbereich unserer physiologischen Referenzkurve.

Technische Probleme. Die technischen Probleme der Dopplermessung bestanden in dem fehlenden Fruchtwasser sowie in verstärkten Atembewegungen der Graviden unter der Wehe, sodass die zuvor eingestellte fetale Nabelarterie unter der Kontraktion häufig nicht mehr im Dopplermessfenster lag. Bei 45 Kontraktionen trat ein Signalverlust von mehr als 10 Sekunden auf, bei 50 Kontraktionen betrug die Gesamtdauer dieser Ausfälle zwischen 5 und 10 Sekunden pro Wehe. 35 Kontraktionen konnten mit einem Signalverlust von weniger als 5 Sekunden, 22 davon sogar ohne Signalverlust aufgezeichnet werden. Mindestens 2 Registrierungen mit Ausfällen von weniger als 5 Sekunden konnten in jedem Einzelfall aufgezeichnet werden. Die Dopplerflusskurven wurden auf Videoband gespeichert und später analysiert.

Auswertung. Die Bestimmung des Flächenintegrals unter der Dopplerhüllkurve wurde nach Digitalisierung der Videoaufzeichnungen mittels eines speziellen PC-Analysesystems durchgeführt. Um eine exakte Synchronisierung von Flussmuster und FHF-Registrierung zu erhalten, wurde bei den Flussspektren eine Messung der Zeitdauer eines jeden einzelnen Herzzyklus vorgenommen und daraus die „Beat-to-Beat"-

Frequenz errechnet. Hieraus wurde mittels eines Graphikprogramms die Kurve der FHF rekonstruiert und entsprechend der Papiervorschubgeschwindigkeit der Doppleraufzeichnungen (4 cm/s) expandiert. Somit konnte sie den Flowkurven direkt gegenübergestellt werden.

Diastolischer Negativfluss. Obwohl in den CTG-Aufzeichnungen typische Nabelschnurdezelerationen nach den Kriterien von Fischer (15) vorlagen, zeigten sich 2 völlig verschiedene Flussveränderungen der Nabelarterien. Bei 2 Feten fand sich lediglich ein Frequenzeffekt der Flusskurven, die in einem verlängerten Abfall der diastolischen Flussgeschwindigkeiten in der Bradykardie bestand (Abb. 21.**7a**). Die Steilheit des diastolischen Geschwindigkeitsabfalls war jedoch nicht wesentlich verändert, sodass bei herzfrequenzkorrigierter Messung keine Veränderung des Impedanzparameters (RI) gefunden wurde. Im Gegensatz hierzu zeigten 6 Feten eine dramatische Veränderung des Blutflussmusters bei den Dezelerationen mit Auftreten eines diastolischen Negativflusses in der Nabelarterie (Abb. 21.**7b**). Dieser Befund ist weder durch den Abfall der FHF noch durch Winkeländerungen zwischen Dopplerstrahl und Nabelarterie zu erklären. Das Flussmuster des diastolischen Negativflusses stellt in diesen Fällen das Korrelat einer akuten Impedanzerhöhung im fetoplazentaren Kreislauf dar, welche durch die Okklusion der umbilikalen Perfusion hervorgerufen wird. Abitbol et al. (1) und Fouron et al. (17) konnten in chronisch präparierten Schaffeten durch Okklusion der Umbilikalvenen ebenso das Dopplerflussmuster des diastolischen Rückflusses in den Nabelarterien erzeugen, wie dies in unseren Untersuchungen erstmals beim Menschen sub partu gezeigt wurde (50, 51).

Abb. 21.**7** Dopplerflusskurven der Nabelarterien vor und während variabler Dezelerationen der FHF.
a Frequenzeffekt durch bradykarde FHF. Die Messung der enddiastolischen Flussgeschwindigkeit nach einem Zeitintervall, das der Herzzykluslänge bei ungestörter FHF entspricht, ergibt einen unveränderten RI.
b Diastolischer Rückfluss in der Dezeleration.

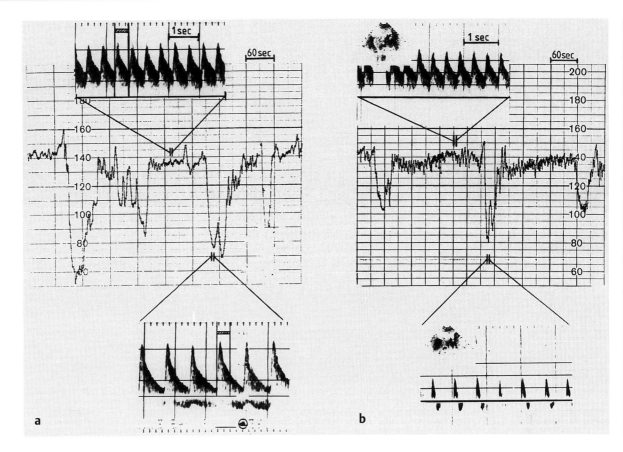

Verzögertes Auftreten der Dezeleration. Die exakte zeitliche Zuordnung zwischen Abfall der FHF und Auftreten eines enddiastolischen Blocks in den Nabelarterien (dNNF) haben wir mit der oben im Prinzip beschriebenen und sehr aufwendigen Methode (exakte Beschreibung in 50) durchgeführt. In

Abb. 21.8 zeigt die jetzt mögliche zeitgleiche Betrachtung, dass bei Auftreten eines dNNF die Flussveränderungen schon ca. 6–8 Sekunden vor der Dezeleration der FHF nachweisbar sind, was den tierexperimentellen Befunden bei Okklusion der V. umbilicalis (26) entspricht. Diese Zeitverzögerung konnte bei

Abb. 21.**8** Gleichzeitige Darstellung von Dopplerflusskurve und FHF bei kontinuierlicher Registrierung und Auftreten eines dNNF.

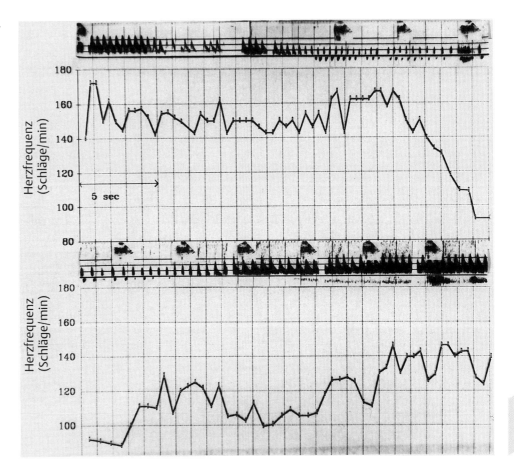

allen Fällen mit Auftreten eines dNNF festgestellt werden. Die Variationsbreite betrug jedoch zwischen 4 und 10 Sekunden. Abb. 21.**8** zeigt auch, dass die Dezeleration der FHF noch zu einem Zeitpunkt bestehen kann, an welchem bereits wieder fast normale diastolische Flussgeschwindigkeiten der Nabelarterien registriert werden.

Relative Perfusion der Placenta fetalis bei diastolischem Rückfluss. Um über ein Maß für die tatsächliche Flussreduktion in Fällen mit dNNF bei Nabelschnurdezelerationen zu verfügen, haben wir die Fläche unter den Flusskurven der Nabelarterien für jeden einzelnen Herzzyklus bestimmt und mit der durchschnittlichen Fläche im wehenfreien Intervall (Mittelwert von 10 Flusskurven vor der Kontraktion) verglichen. Dieses Vorgehen setzt zum einen die Annahme eines unveränderten Winkels zwischen Dopplerstrahl und Gefäß voraus, zum anderen wird bei der Bestimmung des Flächenintegrals unter der Flusskurve von einer gleichmäßigen Verteilung aller Flussgeschwindigkeiten über den Gefäßquerschnitt im Sinne einer idealen laminaren Strömung mit parabolem Strömungsprofil ausgegangen. Diese Strömung ist für die fetalen Gefäße unter der Voraussetzung eines normalen Hämatokrits weitgehend vorhanden (47). Für die Flächenbestimmung unter der Flusskurve wurde von anderen Autoren eine enge Korrelation zu tatsächlichen Änderungen des Volumenflusses beschrieben (42). Die Möglichkeit einer Veränderung des Einstrahlwinkels ist allerdings nicht vollständig auszuschließen. Das Auftreten eines diastolischen Rückflusses kann damit aber nicht erklärt werden. Zudem ergaben wiederholte Messungen bei ein und demselben Feten an verschiedenen Stellen der Nabelschnur fast identische Flussveränderungen, sodass dieser Fehler als gering anzunehmen ist. Die Berechnung der relativen Perfusion der Placenta fetalis durch Bestimmung der relativen Flussgeschwindigkeit (Abb. 21.9) ergibt ein fast komplettes Sistieren der fetoplazentaren Durchblutung bei der dargestellten Dezeleration mit dNNF der Nabelarterie.

Relative Perfusion der Placenta fetalis bei Frequenzeffekt. Führt man dieselbe Berechnung bei einer Dezeleration durch, die nur einen Frequenzeffekt auf die Flusskurven der Nabelarterien zeigt (Abb. 21.**10**), so findet sich ein Abfall des relativen Flusses pro Minute, welcher parallel zur Dezeleration der FHF abfällt (Abb. 21.**11**). Allerdings bewirkt der Abfall der FHF von etwa 135 auf 70 Schläge pro Minute lediglich einen knapp 30%igen Abfall des relativen Blutflusses, da eine Vergrößerung der Fläche unter der Flusskurve durch den verlängerten Herzzyklus in der Bradykardie ein größeres Schlagvolumen repräsentiert. Man kann deshalb vermuten, dass in Fällen mit ausschließlichem Frequenzeffekt das pro Schlag in die Plazenta beförderte fetale Blutvolumen sich vergrößert und damit den Perfusionsverlust durch die Bradykardie teilweise kompensiert.

Verschiedene Rückflussmuster. Bei den Fällen mit akutem diastolischem Rückfluss während der Dezeleration haben wir vereinzelt verschiedenartige Rückflussmuster beobachten können (Abb. 21.**12**). Die frühdiastolische Form mit kurzem Rückfluss, z.T. noch während der Vorflussphase ist nach dem 2-Windkessel-Modell von Moll (37) als Resonanzstrom bei kurz nach dem Messort liegendem, extrem hohem Widerstand zu interpretieren und dürfte einer Okklusion der Nabelarterie entsprechen. Der holodiastolische, zum Ende der Diastole eher zunehmende Rückfluss wäre nach diesem Modell als Ausgleichsstrom des peripheren Windkessels – der Plazenta – bei Umbilikalvenenokklusion zu verstehen. Für die Perfusion der Plazenta ist die Überlegung, ob es sich bei diesen Fällen mit akutem diastolischem Rückfluss um eine alleinige Okklusion der Nabelvene oder zusätzlich auch der Nabelarterie handelt, zweitrangig. Das Resultat ist in beiden Fällen ein Sistieren der fetoplazentaren Perfusion, da lediglich noch eine frustrane Vor- und Rückwärtsbewegung der fetalen Blutsäule in den Nabelarterien besteht.

Klinische Bewertung variabler Dezelerationen. Da nach tierexperimentellen Befunden (19, 26) die Sauerstoffversorgung des Feten bis zu einem umbilikalen Blutfluss von ca. 50% der Norm fast konstant bleibt, sich bei einer Reduktion unter 50% jedoch eine exponentielle Abnahme der Sauerstoffversorgung des Feten ergibt, sind subpartale Dopplerflussmessungen ein wertvolles Diagnostikum bei der klinischen Bewertung variabler Dezelerationen der FHF, welche bei Auftreten eines diastolischen Rückflusses mit einer erheblichen temporären Reduktion der fetalen Sauerstoffversorgung einhergehen. Die technische Möglichkeit einer orientierenden Messung im Kreißsaal hat sich in unseren Händen in den letzten Jahren immer wieder bewährt.

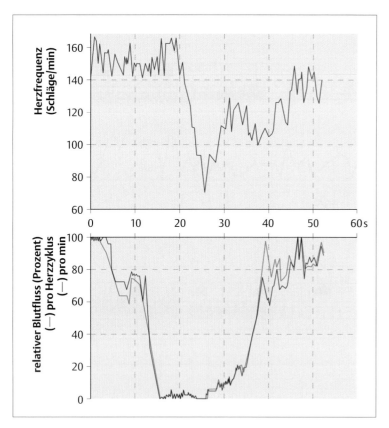

Abb. 21.**9**   FHF (oben) und relativer Blutfluss (unten) bei der Dezeleration der FHF mit diastolischem Rückfluss in der Nabelarterie. Als relatives Perfusionsmaß wurde das Flächenintegral unter der Blutflusskurve in Relation zum Mittelwert des Flächenintegrals im wehenfreien Intervall bestimmt.

Abb. 21.**10** Gleichzeitige Darstellung von Dopplerflusskurve und FHF bei kontinuierlicher Registrierung und Frequenzeffekt auf die Flusskurve der fetalen Nabelarterien.

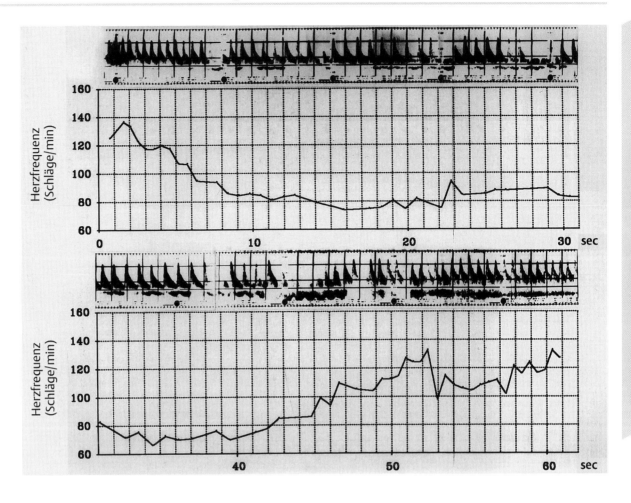

Auswirkungen der FHF bei Dezelerationen sub partu auf quantitative Parameter der umbilikalen Durchblutung

Fetale Bradykardie. Im physiologischen Bereich der FHF (120 – 160 Schläge/Minute) sind die Auswirkungen auf die Höhe der enddiastolischen Frequenzverschiebung des Flussmusters der Nabelarterien bei normaler Impedanz klinisch nicht zu berücksichtigen (5, 25, 36, 39, 52). Da die FHF im Wesentlichen zur Länge der Diastole korreliert, muss bei einer fetalen Bradykardie unter 100 Schlägen/Minute jedoch eine erhebliche Verlängerung des diastolischen Ausgleichsstroms nach Moll (37) und damit der enddiastolischen Frequenzverschiebung angenommen werden. Während direkte Widerstandsveränderungen während der uterinen Kontraktion die Flusskurve der Nabelarterien häufig schon vor dem Abfall der FHF massiv verändern (s. o.) und der Frequenzeffekt sich sozusagen noch aufpfropft, handelt es sich bei einer durch die Kontraktion unveränderten Impedanz und Bradykardie der FHF somit nur um eine indirekte Auswirkung auf die Flusskurve der Nabelarterien. Zieht man die Technik der Flächenbestimmung unter der Flusskurve – wie oben beschrieben – zur quantitativen Abschätzung der relativen Perfusion der Nabelarterien in diesen Fällen heran, so ergibt sich eine erhebliche pathophysiologische Bedeutung. Eine fetale Bradykardie bei normaler umbilikaler Flusskurve (Abb. 21.**13a**) führt zu einer Vergößerung der Fläche unter der Flusskurve pro Herzzyklus, sodass die frequenzbedingte Verminderung der Perfusion partiell durch das während der verlängerten Diastole mit noch relativ hoher Ge

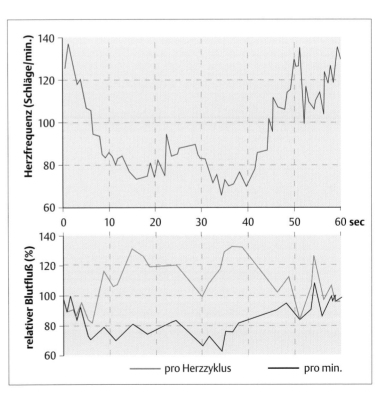

Abb. 21.**11**   FHF (oben) und relative Perfusion der untersuchten Nabelarterie (unten) bei der Dezeleration aus Abb. 21.**10** mit Frequenzeffekt auf die Blutflusskurven. Berechnung wie Abb. 21.**9**.

203

21

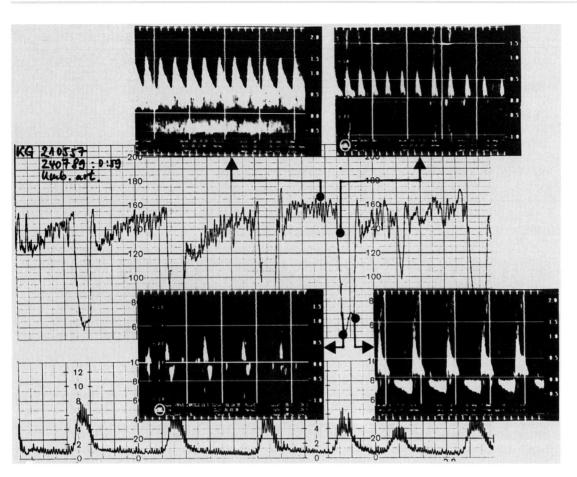

Abb. 21.**12** Frühdiastolischer Resonanzstrom und holodiastolischer
Rückfluss bei einer variablen Dezeleration der FHF.

schwindigkeit strömende Blut ausgeglichen wird. Dieser Effekt
ist bei pathologischer Flusskurve (Abb. 21.**13b**) nur noch an-
deutungsweise, bei Auftreten eines diastolischen Nullflusses
(Abb. 21.**13c**) gar nicht mehr zu beobachten. Für Fälle mit diastolischem Negativfluss (Abb. 21.**13d**) müsste sich theoretisch
bei verlängerter Diastole sogar eine Vergrößerung des Rück-
stromvolumens ergeben, was im Extremfall die quantitative
Durchblutung schnell gegen Null absinken lassen dürfte.

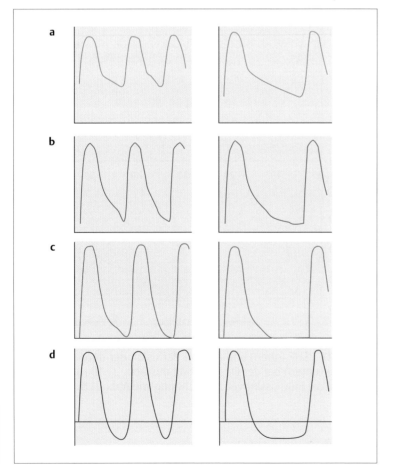

◁ Abb. 21.**13** Flusskurven der fetalen Nabelarterie, normofrequente
Situation links, Situation bei Bradykardie rechts dargestellt.
a bei normaler Impedanz,
b bei primär gesteigerter Impedanz,
c bei enddiastolischem Nullfluss,
d bei diastolischem Rückfluss.

Normale und pathologische umbilikale Flusskurven bei fetaler Bradykardie. Wir haben diese theoretischen Überlegungen in der Praxis überprüft und bei Fällen mit Dezelerationen der fetalen FHF sub partu – ohne direkte Impedanzveränderungen – die Flächenintegrale unter der Flusskurve bei normalem Flussspektrum der Nabelarterien, reduziertem enddiastolischem Fluss, einem Fall mit diastolischem Nullfluss sowie einem Fall mit diastolischem Negativfluss der Nabelarterie ausgemessen. Es fand sich, bezogen auf die Länge des jeweiligen Herzzyklus, bei normalem Dopplerflussspektrum mit Abnahme der FHF eine deutliche Zunahme der Fläche unter der Flusskurve (Abb. 21.**10** und 21.**11**). Bei primär reduziertem enddiastolischem Fluss ist dieser Effekt deutlich weniger ausgeprägt. Bei diastolischem Nullfluss findet sich erwartungsgemäß keine Veränderung des Flächenintegrals unter der Dopplerflusskurve in Abhängigkeit von der FHF. Hochinteressant ist allerdings die Situation bei Absinken der FHF in Fällen mit diastolischem Negativfluss. Bei unverändertem systolischem Vorflussanteil während der FHF-Verlangsamung findet sich eine Vergrößerung der diastolischen Rückstromkomponente, entsprechend der Verlängerung der Diastole (Abb. 21.**14**). Dies führt also entgegen den Verhältnissen bei einer physiologischen Flusskurve der Nabelarterie im Falle von Dezelerationen der FHF zu einer Verminderung des Nettoblutflusses pro Schlag. Berechnet man die Fläche unter der Flusskurve für die oben beschriebenen Situationen in Quadratzentimetern pro Minute, was ein relatives Maß für die minutenbezogene Perfusionsleistung des untersuchten Gefäßabschnittes darstellt, findet sich eine relativ flache Abnahme der minutenbezogenen Fläche unter der Flusskurve für physiologische Verhältnisse bei fetaler Bradykardie, ein etwas steilerer Abfall für den Fall mit primär pathologischer Flusskurve der Nabelarterien, ein logischerweise linearer Abfall für die Situation eines diastolischen Nullflusses und ein exponentieller Abfall der minutenbezogenen relativen Durchblutung für den Fall eines diastolischen Negativflusses (Abb. 21.**15**). Hierbei ist die Fläche im Rückflusskanal bereits bei 60 Schlägen/Minute gleich groß wie die Fläche im Vorflusskanal während der Systole, sodass bereits bei dieser FHF eine Nettonulldurchblutung resultiert.

Konsequenzen für die Praxis. Der deutlich stärkere frequenzbedingte Abfall des quantitativen Blutflusses pro Zeiteinheit bei pathologischen Flusskurven und der exponentielle Abfall bei Fällen mit diastolischem Negativfluss der Nabelarterien machen es sehr wahrscheinlich, dass gerade diese bereits gefährdeten Kinder im Fall von Dezelerationen der FHF ein erhebliches zusätzliches Hypoxierisiko aufweisen dürften. Es wird aus diesem Zusammenhang heraus auch verständlich, dass im klinischen Alltag immer wieder beobachtet wird, dass einzelne Feten bereits nach wenigen Dezelerationen der FHF eine erhebliche Störung des Säuren-Basen-Haushalts im Sinne einer akuten respiratorischen Azidose aufweisen können, während andere, auch nach wiederholten Dezelerationen, unauffällige Werte des fetalen Säuren-Basen-Haushalts zeigen. Tierexperimentell konnte ebenfalls die erhöhte Suszeptibilität von wachstumsretardierten Feten auf zusätzliche hypoxische Belastung nachgewiesen werden (2).

Da die Sauerstoffversorgung des Feten bei einer Reduktion des umbilikalen Blutflusses unter 50 % des Ausgangswertes signifikant abnimmt (19), muss gerade für Feten mit reduzier-

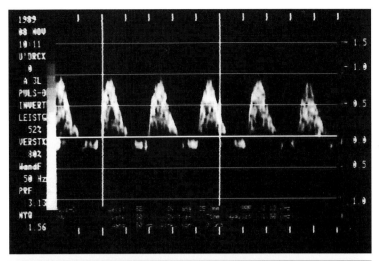

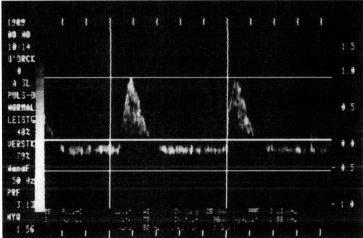

Abb. 21.**14** Hochpathologisches Dopplerflussmuster der Nabelarterie mit diastolischem Rückstrom (oben). Flusskurve desselben Feten während einer Dezeleration der FHF (unten).

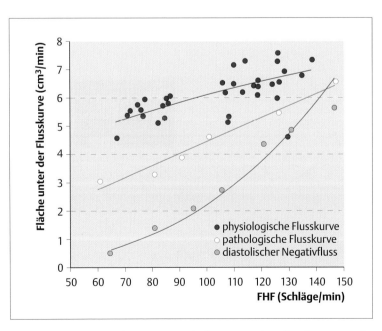

Abb. 21.**15** Minutenbzogenene Fläche unter der Flusskurve in Abhängigkeit von der FHF. Oben: physiologische Flusskurve. Mitte: reduzierter diastolischer Fluss. Unten: diastolischer Negativfluss.

tem diastolischem Fluss und ganz besonders für Feten mit Null- und Negativfluss der Nabelarterien jede Dezeleration der FHF als ernsthafte Gefährdung angesehen werden. Als Konsequenz für die Klinik ergibt sich hieraus, dass bei Dezelerationen sub partu auch der „Basisdoppler" der Nabelarterien im wehenfreien Intervall oder bei Kreißsaalaufnahme eine wertvolle Information für die Einschätzung der Hypoxiegefährdung des Feten durch FHF-Dezelerationen darstellt. Induzierte (WBT) oder spontane Wehen bei Feten mit Null- oder Negativfluss sollten aufgrund dieser Erkenntnisse heute bei diesen Feten vermieden werden. Sie können eine evtl. verhängnisvolle Kaskade von Sauerstoffverknappung im Intervillosum, konsekutiver Dezeleration der FHF mit folglich exponentieller Verringerung der Durchblutung der Nabelarterien auslösen, was am Ende zu einer schweren Hypoxie führt.

Direkter Einfluss der fetalen Hypoxie/Hypoxämie auf Blutflussmuster der Umbilikalarterien und Umbilikalvene sub partu

Normale umbilikale Blutflusskurven bei akuter Hypoxämie. Während der Einfluss der reduzierten umbilikalen Perfusion auf die fetale Sauerstoffversorgung offensichtlich ist, stellt sich die Frage nach den direkten Auswirkungen einer fetalen Asphyxie auf den Blutfluss der Nabelarterien. Nach Jensen (22) führt eine 1-minütige Asphyxie zu einer Reduktion der umbilikalen Perfusion um etwa 35%, was im Wesentlichen auf die fetale Bradykardie zurückgeführt werden kann (Abb. 21.11). Tatsächlich wird nach rezidivierenden kurzen Asphyxieperioden trotz bestehender fetaler Kreislaufzentralisation, aber bei Normalisierung der FHF, eine Plazentadurchblutung in Höhe des Ausgangswertes gefunden (22). Nach Induktion einer Hypoxie am Schaffeten durch Verminderung des Sauerstoffangebots an das Muttertier oder durch Drosselung der Blutzufuhr zum Intervillosum lassen sich akute oder chronische Hypoxiezustände bei den Feten erzeugen. Der umbilikale Blutfluss bleibt in diesen Untersuchungen auch bei deutlichen Veränderungen des fetalen arteriellen Sauerstoffpartialdrucks unverändert (41). Dopplerflussmessungen waren nicht geeignet, eine akute

fetale Hypoxie oder Asphyxie im Tierexperiment anzuzeigen (17, 38, 45). Diese Ergebnisse sind nicht erstaunlich, da sich der Perfusionswiderstand der Placenta fetalis aufgrund der fehlenden Innervation der arteriellen Widerstandsgefäße der Plazenta nicht akut verändern dürfte. Denkbar wäre allerdings ein Einfluss des fetalen Adrenalinspiegels. Der in der Asphyxie erhöhte Blutdruck des Feten (29) führt aber eher zu einem gesteigerten Perfusionsdruck und könnte einen hypothetischen Adrenalineffekt überlagern. Das klinische Beispiel in Abb. 21.**16** zeigt bei akuter fetaler Asphyxie in der Austreibungsperiode eine normale Blutflusskurve der A. umbilicalis trotz respiratorischer Azidose und Hypoxämie des Feten. Ein leichter Anstieg des RI findet sich erst in der terminalen Bradykardie aufgrund des bereits beschriebenen Frequenzeffekts.

Pathologische Dopplerindizes bei chronischer Mangelversorgung. Der signifikante Zusammenhang zwischen pathologischen Dopplerflowindizes der Nabelarterien und schlechtem Fetal Outcome bei der Risikogravidität steht zu diesen Befunden nicht im Widerspruch, da hier das pathologische Flussmuster die chronische Widerstandserhöhung im fetoplazentaren Kreislauf durch mangelhafte Ausbildung oder sekundären Verschluss des Gefäßbaums der Placenta fetalis widerspiegelt (18). Vor diesem Hintergrund sind auch Untersuchungen zu verstehen, die eine unzureichende Korrelation des zu Beginn der Eröffnungsperiode im wehenfreien Intervall erhobenen Dopplerflussbefundes der Nabelarterien mit dem Fetal Outcome fanden (10, 43). Neben den Risiken für den Feten, welche naturgemäß erst durch den Geburtsverlauf selbst eintreten können, liegt dies vor allem daran, dass die Prävalenz pathologischer Dopplerbefunde in einem unter der Geburt stehenden Terminkollektiv relativ gering ist, da Feten mit pathologischem Flussmuster der Nabelarterien bereits zu einem früheren Zeitpunkt klinisch auffällig werden.

Spätdezelerationen und Erhöhungen des A/B-Quotienten. Treten sub partu Spätdezelerationen der FHF auf, so kann nach einer Arbeit von Brar et al. (5) durch Messung des Flussmusters der Nabelarterien eine Erhöhung des A/B-Quotienten bei den Feten gefunden werden, die im weiteren Geburtsverlauf Zei-

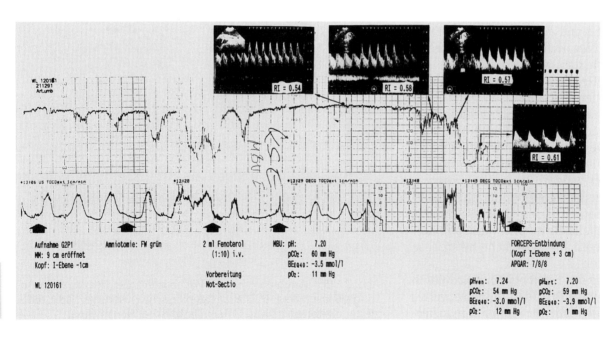

Abb. 21.**16** Pathologisches CTG bei Aufnahme einer Patientin am Termin mit vollständig eröffnetem Muttermund. Nach w-förmiger, prolongierter Dezeleration nach Amniotomie mit Abgang von grünem Fruchtwasser wird eine intrauterine Reanimation durchgeführt. Die Notsectio wird vorbereitet. Die MBU ergibt eine respiratorische Azidose. Die fetale Asphyxie läßt sich durch Dopplerflussmessung der Nabelarterien nicht erfassen.

chen einer Hypoxämie aufweisen. Diese Messungen wurden allerdings in der Wehenpause vorgenommen, wobei aufgrund der eigenen Erfahrungen während der Spätdezeleration keine – von Frequenzeffekten abgesehen – Beeinflussung des A/B-Quotienten vorliegt. Dies wurde in einer Arbeit von Damron et al. (8) bestätigt, wobei diese Autoren sowohl in der Wehenpause als auch in der Wehenakme die Flusskurven der Nabelarterien ableiteten. Feten mit Spätdezelerationen hatten auch in dieser Untersuchung einen höheren A/B-Quotienten gegenüber Fällen mit ungestörter FHF bei Messung in der Wehenpause. Die Messung in der Wehenakme erbrachte Indizes, die den jeweiligen Werten der Wehenpause entsprachen.

Pulsationen der V. umbilicalis. Allerdings zeigten 90% der Feten mit Spätdezelerationen Pulsationen der Umbilikalvene während der Kontraktion als Zeichen einer möglichen kurzfristigen Rechtsherzbelastung. Bei normaler FHF sub partu finden die Autoren einen ungestörten, konstanten Blutfluss der V. umbilicalis, was den früheren Ergebnissen anderer Autoren entspricht (12, 16, 44). Dass die akute hypoxische Reaktion des Feten im Flussmuster im venösen System gut abzulesen ist, zeigt auch die Registrierung der V. umbilicalis im Fall aus Abb. 21.**17**.

Blutflussmuster der fetalen Aorta unter der Geburt

Bei normaler ungestörter FHF zeigt sich sub partu kein Einfluss der Wehentätigkeit auf das Dopplerflussmuster der fetalen Aorta (12). Dezelerationen führen über einen Frequenzeffekt zu einer Abnahme der enddiastolischen Flussgeschwindigkeiten (13). Im Tierexperiment lässt sich durch Okklusion der Nabelschnur ein diastolischer Rückfluss in der fetalen Aorta erzeugen (33). Diese Ergebnisse wurden von anderen Autoren (17) ebenfalls tierexperimentell durch isolierte Kompression der Nabelvene bestätigt und entsprechen den Befunden in den Nabelarterien bei Okklusion der Nabelvene. Ein direkter Einfluss der akuten fetalen Hypoxie auf die Blutflusskurve der fetalen Aorta ist nicht zu erwarten. Allerdings könnte eine Umverteilung des fetalen Herzminutenvolumens zu Gunsten der zerebralen Perfusion – wie im akuten Tierexperminent eindrücklich nachgewiesen (22, 23) – indirekt die Dopplerflusskurve der fetalen Aorta beeinflussen.

Quantitative Messungen des Blutflusses. Quantitative Messungen des Blutflusses in der fetalen Aorta erbrachten unter Wehentätigkeit keine signifikante Veränderung des Volumenflusses (12). Andere Autoren konnten bei Messung im wehenfreien Intervall einen schwach signifikanten Anstieg des quantitativen Flusses von 200 auf 245 ml/min/kg messen (32). Die Zuverlässigkeit dieser quantitativen Messungen muss jedoch mit Vorbehalt gesehen werden, da die Bestimmung des Aortendurchmessers mit erheblichen Fehlern behaftet ist (31), die exponentiell in die Berechnung eingehen.

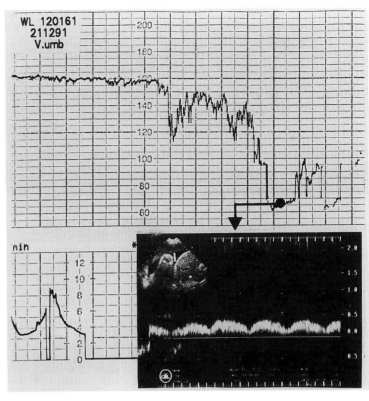

Abb. 21.**17**   Blutflussmuster der V. umbilicalis während der terminalen Bradykardie vor Geburt des Feten aus Abb. 21.**16**.

Blutflussmuster zerebraler Gefäße unter der Geburt

Kompression des fetalen Kopfes. Tierexperimentelle Befunde weisen auf eine Reduktion des zerebralen Blutflusses bei Kompression des fetalen Kopfes als Ursache von Dezelerationen der FHF hin (30). Dopplerflussmessungen sind im Bereich der fetalen A. cerebri anterior, media und posterior sowie im Bereich der A. cerebri interna und communis möglich (54). Allein durch Druck des Untersuchungsschallkopfes auf den kindlichen Kopf lässt sich eine Verminderung der enddiastolischen Flussgeschwindigkeiten und bei starker Druckapplikation sogar ein diastolischer Negativfluss in der A. cerebri media (ACM) provozieren (48). Ähnliche Veränderungen des Flussmusters der A. carotis interna wurden bei Oligohydramnie nachgewiesen (46).

Frühe und späte Eröffnungsperiode. Nur wenige Untersuchungen von subpartalen Messungen wurden bislang publiziert. Bei ungestörter FHF ist das Blutflussmuster der ACM offenbar während der uterinen Kontraktion unverändert (34). In der A. carotis interna finden andere Untersucher (14) im Verlauf der frühen Eröffnungsperiode nur einen geringen Anstieg des A/B-Quotienten während der Wehen. In der späten Eröffnungsperiode zeigt sich jedoch bei tiefer tretendem kindlichem Kopf ein Anstieg des A/B-Quotienten von 3,5 auf 5,5 während der Kontraktion als Ausdruck der Widerstandserhöhung der zerebralen Perfusion bei zunehmender Kopfkompression. Unsere eigenen Untersuchungen (Tab. 21.**3**) zeigen bei ungestörter FHF keinen Einfluss auf die Blutflusskurven der ACM. Bei Vorliegen von Dezelerationen, die z.T. wehensynchron, z.T. verspätet

Tabelle 21.**3**   Dopplerflowmessungen der zerebralen Perfusion unter Wehentätigkeit

Autoren	n	Flussmuster während der Eröff- nungsperiode
Fendel et al. (1990)	7	frühe EP: A/B-Quotient leicht erhöht späte EP: A/B-Quotient deutlich erhöht Beckenendlage: A/B-Quotient unbeein- flusst
Maesel et al. (1990)	15	keine Änderung der Flusskurven wäh- rend der Kontraktion (MM 4–9 cm, Blasensprung)
Eigene Ergebnisse	8	keine Änderung der Flusskurven wäh- rend der Kontraktion bei ungestörter FHF (MM 2–9 cm), diastolischer Null- fluss bei Frühdezeleration

EP = Eröffnungsperiode; MM = Muttermundsweite

auftreten, findet sich in der Wehe ein diastolischer Nullfluss der ACM wohl als Ausdruck der Kompression des kindlichen Kopfes (Abb. 21.**18**), sodass hier das Konzept einer Reduktion der zerebralen Durchblutung bei Kompression des fetalen Schädels als Ursache dieser relativ früh einsetzenden Dezele-rationen durch den Doppler bestätigt wird.

Abb. 21.**18**   Diastolischer Nullfluss der ACM in der Wehe als Ausdruck der fetalen Kopfkompression bei typischen Frühdezelerationen der FHF.
▽

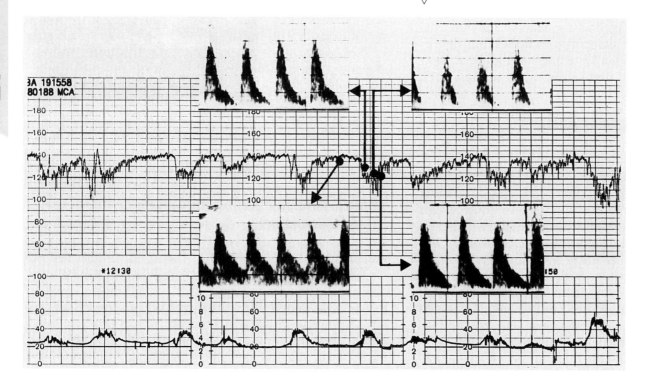

Zusammenfassung

Dopplerflussmessungen sub partu erfassen im Gegensatz zur Messung unter Ruhebedingungen des Feten am wehenlosen Uterus akute, im Bereich von Sekunden ablaufende Verände-rungen der Flusskurven uteriner und fetaler Gefäßgebiete.

Uterine Arterien. In den uterinen Arterien führt die Kontrak-tion der Uterusmuskulatur zu einem dramatischen Anstieg der Impedanz und auch zu einer Reduktion des quantitativen Blut-flusses. Das Ausmaß dieser Veränderungen ist abhängig von der Stärke der uterinen Kontraktion und zeigt im Wehenbelas-tungstest keine zuverlässige Korrelation zur externen Toko-metrie. Bei bereits bestehendem pathologischem Flussmuster uteriner Arterien bei der Schwangerschaftshypertonie findet sich in der Kontraktion lediglich noch systolisch ein vorwärts-gerichteter Fluss, während diastolisch in der A. uterina ein Rückfluss nachgewiesen werden kann.

Nabelarterien. Im Bereich der Nabelschnur und intrafetaler Gefäße sind direkte mechanische Einflüsse durch Kompression von frequenz- und/oder hypoxiebedingten Faktoren, welche die Flussmuster verändern können, zu unterscheiden. Bei un-gestörter fetaler Herzfrequenz (FHF) bewirkt die uterine Kon-traktion keine Änderung des Blutflussmusters in den Nabel-arterien. Bei Fällen mit Nabelschnurkompression in der Wehe kann dopplersonographisch das Sistieren der umbilikalen Per-fusion, hervorgerufen durch eine Pendelbewegung der Blut-säule bei Okklusion der Nabelgefäße, nachgewiesen werden. Kommt es wehenbedingt zu Dezelerationen anderer Ursache, so führen die frequenzbedingten Veränderungen der Doppler-flusskurven in der Dezeleration bei normalem Ausgangsfluss-muster lediglich zu einer leicht eingeschränkten mittleren Blutflussgeschwindigkeit der Nabelarterien aufgrund der rela-tiv hohen diastolischen Flussgeschwindigkeiten. Dies garantiert auch bei tiefem Abfall der FHF auf unter 60 Schläge/Minute einen Volumenfluss von etwa 70 % des Ausgangswertes. Bei pathologischen Dopplerflusskurven und ganz besonders bei der Ausgangssituation eines diastolischen Rückflusses der Nabelarterien führt eine Dezeleration der FHF jedoch zu einem wesentlich steileren bzw. zu einem exponentiellen Abfall des relativen Volumenflusses im umbilikalen Kreislauf. Subpartale Dezelerationen der FHF bei Feten mit primär pathologischen Flusskurven der Nabelarterien sind somit prognostisch wesentlich ungünstiger zu beurteilen. Bei Feten mit diastolischem Nullfluss oder diastolischem Negativfluss sind Dezelerationen aus diesem Grunde zu vermeiden. Wehen- oder andere Belastungstests mit der Möglichkeit der iatrogen induzierten Dezeleration der FHF sind in diesen Fällen nach den vorliegenden Ergebnissen somit kontraindiziert.

Fetale Hypoxämie. Direkte Auswirkungen der fetalen Hypoxämie auf die Flusskurven der Nabelarterien sub partu sind nicht zu erwarten. Treten Pulsationen in der Nabelvene während einer Dezeleration oder in der Kontraktion auf, so scheint dies hingegen eher prognostisch ungünstig zu sein.

Fetale Aorta. Die Blutflussmuster der fetalen Aorta werden durch uterine Kontraktionen bei normaler FHF ebenfalls nicht beeinträchtigt. Bei Dezelerationen ergeben sich ähnliche Veränderungen wie in den Umbilikalarterien. Aufgrund der technischen Schwierigkeiten der Registrierung der fetalen Aorta sub partu liegen hierzu allerdings keine repräsentativen Untersuchungen vor.

Zerebrale Gefäße. Die Erhöhung des intrauterinen Drucks bleibt ohne Einfluss auf die Blutflusskurven der zerebralen Gefäße. Die zunehmende direkte Kompression des tiefer tretenden fetalen Kopfes führt jedoch in der Wehe zu einem Abfall der diastolischen Flussgeschwindigkeiten als Ausdruck der intrakraniellen Druckerhöhung.

Literatur

1 Abitbol MM, Monheit AG, Rochelson BL, Stern W, Blyakher L, Saraf V: The use of an indwelling Doppler probe to study acute changes in umbilical artery waveforms in the fetal sheep. Amer. J. Obstet. Gynecol. 161 (1989) 1324–1331

2 Block BSB, Llanos AJ, Creasy RK: Responses of the growth-retarded fetus to acute hypoxemia. Amer. J. Obstet. Gynecol. 148 (1984) 878–885

3 Borell V, Fernström I, Ohlson L, Wiquist N: Influence of uterine contractions on the uteroplacental blood flow at term. Amer. J. Gynecol. Obstet. 93 (1965) 44–57

4 Brar HS, Platt LD, DeVore GR, Horenstein J, Medearis AL: Qualitative assessment of maternal uterine and fetal umbilical artery blood flow and resistance in laboring patients by Doppler velocimetry. Amer. J. Obstet. Gynecol. 158 (1988) 952–956

5 Brar HS, Platt LD, Paul RH: Fetal umbilical blood flow velocity waveforms using Doppler ultrasonography in patients with late decelerations. Obstet. Gynecol. 73 (1989) 363–366

6 Campbell S, Diaz-Recasens J, Griffin DR, Cohen-Overbeek TE, Pearce JM, Willson K: New Doppler technique for assessing uteroplacental blood flow. Lancet i (1983) 675–677

7 Cruz AC, Frentzen BH, Gomez KJ, Allen G, Tyson-Thomas M: Continuous-wave Doppler ultrasound and decreased amniotic fluid volume in pregnant women with intact or ruptured membranes. Amer. J. Obstet. Gynecol. 159 (1988) 708–714

8 Damron DP, Chaffin DG, Anderson CF, Reed KL: Changes in umbilical arterial and venous blood flow velocity waveforms during late decelerations of the fetal heart rate. Obstet. Gynecol. 84 (1994) 1038–1040

9 Fairlie FM, Lang GD, Sheldon CD: Umbilical artery flow velocity waveforms in labour. Brit. J. Obstet. Gynaecol. 96 (1989) 151–157

10 Feinkind L, Abulafia O, Delke I, Feldmann J, Minkoff H: Screening with Doppler velocimetry in labor. Amer. J. Obstet. Gynecol. 161 (1989) 765–770

11 Fendel H, Fendel M, Pauen H, Liedtke B, Schonlau H, Warnking R: Doppleruntersuchungen des arteriellen uterinen Flows während der Wehentätigkeit. Z. Geburtsh. u. Perinat. 188 (1984) 64–67

12 Fendel H, Fettweis P, Billet P et al.: Doppleruntersuchungen des arteriellen utero-feto-plazentaren Blutflusses vor und während der Geburt. Z. Geburtsh. u. Perinat. 191 (1987) 121–129

13 Fendel H, Sohn Ch: Dopplersonographie in der Geburtshilfe. Springer, Berlin 1989

14 Fendel H, Funk A, Jörn H, Gans A: Zerebraler Blutfluß unter der Geburt. Z. Geburtsh. u. Perinat. 194 (1990) 272–274

15 Fischer WM: Kardiotokographie. Thieme, Suttgart 1981

16 Fleischer A, Anyaegbunam AA, Schulman H, Farmakides G, Randolph G: Uterine and umbilical artery velocimetry during normal labor. Amer. J. Obstet. Gynecol. 157 (1987) 40–43

17 Fouron JC, Teyssier G, Maroto E, Lessard M, Marquette G: Diastolic circulatory dynamics in the presence of elevated placental resistance and retrograde diastolic flow in the umbilical artery: A doppler echographic study in lambs. Amer. J. Obstet. Gynecol. 164 (1991) 195–203

18 Hitschold T, Weiss E, Beck T, Müntefering H, Berle P: Beeinflußt die Vaskularisation der Placenta fetalis die enddiastolischen Blutflußgeschwindigkeiten in den Nabelarterien? Geburtsh. u. Frauenheilk. 50 (1990) 623–627

19 Itskovitz J, LaGamma EF, Rudolph AM: The effect of reducing umbilical blood flow on fetal oxygenation. Amer. J. Obstet. Gynecol. 145 (1983) 813–818

20 Janbu T, Koss KS, Nesheim B-I, Wesche J: Blood velocities in the uterine artery in humans during labour. Acta. Physiol. Scand. 124 (1985) 153–161

21 Jensen A, Hohmann M, Künzel W: Redistribution of fetal circulation during repeated asphyxia in sheep: effects on skin blood flow, transcutaneous PO2, and plasma catecholamines. J. Dev. Physiol. 9 (1987) 41–45

22 Jensen A: Das Schocksyndrom des Feten. Med. Welt 38 (1987) 1072–1083

23 Jensen A, Hohmann M, Künzel W: Dynamic changes in organ blood flow and oxygen consumption during acute asphyxia in fetal sheep. J. Dev. Physiol. 9 (1987) 543–559

24 Kirkinen P, Jouppila P, Huch R, Huch A: Blood flow velocity waveforms at late pregnancy and during labor. Arch. Gynecol. Obstet. 244 (1988) 19–23

25 Kofinas AD, Espeland M, Swain M, Penry M, Nelson LH: Correcting umbilical artery flow velocity waveforms for fetal heart rate is unnecessary. Amer. J. Obstet. Gynecol. 160 (1989) 704–707

26 Künzel W, Mann LI, Bhakthavathsalan A, Airomlooi J, Liu M: The effect of umbilical vein occlusion on fetal oxygenation, cardiovascular parameters, and fetal electroencephalogramm. Amer. J. Obstet. Gynecol. 128 (1977) 201–208

27 Künzel W, Kurz CS, Kastendieck E: Die Variabilität der fetalen Herzfrequenzreaktion auf die Reduktion der uterinen Durchblutung. Z. Geburtsh. u. Perinat. 185 (1981) 343–350

28 Künzel W, Hohmann M: Interpretation der fetalen Herzfrequenz während der Schwangerschaft und Geburt. Gynäkologe 17 (1984) 255–261

29 Künzel W: Das fetale Schocksyndrom. Z. Geburth. u. Perinat. 190 (1986) 177–184

30 Künzel W: Überwachung des Feten während der Geburt. In Wulf KH, Schmidt-Matthiesen H (Hrsg.): Klinik der Frauenheilkunde und Geburtshilfe. Bd 7/I. Urban & Schwarzenberg, München 1990, S. 91–134

31 Künzel W, Jovanovic V, Grüßner S: Der Blutfluß in der Vena und Arteria umbilicalis während der Schwangerschaft. Geburtsh. u. Frauenheilk. 51 (1991) 513–522

32 Lindblad A, Bernow J, Marsál K: Obstetric analgesia and fetal blood flow during labour. Brit. J. Obstet. Gynaecol. 94 (1987) 306–311

33 Lingman G, Marsál K, Rosén K-G, Kjellmer I: Blood flow measurements in exteriozized lamb fetuses during asphyxia. In Jung H, Fendel H (Hrsg.): Doppler technics in obstetrics. Thieme, Stutgart 1986, S. 36–40

34 Maesel A, Lingman G, Marsál K: Cerebral blood flow during labor in human fetus. Acta. Obstet. Gynecol. Scand. 69 (1990) 493–495

35 Mansouri H, Gagnon R, Hunse C: Relationship between fetal heart rate and umbilical blood flow velocity in term human fetuses during labor. Amer. J. Obstet. Gynecol. 160 (1989) 1007–1012

36 Mires G, Dempster J, Patel NB, Crawford JW: The effect of fetal heart rate on umbilical artery flow velocity waveforms. Brit. J. Obstet. Gynaecol. 94 (1987) 665–669

37 Moll W: Strömungsgeschwindigkeit und Doppler-Shift in fetalen und maternen Gefäßen. Gynäkologe 25 (1992) 278–28

38 Morrow RJ, Adamson SL, Bull SB, Ritchie JWK: Hypoxic acidemia, hyperviscosity, and maternal hypertension do not affect the umbilical arterial velocity waveform in fetal sheep. Amer. J. Obstet. Gynecol. 163 (1990) 1313–1320

39 Newnham J, Patterson L, James I, Reid S: The effect of heart rate on Doppler flow velocity systolic/diastolic ratios in umbilical and uteroplacental arterial waveforms. Early Hum. Dev. 21 (1990) 21–29

40 Olofsson P, Thuring-Jönsson A, Marsál K: Uterine and umbilical circulation during the oxytocin challenge test. Ultrasound Obstet. Gynecol. 8 (1996) 247–251

41 Peeters LLH, Sheldon RE, Jones MD, Makowski EL, Meschia G: Blood flow to fetal organs as a function of arterial oxygen content. Amer. J. Obstet. Gynecol. 135 (1979) 637–646

42 Rosenkrantz TS, Oh W: Cerebral blood flow in infants with polycythemia and hyperviscosity: Effect of partial exchange transfusion with plasmanate. J. Pediatr. 101 (1982) 94–98

43 Sarno AP, Ahn MO, Brar HS, Phelan JP, Platt LD: Intrapartum Doppler velocimetry, amniotic fluid volume, and fetal heart rate as predictors of subsequent fetal distress. Amer. J. Obstet. Gynecol. 161 (1989) 1508–1514

44 Stuart B, Drumm J, FitzGerald DE, Duignan NM: Fetal blood velocity waveforms in uncomplicated labour. Brit. J. Obstet. Gynaecol. 88 (1981) 865–869

45 van Huisseling H, Hasaart THM, Ruissen CJ, Muijsers GJJ, de Haan J: Umbilical artery flow velocity waveforms during acute hypoxemia and the relationship with hemodynamic changes in the fetal lamb. Amer. J. Obstet. Gynecol. 161 (1989) 1061–1064

46 van den Wijngaard JAGW, Wladimiroff JW, Reuss A, Stewart PA: Oligohydramnios and fetal cerebral blood flow. Brit. J. Obstet. Gynaecol. 95 (1988) 1309–1311

47 Vetter K: Dopplersonographie in der Schwangerschaft. Ed. Medizin VCH, Weinheim 1991

48 Vyas S, Campbell S, Bower S: Maternal abdominal pressure alters fetal cerebral blood flow. Brit. J. Obstet. Gynaecol. 97 (1990) 740–747

49 Weiss E, Hundemer H-P, Berle P: Dopplersonographische Untersuchung der Art. umbilicalis: Abhängigkeit von der fetalen Herzfrequenz. In Dudenhausen JW, Saling E (Hrsg.): Perinatale Medizin. Bd XII. Thieme, Stuttgart 1988, S. 170 – 171

50 Weiss E, Hitschold T, Berle P: Untersuchungen zur Reduktion der umbilikalen Durchblutung bei Feten mit variablen Dezelerationen der Herzfrequenz mittels Dopplersonographie der Nabelarterie. Z. Geburtsh. u. Perinat. 193 (1989) 60–67

51 Weiss E, Hitschold T, Berle P: Umbilical artery blood flow velocity waveforms during variable decelerations of the fetal heart rate. Amer. J. Obstet. Gynecol. 164 (1991) 534–540

52 Weiss E: Die Blutflußmessung in der Schwangerschaft. Bedeutung der Dopplersonographie in der klinischen Anwendung. Habilitationsschrift, Johannes Gutenberg Universität Mainz 1993

53 Weiss E: Fetale Herzfrequenz und Dopplersonographie. Gynäkologe 27 (1994) 146–150

54 Wladimiroff JW, Tonge HM, Stewart PA: Doppler ultrasound assessment of cerebral blood flow in the human fetus. Brit. J. Obstet. Gynaecol. 93 (1986) 471–475

21

A. Lindinger

Angeborene Herzfehler – Inzidenz und Risikofaktoren

Die Inzidenz der angeborenen Herzfehler wird mit 0,4–0,8% beziffert (2, 3, 8). Die Ätiologie der meisten Vitien ist unbekannt. Man geht von einem multifaktoriellen Geschehen aus. Bei etwa 5–10% kann ein Gendefekt nachgewiesen werden; in einem geringen Anteil sind teratogene Noxen bekannt (4, 9).

Mit einer kardialen Anomalie ist zu rechnen bei

➤ Vorliegen einer fetalen Chromosomenanomalie in etwa ²/₃ der Fälle (35–99%),
➤ extrakardialen Anomalien in ca. 25%.
➤ Bei bestehender fetaler struktureller Herzfehlbildung liegen andererseits in ca. 30% eine Chromosomenanomalie und in etwa 50% eine extrakardiale Fehlbildung vor (6, 12, 14, 15).

Der Anteil von Herzfehlern an fetalen Todesfällen ist im frühen Gestationsstadium sehr hoch und sinkt mit zunehmendem Schwangerschaftsalter ab (Tab. 22.1) (5, 7, 16).

In Tab. 22.2 sind die häufigsten Chromosomenanomalien und Gendefekte mit den wichtigsten kardialen Anomalien sowie der Herzfehlerinzidenz aufgelistet.

In Tab. 22.3 sind mütterliche Erkrankungen und Risikofaktoren sowie fetale Befunde genannt, die häufig mit einem kindlichen Herzfehler assoziiert sind und daher Anlass zu einer fetalen Ultraschalluntersuchung einschließlich Echokardiographie geben müssen.

Das Wiederholungsrisiko bei vorbestehenden familiären Herzfehlern liegt in Abhängigkeit vom Verwandtschaftsgrad und der Anzahl der erkrankten Familienmitglieder zwischen 2 und 20% (Tab. 22.4) (1, 10, 11, 13, 18).

Ein hohes Wiederholungsrisiko besteht bei Herzfehlern mit linksventrikulärer Ausflusstraktobstruktion wie der hochgra-

digen Aortenklappenstenose und insbesondere beim hypoplastischen Linksherzsyndrom, bei dem bis zu 20% genannt werden (10, 18).

Es ist deshalb zu empfehlen, bei familiärer Vorbelastung in Form von angeborenen Missbildungen, bei mütterlichen Stoffwechselerkrankungen oder bei chronischer Medikamenteneinnahme, ferner bei Schwangerschaftskomplikationen, die einen der genannten Risikofaktoren beinhalten, in der 20.–21. SSW eine kardiale Ultraschalluntersuchung des Feten zu veranlassen.

Tabelle 22.1 Anteil von Herzfehlern an fetalen Todesfällen in verschiedenen Gestationsaltern (nach 7)

Gestationsalter	Anteil von Herzfehlern an fetalen Todesfällen (%)
< 10. SSW	40
11.–15. SSW	18
16.–20. SSW	8
21.–25. SSW	7

Tabelle 22.2 Arten und Inzidenzen von Herzfehlern bei den häufigsten Chromosomenanomalien und Gendefekten

Chromosomendefekt/Gendefekt	Kardiale Erkrankung	Inzidenz in %
Morbus Down (Trisomie 21)	kompletter AV-Kanal, Fallot-Tetralogie	40
Pätau-Syndrom (Trisomie 13)	Vorhof-, Ventrikelseptumdefekt, offener Ductus	90
Edwards-Syndrom (Trisomie 18)	konotrunkale Defekte	100
CATCH 22 (Mikrodeletion 22 q11)	konotrunkale Defekte	90
Marfan-Syndrom (Defekt im Fibrillin-1-Gen, Chromosom 15 q21.1)	Dilatation von Aortenwurzel und aszendierender Aorta, Mitralklappenprolaps	90
Williams-Beuren-Syndrom (Deletion Chromosom 7 q11.23)	supravalvuläre Aortenstenose, periphere Pulmonalstenosen	100
Morbus Bourneville-Pringle, tuberöse Sklerose (9 q34,16 p13.3)	multiple kardiale Rhabdomyome	50
Turner-Syndrom (45 X0)	Aortenisthmusstenose	30

Tabelle 22.**3** Mütterliche und fetale Risikofaktoren und Erkrankungen, bei denen eine fetale Ultraschalluntersuchung mit Echokardiographie erfolgen sollte

Mütterliche Risikofaktoren/-konstellationen	Häufigkeit in %
Infektionen (z. B. Rubella)	bis 70
Alkoholabusus	30–50
Stoffwechselerkrankungen:	
– schlecht eingestellter Diabetes mellitus	3
– PKU: Phenylalaninspiegel > 15 mg/dl	15
Medikamenteneinnahme: Hydantoin, Lithium, Talidomid, Sexualhormone, Retinoide	2–10
Poly-/Oligohydramnion	10/20
Fetale Risikofaktoren/-konstellationen	
Extrakardiale Fehlbildungen	2–50
Singuläre Nabelschnurarterie	1–2
Fetale Arrhythmien:	
– supraventrikuläre Extrasystolie	1–2
– supraventrikuläre Tachykardie	5–10
– AV-Block III°	40
Fetale Ergüsse, Hydrops	10–20
Intrauterine Wachstumsretardierung	10
Monochoriale Zwillingsschwangerschaften	2

Tabelle 22.**4** Wiederholungsrisiko für Herzfehler bei familiärer Belastung

Erkrankte Familienmitglieder	Wiederholungsrisiko in %
1 erkranktes Geschwister	2–4
2 erkrankte Geschwister	6–12
Vater oder Mutter erkrankt	4–15

Allgemeine Vorbemerkungen zur fetalen kardialen Farbdopplersonographie

Indikationen zur Farbdopplersonographie – Vorteile und Grenzen

Ein strukturell normales fetales Herz kann üblicherweise im 2 D-Modus und mit der Dopplersonographie ausreichend untersucht werden. Es ist jedoch von Vorteil, zum raschen Aufsuchen vor allem extrakardialer Strukturen (z. B. des Aortenbogens) sowie zur Funktionsanalyse der Herzklappen die Farbdopplersonographie einzusetzen. Bei Vorliegen eines Herzfehlers stellt die Addition der Farbdopplersonographie immer eine wertvolle Ergänzung dar durch Kodierung der Flussrichtung des Blutes (z. B. bei Klappeninsuffizienz, Flussumkehr im Ductus arteriosus) und Flussgeschwindigkeit (z. B. Turbulenzen).

Die Grenzen des Farbdopplerultraschalls basieren auf technischen Faktoren und müssen insbesondere bei der Beurteilung des fetalen Herzens berücksichtigt werden. In Analogie zur Dopplersonographie gilt, dass der Blutstrom optimal nur bei paralleler Anlotung der Schallrichtung dargestellt werden kann, d. h. wenn Schall- und Strömungsrichtung eine Winkelabweichung von weniger als 20° aufweisen (für die Dopplersonographie ist bei Anlotung eines Blutstroms im Herzen oder in einem herznahen Gefäßabschnitt eine Winkelabweichung von maximal 20° erlaubt; eine Winkelkorrektur innerhalb dieses Bereichs muss nicht erfolgen [17]).

Der vorgewählte Bereich des Dopplerspektrums muss den Flussgeschwindigkeiten des angeloteten Blutstroms angepasst werden; ferner ist eine Feinjustierung der Farbintensität vorzunehmen. Dadurch können falsch positive oder falsch negative Bildprodukte bei der Farbdopplersonographie weitgehend vermieden werden (z. B. „Farbüberschreitung" von Wandstrukturen).

Besonderheiten der fetalen Echokardiographie

Grenzen sind generell für die Beschallung in großen Eindringtiefen und durch die meist erforderliche Bildvergrößerung gesetzt. Hieraus resultieren niedrige Signalamplituden mit reduzierter Tiefen- und Lateralauflösung sowie niedrige Bildfrequenzen. Ein möglichst schmal gewählter Sektorwinkel kann den Bildaufbau dabei optimieren.

Ultraschalluntersuchung des fetalen Herzens

Normalbefund

Der sonographische Untersuchungsgang des fetalen Herzens setzt sich aus folgenden Komponenten zusammen, die in den Abbildungen 22.1 – 22.11 zu sehen sind.

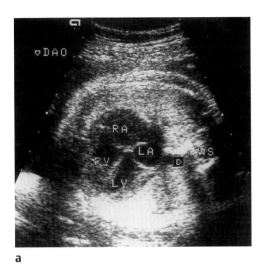

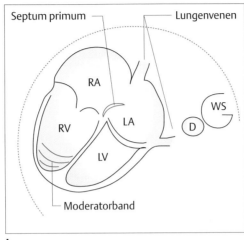

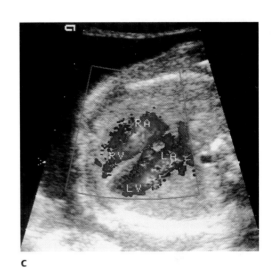

a
b
c

Abb. 22.1 Fetales Herz im thorakalen Querschnitt.
a und **b** Vor der Wirbelsäule (WS) liegt die deszendierende Aorta (∇DAO), davor linker Vorhof (LA) und linker Ventrikel (LV). Die Herzspitze weist nach links. Das Herz ist im Vierkammerblick dargestellt mit beiden Vorhöfen (RA, LA) und beiden Ventrikeln (RV, LV). Der rechte Ventrikel ist morphologisch durch das an der Spitze querverlaufen-de Muskelbündel (Moderatorband) charakterisiert; er liegt der rechten Thoraxwand an. Die Einmündung der Lungenvenen in den linken Vorhof ist zu erkennen. Der Septum-priumum-Flap ist in den linken Vorhof abgelenkt.
c Gleiche Situation wie in **a**. Farbkodierung der Blutströme von den Vorhöfen in die Kammern (blau kodiert).

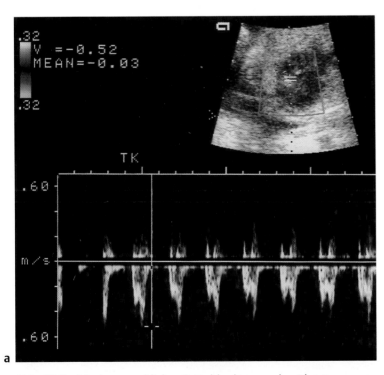

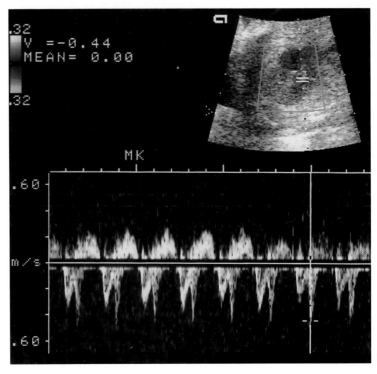

a
b

Abb. 22.2 Vierkammerblick mit Farbkodierung des Blutstroms von beiden Vorhöfen in die Kammern. Im Dopplerspektrum über der Trikuspidal- und der Mitralklappe (TK, MK) zeigt sich das typische diastolische Flussmuster über den AV-Klappen: Die Flussgeschwindigkeit während der e-Welle (frühdiastolischer Einstrom) ist niedriger als wäh-rend der a-Welle (spätdiastolischer Einstrom durch Vorhofkontraktion).
a Trikuspidalklappe.
b Mitralklappe.

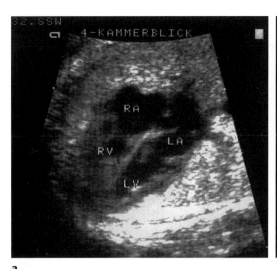

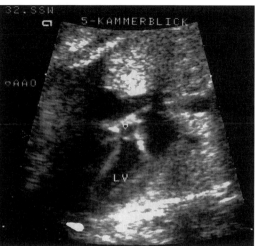

Abb. 22.3 Transducer-Schwenk vom Vierkammerblick (**a**) zum Fünfkammerblick (**b**) durch Angulation des Schallkopfs nach anterior: Es kommt der linke Ventrikel (LV) mit der Aortenklappenbasis (∇AAo) zur Darstellung. RA = rechter Vorhof, LA = linker Vorhof, RV = rechter Ventrikel.

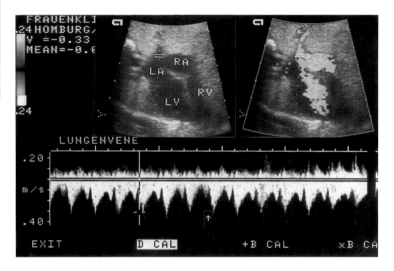

Abb. 22.4 Oben links: Vierkammerblick mit Darstellung der Einmündung der rechten und linken Lungenvenen in den linken Vorhof (LA). Das Messvolumen ist in der rechten Lungenvene platziert. Oben rechts: farbdopplersonographische Kodierung der Einmündung der rechten Lungenvene sowie des Blutstroms vom rechten Vorhof (RA) in den linken Vorhof, von hier aus in den linken Ventrikel (LV). RV = rechter Ventrikel. Unten: typisches Dopplerspektrum des Lungenvenenflusses mit kurzem Dip während der atrialen Kontraktion (↑).

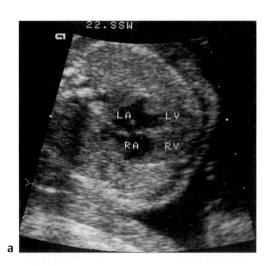

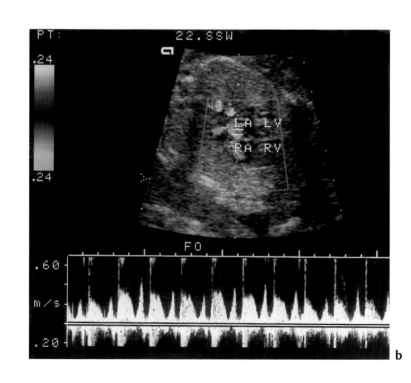

Abb. 22.5 Vierkammerblick mit Darstellung des Foramen ovale.
a Der Septum-primum-Flap ist in den linken Vorhof (LA) abgelenkt.
b Farbkodierung des Blutstroms vom rechten Vorhof (RA) in den linken Vorhof (LA) mit typischem Dopplerspektrum. RV = rechter Ventrikel, LV = linker Ventrikel.

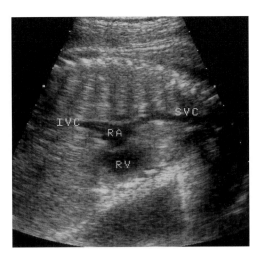

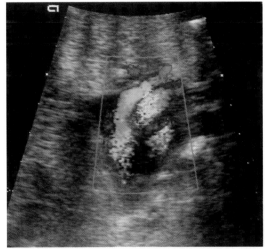

Abb. 22.**6a** Einmündung der oberen (SVC) und unteren Hohlvene (IVC) in den rechten Vorhof (RA); die Wirbelsäule liegt oben. RV = rechter Ventrikel.

Abb. 22.**6b** Farbdopplersonographische Kodierung des oberen Hohlvenenflusses mit typischem Dopplermuster: Die beiden Gipfel repräsentieren die ventrikuläre Systole (S) und Diastole (D) mit Flussreduktion während der atrialen Systole (↑).

Abb. 22.**7a** Einmündung der oberen Hohlvene (SVC) in den rechten Vorhof (RA). Daneben liegt die aszendierende Aorta (AO), die aus dem linken Ventrikel (LV) entspringt; davor die angeschnittene Pulmonalarterie (PA).

Abb. 22.**7b** Gleiche Einstellung wie in **a** mit Farbkodierung: Der Blutstrom von der oberen Hohlvene in den rechten Vorhof ist blau kodiert, rote Kodierung in aszendierender Aorta und Pulmonalarterie.

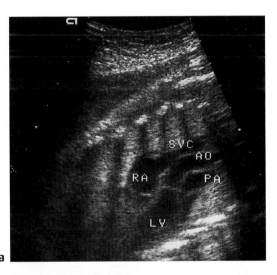

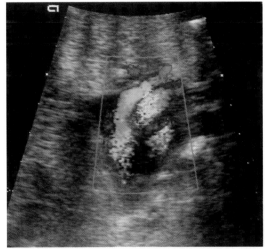

a

b

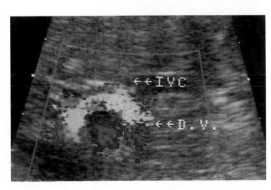

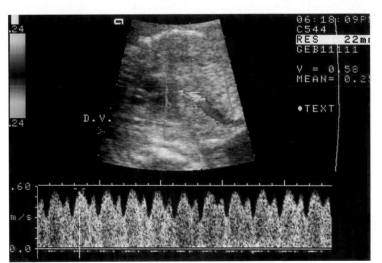

Abb. 22.**8a** Einmündung des Ductus venosus (DV) in die untere Hohlvene (IVC) unmittelbar vor Einmündung in den rechten Vorhof. Die beiden Blutströme sind in ihrer parallelen Anordnung zu erkennen. Das Blut im Ductus venosus ist gelb markiert.

Abb. 22.**8b** Typisches Dopplerspektrum des Ductus venosus mit systolischem und diastolischem Gipfel sowie Flussreduktion während der atrialen Kontraktion.

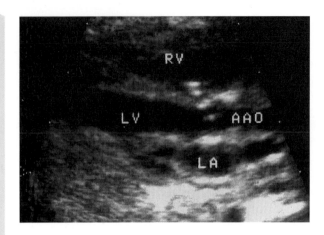

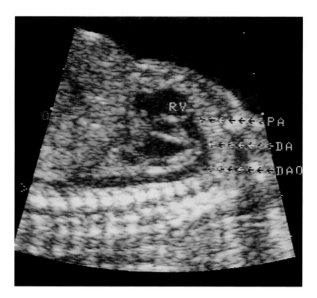

Abb. 22.**9a**   Sog. lange Achse des Herzens mit anterior liegendem rechten Ventrikel (RV) und dorsal liegendem linken Vorhof (LA) und Ventrikel (LV), aus dem die Aorta (AAo) entspringt.

Abb. 22.**9b**   Durch Drehung des Schallkopfes im Uhrzeigersinn wird der Ursprung der Pulmonalarterie (PA) aus dem rechten Ventrikel (RV) dargestellt; die Pulmonalarterie „kreuzt" dabei die Richtung der Aorta. Die Pulmonalarterie setzt sich im sog. Ductusbogen über den Ductus arteriosus (DA) in die deszendierende Aorta (DAO) fort. Die Wirbelsäule liegt unten.

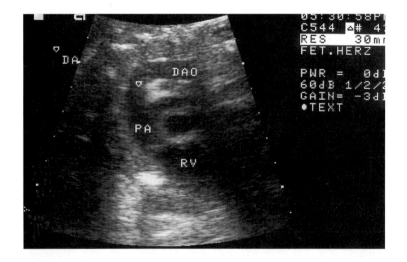

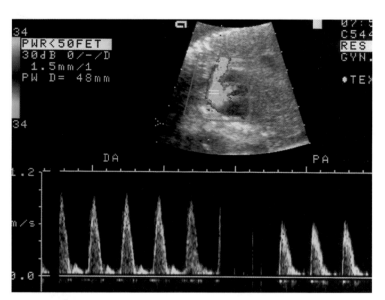

Abb. 22.**10a**   Darstellung des Ductusbogens (die Wirbelsäule liegt oben). In direkter Kontinuität sind abgebildet: Pulmonalarterie (PA), Ductus arteriosus (∇DA), deszendierende Aorta (DAO). Davor liegt der rechte Ventrikel (RV), aus dem die Pulmonalarterie entspringt. Der Bogen ist weit, es finden sich keine Abgänge der Arm-Hals-Gefäße.

Abb. 22.**10b**   Gleiche Situation mit Farbdopplerkodierung, wobei das Messvolumen zuerst im Ductus (DA, linke Bildseite), danach proximal im Pulmonalarterienstamm (PA, rechte Bildseite) positioniert ist. Im Ductus herrscht eine höhere Flussgeschwindigkeit mit kurzem frühdiastolischem Dip und anschließendem niedrigem diastolischen Fluss.

Lagebeziehung zwischen fetalem Herzen und abdominellem bzw. thorakalem Situs

Horizontaler Querschnitt. Die Lage der abdominellen Aorta und der unteren Hohlvene wird im horizontalen Querschnitt beurteilt: Die deszendierende Aorta liegt links vor der Wirbelsäule, die untere Hohlvene rechts vor der Wirbelsäule.

Thorakaler Querschnitt. Im thorakalen Querschnitt erfolgt die Orientierung ebenfalls an der Wirbelsäule: Links vor der Wirbelsäule ist die thorakale deszendierende Aorta gelegen, davor der linke Vorhof, in den die Lungenvenen drainieren. Das fetale Herz liegt im anterioren Thoraxbereich, die Herzspitze und die Achse des interventrikulären Septums weisen nach links (Vierkammerblick). Der rechte Ventrikel liegt der rechten vorderen Thoraxwand an; er ist morphologisch durch das Moderatorband, ein an der rechtsventrikulären Spitze querverlaufendes Muskelbündel, charakterisiert. Der linke Ventrikel liegt vor dem linken Vorhof, der durch seine Lagebeziehung zur Aorta charakterisiert ist.

Morphologie des fetalen Herzens

Vorhöfe und Ventrikel. Rechter Vorhof und rechter Ventrikel sind jeweils gering größer als linker Vorhof und linker Ventrikel.

Foramen ovale. Zwischen den beiden Vorhöfen besteht als Kommunikation das Foramen ovale (FO), das etwa $^1/_3$ des interatrialen Septums und etwa $^2/_3$ des Aortenwurzeldurchmessers misst. Gemäß dem Rechts-links-Shunt durch das FO ist der freie Rand des Septum primum nach links abgelenkt.

Herzklappen. Jeweils zwischen Vorhof und Kammer liegt eine AV-Klappe, deren regelrechte Funktion dopplersonographisch bestätigt werden muss. Gleiches gilt für die beiden Semilunarklappen. Die Aortenklappe hat ihren Sitz in der Mitte des Herzens, in der sich Vorhof- und Ventrikelseptum sowie die AV-Klappenebenen treffen (Fünfkammerblick). In der langen Achse liegt die Pulmonalarterie anterior; der Pulmonalarterienstamm setzt sich über den Ductus arteriosus (DA) in die deszendierende Aorta fort (sog. Ductusbogen). Aortenbogen und Ductusbogen werden in der Längsachse und ihren Modifikationen eingestellt. Im Normalfall kreuzen sich die beiden großen Arterien nach Verlassen des Herzens (Kreuzungsphänomen).

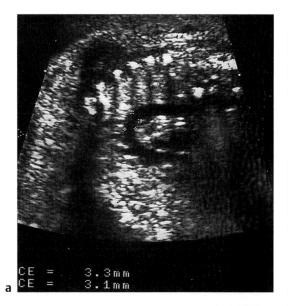

a

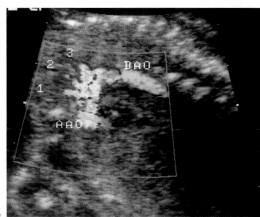

b

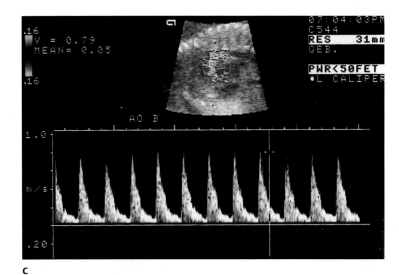

c

Abb. 22.**11 a** Darstellung des Aortenbogens (die Wirbelsäule liegt oben). Im Bogenbereich Abgang der drei Arm-Hals-Gefäße.

Abb. 22.**11 b** Gleiche Einstellung wie **a** mit Farbkodierung des Aortenbogens. Truncus brachiocephalicus (1), linke A. carotis (2), linke A. subclavia (3). Entsprechender Farbumschlag zwischen aszendierender (AAO) und deszendierender (DAO) Aorta.

Abb. 22.**11 c** Typisches Dopplerspektrum des Aortenbogens mit niedriger diastolischer Flussgeschwindigkeit.

Diagnostik von angeborenen Herzfehlern mithilfe der Farbdopplersonographie

Im Folgenden sind die angeborenen Herzfehler mit den echokardiographischen Merkmalen und assoziierten Anomalien dargestellt.

Besonderheiten der beschriebenen Herzfehler und der Zugewinn durch Einsatz der Farbdopplersonographie im Rahmen der diagnostischen Abklärung sind jeweils folgendermaßen gekennzeichnet:

Besonderheiten des jeweiligen Herzfehlers.

Farbdoppler

Diagnostischer Zugewinn durch Addition der Farbdopplersonographie.

Shuntvitien

Vorhofseptumdefekt vom Ostium-secundum-Typ (ASD II)

Eine pränatale Abgrenzung vom FO, das normalerweise $1/3$ des Vorhofseptum einnimmt, ist nur bei großen Defekten möglich (Abb. 22.**12**).
- Lokalisation des Defektes in Mitte des Vorhofseptums,
- Fehlen des Septum-primum-Flaps,
- (Volumenbelastung von rechtem Vorhof und Ventrikel).

Farbdoppler:

Darstellung eines breiten Shuntflusses über den Vorhofseptumdefekt.

Totale Lungenvenenfehleinmündung

Es werden im Wesentlichen 3 Gruppen unterschieden, wobei auch Mischformen vorkommen können.
- ➤ **Suprakardiale Lungenvenenfehleinmündung.** Einmündung der Lungenvenen in einen pulmonalvenösen Konfluenz hinter dem linken Vorhof, Abstrom des Blutes über die links aufsteigende V. verticalis in die V. anonyma und von hier in die obere Hohlvene.
- ➤ **Kardialer Typ.** Einmündung der Lungenvenen entweder direkt in den rechten Vorhof oder in den kaudalen Bereich der oberen Hohlvene oder in den Koronarvenensinus.
- ➤ **Infrakardialer Typ.** Vom Lungenvenenkonfluenz aus Abstrom des Blutes über ein durch das Zwerchfell nach kaudal ziehendes Gefäß mit Mündung in den Ductus venosus oder in die untere Hohlvene.

Allen Formen ist gemeinsam:
- Fehlen der an typischer Stelle in den linken Vorhof einmündenden Lungenvenen,
- rechter Vorhof und rechter Ventrikel sind volumenbelastet und deutlich größer als linker Vorhof und linker Ventrikel,
- es besteht meist ein Vorhofseptumdefekt.

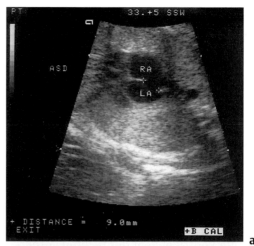

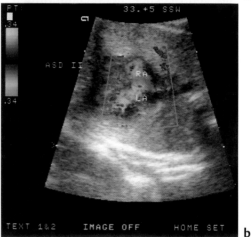

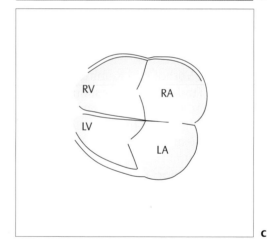

Abb. 22.**12** Großer Vorhofseptumdefekt in Ostium-secundum-Position (ASD II), 27. SSW.
a–c Dargestellt sind die beiden Vorhöfe (RA, LA) mit AV-Klappenebene und Einlass der beiden Kammern. Das Vorhofseptum fehlt bis auf einen kleinen Teil nahe der AV-Klappen. RV = rechter Ventrikel, LV = linker Ventrikel.

Farbdoppler:

Darstellung der Venenanomalien.

Vorhofseptumdefekt in Ostium-primum-Position (ASD I, partieller atrioventrikuloseptaler Defekt)

- Lage des Defektes im inferioren Bereich des interatrialen Septums, bis an die AV-Klappenebene reichend (Abb. 22.**13**),

– häufig Kombination mit einer Insuffizienz der AV-Klappen, überwiegend der Mitralklappe.

Farbdoppler:

Darstellung des Shunts über den ASD I und der AV-Klappeninsuffizienz.

Ventrikelseptumdefekt (VSD)

Häufigster angeborener Herzfehler (relative Inzidenz 30–35 %).
➤ **Lokalisation im perimembranösen Bereich.**
  – Der Defekt ist meist relativ gut darstellbar (Abb. 22.**14**).

Assoziierte Anomalien: Fallot-Tetralogie, AV-Kanal-Defekt, Transpositionsstellung der großen Arterien u. a.

➤ **Lokalisation im muskulären Ventrikelseptum** (mittlerer und apikaler Septumbereich).
  – VSD meist klein, daher pränatal nicht immer darstellbar.

Farbdoppler:

Farbkodierung bei isoliertem VSD nicht immer sehr effektiv, da pränatal annähernd Druckgleichheit in beiden Ventrikeln herrscht.

Kompletter AV-Kanal (atrioventrikuloseptaler Defekt)

Kombination von ASD I und Inlet-VSD mit AV-Klappeninsuffizienz (Abb. 22.**15**).
– Darstellung eines großen Defektes vom Vorhofbereich bis in die Mitte des Ventrikelseptums sowie einer großen „gemeinsamen" AV-Klappe,
– gelegentlich Hypoplasie eines Ventrikels.

Farbdoppler:

Darstellung des Defektes.

Häufig Assoziation mit Trisomie 21 und anderen Chromosomenanomalien, seltener mit einem Heterotaxiesyndrom.

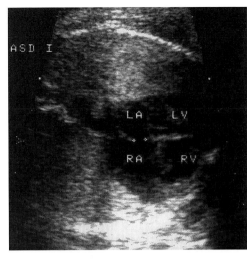

Abb. 22.**13** Vorhofseptumdefekt in Ostium-primum-Position (ASD I, 31. SSW). Defekt im inferioren Bereich des interatrialen Septums oberhalb der AV-Klappenebene mit einem Durchmesser von 3,3 mm. RV = rechter Ventrikel, LV = linker Ventrikel, LA = linker Vorhof, RA = rechter Vorhof. Die Schwangere selbst war an einem ASD I operiert worden.

Ductus arteriosus Botalli (DA)

– Präpartal besteht üblicherweise ein Rechts-links-Shunt über den Ductus (d. h. Flussrichtung von der Pulmonalarterie über den Ductus in die deszendierende Aorta).

Shuntumkehr bei ductusabhängigen Vitien:
Pulmonalatresie mit intaktem Ventrikelseptum oder VSD, Trikuspidalatresie mit fehlender antegrader Pulmonalisdurchblutung.

Farbdoppler:

Die Farbkodierung zeigt die Flussrichtung über den DA auf, die mit dem Dopplerspektrum bestätigt wird.

Ductuskonstriktion. Diese kann bei mütterlicher Einnahme von Prostaglandinsynthesehemmern (z. B. ASS-Dosen über 100 mg/kg/Tag oder Indometacin) resultieren. Es ist hierbei eine erhöhte Flussgeschwindigkeit im Ductus (systolisch über 1,40 m/s) nachweisbar, und es besteht eine Rechtsherzbelastung.

Abb. 22.**14** Perimembranöser Ventrikelseptumdefekt (VSD), 30. SSW. Die Vorstellung erfolgte wegen fetaler Arrhythmien.
a und **b** Im Vierkammerblick ist im perimembranösen Bereich ein mittelgroßer Ventrikelseptumdefekt zu erkennen. Es bestanden keine weiteren Fehlbildungen.

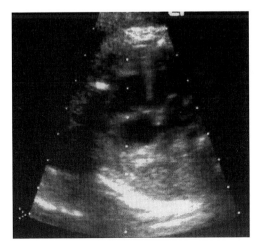

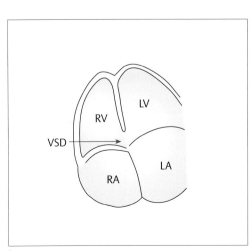

a

b

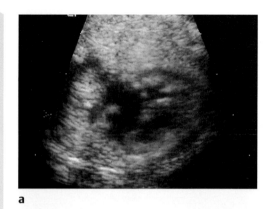
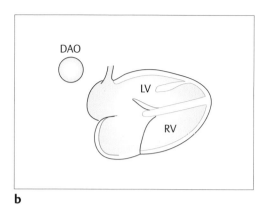

a   b

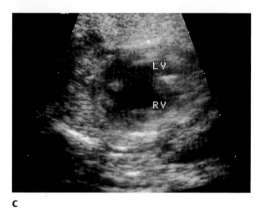
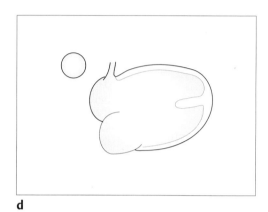

c   d

Abb. 22.15 Kompletter AV-Kanal (atrioventrikuloseptaler Defekt), 24. SSW.
a und **b** Dargestellt ist der Vierkammerblick mit geschlossenen AV-Klappen, wobei der Septum-primum-Defekt (ASD I) erkennbar ist.
c und **d** Vierkammerblick mit geöffneten AV-Klappen, wodurch der große kombinierte Defekt (ASD I und VSD) zur Darstellung kommt. RV = rechter Ventrikel, LV = linker Ventrikel.

Vitien mit linksseitiger Obstruktion

Valvuläre Aortenstenose (Abb. 22.**16**)

Hierbei kann der linke Ventrikel sehr unterschiedliche morphologische Kriterien aufweisen.

➤ **Dilatierter linker Ventrikel.** Schlechte Pumpfunktion, Mitralinsuffizienz.
➤ **Normal großer linker Ventrikel.** Meist nur mäßiggradig eingeschränkte Pumpfunktion.
➤ **Kleiner linker Ventrikel.** Schmales Kavum, hypertrophiertes Myokard, Endokardfibroelastose.
  – Aortenklappenbasis und aszendierende Aorta schmal bis normal weit,
  – Aortenklappe verdickt,
  – linker Vorhof dilatiert (vor allem bei Mitralinsuffizienz),
  – über Foramen ovale Links-rechts-Shunt oder intaktes interatriales Septum bei hochgradigen Stenosen,
  – dopplersonographisch Flussgeschwindigkeit in aszendierender Aorta beschleunigt, aber auch normal bis reduziert bei hochgradiger Aortenstenose mit eingeschränkter linksventrikulärer Funktion.

> **Farbdoppler:**
>
> Turbulenter Farbstrom in der Aorta ascendens. Die Farbkodierung des Blutstroms kann jedoch bei kritischer Stenose mit nur noch geringem Blutfluss in der Aorta ascendens fehlen. Darstellung der Mitralinsuffizienz.

Aortenisthmusstenose

Diese kann in unterschiedlicher Ausprägung vorliegen, maximal besteht eine Aortenbogenunterbrechung. Dieser Herzfehler wird präpartal selten diagnostiziert, da die komplette Ausbildung meist erst postpartal erkennbar ist, wenn sich der Ductus verschlossen hat.

– Richtungsweisend sind eine Hypoplasie des Aortenbogens und ein schmaler Isthmusbereich,
– linker Ventrikel und aszendierende Aorta können hypoplastisch sein.

> **Farbdoppler:**
>
> Die Farbkodierung ist ohne zusätzliche diagnostische Bedeutung im Isthmusbereich.

Assoziierter Ventrikelseptumdefekt in 25 %, assoziierte Chromosomenanomalien (45 XO, Trisomie 13 oder 18).

Hypoplastisches Linksherzsyndrom (Abb. 22.**17**)

– Hypoplasie/hochgradige Stenose/Atresie von Mitralklappe und/oder Aortenklappe,
– Hypoplasie von linkem Vorhof, linkem Ventrikel, Aortenklappenbasis, Aorta ascendens,
– echodichter linker Ventrikel (Endokardfibroelastose),
– dopplersonographisch reverser Fluss in der Aorta ascendens aus dem DA bei Aortenklappenatresie,
– beschleunigter Fluss in Ductus und deszendierender Aorta (gesamtes HZV),
– über Foramen ovale Links-rechts-Shunt oder intaktes interatriales Septum (durch erhöhten Druck im linken Vorhof bedingt).

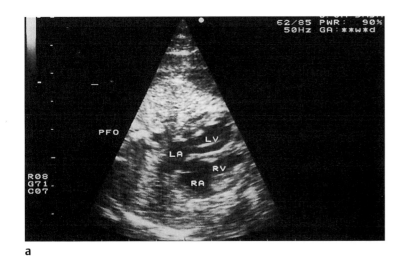

a

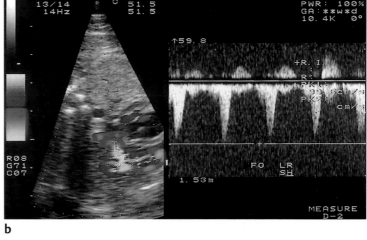

b

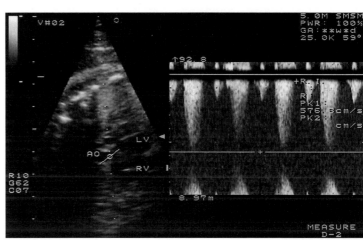

c

d

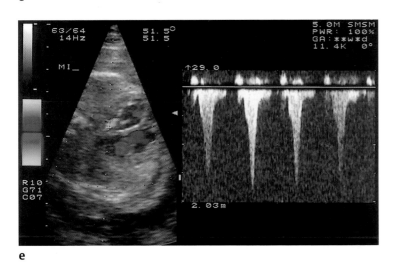

e

f

Abb. 22.16 Valvuläre Aortenstenose (26. SSW).
a Im Vierkammerblick ist der linke Ventrikel (LV) nicht vergrößert, jedoch hypokontraktil mit echogenem Endokard (Endokardfibroelastose). Das Septum secundum ist auf Grund der Druckerhöhung im linken Vorhof (LA) in den rechten Vorhof (RA) abgelenkt. RV = rechter Ventrikel.
b Farbkodierung des Blutflusses über das Foramen ovale (FO) mit Dopplerspektrum: Es zeigt sich ein Links-rechts-Shunt aufgrund des erhöhten Drucks im linken Vorhof.

c Die Aortenklappenbasis ist schmal (1,9 mm) mit verdickter und minderbeweglicher Klappe. Die aszendierende Aorta (AO) weist eine poststenotische Dilatation auf (5 mm).
d Der maximale systolische Dopplergradient über die Aortenklappe beträgt 130 mmHg.
e Es besteht eine Mitralklappeninsuffizienz bei druckbelastetem linken Ventrikel. Der Farbstrom ist blau kodiert mit Flussrichtung vom linken Ventrikel in den linken Vorhof.
f Farbkodierung des Flusses aus der linken Lungenvene: Dopplersonographisch findet sich ein kurzer reverser Fluss (blaue Kodierung) während der atrialen Kontraktion.

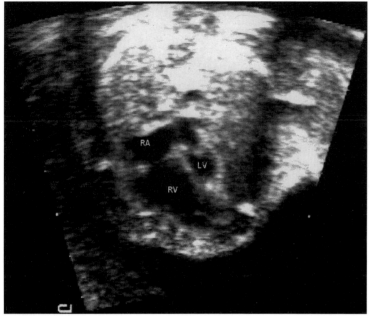

a

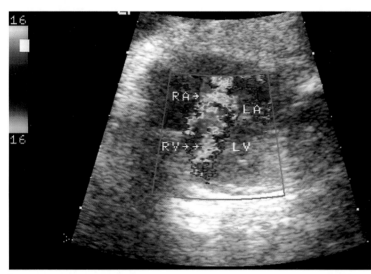

b

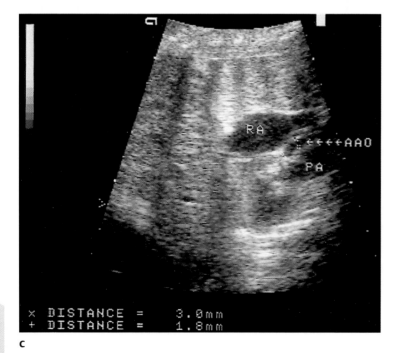

c

Selten Kombination mit VSD oder Transpositionsstellung der großen Arterien,
relativ hohes familiäres Wiederholungsrisiko (10–20%).

Bei allen Vitien mit linksventrikulärer Ausflusstraktobstruktion sind sequenzielle Ultraschalluntersuchungen erforderlich, da das Vitium den kompletten Ausbildungsgrad häufig erst im Verlauf der 2. Schwangerschaftshälfte erfährt. Etwa 7% dieser Herzfehler gehen mit einem Hydrops einher.

Vitien mit rechtsseitiger Obstruktion

Bei allen Vitien, die mit einer Stenose der Pulmonalklappe und/oder Hypoplasie des Pulmonalarterienstammes einhergehen, ist häufig eine Zunahme des Stenosierungsgrades erst im 3. Trimenon zu beobachten. Es kann schwierig sein, eine komplette Klappenatresie von einer hochgradigen Stenosierung zu differenzieren.

Valvuläre Pulmonalstenose

– Verdickte Pulmonalklappe,
– Hypertrophie des rechten Ventrikels (in Abhängigkeit vom Stenosegrad).

Farbdoppler:

Turbulenz im Pulmonalarterienstamm infolge Flussbeschleunigung über der Pulmonalklappe.

Kritische Pulmonalstenose, Pulmonalatresie mit intaktem Ventrikelseptum
(Abb. 22.**18**)

– Pulssynchrone Bewegung der atretischen Pulmonalklappe,
– Hypertrophie des rechten Ventrikels mit meist kleinem Kavum,
– häufig hypoplastische Trikuspidalklappe, Trikuspidalklappeninsuffizienz.

◁ Abb. 22.**17** Hypoplastisches Linksherzsyndrom (37. SSW).
a Vierkammerblick: Der rechte Vorhof (RA) ist deutlich dilatiert, der rechte Ventrikel (RV) leicht vergrößert. Fehlendes Kavum des linken Ventrikels (LV) bei Mitralklappenatresie.
b Die Mitralklappenatresie kann farbdopplersonographisch bestätigt werden.
c Hypoplastische aszendierende Aorta (AAO, Durchmesser 3 mm) mit Aortenklappenatresie (Klappendurchmesser 1,8 mm), in der weder doppler- noch farbdopplersonographisch ein antegrader Fluss nachweisbar ist. PA = Pulmonalarterie.

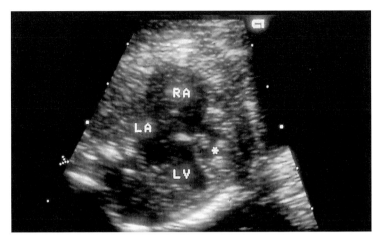

Abb. 22.18   Pulmonalatresie mit intaktem Ventrikelseptum.
a Im Vierkammerblick ist der rechte Vorhof (RA) deutlich vergrößert, Trikuspidalklappe und rechter Ventrikel (*) sind hypoplastisch. LA = linker Vorhof, LV = linker Ventrikel.

b Bei der Farbkodierung lässt sich eine ausgeprägte Trikuspidalklappeninsuffizienz mit Jet auf die Lateralwand des rechten Vorhofs nachweisen (mit freundlicher Genehmigung von Prof. Dr. Michael Hofbeck, Abt. für Pädiatrische Kardiologie, Universitätsklinik für Kinder und Jugendliche, Erlangen).

Farbdoppler:

Reverser Fluss im Pulmonalarterienstamm über DA bei Pulmonalatresie.

Assoziation mit Chromosomenanomalien:
CATCH 22 (Akronym für: cardiac defects, abnormal facies, thymic hypoplasia, cleft palate, hypocalcemia). Betroffen ist das Chromosom 22, zugeordnet sind das Di George-Syndrom, das velokardiofaziale und das konotrunkale Gesichtsanomaliesyndrom. Bei Trisomie 21 Kombination mit AV-Kanal-Defekt

Fallot-Tetralogie (Abb. 22.19)

– Beide Ventrikel sind von gleicher Größe.

Farbdoppler:

Ventrikelseptumdefekt mit überreitender, weiter Aorta, bei Pulmonalstenose mit hypoplastischer Pulmonalarterie häufig zunehmende Ausprägung im letzten Schwangerschaftsdrittel,
Turbulenz im Pulmonalarterienstamm.

Pulmonalatresie mit Ventrikelseptumdefekt

– Situation wie bei Fallot-Tetralogie, jedoch mit atretischer Pulmonalklappe,
– variabel hypoplastischer Pulmonalarterienstamm.

Farbdoppler:

Reverser Fluss im Pulmonalarterienstamm über DA.

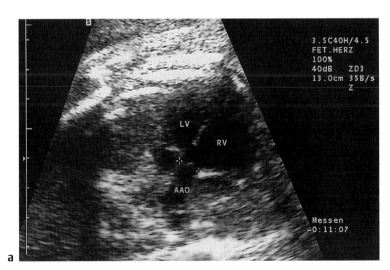

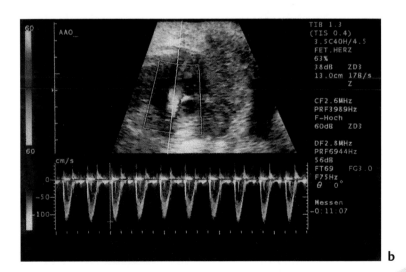

Abb. 22.19   Fallot-Tetralogie (35. SSW).
a Vierkammerblick mit subaortalem Ventrikelseptumdefekt, wobei die Aorta weit dextroponiert erscheint. RV = rechter Ventrikel, LV = linker Ventrikel, AAO = aszendierende Aorta.

b Dopplersonographische und farbdopplersonographische Darstellung des Aortenflusses mit einer Flussgeschwindigkeit von 120 cm/s.

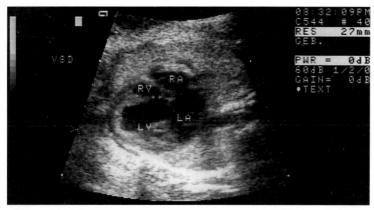

a

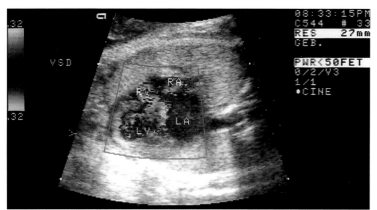

b

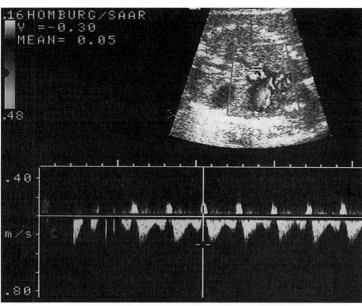

c

Abb. 22.20 Trikuspidalatresie mit Ventrikelseptumdefekt (32. SSW).
a Der Vierkammerblick zeigt einen großen linken Ventrikel (LV), der mit dem hypoplastischen, vorne gelegenen rechten Ventrikel (RV) über einen Ventrikelseptumdefekt (VSD, 2,6 mm Durchmesser) in Verbindung steht. Die Trikuspidalklappe ist atretisch. LA = linker Vorhof, RA = rechter Vorhof.
b Farbdopplersonographische Kodierung des Ventrikelseptumdefektes mit Farbübertritt vom linken in den rechten Ventrikel (rot kodiert) und des Vorhofseptumdefektes (mit Farbübertritt vom rechten Vorhof in den linken Vorhof (blaue Kodierung).
c Das Dopplerspektrum des Flusses in der unteren Hohlvene zeigt einen kurzen reversen Fluss während der atrialen Kontraktion (als Zeichen der Stauung vor dem rechten Vorhof).

Trikuspidalklappenatresie (Abb. 22.20)

– Variable Hypoplasie des rechten Ventrikels, Hypertrophie der Ventrikelmuskulatur, kleines rechtsventrikuläres Kavum,
– vergrößerter rechter Vorhof,
– häufig Ventrikelseptumdefekt von variabler Größe, der eine Verschlusstendenz aufweist.

> **Farbdoppler:**
> Bei vorhandenem Ventrikelseptumdefekt antegrader Fluss im Pulmonalarterienstamm,
> bei Pulmonalklappenatresie reverser Fluss über den DA, fehlender Einstrom über die Trikuspidalklappe in den rechten Ventrikel.

Selten Kombination mit Transposition der großen Arterien (dann hypoplastische Aorta ascendens).

Singulärer Ventrikel

Das univentrikuläre Herz umfasst eine sehr heterogene Gruppe von Vitien, deren unterschiedliche pathomorphologische Situationen das therapeutische Vorgehen sowie die Prognose bestimmen. Allen gemeinsam ist, dass nur ein funktionstüchtiger Ventrikel vorliegt; der zweite Ventrikel ist in der Mehrzahl der Fälle vorhanden, jedoch hypoplastisch. Die Einteilung dieses Krankheitsbildes orientiert sich zum einen an der Situation der AV-Klappen, zum anderen an der Ventrikelsituation und zum Dritten an der ventrikuloarteriellen Konnektion (Abb. 22.21).

➤ **Atrioventrikuläre Konnektion**
– 2 AV-Klappen münden in die Hauptkammer (Double-Inlet-Situation),
– 1 gemeinsame AV-Klappe,
– 1 fehlende oder atretische AV-Klappe.

➤ **Ventrikelmorphologie**
– Morphologischer rechter Ventrikel mit linksventrikulärer Auslasskammer,
– morphologischer linker Ventrikel mit rechtsventrikulärer Auslasskammer,
– Common Ventricle mit rechts- bzw. linksventrikulärem Anteil, wobei das Ventrikelseptum (fast vollständig) fehlt,
– singulärer Ventrikel mit nicht bestimmbarer Morphologie.

➤ **Ventrikuloarterielle Konnektion**
– Normale Stellung der großen Arterien,
– Transpositionsstellung der großen Arterien,
– häufig Hypoplasie, Stenose oder Atresie einer der beiden Arterien.

Assoziierte Herzfehlbildungen sind neben einem Vorhofseptumdefekt vor allem systemvenöse Anomalien (Heterotaxiesyndrom) sowie Lageanomalien des Herzens, des thorakalen und abdominellen Situs.

Die häufigsten Varianten dieser komplexen Malformation sind die Trikuspidalklappenatresie, Mitralatresie bzw. das hypoplastische Linksherzsyndrom, die Double-Inlet-left-Ventri-

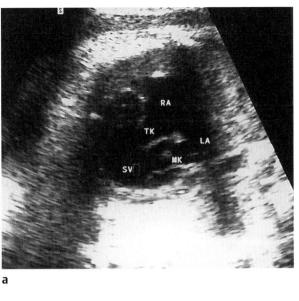

a

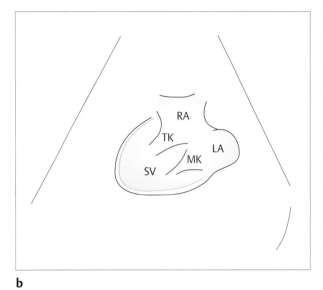

b

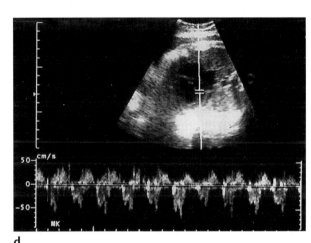

c   d

Abb. 22.**21** Singulärer Ventrikel (30. SSW) mit Double-Inlet-left-Ventricle-Situation, rechtsventrikulärer Auslasskammer, VSD und normaler Stellung der großen Arterien.
a und **b** Dargestellt sind die beiden Vorhöfe (RA, LA), aus denen jeweils eine AV-Klappe (TK, MK) in den singulären Ventrikel (SV) drainiert.
c und **d** Dopplersonographische Bestätigung der regelrechten Funktion der Trikuspidalklappe (TK) und der Mitralklappe (MK).
e Farbdopplersonographische Kodierung der Blutströme aus den Vorhöfen in den Ventrikel. Die Blutströme mischen sich im singulären Ventrikel nur teilweise.

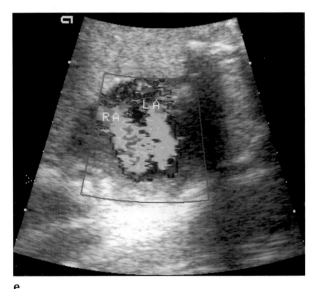

e

Abb. 22.**21 f** und **g** ▷

cle-Situation und der Double-Outlet-right-Ventricle. Das komplette Fehlen der zweiten Kammer ist selten. Von Bedeutung für die peri- und postpartale Hämodynamik sowie das therapeutische Vorgehen sind die interatriale Kommunikation, die Persistenz des Ductus sowie eine evtl. Obstruktion des rechts- oder linksventrikulären Auslasstraktes bzw. des dazugehörigen arteriellen Gefäßes.

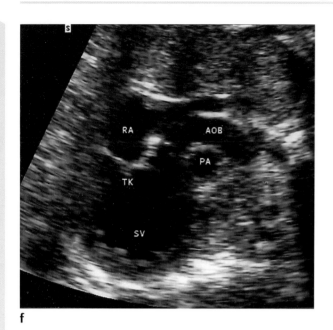

f

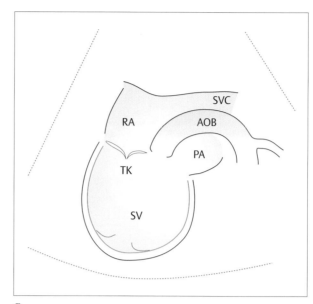

g

Abb. 22.21f und g
Aus dem Ventrikel, der morphologisch als linker Ventrikel zu betrachten ist, entspringt die Aorta. Zu erkennen ist der Aortenbogen (AOB). Der Pulmonalarterienstamm (PA) ist quer angeschnitten.

Anomalien der großen Arterien (Abb. 22.22)

D(Dextro)-Transposition der großen Arterien (Abb. 22.22a–d)

Transpositionsstellung der großen Arterien mit
- atrioventrikulärer Konkordanz, ventrikuloarterieller Diskordanz,
- Ursprung der anterior und rechts gelegenen Aorta aus dem rechten Ventrikel,
- Ursprung der dorsal gelegenen Pulmonalarterie aus dem linken Ventrikel,
- unauffälligem Vierkammerblick, aber fehlender zentraler Stellung der Aortenklappe im Fünfkammerblick!

Farbdoppler:
Beide großen Arterien verlassen das Herz in Parallelstellung, kein Kreuzungsphänomen!
Kombination mit Ventrikelseptumdefekt, selten Pulmonalstenose, Aortenisthmusstenose.

L(Laevo)-Transposition der großen Arterien (Abb. 22.22e–h)

Es liegt eine Ventrikelinversion vor mit atrioventrikulärer und ventrikuloarterieller Diskordanz:
- Konnektion rechter Vorhof – rechts gelegener, morphologisch linker Ventrikel – Pulmonalarterie,
- Konnektion linker Vorhof – links gelegener, morphologisch rechter Ventrikel – Aorta.

Farbdoppler:
Lage der aszendierenden Aorta vor der Pulmonalarterie (Ursprung der Aorta anterior und links der Pulmonalarterie aus dem rechten Ventrikel),
Kombination mit Ventrikelseptumdefekt oder/und Pulmonalstenose möglich, selten AV-Block III°.

Assoziation mit Lageanomalien des Herzens.

Truncus arteriosus communis (Abb. 22.23)

- Zwei gleich große Ventrikel.

Farbdoppler:
Ein gemeinsames großes arterielles Gefäß, das über dem Ventrikelseptumdefekt reitet,
die Pulmonalarterie entspringt dorsal aus dem Truncus (mit gemeinsamem Stamm oder getrenntem Abgang beider Pulmonalarterienäste).

Häufig Assoziation mit CATCH-22-Syndrom.

Trikuspidalklappenanomalien

➤ **Trikuspidalklappendysplasie** (Abb. 22.24 und 22.25)
  - Klappensegel dysplastisch, Chordae verlängert oder verkürzt.
➤ **Ebstein-Anomalie**
  - Verlagerung der funktionellen Trikuspidalklappenebene in den rechten Ventrikel hinein,
  - dadurch Entstehung eines atrialisierten Anteils im Inlet-Bereich des rechten Ventrikels.
  - Trikuspidalklappe malformiert, meist insuffizient.

Für beide Herzfehler gilt:
- Große Variabilität des Ausprägungsgrades.

Farbdoppler:
Trikuspidalklappeninsuffizienz mit vergrößertem rechten Vorhof,
hypoplastischer Pulmonalarterienstamm mit reduziertem Fluss, Stauung vor rechtem Vorhof mit dilatierten Hohlvenen/Lebervenen.

Bei ausgeprägten Formen Aszites, Pleuraergüsse, Hydrops, Lungenhypoplasie, präpartaler Exitus letalis.

Beide Formen sind präpartal schwer voneinander zu differenzieren.

22

Abb. 22.**22** Transposition der großen Arterien.

a und **b** D-Transposition der großen Arterien. Aus dem dorsal gelegenen linken Ventrikel (LV) entspringt die Pulmonalarterie (PA).

c und **d** D-Transposition der großen Arterien. Aus dem anterior liegenden rechten Ventrikel (RV) entspringt die Aorta.

e und **f** L- Transposition der großen Arterien (36. SSW). Der rechte Vorhof (RA) drainiert in den linken Ventrikel (LV), aus dem die Pulmonalarterie entspringt.

g und **h** L-Transposition der großen Arterien. Die Aorta (AAO) entspringt anterior aus dem rechten Ventrikel

(a–d mit freundlicher Genehmigung von Dr. V. Fesslova, Abt. Pädiatrische Kardiologie, Azienda Ospedaliera, Instituti Clinici di Perfezionamento, Milano).

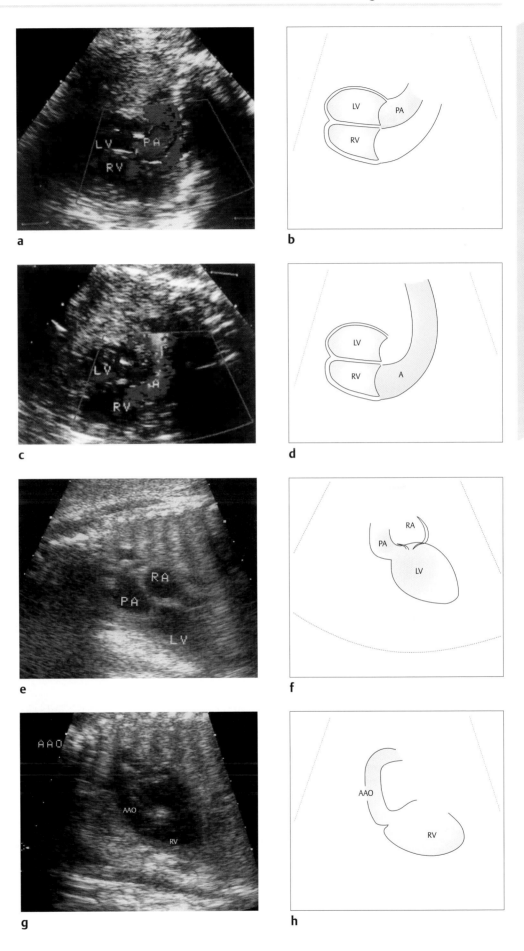

a

b

c

d

e

f

g

h

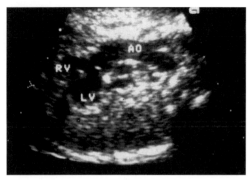

a

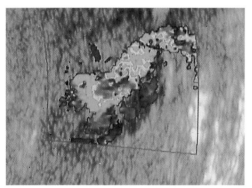

b

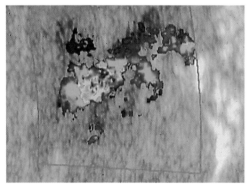

c

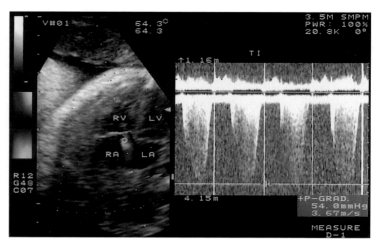

Abb. 22.24 Trikuspidalklappeninsuffizienz (38. SSW). Der Vierkammerblick zeigt einen nur gering dilatierten rechten Vorhof (RA) mit farbdopplersonographischer Kodierung einer gering- bis mittelgradigen Trikuspidalklappeninsuffizienz (schmaler, blau kodierter Insuffizienz-Jet von der Trikuspidalklappe in den rechten Vorhof mit Richtung auf das interatriale Septum). LA = linker Vorhof, RV = rechter Ventrikel, LV = linker Ventrikel. Das Dopplerspektrum (rechte Bildseite) weist eine maximale systolische Flussgeschwindigkeit von 3,67 m/s auf, was einem Druckgradienten von 54 mmHg entspricht.

Abb. 22.23 Truncus arteriosus communis (32. SSW).
a Dargestellt sind die beiden Ventrikel und ein großes arterielles Gefäß. Zwischen beiden Ventrikeln besteht eine Kommunikation in Form eines großen Ventrikelseptumdefektes mit überreitendem Truncus (AO). Ein pulmonales Gefäß mit Ursprung aus dem rechten Ventrikel fehlt. RV = rechter Ventrikel. LV = linker Ventrikel.
b Gleiche Situation wie in **a**: fardopplersonographische Kodierung des Truncus.
c Aus dem dorsalen Bereich des Truncus entspringt knapp oberhalb der Klappenebene die Pulmonalarterie.

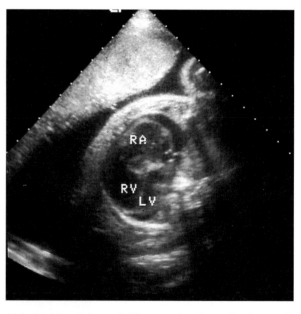

Abb. 22.25 Trikuspidalklappendysplasie, fetaler Hydrops (28. SSW). Es bestehen ein Polyhydramnion, ein Perikarderguss sowie ein Hautödem des Feten. Im Vierkammerblick zeigt sich ein massiv vergrößerter rechter Vorhof (RA) bei dysplastischer Trikuspidalklappe und ansonsten normal großem rechten und linken Ventrikel (RV/LV). Das Herz war insgesamt deutlich vergrößert, was zu einer Lungenhypoplasie beidseits führte, die postpartal erhebliche Beatmungsprobleme verursachte.

22

Heterotaxiesyndrome

Hierbei liegen komplexe Anomalien von Herz, Gefäßen und Thorax-/Bauchorganen vor (Synonym Ivemark-Syndrom). Man kann eine rechtsatriale Isomerie (Aspleniesyndrom) von einer linksatrialen Isomerie (Polyspleniesyndrom) unterscheiden.

- Lageanomalien der Oberbauchorgane: Leber häufig mittelständig, Magen rechts gelegen,
- multiple kleine Milzen (Polysplenie) bzw. Fehlen einer Milzanlage (Asplenie),
- Verlaufsanomalien der unteren Hohlvene (zusammen mit der DAo ipsilateral der Wirbelsäule) oder Doppelanlage der oberen Hohlvene.

> **Farbdoppler:**
>
> Herzfehler: singulärer Ventrikel, gemeinsamer Vorhof, AV-Klappenanomalien, Pulmonalstenose/-atresie, Malposition der großen Arterien, Lungenvenenfehleinmündung, AV-Block III°.

Die Kinder weisen postpartal zwar eine normale zerebrale Entwicklung auf, jedoch sind die Herzfehler häufig nicht komplett korrigierbar.

Herztumoren

Rhabdomyome. Am häufigsten sind Rhabdomyome, die überwiegend intrakardial an den Wänden angeheftet sind (Ventrikelwände, interventrikuläres Septum, seltener im Vorhofbereich) und üblicherweise multipel auftreten. Die Tumoren weisen häufig eine Größenzunahme im Schwangerschaftsverlauf auf; hämodynamische Komplikationen sind abhängig von Lage und Größe der Rhabdomyome (z. B. Klappenobstruktion). Postpartal kommt es in den meisten Fällen zu einer allmählichen Größenreduktion im Verlauf mehrerer Jahre. Den meisten Fällen liegt ein Morbus Bourneville-Pringle (tuberöse Sklerose) zu Grunde (Abb. 22.**26**).

Hämangiome und Teratome. Selten sind Hämangiome im Perikard, die einen Perikarderguss verursachen können, oder Teratome.

Differenzialdiagnose. Von den Tumoren muss differenzialdiagnostisch eine harmlose Anomalie im Bereich der Mitralklappe abgegrenzt werden: Hier findet sich eine rundliche echohelle Verdichtung der Papillarmuskeln mit pulssynchroner Bewegung, deren Ursache unklar ist (beschrieben als „Tennis- oder

Abb. 22.**26** Kardiale Rhabdomyome bei tuberöser Sklerose (34. SSW).
a und **b** Auf Vorhofebene ist ein großer Tumor (Tu, Durchmesser 15,3 mm) am Dach des rechten Vorhofs (RA) lokalisiert. LA = linker Vorhof.
c und **d** Auf Ventrikelebene sind 3 Tumoren (Tu) dargestellt: ein Tumor am subaortalen linksventrikulären Septum (8,6 mm Durchmesser), einer an der rechtsventrikulären Spitze (9,1 mm Durchmesser) und ein kleinerer im rechtsventrikulären Ausflusstraktbereich. LV = linker Ventrikel, RV = rechter Ventrikel, AO = Aorta.

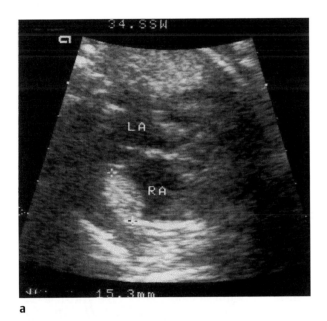

a

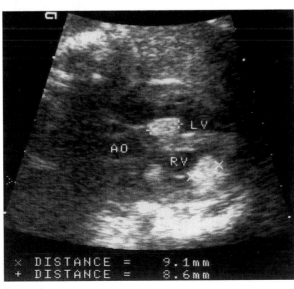

c

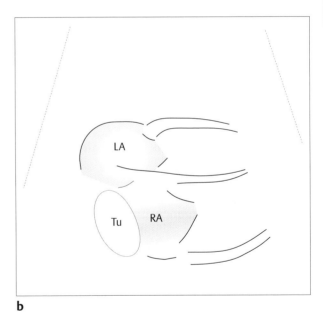

b

d

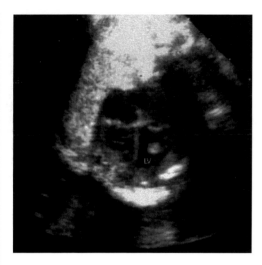

Abb. 22.**27** Vierkammerblick in der 30. SSW. Im Papillarmuskelbereich der Mitralklappe ist eine rundliche echodichte Struktur dargestellt, die sich pulssynchron mit der Klappe bewegt. Es bestand keine hämodynamische Beeinträchtigung der Mitralklappenfunktion. Postpartal kam es im Verlauf der ersten Monate zur Normalisierung des Befundes.

Golfballphänomen"). Es besteht jedoch keine Funktionseinschränkung der Klappe (Abb. 22.**27**). Der Befund normalisiert sich postpartal. Nach heutigem Wissensstand ist bei ca. 1 – 2 % dieser Feten eine Chromosomenanomalie assoziiert.

Lageanomalien des Herzens

Primäre Lageanomalien

➤ **Situs inversus thoracalis.** Dextrokardie mit nach rechts weisender Herzspitze.
➤ **Situs inversus totalis.** Thorakaler und abdomineller Situs inversus.
Beide Situationen können isoliert auftreten, sie sind jedoch häufig mit Vitien oder mit einem Heterotaxiesyndrom kombiniert.

➤ **Ectopia cordis.** Bei der Ectopia cordis ist das Herz ganz oder teilweise vor das Sternum verlagert. Sie kann mit einer Chromosomenanomalie, Omphalozele oder einer epigastrischen Hernie assoziiert sein. In den meisten Fällen liegt ein angeborener Herzfehler vor.
➤ **Thorakopagus-Zwillinge.** Sie weisen sehr komplexe Vitien mit häufig symmetrischer Fehlanlage beider Herzen auf.

Sekundäre Lageanomalien

➤ **Lungenmissbildungen.** Lungenhypoplasie, Lungentumoren oder die zystisch-adenomatoide Malformation der Lungen führen zu Verlagerungen des Mediastinums und des Herzens.
➤ **Zwerchfellhernie.** Sie besteht häufig auf der linken Seite und ist mit einer Verlagerung von Mediastinum und Herz in den rechten Thorax verbunden.
➤ **Zwerchfellergüsse.** Ausgeprägte einseitige Zwerchfellergüsse verursachen eine kontralaterale Verlagerung des Herzens.

Differenzialdiagnostische Erwägungen

Differenzialdiagnose Hypoplasie eines Ventrikels

➤ **Hypoplastischer rechter Ventrikel:**
 – Trikuspidalklappenatresie,
 – Pulmonalatresie mit intakem Ventrikelseptum.

Gemeinsamkeit: häufig hypoplastischer Pulmonalarterienstamm.
➤ **Hypoplastischer linker Ventrikel:**
 – hypoplastisches Linksherzsyndrom,
 – Aortenklappenatresie, kritische Aortenstenose.

Gemeinsamkeit: hypoplastische Aorta ascendens.

Differenzialdiagnose Dilatation von rechtem Vorhof und rechtem Ventrikel

– Vorzeitiger Verschluss des Ductus arteriosus,
– vorzeitiger Verschluss des Foramen ovale,
– totale Lungenvenenfehleinmündung,
– Aortenisthmusstenose,
– globale Herzinsuffizienz (z. B. supraventrikuläre Tachykardie, fetofetale Transfusion).

Differenzialdiagnose vergrößerter rechter Vorhof

– Trikuspidalklappendysplasie,
– Ebstein-Anomalie.

Gemeinsamkeit: Trikuspidalinsuffizienz

Differenzialdiagnose vergrößerter linker Vorhof

– hochgradige valvuläre Aortenstenose,
– Myokarditis, dilatative Kardiomyopathie.

Postpartal kritische Vitien

Ductusabhängigkeit. Bei folgenden angeborenen Herzfehlern kann sich postpartal eine kritische hämodynamische Situation entwickeln, da eine Ductusabhängigkeit besteht und eine frühzeitige Prostaglandin-E_1-Therapie bzw. eine baldige Katheterintervention oder Operation erforderlich ist.
– Kritische Semilunarklappenstenosen (Aorten-/Pulmonalstenose),
– Pulmonalatresie,
– Trikuspidalatresie,
– kritische Aortenisthmusstenose,
– hypoplastisches Linksherzsyndrom,
– Transpositionsstellung der großen Arterien.

Eine durch Ductusverschluss bedingte Minderdurchblutung im Bereich der deszendierenden Aorta kann postpartal zu einer Niereninsuffizienz mit Oligo-/Anurie, einer nekrotisierenden Enterokolitis (reduzierte Darmdurchblutung) sowie einer funktionellen Leberinsuffizienz mit Gerinnungsstörung und zu einer protrahierten Schocksituation führen.

Eine durch Ductusverschluss bedingte pulmonale Minderdurchblutung bei Pulmonal- oder Trikuspidalklappenatresie führt zur Hypoxie, die durch maschinelle Ventilation nicht behebbar oder ausgleichbar ist. Bei der D-Transposition der großen Arterien ist die Persistenz des Ductus und des Foramen ovale lebensnotwendig.

Abhängigkeit von einem Vorhofseptumdefekt. Kinder mit Vitien, die von einem Vorhofseptumdefekt abhängig sind, bedürfen postpartal einer Ballonatrioseptostomie (Rashkind-Manöver). Hier handelt es sich um Herzfehler mit Atresie einer AV- oder Semilunarklappe sowie um die D-Transposition der großen Gefäße.

- Pulmonalatresie mit intaktem Ventrikelseptum,
- Trikuspidalklappenatresie,
- Mitralklappenatresie, hypoplastisches Linksherzsyndrom,
- D-Transposition der großen Arterien,
- totale Lungenvenenfehleinmündung.

Alle Kinder mit angeborenen Herzfehlern, die postpartal von einer Persistenz des Ductus oder des Foramen ovale abhängig sind und somit einer sofortigen therapeutischen Intervention bedürfen, sollten in einem Zentrum mit den entsprechenden pädiatrisch-kardiologischen und kardiochirurgischen Möglichkeiten entbunden werden.

Vorgehen bei Verdacht auf einen Herzfehler

Bei Verdacht auf ein Vitium cordis wird empfohlen, die Schwangere in einem Perinatalzentrum vorzustellen, damit zum einen der Herzfehler und evtl. assoziierte extrakardiale Erkrankungen oder genetische Defekte abgeklärt und zum anderen eine entsprechende Familienberatung durchgeführt werden können. Idealerweise erfolgt eine derartige Vorstellung in der 20.–21. SSW, damit genügend Zeit für die evtl. erforderliche Diagnostik besteht. Gleiches gilt für den gezielten Ausschluss von Herzfehlern bei bestehenden Risikosituationen.

Literatur

1 Allan LD, Crawford DC, Shita SK et al.: Familial recurrence of congenital heart disease in a prospective series of mothers referred for fetal echocardiography. Amer. J. Cardiol. 58 (1986) 334
2 Bosi G, Scorrano M, Tosato G, Forini E, Chakrokh R and the Working Party of the Italian Society of Ped. Cardiology: The Italian Multicentric Study on Epidemiology of Congenital Heart Disease: First Step of the Analysis. Cardiol. Young 9 (1999) 291
3 Boughman JA, Neill CA, Ferencz C, Loffredo CA: The genetics of congenital heart disease. In Ferencz C, Rubin JD, Loffredo CA, Magee C (eds.): Perspectives in pediatric cardiology. Vol. 4. Epidemioloy of congenital heart disease: the Baltimore-Washington Infant Study 1981–1989. Futura, Mount Kisco NY 1993
4 Buskens E, Grobbert D, Frohn-Muldet I, Wladimiroff J, Hess J: Aspects of the aetiolgy of congenital heart disease. Eur. Heart J. 16 (1995) 584
5 Chinn A, Fitzsimmons J, Shepard TH, Fantel AG: Congenital heart disease among spontaneous abortuses and stillborn fetuses: prevalence and associations. Teratology 40 (1989) 475
6 Copel J, Cullen M, Green J, Mahoney M, Hobbins J, Kleinman C: The frequency of aneuploidy in prenatally diagnosed congenital heart disease: an indication for fetal karyotyping. Amer. J. Obstet. Gynecol. 158 (1988) 409
7 Gerlis LM: Cardiac malformations in spontaneous abortions. Int. J. Cardiol. 7 (1985) 29
8 Hoffman JIE: Incidence of Congenital Heart Disease: I. Postnatal Incidence. Ped. Cardiol. 16 (1995) 103
9 Mennicke K, Schwinger E: Genetische Aspekte kongenitaler fetaler Herzerkrankungen. Gynäkologe 30 (1997) 181
10 Nora JJ, Nora AH: Maternal transmission of congenital heart diseases: new recurrence risk figures and the questions of cytoplasmic inheritance and vulnerability to teratogens. Amer. J. Cardiol. 59 (1987) 459
11 Nora JJ, Nora AH: Update on counseling the family with a first-degree relative with a congenital heart defect. Amer. J. Med. Genet. 29 (1988) 137
12 Paladini D, Calabro R, Palmieri S, Andrea T: Prenatal diagnosis of congenital heart disease and fetal karyotyping. Obstet. Gynecol. 81 (1993) 679
13 Rose V, Gold RJM, Lindsey G, Allen M: A possible increase in the incidence of congenital heart defects among the offspring of affected parents. J. Amer. Coll. Cardiol. 6 (1985) 376
14 Tennstedt C, Chaoui R, Körner H, Dietel M: Spectrum of congenital heart defects and extracardiac malformations associated with chromosomal abnormalities: results of a seven year necropsy study. Heart 82 (1999) 34
15 Schwanitz G, Zerres K, Gembruch U, Bald R, Gamerdinger F, Hansmann M: Prenatal detection of heart defects as an indication for chromosome analysis. Ann. Genet. 33 (1990) 79
16 Ursell PC, Byrne JM, Strobino BA: Significance of cardiac defects in the developing fetus: a study of spontaneous abortuses. Circulation 72 (1985) 1232
17 Vermilion RP: Basic Physical Principles. In Snider AR, Serwer GA, Ritter SB (eds.): Echocardiography in Pediatric Heart Disease, 2nd ed. Mosby-Year Book, St. Louis 1997
18 Whittemore R, Wells JA, Castellsague-Pique X, Holabird NB: Congenital heart defects in the progeny of affected mothers versus fathers. Circulation 78(Suppl.II) (1988) 396 (abstract)

Bedeutung der Farbdopplerechokardiographie in der pränatalen Diagnostik

Die Einführung der Farbdopplerechokardiographie (Synonym: zweidimensionale Dopplerechokardiographie) kann als Meilenstein in der pränatalen Diagnostik von Herzfehlern und Störungen der kardialen Funktion gelten. Zwar lassen sich im 2. und 3. Trimenon mit den gängigen hochauflösenden Ultraschallgeräten die meisten Herzfehler des Feten bereits im zweidimensionalen Bild (zweidimensionale Echokardiographie) diagnostizieren, doch erleichtert die Möglichkeit der simultanen Darstellung des Blutflusses gerade bei komplexen Herzfehlern die Diagnostik beträchtlich. Darüber hinaus gibt uns die Darstellung des Blutflusses wesentliche Informationen über die Hämodynamik der einzelnen Herzfehler, die je nach Ausprägungsgrad des Herzfehlers stark variieren kann. So ist es möglich, aufgrund der Veränderungen im intrakardialen Blutfluss auch prognostische Aussagen bereits pränatal zu treffen.

Einzelne Herzfehler lassen sich sogar nur mithilfe der Farbdopplerdarstellung diagnostizieren. Dies gilt besonders im Rahmen der fetalen Echokardiographie im 1. Trimenon und frühen 2. Trimenon, wo die Flussdarstellung das Auffinden der jeweiligen kardialen Schnittebenen beschleunigt und manchmal erst möglich macht.

In diesem Kapitel sollen nun vor allem diejenigen Situationen und Anomalien beschrieben werden, bei denen die Farbdopplerechokardiographie eine wesentliche Ergänzung der zweidimensionalen Echokardiographie darstellt. Weiter gehende Informationen über die Farbdopplerechokardiographie und ihren Stellenwert in der fetalen Echokardiographie finden sich mittlerweile in vielen Arbeiten und Lehrbüchern (4–6, 8–11, 14, 28, 31).

Untersuchung des normalen Herzens

Geräteeinstellung

Auf die einzelnen physikalischen Aspekte der Farbdopplersonographie soll hier nicht weiter eingegangen werden. Wesentlich bei der fetalen Echokardiographie ist die Wahl der richtigen Geräteeinstellung.

Pulsrepetitionsfrequenz. Da die Farbdopplersonographie ebenfalls ein gepulstes Dopplerverfahren darstellt, tritt auch hier der Aliasing-Effekt auf, wenn die abzuleitenden Blutflüsse den eingestellten Geschwindigkeitsbereich, genauer gesagt die detektierten Dopplershiftfrequenzen das Nyquist-Limit überschreiten. Aufgrund der zu erwartenden hohen Blutflussgeschwindigkeit im fetalen Herzen wird deshalb bei der fetalen Echokardiographie primär eine relativ hohe Einstellung der Pulsrepetitionsfrequenz gewählt. Allerdings ist für die Darstellung einiger Blutflüsse im fetalen Herzen auch die Wahl einer niedrigen Pulsrepetitionsfrequenz erforderlich, beispielsweise bei der Darstellung des Lungenvenenflusses und des Flusses über das Foramen ovale oder bei ungünstigem Einschallwinkel auch bei der Darstellung des diastolischen ventrikulären Einflusses und des systolischen Ausflusses in die beiden großen Arterien. Die Wahl der entsprechenden Pulsrepetitionsfrequenz kann dann als optimal bezeichnet werden, wenn der zu untersuchende Blutfluss das zugehörige Gefäß oder die zugehörige Kammer vollständig, aber ohne Aliasing-Effekt ausfüllt.

Um eine möglichst hohe zeitliche und räumliche Auflösung des zu untersuchenden intrakardialen Blutflusses zu erreichen, werden das Bildfenster im zugehörigen zweidimensionalen Bild, insbesondere aber die Farbbox, möglichst klein gehalten. Dies führt zu einer hohen Liniendichte und/oder hohen Bildfolgefrequenz. Die Wandfilter bei der fetalen Echokardiographie sind in der Regel höher eingestellt als bei der Dopplersonographie peripherer Gefäße. Auch die Persistence ist aufgrund der erwünschten hohen Bildfolgefrequenz eher gering eingestellt.

Variance Mode. Einer der wichtigsten Punkte bei der Voreinstellung der Farbe ist die Wahl des Variance Mode, bei dem mit zunehmender Varianz (Bandbreite) der vorhandenen Geschwindigkeiten bzw. Dopplershiftfrequenzen um die mittlere Geschwindigkeit bzw. Dopplershiftfrequenz im jeweiligen Sample Volume (Messvolumenzelle) der jeweiligen Grundfarbe immer mehr Grün beigemischt wird; bei einem Blutfluss, der sich auf den Schallkopf zubewegt, wird Rot so zunehmend zu Gelb, bei einem Blutfluss vom Schallkopf weg Blau zunehmend zu Türkis. Diese Variance-Mode-Einstellung erlaubt es, sehr rasch einen „disturbed" oder turbulenten Blutfluss im Herzen nachzuweisen, wie er bei Klappenstenosen, Klappenregurgitationen und intrakardialen Shunts auftritt. Deshalb wird bei der fetalen Echokardiographie der Variance Mode gegenüber dem Velocity Mode bevorzugt. Letzterer, die typische Grundeinstellung bei der geburtshilflichen Dopplersonographie, kodiert erhöhte Dopplershiftfrequenzen mit den jeweils helleren Farbschattierungen. Dies ist bei der fetalen Echokardiographie nicht so bedeutsam, da die jeweiligen Farbkodierungen aufgrund der Dopplerformel nicht die Geschwindikeiten widerspiegeln, sondern immer von Geschwindigkeit und Insonationswinkel beeinflusst werden. Absolute Geschwindigkeitsmessungen im Herzen erfolgen daher mittels eines Spektraldopplersystems, in der Regel des gepulsten Dopplers, wobei grundsätzlich versucht werden sollte, den Einschallwinkel zwischen 0° und 10° bzw. 170° und 180° zu legen. Eine Winkelkorrektur ist bei intrakardialen Blutflussmessungen abzulehnen, da sie aufgrund der Kosinusfunktion des Insonationswinkels in der Dopplerformel bei sehr niedrigen Winkeln unnötig ist und bei höhergradigeren Winkeln zu großen Fehleinschätzungen der Blutflussgeschwindigkeiten führt. Diese Fehleinschätzungen ergeben sich daraus, dass im Herzen und den großen Arterien der Blutfluss eine andere Richtung als parallel zur Gefäßwand und in der Mitte des Gefäßes oder der Kammer haben kann.

Darstellung von Jets. Bei der Darstellung von Jets im Bereich von Klappenstenosen, Klappenregurgitationen und intrakardialen Shunts sollten absolute Geschwindigkeiten nur dann gemessen werden, wenn Winkel nahe 0° bzw. 180° zum Jet hin erreicht werden. Winkelkorrekturen sind bei diesen Messungen obsolet, da sie aufgrund der im Parajet vorkommenden Abrissstrudel zur extremen Überschätzung der Geschwindigkeiten des Jets führen. Häufig muss wegen der hohen Dopplershiftfrequenzen der Continuous-Wave-Doppler eingesetzt werden, um ohne Aliasing messen zu können. Auch kann es sein, dass ein turbulenter Blutfluss-Jet bei der Wahl des Velocity Mode an Stelle des Variance Mapping zu keinem auffälligem Blutflussphänomen bei der Farbdopplerechokardiographie führt, da die jeweils kodierten mittleren Geschwindigkeiten aufgrund der enormen Varianz der auftretenden Dopplershiftfrequenzen bei Jet-Phänomenen im normalen Bereich liegen können. Dies ist das Hauptargument, weshalb bei der farbkodierten Echokardiographie immer ein Variance Mapping dem in der Geburtshilfe üblichen Velocity Mapping vorzuziehen ist.

Untersuchungsgang

Screening. Bei der Untersuchung des normalen Herzens erlaubt die fetale Farbdopplerechokardiographie ein schnelles „Screening" im Herzen nach abnormalen Blutflussmustern. Bei Auftreten derartiger Anomalien im Farbdopplerbild muss immer eine Bestätigung mit dem Spektraldoppler erfolgen, da nur so ein Aliasing von Turbulenzen sicher differenziert werden kann. Ferner hilft der Farbdoppler gerade bei ungünstigen Winkelzugängen zum fetalen Herzen und bei der frühen Echokardiographie beim raschen Auffindung der zuführenden Venen und der abgehenden Arterien. Er ergänzt sich hierbei mit der zweidimensionalen Echokardiographie, deren günstigster Winkel bei der Darstellung kardialer Strukturen und Gefäße ein Insonationswinkel von 90° ist, während bei der Dopplerechokardiographie ein Winkel parallel zu den Strukturen 0° bzw. 180° zur besten Darstellung des Blutflusses führt.

Vorgehen bei der Untersuchung. Wie üblich bei der fetalen Echokardiographie wird auch bei der Dopplerechokardiographie das segmentale Vorgehen bevorzugt, bei dem zunächst der viszerale Situs und der dortige Verlauf der deszendierenden Aorta und der V. cava inferior visualisiert wird. Anschließend werden die viszeroatrialen, die atrioventrikulären und die ventrikuloarteriellen Konnektionen und die dort auftretenden Blutflussphänomene dargestellt. Hierbei ist es wichtig, dass durch einen ständigen Wechsel der jeweiligen Pulsrepetitionsfrequenz eine optimale Aliasing-freie Darstellung der jeweils zu untersuchenden Blutflussphänomene erfolgt. So sind bei der Darstellung des Lungenveneneinflusses in den linken Vorhof in der Regel geringe Pulsrepetitionsfrequenzen erforderlich, bei der Darstellung des Abganges der großen Arterien aus den beiden Ventrikeln eher relativ hohe Pulsrepetitionsfrequenzen, während bei der Darstellung der aus dem Aortenbogen abgehenden Gefäße der Hals-Arm-Arterien, die in der Regel einen ungünstigen Winkel zum Schallkopf aufweisen, wieder eher niedrige Pulsrepetitionsfrequenzen benötigt werden.

Darstellbare Strukturen. Neben dem Blutfluss in der V. cava inferior und superior und in den Lungenvenen (mit Übung und Geduld sowie entsprechenden Schallköpfen können ab der 13. SSW alle vier Lungenvenen erkannt werden) lassen sich einfach darstellen: der atrioventrikuläre Fluss über die Trikuspidal- und Mitralklappe, der ventrikuloarterielle Blutfluss über die Pulmonal- und Aortenklappe mit beiden Pulmonalarterien und dem Ductus arteriosus sowie der Aortenbogen mit den abgehenden Hals-Arm-Arterien und schließlich noch der Blutfluss über das Foramen ovale und der von links nach rechts an der dem Zwerchfell zugewandten Herzhinterwand entlang ziehende venöse Fluss im Sinus coronarius (3). Hingegen gelingt die Darstellung der aus dem Sinus Valsalvae abgehenden Koronararterien bei normalen Feten nur bei äußerst günstigen Untersuchungsbedingungen (fortgeschrittenes Gestationsalter, dorsoanteriore Lage mit geringer Entfernung zwischen Aortenwurzel und Schallkopf und somit möglicher Wahl relativ hoher Dopplerfrequenzen) oder in Situationen myokardialer Hypoxie mit extremer Weitstellung und konsekutiver Mehrdurchblutung des koronaren Gefäßbettes (Abb. 23.1), wozu es bei chronischen und akuten Hypoxämien kommen kann (2, 19).

Differenzierung abnormer Blutflussmuster. Je nach Wahl der Schallkopffrequenzen (die gleichen Blutflussgeschwindigkei-

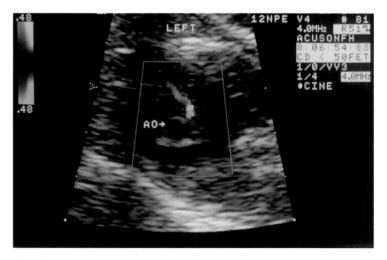

Abb. 23.1 Darstellung des Abgangs der rechten Koronararterie aus dem Sinus aortae (AO) bei einem schwer wachstumsretardierten Feten in der 29 + 5 SSW.

ten führen bei doppelter Schallkopffrequenz auch zu einer doppelten Dopplershiftfrequenz) kommt es aber auch bei normalen Blutflussmustern und -geschwindigkeiten zu Aliasing-Phänomenen, die am ausgeprägtesten im Bereich der großen Arterien und insbesondere des Ductus arteriosus zu beobachten sind, da hier physiologisch die höchsten Geschwindigkeiten auftreten. Werden also abnorme Blutflussmuster im Bereich der Semilunarklappen und des Ductus arteriosus aufgezeichnet, so muss mittels einer Spektraldoppleruntersuchung zwischen einem Aliasing-Phänomen und einem „disturbed blood flow" in Folge von pathologischen Obstruktionen differenziert werden. In diesem Zusammenhang wird ein weiterer

Vorteil der Farbdopplerechokardiographie deutlich. Zonen abnormaler Blutflussmuster können rasch erkannt und durch die gezielte Positionierung des Sample Volume des Pulsed-Wave-Dopplers bzw. des Messstrahls des Continuous-Wave-Dopplers differenziert und vermessen werden. Auch bei physiologischen und pathophysiologischen Studien der Hämodynamik ist der Farbdoppler auf diese Weise eine große Hilfe, da er zu einer raschen, sehr genauen Positionierung des Sample Volume des gepulsten Dopplers führt und somit die Genauigkeit absoluter Geschwindigkeitsmessungen gegenüber einer reinen Duplexdopplerechokardiographie erhöht.

Regurgitationen im Bereich der Herzklappen

Funktionelle physiologische Trikuspidalklappenregurgitationen

Regurgitationen der atrioventrikulären (AV-) Klappen betreffen aufgrund der Besonderheiten der fetalen Zirkulation überwiegend den Trikuspidalklappenapparat. Rechtsherzdominanz und höheres ventrikuläres Afterload neben strukturellen Besonderheiten des Trikuspidalklappenapparates sind Ursache dafür, dass unabhängig vom Gestationsalter bei 6–7% aller Feten funktionelle Trikuspidalklappenregurgitationen auftreten (21, 27), jedoch fast nie funktionelle Mitralklappenregurgitationen. Diese „physiologischen" Trikuspidalregurgitationen sind passager, in der Regel auf die frühe und mittlere Systole beschränkt und weisen Spitzengeschwindigkeiten bis zu 2,00 m/s auf bei relativ kleiner räumlicher Ausdehnung des Jets im Farbdoppler. Allerdings sind selten auch transiente physiologische Trikuspidalklappenregurgitationen zu beobachten, die holosystolisch sind, größere Flächen des Vorhofs einnehmen und Geschwindigkeiten über 2,00 m/s aufweisen.

Selten sind auch Pulmonalklappenregurgitationen, die mit einer Häufigkeit von ca. 0,5% zu beobachten sind (30), noch weit seltener Regurgitationen der Aortenklappe. Dass derartige funktionelle Regurgitationen vom Füllungszustand und der Nachlast abhängig sind, zeigt auch die Beobachtung, dass sowohl Trikuspidalklappen- als auch Pulmonalklappenregurgitationen in Phasen der fetalen Atmung häufiger auftreten.

Pathologische Trikuspidalregurgitationen

Fehlbildungen der Herzklappen. Schwere Trikuspidalregurgitationen finden sich bei Fehlbildungen dieses Klappenapparates im Rahmen der Trikuspidalklappendysplasie (Abb. 23.2) und der Ebstein-Anomalie. Diese können bereits in utero zu einer massiven Dilatation des rechten Vorhofs führen, in Einzelfällen auch zu einer venösen Druckerhöhung mit konsekutivem Hydrops fetalis (vgl. „Anomalien des atrioventrikulären Blutflusses").

Dehnungen des Klappenringes. Dehnungen des Klappenringes führen hingegen zu sekundären funktionellen Trikuspidalklappenregurgitationen, die nicht mehr als physiologisch zu

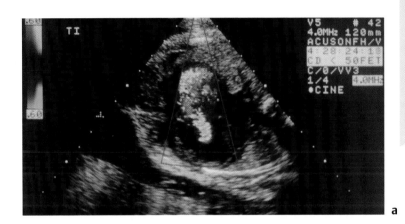

a

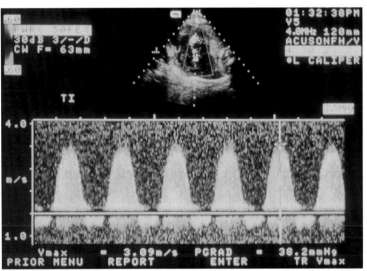

b

Abb. 23.2 Schwere holosystolische Trikuspidalklappeninsuffizienz bei einem Feten mit Trikuspidalklappendysplasie und Pulmonalatresie (33 + 4 SSW).
a Im Farbdopplerbild hat der Regurgitations-Jet eine große Ausdehnung und nimmt eine große Fläche im dilatierten rechten Vorhof ein.
b Die Spektraldoppleranalyse mit dem Continuous-wave-Doppler zeigt den holosystolischen Charakter der Regurgitation, deren maximale Geschwindigkeit 3,09 m/s beträgt.

bezeichnen sind. Dies ist der Fall bei Volumenüberlastung des Ventrikels und/oder Druckbelastungen infolge von Ausflusstraktobstruktionen. So treten Trikuspidalklappenregurgitationen leichterer Art bei Flussbehinderungen des linken Herzens und konsekutiver Volumenbelastung des rechten Ventrikels auf, ebenso bei Volumenüberlastungen im Rahmen von arteriovenösen Kurzschlussverbindungen. Ausflusstraktobstruktionen, wie eine Konstriktion des Ductus arteriosus, die zumeist medikamentös induziert ist (27), selten aber auch spontan auftritt (23), und eine schwere pulmonale Obstruktion bei intaktem interventrikulärem Septum oder auch im Rahmen eines Absent-pulmonary-Valve-Syndroms, können sekundär zu Trikuspidalklappenregurgitationen führen.

Trikuspidal- und Mitralklappenregurgitationen

Myokardiale Erkrankungen und Tachyarrhythmien. Neben der Volumenüberladung mit Dilatation des Klappenringes können auch eine myokardiale Dysfunktion im Rahmen von Infektionen (Myokarditis) und Kardiomyopathien oder eine ventrikuläre Druckerhöhung mit sekundärer Dysfunktion des Papillarmuskelapparates infolge einer lokalen Hypoxie AV-Klappeninsuffizienzen zur Folge haben. Die AV-Klappeninsuffizienzen bei fetalen Tachyarrhythmien sind am ehesten Folge einer tachykardieinduzierten „Kardiomyopathie", die oberhalb einer kritischen Herzfrequenz aufgrund einer myokardialen Hypoxämie entsteht (Abb. 23.**3**) (16, 25). Die myokardiale Perfusion findet hauptsächlich in der Diastole statt, da hier der extravasale Wanddruck weit geringer als während der Systole ist. Die Diastole ist aber im Rahmen von Tachyarrhythmien drastisch verkürzt. Im finalen Stadium einer schweren myokardialen Hypoxie kommt es sowohl zur rechts- als auch zur linksseitigen AV-Klappenregurgitation (1).

Fetofetales Transfusionssyndrom. Primär zur Trikuspidalklappenregurgitation, bei fortgeschrittener Phase auch zur Mitralklappenregurgitation, führen erhöhter Preload und Afterload beim Akzeptorfeten im Rahmen des fetofetalen Transfusionssyndroms.

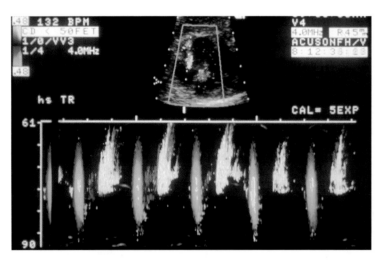

Abb. 23.3 Holosystolische Trikuspidalklappenregurgitation (gelb kodiert) nach medikamentöser Kardioversion einer fetalen supraventrikulären Tachykardie in einen Sinusrhythmus von 132 Spm, dargestellt mit der M-Mode-Dopplerechokardiographie (29 + 1 SSW). Der diastolische Einfluss vom rechten Vorhof in den rechten Ventrikel ist blau kodiert.

Isolierte Mitralklappenregurgitationen. Mitralklappenregurgitationen alleine werden hingegen häufiger bei linksventrikulären Ausflusstraktobstruktionen beobachtet, bei denen es zusätzlich zu einer hypoxämisch bedingten Störung der linksventrikulären Myokard- und Klappenfunktion gekommen ist, deren Endstadium die Endokardfibroelastose darstellt.

Semiquantifizierung von AV-Klappeninsuffizienzen

Quantifizierungen der Schwere von AV-Klappenregurgitationen mit dopplerechokardiographischen Methoden scheitern, allenfalls eine semiquantitative Graduierung ist möglich.

Druck-Zeit-Gradient. Die Messung der maximalen Geschwindigkeit gibt den Druckgradienten zwischen Ventrikel und Vorhof wieder. Dieser wird insbesondere durch den Druck im Ventrikel beeinflusst, der wiederum abhängig ist von der Nachlast (Ausflusstraktobstruktion und/oder arterielle Hypertension), von der Füllung und von der myokardialen Funktion des betroffenen Ventrikels, andererseits aber auch vom Druck im Vorhofbereich. Der Druck-Zeit-Gradient ($\Delta p/\Delta t$) des Regurgitations-Jets gibt uns Auskunft über die systolische Funktion des Ventrikels, wobei der Druckanstieg bei gestörter Ventrikelfunktion verlangsamt ist. Übersteigt die maximale Geschwindigkeit des Regurgitations-Jets 4,00 m/s, so kann auf eine Ausflusstraktobstruktion und/oder eine arterielle Hypertension wie beim Akzeptorfeten des fetofetalen Transfusionssyndroms rückgeschlossen werden. Aufgrund der vereinfachten Bernoulli-Formel ($P_{grad} = 4\ V_{max}^2$) zeigt nämlich eine maximale Geschwindigkeit des Regurtitations-Jets von 4,00 m/s eine momentane Druckdifferenz von 64 mmHg an; der systolische Blutdruck des Feten überschreitet jedoch diesen Wert nicht (8).

Räumliche Ausdehnung des Jets. Eine semiquantitative Einschätzung der Schwere einer Trikuspidal- und Mitralklappenregurgitation basiert einerseits auf der zeitlichen Dauer der Klappenregurgitation, andererseits auf der räumlichen Ausdehnung des Jets im Farbdoppler. Gerade aber die räumliche Ausdehnung eines Jets ist mehr von den Geschwindigkeiten als von dem Volumen des regurgitierenden Blutes abhängig. Auch die erforderliche Standardisierung der Geräteeinstellung bzw. der Wiedergabe der Dopplersignale führt zu einem eingeschränkten Wert der räumlichen Jet-Parameter im Farbdopplerbild zur Semiquantifizierung von AV-Klappeninsuffizienzen.

Zeitliche Dauer der Klappenregurgitation. Der beste Parameter scheint derzeit die mit Dopplermethoden bestimmbare zeitliche Dauer der AV-Klappenregurgitation zu sein, die mit gepulstem bzw. kontinuierlichem Doppler, aber auch sehr gut mit der M-Mode-Farbdopplerdarstellung gemessen werden kann (12). In der Regel sind leichtere AV-Klappenregurgitationen früh- bis mittsystolisch, während schwere bedeutsame AV-Klappenregurgitationen holosystolisch sind. Dies konnte bei AV-Kanal-Fehlbildungen gezeigt werden, bei denen eine AV-Klappeninsuffizienz mit holosystolischem Charakter mit einer Hydropsausbildung gekoppelt war, während früh- und mittsystolische AV-Klappenregurgitationen zu keinem Hydrops führten (15). Ähnliche Untersuchungen bei Feten mit tachykardieinduzierten „Kardiomyopathien" erlauben die Einschätzung der Schwere der muskulären Funktionsveränderungen: Hierbei zeigt sich eine stetige Abnahme der zeitlichen und räumlichen Parameter zur Semiquantifizierung der AV-Klappeninsuffizienzen mit zunehmendem zeitlichen Abstand zur

Kardioversion in den Sinusrhythmus als Zeichen einer stetigen Besserung der myokardialen Funktion. Die Schweregradeinteilung der AV-Klappeninsuffizienzen korreliert hierbei auch mit dem Ausmaß der Veränderungen der venösen Blutflussmuster sowie der zeitlichen Dauer bis zur kompletten Remission des Hydrops (16, 25).

Anomalien des viszeroatrialen Blutflusses

Anomalien im Bereich der zuführenden Vene des Herzens können durch den zusätzlichen Einsatz des Farbdopplers wesentlich leichter aufgeklärt werden als dies mit der alleinigen zweidimensionalen Echokardiographie möglich wäre. Je kleiner der Fet ist, desto schwieriger ist es, die einzelnen Venen im Bereich der Leber, einschließlich des Ductus venosus sowie die V. cava inferior und die Lungenvenen im Schwarzweißbild zu differenzieren und deren Einmündungen in den jeweiligen Vorhof nachzuweisen. Hier erleichtert – gerade bei Vorliegen von Anomalien – die Farbdopplersonographie die Diagnostik erheblich.

V. cava inferior und superior. So kann bei einer Unterbrechung der V. cava inferior in ihrem oberen Teil die dann einen Großteil des venösen Blutes der unteren Körperhälfte drainierende V. azygos, die in der Regel in die V. cava superior mündet, mit dem Farbdoppler leichter dargestellt werden (Abb. 23.**4**), ein Befund, der sich zumeist in Kombination mit einem viszeralen Situs ambiguus, speziell beim linksseitigen Isomerismus, darstellen lässt. Gleiches gilt für Anomalien im Bereich der V. umbilicalis bzw. des Ductus venosus. Auch die Diagnose einer persistierenden linken oberen Hohlvene wird durch die Farbdopplerdarstellung mit Demonstration des Blutflusses zum Herzen hin erleichtert.

Lungenvenenfehlmündungen. Letzteres gilt insbesondere für die verschiedenen Typen der Lungenvenenfehlmündung. Die-

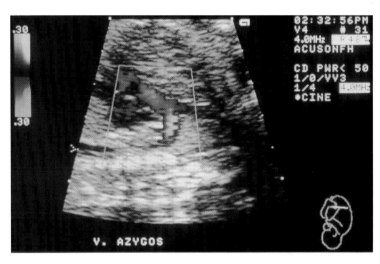

Abb. 23.**4** Darstellung des Einflusses des Blutes von einer V. azygos in die V. cava superior (30 + 2 SSW).

se Venen werden im Schwarzweißbild erst im 2. Trimester sichtbar, im Farbdoppler allerdings schon ab der 12. Woche. Alle hier vorkommenden Anomalien (suprakardiale, kardiale und infrakardiale Lungenvenenfehlmündungen) können mithilfe des Farbdopplers leichter und sicherer diagnostiziert werden.

Anomalien des atrioventrikulären Blutflusses

Atresien des Trikuspidal- und Mitralklappenapparates. Atresien des Trikuspidalklappenapparates und des Mitralklappenapparates können im zweidimensionalen Bild gut diagnostiziert werden. Die zusätzliche Demonstration des fehlenden Blutflusses über diese verschlossenen Klappen ist durch den Farbdoppler möglich. Differenzialdiagnostisch ist es bei Ausflusstraktobstruktionen des rechten und des linken Herzens erforderlich, die Pulsrepetitionsfrequenz schrittweise zu senken, da bei Feten mit Pulmonalatresie und hypoplastischem Rechtsherz und bei Feten mit Aortenatresie und hypoplastischem Linksherz ein Einfluss in den hypoplastischen rechten Ventrikel bzw. in den hypoplastischen linken Ventrikel noch vorhanden sein kann, allerdings mit oft geringen Blutflussgeschwindigkeiten (Abb. 23.**5**). Typisch ist in diesen Fällen schwerer linksventrikulärer Obstruktionen der Nachweis eines interatrialen Links-rechts-Shunts über das Foramen ovale, dessen Darstellung durch die Farbdopplersonographie wesentlich erleichtert wird.

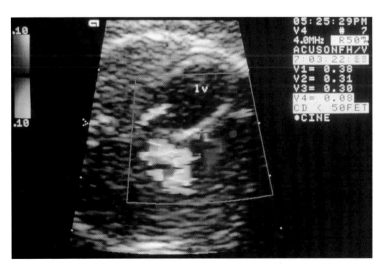

Abb. 23.**5** Hypoplastisches Linksherz mit Endokardfibroelastose infolge einer schweren Aortenobstruktion (21 + 0 SSW). Erst bei sehr niedriger Pulsrepetionsfrequenz lässt sich ein Fluss über die Mitralklappe in den linken Ventrikel (lv) nachweisen.

Trikuspidalklappendysplasie und Ebstein-Anomalie. Sowohl bei der Trikuspidalklappendysplasie als auch bei der Ebstein-Anomalie des Trikuspidalklappenapparates können bereits intrauterin schwere Trikuspidalklappeninsuffizienzen auftreten, die eine massive Vergrößerung des rechten Vorhofs zur Folge haben, seltener auch über die konsekutive venöse Druckerhöhung zu einem Hydrops führen. Die Diagnostik und Semiquantifizierung der Trikuspidalklappeninsuffizienzen kann hierbei ebenfalls farbdopplersonographisch erfolgen und zwar mit der Farbdoppler-M-Mode-Echokardiographie über die zeitliche Dauer des Regurgitations-Jets und mit der zweidimensionalen Farbdopplerechokardiographie durch Abschätzung der Jetlänge und -fläche, wie dies oben schon dargelegt wurde.

Assoziierte Ausflusstraktobstruktion. Besonders ausgeprägt sind die Trikuspidalklappenregurgitationen in Fällen einer assoziierten Ausflusstraktobstruktion (Pulmonalatresie, Pulmonalstenose), wobei von einigen Autoren die Trikuspidalklap-

pendysplasie mit Pulmonalklappenatresie unter dem Krankheitsbild der Pulmonalatresie mit intaktem intraventrikulärem Septum subsummiert wird. Im Gegensatz zu der Pulmonalatresie mit intaktem intraventrikulären Septum und ohne Trikuspidalklappendysplasie kommt es aber bei Pulmonalobstruktionen mit Trikuspidalklappendysplasie (Abb. 23.**2**) nicht zur Hypoplasie des rechten Ventrikels; dieser kann in einigen Fällen sogar dilatiert sein. Zu beachten ist hierbei, dass es bei ausgeprägten Trikuspidalklappendysplasien mit schwerer Trikuspidalklappeninsuffizienz auch bei offener Pulmonalklappe zu keinem nachweisbaren Vorwärtsfluss über diese mehr kommen kann (5, 33). In diesen Fällen wird das gesamte pulmonale arterielle Gefäßbett retrograd über den Ductus arteriosus perfundiert, sodass in utero das klassische Bild einer Pulmonalklappenatresie vorgetäuscht wird; erst postnatal kommt es zu einem Vorwärtsfluss über die Pulmonalklappe, da die rechtsventrikuläre Nachlast in Folge der Abnahme des pulmonalen Gefäßwiderstandes deutlich wird.

Anomalien des ventrikuloarteriellen Blutflusses

Stenosen der Pulmonal- und Aortenklappe. Stenosen im Bereich der Pulmonalklappe und der Aortenklappe führen in der Regel bei der Farbdopplerechokardiographie zu einem turbulenten Blutfluss hinter der Klappe und zu einer prästenotischen Flussbeschleunigung vor der Klappe (Abb. 23.**6**). Liegt hingegen ein größerer Ventrikelseptumdefekt vor, so kann auch bei sehr schweren Stenosen ein turbulenter Blutfluss fehlen, da das Blut über den Ventrikelseptumdefekt in die andere große Arterien, z. B. bei einer Pulmonalstenose in eine überreitende Aorta, mühelos abfließen kann. In diesen Fällen ist allerdings eine reverse Perfusion der Arterie der stenotischen Klappe nachweisbar, d. h. bei einer schweren Pulmonalstenose findet sich dann eine reverse Perfusion des arteriellen pulmonalen Gefäßbettes über den Ductus arteriosus Botalli bzw. bei einer schweren Aortenstenose mit Ventrikelseptumdefekt ein reverser Blutfluss vom Ductus arteriosus Botalli in den Aortenbogen und weiter retrograd in die Aorta ascendens. Derartige Blutflussmuster sind charakteristisch für Atresien der großen

Arterien und erleichtern die Differenzialdiagnose in diesen Fällen erheblich. Allerdings gilt auch hier wieder der Grundsatz, dass abnormale Blutflussmuster, wie sie bei Stenose-Jets oder als reverser Blutfluss im Rahmen von schweren Klappenobstruktionen auftreten, immer mit dem gepulsten Doppler durch die Spektralanalyse bestätigt werden sollten. Auch bei einer schweren Hypoplasie des Aortenbogens, einer isolierten Aortenisthmusstenose sowie beim unterbrochenen Aortenbogen (Typ I – III) ist die farbdopplersonographische Flussdarstellung zur genauen Differenzierung der anatomischen Verhältnisse sehr hilfreich.

Hypoplasie der zugehörigen Arterien. In den Fällen mit schweren Klappenobstruktionen (Stenose und Atresie) ist die zugehörige Arterie meist hypoplastisch. In der zweidimensionalen Echokardiographie gelingt oft nur unter größten Schwierigkeiten die Darstellung des hypoplastischen Gefäßes und somit die Differenzierung zwischen Aortenatresie, Pulmonalatresie und

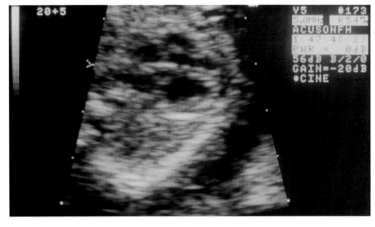

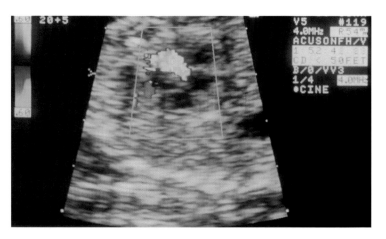

Abb. 23.**6**   Kritische Aortenstenose (20 + 5 SSW).
a In der zweidimensionalen Echokardiographie zeigt sich ein unauffälliger Vierkammerblick.

b Erst durch die Farbdopplerechokardiographie konnte die Aortenstenose anhand des Stenose-Jets im Anfangsteil der Aorta ascendens diagnostiziert werden.

Truncus arteriosus communis. In dieser Situation ist die Farbdopplerechokardiographie durch die Darstellung des reversen Blutflusses in der hypoplastischen Arterie (Abb. 23.7) oder beim Truncus arteriosus communis durch die Darstellung des Abgangs der Pulmonalarterien aus dem Truncusstamm sehr hilfreich. Gleiches gilt auch beim Vorliegen eines Double-Outlet-right-Ventricle mit und ohne Pulmonalstenose, bei dem oft zusätzlich eine Malposition der großen Gefäße vorliegt (Abb. 23.8), und bei der Fallot-Tetralogie. Bei diesen beiden Herzfehlern gilt allerdings, dass auch bei schwerer Pulmonalstenose nicht unbedingt ein turbulentes Blutflussmuster in der Pulmonalarterie vorhanden sein muss, da das Blut aus dem rechten Ventrikel aufgrund der besonderen intrauterinen Kreislaufverhältnisse mühelos in die überreitende Aorta abfließen kann. Das Ausmaß des Druckgradienten wird daher erst nach Abschluss der postnatalen Kreislaufumstellung offensichtlich.

Transposition der großen Gefäße. Die Transposition der großen Gefäße, die meist als Dextro-Transposition „nicht korrigiert" auftritt, in einigen Fällen auch als Laevo-Transposition der großen Gefäße „korrigiert" auftreten kann, ist ebenfalls eine durch die zweidimensionale Echokardiographie zu stellende Diagnose. Auch hier erleichtert aber die Farbdopplerechokardiographie das Auffinden der abnormal positionierten Arterien, insbesondere beim Vorliegen einer assoziierten Pulmonalstenose, aber auch bei der frühen Echokardiographie. Ferner gilt auch hier, wie bei allen anderen Vitien, dass durch die

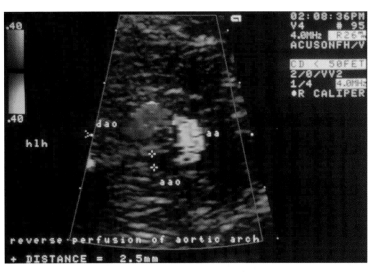

Abb. 23.**7** Hypoplastisches Linksherz bei Aortenatresie (31 + 0 SSW). Im Aortenbogen (aa) und in der hypoplastischen Aorta ascendens (aao, Diameter 2,5 mm) lässt sich ausschließlich eine retrograde Perfusion vom Ductus arteriosus aus nachweisen. Die deszendierende Aorta (dao) ist antegrad perfundiert.

Farbdopplerechokardiographie Begleitfehlbildungen am Herzen sicherer als durch die alleinige zweidimensionale Echokardiographie auszuschließen bzw. zu diagnostizieren sind, sodass die Genauigkeit der fetalen Echokardiographie durch den Einsatz der Farbdopplerechokardiographie gesteigert wird (Abb. 23.9).

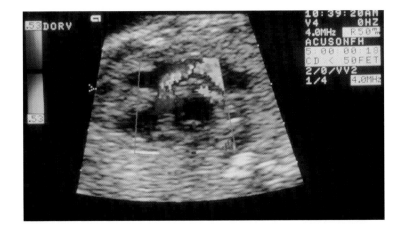

Abb. 23.**8** Double-Outlet-right-Ventricle (DORV) mit Malpositionsstellung der großen Arterien. Der Auswurf des linken Ventrikels gelangt über einen VSD in die vollständig dem rechten Ventrikel entspringende Aorta. Die Pulmonalarterie ist hypoplastisch, lässt sich aber als zweites ebenfalls antegrad perfundiertes Gefäß, parallel zur Aorta verlaufend, identifizieren.

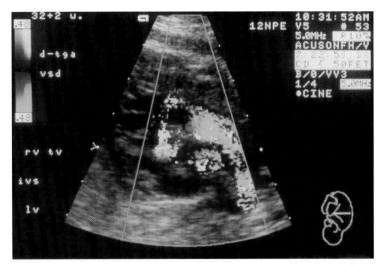

Abb. 23.**9** Dextro-Transposition der großen Arterien mit VSD (32 + 2 SSW). Abgang und paralleler Verlauf der beiden großen Arterien sind erkennbar. Zusätzlich lässt sich im Farbdopplerbild ein systolischer Links-rechts-Shunt über einen kleinen Outlet-VSD darstellen.

Anomalien des Blutflusses über die kardialen Septen

Shuntumkehr im Vorhofbereich. Im Vorhofbereich lässt sich mittels der Farbdopplersonographie der physiologische interatriale Rechts-links-Shunt sowohl im Vierkammerblick als auch in der kurzen Achse an der Herzbasis auf Höhe des Abgangs der großen Arterien („circle and sausage view") gut darstellen. Bei letzterer Einstellung zeigt sich, dass der Blutfluss des Ductus venosus über das Foramen ovale in den linken Vorhof gerichtet ist, während das Blut der V. cava inferior durch die

Trikuspidalklappe in den rechten Ventrikel gelangt. Eine Shuntumkehr, d. h. ein intraatrialer Links-rechts-Shunt, findet sich bei einer Druckerhöhung im linken Vorhof, wie bei schweren Ausflusstraktobstruktionen im Bereich der Aorta.

Atrioventrikulärer Septumdefekt. Ein kombinierter Defekt des Septum primum des Vorhofseptums sowie des Ventrikelseptums im Einflusstraktteil, zumeist verbunden mit einer Fehlbildung des AV-Klappenapparates, findet sich beim atrioventrikulären Septumdefekt (Synonyma: AV-Kanal-Defekt, Endokardkissendefekt). Diese Fehlbildung lässt sich sehr gut mit der zweidimensionalen Echokardiographie diagnostizieren. Mittels Farbdopplersonographie wird die Diagnose bestätigt durch den Nachweis eines gemeinsamen Bluteinflusses in beide Herzkammern sowie durch die Darstellung einer fast immer bei diesem Defekt vorhandenen AV-Klappenregurgitation. Bei sehr schweren AV-Klappenregurgitationen im Rahmen eines atrioventrikulären Septumdefekts kann es über einen Druckanstieg im Bereich des rechten Vorhofs zur venösen Druckerhöhung und zum Auftreten eines Hydrops kommen (15). Über die semiquantitative Einschätzung der AV-Klappenregurgitationen bei atrioventrikulären Septumdefekten wurde bereits im Abschnitt über Klappenregurgitationen berichtet.

Ventrikelseptumdefekte. Isolierte Ventrikelseptumdefekte finden sich zumeist als perimembranöse Septumdefekte, bei denen die Pars membranacea des interventrikulären Septums sowie ein sich anschließender Teil des muskulären Septums betroffen sind. Diese Defekte sind meist groß und daher im zweidimensionalen Echokardiogramm gut darstellbar. Auch die muskulären Ventrikelseptumdefekte im Ausflusstraktbereich, die schon zu den konotrunkalen Fehlbildungen gerechnet werden, sind meist so groß, dass sie im zweidimensionalen Echokardiogramm diagnostizierbar sind. Häufig sind sie mit einem Überreiten der Aorta verbunden, oft Teil einer Fallot-Tetralogie oder eines Double-Outlet-right-Ventricle.

Bidirektionaler Shunt über einen Ventrikelseptumdefekt. Am häufigsten, jedoch pränatal kaum zu diagnostizieren, sind die kleinen, im zweidimensionalen Bild zumeist nicht darstellbaren Ventrikelseptumdefekte im trabekulären Teil des muskulären Septums. Diese Defekte können ausschließlich durch die Farbdopplerechokardiographie diagnostiziert werden. Hierbei ist es besonders wichtig, wie oben schon dargelegt, das Variance Mapping zu benutzen. Zwar sind aufgrund der Parallelschaltung der Kreisläufe beim Feten die Druckunterschiede zwischen rechtem und linkem Ventrikel nicht vorhanden oder nur minimal, doch kommt es während des Herzzyklus zu kurzzeitigen Druckdifferenzen, die in der späten Schwangerschaft zunehmen. Daher lassen sich im Farbdoppler turbulente Shunts über das interventrikuläre Septum darstellen, deren maximale Blutflussgeschwindigkeiten im 2. Trimenon um 40 cm/s und am Ende der Schwangerschaft um 1,20 m/s liegen (13). Charakteristischerweise finden sich ein systolischer Rechts-links-Shunt und ein diastolischer Links-rechts-Shunt (Abb. 23.**10**) (13). Unterschiede im Erregungsablauf, in der Relaxation sowie Veränderungen in der Nachlast beider Ventrikel – die Nachlast des rechten Ventrikels bleibt im 2. und 3. Trimenon fast konstant, während die Nachlast des linken Ventrikels zum Termin hin ständig abnimmt – könnten Ursache dieser Beobachtung sein. Für den Einfluss der Nachlast auf die Shuntrichtung spricht auch die Beobachtung, dass bei einer Dextro-Transposition der großen Arterien systolisch ein Links-rechts-Shunt über den Ventrikelseptumdefekt (Abb. 23.**9**), diastolisch aber ein Rechts-links-Shunt nachzuweisen ist (13).

Unidirektionale Shunts über einen Ventrikelseptumdefekt. Weisen hingegen Ventrikelseptumdefekte nur einen unidirektionalen Shunt auf, so sollte das Vorliegen einer Obstruktion im Einflusstrakt- und/oder Ausflusstraktbereich ausgeschlossen werden. Ein systolisch und diastolisch unidirektionaler Shunt über Ventrikelseptumdefekte besteht beispielsweise bei einer Trikuspidalklappenatresie als Links-rechts-Shunt. Ferner finden sich unidirektionale Shuntmuster in Form eines Rechts-links-Shunts bei einer Pulmonalstenose mit Ventrikelseptumdefekt oder als Links-rechts-Shunt bei einer Aortenstenose und -atresie mit Ventrikelseptumdefekt.

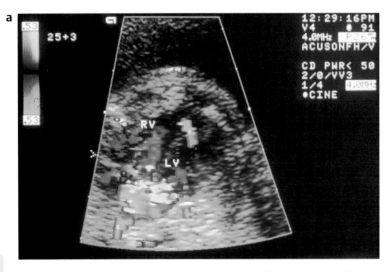

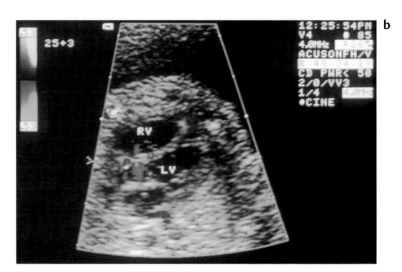

Abb. 23.10 Kleiner, im zweidimensionalen Bild nicht darstellbarer muskulärer Ventrikelseptumdefekt mit bidirektionalem Shuntmuster (25 + 3 SSW).

a In der Systole besteht ein Rechts-links-Shunt.
b In der Diastole ist ein Links-rechts-Shunt darstellbar.

Farbdopplersonographie bei fetalen Arrhythmien

Tachykardieinduzierte „Kardiomyopathie". Die Farbdopplersnographie ist zur Diagnostik und Differenzierung fetaler Arrhythmien nur insoweit erforderlich, als dass sie, wie schon beschrieben, als Teil einer kompletten echokardiographischen Untersuchung des Feten zum Ausschluss assoziierter kardialer Fehlbildungen eingesetzt wird. Darüber hinaus manifestieren sich sekundäre funktionelle Störungen bei fetalen Arrhythmien in Form von AV-Klappenregurgitationen die, wie oben dargelegt, farbdopplersonographisch diagnostiziert und semiquantifiziert werden können. AV-Klappenregurgitationen im Rahmen fetaler Arrhythmien treten insbesondere bei fortgeschrittener myokardialer Dekompensation im Rahmen von Tachyarrhythmien (tachykardieinduzierte „Kardiomyopathie") und einem kompletten AV-Block auf. Gerade beim Letzteren sind im Rahmen der kardialen Dekompensation auch Pulmonalklappeninsuffizienzen zu beobachten.

Differenzialdiagnose einer fetalen Arrhythmie. Diagnose und Differenzialdiagnose einer fetalen Arrhythmie beruhen auf zeitlich hochauflösenden Darstellungen der Wand- und Klappenbewegungen und der Blutflussphänomene. Deshalb ist dies eine Domäne der M-Mode-Echokardiographie und der gepulsten Dopplerechokardiographie (18). Die Wand- und Klappenbewegungen bzw. die Blutflussmuster in verschiedenen Abschnitten werden aufgezeichnet und in ihrem zeitlichen Zusammenhang analysiert. So gelingt es, indirekt über die Darstellung der Auswirkungen der elektrischen Erregung (atriale und ventrikuläre Systolen, Öffnungsbewegungen der AV-Klappen und der Seminularklappen, Ein- und Ausfluss aus den Herzkammern) Rückschlüsse auf die elektrische Erregungsausbreitung zu ziehen und so die vorliegende Form der Arrhythmie zu diagnostizieren (18).

M-Q-Mode. Eine Kombination von Dopplerechokardiographie und M-Mode-Echokardiographie ist die farbkodierte M-Mode-Dopplerechokardiographie (M-Q-Mode), die im gleichen M-Mode-Strahl die simultane Aufzeichug des konventionellen M-Mode-Echokardiogramms und des Blutflusses (farbkodiert dargestellt) mit dementsprechend hoher zeitlicher Auflösung erlaubt. Bei entsprechender Platzierung des M-Mode-Strahls wird eine genaue Analyse der zeitlichen Intervalle zwischen Flussereignissen in Venen, Vorhöfen, Kammern und Arterien möglich. Die gleichzeitige Aufzeichung der Klappen- und Wandbewegungen erlaubt es, diese den Flussereignissen zuzuordnen bzw. Flussereignisse der jeweiligen Phase des Herzzyklus. So ist es mit der farbkodierten M-Mode-Echokardiographie fast immer möglich, die zu Grunde liegende Arrhythmie zu differenzieren, was im konventionellen M-Mode nicht immer gelingt, sei es aufgrund einer ungünstigen fetalen Lage oder aber auch aufgrund zu geringer Wandbewegungen der atrialen Systolen (12).

Zusammenfassung

Zusatzinformationen durch Farbdopplersonographie des fetalen Herzens. Die farbdopplersonographische Darstellung der Blutflüsse im Herzen, in den zuführenden Venen und in den abführenden Arterien des Herzens ist wesentlicher Bestandteil einer echokardiographischen Untersuchung des Feten (32). Zwar gelingt mit der zweidimensionalen Strukturanalyse die Diagnose der meisten Herzfehler, doch gibt uns die zusätzliche Beurteilung des Blutflusses eine Vielzahl weiterer wesentlicher Informationen (Tab. 23.1 und 23.2). Einige Herzfehler können nur mithilfe der Farbdopplerechokardiographie entdeckt werden. Bei anderen liefert das in vertretbar kurzer Zeit mögliche „Screening" auf Flussanomalien des fetalen Herzens wichtige Informationen, die dann durch eine nachgeschaltete Spektralanalyse mit dem PW- und/oder CW-Doppler zur Diagnose von Klappenstenosen, Klappeninsuffizienzen und interventrikulären Shunts führen. Bei komplexen Herzfehlern ist die Farbdopplersonographie eine wesentliche Hilfe, eine sichere, möglichst alle kardialen Veränderungen beinhaltende Diagnose zu stellen. Auch liefert uns die Farbdopplersonographie bei einigen Vitien zusätzliche Parameter, die mehr individuelle Aussagen über die Prognose, auch über den weiteren Verlauf der Erkrankung in utero und postpartal, erlauben.

Stellenwert der fetalen Farbdopplerechokardiographie. Verschiedene Autoren haben versucht, den Stellenwert der fetalen Farbdopplerechokardiographie im Rahmen der Echokardiographie zu beschreiben. So kommen Copel und Mitarbeiter (7) in eine retrospektiven Analyse zu dem Ergebnis, dass bei 29% der von ihnen diagnostizierten Herzfehler die Farbdopplersonographie essenziell für die korrekte Diagnose und bei weiteren 47% hilfreich war, während sie bei 24% der Fälle nicht hilfreich war, in einigen Fällen sogar zu einer Fehlinterpretation führte. Kritisch anzumerken ist, dass derartige Aussagen sehr

Tabelle 23.1 Allgemeine Vorteile der Farbdopplersonographie

> Rasches Screening des Herzens auf anormale Flussmuster (Variance Mapping) zum Ausschluss bzw. Nachweis von Jets bei Stenosen, Klappenregurgitationen und interventrikulären Shunts

> Rasches und optimales Platzieren des Sample Volume bei absoluten Messungen und qualitativer Beurteilung von Blutflussmustern

> Rascheres Auffinden der normalen kardialen Strukturen, insbesondere bei der frühen Echokardiographie bei Herzfehlern

> Insbesondere vorteilhaft bei der Identifikation hypoplastischer Arterien und der Demonstration retrograder Blutflussmuster in ihrem Verlauf (Diagnose und Differenzialdiagnose von schwerer Pulmonalstenose, Pulmonalatresie, schwerer Aortenstenose, Aortenatresie und Truncus arteriosus communis)

> In Einzelfällen erlauben die intrauterinen Blutflussmuster eine Differenzierung des Schweregrades des Herzfehlers und prognostische Aussagen, auch für die postnatale Situation

Tabelle 23.**2** Diagnostisch relevante Informationen durch die Farb-dopplerechokardiographie zusätzlich zur zweidimensionalen Echokardiographie bei verschiedenen Herzfehlern

Herzfehler	Zusätzliche Informationen durch die Farbdopplersonographie
Unterbrochene V. cava inferior	Darstellung der V. azygos mit einem kaudokranial gerichteten Blutfluss parallel zur Aorta descendens und ihrer Einmündung in die V. cava superior
Lungenvenen-fehlmündung	Auffinden der Lungenvenen und Darstellung ihrer Fehleinmündung supra-, intra- oder infrakardial
Atriumseptum-defekt Typ I	Assoziierte Mitralklappenregurgitation
Komplette AVSD	Einfluss über eine gemeinsame AV-Klappe in beide Ventrikel; Darstellung und Semiquantifizierung der AV-Klappenregurgitation, auch mehrerer Jets
Trikuspidalklap-pendysplasie/ Ebstein-Anomalie	Darstellung und Semiquantifizierung der Trikuspidalklappeninsuffizienz; Beurteilung des rechtsventrikulären Ausflusstrakts und der Pulmonalklappe (cave: auch bei offener Pulmonalklappe manchmal ausschließlich retrograder Blutfluss in Pulmonalarterien)
Trikuspidalklap-penatresie	fehlender Nachweis eines antegraden Flusses über die Trikuspidalklappe; Füllung des rudimentären rechten Ventikels über einen VSD; hilfreich bei Beurteilung der Stellung der großen Arterien
Pulmonalatresie mit intaktem IVS	Darstellung einer ausschließlich retrograden Perfusion der Pulmonalarterien über den Ductus arteriosus; Demonstration des Einflusses über die dysplastische Trikuspidalklappe in den hypoplastischen rechten Ventrikel sowie einer Trikuspidalklappeninsuffizienz
Pulmonalklap-penatresie mit VSD	Darstellung eines ausschließlich retrograden Blutflusses über den Ductus arteriosus in das in der Regel hypoplastische Pulmonalarteriensystem; Blutfluss aus dem rechten Ventrikel in die in der Regel mehr oder weniger überreitende breite Aorta
Pulmonalstenose ohne VSD	Darstellung des Stenose-Jets im Bereich der Pulmonalklappe
Pulmonalstenose mit VSD (auch in Kombination mit anderen Herz-fehlern)	Darstellung des Stenose-Jets kann bei größeren Ventrikelseptumdefekten fehlen; es kann ein zusätzlicher oder sogar ausschließlicher retrograder Blutfluss im Pulmonalarteriensystem über den Ductus arteriosus vorliegen
Aortenatresie mit hypoplastischem Linksherz	ausschließlich retrograde Perfusion des Aortenbogens und der aszendierenden Aorta; fehlender Einfluss (Mitralatresie) oder geringer Einfluss (Mitralklappendysplasie) in den hypoplastischen linken Ventrikel und Mitralinsuffizienz; Links-rechts-Shunt über das Foramen ovale
Aortenstenose	Stenose-Jet im Bereich der Aortenklappe; bei kritischer Aortenstenose mit beginnender linksventrikulärer Dysfunktion Auftreten einer Mitralklappenregurgitation und einer zunehmend retrograden Durchblutung des Aortenbogens; dann auch interatrialer Links-rechts-Shunt

Tabelle 23.**2** (Fortsetzung)

Herzfehler	Zusätzliche Informationen durch die Farbdopplersonographie
Aortenisthmus-stenose, tubuläre Hypoplasie des Aortenbogens, unterbrochener Aortenbogen	Auffinden und Darstellung des hypoplastischen Teils im Aortenbogen sowie der Abgänge der Hals-Arm-Arterien; Differenzierung zwischen Aortenisthmusstenose und unterbrochenem Aortenbogen; Differenzierung des Typs bei der Unterbrechung des Aortenbogens; Darstellung des Blutflusses über assoziierten Ventrikelseptumdefekt
Double-Outlet-right-Ventricle	Auffinden der zumeist unterentwickelten Pulmonalarterie; bei einigen Fällen beschleunigte oder „disturbed" Blutflussmuster im Bereich der Pulmonalklappe als Zeichen der Pulmonalstenose
Fallot-Tetralogie	Auffinden der zumeist unterentwickelten Pulmonalarterie; bei einigen Fällen infolge der Pulmonalstenose beschleunigte oder „disturbed" Blutflussmuster im Bereich der Pulmonalklappe
Absent-pulmonary-Valve-Syndrom	Darstellung des Pendelblutflusses in den dilatierten Pulmonalarterien mit Stenose- und/ oder Insuffizienzflussmustern im Bereich der fehlenden Pulmonalklappe; Nachweis bzw. Ausschluss einer zusätzlichen Agenesie des Ductus arteriosus
Transposition der großen Arterien	Bestätigung der im zweidimensionalen Echokardiogramm gestellten Diagnose sowie zusätzlich Darstellung kleiner Ventrikelseptumdefekte; bei einer „korrigierten" Transposition gelegentlich auch beschleunigte oder „disturbed" Blutflussmuster im Bereich der Pulmonalklappe als Zeichen einer assoziierten Pulmonalstenose
Ventrikelseptum-defekt (VSD)	kleine muskuläre Ventrikelseptumdefekte sind ausschließlich farbdopplerechokardiographisch über ihren interventrikulären Jet diagnostizierbar; typisches bidirektionales Shuntmuster mit systolischem Rechts-links-Shunt und diastolischem Links-rechts-Shunt über den VSD; unidirektionale Shunts weisen auf zusätzliche Obstruktionen im Einflusstrakt und/oder Ausflusstrakt hin; eine Umkehr des biphasischen Shuntmusters findet sich bei einer Transposition der großen Arterien

von der Erfahrung des Untersuchers abhängen, ferner von dem Vorgehen des Untersuchers bei der echokardiographischen Untersuchung – der eine Untersucher nutzt die Farbdopplerechokardiographie mehr beim Auffinden kardialer Strukturen, der andere weniger – aber auch von der Qualität und Geräteeinstellung des zweidimensionalen Bildes und des farbdopplerechokardiographischen Bildes. Schließlich ist das Schwangerschaftsalter von entscheidender Bedeutung. In der späten Schwangerschaft lassen sich die kardialen Strukturen allesamt leichter im zweidimensionalen Bild darstellen als in der frühen Schwangerschaft. Gerade bei Untersuchungen am Ende des 1. und Anfang des 2. Trimenons ist die Farbdopplerechokardiographie von wesentlicher Bedeutung nicht nur bei der Diagnostik von Herzfehlern, sondern auch beim Auffinden und bei der Darstellung normaler Blutgefäße (17, 20).

Herzfehler im Einzelnen. Betrachtet man nun die Herzfehler, bei denen die Farbdopplerechokardiographie wesentliche zusätzliche Informationen bietet (Tab. 23.2), so sind hier zunächst die nur über die Farbdopplerechokardiographie zu diagnostizierenden kleinen muskulären Ventrikelseptumdefekte zu nennen. Diese sind ab Mitte des 2. Trimenons mit darstellbaren intrakardialen Shunts verbunden. Ferner ist der Farbdoppler eine wesentliche diagnostische Bereicherung bei der Diagnose von Anomalien der großen Arterien, insbesondere wenn eine der beiden Arterien hypoplastisch ist. Hierbei erleichtert die Farbdopplersonographie das Auffinden der Gefäße, was gerade bei Mal- und Transpositionen oft schwierig ist, wenn zusätzlich noch eine Hypoplasie einer der beiden Arterien vorhanden ist. Auch Stenosen der Semilunarklappen können durch die Farbdopplersonographie leichter diagnostiziert werden, müssen dann aber spektraldopplersonographisch verifiziert werden. Schließlich erscheint die Farbdopplerechokardiographie essenziell bei der Darstellung einer totalen Lungenvenenfehlmündung, da diese Gefäße auch im 2. Trimenon nur schwierig mit der zweidimensionalen Echokardiographie visualisiert werden können. Eine weitere Domäne der Farbdopplerechokardiographie ist das Auffinden von AV-Klappenregurgitationen, die zudem dopplerechokardiographisch semiquantifiziert werden können. Diese sind teilweise physiologisch, treten zudem bei kardialen Anomalien, aber auch bei extrakardialen Anomalien des Feten auf. Ebenso kann die Genauigkeit spektraldopplersonographischer Messungen von Blutflussgeschwindigkeiten und Blutflussvolumina zur Bestimmung des ventrikulären Ausflusses verbessert werden, da mithilfe der vorgeschalteten Farbdopplerechokardiographie der günstigste Insonationswinkel für die Spektraldopplerechokardiographie eingestellt werden kann.

Literatur

1 Baschat AA, Gembruch U: Triphasic umbilical venous blood flow with prolonged survival in severe intrauterine growth retardation: a case report. Ultrasound Obstet. Gynecol. 8 (1996) 201–205

2 Baschat AA, Gembruch U, Reiss I, Gortner L, Diedrich K: Demonstration of fetal coronary blood flow by Doppler ultrasound in relation to the arterial and venous flow velocity waveforms and perinatal outcome – the „heart-sparing effect". Ultrasound Obstet. Gynecol. 9 (1997) 162–172

3 Baschat AA, Gembruch U: Examination of fetal coronary sinus by Doppler ultrasound. Ultrasound Obstet. Gynecol. 11 (1998) 410–414

4 Chaoui R, Bollmann R: Die fetale Farbdoppler-Echokardiographie. Teil 1: Allgemeine Grundlagen und normale Befunde. Ultraschall Med. 15 (1994) 100–104

5 Chaoui R, Bollmann R: Die fetale Farbdoppler-Echokardiographie. Teil 2: Fehlbildungen des Herzens und der großen Gefäße. Ultraschall Med. 15 (1994) 105–111

6 Chiba Y, Kanzaki T, Kobayashi H, Murakami M, Yutani C: Evaluation of fetal structural heart disease using color flow mapping. Ultrasound Med. Biol. 16 (1990) 221–229

7 Copel JA, Morotti R, Hobbins JC, Kleinmann CS: The antenatal diagnosis of congenital heart disease using fetal echocardiography: Is color flow mapping necessary? Obstet. Gynecol. 78 (1991) 1–8

8 Copel JA, Kleinman CS: The abnormal fetal heart. In Copel JA, Reed KL (eds.): Doppler ultrasound in obstetrics and gynecology. Raven Press, New York 1995, pp. 2209–2217

9 DeVore GR, Hornstein J, Siassi B, Platt LD: Fetal echocardiography VII: Doppler color flow mapping: A new technique for the diagnosis of congenital heart disease. Amer. J. Obstet. Gynecol. 156 (1988) 1054–1064

10 DeVore GR: The use of color Doppler imaging to examine the fetal heart. Normal and pathologic anatomy. In Jaffe R, Warsof SL (eds.): Color Doppler imaging in obstetrics and gynecology. McGraw-Hill, New York 1992, pp. 121–154

11 Gembruch U, Hansmann M, Redel DA, Bald R: Fetal two-dimensional Doppler echocardiography (colour flow mapping) and its place in prenatal diagnosis. Prenat. Diagn. 9 (1989) 535–547

12 Gembruch U, Bald R, Hansmann M: Die farbkodierte M-mode-Doppler-Echokardiographie bei der Diagnostik fetaler Arrhythmien. Geburtsh. u. Frauenheilk. 50 (1990) 286–290

13 Gembruch U, Bald R, Redel DA, Hansmann M: Shunt patterns of fetal ventricular septal defects. Ultrasound Obstet. Gynecol. 1 (Suppl. 1) (1991) 82

14 Gembruch U, Chatterjee M, Bald R, Redel DA, Hansmann M: Color flow mapping of fetal heart. J. Perinat. Med. 19 (1991) 27–32

15 Gembruch U, Knöpfle G, Chatterjee M et al.: Prenatal diagnosis of atrioventricular canal malformation using up-to-date echocardiographic technology (a report of 14 cases). Amer. Heart J. 121 (1991) 1489–1497

16 Gembruch U, Redel DA, Bald R, Hansmann M: Longitudinal study in 18 cases of fetal supraventricular tachycardia: Doppler-echocardiographic findings and pathophysiological implications. Amer. Heart J. 125 (1993) 1290–1301

17 Gembruch U, Knöpfle G, Bald R, Hansmann M: Early diagnosis of fetal congenital heart diseases by transvaginal echocardiography. Ultrasound Obstet. Gynecol. 3 (1993) 310–317

18 Gembruch U, Somville T: Intrauterine Diagnostik und Therapie fetaler Arrhythmien. Gynäkologe 28 (1995) 329–345

19 Gembruch U, Baschat AA: Demonstration of fetal coronary blood flow by color-coded and pulsed wave Doppler sonography: a possible indicator of severe compromise and impending demise in intrauterine growth retardation. Ultrasound Obstet. Gynecol. 7 (1996) 10–16

20 Gembruch U, Baschat AA, Knöpfle G, Hansmann M: First- and early second-trimester diagnosis of fetal cardiac anomalies. In Wladimiroff JW, Pilu G (eds.): Ultrasound and the fetal heart. Parthenon Publishing Group, New York 1996 pp. 39–46

21 Gembruch U, Smrcek J: The prevalence and clinical significance of tricuspid valve regurgitation in normally grown fetuses and those with intrauterine growth retardation. Ultrasound Obstet. Gynecol. 9 (1997) 174–182

22 Gembruch U: Prenatal diagnosis of congenital heart defects. Prenat. Diagn. 17 (1997) 1283–1298

23 Hofstadler G, Tulzer G, Altmann R, Schmitt K, Danford D, Huhta J: Spontaneous closure of the human fetal ductus arteriosus – A cause of fetal congestive heart failure. Amer. J. Obstet. Gynecol. 174 (1996) 879–883

24 Hornberger LK, Sahn DJ, Kleinmann CS, Copel JA, Reed KL: Tricuspid valve disease with significant tricuspid insufficiency in the fetus: Diagnosis and outcome. J. Amer. Coll. Cardiol. 17 (1991) 167–173

25 Krapp M, Gembruch U, Baumann P: Venous blood flow pattern suggesting tachycardia-induced „cardiomyopathy" in the fetus. Ultrasound Obstet. Gynecol. 10 (1997) 32–40

26 Respondek ML, Kammermeier M, Ludomirsky A, Weil SR, Huhta JC: The prevalence and clinical significance of fetal tricuspid valve regurgitation with normal heart anatomy. Amer. J. Obstet. Gynecol. 171 (1994) 1265–1270

27 Respondek ML, Weil SR, Huhta JC: Fetal echocardiography during indomethacin treament. Ultrasound Obstet. Gynecol. 5 (1995) 86–89

28 Sharland GK, Chita SK, Allan LD: The use of colour Doppler in fetal echocardiography. Int. J. Cardiol. 28 (1990) 229–236

29 Sharland GK, Chita SK, Allan LD: Tricuspid valve dysplasia or displacement in intrauterine life. J. Amer. Coll. Cardiol. 17 (1991) 944–949

30 Smrcek J, Germer U, Gembruch U: Functional pulmonary valve regurgitation in the fetus. Ultrasound Obstet. Gynecol. 12 (1998) 254–259

31 Stewart PA, Wladimiroff JW: Fetal echocardiography and color Doppler flow imaging: the Rotterdam experience. Ultrasound Obstet. Gynecol. 3 (1993) 168–175

32 Stümpflen I, Stümpflen A, Wimmer M, Bernaschek G: Effect of detailed fetal echocardiography as part of routine prenatal ultrasonographic screening on detection of congenital heart disease. Lancet 348 (1996) 854–857

33 Yeager SB, Parness I, Sanders S: Severe tricuspid regurgitation simulating pulmonary atresia in the fetus. Amer. Heart J. 115 (1988) 906–908

K. R. Reitnauer

Aufbau der menschlichen Plazenta

Maße und Gewichte

Die menschliche Plazenta ist ein scheibenförmiges Organ, bestehend aus der fetalen Chorionplatte mit der dreigefäßigen Nabelschnur als Grenze zur Fruchthöhle, der Basalplatte mit Spiralarterien und Venen als Grenze zum Uterus sowie den dazwischen gelegenen Zotten und dem Zwischenzottenraum (Abb. 24.1).

Die menschliche Plazenta wird dem hämochorialen Typ zugeordnet und ist dadurch gekennzeichnet, dass die fetalen Zottenbäume in das mütterliche Blut eintauchen. Das fetale Chorionepithel, das die Zotten überkleidet, wird dadurch unmittelbar von maternalem Blut umflossen (15). Am Geburtstermin besitzt die Plazenta etwa ein Gewicht von 500 g, einen Durchmesser von 17–19 cm, eine Basalfläche von 250 cm² und eine Höhe von 2–2,5 cm.

Frühentwicklung der menschlichen Plazenta

5 Stadien (Abb. 24.2a–e) sind bei der Frühentwicklung der menschlichen Plazenta zu unterscheiden (5, 6, 30, 46).

Präimplantationsstadium. Das Präimplantationsstadium beginnt mit Bildung der Zygote, die durch äquale Zellteilungen zur Blastozyste heranreift. Die Blastozyste besteht aus dem innen gelegenen Embryoblasten und dem außen gelegenen Trophoblasten (Abb. 24.2a).

Stadium der implantierten Blastozyste. Etwa ab dem 7. Tag post conceptionem beginnt das Stadium der implantierten Blastozyste, bei dem der embryonale Pol das Endometrium zuerst erreicht und anhaftet. Es erfolgt ein rasches Dickenwachstum des Trophoblasten, der infolge lytischer Potenz aktiv in das Endometrium eindringt.

Jetzt sind bereits zwei Trophoblastzelltypen voneinander zu unterscheiden: ein außen gelegener Synzytiotrophoblast, so genannt, da er durch Fusion benachbarter Zellen entsteht, und ein innen gelegener Zytotrophoblast, der als Stammzellpool für den Synzytiotrophoblasten fungiert.

Innerhalb des Synzytiotrophoblasten entstehen immer mehr Lakunen, die durch synzytiale Trabekel voneinander getrennt werden. Die vollständige Bedeckung der implantierten Blastozyste durch das Endometrium erfolgt etwa am 12. Tag (Abb. 24.2b).

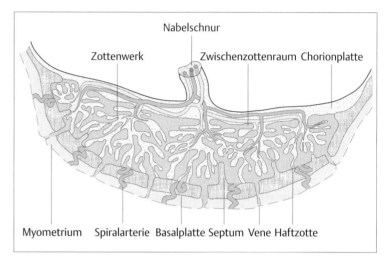

Abb. 24.1 Schematische Darstellung der reifen menschlichen Plazenta (modifiziert nach Schiebler u. Kaufmann).

Primärzotten. Es folgt nun die Bildung der sog. Primärzotten durch Einsprossen von Zytotrophoblastzellen von der primären Chorionplatte in die zentralen Trabekelabschnitte (Abb. 24.2c).

Sekundärzotten. Die Umwandlung in Sekundärzotten geschieht durch Einwanderung von Bindegewebszellen aus dem extraembryonalen Mesoderm der Chorionhöhle in die Achse der Primärzotten. Lediglich die basalen Zottenabschnitte werden ausgespart und verbleiben im Primärzottenstadium. Sie bilden die Zellsäulen. Das angrenzende konfluierende Lakunensystem wird zum Zwischenzottenraum, dem Intervillosum. Der immer tiefer in das Endometrium eindringende Trophoblast arrodiert mütterliche Blutgefäße mit nachfolgender Durchströmung des intervillösen Raumes durch mütterliches Blut (Abb. 24.2d).

Tertiärzottenstadium. Das Tertiärzottenstadium beginnt etwa ab dem 18. Tag post conceptionem. Es ist durch die Bildung embryonaler Kapillaren und hämatopoetischer Stammzellen aus den in den Zotten lokalisierten Mesenchymzellen charakterisiert. Gleichzeitig erfolgt ein Einwachsen der sog. Allantoisgefäße vom Embryo über die Nabelschnur und die Chorionplatte in die Zotten. Diese Gefäße finden Anschluss an die lokal in den Zotten entstandenen Kapillaren (Abb. 24.2e). Die Voraussetzung für eine embryoplazentare Zirkulation ist somit etabliert (13, 30, 34).

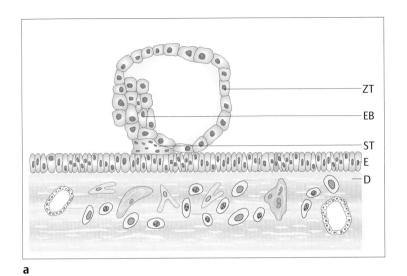

a

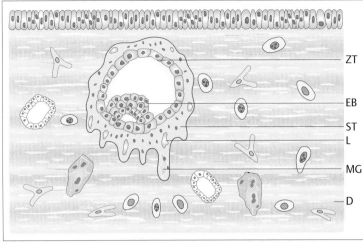

b

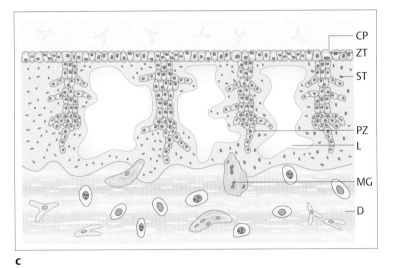

c

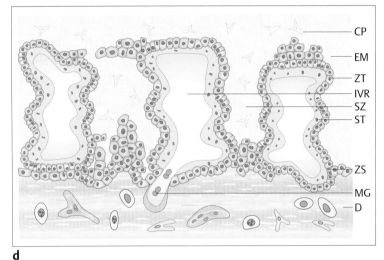

d

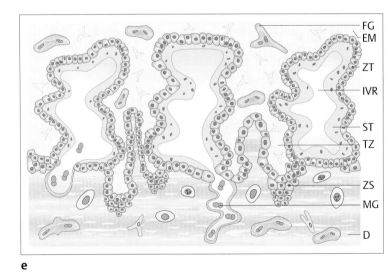

e

Abb. 24.**2** Schematische Darstellung der Frühentwicklung der menschlichen Plazenta (modifiziert nach Kaufmann u. Scheffen). EB = Embryoblast, ZT = Zytotrophoblast, ST = Synzytiotrophoblast, E = Endometrium, D = Dezidua, L = Lakune, MG = mütterliches Blutgefäß, CP = Chorionplatte, PZ = Primärzotte, SZ = Sekundärzotte, TZ = Tertiärzotte, IVR = intervillöser Raum, ZS = Zellsäule, EM = extraembryonales Mesoderm, FG = fetales Blutgefäß.
a Präimplantationsstadium, bis 6. Tag p. c.
b Implantationsstadium, 7.–12. Tag p. c.
c Primärzottenstadium, 13.–15. Tag p. c.
d Sekundärzottenstadium, 15.–20. Tag p. c.
e Tertiärzottenstadium, ab 18. Tag p. c.

Chorion frondosum. In der 8. SSW wird der Embryo von innen nach außen von der Amnionhöhle, dem Amnion und der angrenzenden Chorionhöhle umgeben. Nach außen schließen sich die Chorionplatte, das oben bereits beschriebene Trabekel- und Lakunensystem und die Basalplatte an. Die zuletzt genannten Strukturen bilden ein uniformes, buschiges Chorion frondosum (Abb. 24.**3**). Es folgen die Decidua basalis bzw. capsularis. Die Decidua parietalis kleidet das Uteruskavum aus (Abb. 24.**4a**).

Chorion laeve. Während gegen Ende der 3. SSW am Implantationspol die Zottenvaskularisation beginnt, erkennt man an dem uteruslumenwärts gerichteten Pol bereits wieder eine Regression der dort gebildeten Zotten. Dieser Rückbildungsprozess ist in der 10. Woche so weit fortgeschritten, dass man ein nahezu zottenfreies Chorion laeve von der Plazenta abgrenzen kann. Ab etwa der 14. SSW geraten die Eihäute in zunehmenden Kontakt zur Uteruswand (Abb. 24.**4b**). Die Decidua capsularis wird lückenhaft und verschmilzt partiell mit der Decidua parietalis (5, 6, 15, 34).

24

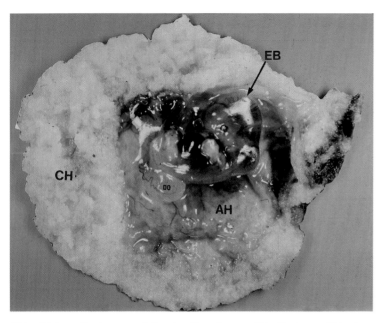

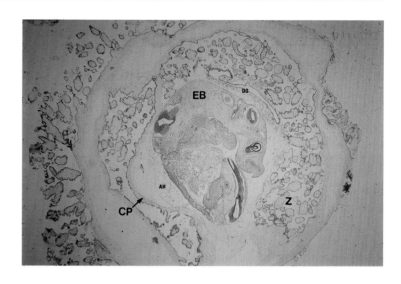

Abb. 24.**3a** Embryo und Chorion frondosum. EB = Embryo, AH = Amnionhöhle, DO = Dottersack, CH = Chorion frondosum.

Abb. 24.**3b** Histologisches Bild eines Embryo mit Eihöhle und Chorion frondosum (HE, 10×). EB = Embryo, AH = Amnionhöhle, CP = Chorionplatte, Z = Zotte, DO = Dottersack.

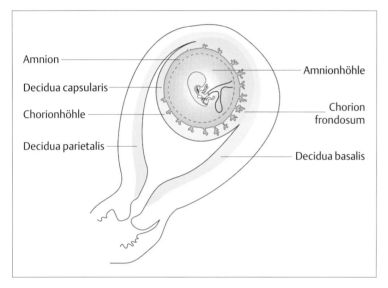

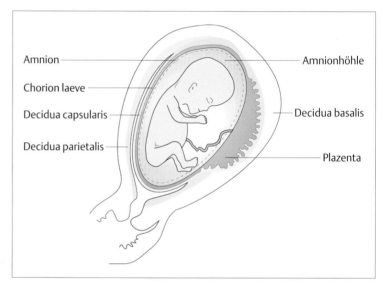

Abb. 24.**4** Schematische Darstellung der Beziehung zwischen den Eihäuten und der Uteruswand.
a 8. SSW p. c.

b 15. SSW p. c.

Aufbau des Zottenbaumes

Mit fortschreitendem Plazentawachstum können zunehmend verschiedene Zottentypen voneinander abgegrenzt werden (25, 26).

Mesenchymale Zotten. Die sog. mesenchymalen Zotten sind als zunächst fungiforme Trophoblastsprossen Vorläufer aller anderen Zotten (Abb. 24.**5**). Sie sind hinsichtlich ihres Aufbaus mit den bei der Frühentwicklung entstehenden Primär- und Sekundärzotten vergleichbar und aus dem zentral gelegenen, proliferierenden Zytotrophoblasten und dem außen gelegenen Synzytiotrophoblasten zusammengesetzt. Sie werden von Mesenchymzellen invadiert und anschließend unter Ausbildung neuer Zotten vaskularisiert (11).

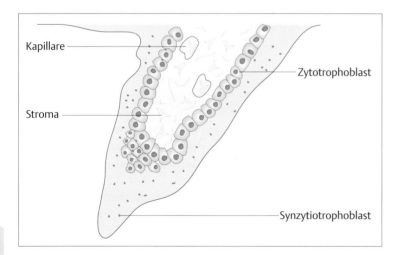

246

Abb. 24.**5** Mesenchymale Zotte mit Zottenspross („sprout", modifiziert nach Kaufmann und Scheffen).

Unreife Intermediärzotten. Im 1. und 2. Trimester entstehen aus den mesenchymalen Zotten überwiegend großkalibrige, unreife Intermediärzotten. Sie zeichnen sich durch ein weitmaschiges retikuläres Stroma mit Blutgefäßen und untereinander kommunizierenden Stromakanälchen aus (Abb. 24.6a). Diese Kanäle dienen als Leitschienen für die sog. Hofbauer-Zellen. Es handelt sich hierbei um fetale Gewebsmakrophagen, die unter anderem wesentliche Abwehrfunktionen haben und die Zottenmorphogenese und -angiogenese beeinflussen (6, 10, 50).

Stammzotten. Die unreifen Intermediärzotten werden zu Stammzotten umgewandelt, bestehend aus dem die Chorionplatte und den Zottenbaum verbindenden Truncus chorii. Dieser zweigt sich in die Rami chorii I.–IV. Ordnung und die Ramuli chorii I.–X. Ordnung auf. Die Stammzotten sind durch ein kondensiertes fibröses Stroma, große zu- und ableitende Blutgefäße mit deutlicher Tunica media und einer paravasalen Fasermanschette gekennzeichnet (Abb. 24.6b). Sie dienen der

mechanischen Stabilisierung des Zottenbaumes und der Blutleitung. Im 1. und 2. Trimenon steht also die Expansion des Zottenbaumes im Vordergrund (11).

Reife Intermediärzotten und Terminalzotten. Im 3. Trimester hingegen werden aus den mesenchymalen Zotten vorwiegend reife Intermediärzotten gebildet. Sie enthalten viele Arteriolen, Kapillaren und Venolen und sind unmittelbare Vorläufer der End- oder Terminalzotten (Abb. 24.6c). Die Terminalzotten sind mit zahlreichen sinusoidal umgewandelten Kapillaren ausgestattet, die die Zottenoberfläche unter Ausbildung sog. Stoffwechselmembranen vorwölben (Abb. 24.6d). Im letzten Trimenon steht also die Zottenausreifung und nicht mehr das Wachstum des Zottenbaumes im Vordergrund (11).

Abb. 24.7 zeigt einen Ausschnitt aus einem fetalen Zottenbaum mit Stamm-, Intermediär- und Endzotten.

Die Entwicklung der Endzotten ist vom Kapillarwachstum in den reifen Intermediärzotten abhängig. Sobald das Kapillarwachstum die Zottenlänge überschreitet, resultiert eine Kapil-

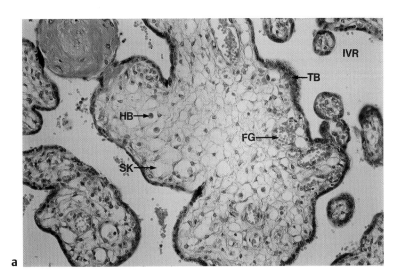

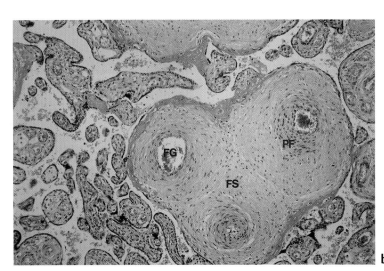

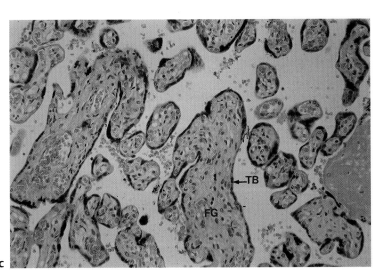

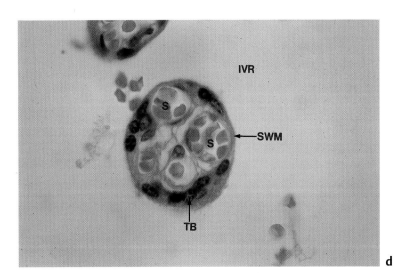

Abb. 24.6 Die verschiedenen Zottentypen der menschlichen Plazenta.

a Unreife Intermediärzotte mit retikulärem Stroma, Stromakanälchen und Hofbauer-Zellen (HE, 200×). SK = Stromakanälchen, HB = Hofbauer-Zelle, FG = fetales Blutgefäß, TB = Trophoblast, IVR = intervillöser Raum.

b Stammzotte mit fibrösem Stroma und paravasalen Fasermanschetten (HE, 100×). FS = fibröses Stroma, PF = paravasale Fasermanschette, FG = fetales Blutgefäß.

c Reife Intermediärzotte mit vielen Arteriolen, Kapillaren und Venolen (HE, 200×). FG = fetales Blutgefäß, TB = Trophoblast.

d Endzotten mit Sinusoiden und Stoffwechselmembranen (HE, 1000×). S = Sinusoide, SWM = Stoffwechselmembran, TB = Trophoblast, IVR = intervillöser Raum.

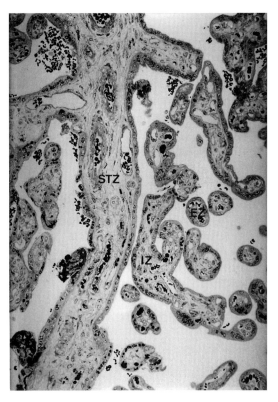

Abb. 24.**7** Ausschnitt aus einem Zottenbaum (Semidünnschnitt, HE, 200×). STZ = Stammzotte, IZ = Intermediärzotte, EZ = Endzotte.

laraufknäuelung mit passiver Aussackung der Zottenoberfläche. Auf diese Weise entstehen traubenförmige Endverzweigungen, die neuen Endzotten entsprechen. Ungleichgewichte zwischen Kapillar- und Zottenwachstum können zu verschiedenen Zottenreifungsstörungen führen (6, 27).

Feinstruktureller Aufbau der Endzotte

Zytotrophoblast. Die Größe der Endzotte beträgt etwa 30–80 μm (Abb. 24.**8**). Der innen gelegene Zytotrophoblast wird mit zunehmender Schwangerschaftsdauer immer lückenhafter. Er dient als Stammzellpool für den außen gelegenen Synzytiotrophoblasten, wobei Sauerstoff ein wichtiger Regulator sein soll. Hypoxie mit Schädigung des Synzytiotrophoblasten stimuliert die Proliferation des Zytotrophoblasten mit nachfolgender Fusion dieser Zellen (6).

Synzytiotrophoblast. Der außen gelegene Synzytiotrophoblast ist nicht mehr teilungsfähig. Er zeigt eine zunehmende Differenzierung und dient unter anderem der Hormonproduktion.

Zottenkapillaren. Durch sinusoidale Ausweitung der fetalen Zottenkapillaren werden die synzytialen Kerne und Organellen zur Seite gedrängt. Die trophoblastären und kapillären Basalmembranen verschmelzen unter Ausbildung der für den Stoff- und Gasaustausch so wichtigen Stoffwechselmembranen partiell miteinander. In der reifen Plazenta bestehen etwa 25–40% der Endzottenoberflächen aus diesen vaskulosynzytialen, 0,5–1 μm dicken Membranen (46).

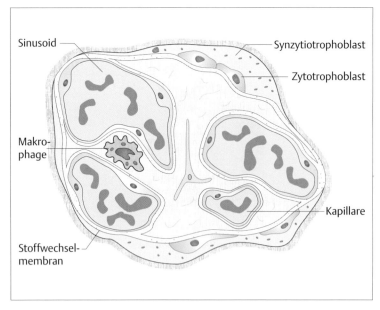

Abb. 24.**8 a** Schematische Darstellung des feinstrukturellen Aufbaus einer Endzotte.

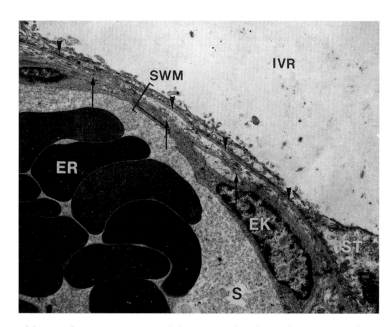

Abb. 24.**8 b** Transmissionselektronenmikroskopische Darstellung der Stoffwechselmembran einer Endzotte. S = Sinusoid, ST = Synzytiotrophoblast, SWM = Stoffwechselmembran, ER = Erythrozyt, EK = Endothelzellkern, IVR = intervillöser Raum, Basalmembran des Trophoblasten (Pfeilkopf), Basalmembran der Kapillare (Pfeil).

Ausreifung der Plazenta

Die Ausreifung der Plazenta dient der Reduktion der Distanz zwischen mütterlichem und fetalem Blut. Um den Reifegrad des Organs qualitativ abzuschätzen, eignet sich die Bestimmung der sog. 4 Reifezeichen nach Becker (5).

1. Reifezeichen. Insbesondere in der 2. Schwangerschaftshälfte kommt es zu einer stetigen Verkleinerung der Zottendurchmesser mit entsprechender Zunahme der Gesamtzottenoberfläche.

2. Reifezeichen. Das 2. Reifezeichen besteht in einer zunehmenden Vaskularisierung der Zotten und in der sinusoidalen Umwandlung der Zottenkapillaren. Es handelt sich um einen Vorgang, der etwa am Ende des 5. Schwangerschaftsmonats beginnt, in den letzten 6 Wochen deutlich zunimmt und am Geburtstermin seinen Höhepunkt erreicht. Infolge der drastischen Reduktion des Zottenstromas wird die fetomaternale Diffusionsstrecke erheblich vermindert.

3. Reifezeichen. Mit zunehmender Schwangerschaftsdauer kommt es darüber hinaus zu einer Dickenabnahme des Zottentrophoblasten, zu trophoblastären Kernverdrängungen und Ausbildung von Stoffwechselmembranen. Die trophoblastären Kerne rücken zur Seite und bilden Kernbrücken zwischen benachbarten Zotten aus. Dadurch stützen sie sich gegenseitig ab, und es entsteht das sog. „äußere Zytoskelett" (5). Hierdurch wird ein Zusammensinken des Zottenwerkes bei größeren mütterlichen Blutdruckschwankungen vermieden. Die Ausbildung von Stoffwechselmembranen und die Trophoblastbrückenbildung sind Kriterien für das 3. Reifezeichen. Infolge der gesteigerten Zottenvaskularisation wird die „Diffusionsplazenta" der frühen Schwangerschaftszeit zunehmend in eine „Vaskularisationsplazenta" umgewandelt (5).

4. Reifezeichen. Dieses ist durch eine Engstellung der Lumina der großen arteriellen Stammzottengefäße und durch die Ausbildung paravasaler Fasermanschetten charakterisiert. Hierdurch kommt es zu einer Versteifung dieser Gefäße. Die resultierende Drosselung des Druckes mit Strömungsverlangsamung im nachgeschalteten Gefäßsystem dient der Entlastung der druckempfindlichen Zottenperipherie und dem Schutz der zarten Sinusoide in den Terminalzotten (5).

Angioarchitektur des Zottenbaumes

Etwa ab der 6. SSW post conceptionem ist erstmals eine embryoplazentare Blutzirkulation durch eine Fusion der über die Nabelschnur kommenden Allantoisgefäße mit den lokal in den Zotten entstandenen Kapillaren nachweisbar (6, 13). Verschiedene Druckgradienten in den zu- und ableitenden Blutgefäßen bedingen einen unterschiedlichen Wandaufbau.

Nabelschnur. In der Nabelschnur unterscheidet man eine arterialisiertes Blut enthaltende Vene von zwei Arterien, die in 96 % der Fälle plazentanahe eine Anastomose zum Druckausgleich und zur gleichmäßigen Blutverteilung aufweisen (Hyrtl-Anastomose).

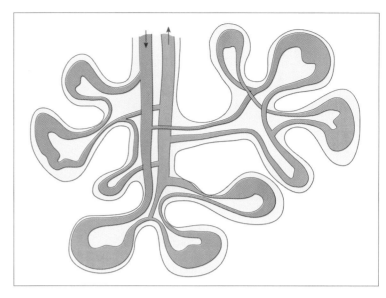

Abb. 24.**9** Anordnung der fetalen Blutgefäße in einer Gruppe von Terminalzotten.

Zottenbaum. Jeder Zottenbaum wird von einer zentral gelegenen Arterie und einer begleitenden Vene versorgt, die sich zunehmend in Arteriolen, Kapillaren und Venolen aufzweigen. Die Gefäßwände sind histologisch durch das nahezu vollständige Fehlen elastischer Fasern gekennzeichnet. Endothel- und Muskelzellen stehen durch zahlreiche Fortsätze untereinander in Berührung. Dieses „muskuloendotheliale System" spielt eine wichtige Rolle für die autonome lokale Vasoregulation, da die Plazenta nicht über Nerven verfügt (36).

Endzotten. Die Kapillaren der Endzotten, die keine Tunica media besitzen, zeigen lokale dilatative, sinusoidale Umwandlungen, die der Dezeleration des Blutflusses dienen (Abb. 24.9). Das fetale Blut passiert zum optimalen Stoff-und Gasaustausch die Kapillarschlingen von 2–5 benachbarten Endzotten hintereinander, bevor es in die postkapilläre Venole zurückgelangt (6, 27).

Regulation der Zottendurchblutung

40–57 % des fetalen Herzzeitvolumens fließen durch die beiden Nabelschnurarterien in die Plazenta. Am Geburtstermin beträgt die Nabelschnurdurchblutung etwa 110 ml/min/kg Körpergewicht. Der arterielle fetale Blutdruck beträgt etwa 53 mmHg, der intravillöse Kapillardruck etwa 35 mmHg und der Nabelschnurvenendruck annähernd 20 mmHg (46). Einerseits stellt der fetale Herzschlag eine wesentliche treibende Kraft dar, andererseits besteht offensichtlich eine periphere Regulation der Zottendurchblutung. Mittels immunhistochemischer Methoden lassen sich in den Gefäßen und im Stroma der Zotten kontraktionsfähige aktin- und desminpositive Myofibroblasten nachweisen (Abb. 24.**10**). Möglicherweise üben Substanzen wie Katecholamine, Angiotensin und Prostaglandine eine hormonelle Kontrolle der Zottendurchblutung aus. Eine nervale Regulation der Zottendurchblutung scheidet aus, da Nerven in der Plazenta fehlen (46).

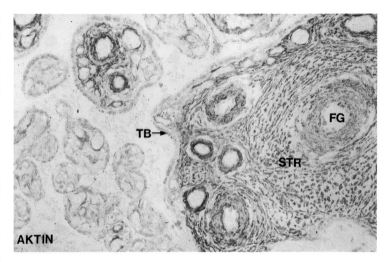

Abb. 24.**10** Immunhistochemischer Nachweis von aktinpositiven Myofibroblasten in den fetalen Gefäßwänden und im Zottenstroma (200×). TB = Trophoblast, FG = fetales Blutgefäß, STR = Zottenstroma

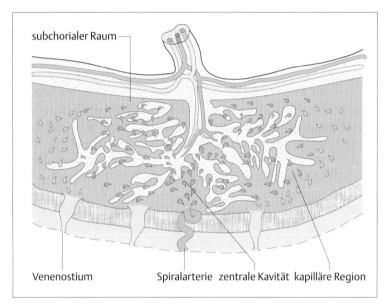

Abb. 24.**11** Schematische Darstellung der mütterlichen Durchblutung einer fetomaternalen Funktionseinheit (Plazenton, rot = arterielles Blut, blau = venöses Blut).

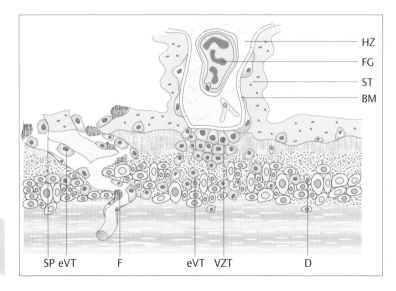

Begriff des Plazentons

Als Plazenton wird eine fetomaternale Funktionseinheit bezeichnet, die aus einem fetalen Zottenbaum (fetaler Kotyledo) und der ihn versorgenden Spiralarterie der Mutter besteht (42). Die zentralen Plazentonabschnitte dienen vornehmlich als Wachstums-und Regenerationszone, die peripheren Abschnitte hingegen dem fetomaternalen Stoff- und Gasaustausch (42).

Blut- und Gasaustausch. Beck (4) konnte durch Kontrastmittelinjektion in kanülierte Spiralarterien zeigen, dass sich das sauerstoffreiche mütterliche Blut zunächst in einer zentral gelegenen, locker strukturierten Kavität des Plazentons ansammelt (Abb. 24.**11**). Von hier fließt es radiär in den Zwischenzottenraum jetzt kapillärer Dimension. Diese Abschnitte sind histologisch durch zahlreiche dicht liegende Endzotten gekennzeichnet, sodass der mütterliche Blutstrom erheblich verlangsamt wird. Hierdurch wird ein optimaler Blut- und Gasaustausch erst ermöglicht. Das anschließend venöse sauerstoffarme mütterliche Blut gelangt über den Subchorialraum und über Regionen zwischen fetalen Zottenbäumen zurück in die Venen der Basalplatte und in die Randsinus. Verteilung und Richtung der mütterlichen Blutströmung werden also wesentlich durch die unterschiedliche Zottendichte innerhalb der Plazentone reguliert (4, 33).

Morphologie und physiologischer Umbau der mütterlichen Basalplattengefäße

Die mütterlichen Blutgefäße der Basalplatte erfahren im Verlauf der Schwangerschaft zunehmend regressive Veränderungen, woran extravillöse Trophoblastzellen wesentlich beteiligt sind (6, 9, 38, 39). Abb. 24.**12** zeigt einen Ausschnitt aus der Basalplatte mit mütterlicher Spiralarterie und einer in der Basalplatte verankerten Zotte mit angrenzenden Zyto- und Synzytiotrophoblastzellen.

Extravillöse Trophoblastzellen. Einige der proliferierenden Zytotrophoblastzellen fusionieren, wie bereits oben beschrieben, zu den außen gelegenen Synzytiotrophoblastzellen. Andere wachsen invasiv in das Plazentabett und in die mütterlichen präplazentaren Gefäße. Ähnlich wie Tumorzellen weisen diese Zytotrophoblastzellen eine veränderte Expression von Adhäsions- und Matrixmolekülen auf und verlassen die Zottenbasalmembran (6, 7, 9, 43). Diese extravillösen Trophoblastzellen infiltrieren unter Verlust der Zellkohäsion tief die Dezidua. Sobald sie mehr als etwa 5 Zelllagen von der Zottenbasalmembran entfernt sind, endet die Zellteilung und die Differenzierung setzt ein. Dabei bilden diese Zellen ein sog. Matrixtyp-

◁ Abb. 24.**12** Schematische Darstellung des histologischen Aufbaus der Basalplatte mit angrenzender Haftzotte und Anordung des villösen und extravillösen Trophoblasten (modifiziert nach Benirschke u. Kaufmann). HZ = Haftzotte, FG = fetales Blutgefäß, ST = Synzytiotrophoblast, BM = Basalmembran, SP = Spiralarterie, F = Fibrinoid, D = Dezidua, VZT = villöser Trophoblast, eVT = extravillöser Trophoblast.

Fibrinoid, ein modifiziertes Basalmembranmaterial in unpolarisierter Form, das u. a. als eine Barriere für eine weitere Trophoblastinvasion angesehen wird (6). Dieser außerhalb der Zotten gelegene, sog. intermediäre Trophoblast erfüllt zumindest teilweise die Kriterien eines malignen Tumors mit Invasion in das mütterliche Gewebe. Diese Infiltration ist jedoch kontrolliert und zeitlich begrenzt (43).

Intravasale Trophoblastinvasion. Auch die präplazentaren mütterlichen Arterien werden durch Trophoblastzellen invadiert und unter einer Abnahme des Gehaltes an muskulären und elastischen Fasern sowie einer Zunahme intramuraler Fibrinoidabscheidungen remodelliert (Abb. 24.**13**) (6, 14, 38).

Hierbei werden 2 Phasen unterschieden: Eine erste Phase der intravasalen Trophoblastinvasion findet bereits in der 8. bis 10. SSW statt, wobei zunächst vor allem zentral im Plazentabett gelegene Arterien betroffen sind (32). In der 14. bis 16. SSW erfolgt eine zweite Welle der Trophoblastinvasion. Hierbei wandern die Zellen bis in myometriale Segmente der mütterlichen Arterien ein und wandeln sie in weite, relativ starre Kanäle ohne Möglichkeit einer lokalen Vasoregulation um. Die Weite des Gefäßlumens erhöht sich von ca. 200 μm auf 1000 bis 2000 μm im Bereich der Einmündung in den Zwischenzottenraum mit entsprechender Reduktion des Blutflusswider-

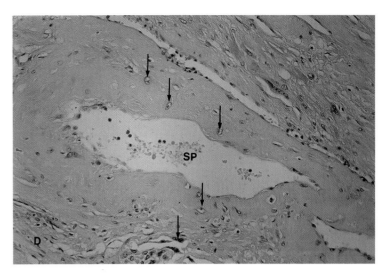

Abb. 24.**13** Physiologische fetale Trophoblastinvasion eines mütterlichen präplazentaren Blutgefäßes (HE, 200×). SP = Spiralarterie, D = Dezidua, extravillöse Trophoblastzellen (Pfeile).

standes (6). Bei mütterlichen schwangerschafshypertensiven Erkrankungen sollen diese physiologischen Gefäßwandveränderungen ausbleiben (8, 39).

Begriff der Plazentainsuffizienz

Definition und Ätiologie der Plazentainsuffizienz

Pathologisch-anatomisch versteht man unter einer Plazentainsuffizienz eine Leistungsminderung des Organs infolge strukturell nachweisbarer Schäden.

Intraplazentare Ursachen. Eine Störung der Stoffwechsel- und Austauschvorgänge in der Plazenta kann durch eine Reduktion der Perfusions- und/oder Diffusionskapazität zu Stande kommen (46).

Als Ursachen hierfür kommen in Betracht:
➤ Organminderwuchs (Gewicht und/oder Haftfläche),
➤ Zottenreifungsstörungen,
➤ Durchblutungsstörungen (maternal und/oder fetal),
➤ parenchymatöse Entzündungen,
➤ Tumoren.

Extraplazentare Ursachen. Die Ursachen für eine Plazentainsuffizienz können aber auch extraplazentar gelegen sein. Solche prä- oder postplazentar im mütterlichen oder fetalen Kreislaufsystem lokalisierte Störungen entziehen sich in der Regel der pathologisch-anatomischen Diagnostik.

Normalerweise kommt es im Verlauf einer Schwangerschaft zu einer kontinuierlichen Größen- und Gewichtszunahme der Plazenta bei gleichzeitiger Ausreifung der Zottenbäume mit Verkleinerung der Zottendurchmesser und Steigerung der Vaskularisation. Die resultierende Impedanzabnahme kann mittels der Dopplersonographie der Nabelschnurarterien quantifiziert werden. In mehreren Studien, in denen die histo-

morphologischen Befunde von Plazenten mit den dopplersonographisch gemessenen Werten korreliert wurden, ließen sich bei pathologischen Dopplerflowwerten signifikant kleinere Plazenten (Haftfläche und Volumen verringert) und Kindsgewichte nachweisen (19, 20, 47). Zusätzlich fanden sich oft bei Gruppen mit Null- oder Negativflow deutlich reduzierte Gefäßanzahlen und Stoffwechselmembranen pro Zotte (21, 47, 48).

Die Ergebnisse sprechen in diesen Fällen für das Vorliegen einer übergeordneten Störung, die sowohl für die Untermaßigkeit von Plazenten und Kindern als auch für die mangelhafte Ausdifferenzierung der Zottenbäume verantwortlich ist und somit zu einer manifesten Plazentainsuffizienz führen kann (47). Möglicherweise ist eine Implantationsstörung mit reduzierter fetaler Trophoblastinvasion in die mütterliche Basalplatte und Spiralarterien in diesen Fällen Ursache für die reduzierte Plazentafunktion (22). Der weitere klinische Verlauf bei pathologischem Dopplerbefund wird entscheidend durch das Ausmaß der plazentaren Reservekapazität bestimmt.

Kompensationsmechanismen der Plazenta

Die menschliche Plazenta verfügt über eine Reihe von Kompensationsmechanismen:
➤ Bei plazentarer Dysfunktion kommt es zunächst zu einer fetalen und/oder mütterlichen Durchblutungssteigerung.
➤ Schwerwiegendere Störungen der Zottenreifung können kompensatorisch ein gesteigertes Plazentawachstum bedingen.

> Bei primärem Organminderwuchs oder bei Plazenten, deren funktionstüchtiges Parenchym durch ausgedehnte Verödungsherde reduziert wurde, kann man häufiger eine Akzeleration der Zottenreifung (Maturitas praecox nach Becker) beobachten (5, 46).

Unterteilung der Plazentainsuffizienz nach dem zeitlichen Verlauf

Akute und chronische Form. Man unterscheidet eine akute und eine chronische Verlaufsform der Plazentainsuffizienz. Bei der innerhalb von Minuten bis Stunden ablaufenden akuten Form kommt es zu einer globalen Beeinträchtigung des Stoff- und Gasaustausches mit nachfolgender intrauteriner Asphyxie (akute respiratorische Insuffizienz). Die über Wochen bis Monate bestehende chronische Plazentainsuffizienz führt zu einer intrauterinen Mangelentwicklung (nutritive Insuffizienz) (5).

Morphologische Äquivalente einer latenten oder manifesten Plazentainsuffizienz

Zottenreifungsstörungen

Zeitpunkt des Auftretens und Folgen. Zottenreifungsstörungen können in der frühen Schwangerschaft, wenn das Plazentawachstum und die Expansion der Zottenbäume im Vordergrund stehen, oder in späteren Schwangerschaftsstadien, wenn die Ausreifung des Organs dominiert, beobachtet werden. Eine in der frühen Gravidität auftretende, schwerwiegende Zottenreifungsstörung führt zum Abort. In fortgeschrittenen Schwangerschaftsstadien können Zottenreifungsstörungen eine fetale Wachstumsretardierung bedingen, aber auch zu einem intrauterinen Fruchttod führen. Bei der Beurteilung von Zottenreifungsstörungen ist es wichtig, die Maße und Gewichte des Feten zu berücksichtigen und mit denen der Plazenta zu vergleichen, beispielsweise durch Bestimmung des Plazenta-Kind-Index.

Zottenreifungsarretierung

Abb. 24.**14** zeigt ein Beispiel für eine sog. Zottenreifungsarretierung (46), die auch als Maturitätsarrest (5) oder persistierende Unreife (6) bezeichnet wird, und zum Vergleich ein regelhaft verzweigtes Zottenwerk aus der 28. SSW. Die Zottenreifungsarretierung kann in der Früh- und Spätgravidität auftreten. Histologisch ist diese Zottenreifungsstörung durch großkalibrige, mangelhaft verzweigte Zotten mit reduziertem Vaskularisationsgrad, schmaler Tunica media der Gefäße und fehlender paravasaler Kollagenfasermanschette gekennzeichnet (Persistenz unreifer Intermediärzotten). Diese Zottenreifungsstörung kann u. a. bei Chromosomenanomalien, Diabetes mellitus und Blutgruppenunverträglichkeiten gefunden werden.

Chromosomenanomalien. Chromosomenanomalien, wie Trisomien, Triploidien und X0-Monosomien führen meistens innerhalb der ersten 12 SSW zum Abort. Insbesondere bei numerischen Chromosomenaberrationen kann es auch erst in späteren Schwangerschaftsstadien zu Entwicklungsstörungen des Feten oder zum intrauterinen Fruchttod kommen (46). Nach Möglichkeit sollte immer eine zytogenetische Untersuchung durchgeführt werden, da es bei der morphologischen Aufarbeitung der Plazenta selten Kriterien gibt, die für das Vorliegen einer genetischen Störung beweisend sind. Gehäuft findet man allerdings untergewichtige Plazenten mit großen, unreifen „Tatzenzotten" als Folge einer gestörten Ramifikation der Zotten. Diese Veränderungen werden als Teil des Phänotyps der zu Grunde liegenden Chromosomenstörung angesehen (46).

Diabetes mellitus. Auch bei schlecht eingestelltem mütterlichem Diabetes mellitus kann man häufig eine Zottenreifungsarretierung diagnostizieren. Hierbei sieht man ungenügend verzweigte Zotten mit hypoplastischen Blutgefäßen, mikrozystischem Ödem und mangelhafter Chorionepitheldifferenzierung als mögliche Reaktion auf die hyperglykämische Stoffwechsellage (46). Die Kinder zeigen einen Hyperinsulinismus, verbunden mit einer Beschleunigung des Längenwachstums, Viszeromegalie, Fettsucht und entsprechender Zunahme des

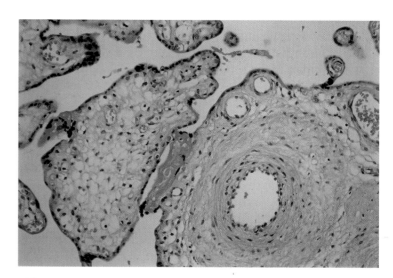

Abb. 24.**14 a** Zottenreifungsarretierung bei Rhesusinkompatibilität (28. SSW, HE, 200×).

Abb. 24.**14 b** Regelhaft verzweigtes Zottenwerk (28. SSW, HE, 200×).

Körpergewichtes (12). Durch eine konsequente Stoffwechselführung der Schwangeren kann die Ausbildung dieser Veränderungen vermieden werden (6, 46).

Rhesusinkompatibilität. Eine weitere Erkrankung, die mit einer Zottenreifungsarretierung einhergehen kann, stellt die Rhesusinkompatibilität dar (Abb. 24.**14a**). Hierbei sieht man häufig großkalibrige, unreife Zotten mit einem grobmaschigen Zottenödem und zahlreichen Erythroblasten in den fetalen Kapillaren. Bei dieser Erkrankung handelt es sich um eine immunhämolytische Anämie, die durch den transplazentaren Übertritt antierythrozytärer Antikörper der Mutter hervorgerufen wird. Die kindliche Anämie und Hypoxie führen zu einer erheblichen Steigerung des fetalen Herzminutenvolumens. Eine resultierende Kardiomegalie mit Herzinsuffizienz und hypoxisch bedingte Kapillarwandschäden werden als wesentliche Ursachen für die Ödemneigung von Kind und Plazenta angesehen, die sich bis zum Hydrops steigern kann (6, 46). Gelegentlich werden sogar Zottenkapillarwandrupturen mit nachfolgenden Blutungen in den Zwischenzottenraum beobachtet (6). Die kindliche Erythropoese ist mit einer Vermehrung unreifer kernhaltiger Vorstufen gesteigert.

Elektronenmikroskopisch lassen sich im Bereich der reifungsgestörten Plazentazotten Nekrosen des Synzytiotrophoblasten, Hyperplasien des Zytotrophoblasten und Verdickungen der Zottenbasalmembranen nachweisen (24). Diese Veränderungen werden möglicherweise durch direkte immunologische Reaktionen hervorgerufen (49).

Die Zottenunreife führt in einigen Fällen zu einem kompensatorisch gesteigerten Plazentawachstum und zu einer frustranen Kapillarenvermehrung in den unreifen Intermediärzotten (5). Voraussetzung für die Manifestation einer Zottenreifungsarretierung ist ein transplazentarer Antikörperübertritt in der frühen Schwangerschaft, einer Zeit, in der die Zottenbäume noch unreif sind. Die Ausbildung der Plazentaveränderungen benötigt einen längeren Zeitraum, sodass eine histologische Diagnosestellung frühestens ab der 26. SSW möglich ist (46). Abb. 24.**14b** zeigt im Vergleich dazu eine weitgehend entsprechend der 28. SSW entwickelte Plazenta.

Zottenreifungsretardierung

In der Abb. 24.**15a** ist ein Beispiel für eine Zottenreifungsretardierung (46) dargestellt. Diese Zottenreifungsstörung wird auch als Maturitas retardata (5) oder Endzottenmangel (6) bezeichnet und ist ab dem 2. Trimenon diagnostizierbar. Histologisch ist sie durch eine ungenügende Verzweigung der fetalen Zottenbäume mit verminderter Ausbildung von Endzotten und reduzierter Zottenvaskularisation gekennzeichnet. Aufgrund einer Reduktion der Anzahl der Stoffwechselmembranen ist die Diffusionsstrecke verlängert. Nur bei gleichzeitig bestehender kompensatorischer Plazentahyperplasie kann die fetale Versorgung intrauterin gewährleistet bleiben. Diese Plazenten zeigen jedoch häufiger eine mangelnde Kompensationsfähigkeit unter der Geburt, sodass es hier zur Entwicklung einer akuten Hypoxie des Kindes kommen kann (5). Diese Zottenreifungsstörung kann unter anderem bei Übertragung, bei schlecht eingestelltem Diabetes mellitus und bei Blutgruppenunverträglichkeiten gefunden werden. Häufig tritt sie aber auch ohne erkennbare Ursache auf. Abb. 24.**15b** zeigt zum Vergleich eine weitgehend ausgereifte Plazenta aus der 40. SSW.

Dissoziierte Zottenreifungsstörung mit Prävalenz der Unreife

Abb. 24.**16a** gibt ein Beispiel für eine dissoziierte Zottenreifungsstörung mit Prävalenz der Unreife (46) aus der 38. SSW. Bei annähernd regelhafter Verzweigung der fetalen Kotyledonen ist die Gliederung in verschiedene Zottentypen hinsichtlich der Stroma- und Blutgefäßentwicklung herdförmig oder weitgehend aufgehoben (46). Diese Zottenreifungsstörung kann frühestens gegen Ende des 2. Trimenons auftreten. Es bestehen häufig fließende Übergänge zu einer Zottenreifungsretardierung.

Histologisch erkennt man einen deutlich reduzierten Kapillargehalt der Zotten, die von einem überwiegend noch zweischichtigen Trophoblasten begrenzt werden. Die reduzierte Zahl an Stoffwechselmembranen führt auch bei dieser Zottenreifungsstörung zu einer Einschränkung der Diffusionskapazität. Abb. 24.**16b** zeigt eine entsprechend der 38. SSW regelhaft entwickelte Plazenta.

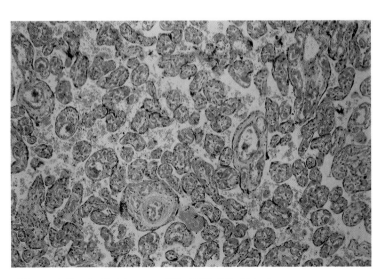

Abb. 24.**15a**   Zottenreifungsretardierung (40. SSW, HE, 100×).

Abb. 24.**15b**   Reife Plazenta (40. SSW, HE, 100×).

24

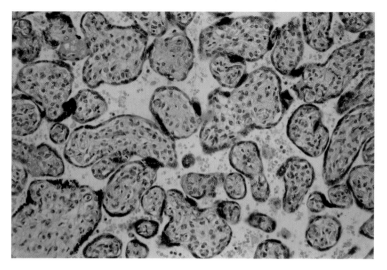

Abb. 24.**16 a**   Dissoziierte Reifungsstörung mit Prävalenz der Unreife (38. SSW, HE, 200×).

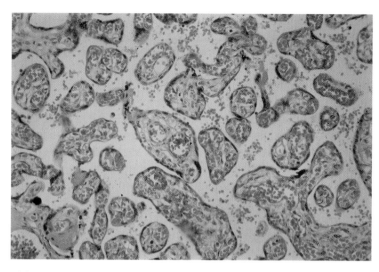

Abb. 24.**16 b**   Reife Plazenta (38. SSW, HE, 200×).

Chorangiose

Unter einer Chorangiose (46) versteht man eine Zottenreifungsstörung mit einer überschießenden Kapillarisierung der Zotten, wobei die sinusoidale Umwandlung der Kapillaren oft ungenügend ist (sog. Chorangiose Typ I nach Vogel) (Abb. 2.**17 a**). Folglich ist auch hier die Diffusionsstrecke verlängert. Diese Zottenreifungsstörung kann sich bereits im 1. Trimenon manifestieren und wird häufig als Kompensationsversuch der Plazenta angesehen. Sie ist unter anderem bei primärer Organhypotrophie oder bei sekundärer Verkleinerung durch ausgedehnte Plazentainfarkte zu beobachten. Darüber hinaus kann eine Chorangiose bei mütterlicher Anämie, schlecht eingestelltem Diabetes mellitus, Blutgruppenunverträglichkeiten, Schwangerschaften in großen Höhenlagen und bei zyanotischem Vitium cordis der Mutter auftreten (6, 46). Durch tierexperimentelle Studien konnte gezeigt werden, dass eine chronische Hypoxämie zu einer Endothelproliferation mit gesteigerter fetaler Kapillarisierung der Zotten und zu einer verstärkten Aufknäuelung dieser Gefäße führt (3). Pathoge-

netisch wird die Produktion von Wachstumsfaktoren durch hypoxisch geschädigte fetale Makrophagen diskutiert (37). Abb. 24.**17 b** zeigt eine altersentsprechend entwickelte Plazenta aus der 34. SSW.

Überreife

Eine sog. Überreife der Plazenta (6) kann man unter anderem gehäuft bei untergewichtigen Plazenten mit zu kleinen Basalflächen und in der Nachbarschaft ausgedehnter Verödungsherde der Plazenta diagnostizieren. Diese Zottenreifungsstörung wird von vielen Autoren als Kompensationsversuch der Plazenta angesehen und ist durch eine Asynchronie der Ausreifung von Mutterkuchen und Kind gekennzeichnet. Bei dieser auch als Maturitas praecox (5) bezeichneten Zottenreifungsstörung erkennt man histologisch eine nahezu vollständig ausgereifte Plazenta bei einem der Tragzeit entsprechend entwickelten, noch unreifen Kind.

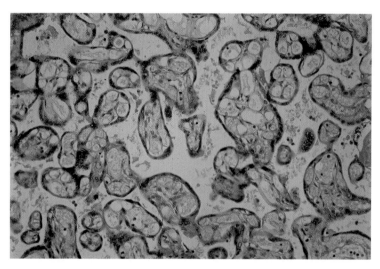

Abb. 24.**17 a**   Chorangiose Typ I nach Vogel (34. SSW, HE, 200×).

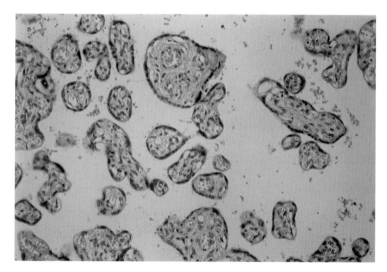

Abb. 24.**17 b**   Regelhaft verzweigtes Zottenwerk (34. SSW, HE, 200×).

Zwischenzottenmangel

Abbildung 24.**18a** zeigt das feingewebliche Bild eines sog. Zwischenzottenmangels (46), eine herdförmig oder generalisiert auftretende Zottenreifungsstörung, bei der die Zwischenzotten zahlenmäßig vermindert sind. Regelhaft fibrosierte Stammzotten und zahlreiche Endzotten beherrschen das Bild. Infolgedessen ist die Perfusionskapazität der Plazenta eingeschränkt. Hinsichtlich der fetalen Versorgung sind derartige Plazenten an die Grenzen ihrer Möglichkeiten gelangt, da sie keine Wachstumsreserven mehr haben und somit nach Becker „geburtsnotwendig" sind (5). Abb. 24.**18b** zeigt zum Vergleich eine weitgehend entsprechend der 29. SSW entwickelte Plazenta.

Fetale obliterierende Gefäßerkrankungen

Obliterierende fetale Gefäßerkrankungen finden sich in der Regel in den großen Deckplatten- bzw. Stammzottengefäßen mit bindegewebigen Einengungen oder sogar Verschlüssen der Gefäßlumina.

Endangiopathia obliterans. Ein charakteristischer Vertreter dieser Erkrankungen ist die Endangiopathia obliterans, die als eine reaktive Bindegewebsproliferation der Gefäßwände auf intrauterin einwirkende Noxen definiert ist (5, 46). Abb. 24.**19** zeigt ein ursprünglich weites Stammzottengefäß, das durch eine fibröse Bindegewebsplombe eingeengt ist. Die auslösende Ursache dieses Prozesses kann meistens weder klinisch noch morphologisch nachgewiesen werden. Man findet diese Erkrankung unter anderem bei intrauterinen Infektionen, Diabetes mellitus, Blutgruppenunverträglichkeiten, Autoimmunerkrankungen und Nikotinabusus der Mutter (5, 46).

Endangitis obliterans. Sind noch entzündliche Infiltrate oder Erreger nachweisbar, spricht man von einer Endangitis obliterans (46), die vor allem bei konnataler Lues und Rötelninfektion nachweisbar sein kann (Abb. 24.**20**).

Vaskulopathie bei HIV-Infektion. Jimenez konnte in 18 von 34 untersuchten Plazenten HIV-positiver Mütter eine Vaskulopathie der Allantoisgefäße diagnostizieren. Histologisch fanden sich Endothelzellnekrosen, Mediaproliferationen, Kollagen-

Spezielle geburtshilfliche Fragestellungen

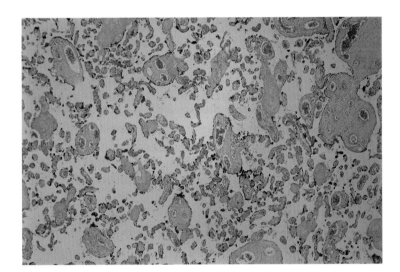

Abb. 24.**18a** Zwischenzottenmangel (29. SSW, HE, 40×).

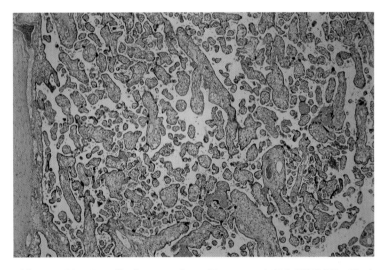

Abb. 24.**18b** Regelhaft verzweigtes Zottenwerk (29. SSW, HE, 40×).

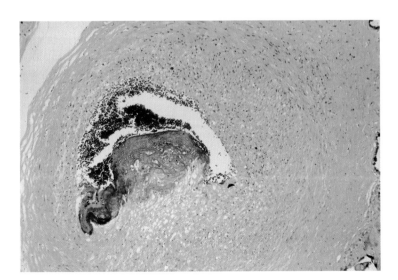

Abb. 24.**19** Endangiopathia obliterans eines Stammzottengefäßes (MG, 100×).

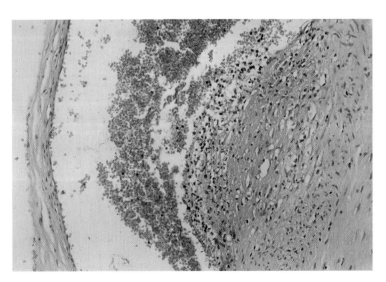

Abb. 24.**20** Endangitis obliterans eines Stammzottengefäßes (HE, 200×).

synthesestörungen, fibrinoide Gefäßwandinsudationen, mononukleäre Zellinfiltrate und komplizierende Thrombenbildungen. Diese Veränderungen sind möglicherweise das Ergebnis von pathologischen Immunreaktionen. Das Auftreten dieser Vaskulopathien korrelierte dabei positiv mit den klinischen Zeichen der mütterlichen Immunsuppression, d. h. mit einer Reduktion des Verhältnisses von mütterlichen T_4-Helferzellen zu T_8-Suppressorzellen unter 1 und einer Verminderung der T_4-Lymphozytenzahl unter 500/μl.

Zusätzlich konnten in dieser Studie in über einem Drittel der Fälle Zottenreifungsstörungen der Plazenten mit Prävalenz der Unreife diagnostiziert werden, die möglicherweise Folgen der Vaskulopathie sind. Entzündliche Veränderungen des Plazentaparenchyms und/oder der Eihäute treten bei einer HIV-Infektion der Mutter im Vergleich zu einem Normalkollektiv nicht gehäuft auf.

Der Nachweis einer Vaskulopathie der Allantoisgefäße ist nicht spezifisch für eine HIV-Infektion und erlaubt auch keine Aussage über eine möglicherweise vorliegende kindliche Infektion (23).

Fetale Thromben. Fetale Thromben mit Lumeneinengung oder -verschluss finden sich meistens im Bereich der großen Stammzotten- bzw. Deckplattengefäße. Oftmals handelt es sich um Abscheidungsthromben, die auf dem Boden einer Endangitis oder Endangiopathie entstanden sind. Abb. 24.**21** zeigt Deckplattengefäße mit nicht mehr frischen, bereits in Organisation befindlichen fetalen Thromben. Thromben in kleinen und großen Zottengefäßen können als Folge von Nabelschnurkomplikationen, z. B. Strangulationen, Knoten, Umschlingungen und Nabelschnurvorfällen beobachtet werden.

Fetale fibrinreiche Mikrothromben. Fetale fibrinreiche Mikrothromben lassen sich hauptsächlich in der Zottenperipherie im Bereich der terminalen Strombahn nachweisen. Sie sind in der Regel Folge eines generalisierten intrauterinen Schocks mit disseminierter intravasaler Gerinnung (46).

Folgeveränderungen. Folgeveränderungen chronischer obliterierender Gefäßerkrankungen und fetaler Thromben sind eine Hypo- oder sogar Avaskularität der Zotten in der Plazentaperipherie. Tritt die Erkrankung in der 1. Schwangerschaftshälfte auf, resultiert eine herdförmige Zottenunreife im nachgeschalteten Zottenbaum. Bei Krankheitsbeginn erst in der 2. Schwangerschaftshälfte findet man histologisch eine Verödung der Zottenkapillarlichtungen und eine Zottenstromafibrose. Niemals kommt es jedoch zur Ausbildung eines Plazentainfarktes, da die fetalen Zotten durch das mütterliche Blut des Zwischenzottenraumes versorgt werden.

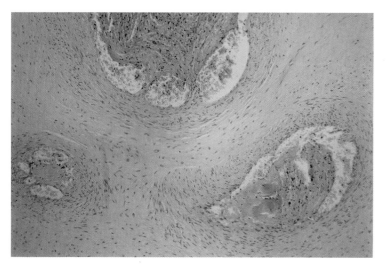

Abb. 24.**21** Fetale Thromben in Deckplattengefäßen (HE, 100×).

Maternoplazentare Durchblutungsstörungen

Abb. 24.**22** zeigt eine Plazenta aus der 35. SSW mit multiplen, unterschiedlich großen, teils roten, teils graugelben und weißen Verödungsherden. Ihre Entstehung ist auf eine maternoplazentare Durchblutungsstörung zurückzuführen. In der Regel führen infolge der großen Kompensationsfähigkeit des Organs nur ausgedehnte, mehr als ein Drittel der Plazenta einnehmende Verödungsherde zu einer Mangelentwicklung des Kindes. Sobald mehr als die Hälfte des Organs verödet ist, resultiert eine kritische Plazentainsuffizienz mit der Gefahr des intrauterinen Fruchttodes (5).

Nach Vogel kann man voneinander unterscheiden (46):
➤ Plazentainfarkte,
➤ Gitterinfarkte,
➤ intervillöse Thromben,
➤ Hämatome,
➤ subchoriale und basale Pseudoinfarkte.

Plazentainfarkte. Bei den Plazentainfarkten handelt es sich um Parenchymnekrosen infolge einer Unterbrechung der mütterlichen Blutzufuhr, wobei entweder eine fetomaternale Strombahneinheit (Kotyledoinfarkt) oder mehrere benachbarte Plazentone (massiver Infarkt) betroffen sein können.

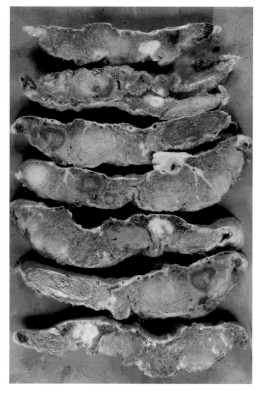

Abb. 24.**22** Multiple Verödungsherde einer Plazenta (35. SSW).

Je nach Alter unterscheidet man akute, subakute und chronische Infarkte. Sie haben im frischen Stadium eine dunkelrote Farbe und brüchige Konsistenz, werden mit zunehmender Dauer braunrot und im chronischen Stadium grauweiß.

Abb. 24.23 zeigt ein feingewebliches Bild eines chronischen Infarktes mit vollständigen Zottennekrosen, Verlust des Chorionepithels und z.T. nur noch schemenhaft erkennbaren Zotten („Geisterzotten"). Mögliche Ursachen für eine Einschränkung der mütterlichen Blutzufuhr sind arteriosklerotische Veränderungen, Thrombosen und Aneurysmen der Spiralarterien, z.B. im Rahmen einer arteriellen Hypertonie oder von Fettstoffwechselstörungen. Weiterhin kommen ursächlich Arterio- und Arteriolopathien bei Diabetes mellitus, Autoimmunerkrankungen und der Präeklampsie in Betracht. Auch durch exogene Noxen bedingte Gefäßwandveränderungen können zu Einengungen der Gefäßlumina führen (46).

Gitterinfarkte. Unter sog. Gitterinfarkten versteht man unterschiedlich große, oft landkartenartig begrenzte Verödungsherde ohne regelmäßige Beziehung zu Plazentonen (46). Abb. 24.24 zeigt das histologische Bild eines Gitterinfarktes, bei dem mehrere Zottengruppen von homogenen peri- und intervillösen Fibrinmassen eingeschlossen werden. Das histologische Spektrum der Veränderungen reicht von einem Verlust des Chorionepithels bis zu vollständigen Zottennekrosen. Als Ursachen werden neben einer mütterlichen Hypoxämie unter anderem infektiöse Ursachen, wie latente Herpes-simplex-Infektionen und abnorme Immunreaktionen zwischen mütterlichem und kindlichem Gewebe diskutiert (6). Folgen ausgedehnter Gitterinfarkte sind Einschränkungen der intervillösen mütterlichen Blutströmung, eine Störung der weiteren Entwicklung und Ausreifung der Zotten in dieser Region und nachfolgende intravillöse Durchblutungsstörungen (5).

Intervillöser Thrombus. Abb. 24.25a zeigt ein Beispiel für einen intervillösen Thrombus, ein scharf begrenztes, dunkelrotes Areal im Zwischenzottenraum, der einem intravasalen Raum entspricht. Histologisch können Gerinnungs-und Abscheidungsthromben voneinander unterschieden werden. In der Abb. 24.25b erkennt man das feingewebliche Bild eines Abscheidungsthrombus im intervillösen Raum mit einer Verdrängung der Zotten.

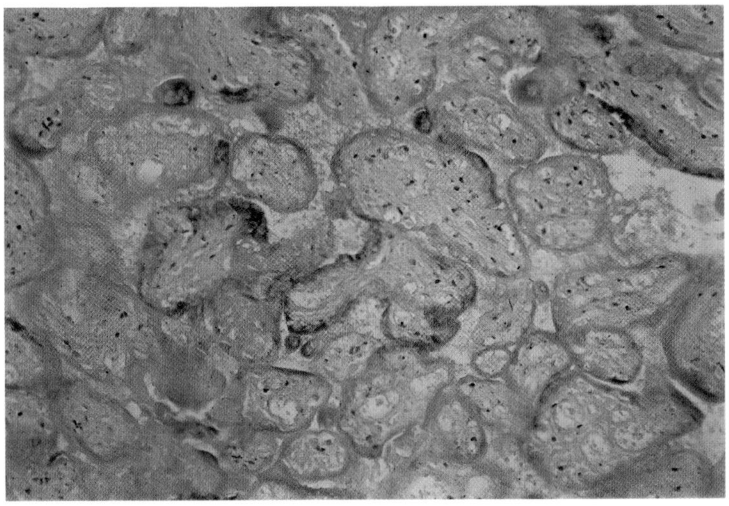

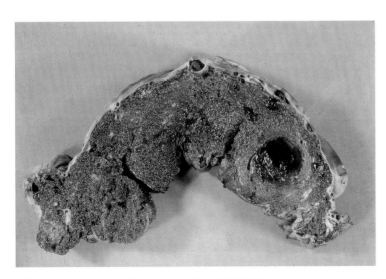

Abb. 24.23 Histologisches Bild eines chronischen Plazentainfarktes (HE, 200×).

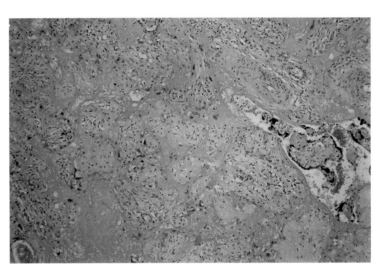

Abb. 24.24 Ausschnitt aus einem Gitterinfarkt (35. SSW) (HE, 100×).

Abb. 24.25a Intervillöser Thrombus (37. SSW).

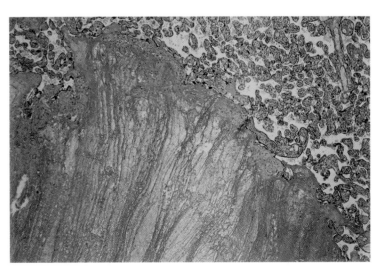

Abb. 24.25b Histologisches Bild eines Thrombus im Zwischenzottenraum (37. SSW, HE, 40×).

Als mögliche Ursachen intervillöser Thromben kommen venöse maternale Abflussstörungen und/oder ein unregelmäßig strukturierter, teils erweiterter, teils verengter Zwischenzottenraum, der zu einer Wirbelbildung oder Stase des mütterlichen Blutes führen kann, in Betracht. Darüber hinaus können auch Chorionepithelschäden der Zotten, z.B. bei Verletzungen, Hypoxämien, toxisch oder entzündlich bedingten Alterationen und Rupturen von Zottengefäßen zur Ausbildung intervillöser Thromben führen (46).

Plazentahämatom. Unter Plazentahämatomen versteht man Blutansammlungen außerhalb des Intervillosums. Hier ist insbesondere das retroplazentare Hämatom zu erwähnen, das bei einer vorzeitigen Plazentalösung nachweisbar sein kann.

Subchoriale und basale Pseudoinfarkte. Diese sind durch Ablagerungen homogener Fibrinmassen gekennzeichnet (46). Sie haben in der Regel keinen Krankheitswert, sondern dienen dem Ausgleich von plazentaren Wachstumsdiskrepanzen und sollen die Stabilität der Zottenbäume erhöhen. Außerdem bewirken sie infolge einer Einschränkung der Größe des zottenärmeren intervillösen Raumes unterhalb der Chorionplatte bzw. im Bereich der Basalplatte eine Verbesserung der Durchblutung zentraler zottenreicherer Plazentaabschnitte (5).

Plazentaveränderungen bei schwangerschaftshypertensiven Erkrankungen

Akute Atherose. Ausgedehnte, insbesondere in zentralen Abschnitten der Plazenta lokalisierte, echte Infarkte sind ein relativ häufiger Befund bei schwangerschaftshypertensiven Erkrankungen. Hierbei können gehäuft charakteristische, aber nicht spezifische Gefäßwandveränderungen im Bereich mütterlicher präplazentarer Arterien gefunden werden. Typischerweise treten Endothelzellschäden, transmurale fibrinoide Nekrosen, Schaumzellansammlungen, lymphohistiozytäre Zellansammlungen und Thromben auf (Abb. 24.**26**). Folgen dieser Gefäßwandveränderungen sind Lumeneinengungen oder sogar -verschlüsse. Diese auch als „akute Atherose" bezeichneten Gefäßwandalterationen können intradezidual aber auch intramyometrial vorkommen (5, 6, 46).

Lupus erythematodes und Antiphospholipid-Antikörpersyndrom. Vaskulopathien können auch bei anderen mütterlichen Erkrankungen, insbesondere beim Lupus erythematodes und dem Antiphospholipid-Antikörpersyndrom auftreten (1, 35). Bei diesen Erkrankungen sind gehäuft Antiphospholipid-Antikörper im mütterlichen Serum nachweisbar, insbesondere ein sog. „Lupus-Antikoagulans" und Antikardiolipin-Antikörper. Diese heterogene Autoantikörpergruppe gegen negativ geladene Phospholipide von Proteinen, Blutgerinnungsfaktoren und Thrombozyten kann eine Immunkoagulopathie mit Thrombembolien verursachen und führt häufig zu einer dezidualen Vaskulopathie (6, 16, 35).

Typische Veränderungen. Weitere für schwangerschaftshypertensive Erkrankungen typische, aber nicht spezifische Veränderungen sind ein relativ häufig zu beobachtender Minderwuchs und eine verkleinerte Basalfläche der Plazenta. Der Zottenreifungsstand kann altersentsprechend sein. Nicht selten findet sich jedoch entweder eine kompensatorisch bedingte Zottenfrühreife oder seltener auch eine Retardierung.

Tenney-Parker-Veränderungen. Relativ typisch sind gleichfalls zu beobachtende synzytiale Epithelknospen und -knoten an den Zottenoberflächen (sog. Tenney-Parker-Veränderungen, Abb. 24.**27**) (45). Die Bedeutung dieser soliden oder abgeschnürten Kernansammlungen in der späten Schwangerschaft wird in der Literatur kontrovers diskutiert. Sie werden entweder als belanglose Schnittartefakte (29), als zwar artifizielle, durch Flachschnitte irregulär geformter Zottenoberflächen bedingte, aber diagnostisch hilfreiche „Artefakte" oder als reale Gebilde, als Korrelat einer Aussprossung neuer Endzotten interpretiert (11, 28, 41). Diese synzytialen Epithelknospen und -knoten werden gehäuft unter hypoxämischen Bedingungen, z.B. bei mütterlicher Anämie, schwangerschaftshypertensiven Erkrankungen und bei Graviditäten in großen Höhenlagen gesehen.

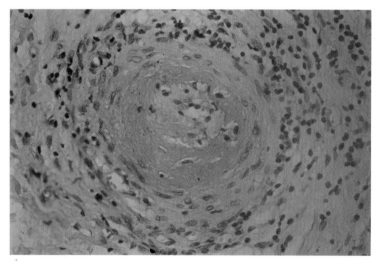

Abb. 24.**26** Akute Vaskulopathie einer Arterie mit transmuraler fibrinoider Nekrose, lymphohistiozytären Zellinfiltraten, Schaumzellansammlungen und Lumeneinengung (HE, 400×).

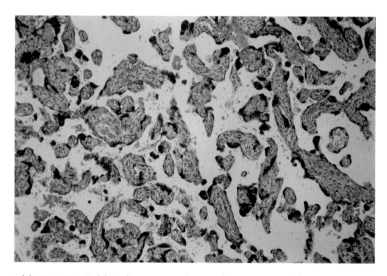

Abb. 24.**27** Zahlreiche synzytiale Kernknospen und -knoten an den Zottenoberflächen (sog. Tenney-Parker-Veränderungen, 32. SSW, Präeklampsie, HE, 100×).

24

Vorzeitige Plazentalösungen. Gehäuft soll es bei schwangerschaftshypertensiven Erkrankungen auch zu vorzeitigen Plazentalösungen kommen, wahrscheinlich infolge der chronischen Mangeldurchblutung und der ausgedehnten Fibrinniederschläge (5).

Ursachen. Die Grundlage für die Entstehung dieser Erkrankung wird sehr wahrscheinlich bereits im 1. Trimenon zum Zeitpunkt der Plazentation gelegt (44). Morphometrische Untersuchungen von Gestoseplazenten mit pathologischem Dopplerbefund haben ergeben, dass diese Plazenten häufig ein verringertes Gewicht und Volumen sowie reduzierte Gefäßparameter aufweisen. Aufgrund dieser Befunde ist daher eine Implantationsstörung der Plazenta als Ursache postuliert worden (22, 47). Als wesentliche Ursache für die Entstehung der schwangerschaftshypertensiven Erkrankungen wird das Ausbleiben eines physiologischen präplazentaren Gefäßwandumbaus infolge einer verminderten fetalen intravasalen Trophoblastinvasion angesehen (8). Dadurch sind die mütterlichen Spiralarterien auch noch nach der 18. SSW gegenüber vasokonstriktorisch wirksamen Substanzen empfindlich.

Bei dem Formenkreis der schwangerschaftshypertensiven Erkrankungen wird eine immunologische Maladaptation zwischen Mutter und Kind ursächlich diskutiert. Raymond deutet die Präeklampsie als eine abnorm gesteigerte mütterliche Immunreaktion auf unreife fetale Trophoblastzellen. Er konnte bei vielen Gestosepatientinnen kleine, nur oberflächlich implantierte Plazenten beobachten, die reaktiv große Mengen eines unreifen Trophoblasten gebildet hatten. Diese Trophoblastzellen konnten jedoch infolge einer gestörten Expression von Adhäsions- und Matrixmolekülen die Spiralarterien nur ungenügend invadieren und remodellieren. Eine große Zahl dieser funktionell minderwertigen fetalen Trophoblastzellen soll das mütterliche Immunsystem „triggern" und eine Antikörperbildung mit nachfolgenden sekundären Gefäßwandschäden hervorrufen (39).

Entzündlich bedingte Plazentaveränderungen

Ausgedehnte entzündliche Veränderungen der Plazenta können ebenfalls zu einer Funktionseinschränkung des Organs führen. Man unterscheidet eine Entzündung vom Amniontyp mit Chorioamnionitis, Deckplattenvaskulitis, Omphalovaskulitis und/oder Funikulitis von einer parenchymatösen Plazentitis (46).

Entzündungen vom Amniontyp

Bei den Entzündungen vom Amniontyp können die Erreger bei offener Fruchtblase aszendierend auf die Amnionoberfläche gelangen oder sich bei geschlossener Fruchtblase trans- bzw. intramembranös vom inneren Muttermund her ausbreiten. Mögliche Komplikationen für den Feten sind Infektionen der Lunge und/oder des Gastrointestinaltraktes durch die Aufnahme erregerhaltigen Fruchtwassers. Bei ausgedehnter fetal-hämatogener Erregerausbreitung kann es auch zu einer generalisierten Sepsis oder Septikopyämie des Feten kommen.

Plazentitis vom parenchymatösen Typ

Ursachen. Zur Plazentainsuffizienz kann insbesondere die Plazentitis vom parenchymatösen Typ führen. Man findet hierbei Zeichen einer exsudativen und/oder proliferativen Entzündung im Zwischenzottenraum, an den Zottenoberflächen und/oder im Zottenstroma. Ursächlich kommen Bakterien, Viren, Pilze und Parasiten aber auch hypoxische Zustände und toxische Schädigungen mit konsekutiven Chorionepithelläsionen in Betracht. Im Einzelfall ist die Ätiologie einer Plazentitis oftmals weder klinisch noch morphologisch eruierbar.

Infektionsweg. Der Infektionsweg bei der erregerbedingten parenchymatösen Plazentitis verläuft in der Regel maternalhämatogen mit primärer Erregerabsiedlung im Zwischenzottenraum, die zunächst eine akute intervillöse Thrombangitis hervorruft (46). Ausgangspunkte können zum Beispiel eine mütterliche Angina, eine Pneumonie oder bakterielle Endokarditis sein. Auch eine direkte Fortleitung einer Entzündung transdezidual bei eitriger Endometritis der Mutter oder transamnial bei einer Chorioamnionitis mit Übergreifen der Entzündung auf den Plazentarand oder die Basalplatte ist möglich.

Perivillitis. Bei der floriden Perivillitis finden sich Chorionepithelnekrosen und Fibrinabscheidungen an den Zottenoberflächen, die von mütterlichen granulozytären und/oder mononukleären Zellinfiltraten durchsetzt werden. In späteren Stadien führt eine Fibroblastenproliferation mit Kollagenfaservermehrung oftmals zu einer vollständigen Verödung des Zwischenzottenraumes.

Villitis. Die erregerbedingte Villitis ist Ausdruck einer fetal-hämatogenen Erregerausbreitung in die Zotten und ist durch Zottenstroma- und Chorionepithelnekrosen sowie entzündliche Zellinfiltrate charakterisiert. Hierbei kann die Zusammensetzung des entzündlichen Infiltrates in einzelnen Fällen genauere Hinweise auf die Art der intrauterinen Infektion geben (46).

Histologische Befunde. Abb. 24.28 zeigt das histologische Bild einer eitrigen intervillösen Thrombangitis, Perivillitis und Vil-

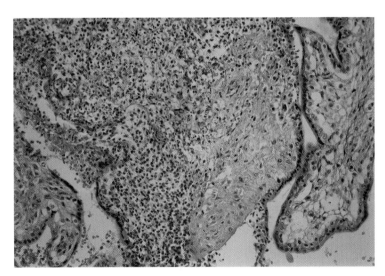

Abb. 24.**28** Eitrig-abszedierende intervillöse Thrombangiitis, Perivillitis und nekrotisierende Villitis bei intrauteriner Listeriose (26. SSW, HE, 200×).

litis bei einer intrauterinen Listeriose. Bei dieser Erkrankung erfolgt die Infektion meistens transplazentar mit Ausbildung multipler Abszesse in der Plazenta. Darüber hinaus ist auch ein aszendierender Infektionsweg der im Stuhl oder in der Vagina nachweisbaren Listerien mit nachfolgender eitrig einschmelzender, phlegmonöser Chorioamnionitis beobachtet worden. Als Folge beider Infektionsmodi kann eine generalisierte Granulomatosis infantiseptica des Kindes eintreten (12).

In der Abb. 24.**29** erkennt man das feingewebliche Bild einer angedeutet granulomatösen Entzündung der Plazenta mit Ausbildung mehrkerniger Riesenzellen vom Langhans-Typ, wie man es unter anderem bei einer Tuberkulose oder bei einer Varizella-Zoster-Infektion sehen kann (6).

Abb. 24.**30** zeigt das histologische Bild einer ausgedehnten Pilzinfektion der Plazenta aus der 17. SSW bei retiniertem Intrauterinpessar der Mutter. Infolge eines vorzeitigen Blasensprunges hatten sich eine ausgedehnte floride Chorioamnionitis, Perivillitis und Villitis mit Nachweis multipler Hyphen von Candida albicans entwickelt.

Folgen. Ausgedehnte parenchymatöse Plazentitiden können nach Ausbreitung der Erreger in den fetalen Kreislauf zu einer fetalen Sepsis oder Septikopyämie mit Nachweis multipler Entzündungsherde in den kindlichen Organen führen und einen interauterinen Fruchttod bedingen. In minder schweren Fällen kann die durch die entzündlichen Veränderungen bedingte Einschränkung der Plazentafunktion eine intrauterine Wachstumsretardierung hervorrufen.

Plazentatumoren

Chorangiome

Zu einer Einschränkung der Plazentafunktion können auch sog. Chorangiome, relativ häufig auftretende gutartige Tumoren führen. Sie können bei entsprechender Größe durch Ultraschalluntersuchungen diagnostiziert werden. Chorangiome sind solitär oder multipel vorkommende, meist durch eine Pseudokapsel scharf begrenzte Tumoren. Ihr Durchmesser ist

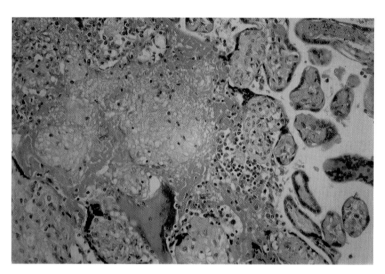

Abb. 24.**29** Angedeutet granulomatöse Villitis und Perivillitis mit mehrkerniger Langhans-Riesenzelle (35. SSW, HE, 200×).

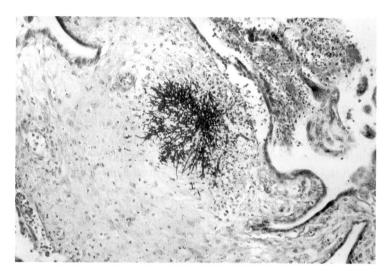

Abb. 24.**30** Parenchymatöse Plazentitis mit Nachweis von Candida albicans (17. SSW, PAS, 200×).

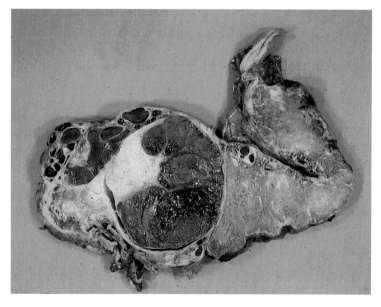

Abb. 24.**31 a** Schnittfläche einer Plazenta mit einem 10 cm großen Chorangiom (37. SSW).

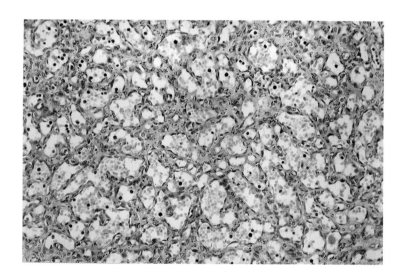

Abb. 24.**31 b** Histologisches Bild eines Chorangioms (HE, 200×).

meistens kleiner als 5 cm. In seltenen Fällen können Chorangiome allerdings auch große Areale der Plazenta einnehmen und zu einer entsprechenden Reduktion des funktionstüchtigen Parenchyms führen. Diese Tumoren können sich in die Fruchthöhle vorwölben und hierdurch die Nabelschnurgefäße komprimieren. Chorangiome haben eine läppchenartige Schnittfläche, eine rotbraune bis gelbe Farbe und eine relativ weiche Konsistenz (Abb. 24.31 a).

Histologische Befunde. Histologisch kann man endotheliomatöse, kapilläre und kavernöse Formen unterscheiden. Abb. 24.31 b zeigt das histologische Bild eines Chorangioms mit zahlreichen Blutgefäßspalten, die in ein unterschiedlich zellreiches Stroma eingebettet sind. Insbesondere bei großen Tumoren kann man mitunter regressive Veränderungen in Form von Nekrosen, Einblutungen, Thromben und Verkalkungen beobachten.

Ursache. Als Ursache für die Entstehung von Chorangiomen wird eine gestörte fetale Angiogenese der Plazenta angenommen (6, 46). Diese Tumoren zeigen eine Kontinuität zur fetalen Blutzirkulation.

Komplikationen. Seltene Komplikationen von Chorangiomen sind neben einer durch Parenchymreduktion verursachten Plazentainsuffizienz auch Blutungen und vorzeitige Plazentalösungen sowie das sog. Kasabach-Meritt-Syndrom. Dieses Syndrom ist durch das gemeinsame Auftreten einer hämolytischen Anämie infolge mechanisch bedingter Erythrozytendestruktion und disseminierter Mikrothromben charakterisiert (18). Chorangiome werden häufig von einem Polyhydramnion begleitet, das durch eine Flüssigkeitstranssudation von der Tumoroberfläche in die Amnionhöhle und/oder durch eine gesteigerte Urinausscheidung des Feten infolge des gesteigerten Plazentazeitvolumens entstehen soll (18).

Gefäßreiche Chorangiome können infolge eines gesteigerten arteriovenösen Shuntings über einen erhöhten venösen Rückstrom zum fetalen Herzen eine kindliche Kardiomegalie bedingen, die ihrerseits nicht selten eine Herzinsuffizienz und einen generalisierten Hydrops fetalis nach sich zieht (17, 18).

Gelegentlich ist auch eine Assoziation von Chorangiomen mit anderen kindlichen Fehlbildungen, z.B. Angiomen der Haut beschrieben worden (31).

Trophoblasttumoren

Bei den sehr seltenen Trophoblasttumoren handelt es sich um invasive Trophoblastproliferationen, die teilweise metastatische Absiedlungen setzen. Chorionkarzinome und Plazentabett-Trophoblasttumoren können in Zusammenhang mit Molenschwangerschaften, Spontanaborten und selten auch nach normalen Schwangerschaften und Extrauteringraviditäten auftreten (6, 46).

Sekundäre Tumoren

Sekundäre Tumoren der Plazenta sind eine Rarität. Gelegentlich konnten bei mütterlichen Karzinomen anderer Organe Tumorzellembolien im Zwischenzottenraum jedoch ohne infiltrierendes Wachstum in das Zottenstroma beobachtet werden

(5, 46). Echte metastatische Absiedlungen in der Plazenta mit transplazentarer Ausbreitung auf den Feten wurden hingegen in einigen Fällen von malignen Melanomen beschrieben (5, 46).

Literatur

1 Abramowski CR, Veges ME, Swinehert G: Decidual vasculopathy of the placenta in lupus erythematodes. New Engl. J. Med. 303 (1980) 668–672
2 Altschuler G: Chorangiosis: an important placental sign of neonatal morbidity and mortality. Arch. Pathol. Lab. Med. 108 (1984) 71–74
3 Bacon BJ, Gilbert RD, Kaufmann P, Smith AD, Trevino FT, Longo LD: Placental anatomy and diffusing capacity in guinea pigs following long-term maternal hypoxia. Placenta 5 (1984) 475–488
4 Beck T: Der materne Blutfluß durch die menschliche Plazenta. Z. Geburtsh. u. Perinat. 186 (1982) 65–71
5 Becker V, Schiebler Th H, Kubli F: Die Plazenta des Menschen. Thieme, Stuttgart 1981
6 Benirschke K, Kaufmann P: Pathology of the human placenta. Third Edition. Springer, Berlin 1995
7 Blankenship TN, Enders AC, King BF: Trophoblastic invasion and the development of uteroplacental arteries in macaque: Immunhistochemical localisation of cytoceratins, desmin, type IV collagen, laminin and fibronectin. Cell Tissue Res. 272 (1993) 227–236
8 Brosens UA: Morphological changes in the uteroplacental bed in pregnancy hypertension. Clin. Obstet. Gynaec. 4 (1977) 573–583
9 Burrows TD, King A, Loke YW: Expression of integrins by human trophoblast and differential adhesion to laminin or fibronectin. Hum. Reprod. 8 (1993) 475–484
10 Castellucci M, Zaccheo D, Pescetto G: A three-dimensional study of the normal human placental villous core. I. The Hofbauer cells. Cell Tissue Res. 210 (1980) 235–247
11 Castellucci M, Scheper M, Scheffen I, Celona A, Kaufmann P: The development of the human placental villous tree. Anat. Embryol. 181 (1990) 117–128
12 Cottier H, Hess MW, Keller HU, Boos B, Schindler R, Zimmermann A: Pathogenese. Ein Handbuch für die ärztliche Fortbildung. Bd. 1 und 2. Springer, Berlin 1980
13 Demir R, Kaufmann P, Castellucci M, Erbengi T, Kotowski A: Fetal vasculogenesis and angiogenesis in human placental villi. Acta. Anat. (Basel) 136 (1989) 190–203
14 De Wolf F, De Wolf-Peeters C, Brosens I: Ultrastructure of the spiral arteries in the human placental bed at the end of the normal pregnancy. Amer. J. Obstet. Gynecol. 117 (1973) 833–848
15 Drews U: Taschenatlas der Embryologie. Thieme, Stuttgart 1993
16 Gröne HJ: Systemischer Lupus erythematosus und Antiphospholipid-Syndrom. Pathologe 17 (1996) 405–416
17 Hadi HA, Finley J, Strickland D: Placental chorioangioma: Prenatal diagnosis and clinical significance. Amer. J. Perinat. 10 (1993) 146–149
18 Hirata GI, Damon I, Masaki I, O'Toole M, Medearis AL, Platt LD: Color flow mapping and doppler velocimetry in the diagnosis and management of a placental chorioangioma associated with nonimmune fetal hydrops. Obstet. Gynecol. 81 (1993) 850–852
19 Hitschold T, Müntefering H, Berle P: Histologische Plazentabefunde bei diastolischem Null- oder Negativflow der Nabelarterien: Eine dprospektive Untersuchung unter Berücksichtigung der Dauer der klinischen Beobachtung. Geburtsh. u. Frauenheilk. 52 (1992) 219–224
20 Hitschold T, Beck T, Müntefering H, Berle P: Plazentamorphometrie bei diastolischem Null- und Negativflow der Nabelarterien. Geburtsh. u. Frauenheilk. 52 (1992) 270–274
21 Hitschold T, Weiss E, Beck T, Müntefering H, Berle P: Low target birth weight or growth retardation? Umbilical doppler flow velocity waveforms and histometric analysis of fetoplacentar vascular tree. Amer. J. Obstet. Gynecol. 168 (1993) 1269–1274

22 Hitschold T, Ulrich S, Kalder M, Müntefering H, Berle P: Blutströmungsprofile der Arteria Uterina. Korrelation zur Plazentamorphologie und zu klinisch-geburtshilflichen Daten im Rahmen der Präeklampsie. Z. Geburtsh. u. Neonat. 199 (1995) 8 – 12

23 Jimenez E, Unger M, Vogel M et al.: Morphologische Untersuchungen an Plazenten HIV-positiver Mütter. Pathologe 9 (1988) 228 – 234

24 Jones CJP, Fox H: An ultrastructurell study of the placenta in materno-fetal rhesus incompatibility. Virchows Arch. Pathol. Anat. Histol. 379 (1978) 229 – 241

25 Kaufmann P, Sen DK, Schweikhart G: Classification of human placental villi. I. Histology and scanning electron microscopy. Cell tissue Res. 200 (1979) 409 – 423

26 Kaufmann P, Luckhardt M, Schweickhart G, Cantle SJ: Cross-sectional features and three-dimensional structures of human placental villi. Placenta 8 (1987) 235 – 247

27 Kaufmann P, Luckhardt M, Leiser R: Three-dimensional representation of the fetal vessel system in the human placenta, Trophoblast. Res. 3 (1988) 113 – 137

28 King BF, Menton DN: Scanning electron microscopy of human placental villi from early and late gestation. Amer. J. Obstet. Gynecol. (1975) 824 – 828

29 Küstermann W: Über „Proliferationsknoten" und „Synzytialbrücken" der menschlichen Plazenta. Anat. Anz. 150 (1981) 144 – 157

30 Langman J: Medizinische Embryologie. Die normale menschliche Entwicklung und ihre Fehlbildungen. 6. Auflage. Thieme, Stuttgart 1980

31 Manzke H, Mau G: Korrelation schwangerschaftsanamnestischer und klinischer Befunde mit dem Auftreten von Naevi flammei bei Neugeborenen. Monatsschr. Kinderheilk. 123 (1975) 124 – 127 und in Vogel, M: Atlas der morphologischen Plazentadiagnostik. 2. Auflage. Springer, Berlin 1996

32 Matijewic R, Meekins JW, Walkinshaw SA, Neilson JP, McFadyen IR: Spiral artery blood flow in the central and peripheral areas of the placental bed in the second trimester. Obstet. Gynecol. 86 (1995) 289 – 292

33 Moll V, Künzel W: Der utero-plazentare Kreislauf. Z. Geburtsh. u. Perinat. 178 (1974) 1 – 11

34 Moore KL: Grundlagen der medizinischen Embryologie. Enke, Stuttgart 1990

35 Nayar R, Lage JM: Placental changes in a first trimester abortion in maternal systemic lupus erythematodes with antiphospholipid syndrome: A case report and review of literature. Hum. Pathol. 27 (1996) 201 – 206

36 Nicolov SpD, Schiebler TH: Über Endothelzellen in Zottengefäßen der reifen menschlichen Plazenta. Acta. Anat. Basel 110 (1981) 338 – 344

37 Ogawa S, Leary J, Clauss M et al.: Modulation of endothelial cells (EC) function in hypoxia: alterations in cell growth and the response to monocyte-derived mitogenic factors. J. Cell. Biochem. Suppl.15 F (1991) 213 und in: Benirschke KP, Kaufmann P: Die Plazenta des Menschen. 3. Auflage. Springer, Berlin 1995

38 Pijnenborg R, Dixon G, Robertson WB, Brosens I: Trophoblastic invasion of human decidua from 8 to 18 week of pregnancy. Placenta 1 (1980) 3 – 19

39 Raymond WR, Patterson P: Preeclampsia is assosiated with an excess of proliferative immature intermediate trophoblast. Hum. Pathol. 26 (1995) 594 – 600

40 Reshetnikova OS, Burton GJ, Milovanov AP: Effects of hypobaric hypoxia on the fetoplacental unit: The morphometric diffusing capacity of the villous membrane at high altitude. Amer. J. Obstet Gynecol. 171 (1994) 1560 – 1565

41 Sala MA, Matheus M, Valeri V: Volume density of syncytial sprouts and its regional variation in the normal human placenta. Gegenbaurs morphol. Jahrb. 129 (1983) 489 – 493

42 Schuhmann R, Wehler V: Histologische Unterschiede an Plazentazotten innerhalb der materno-fetalen Strömungseinheit: Ein Beitrag zur funktionellen Morphologie der Plazenta. Arch. Gynecol. 210 (1971) 425 – 439

43 Shih IM, Kurman RJ: Expression of melanoma cell adhesion molecule in intermediate trophoblast. Lab. Invest. 75 (1996) 377 – 388

44 Steck T, Würfel W: Die Bedeutung immunologischer Faktoren bei der Ätiologie der schwangerschaftshypertensiven Hypertonie. Zentralbl. Gynäkol. 117 (1995) 3 – 10

45 Tenney B, Parker F: The placenta in toxemia of pregnancy. Amer. J. Obstet. Gynecol. 39 (1940) 1000 – 1005 und in Benirschke K, Kaufmann P: Pathology of the human placenta. 3. Auflage. Springer, Berlin 1995

46 Vogel M: Atlas der morphologischen Plazentadiagnostik. 2. Auflage. Springer, Berlin 1996

47 Weickert U, Reitnauer K, He J, Ertan AK, Schmidt W, Remberger K: Histopathologische Plazenta-Morphometrie und Dopplersonographie der Nabelschnurgefäße bei Frühgeborenen. Geburtsh. u. Neonat. 121 (1999) 7 – 13

48 Weiss E, Hitschold T, Müntefering H, Berle P: Dopplersonographie der Art. umbilicalis: Differenzierte Diagnostik bei der intrauterinen Mangelentwicklung. Geburtsh. u. Frauenheilk. 49 (1989) 466 – 471

49 Wentworth P: The placenta in cases of hemolytic disease. Amer. J. Obstet. Gynecol. 98 (1967) 283 – 289

50 Werb Z: How the macrophage regulates its extrazellular environment. Amer. J. Anat. 166 (1983) 237 – 256

24

25 Morphologische und morphometrische Untersuchungen der Plazenta bei pathologischen Dopplerbefunden im Bereich der fetalen Nabelarterien*

T. Hitschold

Störungen des normalen Schwangerschafts- und Geburtsverlaufes im Sinne eines Plazentainsuffizienzsyndroms können vielfältige Ursachen haben. Die Plazenta als „Organ zwischen den Organismen" spielt hierbei eine zentrale Rolle. So sind klinische, pathophysiologische und pathomorphologische Betrachtungsweisen einer eventuellen Störung der Leistungsfähigkeit dieses Organs möglich.

Klinische Aspekte der Plazentainsuffizienz

Bezüglich der klinischen Aspekte seien die intrauterine Mangelentwicklung und die Frühgeburtlichkeit, die oft gemeinsam damit vorkommt, beispielhaft genannt. Ursachenklärung, frühzeitige Erkennung und Therapie sind weiterhin Gegenstand umfangreicher klinischer und theoretischer Untersuchungen.

Etablierte diagnostische Verfahren. Bis dahin bleiben dem Geburtshelfer die bislang diagnostisch etablierten Verfahren der Ultraschallbiometrie und biochemische Überwachungsmethoden. Diesen Verfahren gemeinsam ist die eher retrospektive Betrachtungsweise, da der bereits eingetretene Zustand des fehlenden Kindswachstums gemessen und dessen weiterer Verlauf überwacht wird. Handlungsbedarf entsteht, wenn die Kardiotokographie eine drohende oder manifeste Asphyxie des Feten wahrscheinlich erscheinen lässt, womit aber dann bereits die Auswirkungen der Plazentainsuffizienz auf die fetale Herz-Kreislauf-Regulation im Sinne einer Hypoxämie, Hypoxie oder Azidose gemessen werden.

Pathophysiologische Aspekte der Plazentainsuffizienz

Pathophysiologische Aspekte der Plazentainsuffizienz werden in der Regel in tierexperimentellen Untersuchungen erarbeitet und betreffen im Wesentlichen die uteroplazentaren und auch fetoplazentaren Kreislaufmechanismen. Die zentrale Bedeutung der Hämodynamik für alle Partialfunktionen der Plazenta ist mittlerweile unumstritten. Jede Minderdurchblutung verringert die Austauschkapazität und reduziert die Stoffwechselprozesse infolge eines ungenügenden Sauerstoff- und Substratangebotes.

Fetoplazentare Durchblutung. Die fetoplazentare Durchblutung unterliegt im Gegensatz zu anderen Kreislaufkompartimenten keinen nervalen oder endokrinologischen Regulationsmechanismen. Der Fet wächst quasi innerhalb der Grenzen, die ihm von seiner Plazenta gesetzt sind. Diese Grenzen sind im Sinne einer Reservekapazität sicherheitshalber weit gesteckt, scheinen aber dennoch genetisch festgelegt. Durch verschiedene Einflussgrößen im Verlaufe der Schwangerschaft kann diese Sicherheitsreserve aufgebraucht und die Dekompensation des Systems herbeigeführt werden. Gerade hier wird aber die diagnostische Lücke der derzeit etablierten Überwachungstechniken spürbar, da diese nicht ohne weiteres antepartal zwischen einem genetisch kleinen und einem durch Plazentainsuffizienz mangelversorgten Feten differenzieren können.

Neue Möglichkeiten durch die Dopplersonographie. Die Einführung der nichtinvasiven Dopplersonographie hat hier vom methodischen Ansatz her entscheidende Vorteile gebracht. Die Methode ist in zahlreichen klinischen Untersuchungen bereits eingesetzt worden. Sie ermöglicht eine Abschätzung von Resistenz und Impedanz und damit einen Rückschluss auf die Perfusion eines Strömungsgebietes. Mit invasiven Methoden im chronisch präparierten Schaffeten konnte gezeigt werden, dass im fetoplazentaren Kreislauf der stärkste Blutdruckabfall über dem Zottenbaum stattfindet (8). Diese Befunde implizieren, dass Widerstand und Impedanz des fetoplazentaren Kompartiments ganz wesentlich von der Vaskularisation der Plazentazotten bestimmt werden und dass z. B. die Nabelschnurgefäße nur einen geringen Anteil daran haben. Impedanzveränderungen in diesem Bereich, gemessen als qualitative Widerstandsindizes im Bereich der fetalen Nabelarterien, scheinen anderen Parametern wie den fetalen Bewegungsmustern

---

* Meinen verehrten Lehrern Prof. Dr. med. P. Berle und Prof. Dr. med. H. Müntefering in Dankbarkeit gewidmet.

oder CTG-Veränderungen um Tage bis Wochen vorauszueilen (54) und damit eine prospektive Schwangerschafts- und Geburtsbegleitung zu ermöglichen. Dies ist innerhalb von Risikokollektiven ein erheblicher Fortschritt und wurde in prospektiven randomisierten Studien bestätigt (39, 53), indem eine Verminderung geburtshilflicher Notsituationen bei Kenntnis des Dopplerbefundes erreicht werden konnte. Wegen der Schwierigkeit der exakten Gefäßdurchmesser- und Winkelbestimmung im Bereich der Nabelschnurgefäße hat man quantitative Messungen verlassen und führt stattdessen qualitative Bewertungen der Flusskurven durch Bestimmung von Widerstandindizes (A/B-Ratio, Resistance-Index, Pulsatilitätsindex) durch.

Pathomorphologische Aspekte der Plazentainsuffizienz

Die funktionelle Plazentamorphologie (5) hat morphologisch fassbare Korrelate der Plazentainsuffizienz wie Infarzierung und Zottenstromafibrose sowie Zottenreifungsstörungen beschrieben, gleichzeitig aber darauf hingewiesen, dass es sich im Wesentlichen um ein Problem der Quantität handelt. So sind es weniger einzelne typische Plazentaveränderungen, die zu einer Insuffizienz führen, sondern es handelt sich vielmehr um ein Missverhältnis zwischen Angebot und Nachfrage.

Fetoplazentare Zotten- und Gefäßarchitektur. Grundlegende Untersuchungen von Schuhmann (41–43) haben die fetalen Kotyledone mit ihren zentral mündenden Spiralarterien als kleinste funktionelle Baueinheit (Plazenton) des fetoplazentaren Zotten- und Gefäßbaumes beschrieben. Durch eindrucksvolle elektronenmikroskopische Untersuchungen an Serienschnitten konnten Kaufmann und Mitarbeiter (27–31) dies weiter vertiefen, sodass wir heute über detaillierte Vorstellungen der fetoplazentaren Zotten- und Gefäßarchitektur verfügen. Im Prinzip handelt es sich um parallel geschaltete Strömungseinheiten, welche durch dichotome Gefäßverzweigung, beginnend mit den Deckplattengefäßen, bis hin zu den Zottengefäßen in den einzelnen Plazentonen repräsentiert werden.

Plazenta- und Kindsgewicht. Kloos und Vogel (32) haben Beziehungen zwischen Wachstum und Reifung der Plazenta erarbeitet, also Zusammenhänge zwischen der Größe des Organs und der inneren Ausgestaltung, und somit das Plazentagewicht als einen wichtigen Indikator für die Qualität der plazentaren Versorgungsleistung bezeichnet. Dies findet einen zumindest ungefähren Ausdruck in der Relation zwischen Kindsgewicht und Plazentagewicht. Es ist letztlich nicht klar, wodurch dieses Verhältnis bestimmt wird. Immerhin haben Plazenta und Fetus ein gemeinsames Genom, sodass die Annahme einer genetisch festgelegten Relation berechtigt ist. Erhöhte Quotienten von Plazenta- und Kindsgewicht können auf eine Störung dieser Relation hinweisen und gehen gehäuft mit intrauterinen Asphyxien einher. Damit ist diese Größe klinisch relevant, wenngleich antepartal nicht zuverlässig bestimmbar.

Ausreifung des Zottenbaumes. Die Untersuchungen von Castelluci und Kaufmann (7) sowie Schweikhart (44) anhand von kombinierten rasterelektronenmikroskopischen und histologischen Untersuchungen haben ein neues Konzept der plazentaren Reifungsstörungen aufgezeigt. Diese Autoren unterschieden am fetoplazentaren Zottenbaum die „Äste" (Stammzotten), ältere und jüngere „Zweige" (reife und unreife Intermediärzotten) und „Blätter" (Endzotten). Abweichungen von der normalen Ausreifung des Zottenbaumes können mit klinisch fassbaren Störungen (Mangelentwicklung, Azidose, Asphyxie) einhergehen (5, 44, 45). Erste Untersuchungen wiesen Ende der 80er-Jahre (14, 15, 26) darauf hin, dass eine Korrelation zwischen dopplersonographischen Befunden und qualitativen morphologischen Plazentabefunden besteht.

Morphometrische Untersuchungen der Resorptionszotten. Stoz und Mitarbeiter (46–48) und Noack und Mitarbeiter (37) sowie Teasdale (50) und andere Autoren (Übersicht bei Beck [2]) haben morphometrische Untersuchungen durchgeführt und Veränderungen an den Endzotten, die z.T. auch als „Resorptionszotten" bezeichnet werden, bei Diabetes, Gestose und Mangelentwicklung beschrieben. Beck (3, 4) zeigte durch systematische computerunterstützte histometrische Messungen in der Plazentonperipherie Veränderungen der Resorptionszotten im Zusammenhang mit verschiedenen typischen Schwangerschaftskomplikationen wie Frühgeburtlichkeit, Azidose, Diabetes und Gestose auf. Er konnte überzeugend nachweisen, dass standardisierte morphometrische Messungen im Bereich der Resorptionszotten in der Plazentonperipherie repräsentativ für das Gesamtorgan sind und hat auf dieser Basis nicht nur einzelne Zotteneigenschaften gemessen, sondern auch auf funktionell relevante innere Oberflächen hochgerechnet. Damit waren erstmals funktionelle und mit Maß und Zahl belegbare Aspekte der Plazentamorphologie erfassbar, die wesentlich zum Verständnis pathophysiologischer Zusammenhänge beigetragen haben.

A/B-Ratio in den Nabelarterien. In einer grundlegenden Arbeit konnten Giles und Mitarbeiter (11) zeigen, dass bei humanen Feten mit einer erhöhten A/B-Ratio in den Nabelarterien die Arteriolen in den Stammzotten 3. Ordnung hochsignifikant reduziert waren, sei es als Folge einer Angiogenesestörung oder als sekundäre Obliteration. Diese Untersuchungen wurden von anderen Autoren bestätigt (6, 35). Damit war erstmals der Beweis erbracht, dass mit der qualitativen Beurteilung von Blutflussspektren in den Nabelarterien widerstandsrelevante Veränderungen in der Plazenta erfasst werden können.

Embolisation der fetoplazentaren Strombahn. Tierexperimentell konnten Morrow und Mitarb. (36) durch Embolisation der fetoplazentaren Strombahn beim Schaffeten mit 50-μm-Mikrosphären einen enddiastolischen Null- bzw. Negativflow erzeugen. Nach den Daten von Kaufmann (31) entspricht die Größe dieser Mikrosphären dem mittleren Durchmesser der Gefäße in den kleineren Stammzotten der menschlichen Plazenta (Ramulus 5.–8. Ordnung), womit die Befunde von Giles (11) weiter untermauert sind. Trudinger und Mitarb. (52) und

Schmidt und Mitarb. (40) hingegen embolisierten mit 15-μm-Mikrosphären und schalteten damit den Endzottenbereich aus, da dieses Maß der Größe der Kapillaren in den Terminalzotten entspricht. Es wurde zwar eine Erhöhung der A/B-Ratio erreicht, jedoch kein Verlust enddiastolischer Blutflussgeschwindigkeiten. Allerdings registrierte Trudinger (52) einen Abfall des fetalen arteriellen PO_2, was auf die Bedeutung des Endzottenbereiches für den Gasaustausch hinweist.

Umbilikaler Widerstand und plazentare Reservekapaziät. Thompson (51) zeigte an einem mathematischen Computermodell, das die dichotome Gefäßaufzweigung der fetoplazentaren Strombahn durch entsprechende Schaltung von Widerständen und Kondensatoren nachahmte, verschiedene Einflussgrößen für die Flussmuster in den Nabelarterien auf. So steigt der umbilikale Widerstand mit zunehmender Anzahl aus dem Stromkreis ausgeschalteter, im übertragenen Sinne obliterierter kleiner Gefäße an, wobei dieser Effekt umso stärker ausgeprägt ist, je weniger Aufzweigungen der plazentare Gefäßbaum aufweist, d. h. je kleiner die Plazenta ist und je stärker Reifungsstörungen des Zottenbaumes ausgeprägt sind. Diese Untersuchungen zeigten weiterhin, dass ca. 60 % der Gefäße obliterieren müssen, um überhaupt mittels Hüllkurvenindizes einen Widerstandseffekt zu messen. Dies ist der mathematische Ausdruck einer „plazentaren Reservekapaziät", die fetale Gefährdungen bei geringen Pathologien verhindert.

Leistungsfähigkeit der Plazenta. Mit morphometrischen Techniken (2, 42) können an definierter Stelle der fetomaternalen

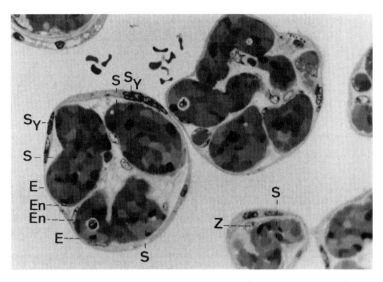

Abb. 25.**1** Zwei Terminalzotten mit sinusoidal erweiterten Gefäßen (S), Epithelplatten (E), Endothelzellen (En), Synzytiotrophoblastzellen (Sy) und Zytotrophoblastzellen (Z). Semidünnschnitt, Toluidinblau, 2000×.

Strömungseinheiten (Abb. 25.1) bestimmte Zotteneigenschaften mit Maß und Zahl belegt werden. Durch Errechnung stoffwechselaktiver Zottenoberflächen kann man so einen Eindruck von der Leistungsfähigkeit des Organs bzw. von der Störung dieser Mechanismen bei bestimmten schwangerschafttypischen Komplikationen erhalten.

Plazentahistologische Validierung der Dopplersonographie

Im Zusammenhang mit der plazentahistologischen Validierung der Dopplersonographie ist die Größe des Gefäßbaumes, das intravillöse Blutvolumen, von besonderem Interesse.

Resistance-Index der Nabelarterien

Abb. 25.**2** zeigt den Zusammenhang zwischen dem fetalen intravillösen Blutvolumen und dem innerhalb der letzten Woche antepartal bestimmten Resistance-Index der Nabelarterien. Wir fanden eine direkte Abhängigkeit beider Größen mit einem Korrelationskoeffizienten von r = -0,703. Je größer der Gefäßbaum der Plazenta ist, umso geringer ist die Impedanz, die dem Blutstrom entgegensteht, d. h. umso niedriger ist der RI in der Nabelarterie. Umgekehrt zeigen die Fälle mit besonders geringem Zottenblutvolumen erhöhte dopplersonographische Indexwerte bzw. einen Verlust vorwärts gerichteter enddiastolischer Blutflussgeschwindigkeiten (enddiastolischer Block).

Plazentare Reservekapazität. In Analogie zum mathematischen Modell von Thompson (51) zeigen unsere Ergebnisse für die RI-Werte des physiologischen Bereiches eine weite Schwankungsbreite, welche die „plazentare Reservekapazität" repräsentiert. Ein RI von 0,5 (entsprechend einer A/B-Ratio von 2,0) kann mit einem nach unserer Methode ermittelten intra-

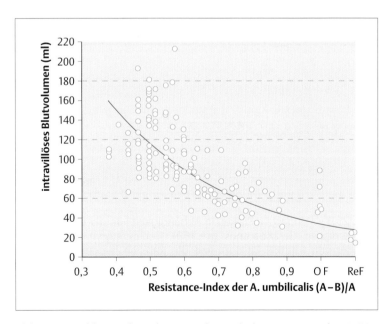

Abb. 25.**2** Abhängigkeit des RI in den Nabelarterien von der Größe des fetoplazentaren Gefäßbaumes, ausgedrückt als „fetales intravillöses Blutvolumen" (polynominale Regression 2. Grades).
OF = enddiastolischer Nullflow (Block), ReF = enddiastolischer Negativflow,

Kurvenformel: $y = 283{,}593 - 407{,}741\,x + 155{,}50\,x^2$
$r = -0{,}703; r^2 = 0{,}508$

villösen Blutvolumen zwischen 80 und 180 ml einhergehen. Dies stimmt gut überein mit den Befunden anderer Autoren (11, 24, 40) für den Volumenflow, der erst bei einer Reduktion von mehr als 50% mit einer Änderung des qualitativen Widerstandsindex einhergeht. Das zeigt aber auch, dass die Dopplersonographie der Nabelarterien keine Akutmethode sein kann, sondern dass sie in der Lage ist, erhebliche Vaskularisationsstörungen bzw. Reduktionen des fetoplazentaren Blutvolumens zu erkennen.

Reduziertes intravillöses Blutvolumen. Niedrige Werte des fetalen intravillösen Blutvolumens unter 85 ml gehen fast ausschließlich mit erhöhten Werten des Resistance-Index über 0,66 (entspricht einer A/B-Ratio von 3) einher. Daher haben wir diesen Wert als Grenze genommen und die Abhängigkeit fetaler Risiken von dieser Größe überprüft. Dies ist in Abb. 25.**3** gezeigt. Fetale Risiken traten bei reduziertem Blutvolumen deutlich häufiger auf als bei normalen Werten des intravillösen Blutvolumens. Damit ist diese Größe klinisch relevant und dopplersonographisch abschätzbar. Bei geringem intravillösem Blutvolumen (dunkle Balken) sind die Rate an hypotrophen Feten (SGA) (p = 0,000), die Häufigkeit einer schweren Azidose (pH < 7,15) (p = 0,004), die Anzahl deprimierter Feten (5-min-Apgar < 8) (p = 0,029) und die Rate an Sectiones wegen drohender intrauteriner Asphyxie (p = 0,000) signifikant erhöht gegenüber den Feten, deren Plazenten ein ausreichend großes intravillöses Blutvolumen aufwiesen (helle Balken).

Enddiastolische Blutflussgeschwindigkeiten in den Nabelarterien

Die relative Reduktion oder gar das Fehlen enddiastolischer Blutflussgeschwindigkeiten in den Nabelarterien sind Ausdruck einer erhöhten Impedanz des nachgeschalteten Stromgebietes und können daher auf eine gestörte Vaskularisation der Plazenta hinweisen (12, 13, 15). Umgekehrt ist die kontinuierliche Zunahme enddiastolischer Blutflussgeschwindigkeiten mit fortschreitendem Gestationsalter bei ungestörten Schwangerschaften Ausdruck einer Impedanzabnahme durch Wachstum der Plazenta einerseits und durch Reifung des Zotten- und Gefäßbaumes andererseits (49). An einem unausgewählten Kollektiv fanden wir dementsprechend eine Abnahme von Plazentagewicht und -haftfläche und eine Zunahme der Infarkthäufigkeit (Abb. 25.**4**) sowie Reifungs- und Entwicklungsstörungen des Zottenbaumes (Abb. 25.**5**) mit zunehmender Dopplerpathologie (17, 23).

Enddiastolischer Block in den Nabelarterien. An einem ausgewählten Kollektiv von 37 Patientinnen mit einem enddiastolischen Block in den Nabelarterien (dNNF) haben wir eine vergleichende Fall-Kontroll-Studie mit Matched Controls durchgeführt, die ein identisches Gestationsalter (± 3 Tage), aber einen normalen Nabelarterienflow aufwiesen (16). Dieser methodische Ansatz der paarweisen Zuordnung ermöglichte unabhängig vom Gestationsalter einen Vergleich der plazentahistologischen und makromorphometrischen Befunde, die gestationsalterabhängig sind (Tab. 25.**1**).

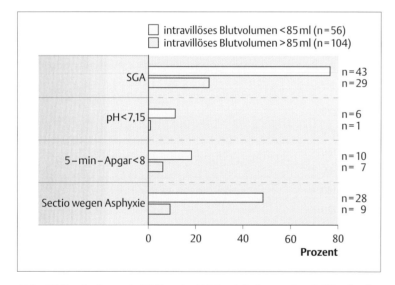

Abb. 25.**3** Peripartale Risiken in Abhängigkeit von der Größe des fetoplazentaren Gefäßbaumes (n = 160). Bei geringem intravillösem Blutvolumen (dunkle Balken) sind die Rate an hypotrophen Feten (SGA) (p = 0,000), die Häufigkeit einer schweren Azidose (pH < 7,15) (p = 0,004), die Anzahl deprimierter Feten (5-min-Apgar < 8) (p = 0,029) und die Rate an Sectiones wegen drohender intrauteriner Asphyxie (p = 0,000) signifikant erhöht gegenüber den Feten, deren Plazenten ein ausreichend großes intravillöses Blutvolumen aufwiesen (helle Balken). Exakter Test nach Fisher.

Abb. 25.**4** Plazentagewicht, Plazentahaftfläche und Infarkthäufig- ▷ keit in Abhängigkeit vom Dopplerbefund der Nabelarterien. Normaler Flow: n = 193; pathologischer Flow: n = 31; dNNF: n = 9

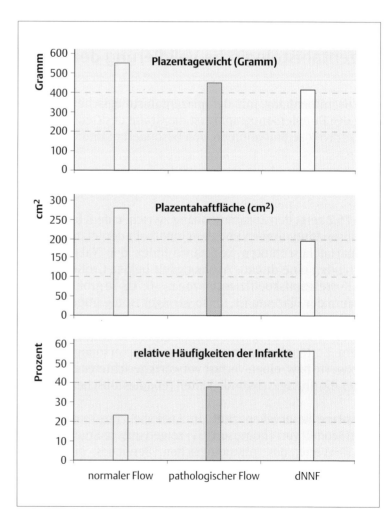

Bei identischem Gestationsalter beider Kollektive liegt das mittlere Geburtsgewicht bei Fällen mit dNNF signifikant (Wilcoxon-Test: p = 0,0001) niedriger als im Vergleichskollektiv der Matched Controls, was in der etwa 10fach erhöhten Rate an intrauteriner Mangelentwicklung bei diesem Flussmuster zum Ausdruck kommt (76 % versus 8 %, McNemar-Test: p = 0,0000). Diese Unterversorgung spiegelt sich in den makromorphometrischen Plazentadaten wider.

Plazentagewicht. Bei dNNF finden wir das mittlere Plazentagewicht bei gleichem Gestationsalter um ca. 100 g erniedrigt, ebenso ist die Plazentahaftfläche geringer. Trägt man für beide Kollektive das Plazentagewicht gegen das Gestationsalter auf und errechnet eine lineare Regressionsfunktion (Abb. 25.**6**), so zeigt sich neben der oben beschriebenen Untergewichtigkeit des Organs bei dNNF, dass dennoch mit zunehmendem Gestationsalter ein Wachstum auch dieser Plazenten zu beobachten ist. Die Kurve zeigt aber eine geringere Steigung als die der Matched Controls. Dies könnte auf eine frühe Implantationsstörung mit konsekutiver Wachstums- und Reifungsverzögerung der Plazenta als Pathomechanismus zur Entstehung eines enddiastolischen Blocks in den Nabelarterien hinweisen. Dementsprechend findet man auch einen Zusammenhang sowohl zwischen pathologischen Befunden des plazentaren Gefäßbettes (56) als auch plazentamorphologischen Befunden (20) und den Strömungsprofilen der uterinen Arterien.

Mikroskopische Befunde. Die mikroskopische Beurteilung des Zottenreifungsstandes zeigt bei dNNF in keinem Fall eine zeitgerechte Entwicklung. Es finden sich hochgradige Widerstandserhöhungen mit enddiastolischem Null- oder Negativfluss in den Nabelarterien im Wesentlichen in zu kleinen Plazenten mit zusätzlichen Störungen im Bereich des zentralen und peripheren Zotten- und Gefäßbaumes. An erster Stelle stehen chronische Plazentainfarkte gefolgt von nicht zeitgerechter Zottenreifung und einer Endangiopathia obliterans. Möglicherweise als Folge dieser Störungen kommt es häufig neben der Reifungsstörung im Bereich des peripheren Zottenbaumes zum Auftreten von akzelerierter Zottenreifung sowie Angiose der Endzottengefäße im Sinne von Kompensationsmechanismen. Abb. 25.**7** zeigt histologische Beispiele.

Reifungsstörung des peripheren Zottenbaumes. Allerdings ist der chronopathologische Ablauf dieser Veränderungen weiterhin unklar. Zahlreiche neuere Untersuchungen weisen darauf hin, dass den Veränderungen des peripheren Zottenbaumes eine herausragende Bedeutung im Zusammenhang mit Impedanzerhöhungen im fetoplazentaren Kompartiment zukommt. So fanden sowohl Jackson und Mitarbeiter (25) als auch Macara und Mitarbeiter (34) in den Plazenten mangelentwickelter Feten mit pathologischen Flussmustern in den Nabelarterien eine Unterentwicklung der Vaskularisation im Resorptionszottenbereich. Die Anzahl und Lumenweite der Stammzottengefäße hingegen waren gegenüber der Kontrollgruppe nicht verändert, wohl aber deren Wanddicke, die bei pathologischem Flow signifikant geringer war. Aufwendige elektronenmikroskopische Untersuchungen von Krebs und Mitarbeiter (33) bestätigten unlängst die Reifungsstörung des peripheren Zottenbaumes bei enddiastolischem Block in den Nabelarterien, was unsere histometrischen Untersuchungen (Abb. 25.**2**) validiert. Zusammen mit den Ergebnissen von Nordenvall und Mitarbeiter (38), die durch radiographische Untersuchungen eine Störung der dichotomen Deckplattengefäßaufzweigung und eine reduzierte Kotyledonenanzahl bei Nullflowplazenten fanden, muss eine generalisierte Entwicklungsstörung des zentralen und peripheren Zottenbaumes der Plazenta als pathogenetisches Prinzip der gestörten Nabelschnur-

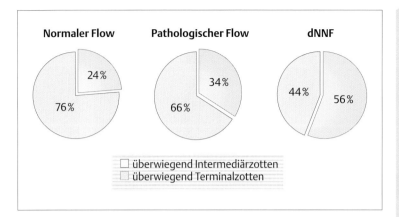

Abb. 25.**5** Relative Anteile der Zottentypen im peripheren Zottenbaum in Abhängigkeit vom Dopplerbefund der Nabelarterien. Normaler Flow: n = 193; pathologischer Flow: n = 31; dNNF: n = 9

Tabelle 25.**1** Gestationsalter, Geburtsgewicht und makromorphometrische Plazentabefunde bei diastolischem Null- und Negativflow im Vergleich zu einem Kollektiv von Matched Controls

	Normaler Flow (Matched Controls) n = 37	Diastolischer Null- und Negativflow n = 37	p (Wilcoxon-Test)
Entbindung (SST)	231 ± 25	231 ± 25	–
Kindsgewicht (g)	1801 ± 710	1425 ± 652	0,0001
SGA < 10. Perzentile	n = 3 (8 %)	n = 26 (76 %)	0,0023
Plazentagewicht (g)	362 ± 117	273 ± 153	0,0001
Plazentahaftfläche (cm²)	213 ± 78	151 ± 54	0,0001

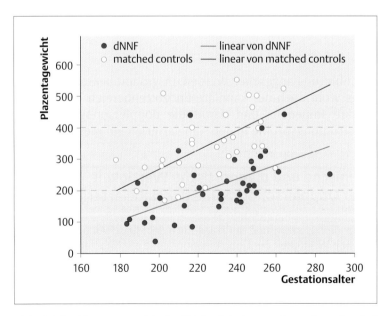

Abb. 25.**6** Plazentagewicht in Abhängigkeit vom Gestationsalter bei enddiastolischem Null- oder Negativflow (dNNF, n = 37) und einem Kontrollkollektiv von Matched Controls gleichen Gestationsalters, aber normalem Flow (n = 37).
Regressionsfunktionen dNNF: y = -274,76 + 2,13 x; r = 0,568; r² = 0,322
Matched Controls: y = -339,01 + 3,03 x; r = 0,637; r² = 0,405

267

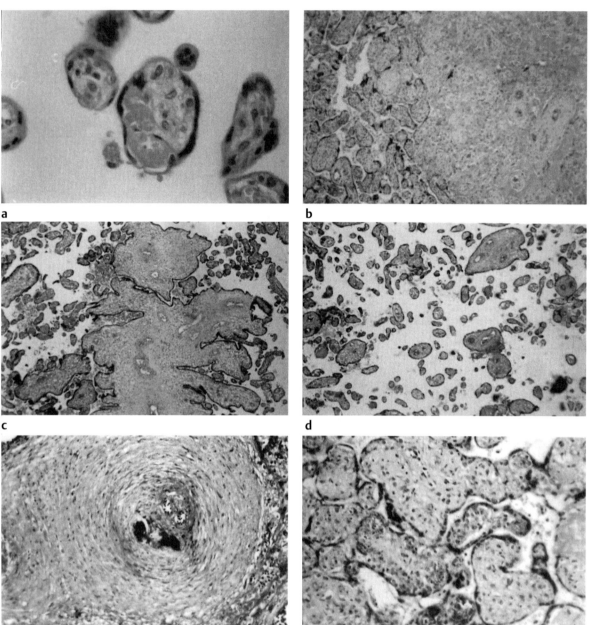

Abb. 25.**7** dNNF-Plazenten.
a dNNF-Plazenta der 27. SSW. Endzotte mit Mikrothrombosen in den sinusoidalen Gefäßen (HE, 250×).
b dNNF-Plazenta der 35. SSW. Mikroinfarkt mit nur noch schemenhaft erkennbaren Plazentazotten. (HE, 100×).
c dNNF-Plazenta der 31. SSW. Trisomie 18, Arretierung der Ramifikation und mangelhafte Vaskularisation der fehlgebildeten Zotten (HE, 125×).
d dNNF-Plazenta der 35. SSW. Zwischenzottenmangel, zwischen den Stammzotten und den fein verzweigten Endzotten fehlen praktisch alle Zwischenzotten (HE, 100×).
e dNNF-Plazenta der 36. SSW. Endangiopathia obliterans eines Stammzottengefäßes mit intravasaler Kalkablagerung und Rekanalisationserscheinungen. (Pearce, 80×).
f dNNF-Plazenta der 40. SSW. Endständige Zwischenzotten mit Villositis und ausgeprägter Vaskularisationsstörung. (HE, 100×).

durchblutung angesehen werden. Insgesamt beeinflusst allerdings wohl doch der kapilläre Endzottenbereich die fetoplazentare Impedanz und damit die dopplersonographischen Blutströmungsprofile in den Nabelarterien am meisten.

Klinische und diagnostische Wertigkeit der Dopplersonographie der Nabelarterien

Vor dem Hintergrund der Frage nach der klinischen und diagnostischen Wertigkeit der Dopplersonographie der Nabelarterien haben wir die Plazenten von untergewichtigen Feten mit pathologischen Flussmustern in der Nabelarterie, untergewichtigen Feten mit normalem Nabelarterienflow und eutrophen Feten mit normalem Flow als Kontrollgruppe morphometrisch untersucht (19). Die Dopplerbefunde wurden innerhalb der letzten Woche antepartal erhoben. Tab. 25.**2** zeigt diese Daten.
Besonders bemerkenswert ist die Tatsache, dass sich für keines der geprüften histometrischen Kriterien ein Unterschied zwischen den Gruppen untergewichtiger und eutropher Feten mit normalen Dopplerflusskurven nachweisen ließ. Das bedeutet, dass auf der

Ebene der Resorptionszotten beide Kollektive gleich ausgestattet sind und dass die Dopplersonographie der Nabelarterien in der Lage ist, dies antepartal zu diagnostizieren. Die Plazenten biometrisch untergewichtiger Feten mit pathologisch erhöhten Widerstandsindizes der Nabelarterien zeigten hingegen reduzierte Vaskularisations- und Diffusionsparameter.

Diagnostik bei „mangelentwickeltem Fetus". Diese Befunde unterstützen die These, dass es möglich ist, zwischen dem genetisch kleinen und damit nicht gefährdeten Feten mit normalem Dopplerflow in den Nabelarterien und dem intrauterin mangelentwickelten und von einer manifesten Plazentainsuffizienz bedrohten Feten mit pathologischem Flow zu differenzieren (9, 57). Ersterer ist somit nicht wirklich mangelentwickelt, sondern nur biometrisch klein. Diese Schwangerschaften können daher wegen der nicht erhöhten perinatalen Risiken ambulant überwacht werden, während bei pathologischen Flussmustern eine intensivierte Diagnostik und ggf. stationäre Überwachung und Entbindung angezeigt ist. Dies wurde von Weiss (59) überzeugend nachgewiesen.

25

Tabelle 25.**2**   Makro- und mikromorphometrische Daten bei untergewichtigen Feten in Abhängigkeit vom Dopplerbefund im Vergleich mit einer Kontrollgruppe eutropher Feten

	Gewicht < 10. Perzentile, A/B-Ratio > 3, n = 9	Gewicht < 10. Perzentile, A/B-Ratio < 3, n = 7	Gewicht eutroph, A/B-Ratio < 3, n = 14
Schwangerschaftsalter (d)	247 ± 23**	280 ± 15 n. s.	276 ± 11
Geburtsgewicht (g)	1680 ± 527*	2617 ± 217***	3503 ± 676
Plazentagewicht (g)	359 ± 126 n. s.	421 ± 75**	598 ± 164
Deziduale Haftfläche (cm²)	183 ± 63 n. s.	223 ± 57*	293 ± 71
Plazenta-Kind-Gewichtsindex (PKI)	0,219 ± 0,063*	0,160 ± 0,030 n. s.	0,170 ± 0,031
Mittlere Zottenfläche (µm²)	1997 ± 279 n. s.	2116 ± 398 n. s.	2273 ± 361
Mittlerer Zottenumfang (µm)	158 ± 10 n. s.	163 ± 15 n. s.	169 ± 13
Diffusionsstrecke (µm)	4,6 ± 1,6 *	3,3 ± 0,4 n. s.	3,7 ± 0,7
Mittlere Gefäßfläche (µm²)	476 ± 213 **	924 ± 310 n. s.	884 ± 229
Gefäßanzahl pro Zotte (n)	4,1 ± 0,7 n. s.	3,8 ± 0,7 n. s.	4,2 ± 0,6
Vaskularisationsgrad (%)	29,2 ± 8,8 **	42,8 ± 7,5 n. s.	38,9 ± 8,7
Mittlere Fläche eines einzelnen Gefäßes (µm²)	139 ± 38 *	252 ± 112 n. s.	213 ± 81
mittlere Epithelplattenlänge (µm)	11,2 ± 1,5 **	14,7 ± 2,9 n. s.	13,4 ± 2,2
Anzahl der Epithelplatten/Zotte (n)	1,8 ± 0,3 n. s.	1,8 ± 0,5 n. s.	1,8 ± 0,4
Anteil der Epithelplatten am Zottenumfang (%)	7,1 ± 0,9*	9,0 ± 1,5 n. s.	7,9 ± 1,3

Die Signifikanzen wurden jeweils für die benachbarte Spalte berechnet, also Gewicht < 10. Perzentile mit normalem Flow versus Gewicht < 10. Perzentile mit pathologischem Flow und Gewicht < 10. Perzentile mit normalem

Flow versus Gewicht eutroph mit normalem Flow. Wilcoxon-Test: * = p < 0,05; ** = p < 0,01; *** = p < 0,001

Zu niedrige Widerstandsindizes. Erste Untersuchungen (22) weisen darauf hin, dass nicht nur pathologisch erhöhte dopplersonographische Widerstandsindizes im Bereich der fetalen Nabelarterien eine wichtige diagnostische Bedeutung haben, sondern dass auch auffallend niedrige Indexwerte unterhalb der 10. Normkurvenperzentile mit einer erhöhten fetalen Gefährdung einhergehen können. In diesen Fällen findet eine vorzeitige, quasi akzelerierte Ausreifung des Zotten- und Gefäßbaumes statt, welche den niedrigen Widerstand erklärt. Diese Plazenten gelangen allerdings vorzeitig an die Grenzen ihrer Leistungsreserven. Dementsprechend finden wir auch in diesem Kollektiv gehäuft Früh- und Mangelgeburten sowie Feten mit reduzierten APGAR- und pH-Werten. Damit ist im Umkehrschluss die Korrelation zwischen Dopplerbefunden und Plazentamorphologie erneut unter Beweis gestellt.

Fazit. Die Dopplersonographie der Nabelarterien erscheint somit geeignet, die o. g. morphologischen Korrelate antepartal zu erfassen, indem sie eine Impedanzabschätzung des fetoplazentaren Kompartimentes ermöglicht. Sie stellt daher eine wichtige neue Methode zur individuellen Risikoabschätzung des Feten dar. Auf der Basis dieser Überlegungen ist es zumindest theoretisch denkbar, dass unter Zuhilfenahme der Dopplersonographie die perinatale Mortalität, und zwar hier besonders die Rate der antepartalen intrauterinen Fruchttode, weiter gesenkt werden kann.

Literatur

1 Beck T, Höckel M, Friese K: Plazenta-Reifegrad und histologischer Befund: Klinisch prospektive Untersuchung an einem Kollektiv von Termingeburten und Frühgeburten. Z. Geburtsh. u. Perinat. 192 (1988) 24 – 32

2 Beck T: Funktionelle Plazentadiagnostik mit halbautomatischer Histometrie. Vergleichende klinische, histometrische und endokrinologische Untersuchungen typischer Risikoschwangerschaften. Habilitationsschrift Mainz 1989

3 Beck T: Placentone architecture as a structural basis for histometric investigation of the human placenta. In Soma H (Hrsg.): Placenta: Basic research for clinical application. Karger, Basel 1991, S. 46 – 58

4 Beck T: Placental morphometry using a computer assisted measuring programme: reference values for normal pregnancies at term. Arch. Gynecol. Obstet. 249 (1991) 135 – 147

5 Becker V: Allgemeine und spezielle Pathologie der Plazenta. In Becker V, Schiebler TH, Kubli F (Hrsg.): Die Plazenta des Menschen. Thieme, Stuttgart 1981, S. 251 – 379

6 Bracero LA, Beneck D, Kirshenbaum N, Pfeiffer M, Stalter P, Schulman H: Doppler velocimetry and placental disease. Amer. J. Obstet. Gynecol. 161 (1989) 388 – 393

7 Castelluci M, Kaufmann P: A three-dimensional study of the normal human placental villous core: II. stromal architecture. Placenta 3 (1982) 269 – 285

8 Dawes GS: The umbilical circulation. Amer. J. Obstet. Gynecol. 84 (1962) 1634 – 1648

9 Divon MY, Guidetti DA, Braverman JJ, Oberlander E, Langer O, Merkatz IR: Intrauterine growth retardation – a prospective study of the diagnostic value of real-time sonography combined with umbilical artery flow velocimetry. Obstet. Gynecol. 72 (1988) 611 – 614

10 Giles WB, Trudinger BJ, Baird PJ: Fetal umbilical artery flow velocity waveforms and placental resistance: pathological correlation. Brit. J. Obstet. Gynaecol. 92 (1985) 31 – 38

Spezielle geburtshilfliche Fragestellungen

11 Giles WB, Lingman G, Marsál K, Trudinger BJ: Fetal volume blood flow velocity waveform analysis: a comparison. Brit. J. Obstet. Gynaecol. 93 (1986) 462–465

12 Hitschold T, Weiss E, Berle P, Müntefering H: Histologische Placentabefunde bei Terminüberschreitung: Korrelation zwischen placentarer Reifungsretardierung, fetal-outcome und dopplersonographischen Befunden der Nabelarterie. Z. Geburtsh. u. Perinat. 193 (1989) 42–46

13 Hitschold T, Weiss E, Beck T, Berle P, Lehmann S, Müntefering H: Gepulste Dopplersonographie der Nabelarterie und fetoplazentarer Widerstand: Eine histometrische Untersuchung an Gestoseplazenten im Vergleich mit einem Normalkollektiv. Geburtsh. u. Frauenheilk. 49 (1989) 1056–1067

14 Hitschold T, Weiss E, Müntefering H, Berle P: Evaluation of placental risk using pulsed Doppler ultrasound to asses flow velocities in the umbilical arteries: Correlation with histometric data and clinical findings. Placental Comm. 199 (1990) 168–169

15 Hitschold T, Weiss E, Beck T, Müntefering H, Berle P: Beeinflußt die Vaskularisation der Placenta fetalis die enddiastolischen Blutflußgeschwindigkeiten in den Nabelarterien? Geburtsh. u. Frauenheilk. 50 (1990) 623–627

16 Hitschold T, Müntefering H, Berle P: Histologische Plazentabefunde bei diastolischem Null- oder Negativflow der Nabelarterien: Eine prospektive Untersuchung unter Berücksichtigung der Dauer der klinischen Beobachtung. Geburtsh. u. Frauenheilk. 52 (1992) 219–224

17 Hitschold T, Müntefering H, Berle P: Dopplersonographie der Art. umbilicalis zur Beurteilung des fetoplazentaren Gefäßbaumes: Ein prospektiver histologischer Vergleich. Ultraschall in Med. 13 (1992) 162–165

18 Hitschold T, Braun S, Weiss E, Berle P, Müntefering H: A case of discordant flow velocity waveforms in non-anastomosing umbilical arteries: A morphometric analysis. J. Matern. Fetal. Invest. 2 (1992) 215–219

19 Hitschold T, Weiss E, Beck T, Müntefering H, Berle P: Low target birth weight or growth retardation? Umbilical Doppler flow velocity waveforms and histometric analysis of the fetoplacental vascular tree. Amer. J. Obstet. Gynec. 168 (1993) 1260–1264

20 Hitschold T, Ulrich S, Kalder M, Müntefering H, Berle P: Blutströmungsprofile der Arteria uterina: Korrelation zur Plazentamorphologie und zu klinisch-geburtshilflichen Daten im Rahmen der Präeklampsie. Z. Geburtsh. u. Neonat. 199 (1995) 8–12

21 Hitschold T, Müntefering H, Ulrich S, Berle P: Does extremely low fetoplacental impedance as estimated by umbilical artery doppler velocimetry also indicate fetuses at risk ? Ultrasound Obst. Gynecol. 8–1 (1996) 36

22 Hitschold T, Müntefering H, Berle P: Die niedrige fetoplazentare Impedanz: Ein neuer Dopplerparameter zur Erkennung gefährdeter Feten. Z. Geburtsh. u. Frauenheilk. 58 (1998) 551–555

23 Hönig, B: Histomorphologische Plazentaveränderungen und fetale Risiken in Abhängigkeit von dopplersonographischen Befunden der Nabelarterien. Inauguraldissertation Universität Mainz 1996

24 Hüneke B, Schröder H: Doppler-sonographische Untersuchungen des fetalen Blutstroms im Tierexperiment. Gynäkologe 25 (1992) 341–351

25 Jackson MR, Walsh AJ, Morrow RJ, Mullen JB, Lye SJ, Ritchie JWC: Reduced placental villous tree elaboration in small-for-gestational-age pregnancies: Relationship with umbilical artery Doppler waveforms. Amer. J. Obstet. Gynecol. 172 (1995) 18–25

26 Jimenez E, Vogel M, Arabin B, Wagner G, Mirsalin P: Correlation of ultrasonic measurement of the utero-placental and fetal blood flow with the morphological diagnosis of the placental function. Trophoblast Res. 3 (1988) 325–334

27 Kaufmann P, Bruns U, Leiser R, Luckhardt M, Winterhager E: The fetal vascularization of term human placental villi. II. Intermediate and terminal villi. Anat. Embryol. 173 (1985) 203–214

28 Kaufmann P, Luckhardt M, Schweikhart G, Cantle SJ: Cross sectional features and three-dimensional structure of human placental villi. Placenta 8 (1987) 235–247

29 Kaufmann P, Luckhardt M, Leiser R: Three-dimensional representation of the fetal vessel system in the human placenta. Trophoblast Res. 3 (1988) 113–137

30 Kaufmann P: Architecture of normal villous tree. In Benirschke K, Kaufmann P (Hrsg.): Pathology of the human placenta. 2nd edition. Springer, Berlin 1990, S. 81–113

31 Kaufmann P, Kosanke G, Leiser R, Scheffen I, Schweikhart G: Morphologische und morphometrische Grundlagen der Gefäßversorgung der menschlichen Plazenta. In Fendel H, Funk A, Jung H (Hrsg.): Pränatale Dopplerdiagnostik. Steinkopf, Darmstadt 1992, S. 1–11

32 Kingdom JCP, Bürrell SJ, Kaufmann P: Pathology and clinical implications of abnormal umbilical artery Doppler waveforms. Ultrasound Obstet. Gynecol. 9 (1997) 271–286

33 Krebs C, Macara LM, Leiser R, Bowmann AW, Greer IA, Kingdom JP: Intrauterine growth restriction with absent end-diastolic flow velocity in the umbilical artery is associated with maldevelopment of the placental terminal villous tree. Amer. J. Obstet. Gynecol. 175 (1996) 1534–1542

34 Macara L, Kindgom JP, Kohnen G, Bowman AW, Greer IA, Kaufmann P: Elaboration of stem villous vessels in growth restricted pregnancies with abnormal umbilical artery Doppler waveforms. Brit. J. Obstet. Gynaecol. 102 (1995) 807–812

35 McCowan LM, Mullen BM, Ritchie K: Umbilical artery flow velocity waveforms and the placental vascular bed. Amer. J. Obstet. Gynecol. 157 (1987) 900–902

36 Morrow RJ, Adamson SL, Bull SB, Ritchie JWK: Effect of placental embolization on the umbilical arterial velocity waveform in fetal sheep. Amer. J. Obstet. Gynecol. 161 (1989) 1055–1060

37 Noack EJ, Stoz F, Schuhmann RA: Morphometrische Untersuchungen an Plazentazotten reifer menschlicher Plazenten. Z. Geburtsh. u. Perinat. 185 (1982) 155–160

38 Nordenvall M, Ullberg U, Laurin G, Sandstedt B, Ulmsten U: Placental morphology in relation to umbilical artery blood velocity waveforms. Eur. J. Obstet. Gynecol. Reprod. Biol. 40 (1991) 179–190

39 Reuwer PJ, Sijmons EA, Rietman GW, van Thiel MWM, Bruinse HW: Intrauterine growth retardation: Prediction of perinatal distress by Doppler ultrasound. Lancet ii (1987) 415–418

40 Schmidt KG, di Tommasso M, Silverman NH, Rudolph AM: Evaluation of changes in unilateral blood flow in the fetal lamb by Doppler waveform analysis. Amer. J. Obstet. Gynecol. 164 (1991) 1118–1126

41 Schuhmann R, Wehler V: Histologische Unterschiede an Plazentazotten innerhalb der materno-fetalen Strömungseinheit. Ein Beitrag zur funktionellen Morphologie der Plazenta. Arch. Gynäk. 210 (1971) 425–439

42 Schuhmann R, Borts H, Geier G, Kraus H: Über die Plazentone der reifen menschlichen Plazenta. Z. Geburtsh. u. Perinat. 181 (1977) 13–25

43 Schuhmann R, Stoz F, Maier M: Histometrische Untersuchungen an Plazentonen menschlicher Plazenten. Z. Geburtsh. u. Perinat. 190 (1986) 196–203

44 Schweikhart G: Morphologie des Zottenbaumes der menschlichen Plazenta. Orthologische und pathologische Entwicklung und klinische Relevanz. Habilitationsschrift Mainz 1985

45 Schweikhart G, Kaufmann P, Beck T: Morphology of placental villi after premature delivery and its clinical relevance. Arch. Gynecol. 239 (1986) 101–114

46 Stoz F, Schuhmann RA, Noack EJ: Morphometrische Befunde bei EPH-Gestose. Z. Geburtsh. u. Perinat. 186 (1982) 72–75

47 Stoz F, Schuhmann RA, Noack EJ: Morphometrische Untersuchungen an Plazenten reifer Mangelgeborener. Z. Geburtsh. u. Perinat. 187 (1983) 142–145

48 Stoz F, Schuhmann RA, Schmidt A: Morphometric investigations of terminal villi of diabetic placentas in relation to the White classification of diabetes mellitus. J. Perinat. Med. 15 (1987) 193–198

49 Stoz F, Schuhmann RA, Schebesta B: The development of the placental villus during normal pregnancy: Morphometric data base. Arch. Gyn. Obstet. 244 (1988) 23–32

50 Teasdale F: Histomorphometry of the human placenta in maternal preeclampsia. Amer. J. Obstet. Gynecol. 152 (1985) 25 – 31

51 Thompson RS, Trudinger BJ: Doppler waveform pulsatility index and resistance, pressure and flow in the umbilical placental circulation: An invesigation using a mathematical model. Ultrasound. Med. Biol. 16 – 5 (1990) 449 – 458

52 Trudinger BJ, Stevens D, Connelly A et al.: Umbilical artery flow velocity waveforms and placental resistance: The effects of embolization of the umbilical circulation. Amer. J. Obstet. Gynecol. 157 (1987) 1443 – 1448

53 Trudinger BJ, Giles WB, Cook CM: Umbilical artery flow velocity waveforms in high-risk pregnancy: randomised controlled trial. Lancet i (1987) 495 – 497

54 Visser GHA, Sadovsky G, Nicolaides KH: Antepartum heart rate patterns in small-for-gestational-age third-trimester fetuses: Correlations with blood gas values obtained at cordocentesis. Amer. J. Obstet. Gynecol. 162 (1990) 698 – 703

55 Vogel M: Atlas der morphologischen Plazentadiagnostik. Springer, Berlin 1992

56 Voigt HJ, Becker V: Dopplersonographie und Histomorphologie der uteroplazentaren Zirkulation. In Fendel H, Funk A, Jung H (Hrsg.): Pränatale Dopplerdiagnostik. Steinkopf Darmstadt 1992, S. 13 – 19

57 Weiss E, Hitschold T, Berle P: Dopplersonographie der Art. umbilicalis: Differenzierte Diagnostik bei der intrauterinen Mangelentwicklung. Geburtsh. u. Frauenheilk. 49 (1988) 466 – 471

58 Weiss E, Berle P: Klinisches Management bei Feten mit diastolischem Null- oder Negativflow der Nabelarterien: Dauer der klinischen Beobachtung und Fetal Outcome. Z. Geburtsh. u. Perinat. 195 (1991) 37 – 42

59 Weiss E: Die Blutflußmessung in der Schwangerschaft. Bedeutung der Dopplersonographie in der klinischen Anwendung. Habilitationsschrift Universität Mainz 1995

Gynäkologische Diagnostik

S. Kupesic und A. Kurjak

Einteilung uteriner Anomalien

Angeborene uterine Missbildungen treten unterschiedlich häufig auf und werden gewöhnlich auf 3–4% geschätzt, wobei weniger als die Hälfte mit klinischen Symptomen einhergeht (1, 8, 24). Uterine Anomalien können in folgende Kategorien eingeteilt werden:

➤ Uterus unicornis,
➤ Uterus didelphys,
➤ Uterus bicornis,
➤ Uterus septus.

Uterus unicornis. Der Uterus unicornis geht auf eine Fehlentwicklung in einem Müller-Gang zurück. Es kann ein rudimentäres Horn vorhanden sein, und im Falle einer Implantation in diesem Horn ist die Wahrscheinlichkeit einer gestörten Schwangerschaft oder einer Tubargravidität sehr hoch. Diese Anomalie kann mit dem dreidimensionalen Ultraschall sehr genau diagnostiziert werden (Abb. 26.**1**).

Uterus didelphys. Der Uterus didelphys ist durch die fehlende Verschmelzung der beiden Müller-Gänge charakterisiert. Daraus resultiert die Duplizität von Corpus und Cervix uteri. Bei diesen Patientinnen treten normalerweise keine Schwierigkeiten bei der Menstruation und dem Koitus auf. Schwangerschaften sind allerdings mit einem erhöhten Risiko für Lageanomalien und Frühgeburtlichkeit verbunden.

Uterus bicornis. Findet die Verschmelzung der Müller-Gänge nur partiell nicht statt, entsteht eine gemeinsame Zervix mit in unterschiedlichem Maße getrennten Uterushörnern. Diese Anomalie wird Uterus bicornis genannt und geht mit hohen Raten für Frühaborte, Frühgeburtlichkeit und Beckenendlage einher (Abb. 26.**2**).

Uterus septus. Die nicht vollständige Resorption des Septums zwischen den beiden Müller-Gängen führt zu Defekten, die von einem partiellen Septum bis zu einer signifikanten Trennung des endometrialen Uteruskavums reichen. Ein völliges Fehlen der Resorption führt zu einem longitudinalen Vaginalseptum, der sog. „doppelten Vagina".

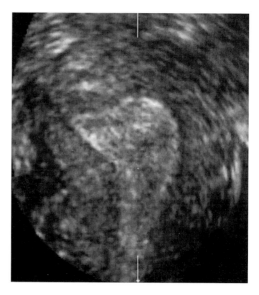

Abb. 26.**1** Dreidimensionales Schallbild, das einen Uterus unicornis zeigt. Das Fehlen des linken Horns ist deutlich zu erkennen.

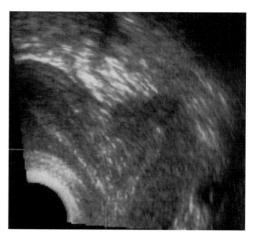

Abb. 26.**2** Dreidimensionales Schallbild eines Uterus bicornis. Man erkennt die Trennung der beiden Hörner und die konkave Form des Fundus.

Komplikationen und Diagnostik bei Uterus septus

Die symptomatischen Fehlentwicklungen werden vom Uterus septus (bis 50%) dominiert (6, 8).

Fehlgeburten. Im 1. Trimenon der Schwangerschaft liegt das Risiko für Spontanaborte in dieser Gruppe zwischen 28% und 45%, während im 2. Trimenon das Risiko für Spätaborte ungefähr 5% (8) beträgt. Frühgeburten, Lageanomalien, vorzeitige Wehentätigkeit und Dystokie unter der Geburt sind typische Komplikationen bei Uterus septus (10). Es wurde vermutet, dass die mangelhafte Durchblutung des Septums die Ursache für die Fehlgeburtlichkeit sei (6). Elektronenmikroskopische Untersuchungen von Fedele et al. (6) zeigten, dass das über dem Septum des malformierten Uterus liegende Endometrium kaum präovulatorische Veränderungen aufweist. Dies könnte bei der Pathogenese der primären Infertilität bei Patientinnen mit Uterus septus eine Rolle spielen.

Operative Intervention. Ungünstige geburtshilfliche Voraussetzungen können durch eine chirurgische Korrektur des intrauterinen Septums beseitigt werden. Früher wurde die Entfernung des Septums mittels transabdominaler Metroplastik (6) vorgenommen, mittlerweile gilt jedoch das hysteroskopische Vorgehen als die Methode der Wahl. Diese einfache und effektive Methode hat den entscheidenden Vorteil, dass das Myometrium nicht durch eine Narbe beeinträchtigt wird. Cararach et al. (2) und Goldenberg et al. (9) berichten von Schwangerschaftsraten von 75% und 88,7% nach hysteroskopischer Operation.

Transvaginale Sonographie. Die einfache Durchführbarkeit und die Effektivität der Hysteroskopie machten für den Kliniker eine frühzeitige und zuverlässige Diagnosestellung uteriner Anomalien erforderlich. Der transvaginale Ultraschall hat als Screeningtest zur Entdeckung angeborener uteriner Anomalien eine Sensitivität von fast 100% (19, 26), allerdings ist es nicht möglich, eindeutig zwischen den unterschiedlichen Arten von Anomalien zu differenzieren (20, 21).

Hysterosalpingographie. Die Hysterosalpingographie (HSG) ist eine invasive Untersuchungsmethode, die den Einsatz eines

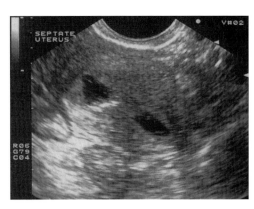

Abb. 26.**3** Hysterosonographische Darstellung eines Uterus septus. Es kommen 2 endometriale Echos, getrennt durch ein dickes Septum, zur Darstellung.

Kontrastmittels und von Röntgenstrahlen beinhaltet. Obwohl mittels HSG das Uteruskavum gut dargestellt werden kann, ist es nicht immer möglich, kleinere Anomalien zu erkennen oder eindeutig zwischen verschiedenen Typen lateraler Fusionsstörungen zu differenzieren.

Hysterosonographie. Bei der Hysterosonographie (22) handelt es sich um eine transvaginale Sonographie, der eine Erweiterung des Uteruskavums durch Instillation von Kochsalzlösung vorausgeht. Dieses einfache und minimal invasive Vorgehen liefert anatomische Bilder von Endometrium und Myometrium, akkurate Abbildungen des septierten Uterus und ermöglicht sogar die Messung von Dicke und Länge des Septums (23) (Abb. 26.**3**).

Weitere diagnostische Verfahren. Obwohl einige Berichte auf die große diagnostische Genauigkeit der Magnetresonanztomographie (3, 17) und des dreidimensionalen Ultraschalls (11) in der Diagnostik uteriner Fehlbildungen hinweisen, werden diese Techniken bisher selten in der Routinediagnostik bei dieser Fragestellung eingesetzt. Bei Patientinnen, die für eine korrigierende Operation vorgesehen sind, wird die Untersuchung üblicherweise durch eine andere invasive Diagnostik, die CO_2-Hysteroskopie, ergänzt (25).

Ultraschall in Diagnostik und Therapie des septierten Uterus – eigene Resultate

Unsere Studie ist ein Versuch, die kombinierte Anwendung von transvaginalem Ultraschall, transvaginaler farbkodierter und gepulster Dopplersonographie, Hysterosonographie und dreidimensionalem Ultraschall in der präoperativen Diagnostik des septierten Uterus auszuwerten (15). Der 2. Teil der Studie analysierte die geburtshilflichen und perinatalen Komplikationen des septierten Uterus und bewertete das reproduktive Ergebnis nach hysteroskopischer Therapie.

Patientinnen und Untersuchungsmethoden

Studienpatientinnen. Insgesamt wurden 420 infertile Patientinnen, die sich einer hysteroskopischen Operation unterzogen hatten, in die Studie aufgenommen. Tab. 26.**1** fasst die intraoperativen Befunde der 420 infertilen Patientinnen zusammen. Bei 278 Patientinnen lag ein intrauterines Septum vor, das chirurgisch korrigiert wurde. Bei 43 dieser Patientinnen mit septiertem Uterus fanden sich in der Anamnese wieder-

26

Tabelle 26.**1** Intraoperative Befunde von 420 infertilen Patientinnen, die sich einer Hysteroskopie unterzogen

Befund	Anzahl der Patientinnen
Submuköses Leiomyom	46
Endometriumpolyp	35*
Intrauterine Synechien	19*
Uterus septus	278
Uterus arcuatus	28
Uterus bicornis	16+
	insgesamt 422

* Eine Patientin mit einem Endometriumpolyp und eine Patientin mit intrauterinen Synechien hatten einen Uterus septus.

+ Die Diagnose wurde durch den kombinierten Einsatz von Laparoskopie und Hysteroskopie gestellt.

holte Spontanaborte, 71 Patientinnen hatten einen Spontanabort (56 im 1. Trimenon, 15 im 2. Trimenon), bei 82 bestand eine primäre Sterilität und bei 20 Patientinnen waren Frühgeburten aufgetreten, darunter 6 mit Beckenendlage und 2 mit Querlage. Eine Extrauteringravidität fand sich bei 76 Patientinnen in der Vorgeschichte.

B-Mode-Verfahren und Dopplersonographie. Bei allen Patientinnen wurden während der Lutealphase ein transvaginaler Ultraschall und eine transvaginale Dopplersonographie durchgeführt. Zunächst erfolgte eine systematische Untersuchung der Lage, Größe und Morphologie des Uterus. Im B-Bild wurde sorgfältig die Morphologie des Uterus dargestellt unter besonderer Berücksichtigung des Endometriums in den sagittalen und in den transversalen Schnitten. Das Septum war als echogene Struktur, die den Uterus in 2 Höhlen teilt, erkennbar. Im Anschluss daran wurde die transvaginale Farbdopplersonographie von einem anderen Untersucher, der die Ergebnisse der B-Mode-Untersuchung nicht kannte, durchgeführt.

Die Durchblutung in Septum und Myometrium wurde mittels Farb- und gepulstem Doppler untersucht. Von allen darstellbaren Blutgefäßen wurden die Blutflusskurven abgeleitet und der Resistance-Index (RI) berechnet. Der RI wurde, ausgehend von der maximalen Frequenz, berechnet nach der Formel: systolische Maximalgeschwindigkeit minus enddiastolische Geschwindigkeit geteilt durch systolische Maximalgeschwindigkeit.

Hysterosonographie. Die Instillation isotonischer Kochsalzlösung wurde auf einem gynäkologischen Untersuchungsstuhl

vorgenommen. Bei insgesamt 76 Patientinnen wurde die Cervix uteri mithilfe eines Spekulums eingestellt und mit Jodlösung desinfiziert. Ein Katheter mit einem äußeren Durchmesser von 1,6 mm und einem inneren Durchmesser von 1,1 mm wurde vorsichtig in den Zervikalkanal eingebracht. Um ein Zurückfließen der instillierten Flüssigkeit zu verhindern, wurde der Ballon mit 1,5 – 2 ml steriler Kochsalzlösung geblockt. Mittels einer Spritze wurden langsam 10 – 20 ml isotone Kochsalzlösung eingebracht, die erforderlich waren, um das Cavum uteri zu entfalten. Danach wurden das Spekulum entfernt und der Vaginalschallkopf eingeführt. Bei der Untersuchung in transversalen und sagittalen Schnittebenen stellte sich das Septum als eine echogene Struktur dar, die das Cavum uteri in zwei Teile aufspaltet.

Dreidimensionaler Ultraschall. 86 Frauen, die sich der Hysteroskopie unterzogen, wurden auch mittels dreidimensionalem Ultraschall untersucht. Zuvor wurden ein transvaginaler Ultraschall (B-Bild) und eine Farb- bzw. gepulste Doppleruntersuchung durchgeführt. Bei 12 dieser Patientinnen wurde zusätzlich eine Hysterosonographie vorgenommen. Dem Untersucher waren die Ergebnisse der vorangegangenen Untersuchungen nicht bekannt. 3 senkrecht zueinander stehende Schnittbilder wurden gleichzeitig auf den Bildschirm projiziert, sodass eine detaillierte Analyse der Uterusmorphologie möglich wurde. Insbesondere frontale Schnitte waren für die Diagnose der uterinen Fehlbildung sehr hilfreich.

Ergebnisse

Tab. 26.**2** fasst die Sensitivität, Spezifität sowie positive und negative Vorhersagewerte der transvaginalen Sonographie, der transvaginalen farbkodierten und gepulsten Dopplersonographie, der Hysterosonographie und des dreidimensionalen Ultraschalls für die Diagnostik des Uterus septus zusammen.

Transvaginaler Ultraschall. In 264 Fällen wurde ein Uterus septus bereits bei der transvaginalen Ultraschalluntersuchung vermutet, dagegen wurden bei 14 Patientinnen fälschlicherweise Normalbefunde erhoben. Die Sensitivität des transvaginalen Ultraschalls bei der Diagnostik des Uterus septus betrug somit 94,96 %.

Transvaginale farbkodierte und gepulste Dopplersonographie. Diese Untersuchungsmethode ermöglichte die Diagnose des Uterus septus in 276 Fällen, d. h. es bestand eine Sensitivität von 99,28 %. Bei einer Patientin mit einem Endometriumpoly-

Tabelle 26.**2** Sensitivität, Spezifität sowie positive und negative Vorhersagewerte verschiedener bildgebender Verfahren für die Diagnosestellung eines Uterus septus bei 420 Patientinnen mit Infertilität oder Fehlgeburten in der Anamnese

Bildgebendes Verfahren	Sensitivität (%)	Spezifität (%)	PPV (%)	NPV (%)
Transvaginale B-Bild-Sonographie	94,96	92,86	95,65	91,77
Transvaginale farbkodierte und gepulste Dopplersonographie	99,28	99,30	99,64	98,60
Hysterosonographie	100,00	95,65	98,18	100,00
Dreidimensionaler Ultraschall	93,55	96,55	98,31	87,50

pen und einer Patientin mit intrauterinen Synechien konnte der Uterus septus nicht korrekt diagnostiziert werden. Somit war die Zuverlässigkeit der Doppleruntersuchung reduziert, wenn weitere pathologische intrakavitäre Strukturen, wie ein Endometriumpolyp oder submuköse Leiomyome, vorhanden waren.

Die farbkodierten und gepulsten Doppleruntersuchungen zeigten bei 198 der Patientinnen (71,22 %) eine Gefäßversorgung und Durchblutung im Bereich des Septums (Abb. 26.**4**). Die RI-Werte der Septumregion lagen zwischen 0,68 und 1,0 (mittlerer RI = 0,84 ± 0,16) (Abb. 26.**5**). Bei 18 Patientinnen war kein diastolischer Blutfluss nachweisbar; bei allen anderen war ein kontinuierlicher diastolischer Fluss vorhanden.

Hysterosonographie. Bei 76 Patientinnen wurde die intrauterine Instillation isotonischer Kochsalzlösung vor der Hysteroskopie empfohlen. Bei 54 (71,5 %) Patientinnen konnte ein Uterus septus eindeutig diagnostiziert werden. Die Sensitivität und der negative Vorhersagewert der Hysterosonographie im Anschluss an eine transvaginale Farbdoppleruntersuchung betrugen 100 %. Bei einer Patientin mit ausgeprägten intrauterinen Synechien konnte allerdings auch mittels Hysterosonographie das uterine Septum nicht entdeckt werden.

Dreidimensionaler Ultraschall. Bei 86 Patientinnen konnten qualitativ gute dreidimensionale Bilder gewonnen werden (Abb. 26.**6**). Die Befunde des dreidimensionalen Ultraschalls stimmten mit den Befunden der Hysteroskopie bei 58 Patientinnen mit Uterus septus überein. Bei 4 Patientinnen mit Uterus septus war im 3-D-Ultraschall jedoch ein Uterus arcuatus diagnostiziert worden. Das Cavum uteri erschien bei diesen Patientinnen durch ein Fibroid im Fundusbereich verformt. Eine falsch positive Diagnose eines Uterus septus wurde bei einer Patientin mit intrauterinen Synechien gestellt.

Radiologische Hysterosalpingographie. Bei 188 Patientinnen wurde in einem Zeitraum von 12 Monaten vor unserer Untersuchung eine radiologische HSG durchgeführt. Bei 49 dieser Patientinnen wurde entsprechend den Reuter-Kriterien (23) die Diagnose eines Uterus septus gestellt. Wenn der Winkel zwischen den beiden Höhlen < 75° betrug, wurde ein Uterus septus vermutet, lag der Winkel über 105° ging man von einem Uterus bicornis aus. In 15 Fällen (7,98 %) zeigte die Hysterosalpingographie ein deformiertes Uteruskavum, aber keinen Hinweis auf eine angeborene Uterusfehlbildung. Die Sensitivität der radiologischen HSG für die Diagnosestellung des Uterus septus betrug insgesamt nur 26,6 %.

Geburtshilfliche Komplikationen. Im 2. Teil unserer 5-jährigen Studie (1992 – 1996) versuchten wir, die geburtshilflichen Komplikationen der 278 Patientinnen mit Uterus septus mit einer durchschnittlichen Kontrollgruppe zu vergleichen. Frühaborte traten mit einer Häufigkeit von 114/278 (41,1 %) im Vergleich zu 15 % bei der Kontrollgruppe auf. Spätaborte und Frühgeburten ereigneten sich bei 35 von 278 Patientinnen (12,59 %) im Vergleich zu 7 % bei der Kontrollgruppe. Eine intrauterine Wachstumsretardierung kam bei 2 Schwangeren mit Uterus septus vor (8,7 %), dagegen bei 6 % der Vergleichsgruppe. Ein intrauteriner Fruchttod trat bei einer unserer Patientinnen auf (4,35 %) und bei 0,5 % unserer Kontrollschwangerschaften. Bei

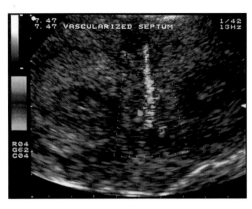

Abb. 26.**4** Das transvaginale Ultraschallbild zeigt einen Uterus septus. Man erkennt 2 getrennte Endometriumanteile in der Proliferationsphase des Zyklus. Mittels Farbdoppler lassen sich im Septum kleine Myometriumgefäße zur Darstellung bringen.

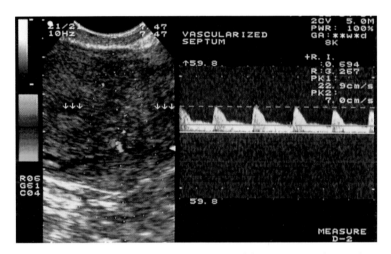

Abb. 26.**5** Bei derselben Patientin wie in Abb. 26.**4** zeigt die Analyse der mittels gepulstem Doppler abgeleiteten Flusskurve einen mäßig hohen RI (0,69), der typisch für die Radialarterien ist.

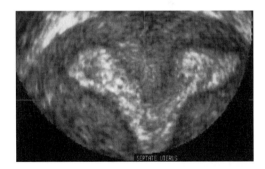

Abb. 26.**6** Dreidimensionales Schallbild eines Uterus septus, das eine normale äußere Uteruskontur zeigt sowie ein dickes Septum, das sich in das Uteruskavum hinein erstreckt.

einer Patientin mit Uterus septus (4,35 %) wurde eine Abruptio placentae, ebenfalls bei einer Patientin (4,35 %) eine Placenta praevia gefunden. Eine Beckenendlage kam bei 6 Schwangeren mit Uterus septus vor (26,9 %), eine Querlage bei 2 Schwangeren (8,70 %). Da Lageanomalien bei Schwangeren mit Uterus septus statistisch signifikant häufiger auftraen, war auch die Sectiorate mit 34,78 % deutlich höher. Eine Zervixinsuffizienz während der Schwangerschaft wurde bei 9 Patientinnen (25,71 %) mit Uterus septus beobachtet.

Eine Extrauteringravidität wurde bei 76 Patientinnen, d. h. 27,34 % diagnostiziert, was doppelt so häufig wie in der Kontrollgruppe war (13,3 %). Bilaterale ektope Schwangerschaften wurden bei 7 Patientinnen mit Uterus septus festgestellt.

Verlaufskontrolle nach hysteroskopischer Operation. Wir verfolgten das reproduktive Ergebnis bei 116 Patientinnen (32 mit primärer Sterilität, 16 nach einem Spontanabort, 12 nach Frühgeburten und 26 nach rezidivierenden Aborten) im Anschluss an hysteroskopische Operationen des intrauterinen Septums.

Der prospektive Untersuchungszeitraum wurde bei allen Patientinnen auf 24 Monate festgelegt. Die Schwangerschaftsrate in der Studiengruppe betrug 50,86 %: 44 Patientinnen (74,58 %) mit termingerechten Entbindungen, 11 (18,64 %) mit Aborten im 1. Trimester und 4 (6,78 %) mit Frühgeburten. Die anderen Patientinnen (162) werden in der gleichen Weise beobachtet, der Zeitraum beträgt allerdings noch weniger als 24 Monate, weshalb über sie in dieser Studie nicht berichtet wird.

Neue Gedanken zu alten Problemen

Bis heute wurden für die Diagnostik angeborener uteriner Fehlbildungen mindestens 2 Untersuchungsmethoden angewandt. Der behandelnde Gynäkologe sollte sich jedoch der Tatsache bewusst sein, dass eine ausgedehnte Diagnostik die Behandlung verzögert, die Kosten in die Höhe treibt und die Unannehmlichkeiten und Risiken, die für die Patientinnen mit jeder Untersuchung verbunden sind, vergrößert (23). Für Patientinnen mit Uterus septus ist eine schnelle und zuverlässige Diagnostik wichtig, da eine chirurgische Korrektur angestrebt werden muss.

Histologie des septalen Endometriums. Fedele et al. (7) zeigten, dass ein intrauterines Septum die Ursache einer primären Infertilität sein kann. Anhand von Proben, die sie in der präovulatorischen Phase entnahmen, konnten die Autoren signifikante strukturelle Unterschiede zwischen dem septalen Endometrium und dem Endometrium der lateralen Uteruswand nachweisen. Zu diesen histologischen Veränderungen gehörten eine verringerte Anzahl ungleichmäßig verteilter Drüsenausführungsgänge, zilientragende Zellen mit inkompletter Ziliogenese sowie ein verändertes Verhältnis von zilienreduzierten zu zilienfreien Zellen. Diese morphologischen Veränderungen waren die Indikatoren dafür, dass die Differenzierung und die unter Östrogeneinfluss ablaufende Reifung des septalen Endometriums irregulär sind. Da die Hormonspiegel der Studienpatientinnen entsprechend der Zyklusphase normal waren, ist die überzeugendste Hypothese, dass die Mukosa, die das Septum überzieht, nur in geringem Maße auf Östrogene anspricht, möglicherweise aufgrund einer schlechten Durchblutung des septalen Bindegewebes.

Muskelfasergehalt des Septums. March (16) ging davon aus, dass das Septum aus fibroelastischem Gewebe aufgebaut ist, dagegen dachte Fayez (5), dass das Septum aus einer geringen Menge Muskelfasern und relativ viel Bindegewebe besteht. Unsere Studienergebnisse konnten dies allerdings nicht bestätigen. Farbkodierter und gepulster Doppler wiesen bei 71,22 % der Patientinnen eine septale Durchblutung nach, was dafür spricht, dass die meisten Septen myometriale Gefäße enthalten.

Dabirashrafi et al. (4) führten histologische Untersuchungen an uterinen Septen von 16 Patientinnen durch, die sich einer abdominalen Metroplastik unterzogen. Bei jeder Patientin wurden 4 Uterusbiopsien entnommen: von einer serosanahen Stelle des Septums, aus der Mitte des Septums und von der Spitze des Septums sowie von der linken posterioren Uteruswand. Ihre Ergebnisse, nämlich der Nachweis von nur wenig

Bindegewebe im Septum, wurden bestätigt durch das Bonferroni-Kriterium für multiple Vergleiche und die durchschnittlich größere Menge an Muskelgewebe, muskulären Vernetzungen und Gefäßen mit einem muskulären Wandaufbau. Diese Befunde standen im Gegensatz zu der klassischen Ansicht über den histologischen Aufbau des uterinen Septums. Die geringe Menge an Bindegewebe im Septum könnte die Ursache sein für die schlechte deziduale Umwandlung und Plazentation bei einer Implantation an dieser Stelle (4, 5). Darüber hinaus könnten eine große Menge an Muskelgewebe und Vernetzungen von Muskelfasern im Septum können durch vermehrte oder unkoordinierte Kontraktionen einen Abort auslösen.

Septumhöhe, Septumdurchblutung und geburtshilfliche Komplikationen. In einer neueren Studie unserer Abteilung (14) wurde keine Korrelation gefunden zwischen der Septumhöhe und dem Vorkommen geburtshilflicher Komplikationen (p > 0,05). Aborte und Komplikationen während der Spätschwangerschaft kamen mit gleicher Häufigkeit vor bei Patientinnen mit kleinen Septen, die weniger als ein Drittel des Uteruskavums abteilten, und bei Patientinnen, bei denen durch das Septum mehr als zwei Drittel des Uteruskavums abgeteilt wurden. Die gleiche Korrelation ergab sich bezüglich der Septumdicke: Geburtshilfliche Komplikationen wurden im gleichen Ausmaß bei Patientinnen mit dünnen und dicken Septen gefunden (p > 0,05). Allerdings korrelierte die Rate der Fehlgeburten signifikant mit der Durchblutung des Septums. Die Patientinnen, bei denen das Septum durchblutet war, hatten statistisch signifikant häufiger Fehlgeburten in der Frühschwangerschaft und Komplikationen in der Spätschwangerschaft als die Patientinnen mit einem nicht vaskularisierten Septum (p < 0,05).

Informationszuwachs durch Farbdoppler. Mithilfe des transvaginalen Ultraschalls ist es möglich, eine genaue Untersuchung der uterinen Morphologie, einschließlich der Endometriumschicht und der Uterusmuskulatur, durchzuführen. Die Farbdopplertechnik erlaubt die gleichzeitige Darstellung von Morphologie und Gefäßsystem und liefert so wertvolle Informationen über Art und Ausmaß der Anomalie. Die Beurteilung des Myometriums wird durch die Darstellung der myometrialen Gefäße mittels Farbdoppler noch verbessert. Des Weiteren kann durch die Doppleruntersuchung eine geringe septale Durchblutung und/oder eine unzureichende Entwicklung des Endometriums bei Patientinnen mit Uterus septus diagnostiziert werden (13, 14).

Nutzen des dreidimensionalen Ultraschalls. Der dreidimensionale Ultraschall ermöglicht Schnitte durch den Uterus, die eine genaue Beurteilung der Einkerbung des Fundusbereichs und der Länge des Septums erlauben (Abb. 26.**7**). Unserer Erfahrung nach kann allerdings bei Patientinnen mit einem im Fundus uteri lokalisierten Leiomyom durch diese Technik der falsche Eindruck eines Uterus arcuatus erweckt werden. In diesen Fällen hat das Uteruskavum eine konkave Form, während die Einbuchtung des Fundus unscharf erscheint. Darüber hinaus ist der 3-D-Ultraschall in seiner Aussagekraft limitiert durch Schallschatten, die von uterinen Fibroiden, einer unregelmäßigen Endometriumschicht und einer verkleinerten Uterushöhle (im Falle intrauteriner Adhäsionen) verursacht werden.

Fazit. Unsere Studie (15) bewies eindeutig, dass geburtshilfliche Komplikationen bei Patientinnen mit Uterus septus häufiger sind als bei anderen Frauen. Insbesondere wurde gezeigt, dass eine ektope Schwangerschaft bei diesen Patientinnen doppelt so häufig (27,34 %) vorkommt wie in der Kontrollgruppe (13,3 %). Eine mögliche Ursache dafür könnte der menstruelle Reflux sein, der bei Patientinnen mit uterinen Anomalien häufig vorkommt und möglicherweise die Passage des befruchteten Eies in das Uteruskavum behindert. Unsere Studie zeigte deutlich, dass Patientinnen mit primärer Sterilität oder dem wiederholten Auftreten gestörter Schwangerschaften von der operativen Entfernung des intrauterinen Septums profitieren.

Das konventionelle Vorgehen bei Uterus septus sieht vor, solange nicht einzugreifen bis das erste geburtshilfliche Problem auftritt, da ein Großteil der Patientinnen keine Komplikationen zeigt (8). Die erhöhte Unfruchtbarkeit innerhalb dieser Patientengruppe und die guten Resultate, die mittels endoskopischer Operationen erzielt werden können, verpflichten uns jedoch, die Hysteroskopie vorzuschlagen, sobald wir einen Uterus septus diagnostizieren, auch bzw. gerade vor Eintritt einer Schwangerschaft (12, 14, 15). Es scheint, dass die Inzision des Septums die Implantation an ungünstiger Stelle verhindern kann, entweder durch die Revaskularisation des uterinen Bindegewebes im Fundusbereich oder durch die Beseitigung der ungünstigen uterinen Kontraktionen (7). Da diese beiden Ereignisse mit der farbkodierten oder gepulsten Dopplersonographie dargestellt werden können, kann diese Technik sowohl zur Diagnostik der angeborenen Fehlbildungen als auch zur Verlaufskontrolle nach der hysteroskopischen Operation effizient eingesetzt werden.

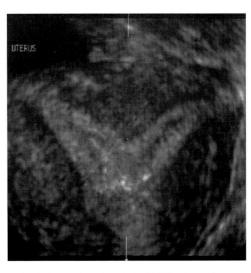

Abb. 26.**7** Ein weiteres dreidimensionales Schallbild eines Uterus septus. Ein dickes Septum unterteilt das Uteruskavum. Das Ausmaß der Fehlbildung ist eindeutig erkennbar.

Literatur

1 Ashton D, Amin HK, Richart RM, Neuwirth RS: The incidence of asymptomatic uterine anomalies in women undergoing transcervical tubal sterilization. Obstet. Gynecol. 72 (1988) 28–30

2 Cararach M, Penella J, Ubeda J, Iabastida R: Hysteroscopic incision of the septate uterus: scissors versus resectoscope. Hum. Reprod. 9 (1994) 87–89

3 Carrington BM, Hricak M, Naruddin RN: Mullerian duct anomalies: MR evaluation. Radiology 170 (1990) 715–720

4 Dabrashrafi H, Bahadori M, Mohammad K, Alavi M, Moghadami-Tabrizi N, Zandinejad R: Septate uterus: New idea on the histologic features of the septum in this abnormal uterus. Amer. J. Obstet. Gynecol. 172 (1995) 105–107

5 Fayez JA: Comparison between abdominal and hysteroscopic metroplasty. Obstet. Gynecol. 68 (1986) 399–403

6 Fedele L, Arcaini L, Parazzini F, Vercellini P, Nola GD: Metroplastic hysteroscopy and fertility. Fertil. Steril. 59 (1993) 768–770

7 Fedele L, Bianchi S, Marchini M, Franchi D, Tozzi L, Dorta M: Ultrastructural aspects of endometrium in infertile women with septate uterus. Fertil. Steril. 65 (1996) 750–752

8 Gaucherand P, Awada A, Rudigoz RC, Dargent D: Obstetrical prognosis of septate uterus: a plea for treatment of the septum. Eur. J. Obstet. Gynecol. Reprod. Biol. 54 (1994) 109–112

9 Goldenberg M, Sivan E, Sharabi Z: Reproductive outcome following hysteroscopic management of intrauterine septum and adhesions. Hum. Reprod. 10 (1995) 2663–2665

10 Heinonen PK, Saarikoski S, Pystynen P: Reproductive performance of women with uterine anomalies. An evaluation of 182 cases. Acta Obstet. Gynecol. Scand. 61 (1982) 157–162

11 Jurkovic D, Giepel A, Gurboeck K, Jauniaux E, Natucci M, Campbell S: Three dimensional ultrasound for the assessment of uterine anatomy and detection of congenital anomalies: a comparison with hysterosalpingography and two-dimensional sonography. Ultrasound Obstet. Gynecol. 5 (1995) 233–237

12 Keltz MD; Olive DL, Kim AH, Arici A: Sonohysterography for screening in recurrent pregnancy loss. Fertil. Steril. 67 (1997) 670–674

13 Kupesic S, Kurjak A: Uterine and ovarian perfusion during the periovulatory period assessed by transvaginal color Doppler. Fertil. Steril. 3 (1993) 439–443

14 Kupesic S, Kurjak A: Comparison of B-mode, color Doppler, threedimensional ultrasound and hysterosonography in detection of septate uteri Amer. J. Obstet. Gynecol. (1998)

15 Kupesic S, Kurjak A: Pregnancy after diagnosis and treatment of uterine anomalies. Croat Med. J. (1998)

16 March CM: Hysteroscopy as an aid to diagnosis in female infertility. Clin. Obstet. Gynecol. 26 (1983) 302–312

17 Marshall C, Mintz DI, Thickman D, Gussman H, Kressel Y.: MR evaluation of uterine anomalies. Radiology 148 (1987) 287–289

18 McShane PM, Reilly RJ, Schiff L: Pregnancy outcome following Tompkins metroplasty. Fertil. Steril. 40 (1983) 190–194

19 Nicolini U, Bellotti B, Bonazzi D, Zamberleti G, Battista C: Can ultrasound be used to screen uterine malformation? Fertil. Steril. 47 (1987) 89–93

20 Randolph J, Ying Y, Maier D, Schmidt C, Riddick D: Comparison of real time ultrasonography, hysterosalpingography, and laparoscopy/hysteroscopy in the evaluation of uterine abnormalities and tubal patency. Fertil. Steril. 5 (1986) 828–832

21 Reuter KL, Daly DC, Cohen SM: Septate versus bicornuate uteri: errors in imaging diagnosis. Radiology 172 (1989) 749–752

22 Richman TS, Viscomi GN, Cherney AD, Polan A: Fallopian tubal patency assessment by ultrasound following fluid injection. Radiology 152 (1984) 507–510

23 Salle B, Sergeant P, Galcherand P, Guimont I, De Saint Hilaire P, Rudigoz RC: Transvaginal hysterosonographic evaluation of septate uteri: a preliminary report. Hum. Reprod. 11 (1996) 1004–1007

24 Sorensen S: Estimated prevalence of mulerian anomalies. Acta Obstet. Gynecol. Scand. 67 (1988) 441–445

25 Taylor PJ, Cumming DC: Hysteroscopy in 100 patients. Fertil. Steril. 31 (1979) 301–304

26 Valdes C, Malini S, Malinak LR: Ultrasound evaluation of female genital tract anomalies: a review of 64 cases. Amer. J. Obstet. Gynecol. 149 (1984) 285–290

S. Kupesic und A. Kurjak

Veränderungen des normalen Endometriums während des Zyklus

Das Endometrium erscheint sonographisch als echogene, zentral gelegene Schicht des Uterus und kann mittels der transvaginalen Sonographie detailliert dargestellt werden (6). Die Endometriumhöhe und -struktur sind in hohem Maße abhängig von den Plasmaspiegeln der zirkulierenden Östrogene und Gestagene.

Menstruationsphase. An dem bei der gesunden, fertilen Frau dem Zyklusgeschehen unterworfenen Anteil des Endometriums kommt es bei der Monatsblutung zur Abstoßung der zwei funktionellen Schichten (Kompakta und Spongiosa) (36). Lediglich die Basalis, von der der Wiederaufbau des Endometriums ausgeht, bleibt intakt. Der Hormonentzug und die Veränderungen der Spiralarterien sind essenzielle Bestandteile dieses Mechanismus. Die zunehmende Knäuelbildung der Spiralarterien führt zu einem Zirkulationsstillstand, der wiederum eine zunehmende Gewebeischämie verursacht. Die Vasokonstriktion der Spiralarterien und die Nekrose ihrer Gefäßwände führt letztendlich zur Periodenblutung (24). Echoarme Bezirke, die manchmal dargestellt werden können, zeigen diese Auflösung des Endometriums an. Im weiteren Verlauf sind sowohl echoarme (Blut) als auch hyperechogene Anteile (abgelöstes Endometrium) erkennbar. Gegen Ende der Menstruation erscheint das Endometrium sonographisch als dünne, fast linienförmige, etwas unregelmäßig echogene Schicht.

Frühe Follikelphase. Eine Endometriumhöhe von weniger als 5 mm liegt normalerweise in der frühen Follikelphase vor. Die Endometriumdrüsen, ausgekleidet von relativ flachen Zellen, sind jetzt fast tubulär. Die Mitosen werden zahlreicher und Blutgefäße wachsen von der Basalis in Richtung Endometriumoberfläche vor, wo ein Kapillarnetz entsteht. Zu diesem Zeitpunkt stellt sich das Endometrium sonographisch als eine hyperechogene Schicht dar. Manchmal ist die Abgrenzung gegenüber dem Myometrium nicht exakt möglich.

Ovulation. Zum Zeitpunkt der Ovulation werden die endometrialen Drüsen noch zahlreicher und die Endometriumhöhe sollte bei 10 mm liegen. Ein dreischichtiger Endometriumaufbau ist typisch für die Follikelphase. Dabei wird insbesondere die hyperechogene Struktur des endomyometralen Übergangs gut sichtbar.

Sekretionsphase. Während der Sekretionsphase findet sich eine deutliche Erhöhung von Glykogenen, sauren Phosphatasen und Lipiden im Endometrium. Das Endometrium wird homogen hyperechogen, und es kommt zu einem Verlust der Dreischichtigkeit und des echoarmen Randsaums. Während dieser Zyklusphase zeigt das Endometrium gegenüber dem Myometrium eine deutlich vermehrte Echogenität.

Mittlere Lutealphase. Die größte Schalldichte erreicht das Endometrium in der mittleren Lutealphase, während der es homogen hyperechogen erscheint. Eine dorsale Schallverstärkung ist typisch für diese Phase des Zyklus.

Veränderungen der endometrialen Durchblutung während des Zyklus

Die transvaginale Farbdoppler- und gepulste Dopplersonographie ermöglicht die Untersuchung der endometrialen Perfusion unter normalen und pathologischen Bedingungen.

Normaler und stimulierter Zyklus im Vergleich. Die Zunahme der endometrialen Durchblutung im Verlauf des Monatszyklus beruht auf den Blutflussänderungen in den Aa. uterinae, Aa. arcuatae und Aa. radiales (Abb. 27.1). Die Veränderungen der

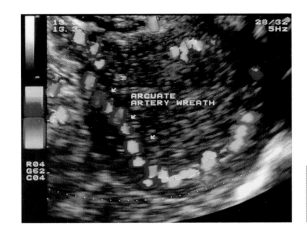

Abb. 27.1 Transvaginales Schnittbild der uterinen Gefäßversorgung: ▷ Aa. uterinae in Höhe des Übergangs Zervix-Korpus, Aa. arcuatae, den Uterus umgebend, und radiale Arterien innerhalb des Myometriums.

Blutflussgeschwindigkeitskurven, die während des normalen Ovulationszyklus in den Spiralarterien auftreten, konnten erstmals mithilfe der Dopplersonographie beschrieben werden (26). Am Tag vor der Ovulation liegt der RI bei 0,54 ± 0,03 (Abb. 27.2), und die Blutflussgeschwindigkeit beginnt zu steigen. Der tiefste Punkt des RI (0,49 ± 0,05) wird zwischen dem 16. und 18. Zyklustag erreicht. Im Gegensatz dazu steigt der Widerstand im stimulierten Zyklus am letzten präovulatorischen Tag an. Möglicherweise verursacht die Ovulationsauslösung diese uterine Reaktion, was vor dem Embryotransfer durch Doppleruntersuchungen geprüft werden sollte. Die endometriale Durchblutung scheint dabei als nichtinvasiv gewonnener Parameter eine höhere Aussagekraft in Bezug auf die Empfängnisbereitschaft des Uterus zu besitzen als die Flussgeschwindigkeit in der A. uterina. Die Analyse der Blutflussänderungen in den Spiralarterien sollte genutzt werden zur besseren Voraussage eines Implantationserfolges, im Rahmen der Untersuchung unklarer Infertilitätsprobleme und um Patientinnen mit einer gestörten endometrialen Durchblutung einer adäquaten Therapie zuzuführen (25) (Tab. 27.1).

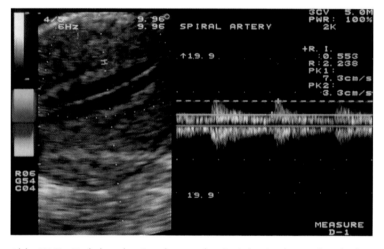

Abb. 27.2 Farbdopplersignale aus der Peripherie des mehrschichtigen Endometriums. Erhöhte Blutflussgeschwindigkeit und erniedrigter Resistance-Index (RI = 0,55) am Tag der Ovulation.

Interessante Daten hierzu wurden kürzlich von Zaidi et al. publiziert (46). Die Autoren untersuchten 96 Patientinnen aus dem IVF-Programm am Tag der HCG-Gabe mittels transvaginaler Farbdopplersonographie. Dabei wurden Endometriumhöhe und -morphologie, Nachweis oder fehlender Nachweis eines intra- und subendometrialen Blutflusses, die intraendometriale Gefäßdichte und die subendometriale Blutflussgeschwindigkeit am Tag der HCG-Gabe in Beziehung gesetzt zur Schwangerschaftsrate. Die Gesamtschwangerschaftsrate betrug 32,3%. Zwischen der Gruppe mit und ohne Schwangerschaftseintritt bestand kein signifikanter Unterschied bezüglich Endometriumhöhe, subendometrialer maximaler Blutflussgeschwindigkeit V_{max} und subendometrialem Pulsatilitätsindex PI. Auch bezogen auf die Morphologie des Endometriums differierten die Schwangerschaftsraten nicht signifikant: 17,6% bei hyperechogenem (Typ A), 33,3% bei isoechogenem (Typ B), 35,6% bei dreischichtigem (Typ C) Endometrium. Bei 8 Patientinnen konnten kein subendometrialer Blutfluss und keine intraendometriale Vaskularisation gesehen werden. Bei nicht nachweisbarem endometrialem Blutfluss fand keine Implantation statt. Die Schwangerschaftsraten, aufgeschlüsselt nach der Tiefe der Gefäßeinsprossung in die endometrialen und subendometrialen Regionen, betrugen 26,7% für den subendometrialen Bereich (Zone 1), 36,4% für die äußere hyperechogene Region (Zone 2) und 37,9% für den inneren hypoechogenen Bereich (Zone 3), waren jedoch nicht signifikant unterschiedlich. Bei einem Endometrium vom Typ A zeigte sich in 23,5% kein subendometriales Farbsignal; bei einem Endometrium vom Typ C war dies seltener der Fall.

Normaler Zyklus und Corpus-luteum-Insuffizienz im Vergleich. Unsere aktuelle Studie (27) zeigte deutlich, dass bei Patientinnen mit normaler Endometriumentwicklung beim Übergang von der Follikel- zur Lutealphase ein abnehmender Widerstand in den Uterin-, Spiral- und Radialgefäßen zu verzeichnen ist. Im Gegensatz dazu zeigte sich bei Patientinnen mit einer verzögerten Endometriumentwicklung und Corpus-luteum-Insuffizienz im Laufe der Lutealphase ein zunehmender uteriner Gefäßwiderstand. Bei Patientinnen mit einem Lutealphasendefekt waren die Widerstandswerte der Spiralarterien in der präovulatorischen Phase (RI = 0,70 ± 0,06, p < 0,001), der mittleren (RI = 0,72 ± 0,06, p < 0,001) und der späten Lutealphase (RI = 0,72 ± 0,04, p < 0,001) erhöht. Da die signifikantesten Abweichungen vom normalen Widerstandsindex der intraovariellen und subendometrialen Gefäße bei Patientinnen mit Corpus-luteum-Insuffizienz beobachtet wurden, kann postuliert werden, dass die farbkodierte und gepulste Dopplersonographie zur Analyse einer adäquaten Lutealphase hilfreich ist. Des Weiteren kann die Dopplersonographie zusammen mit oder sogar anstelle von hormonellen und histologischen Markern zur Untersuchung der Empfängnisbereitschaft des Uterus genutzt werden.

Tabelle 27.1 Blutfluss in den Spiralarterien während der periovulatorischen Phase

Zeitlicher Abstand zur Ovulation (in Tagen)	Maximale systolische Blutflussgeschwindigkeit (cm/s)	Resistance-Index	Pulsatilitätsindex
–3	6,21 ± 0,04	0,55 ± 0,02	0,86 ± 0,05
–2	6,02 ± 0,09	0,54 ± 0,03	0,85 ± 0,09
–1	6,32 ± 0.12	0,48 ± 0,04	0,83 ± 0,12
0	6,68 ± 0,68	0,48 ± 0,06	0,84 ± 0,14
+1	7,46 ±1,31	0,49 ± 0,05	0,72 ± 0,12

Submuköse Myome

Das uterine Fibroid ist einer der häufigsten Tumoren im kleinen Becken der Frau im gebärfähigen Alter (45). Neben der intramuralen Lage können Leiomyome submukös im Uteruslumen oder peripher subserös sowie gestielt vorkommen. Klinische Symptome bei submukösen Myomen sind Metrorrhagie, Schmerzen im kleinen Becken oder Infertilität, wobei das Auftreten und die Schwere der Symptome in hohem Maße von Anzahl, Größe und Lokalisierung der Myome abhängen. Die Diagnose eines Leiomyoms wird anhand der Veränderung der Uteruskontur, einer Uterusvergrößerung und/oder Texturveränderungen gestellt.

Nachweis mittels Transvaginalsonographie und Hysteroskopie. Da die Anteile an glatter Muskulatur und an Bindegewebe bei Myomen stark variieren, weisen diese gutartigen Tumoren auch eine große Variabilität in ihrem sonographischen Erscheinungsbild von echoarm bis echoreich auf. So werden sie gelegentlich als Endometriumpolypen, Blut oder Schleim fehlgedeutet. Fedelle et al. (14) prüften die Genauigkeit der Transvaginalsonographie beim Nachweis kleiner submuköser Myome an Patientinnen, die vor der Hysterektomie einer Transvaginalsonographie und einer Hysteroskopie unterzogen wurden. Die Sensitivität der Transvaginalsonographie von 100 %, die Spezifität von 94 %, der Vorhersagewert eines auffälligen Befundes von 81 % und der einer unauffälligen Untersuchung von 100 % sind vergleichbar den Werten für der Hysteroskopie von 100 %, 96 %, 87 bzw. 100 %. Die Lagebestimmung eines Leiomyoms gelingt mit der Transvaginalsonographie besser, allerdings kann mit dieser Untersuchungsmethode schlechter zwischen einem submukösen Myom und einem Endometriumpolyp unterschieden werden als bei einer Hysteroskopie.

Myome und Infertilität. Die Beziehung zwischen Leiomyomen und Infertilität bzw. Abortneigung ist noch immer weitgehend unklar. Zahlreiche Frauen mit Leiomyomen können problemlos empfangen und die Schwangerschaft austragen. Andererseits werden nach Myomentfernung bei zuvor infertilen Patientinnen Schwangerschaftsraten zwischen 10 und 89 % beschrieben (43). Die Ursache der mit Myomen assoziierten Infertilität ist jedoch unbekannt. Diskutiert werden unter anderem eine verringerte Nidationsfläche, eine verstärkte Kontraktilität der Uterusmuskulatur, Veränderungen der Venen im Endometrium oder eine Verlegung von Zervix und Eileitern, die den Spermientransport stören könnte.

Vaskularisation von Uterusmyomen. Die transvaginale Sonographie und Farbdopplerdarstellung ermöglicht die Messung des Blutflusses in kleinen Gefäßen und verbessert die Reproduzierbarkeit der Messungen (31) (Tab. 27.**2**).

> Kurjak et al. (31) untersuchten 161 Patientinnen: 101 Patientinnen mit tastbaren Uterusfibromen und 60 gesunde Freiwillige. Dabei wurden mithilfe der Blutflusskurven der Gefäßwiderstand in den Aa. uterinae und in den Hauptversorgungsgefäßen der darstellbaren Fibroide analysiert. Farbsignale wurden sowohl im Randbereich als auch im Zentrum der Tumoren entdeckt (Abb. 27.**3**). Es war stets ein diastolischer Fluss nachweisbar, üblicherweise stärker ausgeprägt

als in der A. uterina. Der mittlere RI des myometralen Blutflusses betrug 0,54, der mittlere Pulsatilitätsindex (PI) lag bei 0,89 (Abb. 27.**4**). Die histologische Untersuchung erbrachte stets gutartige Tumoren, auch wenn der RI sehr niedrig lag. Erniedrigte RI-Werte fanden sich bei Fällen mit Nekrosen sowie sekundär degenerativen und inflammatorischen Veränderungen in den Myomen. In der Kontrollgruppe erbrachte die Untersuchung der Aa. uterinae einen mittleren RI von 0,84 und einen PI von 2,52. Bezüglich der Aa. uterinae fanden sich in der Gruppe mit Fibromen signifikant erniedrigte Werte: 0,74 für den RI und 1,65 für den PI. Die Blutflussgeschwindigkeit, RI und PI wurden jeweils zwischen 5. und 8. Zyklustag gemessen.

Tabelle 27.**2** Blutflussparameter der Aa. uterinae bei Patientinnen mit palpablen (vaskularisierten) uterinen Fibromen und bei gesunden Probandinnen

Blutflussparameter	Kontrollgruppe (n = 60)	Patientinnen mit vaskularisierten Fibromen (n = 81)
Geschwindigkeit (cm/s)	34,4 ± 12,25	47,08 ± 18,46
RI	0,84 ± 0,09	0,74 ± 0,09
PI	2,52 ± 0,87	1,65 ± 0,49

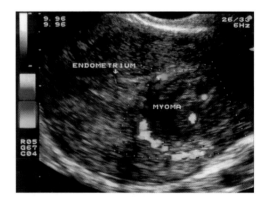

Abb. 27.**3** Submuköses Leiomyom, abgrenzbar durch die verstärkte Vaskularisation. Die Farbdopplersignale zeigen die gute Gefäßversorgung an der Myombasis.

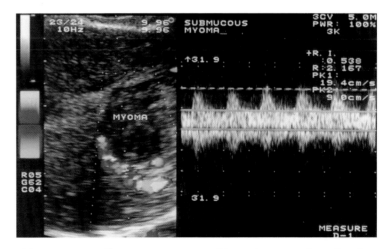

Abb. 27.**4** Dieselbe Patientin wie in Abb. 27.**3**. Die Analyse der Blutflusskurve (rechts) zeigt einen mäßiggradigen Gefäßwiderstand (RI = 0,54).

Die Ergebnisse dieser Studie zeigten, dass die Vaskularisation eines Tumors größtenteils abhängig ist von seiner Größe und Lage sowie dem Ausmaß sekundärer degenerativer Veränderungen. Große und lateral gelegene Myome, insbesondere solche mit Nekrosen, degenerativen und inflammatorischen Veränderungen, zeigen meistens einen erhöhten diastolischen Fluss und einen erniedrigten Resistance-Index ($RI_{min} = 0{,}35$).

Myome während der Schwangerschaft. Außer der Myomgröße sollten bei der Untersuchung einer Schwangeren mit Myomen auch die Lage, die räumliche Beziehung zur Plazenta, Echogenität (12) und Dopplerwerte (23) berücksichtigt werden. Eine statistisch signifikant erhöhte Inzidenz von drohendem Abort, Frühgeburten, vorzeitigen Plazentalösungen und Unterbauchschmerzen wurde bei Patientinnen mit Myomen beobachtet ($p < 0{,}001$) (12). Vorzeitige Plazentalösungen traten insbesondere auf bei Myomvolumina größer 200 cm³, submuköser Lage und wenn die Myome unter der Plazenta lokalisiert waren.

> Kessler et al. (23) zeigten, dass mittels konventionellem Ultraschall nicht zwischen einer lokalen Verdickung der Uteruswand aufgrund einer Kontraktion und Myomen unterschieden werden kann. In solchen Fällen konnte lediglich durch eine weitere Untersuchung nach ca. 30 Minuten die dann gelöste Kontraktion vom Myom differenziert werden. Untersucht wurden 10 Patientinnen mit B-Bild- und Farbdopplersonographie. Bei 5 Patientinnen mit Myomen wurde eine Gefäßaufspreizung um den Tumor gesehen, während bei den Patientinnen mit Kontraktion keine Gefäßverlagerungen im Gebiet der lokalen myometralen Verdickung nachweisbar waren. Somit kann die Farbdopplersonographie helfen, bei dieser Fragestellung eine lange Untersuchungszeit zu vermeiden.

RU 486 und Leuprolidacetat. Reinisch et al. (37) untersuchten den Einfluss von RU 486 und Leuprolidacetat auf den Blutfluss in uterinen Gefäße und auf die Uterusgröße bei Patientinnen mit Myomen. Unter RU 486 wurde eine stetige Zunahme des RI in den Aa. uterinae gesehen; der Blutfluss nahm dementsprechend um 40 % ab. Patientinnen, die Leuprolidacetat erhielten, zeigten eine Abnahme der Perfusion um 21 %. Gleichzeitig beschrieben die Autoren für beide Gruppen eine signifikante Abnahme des Uterusvolumens nach Ablauf von 3 Monaten. Dabei wurde angenommen, dass die Reduktion des Blutflusses in den Aa. uterinae die Ursache ist für die Abnahme der Uterusgröße und den geringeren Blutverlust bei nachfolgenden Operationen bzw. Hysteroskopien.

Endometriumpolypen

Endometriumpolypen können den unerfahrenen Untersucher aufgrund des deutlich erniedrigten Flusswiderstandes in der Umgebung und/oder im Polypen selbst zur Fehldiagnose eines malignen Uterusprozesses verleiten. Endometriumpolypen lassen sich am besten darstellen in der frühen Proliferationsphase oder nach Injektion eines „negativen Kontrastmittels" ins Cavum uteri.

Histologie und Blutversorgung. Endometriumpolypen können einzeln oder multipel in unterschiedlichen Erscheinungsformen, u. a. gestielt, auftreten und bestehen häufig aus hyperplastischer Basalis (16, 32). Nahezu zwei Drittel enthalten kein funktionelles Endometrium und zeigen histologisch oft das Bild einer zystischen Hyperplasie. Ihre Gefäßversorgung entsteht aus bereits vorhandenen terminalen Ästen der Aa. uterinae. Dabei ist es möglich, in mehreren unterscheidbaren Gefäßen einen Blutfluss darzustellen und die Blutflussgeschwindigkeit zu analysieren (Tab. 27.3, Abb. 27.5). Ein diastolischer Fluss ist stets nachweisbar, und der RI ist üblicherweise höher als 0,45 (30, 32) (Abb. 27.**6**). Bei Patientinnen mit nekrotischen und entzündlich veränderten Polypen liegt der RI eher niedriger ($RI_{min} = 0{,}37$). Polypoide Strukturen können bei infertilen

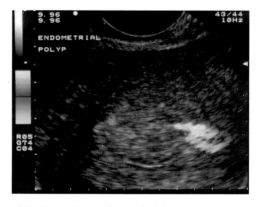

Abb. 27.**5** Ein Schrägschnitt bei einer prämenopausalen Patientin zeigt eine abgegrenzte Zone verstärkter Echogenität, typisch für einen Endometriumpolypen. Die sich regelrecht verzweigenden Gefäße sind gut darstellbar.

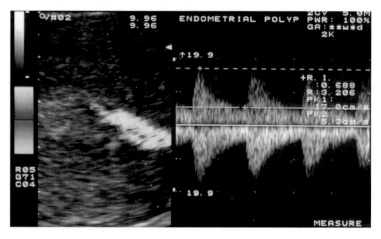

Abb. 27.**6** Bei derselben Patientin wie in Abb. 27.**5** zeigt die Flusskurvenanalyse (rechts) einen hohen Resistance-Index (0,69), was typisch ist für einen Endometriumpolypen.

Tabelle 27.**3** Vaskularisation gutartiger Uterusveränderungen

Art der Uterusveränderung	Anzahl	RI
Submuköses Myom	38	$0{,}54 \pm 0{,}06$
Adenomyosis	62	$0{,}57 \pm 0{,}08$
Endometritis	28	$0{,}50 \pm 0{,}06$
Abortus incompletus	31	$0{,}41 \pm 0{,}02$
Endometriumpolyp	46	$> 0{,}45$

Patientinnen unter GnRH-Therapie auftreten, verschwinden jedoch meist im nächsten Zyklus, wenn die In-vitro-Fertilisation fehlschlug.

Tamoxifen und Inzidenz von Endometriumpolypen. Das nichtsteroidale Antiöstrogen Tamoxifen ist weit verbreitet in der hormonellen Therapie des Brustkrebs. Zurzeit wird untersucht, ob es auch bei gesunden Frauen mit erhöhtem Brustkrebsrisiko sinnvoll eingesetzt werden kann. Der schwache östrogenähnliche Effekt von Tamoxifen auf das Endometrium erfordert dabei eine erhöhte Aufmerksamkeit im Rahmen der Überwachung. Da mehrere Studien Endometriumkarzinome unter Tamoxifen beschreiben, sollten Patientinnen unter Tamoxifentherapie regelmäßig untersucht werden. Zahlreiche pathologische Veränderungen wurden unter einer Langzeittherapie mit Tamoxifen (20 mg/Tag) beschrieben (20), u. a. epitheliale Metaplasie, einfache und atypische Hyperplasie, Endometriumpolypen und Endometriumkarzinome (1). Endometriumveränderungen fallen sonographisch auf durch abnorme Endometriumhöhe und eine inhomogene Hyperechogenität mit zahlreichen kleinen zystischen Strukturen. Zumindest 3 Studien wiesen darauf hin, dass eine Tamoxifentherapie bei postmenopausalen Brustkrebspatientinnen mit einer hohen Inzidenz von Endometriumpolypen verbunden ist (3, 13, 35). Achiron et al. (3) fanden eine auffällige „honigwabenartige" Struktur des Endometriums im B-Bild bei 44 % dieser Patientinnen, die mit einem entsprechend hohen Auftreten (40 %) endometrialer Polypen verbunden war.

Andererseits konnte in 2 großen Studien mit postmenopausalen Patientinnen unter Tamoxifentherapie keine Korrelation einer Endometriumhöhe > 5 mm mit pathologischen Befunden nachgewiesen werden (8, 44).

Tamoxifen und endometriale Durchblutung. Der Einfluss von Tamoxifen auf den endometrialen Blutfluss ist bisher wenig untersucht. Achiron et al. (2) beschrieben Blutflussveränderungen im Endometrium und den subendometrialen Regionen. Bei asymptomatischen postmenopausalen Patientinnen unter Tamoxifen mit einer Endometriumhöhe < 5 mm konnte ein erhöhter endometrialer Blutfluss mit einer signifikanten Abnahme des RI im Vergleich zu einer unbehandelten Kontrollgruppe nachgewiesen werden. Eine andere Studie derselben Autoren (1) beschreibt bei Frauen mit hochaufgebautem Endometrium, insbesondere bei Vorliegen endometrialer Polypen, einen deutlich niedrigeren RI im Vergleich zu Frauen mit einem normalen Endometrium (Mittelwert 0,39 versus 0,79). Nach Entfernung der Endometriumpolypen normalisierten sich die RI-Werte wieder, was die Annahme eines gutartigen transitorischen Effektes einer Langzeit-Tamoxifentherapie auf das Endometrium unterstützt.

Endometriale Adenofibrome. Huang et al. (19) berichten von 2 Fällen eines endometrialen Adenofibroms unter Tamoxifen. Adenofibrome sind seltene, gutartige, gemischt mesodermale Tumoren. Sonographisch weisen sie andere Charakteristika auf als Endometriumpolypen, Endometriumhyperplasie und Endometriumkarzinom; das Ultraschallbild erinnert vielmehr an die schneesturmartigen Erscheinungsbilder der Trophoblasterkrankungen (Blasenmole). Eine entsprechende Differenzialdiagnose kann mithilfe der farbkodierten und gepulsten Dopplersonographie gestellt werden: Lakunen mit turbulentem Blutfluss zeigen sich bei Patientinnen mit Trophoblasterkrankungen, während höhere Gefäßwiderstände auf endometriale Adenofibrome hinweisen.

Endometriumhyperplasie

Das Endometriumecho ist bei postmenopausalen Frauen im Allgemeinen nur ein schmales lineares Echo von 1–3 mm Dicke. Eine Zunahme wird bei einigen gutartigen Uterusveränderungen, u. a. bei der Endometriumhyperplasie gesehen. Dabei sollte eine Höhe von > 14 mm bei prä- und > 5 mm bei postmenopausalen Frauen Anlass zu weiteren Untersuchungen geben (32). Die höchste Inzidenz für die adenomatöse Hyperplasie liegt zwischen dem 40. und 50. Lebensjahr.

Differenzialdiagnose Endometriumkarzinom. Alleine anhand der Morphologie kann nicht zwischen gutartigen und bösartigen Veränderungen unterschieden werden, sodass die transvaginale B-Bild-Sonographie für eine Differenzierung zwischen Hyperplasie und Karzinom nicht ausreichend ist. Sowohl Hyperplasie als auch Karzinom weisen jedoch typische Gefäßstrukturen auf und können daher mit entsprechend empfindlichen Dopplergeräten erfasst werden (16, 30). Die bis in die Peripherie reichenden Aufzweigungen regulärer Gefäße sind typisch für die Hyperplasie (Abb. 27.7); bei der Doppleruntersuchung werden die Blutflusssignale üblicherweise aus dem Randbereich des hyperplastischen Endometriums abgeleitet

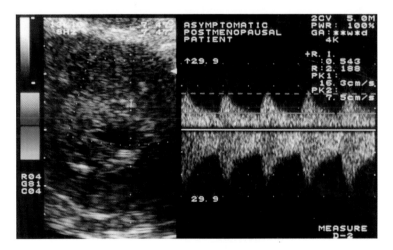

Abb. 27.7 Verdicktes Endometrium (10 mm) bei einer asymptomatischen postmenopausalen Patientin. Auffällig sind die Anordnung der Gefäße in der Peripherie und der mäßiggradige RI von 0,54, der typisch für eine Endometriumhyperplasie ist.

(Tab. 27.**3**). Signifikante Unterschiede bezüglich der RI-Werte zeigten sich zwischen dem Endometriumkarzinom (mittlerer RI = 0,42) und der endometrialen Hyperplasie (mittlerer RI = 0,50) (28) (Abb. 27.**8** und 27.**9**). Einige Kliniker haben bereits begonnen, sonographische und dopplersonographische Parameter mit zu berücksichtigen, wenn es um die Entscheidung geht, welche Patientinnen biopsiert und welche zunächst

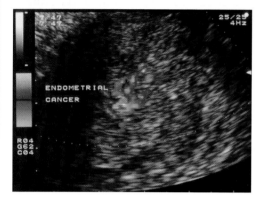

Abb. 27.8 Periphere Neovaskularisation bei Endometriumkarzinom, dargestellt mittels Farbdoppler.

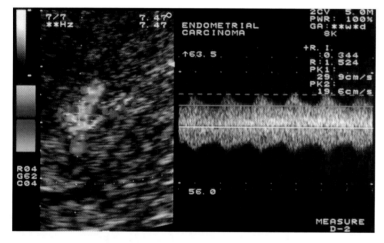

Abb. 27.9 Die Dopplerkurve zeigt einen niedrigen RI (0,34), der für ein Endometriumkarzinom typisch ist.

lediglich weiter beobachtet werden sollen. Dies scheint insbesondere bei älteren Patientinnen in schlechtem Allgemeinzustand sowie bei Patientinnen mit einer Zervixstenose sinnvoll und nützlich zu sein.

Gredmark et al. (17) zeigten, dass im Falle einer Postmenopausenblutung in 15 % eine adenomatöse Hyperplasie oder ein Endometriumkarzinom vorlagen, während sich in 50 % ein atrophisches Endometrium fand. Dies legt nahe, dass Ultraschall und Dopplersonographie in die Abklärung einer Postmenopausenblutung mit einbezogen werden sollten, um einerseits die Biopsie eines atrophischen Endometriums zu vermeiden und um andererseits ggf. zusätzlich vorhandene pathologische Ovarveränderungen aufzudecken.

Kurjak et al. (33) berichteten, dass mithilfe der nichtinvasiven transvaginalen Untersuchungen mit Farbdoppler und gepulstem Doppler auch bei asymptomatischen Frauen Endometriumkarzinome entdeckt werden können und diese Untersuchungen sogar als Screeningmethode einsetzbar sind.

Sheth fand dagegen eine Überschneidung der PI- und RI-Werte gutartiger und maligner Endometriumveränderungen (39). Ein endometrialer arterieller Blutfluss wurde bei 23 von 36 (64 %) der benignen Endometriumveränderungen gesehen. Der mittlere RI betrug 0,48 ± 0,13 (Spannweite 0,27 – 0,84), während der mittlere PI-Wert bei 0,72 ± 0,33 (0,31 – 1,77) lag. Endometriumkarzinome zeigten in 56 % der Fälle eine abnorme Vaskularisierung. Der mittlere PI in dieser Gruppe lag bei 0,71 ± 0,32 (0,42 – 1,17), während der mittlere RI dieselben Werte aufwies wie der RI bei gutartigen Läsionen 0,48 ± 0,15 (0,34 – 0,69).

Chan et al. (7) beschreiben die transvaginale Sonographie als dem Farbdoppler überlegen bei der Entdeckung pathologischer Endometriumveränderungen; allerdings könnten mit keiner der beiden Methoden gutartige von bösartigen Veränderungen unterschieden werden. Im Gegensatz dazu fanden Bonilla-Musoles et al. (5) bei postmenopausalen Frauen eine positive Korrelation zwischen den Widerstandswerten der uterinen Arterien und der Wahrscheinlichkeit eines Karzinoms. Aufgrund der positiven Korrelation zwischen arteriellem Flusswiderstand und der seit der Menopause vergangenen Jahre (29) scheint eine Abschätzung des Karzinomrisikos bei postmenopausalen Frauen mit vermindertem Gefäßwiderstand möglich.

Adenomyosis

Die Häufigkeit der Adenomyosis wird angegeben mit 10 – 50 % (Autopsiedaten) bzw. 5,6 – 61,5 % (Operationspräparate) (34, 38). Charakterisiert ist die Adenomyosis uteri durch das Vorkommen endometrialer Gewebsverbände tief im Myometrium. Dieses endometriale Gewebe kann unmittelbar dem Endometrium anliegen, aber auch das gesamte Myometrium durchdringen und sogar bis in die Serosa vorstoßen.

Sonographische und klinische Charakteristika. Bei den meisten Patientinnen mit einer Adenomyosis findet sich entweder ein normalgroßer Uterus oder eine unspezifische Uterusvergrößerung (4). Dabei gilt der diffus vergrößerte Uterus mit einem

verdickten Myometrium, das aufgrund von Blut- und Gewebeansammlungen im Muskel an einen Schweizer Käse erinnert, als ein Hinweis auf eine Adenomyosis (40) (Abb. 29.**10**). Bei schweren Fällen ist in der Regel die unruhige Echogenität der mittleren Endometriumschicht zu erkennen; gelegentlich ist der gesamte Uterus hypoechogen, wohingegen große Zysten nur selten zu sehen sind. Zu den typischen Symptomen der Adenomyosis gehören Dysmenorrhö, Unterbauchschmerzen und Menometrorrhagie. Die Dysmenorrhö wird durch die Blutung des endometrialen Gewebes innerhalb des Myometriums verursacht. Die Hysterosalpingographie zeigt dabei gelegentlich einen Kontrastmitteleintritt ins Myometrium.

Stellenwert des Farbdopplers. Fedele et al. (15) überprüften den Stellenwert der endovaginalen Sonographie bei der Diagnose der diffusen Adenomyosis. Sensitivität und Spezifität lagen bei 80% bzw. 74%. Die Farbdopplersonographie und die Spektralanalyse ermöglichen die Untersuchung des uterinen Blutflusses bei Adenomyosis im Vergleich zur Durchblutung des Uterus bei anderen gutartigen Veränderungen (31, 34). Der mittlere RI des Blutflusses im Myometrium erreicht 0,56, während der RI der Aa. uterinae einen erniedrigten Wert von 0,75 im Vergleich zu gesunden Probandinnen (0,87) zeigt. Die Unterschiede zwischen Myomen und Adenomyosis lassen sich zum Teil möglicherweise dadurch erklären, dass Myome eine höhere Östrogenrezeptordichte aufweisen als das sie umgebende Myometrium. Leiomyome reagieren somit auf die Veränderungen des Gelbkörperhormonspiegels, während bei der Adenomyosis ein Mangel an Östrogen- und Progesteronrezeptoren nachgewiesen werden konnte (10).

Differenzialdiagnose Uterusmalignom. An 44 benignen und 7 malignen Uterusveränderungen untersuchten Hirai et al. (18) die Wertigkeit der Dopplersonographie zur Differenzialdiagnose der Adenomyosis gegenüber malignen Uterusprozessen. Dazu benutzten sie einen Adenomyosis-Score, der die Parameter Dicke, Struktur und Kontur des Myometriums sowie Dopplerbefunde berücksichtigt. Die RI-Werte waren bei bösartigen Veränderungen (mittlerer RI = 0,40 ± 0,07) tendenziell niedriger als bei der Adenomyosis (mittlerer RI = 0,57 ± 0,08). Dem letzteren Wert entsprach auch der mittlere RI für Myome (0,57). Die maximale Blutflussgeschwindigkeit V_{max} lag bei malignen Veränderungen höher als bei Adenomyosis; bei Myomen war die V_{max} nur geringfügig höher als bei der Adenomyosis. Somit fanden sich statistisch signifikante Unterschiede zwischen bösartigen Neoplasien und Adenomyosis sowohl für RI als auch für V_{max}, eine geringe Differenz zwischen Adenomyosis und Myomen bezüglich V_{max}, jedoch kein Unterschied bezüglich des RI.

Endometritis

Bei Endometritis lässt sich ein zu hoch aufgebautes Endometrium mit verstärkter Echogenität und Vaskularisierung beobachten (34). Dabei findet sich ein mäßig erhöhter RI > 0,50 ± 0,06 (Tab. 27.**3**, Abb. 27.**11**). Zusammen mit den Symptomen ist auch die Vaskularisation rückläufig, wohingegen die RI-Werte erhöht bleiben.

Abortus incompletus

Während noch unklar ist, inwieweit mithilfe der Dopplersonographie Vorhersagen bezüglich des Schwangerschaftsausganges getroffen werden können, ist eindeutig, dass der Einsatz der Dopplersonographie die Unsicherheiten bei der Diagnostik von Frühaborten deutlich reduziert.

Die Erscheinungsformen des Abortus incompletus variieren in Abhängigkeit vom Schwangerschaftsalter und der zum Untersuchungszeitpunkt bereits abgestoßenen Gewebemenge. In der Regel finden sich unterschiedlich große echogene Gewebestücke und Flüssigkeit im Cavum uteri. Farbdopplerso-

nographisch ist eine gute Durchblutung der noch nicht abgestoßenen Schwangerschaftsanteile zu erkennen. Die gute Perfusion beruht auf der vom aktiven Trophoblast verursachten Dilatation der Spiralarterien und der venösen Gefäße.

Ein niedriger Gefäßwiderstand (RI = 0,41 ± 0,01) im Endometrium kann selbst bei nicht eindeutig erkennbarer Embryonalanlage nachgewiesen werden (Tab. 27.**3**). Das gleichzeitige Auftreten sowohl hyper- wie auch hypoechogener endometrialer Bezirke bleibt in diesem Zusammenhang der wichtigste Anhaltspunkt für die Diagnose Abortus incompletus.

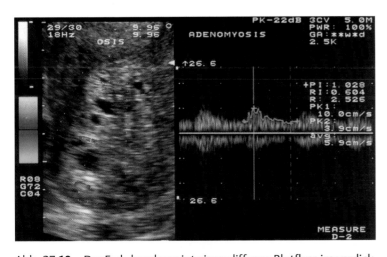

Abb. 27.**10** Der Farbdoppler zeigt einen diffusen Blutfluss im verdickten Myometrium („Schweizer-Käse-Morphologie") bei einer Patientin mit Dysmenorrhö. Ein mittlerer bis hoher RI (0,60) wurde von den endometrialen Gewebeverbänden innerhalb des Myometriums abgeleitet. Die Adenomyosis wurde histologisch bestätigt.

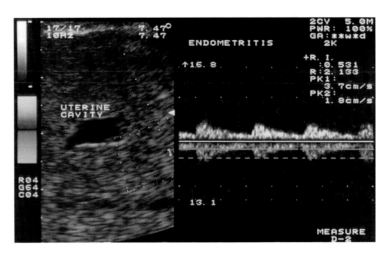

Abb. 27.**11** Die transvaginale Sonographie eines Uterus zeigt vermehrte Dicke, Echogenität und Vaskularisation des Endometriums und des inneren Myometriumdrittels bei einer Patientin mit Endometritis. Mäßiggradige bis hohe Impendanzwerte (RI = 0,53) in den entsprechenden Gefäße.

Dezidua

Bei der Differenzialdiagnose der Amenorrhö ist die Unterscheidung endometrialer Strukturen, dezidualen Gewebes, normaler Frühschwangerschaft und Blasenmole von entscheidender Bedeutung (9). Bei leerem Uteruskavum mit dezidualer Reaktion oder kleiner zentraler Flüssigkeitsansammlung muss bei positivem Schwangerschaftstest an eine Extrauteringravidität gedacht werden. Bei Patientinnen mit einem unspezifischen Adnexbefund ist dann die Farbdopplersonographie hilfreich, da sich mit ihrer Hilfe ein erniedrigter Gefäßwiderstand auf der betroffenen Seite darstellen lässt. Im Gegensatz zu den 2 konzentrischen Deziduakreisen der intrauterinen Frühschwangerschaft ist der Deziduaring der ektopen Frühgravidität nur einschichtig.

Dopplerparameter bei intra- und extrauterinen Graviditäten. Jurkovic et al. (21) verglichen die Dopplerparameter bei intrauterinen und extrauterinen Schwangerschaften. Kein Unterschied fand sich bezüglich des Flusswiderstandes in den Aa. uterinae, Spiralarterien und Corpus-luteum-Gefäßen. Die maximale systolische Geschwindigkeit in den Aa. uterinae erwies sich dagegen als ein Parameter, der sehr genau die erhöhte Durchblutung bei einer ektopen Schwangerschaft widerspiegelt. Somit scheint der Einsatz der transvaginalen Farbdopplersonographie zur Therapieentscheidung (konservative, nicht interventionelle Therapie, minimalinvasive Chirurgie, Laparotomie) beitragen zu können.

Literatur

1 Achiron R, Grisaru D, Golan-Porat N, Lipitz S: Tamoxifen and the uterus: an old drug tested by new modalities. Ultrasound Obstet. Gynecol. 7 (1996) 374–378

2 Achiron R, Lipitz S, Frenkel Y, Mashiach S: Endometrial blood flow response to estrogen replacement therapy and tamoxifen in asymptomatic postmenopausal women: a transvaginal Doppler study. Ultrasound Obstet. Gynecol. 5 (1995) 411–414

3 Achiron R, Lipitz S, Sivan E, Goldenberg M, Horovitz A, Frenkel Y, Maschiah S: Changes mimicking endometrial neoplasia in postmenopausal, tamoxifen-treated women with breast cancer: a transvaginal Doppler study. Ultrasound Obstet. Gynecol. 6 (1995) 116–120

4 Bohlman ME, Ensor RE, Sanders RC: Sonographic findings in adenomyosis of the uterus. Amer. J. Radiol. 184 (1987) 765–766

5 Bonilla Musoles F, Marti MC, Ballester MJ, Raga F, Osborne NG: Normal uterine arterial blood flow in postmenopausal women assessed by transvaginal color Doppler ultrasonography. J. Ultrasound Med. 14 (1995) 491–494

6 Callen PW, De Martini WJ, Filly RA: The central uterine cavity echo: a useful sign on the ultrasonographic evaluation of the female pelvis. Radiology 131 (1979) 187–190

7 Chan FY, Chau MT, Pun TC et al.: Limitation of transvaginal sonography and color Doppler imaging in the differentiation of endometrial carcinoma from benign lesions. J. Ultrasound Med. 13 (1994) 623–628

8 Cohen I, Rosen D, Trepper R et al.: Ultrasonographic evaluation of the endometrium and correlation with endometrial sampling in postmenopausal patients treated with tamoxifen. J. Ultrasound Med. 5 (1993) 275–278

9 Dodson MG, Gast M: Early pregnancy. In Dodson MG (ed.): Transvaginal ultrasound. Churchill Livingstone, New York 1995, pp. 187–217

10 Droegmueller E: Endometriosis and adenomyosis. In Manning S, Steinborn E, Salway J (eds.): Comprehensive gynecology. Mosby Year Book, St. Louis 1992, pp. 545–576

12 Exacoustos C, Rosati P: Ultrasound diagnosis of uterine myomas and complications in pregnancy. Obstet. Gynecol. 82 (1993) 97–101

13 Exacoustos E, Zupi E, Cangi B, Chiaretti M, Arduini D, Romaninis C: Endometrial evaluation in postmenopausal breast cancer patients receiving tamoxifen: an ultrasound, color flow Doppler hysteroscopic and histological study. Ultrasound Obstet. Gynecol. 6 (1995) 435–442

14 Fedele L, Bianchi S, Dorta M et al.: Transvaginal ultrasonography versus hysteroscopy in the diagnosis of uterine submucous myomas. Obstet. Gynecol. 77 (1991) 745–748

15 Fedele I, Bianchi S, Dorta M et al.: Transvaginal ultrasonography in the diagnosis of diffuse adenomyosis. Fertil. Steril. 58 (1992) 94

16 Fleischer AC, Kepple DM, Entman SS: Transvaginal sonography of uterine disorders. In Timor-Tritsch IE, Rottem S (eds.): Transvaginal sonography. 2nd edn. Elsevier, New York 1991 pp. 109–130

17 Gredmark T, Huint S, Havel G, Mattsson LA: Histopathological findings in women with postmenopausal bleeding. Brit. J. Obstet. Gynecol. 102 (1995) 133–136

18 Hirai M, Shibata K, Sagai H, Sekiya S, Goldberg BB: Transvaginal pulsed on color Doppler sonography for the evaluation of adenomyosis. J. Ultrasound Med. 14 (1995) 529–532

19 Huang KT, Chen CA, Cheng WF et al.: Sonographic characteristics of adenofibroma of the endometrium following tamoxifen therapy for breast cancer: two case reports. Ultrasound Obstet. Gynecol. 7 (1996) 363–366

20 Ismail SM: Pathology of the endometrium treated with tamoxifen. J. Clin. Pathol. 47 (1994) 827–833

21 Jurkovic D, Bourne T, Jauniaux E, Campbell S, Collins PW: Transvaginal color Doppler study of blood flow in ectopic pregnancy. Fertil. Steril. 57 (1992) 68–73

22 Jauniaux E, Jurkovic D, Campbell S: In vivo investigation of the anatomy and the physiology of early human placental circulations. Ultrasound Obstet. Gynecol. 1 (1991) 435–445

23 Kessler A, Mitchell X, Goldberg BB: Myoma vs. contraction in pregnancy: differentiation with color Doppler imaging. J. Clin. Ultrasound 21 (1993) 241–244

24 Keye WR, Yuen BH, Jaffe RB: New concepts in the physiology of the menstrual cycle. Clin. Endocrinol. Metab. 2 (1973) 251–258

25 Kupesic S: The first three weeks assessed by transvaginal color Doppler. J. Parinat. Med. 24 (1996) 301–317

26 Kupesic S, Kurjak A: Uterine and ovarian perfusion during the periovulatory period assessed by transvaginal color Doppler. Fertil. Steril. 60 (1993) 439–443

27 Kupesic S, Kurjak A, Vujisic S, Petrovic Z: Luteal phase defect: comparison between Doppler velocimetry, histological and hormonal markers. Ultrasound Obstet. Gynecol. 9 (1997) 1–8

28 Kupesic-Urek S, Shalan H, Kurjak A: Early detection of endometrial cancer by transvaginal color Doppler. EUROBS, 49 (1993) 46–49

29 Kurjak A, Kupesic S: Ovarian senescence and ist significance on uterine and ovarian perfusion. Fertil. Steril. 3 (1995) 532–537

30 Kurjak A, Kupesic S: Transvaginal color Doppler and pelvic tumor vascularity: lessons learned and future challenges. Ultrasound Obstet. Gynecol. 6 (1995) 1–15

31 Kurjak A, Kupesic-Urek S, Miric D: The assessment of benign uterine tumor vascularization by transvaginal color Doppler. Ultrasound Med. Biol. 18 (1992) 645–649

32 Kurjak A, Kupesic S, Zalud I, Predanic M: Transvaginal color Doppler. In Dodson MG (ed.): Transvaginal ultrasound. Churchill Livingstone, New York 1995, pp. 325–339

33 Kurjak A, Shalan H. Kupesic S et al.: An attempt to screen asymptomatic women for ovarian and endometrial cancer with transvaginal color and pulsed Doppler sonography. J. Ultrasound Med. 13 (1994) 295–301

34 Kurjak A, Zalud I: The characterization of uterine tumors by transvaginal color Doppler. Ultrasound Obstet. Gynecol. 1 (1991) 50–52

35 Lahti E, Blanco G, Kaupilla A, Apaja-Sarkkinen M, Taskinen PJ, Laatikainen T: Endometrial changes in postmenopausal breast cancer patients receiving tamoxifen. Obstet. Gynecol. 81 (1993) 660–664

36 Lawn AM: The ultrastructure of the endometrium. J. Reprod. Fertil. 37 (1974) 239–242

37 Reinsch RC, Murphy AA, Morales, Yen SS: The effects of RU 486 and leuprolide acetate on uterine artery blood flow in the fibroid uterus: a prospective randomized study. Amer. J. Obstet. Gynecol. 170 (1994) 1623–1627

38 Seidler D, Laing FC, Jeffrey RB Jr, Wing VW: Uterine adenomyosis – a difficult sonographic diagnosis. J. Ultrasound Med. 6 (1987) 345–348

39 Sheth S, Hamper VM, McCollum ME, Caskey CI, Rosenshein NB, Khurman RJ: Endometrial blood flow analysis in postmenopausal women: can it help differentiate benign from malignant causes of endometrial thickening. Radiology 195 (1995) 661–665

40 Siedler D, Lang FC, Jeffrey RB, Wing VW: Uterine adenomyosis – a difficult sonographic diagnosis. J. Ultrasound Med. 6 (1987) 345–349

41 Soules MR, McCarty KS Jr: Leiomyoma: steroid receptor content. Variation within normal menstrual cycles. Amer. J. Obstet. Gynecol. 143 (1982) 6–11

42 Stabile I, Grudzinkas J, Campbell S: Doppler ultrasonographic evaluation of abnormal pregnancies in the first trimester. J. Clin. Ultrasound 18 (1990) 497–501

43 Thureck RW: Uterine leiomyomata. In: Garcia CR, Mastroianni L, Amelar RD, Dubin L (eds.): Current therapy of infertility. BC Decker Inc. Toronto 1988, pp. 80–82

44 Uziely B, Lewin A, Brufman G. Dorembus D, Mor-Yosef S: The effect of tamoxifen on the endometrium. Breast Cancer Res. Treat. 26 (1993) 101–105

45 Vollenhoven BJ, Lawrence AS, Healy D: Uterine fibroids: a clinical review. Brit. J. Obstet. Gynecol. 97 (1990) 285–298

46 Zaidi J, Campbell S, Pittrof R, Tan SL: Endometrial thickness, morphology, vascular penetration and velocimetry in predicting implantation in an in vitro fertilization program. Ultrasound Obstet. Gynecol. 6(3) (1995) 191–198

A. Kurjak und S. Kupesic

Untersuchungstechnik, Anatomie und Physiologie

Mithilfe der transvaginalen Farbdopplersonographie lassen sich der gesamte Uterus, Veränderungen des Myometriums und des Endometriums sowie der uterinen Gefäße detailliert darstellen (9).

Schallebenen. Der Uterus kann in 3 Hauptschallebenen dargestellt werden: in der langen Achse semichorial oder semiaxial und in der kurzen Achse (9, 8). Die Darstellung der langen Achse gelingt durch Einführen der Schallsonde in die Vagina und Einstellung des Uterus im größten Längsdurchmesser. Ein Semichorialschnitt kommt dadurch zu Stande, dass der Transducer um 90° zur Längsachse gedreht wird: Der Uterus stellt sich nun in seiner Breite dar. Wird die Schallsonde in das mittlere Scheidendrittel zurückgezogen und auf die vordere Fornixwand gerichtet, erhält man die Darstellung in der kurzen Achse.

Bei anteflektiertem Uterus wird der Griff der Sonde nach hinten abgekippt, wobei der Schallstrahl nach vorne gerichtet ist. Bei retroflektiertem Uterus geht man umgekehrt vor. Bei semichorialer Schnittführung am anteflektierten Uterus erscheint als erste Struktur die Zervix auf dem Bildschirm. Bei einem retroflektierten Uterus wird dagegen als Erstes der Fundus uteri sichtbar.

Uterusgröße. Die normale Uterusgröße variiert in Abhängigkeit von Parität und menopausalem Status. Bei Nulliparen beträgt die Größe des Uterus ungefähr 6 cm in der Länge, 3–4 cm sowohl im anteroposterioren als auch im Transversaldurchmesser (8). Bei Frauen, die bereits geboren haben, kann die Uteruslängsachse bis zu 8 cm betragen, während sie bei postmenopausalen Frauen auf ca. 4–6 cm abnimmt.

Blutversorgung. Die Blutversorgung des Uterus erfolgt durch ein komplexes Arteriennetzwerk, hervorgehend aus den Aa. uterinae. Die Hauptäste dringen bis ungefähr in das äußere Drittel des Myometriums ein und formen das Netz der Aa. arcuatae, die den Uterus umgeben (4). Kleinere Äste – Aa. radiales genannt – verlaufen in Richtung des uterinen Lumens (18). Im inneren Drittel des Myometriums und jenseits des myometrioendometriale Übergangs spricht man von Spiralarterien.

Kontraktionen. Die myometralen Muskelfasern zeigen während des normalen Menstruationszyklus Kontraktionen. Fokale Kontraktionen finden während der Schwangerschaft in der mittleren oder äußeren Muskelschicht statt (8), subendometriale Kontraktionen treten häufig während der Menstruation und der Ovulation auf (1, 30). Während der Menstruationsblutung sind diese Kontraktionen zur Zervix hingerichtet. Um den Zeitpunkt der Ovulation verlaufen sie in Gegenrichtung. Vermutlich spielen Kontraktionen in der periovulatorischen Periode eine wichtige Rolle für den Spermientransport, und es könnten Infertilitätsprobleme resultieren, wenn sie nicht in ausreichendem Maße vorhanden sind.

Fibrome/Leiomyome des Uterus

Formen und Symptome. Uterusfibrome sind bei Frauen im gebärfähigen Alter die bei weitem häufigsten Tumoren der Beckenorgane (7, 20, 39). Sie entstehen aus der glatten Muskulatur und dem Weichteilgewebe des Corpus und des Fundus uteri. Nur 3 % sind zervikalen Ursprungs (26). Myome treten meist multipel und in unterschiedlicher Größe auf. Sie können auf die Uterusmuskulatur beschränkt sein (intramural) oder bei Ausdehnung in Richtung des Cavum uteri submukös gelegen sein; bei Wachstum nach außen sieht man auch gestielte oder subseröse Formen (7). Der intramurale Sitz ist am häufigsten, der submuköse am seltensten (20). Klinische Symptome, wie Metrorrhagien, Beckenschmerzen oder Infertilität treten gewöhnlich bei Patientinnen mit submukösen Leiomyomen auf, während subserös gelegene Leiomyome meist asymptomatisch sind. Das Auftreten und der Schweregrad der Symptome korrelieren streng mit der Anzahl, Größe und Lokalisation der Myome.

Sonographische Charakteristika. Die Diagnose uteriner Leiomyome wird aufgrund von Uterusformveränderungen, Vergrößerung des Uterus und Texturänderungen gestellt. Die sonographische Struktur reicht von echoarm bis echoreich, abhängig von der Masse der glatten Muskulatur und des Bindegewebes. Wenn Sekundärveränderungen vorhanden sind (Nekrose, Einblutung, Degeneration, Kalzifizierung), bieten diese ein weites Spektrum unterschiedlicher sonographischer Bilder (Abb. 28.**1**).

Einer zentralen Ischämie aufgrund der Tumorvergrößerung mit unzureichender Blutversorgung folgt meist eine Degeneration unterschiedlichen Ausprägunggrades. Es liegen Berichte vor (14), dass nahezu 25 % der Fibrome mit Kalzifizierungen einhergehen, die von kleinen Kalzifizierungsherden über großflächige Ablagerungen bis hin zur Gesamtkalzifikation reichen. Aufgrund des variablen Erscheinungsbildes können Leiomyome als solide Ovarialtumoren, Endometriumpolypen, Blut oder Schleim fehldiagnostiziert werden (8). Federle et al. (5) untersuchten die Genauigkeit der transvaginalen sonographischen Diagnostik bei der Entdeckung kleiner submuköser Myome bei Patientinnen, die sich sowohl einer transvaginalen Sonographie als auch einer Hysteroskopie vor der geplanten Hysterektomie unterzogen hatten. In dieser Studie waren Sensitivität und Spezifität der transvaginalen Sonographie und der Hysteroskopie vergleichbar.

Myome und Infertilität. Das klinische und/oder chirurgische Vorgehen wird durch die Symptome, die Größe der palpablen Masse und den Wunsch der Patientin, weiterhin konzeptionsfähig zu bleiben, bestimmt (39). Da Leiomyome eher später in der reproduktiven Phase einer Frau auftreten, könnte der Trend zur Verwirklichung des Kinderwunsches zu einem späteren Zeitpunkt das Auftreten von Leiomyomen im Zusammenhang mit Infertilität erhöhen. Dennoch ist der Zusammenhang zwischen diesen gutartigen pelvinen Tumoren und Infertilität sowie Abortgeschehen bisher unklar. Eine Formveränderung des Cavum uteri sowie eine Obstruktion der Zervix und der Eileiter könnten den Spermientransport negativ beeinflussen. Myome können auch zu einer venösen Dilatation führen, die ein Anschwellen des Myo- und Endometriums nach sich zieht. In diesem Fall ist die Nidation eines befruchteten Eies erschwert, möglicherweise auch die Blutversorgung des sich entwickelnden Embryos unzureichend. Menorrhagien im Zusammenhang mit Myomen könnten aus einer Stauung und Dilatation des angrenzenden endometrialen venösen Plexus resultieren, wodurch die myometralen und radialen Venen sowie die Vv. arcuatae mit beeinträchtigt werden.

Vaskularisation von Myomen

Die transvaginale farbkodierte Dopplertechnik ermöglicht auch die Messung der Blutflussimpedanz in kleinen Gefäßaufzweigungen und die Reproduzierbarkeit dieser Messungen (16, 27). Mithilfe dieser Methode können kleine, einen Tumor versorgende Gefäße sehr leicht entdeckt werden. Transvaginale farbkodierte Dopplersonographie konnten auch Flüsse am Rand und/oder im Zentrum des Myoms nachwerden durchgeführt, um die Durchblutung von Myomen (23, 37) und die physiologischen und pathophysiologischen Charakteristika des Blutflusses in der A. uterina zu erforschen (13, 21, 24, 28, 33, 38). Die Methode erwies sich als besonders hilfreich bei der In-vivo-Differenzierung benigner und maligner uteriner Tumoren (23, 27). Hierbei wurde festgestellt, dass die Vaskularisation benigner uteriner Prozesse von bereits vorhandenen normalen Gefäßen ausgeht (Abb. 28.**2** und 28.**3**). Die Analyse der Farbdopplerkurven ergab eine leichte Minderung der Blutflussimpedanz oder ähnliche Perfusionsverhältnisse wie in den terminalen Ausläufern der Aa. uterinae im normalen Myometrium.

Prämenopausale Patientinnen. Bei prämenopausalen Patientinnen fand sich immer ein diastolischer Blutfluss, der gewöhnlich im Vergleich zum Blutfluss in der A. uterina erhöht

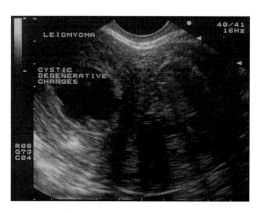

Abb. 28.**1** Transvaginales Ultraschallbild eines Myoms mit zentraler Ischämie und Nekrose.

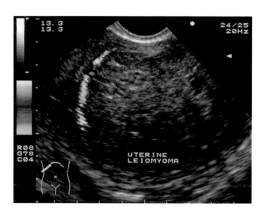

Abb. 28.**2** Transvaginales Sonogramm einer Patientin mit posteriorem isoechogenem Myom. Die Farbdopplersonographie zeigt ein dickes Gefäß, das das Myom umgibt.

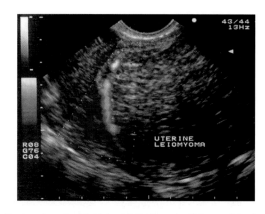

Abb. 28.**3** Dieselbe Patientin wie in Abb. 28.**2**. Das Gefäß am Rand des Myoms lässt sich durch den Power Mode noch besser darstellen.

war. Mithilfe der farbkodierten Dopplersonographie konnten auch Flüsse am Rand und/oder im Zentrum des Myoms nachgewiesen werden. Der mittlere RI des Myomblutflusses betrug 0,54, der mittlere PI 0,89 (Abb. 28.**4**). Niedrigere Resistance-Indizes wurden in Fällen mit Nekrosen und sekundär degenerativen bzw. inflammatorischen Veränderungen innerhalb des Myoms gefunden (Abb. 28.**5**).

In eigenen Untersuchungen an Patientinnen mit Myomen sowie gesunden Probandinnen wurde die gleiche Technik verwendet, um den Blutfluss in den Aa. uterinae zu untersuchen. Bei Patientinnen mit Myomen fanden sich eine erhöhte Blutflussgeschwindigkeite und verminderte RI- bzw. PI-Werte in beiden uterinen Arterien (Abb. 28.**6**). Die in dieser Untersu-

28

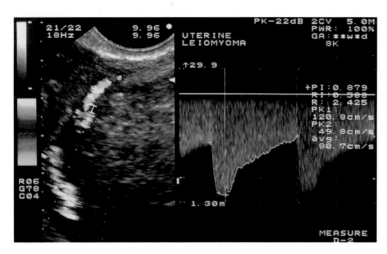

Abb. 28.**4** Gleiche Patientin wie in Abb. 28.**2** und 28.**3**. Mäßiggradiger RI (0,59). Die benigne Dignität des Tumors wurde histopathologisch bestätigt.

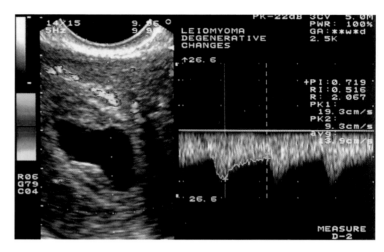

Abb. 28.**5** Die PW-Dopplersignale aus einem kleinen Gefäß am Rand des Myoms zeigen eine geringe Schwankung zwischen systolischem und enddiastolischem Blutfluss (RI = 0,52).

chung beobachteten unterschiedlichen Vaskularisationsmuster könnten eine prognostische Bedeutung für die Wachstumsrate dieser benignen Uterusveränderungen besitzen.

Postmenopausale Patientinnen. Bei postmenopausalen Patientinnen mit nach der Menopause geschrumpften Myomen wurden folgende interessante Beobachtungen gemacht (33): Die Blutflüsse in der Peripherie der Myome zeigten einen höheren RI als bei prämenopausalen Patientinnen, zum Teil fehlte der enddiastolische Blutfluss ganz. Transvaginale Farbdoppleruntersuchungen können auch zur Beurteilung des Einflusses einer Hormonersatztherapie auf die Dicke des Endometriums und des Myometriums eingesetzt werden. Darüber hinaus können Doppleruntersuchungen zusätzliche Informationen über die Qualität des Blutflusses in den uterinen, myometralen und endometrialen Gefäßen liefern. Mithilfe dieser Methode kann der iatrogene Effekt auf die uterine Morphologie und Perfusion untersucht werden, und es kann vor allem die Frage, ob die Hormonersatztherapie das Risiko eines myometralen Neoplasmas erhöht, genauer beantwortet werden.

Differenzialdiagnose Ovarialtumoren. Mithilfe dieser Methode können intraligamentäre Myome von soliden Ovarialtumoren abgegrenzt werden (Abb. 28.**7**). Selbst wenn der uterine Tumor außerhalb des Uteruskörpers liegt, können dort für das uterine Gefäßnetzwerk typische Flusskurven entdeckt werden. Der Blutfluss ähnelt dann in der Regel der normalen myometralen Durchblutung, die den Endästen der uterinen Arterien entstammt. Im Gegensatz dazu haben Gefäße, die Adnextumoren versorgen, ihren Ursprung in den Ovarialgefäßen.

Myome in der Schwangerschaft. Da weibliche Geschlechtshormone durchaus die Größe von Myomen beeinflussen können, wird während der frühen Schwangerschaft häufig deren Wachstum beobachtet (29, 36). Die transvaginale Farbdoppleruntersuchung ist die Methode der Wahl, um hämodynamische Veränderungen im mütterlichen und fetalen Gefäßsystem der Plazenta sowohl in der frühen normalen Schwangerschaft wie auch in der Schwangerschaft bei Uterus myomatosus zu beobachten (19, 22, 25), wobei jedoch keine signifikante Differenz (p > 0,05) in der Impedanz des Blutflusses zwischen beiden

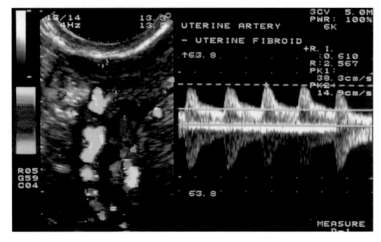

Abb. 28.**6** Signifikante Reduktion des Gefäßwiderstandes in den Aa. uterinae (RI = 0,61), bedingt durch ein riesiges intramurales Leiomyom.

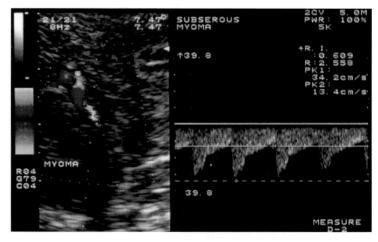

Abb. 28.**7** Transvaginaler Ultraschall eines subserösen Myoms. Die Farbdopplerdarstellung zeigt eine regelrechte Verzweigung der Gefäße, die im Randbereich des Uterus entspringen. Mäßiger bis hoher Gefäßwiderstand (RI = 0,61) im Gebiet der Gefäßneubildung.

Gruppen beobachtet wurde. Myome beeinflussen weder die Hämodynamik der uteroplazentaren Zirkulation noch die mütterlichen oder fetalen Komponenten des plazentaren Kreislaufes. Eine merkliche Erhöhung der Blutflussgeschwin-

digkeit in den Radialarterien von der 10.–13. SSW (p < 0,001) ist wahrscheinlich bedingt durch die erhöhte Stoffwechsellage der im Wachstum befindlichen Zellen des Myoms.

Management des Uterus myomatosus und die Bedeutung der Farbdopplersonographie

Die derzeitigen Optionen für die Behandlung des Uterus myomatosus beinhalten neben den nichtchirurgischen Vorgehensweisen (insbesondere die Applikation der Gonadotropin-Releasing-Hormone, GnRH-Agonisten) verschiedene chirurgische Optionen, wie die abdominale, laparoskopische oder hysteroskopische Myomektomie und die abdominale oder vaginale Hysterektomie (ggf. laparoskopisch assistiert).

Medikamentöse Therapie mit GnRH-Agonisten

Wirkmechanismus. Submuköse Leiomyome sollten am besten durch eine hormonelle Therapie verkleinert werden, um in der präoperativen Phase die Symptome zu reduzieren und um eine hysteroskopische Resektion zu erleichtern oder um in der perimenopausalen Phase den baldigen Beginn der Menopause abwarten zu können. Die synthetischen GnRH-Agonisten hemmen ·die Östrogenproduktion und bewirken dadurch einen Rückgang der Gebärmuttergröße. Filicori et al. (6) berichteten erstmals über eine Patientin mit Uterus myomatosus und Anämie, die sie mit GnRH-Agonisten behandelten. Seither wurden viele Studien zu diesem Thema veröffentlicht, die die Wirksamkeit der GnRH-Agonisten bei der Verkleinerung des Uterus und insbesondere der Myommasse sowie bei der Suppression der Menstruationsblutung bestätigten.

Reduktion des Uterusvolumens. Friedman (10) konnte eine Reduktion des Uterusvolumens von Frauen, die mit GnRH-Agonisten über 3–6 Monate behandelt wurden, um durchschnittlich 40–50% der Ausgangsgröße beobachten, wobei der Rückgang der Gebärmuttergröße üblicherweise nach 12 Wochen Behandlungsdauer am stärksten ausgeprägt war. Bei 20% der Frauen konnte eine Reduktion des Uterusvolumens um mehr als 50%, bei der Hälfte der Frauen eine moderate Reduktion von 26–50% erzielt werden. Bei 25% der behandelten Frauen stellte sich nur eine geringe Verkleinerung um bis zu einem Viertel der vorangegangenen Uterusgröße ein, und 5% erfuhren ein weiteres Wachstum bis zu 25% der ursprünglichen Gebärmuttergröße. Die Therapie mit GnRH-Agonisten bietet keinen weiteren kontinuierlichen Schutz, wenn die Behandlung beendet wurde. Die Myome erreichen in der Regel innerhalb von 4 Monaten nach Behandlungsende wieder ihre Originalgröße.

Messung des RI. Die erste Doppleruntersuchung der Aa. uterinae bei Uterus myomatosus unter GnRH-Agonisten-Therapie wurde von Matta et al. 1988 durchgeführt (33). Ihre Studie, allerdings an nur 8 Patientinnen, demonstrierte eine signifikante Zunahme des Widerstandes der Uteringefäße nach 4-monatiger Applikation von GnRH-Agonisten. Gemessen wurde dabei der RI in den Aa. uterinae und in den größeren Gefäßen der Myome. Der Wert des RI stieg von durchschnittlich 0,52 in den Uterinarterien und 0,48 in den Myomarterien nach Behandlung signifikant auf Werte von 0,92 bzw. 0,91 an. Die Autoren schlossen daraus, dass eine Verminderung des

Gebärmuttervolumens unter der GnRH-Agonisten-Therapie durch eine verringerte uterine Vaskularisation zu Stande kam.

Wirkung von RU 486 und Leuprolidacetat. Kürzlich untersuchten Reinsch et al. (35) den Effekt von RU 486 (Mifepriston, ein synthetisches Steroid mit sowohl antiprogesteroner als auch antiglucocorticoider Aktivität) im Vergleich zu Leuprolidacetat auf den uterinen Blutfluss von 14 Patientinnen. Beide Gruppen zeigten eine Steigerung der RI-Werte der Uterinarterien und eine Verringerung des uterinen Volumens nach 3-monatiger Therapiedauer. Der RI stieg bei 2–51% der Patientinnen, die RU 486 erhalten hatten, und bei 8–39% der Patientinnen mit einer Leuprolidacetattherapie. Die Autoren schlossen daraus, dass eine Erhöhung des RI unter der GnRH-Agonisten-Therapie vermutlich als hypoöstrogener Effekt zu interpretieren sei, während die Reduktion des Blutflusses unter RU 486 durch andere, bislang nicht bekannte Mechanismen ausgelöst werden soll.

Eigene Untersuchungen. In einer eigenen Studie beobachteten wir 25 Patientinnen mit symptomatischem Uterus myomatosus, wovon 88% über eine Metrorrhagie berichteten, 52% ein Druckgefühl im Unterbauch bzw. Schmerzen und 40% eine Dysmenorrhö angaben. Wir unterzogen diese Patientinnen einer transabdominalen und/oder transvaginalen Sonographie, um Gebärmutter und Adnexe zu untersuchen. Das Volumen der Myome wurde mit der Formel für ein Ellipsoid (0,521 × Länge × Breite × Tiefe) berechnet. Zur Identifikation und Quantifizierung des Blutflusses in den hauptsächlich die Myome versorgenden Arterien wurden PW-Doppler und Farbdoppler eingesetzt. Die Ausgangsvolumina der Myome lagen zwischen 25 und 390 mm^3 (im Mittel 85 mm^3). Nach dieser Untersuchung wurden täglich 1200 µg Buserelin (Suprefact, Fa. Höchst) intranasal appliziert. Während sowie am Ende der GnRH-Analoga-Therapie erfolgten transvaginale Farbdoppleruntersuchungen als Verlaufskontrollen. Der mittlere RI in den wichtigsten Versorgungsgefäßen des Myoms betrug 0,54 ± 0,08. Der Widerstand in diesen Gefäßen stieg während der ersten 3 Monate der Behandlung deutlich an auf einen Mittelwert von RI = 0,78, während sich das Myomvolumen auf 76% des Ausgangswertes verringerte. Nach 6 Monaten Therapiedauer war das mittlere Myomvolumen auf 56% des Ausgangsvolumens reduziert worden, wobei der Farbdoppler bei 80% der Patientinnen eine Zunahme des Widerstandes in den Uterinarterien auf RI = 0,88 sowie in den Myomgefäßen auf RI = 0,82 zeigte.

Zusätzlich wurde beobachtet, dass 3 Myome komplett verschwanden und 6 Monate nach Therapieende nicht wieder nachweisbar waren. Die restlichen Myome vergrößerten ihr Volumen um 24% der initialen Nachbehandlungswerte. 9 der 25 beobachteten Patientinnen konnten mit verbesserten Hämoglobinkonzentrationen der Operation zugeführt werden. Das reduzierte Uterus- und Myomvolumen – das jetzt ein operatives Vorgehen ermöglichte – hatte einen geringeren intraoperativen Blutverlust zur Folge, erleichterte die Enukleation der Myome und verringerte die Anzahl postoperativer Komplikationen (31, 32). Bei 4 perimenopausalen Patientinnen mit starker Metrorrhagie setzte durch die Therapie die Menopause ein.

Chirurgische Therapie

Methoden. Zu den chirurgischen Methoden der Therapie des Uterus myomatosus gehören die abdominale, die laparoskopische und die hysteroskopische Myomabtragung sowie die abdominale und vaginale Hysterektomie. Der Hauptvorteil der Myomenukleation ist der Erhalt der Gebärmutter und somit der Fruchtbarkeit. Ein Benefit der laparoskopischen Vorgehensweise bei der Myomentfernung konnte allerdings nicht nachgewiesen werden. Mehrere veröffentlichte Fälle dokumentierten mögliche Komplikationen, einschließlich einer Dehiszenz der uterinen Naht (15). Die Hysterektomie ist die definitive Behandlung des symptomatischen Uterus myomatosus bei Patientinnen mit abgeschlossener Familienplanung. Das Mortalitätsrisiko einer Hysterektomie mit benigner Indikation beträgt ca. 1 pro 1000 Fälle (2, 40).

Lasertherapie. In einer allerdings kleinen Studie (34) konnte im Vergleich zu diesen chirurgischen Methoden eine alternative Behandlungsform des Uterus myomatosus, nämlich die laparoskopische Myolyse mittels Nd:YAG-Laser mit vielversprechenden Ergebnissen vorgestellt werden. Der Laserapplikator wurde laparoskopisch in das Myom eingeführt. Während der Applikation der Laserenergie wurde der Applikator mehrfach in das Leiomyom eingebracht, um das Stroma zu reduzieren, die Proteine zu denaturieren, die Vaskularisation zu zerstören und die Myommasse zu verringern. Der Abstand zwischen den verschiedenen Einstichstellen betrug 5 – 7 mm, wobei im Umkreis von 3 – 5 mm um jede Einstichstelle die Blutgefäße „trockengelegt" wurden. Wiederholtes Punktieren konnte die Myome effektiv beseitigen. Die hormonelle und sexuelle Funktion wird nicht beeinträchtigt, da der Uterus völlig intakt bleibt. Bei einer sonographischen Verlaufskontrolle nach 6 Monaten wies die Echostruktur der koagulierten Leiomyome eine so starke Ähnlichkeit mit normalem Myometrium auf, dass nur noch ein sehr erfahrener Untersucher einen Unterschied feststellen konnte. Bei der Langzeituntersuchung von 7 Patientinnen zeigte sich keine erneute Größenzunahme der Myome. Im Rahmen histologischer Untersuchungen konnte die komplette Devaskularisation des Myomgewebes mit nachfolgender Nekrose festgestellt werden (34).

Elektrokauterisation. Unsere derzeit laufende Studie beurteilt die Größe, Vaskularisation und degenerative Veränderungen von Myomen nach einer Elektrokauterisation und Destruktion der myomversorgenden Gefäße im Rahmen einer Laparoskopie. Der Farbdopplerultraschall wurde eingesetzt, um während der Elektokauterisation die Blutgefäße des Myoms darzustellen. Ein akkurates räumliches Platzieren der Bipolarnadeln in die vaskularisierte Ebene des Myoms wurde mit der „blinden" Koagulation verglichen. Wir glauben, dass mithilfe des Farbdopplers die Therapie erfolgreicher und der technische Vorgang verkürzt werden könnte.
Daher untersuchten wir die für uns wichtigen Größen, wie das Ausmaß der Durchblutung und die Abnahme der Myomgröße nach der Therapie bei einer Gruppe von Patientinnen, bei der der Farbdoppler zum Einsatz gekommen war und einer Gruppe, bei der eine „blinde" Koagulation des ganzen Myoms erfolgt war. Es zeigte sich, dass in der Gruppe der Operationen unter Farbdopplerkontrolle die Myomgröße und -gefäßversorgung deutlicher rückläufig waren als in der Gruppe ohne Farbdopplerkontrolle vor der Operation. Diese ersten Ergebnisse unterstreichen den Stellenwert der Farbdopplersonographie im Management des Uterus myomatosus, nicht nur zur besseren Dokumentation der Myomgröße und -struktur, sondern auch für die präoperative Planung und ggf. auch intraoperative Kontrolle der Resektion bzw. Koagulation der Myome.

Gefäßerkrankungen im kleinen Becken (Varikosis im Becken oder arteriovenöse Malformationen)

Diese Veränderungen können durch die Duplexsonographie oder die Farbdopplerabbildung leicht nachgewiesen werden (17) (Abb. 28.**8** und 28.**9**). Die Dopplersonographie ist die Methode der Wahl, um diese Gefäßveränderungen von zystischen Strukturen ohne Binnenecho, wie z.B. Hydrosalpingen, oder von im B-Mode diagnostizierten Zysten zu differenzieren (Abb. 28.**10** – 28.**12**).

Die Adenomyosis uteri ist im Kapitel „Doppleruntersuchungen am normalen Endometrium und bei gutartigen Endometriumveränderungen" abgehandelt.

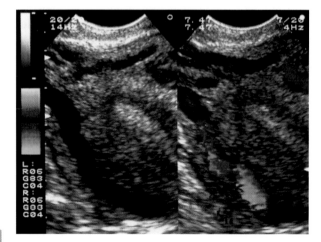

Abb. 28.**8** Dilatierte uterine Vene im äußeren Drittel des Myometriums, die durch den Einsatz des Farbdopplers (rechts) diagnostiziert werden konnte.

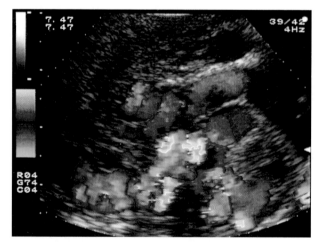

Abb. 28.**9** Die Farbdoppleruntersuchung ist die Methode der Wahl, um das Pelvic Congestion Syndrome zu diagnostizieren.

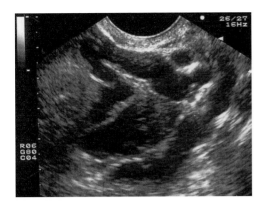

Abb. 28.**10** Die transvaginale Sonographie zeigt irreguläre Strukturen in der Nähe des Uterus bei einer Patientin mit chronischen Unterbauchschmerzen. Anhand des B-Bildes konnte keine definitive Diagnose gestellt werden.

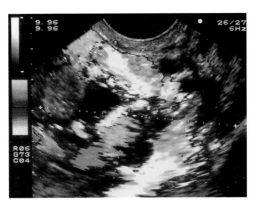

Abb. 28.**11** Dieselbe Patientin wie in Abb. 28.**10**. Das Farbdopplersonogramm zeigt dilatierte Beckenvenen i. S. e. Pelvic Congestion Syndrome.

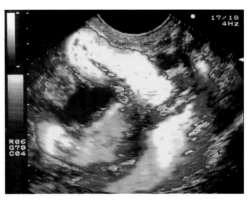

Abb. 28.**12** Dieselbe Patientin wie in Abb. 28.**10** und 28.**11**. Die dilatierten Beckenvenen in der Power-Mode-Darstellung.

Literatur

1 De Vries K, Lyons EA, Ballard G, Levi CS, Lindsay DJ: Contractions of the inner third of the myometrium. Amer. J. Obstet. Gynecol. 162 (1990) 679–682

2 Dicker RC, Greenspan JR, Strauss LT, Cowart MR, Scally MJ, Peterson HB: Complications of abdominal and vaginal hysterectomy among women of reproductive age in the United States. Amer. J. Obstet. Gynecol. 144 (1982) 841–848

3 Donnez J, Nisolle M: Hysteroscopic surgery. Curr. Opin. Obstet. Gynecol. 4 (1992) 439–455

4 Du Bose TJ, Hill LW, Heningan HW Jr et al.: Sonography of arcuate uterine blood vessels. J. Ultrasound Med. 4 (1985) 229–233

5 Fedele L, Bianchi S, Dorta M et al.: Transvaginal ultrasonography versus hysteroscopy in the diagnosis of uterine submucous myomas. Obstet. Gynecol. 77 (1991) 745–748

6 Filicori M, Hall DA, Loughlin JS, Rivier J, Vale W, Crowley WV Jr: A conservative approach to the management of uterine leiomyoma: pituitary desensitization by a luteinizing hormone-releasing hormone analogue. Amer. J. Obstet. Gynecol. 147 (1983) 726–727

7 Fleischer AC, Entman SS, Porrath SA, James AE: Sonographic evaluation of uterine malformations and disorders. In Sanders RC (ed.): The principles and practice of ultrasonography in obstetrics and gynecology. Appleton Century Crofts, Norwalk 1985, pp. 531

8 Fleischer AC, Kepple DM: Benign conditions of the uterus, cervix and endometrium. In Nyberg DA, Hill LM, Bohm-Velez M, Mendelson EB (eds.): Transvaginal ultrasound. Mosby Year Book, St. Louis 1992, pp. 21–43

9 Fleischer AC, Kepple DM, Entman SS: Transvaginal sonography of uterine disorders. In Timor-Tritsch IE, Rottem S (eds.). Transvaginal sonography, 2nd ed. Elsevier Publishing, New York 1991, pp. 119–130

10 Fiedman AJ: Treatment of uterine myomas with GnRH agonists. Semin. Reprod. Endocrinol. 11 (1993) 154–161

11 Friedman AJ, Daly M, Juneau-Norcross M, Rein MS: Predictors of uterine volume reduction in women with myomas treated with a gonadotropin releasing-hormone agonist. Fertil. Steril. 58 (1992) 413–415

12 Garry R, Erian J, Grochmal SA: A multi-centre collaborative study into the treatment of menorrhagia by Nd-YAG laser ablation of the endometrium Brit. J. Obstet. Gynaecol. 98 (1991) 357–362

13 Goswamy RK, Streptoe PC: Doppler ultrasound studies of the uterine artery in spontaneous ovarian cycles. Hum. Reprod. 3 (1988) 721–726

14 Gross BH, Silver TM, Jaffe NH: Sonographic features of uterine leiomyomas: analysis of 41 proven cases. J. Ultrasound Med. 2 (1983) 401

15 Harris WJ: Uterine dehiscence following laparoscopic myomectomy. Obstet. Gynecol. 80 (1992) 545–546

16 Hata T, Hata K, Senoch D et al.: Transvaginal Doppler flow mapping. Gynecol. Obstet. Invest. 27 (1989) 217–218

17 Jain KA, Jeffrey BR, Sommer FG: Gynecologic vascular abnormalities: diagnosis with Doppler ultrasound. Radiology 178 (1991) 549–551

18 Jurkoric D, Jauniaux E, Kurjak A et al.: Transvaginal color Doppler assessment of the uteroplacental circulation in early pregnancy. Obstet. Gynecol. 77 (1991) 365–369

19 Kupesic-Urek S, Kurjak A: Transvaginal color Doppler in the assessment of uterine artery blood flow in early pregnancy complicated by uterine mass. J. Matern. Fetal. Invest. 1 (1991) 163

20 Kurjak A: Sonography of the uterus. In Kurjak A (ed.): Atlas of ultrasonography in obstetrics and gynecology. Mladost, Zagreb 1986, pp. 245–247

21 Kurjak A, Jurkovic D, Alfirevic Z, Zalud I: Transvaginal color Doppler imaging. J. Clin. Ultrasound 18 (1990) 227

22 Kurjak A, Kupesic-Urek S, Miric D: Transvaginal color Doppler in the assessment of uterine blood flow changes during the pregnancy in patients with fibroids. J. Perinat. Med. 19 (Suppl. 2) (1991) 81

23 Kurjak A, Kupesic-Urek S, Miric D: The assessment of benign uterine tumor vascularization by transvaginal color Doppler. Ultrasound Med. Biol. 18 (1992) 645–649

24 Kurjak A, Kupesic-Urek S, Schulman H, Zalud I: Transvaginal color Doppler in the assessment of ovarian and uterine perfusion in infertile women. Fertil. Steril. 56 (1991) 870–873

25 Kurjak A, Predanic M, Kupesic-Urek S, Zudenigo D, Matijevic R, Salihagic A: Transvaginal color Doppler in the study of early normal pregnancies and pregnancies associated with uterine fibroids. J. Matern. Fetal. Invest. 2 (1992) 81–85

26 Kurjak A, Zalud I: Uterine masses. In Kurjak A (ed.): Transvaginal color Doppler. Parthenon Publishing, Lancs 1991, pp. 123–135

27 Kurjak A, Zalud I: The characterization of uterine tumors by transvaginal color Doppler. Ultrasound Obstet. Gynecol.1 (1991) 50–52

28 Kurjak A, Zalud I, Jurkovic D, Alfirevic Z, Miljan M: Transvaginal color Doppler for the assessment of pelvic circulation. Acta Obstet. Gynecol. Scand. 68 (1989) 131

29 Lev-Toaff AS, Coleman BG, Arger PH et al.: Leiomyomas in pregnancy: sonographic study. Radiology 164 (1987) 375–380

30 Lyons EA, Taylor PI, Zheng XH et al.: Characterization of subendometrial myometrial contractions throughout the menstrual cycle in normal fertile women. Fertil. Steril. 55 (1991) 771–774

31 Maheux R, Guilloteau C, Lemay A, Bastide A, Fazecas AR: Regression of leiomyomata uteri following hypoestrogenism induced by repetitive luteinizing hormone agonist treatment: preliminary report. Fertil. Steril. 42 (1984) 644–646

32 Maheux R, Lemay A, Merat P: Use of intranasal luteinizing hormone-releasing hormone agonist in uterine leiomyomas. Fertil. Steril. 47 (1987) 229–233

33 Matta WHM, Stabile I, Shaw RW, Campbell S: Doppler assessment of uterine blood flow changes in patients with fibroids receiving the gonadotropin-releasing hormone agonist Buserelin. Fertil. Steril. 49 (1988) 1083–1085

34 Nisolle M, Smets M. Malvaux V, Anaf V, Donnez J: Laparoscopic myolysis with the Nd: YAG laser. J. Gynecol. Surg. 9 (1993) 95–99

35 Reinsch RC, Murphy AA, Morales AJ, Yen SC: The effects of RU 486 and leuprolide acetate on uterine artery blood flow in the fibroid uterus: a prospective, randomized study. Amer. J. Obstet. Gynecol. 170 (1994) 1623–1628

36 Rosati P, Bellatti U. Exacoustos C et al.: Uterine myoma in pregnancy: ultrasound study. Int. J. Gynaecol. Obstet. 28 (1989) 109–117

37 Shimamoto K, Sakuma S, Ishigaki T, Makino N: Intratumoral blood flow: evaluation with color Doppler echography. Radiology 165 (1987) 683–685

38 Sholtes MCW, Wladimiroff JW, van Rijen HJM, Hop WCJ: Uterine and ovarian flow velocity waveforms in the normal menstrual cycle: a transvaginal color Doppler study. Fertil. Steril. 53 (1989) 981–985

39 Tureck RW: Uterine leiomyomata. In Garcia CR, Mastroianni L, Amelar RD, Dubin L (eds.): Current therapy of infertility. BD Decker Inc., Toronto 1988, pp. 80–83

40 Wingo PA, Huezo CM, Rubin GL, Ory HW, Peterson HB: The mortality risk associated with hysterectomy. Amer. J. Obstet. Gynecol. 152 (1985) 803–808

29 Einsatz der Farbdopplersonographie in der Beurteilung suspekter Endometriumbefunde

M. Holländer, C. Villena-Heinsen, A. K. Ertan und W. Schmidt

Inzidenz des Endometriumkarzinoms

Das Endometriumkarzinom hat sich inzwischen zum häufigsten Tumor des Genitaltrakts der Frau entwickelt. Während die Inzidenz des Zervixkarzinoms deutlich rückläufig ist, nicht zuletzt auch wegen der guten Screeningmöglichkeit mittels Vaginalabstrich, ist die Inzidenz des Korpuskarzinoms weiterhin leicht zunehmend. Im Saarland, als Modell für die BRD, lag die Neuerkrankungsrate während der 70er- und 80er-Jahre zwischen 20–30 Fällen/100.000 Einwohner bzw. bezogen auf den Weltstandard bei etwa 15 Fällen/100.000 Einwohner (24). Das größte Risiko besteht für postmenopausale Frauen mit ausgeprägter Adipositas, wobei der Altersgipfel bei 60–65 Jahren (normalverteilt) liegt (24). Als weitere Risikofaktoren gelten Diabetes mellitus, arterielle Hypertonie sowie Infertilität, alleinige Östrogeneinnahme, Tamoxifentherapie und eine genetische Prädisposition (11, 16, 19, 40).

Diagnostisches Vorgehen bei suspekten Endometriumbefunden

Vaginalsonographie. Der Verdacht auf Malignität besteht bei postmenopausalen Blutungen oder anderen Blutungsunregelmäßigkeiten sowie bei einem sonographisch hoch aufgebauten und/oder unregelmäßigen Endometrium. Die Einführung der Vaginalsonographie brachte gegenüber der transabdominellen Sonographie für die Endometriumdiagnostik zwar einen großen Zugewinn an Information, bei differenzierter Betrachtung versagt sie jedoch bei einer erheblichen Zahl der untersuchten Fälle, und es finden sich in der Literatur sehr unterschiedliche Angaben zu Cut-off-Werten, ab denen eine Abrasio dringend angezeigt ist, nämlich von einem Endometriumquerdurchmesser von 4 mm (10) bis hin zu 10 mm (23). Die Untersuchung von Sensitivität und Spezifität kann keine derart zufriedenstellenden Ergebnisse aufzeigen, dass auf die histologische Abklärung verzichtet werden darf (6, 22, 31, 33, 34, 43). Somit ist die fraktionierte Abrasio bei Frauen mit postmenopausaler Blutung oder sonographisch auffälligem Befund zum Ausschluss eines Karzinoms nach wie vor der „Goldstandard" der Diagnostik, wobei nur in einem relativ geringen Prozentsatz wirklich ein Endometriumkarzinom gefunden wird (9, 32). Zur Vermeidung unnötiger diagnostischer Eingriffe bei diesem überwiegend älteren Kollektiv mit erhöhtem OP-Risiko wird nach nichtinvasiven Untersuchungsmethoden zur Dignitätseinschätzung gesucht.

Farbdopplersonographie

Neovaskularisierung von Tumoren. Zusätzliche diagnostische Information wird von der Anwendung der Farbdopplersonographie aufgrund folgender theoretischer Überlegungen erhofft: Solide Tumoren besitzen die Fähigkeit zur Neovaskularisierung und sind auf diese Gefäßneubildung angewiesen, um überhaupt wachsen zu können (13, 14). Das Besondere an diesen neu gebildeten Gefäßen liegt darin, dass sie eine histologisch andere Morphologie besitzen: Sie sind dilatiert, sackartig und geschlängelt mit arteriovenösen Shunts und intervenösen Verbindungen. Die Gefäßwände enthalten nur sehr wenig glatte Muskulatur, wodurch die Gefäße einen geringeren Flusswiderstand bieten als „normale" Arteriolen. Daraus resultiert eine deutlich niedrigere Flussgeschwindigkeit (15, 20, 28, 37).

Dopplerparameter. Mittels Farbdoppler wird versucht, diesen veränderten Blutfluss zu erfassen. Es werden Flusskurven abgeleitet, um objektivierbare Diskriminierungsparameter für eine nichtinvasive Dignitätseinschätzung zu erhalten. Da die absolute Geschwindigkeit vom Einfallswinkel des Farbdopplers abhängt und häufig eine exakte Winkelkorrektur nicht möglich ist, werden zur Untersuchung meistens die winkelunabhängigen Parameter verwandt, die den Flusswiderstand angeben: A/B-Ratio bzw. RI = Resistance-Index = (A-B) / A oder PI = Pulsatilitätsindex = (A-B) / mean, wobei A = maximale Frequenzänderung in der Systole, B = minimale Frequenzänderung in der Diastole und mean = Mittelwert bedeutet.

Mamma- und Ovarialkarzinome. Die dopplersonographische Untersuchung von Gefäßen zur Differenzialdiagnostik wurde bereits bei anderen gynäkologischen Tumoren, vor allem Mamma- und Ovarialkarzinom diskutiert. Bezüglich des Ovars erschienen nach ersten Studien mit hoher Aussagekraft der Methode, die nahezu eine diagnostische Euphorie auslösten (17, 26), zunehmend kritische Arbeiten, die über nichtsignifikante Aussagekraft der Methode berichteten (38, 39). Was das Mammakarzinom betrifft, sind gleichfalls widersprüchliche Studien erschienen. Während Sohn 1992 statistisch signifikant erniedrigte minimale Resistance-Indizes bei Karzinomen im

Vergleich zu benignen Tumoren beschrieb und Madjar 1994 bei Karzinomen höhere Geschwindigkeitssummen erwähnte, konnte die Arbeitsgruppe an unserer Klinik diese positiven Ergebnisse weder als Diskriminierungsparameter, noch als Mittel zur Prognoseeinschätzung beim Mammakarzinom bestätigen (41).

Endometriumbefunde. Zu Beginn der 90er-Jahre erschienen die ersten Studien zum Einsatz der Farbdopplersonographie in der Differenzialdiagnostik von Pathologien des Endometriums. Die Autoren beschränkten sich zunächst auf die Untersuchung der großen Gefäße, d. h. die A. uterina (4, 5, 21), doch schon bald konnten auch die kleineren Gefäße direkt im Endometrium, somit auch intratumoral, dargestellt werden. In der Mehrzahl der Studien wurden jeweils die winkelunabhängigen Parameter RI und/oder PI ausgewertet, da bei den oft nur sehr kurzen Gefäßabschnitten eine exakte Winkelkorrektur problematisch erscheint.

Untersuchungen der A. uterina

Einige Autoren konnten hier signifikante Unterschiede der Flusswiderstände zwischen malignem und benignem Endometrium feststellen. Für die A. uterina geben Bourne et al. (4) einen Cut-off-Wert von PI = 2,0 an. Chan et al. (8), die auch mit dem Pulsatilitätsindex arbeiteten, erkannten zwar auch signifikante Differenzen, aber nur zwischen normalem und pathologisch verändertem Endometrium, ohne zwischen karzinomatösen oder benignen Veränderungen unterscheiden zu können. Bei ihnen lag der gemittelte Pulsatilitätsindex über dem Cut-off-Wert von Bourne et al. mit $PI_{mean} = 2,17$ für Karzinome. Auch Merce (30) konnte nur zwischen normalem und pathologischem (d. h. benigne und maligne verändertem) Endometrium unterscheiden. Kupesic-Urek untersuchte 1993 sowohl die A. uterina als auch endometriale Gefäße (25) und konnte jeweils signifikante Unterschiede feststellen, wobei die Resistance-Indizes für die A. uterina deutlich unter denen bei Merce lagen (Tab. 29.**1**).

Tabelle 29.**1** Literaturübersicht zu Untersuchungen an der A. uterina mit signifikanten Ergebnissen

Autor	Anzahl	Gefäß	Indizes		Bewertung
			maligne Dignität	benigne Dignität	
Bourne 1990	54	A. uterina/ (Endometrium)	$PI_{mean} = 0,89$	$PI_{mean} = 3,82$	Cut-off-Wert: PI = 2,0
Bourne 1991	138	A. uterina	$PI_{mean} = 0,91$	$PI_{mean} \geq 2,53$ (*)	
Mercé 1991	64	A. uterina/ myometriale Gefäße	$RI_{mean} = 0,79$ RI = 0,66	$RI_{mean} > 0,87$ RI > 0,78	(**) statistisch signifikant
Kupesic-Urek 1993	276	A. uterina/ endometriale Gefäße	RI = 0,53 RI = 0,37	RI = 0,76 RI = 0,54	statistisch signifikant
Chan 1994	67	A. uterina	$PI_{mean} = 2,17$	A: $PI_{mean} = 3,41$ B: $PI_{mean} = 2,28$	A: normal, B: benigne Pathologie; signifikante Unterschiede zwischen A und B sowie A und Karzinom

* hierunter sind verschiedene Gruppen benigner Dignität zusammengefasst
** hier erfolgt keine Differenzialdiagnose zwischen maligne und pathologisch benigne, d. h. DD nur zwischen normal und pathologisch

Erfahrungen an der Universitäts-Frauenklinik Homburg/Saar

Patientinnen und Methode

In einer eigenen Studie untersuchten wir 95 Patientinnen im Alter von 17 – 88 Jahren (Durchschnitt 57,8 Jahre), die entweder aufgrund klinischer (Meno- Metrorrhagien, Postmenopausenblutung) oder sonographisch (Struktur, Durchmesser) suspekter Endometriumbefunde zur weiteren Abklärung in der Universitäts-Frauenklinik Homburg/Saar vorstellig wurden.

Sonographische und farbdopplersonographische Untersuchungen. Bei allen Patientinnen erfolgte eine operativ-histologische Abklärung mittels Hysteroskopie und fraktionierter Abrasio. Präoperativ wurde zunächst eine transvaginale Untersuchung des inneren Genitale mittels B-Bild-Sonographie durchgeführt mit entsprechender Beurteilung des Endometriumdurchmessers sowie dessen Struktur. Unmittelbar anschließend erfolgte die Untersuchung mithilfe der farbkodierten Dopplersonographie. Dabei wurde getestet, ob und wenn ja, wie viele Blutgefäße sich endometrial und subendometrial darstellen ließen. Des Weiteren wurde versucht, von jedem endometrial darstellbaren Gefäß die entsprechende Hüllkurve der Frequenzshifts abzuleiten. Aus diesen Flusskurven wurden die winkelunabhängigen Parameter A/B-Ratio, RI und PI errechnet und der kleinste (min), der größte (max) und der Mittelwert (mean) pro Patientin ermittelt. Darüber hinaus wurden der Menopausenstatus, die Einnahme von Hormonpräparaten und das Vorhandensein von Risikofaktoren für eine Korpuskarzinomerkrankung (Adipositas, Diabetes mellitus, arterielle Hypertonie, familiäre Belastung) erfasst. Für die Untersuchung wurde durchweg ein Ultraschallgerät mit intergriertem Farbdopplermodus der Firma Acuson 128 XP/10 mit 5-MHz-Vaginalschallkopf, umschaltbar auf 5-MHz-gepulsten Farbdoppler, verwandt. Es wurde im Leistungsbereich 50–500 mW/m^2 gearbeitet und die Farbempfindlichkeit auf kleinste Geschwindigkeiten eingestellt. Zum Erreichen der maximalen Sensitivität beim Auffinden von Gefäßen wurde die Farbdopplerverstärkung knapp unterhalb der Rauschgrenze justiert.

Fraktionierte Abrasio. Es befanden sich 19 (20%) Frauen in der Prämenopause, 62 Frauen (65,3%) in der Postmenopause und 14 (14,7%) Patientinnen in der Perimenopause. Anlass für die Abrasio waren in 74,8% eine Blutungsstörung (postmenopausale Blutung sowie Meno-/Metrorrhagien), in 16,8% ein suspekter Endometriumbefund sowie in 8,4% sonstige Gründe (Unterleibsschmerzen, Primärtumorsuche etc.). Bei der Untersuchung des Abradats zeigte sich in 23 Fällen (24,2%) ein maligner Befund sowie in 72 Fällen (75,8%) ein benigner Befund. Dabei befand sich der überwiegende Anteil (87%) der Karzinompatientinnen – wie erwartet – in der Menopause. Die histologische Aufschlüsselung ergab unter den malignen Befunden 21 Adenokarzinome, 1 Müller-Mischtumor und 1 hochsitzendes Zervixkarzinom (Tab. 29.**2** und 29.**3**).

Darstellbarkeit und Morphologie der Gefäße

Darstellung endometrialer Gefäße. Im eigenen Untersuchungskollektiv gelang eine Darstellung endometrialer Gefäße bei 75% aller Patientinnen. Im Fall einer malignen Veränderung ließen sich dabei immer (100%) Gefäße darstellen (Abb. 29.**1**), dahingegen nur in 66,6% bei benignem Endometrium. Dieser Unterschied ist statistisch signifikant (p = 0,0034). Auffallend ist der relativ höhere Anteil an Patientinnen mit benignen Befunden in der Postmenopause, bei denen keine Gefäße darstellbar sind: 43% gegenüber 24% in der Prämenopause (aber nichtsignifikant mit p = 0,27 431) (Abb. 29.**2**). Auch andere Autoren beschreiben Unterschiede in der Darstellbarkeit endometrialer Gefäße zwischen benignen Befunden und malignen Tumoren. So reichte die Darstellbarkeit endometrialer Gefäße im Fall eines Karzinoms von 33,3% (12) über 56% bei Sheth (35) bis hin zu 100% (3, 17, 25). Bei den benignen Endometriumbefunden zeigten sich noch größere Unterschiede. Sie reichten hier von keinem endometrialen Gefäß (12, 17, 21, 27) bis zu Gefäßen bei ebenfalls 100% der Frauen (1).

Ableitbarkeit der Indizes. Eine Ableitung der Flusskurvenindizes gelang uns in rund 83% der Karzinompatientinnen (Abb. 29.**3**), während dieses bei benignen Endometrien insgesamt nur bei 38 Frauen (entsprechend 52,8%) möglich war. Dieser Unterschied in der Ableitbarkeit ist ebenfalls statistisch signifikant. Bei alleiniger Betrachtung der Patientinnen mit darstellbaren Gefäßen gelang unabhängig von der Dignität jeweils in rund 80% eine Ableitung entsprechender Hüllkurven der Frequenzshifts (83% bei malignen, 79% bei benignen Veränderungen) mit anschließender Berechnung der Flusskurvenparameter.

Tabelle 29.**2** Patientenkollektiv nach Menopausenstatus und Dignität der Histologie

| Menopausen-status | Dignität | | | |
| | maligne | | benigne | |
	Anzahl	Prozent	Anzahl	Prozent
Summe	23	24,2%	72	75,8%
prämenopausal	2	8,7%	17	23,6%
perimenopausal	1	4,3%	13	18,1%
postmenopausal	20	87,0%	42	58,3%

Tabelle 29.**3** Histologische Diagnosen

Histologische Diagnose	Anzahl
Endometrium in Desquamationsphase	1
Endometrium in Sekretionsphase	4
Autolytisches Endometrium	1
Kein Endometrium erfasst	3
Restproliferation bzw. klimakterisches Übergangsendometrium	14
Altersentsprechend: ruhendes, atrophiertes oder fibrosiertes Endometrium	11
Polypöse bzw. glandulär-zystische Hyperplasie	34
adenomatöse Hyperplasie (diffus/polypös)	2
atypisch adenomatöse Hyperplasie	1
Blasenmole	1

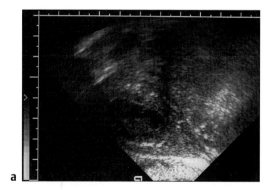
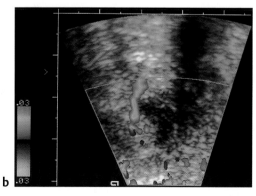

Abb. 29.**1** Endometriumkarzinom (Adenokarzinom pT1 c pN0 G2) bei 72-jähriger Patientin.
a B-Bild.
b Endometriale Gefäßdarstellung: kräftige Vaskularisierung.

Gynäkologische Diagnostik

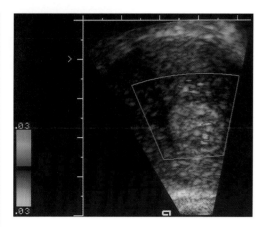

Abb. 29.**2** Nur spärliche Gefäßvisualisierung bei Postmenopausenblutung benigner Genese (glandulär-zystischer Korpusschleimhautpolyp).

Vergleich mit anderen Untersuchern. Aleem (2) konnte zwar auch signifikante Unterschiede der Darstell- und Ableitbarkeit benigner und maligner Endometriumbefunde aufzeigen, allerdings gelang ihm dies nur in einem jeweils bedeutend geringeren Prozentsatz. So konnte er bei Karzinomen in 43 % der Fälle endometriale Gefäße darstellen (sowie in 93 % myometriale Gefäße), bei benignen Hyperplasien gelang ihm dies nur in 12 %, bei uterinen Myomen sogar in keinem Fall (dabei kamen aber in 63 % bzw. 55 % myometriale Gefäße zur Darstellung). Somit kann die Nichtdarstellbarkeit von Gefäßen nicht als Ausschlusskriterium eines Malignoms verwandt werden, zumal wir feststellten, dass wir mit zunehmender Untersuchungserfahrung auch bei benigner Histologie immer öfter endometriale Gefäße darstellen konnten (Tab. 29.**4**).

Anzahl der abgeleiteten Gefäße. Die Anzahl der dopplersonographisch abgeleiteten Gefäße reichte bei unseren Untersuchungen bis zu 6 Gefäßen. Auch hier war die Anzahl der Gefä-

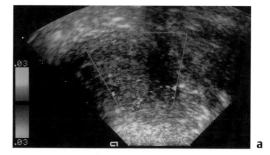

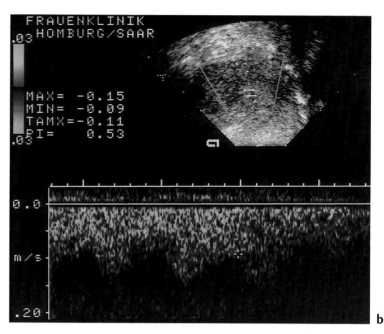

Abb. 29.**3** Endometriumkarzinom (Adenokarzinom pT1 b pN0 G1 – 2) bei 65-jähriger Patientin.
a Gefäßdarstellung.
b Resistance-Index = 0,40.

Tabelle 29.**4** Darstell- und Ableitbarkeit endometrialer Gefäße bei verschiedenen Autoren und unter verschiedenen Einflüssen: auffallend sind die großen Unterschiede der Darstellbarkeit endometrialer Gefäße in den verschiedenen Studien

Autor	Darstellung maligne	benigne	Einflüsse/Besonderheiten
Achiron 1995		100 % (45/45)	unter Tamoxifen
Aleem 1995	43 %	12 % Hyperplasie 9 % Kontrolle	keine Hormone, Postmenopause
Alge 1996	keine genaue Angabe (n = 8)	46 % ohne Hormon 79 % mit Hormonen	mit/ohne Hormonsubstitution, keine DD: Karzinom – Hormongruppe
Bonilla 1995	100 % (n = 2)	45,5 % Hyperplasie 3,6 % proliferiertes Endometrium	auch mit Hormonsubstitution
Flam 1995	33,3 % (9/27)	0	
Hata 1991	100 % (n = 10)	0 (n = 31)	
Hata 1992	77,7 % (7/9)		
Juhasz 1990	89 % (8/9)	21 % Myome 0 % Adenomyosis	bei benignen Befunden myometriale Gefäße
Kupesic-Urek 1993	100 % (n = 26)	67 % (167/250)	
Sheth 1995	56 % (5/9)	64 % (23/36)	keine Hormonersatztherapie
Eigene Studie 1997	100 % Ableitung: 82,6 %	66,6 % Ableitung: 52,8 % bzw. im Fall einer Darstellbarkeit 79,2 %	

ße, falls welche abgeleitet werden konnten, unabhängig von der Dignität, ähnlich mit 2,6 ± 1,2 bei malignem Endometrium gegenüber 2,5 ± 1,3 Gefäßen bei benignen Befunden. Einzig in der Prämenopause konnte ein auffälliger Unterschied festgestellt werden mit 3,5 ableitbaren Gefäßen bei malignen Befunden gegenüber 2,1 Gefäßen bei benignen Befunden. Um hieraus weitere Schlüsse ziehen zu können, wäre eine Untersuchung an einem größeren Kollektiv prämenopausaler Karzinompatientinnen nötig.

Gefäßmorphologie. Bezüglich der Gefäßmorphologie fiel Aleem (2) die dichte Gefäßverteilung in 80 % der malignen Befunde im Gegensatz zu den eher vereinzelten Gefäßen bei benignen Befunden auf, wobei er hier allerdings myometriale Gefäße betrachtete. Carter et al. (7) beschrieben die endometriale Durchblutung bei benignen Befunden als feine Gefäßäste ohne „hot spots" gegenüber einem verstärkten intratumoralen Fluss bei den Karzinomen. Auch in unserer Studie fiel eine unterschiedliche Gefäßverteilung auf, wobei nur bei den Korpuskarzinomen im Endometrium langstreckige Gefäßverläufe dargestellt werden konnten (Abb. 29.**1** und 29.**2**). Dies wurde zwischenzeitlich als mögliches Kriterium der Zuordnung postuliert, jedoch aufgrund der Subjektivität äußerst vorsichtig bewertet. Bei Patientinnen, die mit einem weiterentwickelten Ultraschallgerät untersucht wurden, zeigten sich nun auch in Einzelfällen langstreckige Gefäße im Endometrium, ohne dass ein maligner Befund in der Histologie vorlag. Somit scheint vor allem die Weiterentwicklung der Gerätetechnologie eine höhere Sensitivität zu ermöglichen, was die Darstellbarkeit von Gefäßen und ihrer Morphologie angeht.

Widerstandsindizes endometrialer Gefäße

RI. Bei Kupesic-Urek (25) lagen die Resistance-Indizes für die endometrialen Gefäße deutlich unter denen der A. uterina mit einem RI von 0,37 für Karzinome und RI = 0,54 für benignes Endometrium. Ähnliche Werte erhielt Juhasz (21), wohingegen in anderen Studien mit wesentlich höheren Werten signifikante Differenzen entdeckt werden konnten, obwohl hier die Indizes

bei den Karzinomen schon so hoch waren, wie sie in den vorherigen Studien das benigne Endometrium betrafen (2, 37). Im eigenen Untersuchungskollektiv zeigte sich für die Resistance-Indizes eine Tendenz zu niedrigeren Werten bei malignem Endometrium, vor allem beim Vergleich der minimalen Werte: 0,54 gegenüber 0,57. Dieser Unterschied ist allerdings nicht signifikant (p = 0,2849). Die Mittelwerte und Mediane weisen kaum noch eine Differenz auf, RI_{mean} = 0,62 bei Karzinomen gegenüber RI_{mean} = 0,61 bei benignem Endometrium (Tab. 29.**5**). Die Spannbreite der Resistance-Indizes lag bei malignem Endometrium höher als bei benignem Endometrium, zwischen beiden Gruppen zeigte sich jedoch eine fast komplette Überlappung der Werte, was im Einzelfall eine Dignitätseinschätzung nicht möglich macht.

PI und A/B-Ratio. Ähnliche Ergebnisse erhielten wir für die weiteren Flusskurvenparameter Pulsatilitätsindex und A/B-Ratio. Auch andere Autoren berichten von nichtsignifikanten Ergebnissen: Werte von endometrialen Gefäßen sind nur bei Sheth und Sladkevius zu finden, wobei Sheth nur ein Endometrium mit einer Dicke von mehr als 8 mm untersuchte und Sladkevius zwar nicht bei den endometrialen Gefäßen, aber doch bei der A. uterina signifikante Differenzen entdeckte. Die minimalen Resistance-Indizes liegen bei Sheth (35) in beiden Gruppen noch niedriger als in der eigenen Studie. Auch Sladkevius, der mit dem Pulsatilitätsindex arbeitete, erhielt jeweils niedrigere Werte (Tab. 29.**6** und 29.**7**).

Tabelle 29.**5** Mittelwerte (und Median) von RI_{min} (kleinster Resistance-Index) und RI_{mean} (gemittelter Resistance-Index) mit Standardabweichung getrennt nach Dignität

Dignität	RI_{min}	RI_{mean}
benigne	0,57 ± 0,11 (0,56) 0,30 – 0,83	0,61 ± 0,10 (0,61) 0,43 – 0,83
maligne	0,54 ± 0,18 (0,50) 0,29 – 0,83	0,62 ± 0,14 (0,60) 0,39 – 0,86

Tabelle 29.**6** Literaturliste für endometriale Gefäße mit signifikanten Ergebnissen

Autor	Anzahl	Gefäß	Indizes maligne Dignität	benigne Dignität	Bewertung
Juhasz 1990	168	endometriale Gefäße	RI_{min} = 0,38	RI_{min} > 0,50	Cut-off-Wert: RI = 0,50
Hata 1991	68	subendometriale Gefäße (Aa. arcuatae)	RI_{min} = 0,54	RI_{min} > 0,68 (*)	statistisch signifikant
Kupesic-Urek 1993	276	A. uterina endometrial	RI = 0,53 RI = 0,37	RI = 0,76 RI = 0,54	statistisch signifikant
Kurjak 1993	750	endometriale Gefäße	RI_{mean} = 0,42	RI_{mean} = 0,65	statistisch signifikant
Kurjak 1994	5013	endometriale/myometriale Gefäße			Screening: bei RI_{min} ≤ 0,42: 6 × Karzinom entdeckt
Aleem 1995	42	endometriale/myometriale Gefäße	RI_{mean} = 0,53 PI_{mean} = 0,88	RI_{mean} ≥ 0,64 PI ≥ 1,11 (*)	statistisch signifikant für myometriale Gefäße
Sohn 1993	35	endometriale Gefäße ?	RI_{min} = 0,54	RI_{min} = 0,65 RI prämenopausal = 0,55	statistisch signifikant bei postmenopausalen Patientinnen

* hierunter sind verschiedene Gruppen benigner Dignität zusammengefasst

Tabelle 29.**7** Studien mit nichtsignifikanten Unterschieden von Flusskurvenableitungen in der Differenzialdiagnose Karzinom/Nichtkarzinom

Autor	Anzahl	Gefäß	Indizes maligne Dignität	benigne Dignität	Besonderheiten
Sheth 1995	45 (9 Karzinome)	endometrial	$RI_{min} = 0,48$ $PI = 0,71$	$RI_{min} = 0,48$ $PI = 0,72$	Endometrium $\geq 8\,mm$, bei Karzinom: Flow in 5/9
Sladkevius 1994	138 (24 Karzinome)	A. uterina, subendometrial und endometrial	endometrial: $PI = 0,7$ subendometrial: $PI = 0,8$ A. uterina: $PI = 1,4$	endometrial: $PI = 0,7$ subendometrial: $PI = 0,8$ A. uterina: $PI = 1,8$	bei A. uterina doch signifikant
Chan 1994	67 (17 Karzinome)	A. uterina	$PI_{mean} = 2,17$	$PI_{mean} = 2,28$	keine signifikanten Unterschiede Karzinom und benigne Läsionen
Flam 1995	39 (27 Karzinome)	A. uterina	$PI_{mean} = 1,70$ nach Radiotherapie: $PI = 1,22$	$PI_{mean} = 1,94$	nur signifikante Unterschiede bei Karzinom vor und nach Radiotherapie
eigene Daten	95 (23 Karzinome)	endometrial	$RI_{min} = 0,54$ $RI_{mean} = 0,62$ $PI_{mean} = 1,12$	$RI_{min} = 0,57$ $RI_{mean} = 0,61$ $PI_{mean} = 1,10$	keine signifkanten Unterschiede

Einfluss von Menopausenstatus und Hormoneinnahme

RI bei Karzinomen prä- und postmenopausal. Eine Korrelation zwischen den Indizes der Flusskurvenbeurteilung und dem Menopausenstatus konnten wir nicht nachweisen. Das einzig Auffällige war ein leicht verminderter minimaler sowie gemittelter Resistance-Index bei Karzinomen in der Postmenopause gegenüber den prämenopausalen Frauen (0,53 gegenüber 0,58 für RI_{min} und 0,61 gegenüber 0,67 für RI_{mean}). Angesichts der geringen Fallzahl prämenopausaler Endometriumkarzinome lässt sich über eine Signifikanz jedoch keine Aussage machen. Sohn et al. stellten in der Prämenopause ebenfalls keine Unterschiede des Blutflusses zwischen malignen Korpusbefunden und gesunden Patientinnen fest, beobachteten aber in der Postmenopause signifikante Differenzen der Dopplerparameter ($RI_{min} = 0,54$ bei malignen und $RI_{min} = 0,65$ bei benignen Befunden).

Tamoxifentherapie. Ein interessanter Aspekt stellt die Einnahme von Hormonen dar, die den Stoffwechsel des Endometriums beeinflussen. Hier interessieren vor allem Patientinnen mit einer Tamoxifenbehandlung, da bei ihnen bei der B-Bild-Sonographie oft ein verdicktes sowie unregelmäßiges Endometrium ohne histologisches Korrelat auffällt. Die Anzahl ab-

geleiteter Gefäße belief sich unter Tamoxifeneinnahme auf im Schnitt 2,5 Gefäße (einmal 2 Gefäße und einmal 3 Gefäße) bei den Malignompatientinnen. Dies entspricht etwa dem allgemeinen Durchschnitt der Gefäßanzahl in dieser Gruppe (durchschnittlich 2,13). Bei den Patientinnen mit benignem Endometrium lag die durchschnittliche Anzahl abgeleiteter Gefäße mit 0,43 bei Tamoxifenbehandlung deutlich unter dem allgemeinen Durchschnitt von 1,33 Gefäßen (Abb. 29.**4**). Die Flusskurvenparameter der abgeleiteten Gefäße zeigten in diesen Fällen deutliche Unterschiede mit $RI_{min} = 0,40$ und $RI_{mean} = 0,51 \pm 0,01$ bei Karzinomen gegenüber den auffallend hohen Werten mit $RI_{min} = 0,72 \pm 0,16$ und $RI_{mean} = 0,72 \pm 0,15$ bei benignen Befunden. Diese Differenzen erreichen aber, soweit überhaupt beurteilbar angesichts der niedrigen Fallzahl, keine Signifikanz (p = 0,1025 bzw. 0,1213).

Östrogen-/Gestagentherapie. Bei Einnahme von anderen Hormonen wie Östrogenen und/oder Gestagenen waren die Differenzen geringer und nichtsignifikant: Bei Patientinnen mit benigner Histologie lagen die Resistance-Indizes unter Östrogeneinnahme im Durchschnitt, unter Gestagentherapie leicht niedriger und unter kombinierter Östrogen-/Gestagentherapie etwas höher als im Mittel aller Patientinnen. Patientinnen, die Östrogene einnahmen, hatten im Fall eines Karzinoms leicht höhere Resistance-Indizes als der Durchschnitt ($RI_{min} = 0,60 \pm 0,18$ und $RI_{mean} = 0,64 \pm 0,13$) und Patientinnen ohne Karzinom

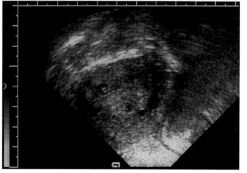

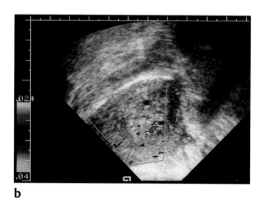

a

b

Abb. 29.**4** Fibrös-zystischer Endometriumpolyp bei atrophischer Schleimhaut unter Tamoxifentherapie.
a B-Bild.
b Keine langstreckige Gefäßdarstellung möglich.

29

mit Gestageneinnahme eine etwas erniedrigte Resistance mit $RI_{min} = 0,43 \pm 0,18$ und $RI_{mean} = 0,52 \pm 0,10$. Eine statistische Signifikanz bestand nicht. Auch Zalud konnte keinen signifikanten Einfluss einer Hormonersatztherapie auf die Flusswiderstände feststellen. Im Gegensatz dazu konnten Achiron et al. (1) über signifikant niedrigere Resistance-Indizes in der Mitte des Zyklus berichten, wenn der Östrogenspiegel ein Maximum erreicht. Mit steigendem Progesteron steigt dann auch die die Resistance wieder an.

Einfluss von histopathologischen Parametern, Bezug zu Prognosefaktoren

Bei differenzierter Betrachtung der einzelnen histologischen Diagnosen fanden wir die einzigen Auffälligkeiten in besonders niedrigen Resistance-Indizes bei einer Patientin mit einem Müller-Mischtumor ($RI_{min} = 0,40$; $RI_{mean} = 0,51$) sowie dem hohen Wert bei einer Patientin mit atypisch adenomatöser Hyperplasie ($RI_{min} = RI_{mean} = 0,67$). Auch bei den Tumoren in höherem Stadium oder höheren Grades zeigte sich eine Tendenz zu niedrigeren Werten ohne eine Signifikanz zu erreichen: $RI_{mean} = 0,67 \pm 0,20$ im Stadium 1 a über $RI_{mean} = 0,61 \pm 0,14$ im Tumorstadium 1 b bis hin zu $RI_{mean} = 0,57 \pm 0,11$ im Stadium 1 c. Beim Grading reicht die Resistance mit $RI_{mean} = 0,65$ bei Grad 1 über $RI_{mean} = 0,62 \pm 0,16$ bei Karzinomen Grad 2 bis hin zu $RI_{mean} = 0,57 \pm 0,09$ bei Grad 3 (nichtsignifikant). Hata et al. konnten auch eine sinkende Tendenz der Flusswiderstände bei Tumoren höheren Stadiums (wenn auch weniger auffallend ausgeprägt) und Grades feststellen – ebenfalls ohne Signifikanz.

Subendometriale und myometriale Gefäße

Bei 24 Patientinnen wurden zusätzlich subendometriale sowie myometriale Gefäße dargestellt und Flusskurven abgeleitet. Hierbei sind die Unterschiede zwischen Gefäßen bei Korpuskarzinomen und benignem Endometrium noch geringer ausgefallen: Die minimalen und gemittelten Resistance-Indizes waren für diese Patientinnen im Falle eines Karzinoms – wenn auch nur unwesentlich – so doch sogar höher als bei benignen Histologien, ohne dass man von irgendwelchen Signifikanzen sprechen könnte. In allen Fällen fielen die Resistance-Indizes der endometrialen Gefäße deutlich niedriger aus als die Flusskurvenableitungen der subendometrialen oder myometrialen Gefäße mit einer sprunghaften Widerstandsänderung am Übergang zwischen endometrialem und subendometrialem Bereich (Tab. 29.8).

Tabelle 29.8 Resistance-Indizes für subendometriale und myometriale Gefäße

	RI_{min}	RI_{mean}	Anzahl
maligne	$0,66 \pm 0,10$	$0,71 \pm 0,09$	4
benigne	$0,65 \pm 0,15$	$0,69 \pm 0,15$	20

Zusammenfassung

Insgesamt scheinen die Untersuchung endometrialer Gefäße mittels Farbdoppler und die Auswertung der Flusskurvenindizes bei der Differenzialdiagnose von Endometriumveränderungen nicht ausreichend sicher und vor allem nicht als Methode zum Karzinomscreening geeignet zu sein. Trotz der stets benignen histologischen Befunde bei fehlender Darstellbarkeit endometrialer Gefäße im eigenen Untersuchungskollektiv, scheint dies, insbesondere in der Hand des unerfahrenen Untersuchers, kein ausreichendes Kriterium zum Verzicht auf eine histologische Abklärung darzustellen. In Kombination mit der Beachtung einer auffälligen Gefäßstruktur mit langstreckig darstellbaren endometrialen, verzweigten Gefäßverläufen, die eher auf ein Karzinom hindeuten, ergeben sich jedoch differenzialdiagnostische Hinweise.

Literatur

1 Achiron R, Levran D, Lipitz S, Dor J, Sivan E, Mashiach S: Endometrial blood flow response to hormone replacement therapy in women with premature ovarian failure: a transvaginal Doppler study. Fertil. and Steril. 63 (1995) 550–554

2 Aleem F, Predanic M, Calame R, Moukhtar M, Pennisi J: Transvaginal Color and Pulsed Doppler Sonography of the Endometrium: A Possible Role in Reducing the Number of Dilatation and Curettage Procedures. J. Ultrasound Med. 14 (1995) 139–145

3 Bonilla-Musoles F, Ballester MJ, Marti MC, Raga F, Osborne NG: Transvaginal color doppler assessment of endometrial status in normal postmenopausal women. The Effect of Hormone Replacement Therapy. J. Ultrasound Med. 14 (1995) 503–507

4 Bourne TH, Campbell S, Whitehead MI, Royston P, Steer CV, Collins WP: Detection of endometrial cancer in postmenopausal women by transvaginal ultrasonography and colour flow imaging. Brit. Med. J. 301 (1990) 369

5 Bourne TH, Campbell S, Steer CV, Royston P, Whitehead MI, Collins WP: Detection of Endometrial Cancer by Transvaginal Ultrasonography with Color Flow Imaging and Blood Flow Analysis: A Preliminary Report. Gynecol. Oncol. 40 (1991) 253–259

6 Brandner P, Gnirs J, Neis KJ, Hettenbach A, Schmidt W: Der Stellenwert der Vaginosonographie in der non-invasiven Beurteilung des Endometriums am postmenopausalen Uterus. Geburtsh. u. Frauenheilk. 51 (1991) 734–740

7 Carter JR, Fowler JM, Carlson JW, Carson LF, Adcock LL, Twiggs LB: Prediction of malignancy using transvaginal color flow Doppler in patients with gynecologic tumors. Int. J. Gynecol. Cancer 3 (1993) 279–284

8 Chan FY, Chau MT, Pun TC et al.: Limitations of transvaginal sonography and color Doppler imaging in the differentiation of endometrial carcinoma from benign lesions. J. Ultrasound Med. 13 (1994) 623–628

9 Choo YC, Mak KC, Hsu C, Wong TS, Ma HK: Postmenopausal Uterine Bleeding of Nonorganic Cause. Obstet. and Gynecol. 66 (1985) 225–228

10 Conoscenti G, Meir YJ, Fischer-Tamaro L et al.: Endometrial assessment by transvaginal sonography and histological findings after D & C in women with postmenopausal bleeding. Ultrasound Obstet. Gynecol. 6 (1995) 108 – 115

11 Fisher B, Costantino JP, Redmond CK and other NSABP contributors: Endometrial cancer in Tamoxifen-treated Breast cancer patients: Findings from the National Surgical Adjuvant Breast and Bowel Project (NSABP) B-14. Journal nat. Cancer Inst. 86 (1994) 527 – 537

12 Flam F, Almström H, Hellström AC, Moberger B: Value of Uterine Artery Doppler in Endometrial Cancer. Acta Oncol. 34 (1995) 779 – 782

13 Folkman J: Tumour Angiogenesis: Therapeutic Implications. New Engl. J. Med. 18 (1971) 1182 – 1186

14 Folkman J: How is Blood Vessel Growth in Normal and Neoplastic Tissue? – G. H. A. Clowes Memorial Award Lecture Cancer Research 46 (1986) 467 – 473

15 Gamill SL, Shipkey FH, Himmelfarb EH, Parvey LS, Rabinowits JG: Roentgenology – pathology correlation study of neovascularization. Amer. J. Radiol. 126 (1981) 376

16 Gusberg SB: Diagnosis and Principles of Treatment of Cancer of the Endometrium. In: Female genital cancer. New York 1988, pp. 337 – 360

17 Hata K, Makihara K, Hata T, Takahashi K, Kitao M: Transvaginal color Doppler imaging for hemodynamic assessment of reproductive tract tumors. Int. J. Gynecol. Obstet. 36 (1991) 301 – 308

18 Hata K, Hata T, Kitao M: Intratumoral Blood Flow Analysis in Endometrial Cancer: Does it Differ among Individual Tumor Characteristics? Gynecol. Oncol. 61 (1996) 341 – 344

19 Hulka BS: Links between hormone replacement therapy and neoplasia. Fertil. and Steril. 62(Suppl.2) (1994) 168 S – 175 S

20 Jain RK, Ward-Harley K: Tumor blood flow – characterization, modifications and role in hyperthermia. Trans. Sonics Ultrasonics 31 (1984) 504 – 509

21 Juhasz B, Kurjak A, Lampe L, Zalud I, Crvenkovic G, Hernadi Z: Tissue characterization by transvaginal colour Doppler for the evaluation of gynecological tumors. 2. Clinical experiences. Acta Med. Hung. 47 (1990) 149 – 156

22 Karlsson B, Granberg S, Wickland M et al.: Transvaginal ultrasonography of the endometrium in women with postmenopausal bleeding – a Nordic trial. Amer. J. Obstet. Gynecol. 172 (1995) 1488 – 1494

23 Klug PW, Leitner G: Die Gegenüberstellung vaginalsonographischer und histologischer Befunde am Endometrium. Geburtsh. u. Frauenheilk. 49 (1989) 797 – 802

24 Kolles H, Stegmaier C, Seebach HB, Ziegler H: Deskriptive Epidemiologie und Prognose maligner gynäkologischer Tumoren. Geburtsh. u. Frauenheilk. 49 (1989) 573 – 578

25 Kupesic-Urec S, Shalan H, Kurjak A: Early detection of endometrial cancer by transvaginal color Doppler. Eur. J. Obstet. Gynecol. Reprod. Biol. 49 (1993) 46 – 49

26 Kurjak A, Schulman H, Sosic A, Zalud I, Shalan H: Transvaginal ultrasound, color flow, and Doppler waveform of the postmenopausal adnexal mass. Obstet. Gynecol. 80 (1992) 917 – 921

27 Kurjak A, Shalan H, Sosic A et al.: Endometrial carcinoma in postmenopausal women: Evaluation by transvaginal color Doppler ultrasonography. Amer. J. Obstet. Gynecol. 169 (1993) 1597 – 1603

28 Kurjak A, Shalan H, Kupesic S et al.: An attempt to screen asymptomatic women for ovarian and endometrial cancer with transvaginal color and pulsed Doppler sonography. J. Ultrasound Med. 13 (1994) 295 – 301

29 Kurjak A: An Atlas of Transvaginal Color Doppler: Current State of the Art (Encyclopedia of visual medicine series). Limited 2. Rev. ed. II Series. Parthenon 1994

30 Merce LT, Lopez Garcia G, De La Fuente F: Doppler ultrasound assessment of endometrial pathology. Acta Obstet. Gynecol. Scand. 70 (1991) 525 – 530

31 Osmers R, Völksen M, Rath W, Teichmann A, Kuhn W: Vaginosonographische Messungen des postmenopausalen Endometriums zur Früherkennung des Endometriumkarzinoms. Geburtsh. u. Frauenheilk. 49 (1989) 262 – 265

32 Procope BJ: Aetiology of Postmenopausal Bleeding. Acta Obstet. Gynecol. Scand. 50 (1971) 311 – 313

33 Schramm T, Kürzl R, Schweighart C, Stuckert-Klein AC: Endometriumkarzinom und Vaginalsonographie: Untersuchungen zur diagnostischen Validität. Geburtsh. u. Frauenheilk. 55 (1995) 65 – 72

34 Seelbach-Göbel B, Rempen A, Kristen P: Transvaginaler Ultraschall am Endometrium in der Postmenopause. Geburtsh. u. Frauenheilk. 55 (1995) 59 – 64

35 Sheth S, Hamper UM, McCollum ME, Caskey CI, Rosenshein NB, Kurman RJ: Endometrial blood Flow Analysis in Postmenopausal Women: Can it help differentiate benign from Malignant Causes of Endometrial Thickening? Radiology 195 (1995) 661 – 665

36 Sladkevius P, Valentin L, Marsál K: Endometrial thickness and Doppler velocimetry of the uterine arteries as discriminators of endometrial status in women with postmenopausal bleeding: A comparative study. Amer. J. Obstet. Gynecol. 171 (1994) 722 – 728

37 Sohn C, Holzgreve W: Ultraschall in Gynäkologie und Geburtshilfe. Thieme, Stuttgart 1995

38 Tekay A, Jouppila P: Validity of pulsatility and resistance indices in classification of adnexal tumors with transvaginal color Doppler ultrasound. Ultrasound Obstet. Gynecol. 2 (1992) 338 – 344

39 Tekay A, Jouppila P: Controversies in assessment of ovarian tumors with transvaginal color Doppler ultrasound. Acta Obstet. Gynecol. Scand. 75 (1996) 316 – 329

40 van Leeuwen FE, Benraadt J, Coebergh JWW et al.: Risk of endometrial cancer after tamoxifen treatment of breast cancer. Lancet 343 (1994) 448 – 452

41 Villena-Heinsen C, Ertan AK, Tossounidis I, Holländer M, König J, Schmidt W: Diagnostische Aussagekraft der Farb-Doppler-Sonographie bei Mammatumoren. Geburtsh. u. Frauenheilk. 55 (1995) 541 – 547

42 Villena-Heinsen C, Mink D, Tossounidis I et al.: Ist eine Prognoseeinschätzung beim Mammakarzinom mittels farbkodierter und Spektral-Doppler-Sonographie möglich? Tumordiagn. u. Ther. 16 (1995) 187 – 193

43 Weigel M, Friese K, Strittmatter HJ, Melchert F: Sonographische Beurteilung des postmenopausalen Endometriums: Ist die Messung der Dicke ausreichend? Ultraschall in Med. 15 (1994) 117 – 121

30 Maligne Uterustumoren

A. Kurjak und S. Kupesic

Da mithilfe der Sonographie bereits kleine Veränderungen des Endometriums und des Myometriums diagnostiziert werden können, ist sie die Methode der Wahl bei der Beurteilung vieler Uterustumoren. In diesem Kapitel werden die diagnostischen Möglichkeiten der transvaginalen farbkodierten und gepulsten Dopplersonographie als nichtinvasive Methode bei der Abklärung maligner Uterustumoren erörtert.

Endometriumkarzinom

Inzidenz

Das Interesse der Onkologen am Endometriumkarzinom ist in den letzten Jahren erheblich gestiegen, hauptsächlich wegen des vermehrten Auftretens dieser Krankheit (6). Die Zunahme des Endometriumkarzinoms ist zurückzuführen auf bessere sozioökonomische Bedingungen, durch die mehr Frauen das fortgeschrittene Alter erreichen, in dem die Erkrankung auftritt, auf die steigende Anzahl von Östrogenersatztherapien und auf ernährungsbedingte Faktoren, vor allem einen erhöhten Cholesterinspiegel.

Das Endometriumkarzinom ist zurzeit in vielen entwickelten Ländern die häufigste Krebsart des weiblichen Genitalbereichs. Mit Ausnahme von Japan ist die Inzidenz in Industrienationen am höchsten. Allein in den USA wird über mehr als 39.000 neu aufgetretene Fälle pro Jahr berichtet (14).

Mehr als 70% der Endometriumkarzinome befinden sich bei Diagnosestellung im Stadium I, das zurzeit eine 5-Jahres-Überlebensrate von 80% aufweist. Die 5-Jahres-Überlebensrate sinkt drastisch mit zunehmendem Tumorstadium (34), und je ausgeprägter die Tumorinfiltration des Myometriums ist, desto rascher kommt es zur weiteren Progression (23).

Risikofaktoren

Alter und genetische Faktoren. Das Alter ist der stärkste Risikofaktor für das Entstehen eines Endometriumkarzinoms; weniger als 25% der Erkrankungen treten vor Einsetzen der Menopause auf. Am größten ist die Inzidenz des Endometriumkarzinoms zwischen dem 55. und dem 65. Lebensjahr (31). Genetische Faktoren scheinen ebenfalls eine Rolle zu spielen, da die Krankheit bei weißen Frauen häufiger auftritt als bei schwarzen.

Östrogen. Nahezu 40–50% aller Endometriumkarzinome entwickeln sich hormonunabhängig aus einem atrophischen Endometrium. Dennoch wird ein Zusammenhang zwischen Hormontherapie und Endometriumkarzinom vermutet. Über längere Zeiträume durchgeführte alleinige Östrogentherapie und höhere Östrogendosen steigern das relative Risiko gegenüber der kurzzeitigen und niedrigdosierten Therapie. Bei Frauen, die in der Menopause mit Östrogen *und* Progestagen behandelt werden, ist die Inzidenz des Endometriumkarzinoms sogar geringer als in der weiblichen Gesamtbevölkerung (14, 37). Auch die Karzinome, die unter alleiniger Östrogenbehandlung auftreten, weisen im Vergleich zur Gesamtpopulation ein niedrigeres histologisches Grading und klinisches Stadium auf. Sogar wenn myometriale Infiltrationen vorliegen, sind diese meist oberflächlich und haben in der Regel eine gute Prognose.

Obwohl es möglich ist, dass sich eine komplexe oder atypische Hyperplasie zu einem Endometriumkarzinom entwickelt, hat eine solche Läsion eher eine Indikatorfunktion, als dass sie selbst als ein Vorläufer des Karzinoms betrachtet werden muss.

Adipositas und Diabetes. In verschiedenen epidemiologischen Studien wurde der Zusammenhang der Krankheit mit anderen Risikofaktoren ausgewertet. Adipositas erhöht das Risiko der Entstehung eines Endometriumkarzinoms durch vermehrte endogene Östrogenproduktion und eine größere Bioverfügbarkeit des produzierten Östrogens (5, 37). Diabetes ist mit einem relativen Risiko für Endometriumkarzinome von 2,8 assoziiert und liegt damit hinter Alter, Gewicht und sozioökonomischem Status. Bluthochdruck kommt häufig vor bei Frauen mit einem Endometriumkarzinom, scheint aber kein eigenständiger Risikofaktor zu sein (5).

Zielgruppe für Screeninguntersuchungen

Die American Cancer Society hat ein selektives Screening aller Frauen mit einer Hochrisiko-Konstellation empfohlen. Leider werden aber selbst durch Screeninguntersuchungen von Frauen mit hohem Risiko, wie bei Adipositas, Kinderlosigkeit, später Menopause, Diabetes, alleiniger Östrogentherapie, vorausgegangenem Kolon- oder Brustkrebs oder pelviner Bestrahlung in der Anamnese, nur ca. 50% aller endometrialen Krebserkrankungen entdeckt. Darüber hinaus sind die Karzinome bei Frauen, die diese Risikofaktoren nicht aufweisen, aggressiver und geringer differenziert.

Da das Alter den wichtigsten Risikofaktor darstellt, sollte das Screening alle Frauen in der Postmenopause einschließen. Eine zusätzliche Vorsorgeuntersuchung pro Jahr ist darüber hinaus ratsam für Frauen mit erhöhtem Risiko.

Screening: Traum oder Realität?

Das Endometriumkarzinom wurde traditionell als gut therapierbare Krebserkrankung betrachtet. Im Vergleich zu anderen malignen gynäkologischen Erkrankungen verläuft sie im Allgemeinen weniger fulminant, weshalb ihr in Bezug auf Screening und Früherkennung häufig weniger Aufmerksamkeit geschenkt wird.

Zunahme der Inzidenz. Vor 3 Jahrzehnten trat das Zervixkarzinom 4-mal häufiger auf als das Endometriumkarzinom. Heute ist dagegen die Inzidenz des Endometriumkarzinoms doppelt so hoch wie die des Zervixkarzinoms (5). Diese Veränderungen zeigen sowohl den Erfolg von Früherkennungsprogrammen für das Zervixkarzinom als auch die Zunahme der Endometriumskarzinome in absoluten Zahlen, was ein zuverlässiges Screenig für endometriale Krebserkrankungen erforderlich macht.

Uterine Blutung. Uterine Blutungen sind meistens der erste Hinweis auf ein Endometriumkarzinom (7). Allerdings sind sklerotische Veränderungen der Gefäße mit nachfolgenden venösen oder arteriellen Rupturen die häufigste Ursache für eine Postmenopausenblutung (4), während nur bei weniger als 10% der Frauen mit einer Postmenopausenblutung ein Endometriumkarzinom vorliegt. Die etablierte Diagnostik stützt sich auf die fraktionierte uterine Kürettage nach Dilatation der Zervix und wird hauptsächlich bei Patientinnen mit hohem Risiko, wie z.B. bei dysfunktionellen Blutungen während der Menopause, durchgeführt. Die Kosten und Risiken, die jedoch mit einer stationär durchgeführten fraktionierten Abrasio verbunden sind, und die geringe Rate der auf diese Weise diagnostizierten Endometriumkarzinome führten zur Entwicklung einer Vielzahl von Geräten, die eine ambulante Entnahme endometrialen Materials für zytologische Untersuchungen oder von Gewebeproben für die histologische Abklärung ermöglichen.

Zytologische Methoden

Das verbesserte Screening mittels zervikaler Zytologie hat zur frühzeitigen Erkennung zervikaler Präkanzerosen geführt. Diese Methode hat jedoch eine geringe Bedeutung bei der Diagnosestellung des Endometriumkarzinoms im Frühstadium und ist unzuverlässig als Screeningmethode für diese Erkrankung (38, 40).

Abstriche, die direkt aus der Uterushöhle entnommen werden, könnten dieses Problem lösen. Man erhofft sich von dieser zytologischen Methode eine minimale Belastung für die Patientin, eine relativ leichte Durchführbarkeit, geringe Kosten und die Möglichkeit, verwertbare Proben vom atrophischen Endometrium zu erhalten. Allerdings sind die Endometriumabstriche schwierig zu deuten, und es gibt keine einheitlichen morphologischen Kriterien für die Diagnose einer Hyperplasie. Darüber hinaus erfordert eine positive zytologische Probe die histologische Bestätigung (8, 17).

Histologische Methoden

Die intrazervikale Kürettage ist keine geeignete Screeningmethode für Endometriumkarzinome, da davon ausgegangen werden muss, dass bei bis zu 14% der Frauen in der Postmenopause ein obliterierter Zervikalkanal vorliegt (28). Bei Frauen mit postmenopausalen Blutungen und einem Endometriumkarzinom führt in der Regel die Biopsie des Endometriums zur Diagnosestellung. Die wichtigsten Vorteile der emdometrialen Biopsie gegenüber der Zytologie sind die bedeutend höhere Sensitivität und eine niedrigere Rate unzulänglichen Untersuchungsmaterials. Es handelt sich jedoch um eine invasive Methode, und das Kosten-Nutzen-Verhältnis muss berücksichtigt werden.

Zusammenfassend ist festzustellen, dass eine weniger invasive Technik als die diagnostische Biopsie mit einer ebenfalls hohen Nachweisquote und einer niedrigen Rate falsch positiver Ergebnisse von großem Nutzen wäre. Wenn durch diese Methode Krebs im Frühstadium bei asymptomatischen Frauen entdeckt werden könnte, ließen sich Morbidität und Mortalität dieser Krankheit deutlich vermindern.

Ultraschall

In den letzten Jahren sind auf dem Gebiet der bildgebenden Verfahren, die den Klinikern erlauben, die physiologischen und pathologischen Veränderungen im weiblichen Genitalbereich zu erkennen, noch bedeutende Entwicklungen hinzugekommen. Vor allem die verschiedenen sonographischen Verfahren haben sich zu einer wichtigen Methode zur Beurteilung von Uterustumoren entwickelt.

Transabdominaler Ultraschall

Seit die Sonographie in der Gynäkologie zunehmend Verbreitung fand, wurden zahlreiche Berichte veröffentlicht, die die sonographische Darstellung des normalen Uterus und pathologischer, Uterusbefunde beschreiben. Das typische Erscheinungsbild des postmenopausalen Endometriums ist eine einzelne echogene Linie, die wesentlich dünner ist als die des prämenopausalen Endometriums. Des Weiteren lässt sich ein dünner hypoechogener Ring darstellen, der das Endometrium umgibt und der inneren Schicht des Myometriums entspricht. Darüber hinaus hat sich die B-Bild-Sonographie als eine sehr genaue Methode zur Bestimmung der Dicke des Endometriums erwiesen, da die Ergebnisse sehr gut mit Messungen an Operationspräparaten übereinstimmten (24).

Dicke des Endometriums. Das Endometriumkarzinom weist typischerweise ein verdicktes Endometrium von wechselnder Echogenität auf. Es können aber auch andere pathologische Veränderungen vorliegen, die diesem Erscheinungsbild sehr ähneln. Dazu gehören die Endometriumhyperplasie, Endometriumpolypen, das Ovarialkarzinom mit Ausbreitung ins Endometrium, Hämatometra, Mukometra und Pyometra (25). Die Darstellung eines dünnen Endometriums (< 5 mm) ist ein wichtiger Befund bei postmenopausalen Frauen, bei denen eine Vaginalblutung vorliegt, da ein dünnes Endometrium gewöhnlich mit atrophischen oder gutartigen Veränderungen einhergeht. Somit könnte eine endometriale Biopsie oder Kürettage in dieser Situation nicht erforderlich sein. Einer der größten Nachteile der transabdominalen Sonographie ist die Tatsache, dass die Dicke des Endometriums bei einem retroflektierten Uterus nicht genau gemessen werden kann. Auch bei Patientinnen mit einem Uterusprolaps ist die Beurteilung des Endometriums schwierig (30).

Echogenität. Es wurde untersucht, ob ein Zusammenhang zwischen der Echogenität des Endometriums und der Gewebedifferenzierung (Grading) besteht. Echos von hoher Intensität wurden öfter bei gut oder mäßig differenzierten Karzinomen gefunden, wahrscheinlich weil bei diesen Karzinomen eine große Anzahl von Drüsen vorhanden ist (10). Bei gering differenzierten Karzinomen wurden heterogene Echomuster gefunden (10). Diese Echomuster des Endometriums können jedoch auch bei anderen pathologischen Veränderungen, wie Endometriumhyperplasie, Hämatometra, Pyometra und Adenomyose gesehen werden.

Invasionstiefe. Die Wahl und Planung der adäquaten Therapie des Endometriumkarzinoms ist stark abhängig von der Invasionstiefe ins Myometrium. Im Falle einer tiefen Invasion ist das Risiko der Metastasierung deutlich höher, und eine präoperative Bestrahlung oder ein ausgedehnteres chirurgisches Vorgehen ist angezeigt (3). Auch die 5-Jahres-Überlebensrate korreliert stark mit dem Ausmaß der Invasion ins Myometrium. Sie liegt bei 93,7 %, wenn keine Invasion besteht, bei 88,1 %, wenn nur die oberflächlichen Schichten des Myometriums betroffen sind und bei 36,2 %, wenn eine tiefe Invasion vorliegt (24). In den meisten Fällen ist der Grad der myometrialen Invasion mittels Ultraschall sehr genau zu erkennen (24). Allerdings wird die Messgenauigkeit in einigen Fällen beeinträchtigt durch intrakavitäres exophytisches Tumorwachstum, Leiomyome oder andere pathologische Befunde, die die Struktur des Myometriums verändern und die Gebärmutterwand deformieren. Die genaue Bestimmung der Invasionstiefe eines Karzinoms ins Myometrium mittels transabdominalem Ultraschall kann auch durch Adipositas und Retroflexion des Uterus behindert werden.

Transvaginaler Ultraschall

Der transvaginale Ultraschall bietet gegenüber dem transabdominalen einige Vorteile: so muss die Untersuchung nicht mit gefüllter Blase erfolgen, und der Einsatz höher Frequenzen ermöglicht es, die Morphologie der Geschlechtsorgane detaillierter darzustellen und besser zu beurteilen. Mittels transvaginaler Sonographie kann die Ausbreitung eines Endometriumkarzinoms ins Myometrium oder in den Gebärmutterhals festgestellt und somit präoperativ ein wichtiger Beitrag zum Staging geleistet werden.

Dicke des Endometriums. Die Dicke des Endometriums – gemessen mittels transvaginalem Ultraschall – korreliert stark mit dem Vorliegen eines Endometriumkarzinoms (25). Schoenfeld et al. (35) stellten fest, dass das normale postmenopausale Endometrium dünn ist, d. h. insgesamt eine Stärke von 6–8 mm (Doppelschicht) aufweist. Fleischer et al. (11) gingen sogar davon aus, dass eine Endometriumdicke von 2–3 mm (einfache Schicht) bei Frauen in der Postmenopause als Nor-

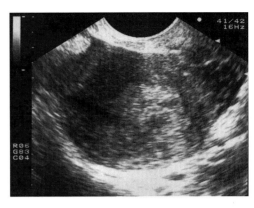

Abb. 30.**1** Anteflektierter Uterus mit einer Endometriumdicke von 11 mm bei einer Patientin in der Postmenopause. Die histologische Untersuchung erbrachte ein gut differenziertes Adenokarzinom des Endometriums Stadium Ia nach der FIGO-Klassifikation.

malbefund anzusehen sei. Auf jeden Fall deutet jedoch eine Endometriumdicke von mehr als 10 mm bei Frauen in der Postmenopause entweder auf eine Hyperplasie oder auf ein Karzinom hin (15) (Abb. 30.**1**).

Schwellenwert. Im Rahmen einer prospektiven Studie wurden 539 postmenopausale asymptomatische Frauen mittels transvaginalem Ultraschall untersucht. Bei jeder 5. Frau, deren Endometriumdicke sonographisch mehr als 4 mm (einfache Schicht) betrug, wurde ein Endometriumkarzinom gefunden. Die Autoren schlossen daraus, dass ein Schwellenwert von > 4 mm (einfache Schicht) ein besserer Hinweis auf das Vorliegen eines Endometriumkarzinoms zu sein scheint als eine postmenopausale Blutung (33).
Wikland et al. (39) untersuchten in einer multizentrischen Studie, in die 8 skandinavische gynäkologische Abteilungen einbezogen waren, 1000 Frauen, die wegen einer postmenopausalen Blutung zur fraktionierten Abrasio aufgenommen wurden. Sie fanden kein Endometriumkarzinom, wenn die Dicke des Endometriums ≤ 4 mm (einfache Schicht) betrug. Die durchschnittliche Endometriumdicke bei Frauen mit Endometriumkarzinom lag in ihrem Patientinnengut bei 18 mm (Range 5–55 mm).
Nasri et al. (29) untersuchten 111 Frauen in der Postmenopause mittels transvaginaler Sonographie. Von diesen Frauen hatten 103 postmenopausale Blutungen. Bei 93 wurde eine fraktionierte Abrasio durchgeführt, und 10 Patientinnen wurden 6 Monate beobachtet und in diesem Zeitraum wiederholt untersucht. Die Autoren fanden bei 29 Patientinnen (31 %) mit einer Endometriumdicke von 5 mm oder mehr einen pathologischen histologischen Befund des Endometriums. Sie schlugen eine Endometriumdicke von 5 mm als geeigneten Schwellenwert für die konservative Behandlung von Patientinnen mit Postmenopausenblutung bzw. für Screeningprogramme für das Endometriumkarzinom vor.

Empfehlungen für die Praxis. Dieses Konzept kann bei Frauen in der Postmenopause zur klinischen Anwendung kommen. In Fällen, in denen das Endometrium sonographisch unter 5 mm dick ist, könnte eine unnötige Operation vermieden werden, was bei Frauen dieser Altersgruppe einen wichtigen Aspekt darstellt. Eine Endometriumdicke von 5 mm (einfache Schicht) oder 10 mm (doppelte Schicht) kann auch als Parameter für ein Screeningprogramm für Endometriumkarzinome durchaus geeignet sein.

Aus den vorgestellten Studien lässt sich die Empfehlung ableiten, dass sich alle Frauen in der Postmenopause einer transvaginalen Sonographie unterziehen sollten. Wenn die maximale Endometriumdicke nur 1 mm beträgt, sollte die nächste Untersuchung 1 Jahr später stattfinden. Bei Patientinnen mit einer Endometriumdicke von 2 oder 3 mm sollte alle 2–3 Monate eine Kontrolluntersuchung erfolgen. Frauen mit einer Endometriumdicke von 4 mm oder mehr sollten einer Kürettage zugeführt werden und 3 Monate später einer erneuten Sonographie. In diesem Zusammenhang muss darauf hingewiesen werden, dass sich bei Frauen, die eine Östrogentherapie erhalten, das Endometrium verdicken kann. Diese Frauen können von den beschriebenen diagnostischen Möglichkeiten einer transvaginalen Ultraschalluntersuchung nicht profitieren.

Der umgebende hypoechogene Ring sollte in die Messung der Endometriumdicke nicht einbezogen werden, da es sich hierbei um die inneren Schichten des Myometriums handelt. Beim normalen postmenopausalen Uterus ist diese Schicht symmetrisch und intakt, ebenso bei endometrialen Polypen und einfacher und atypischer Hyperplasie. Bei einem invasiven Endometriumkarzinom ist sie dagegen unregelmäßig oder fehlt ganz (30).

Zurzeit scheint der transvaginale Ultraschall die beste Methode zur Beurteilung des Endometriums zu sein. Es handelt sich um eine einfache, nichtinvasive Technik, die bei den Patientinnen auf Akzeptanz stößt und mit der darüber hinaus gleichzeitig eine Screeninguntersuchung der Ovarien vorgenommen werden kann.

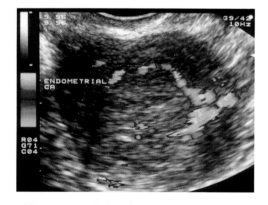

Abb. 30.2 Farbdopplersonographische Darstellung der peripheren und intratumoralen Gefäßneubildungen bei Endometriumkarzinom.

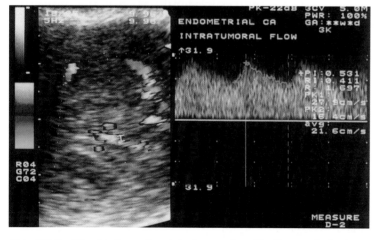

Abb. 30.3 Die Analyse des intratumoralen Blutflusses bei einem Endometriumkarzinom zeigt einen niedrigen Resistance-Index (RI = 0,41).

Transvaginale farbkodierte und gepulste Dopplersonographie

Die Einführung der transvaginalen farbkodierten und gepulsten Dopplersonographie hat es ermöglicht, die Vaskularisation pelviner Tumoren benigner und maligner Dignität zu untersuchen. Wenn der Farbdoppler bei der Untersuchung des Endometriums eingesetzt wird, kann die Darstellung der Gefäße in Form farbiger Areale dem B-Bild überlagert und so die Sensitivität der Technik gesteigert werden (20).

A. uterina. Bei regelrechter anatomischer Lage können die uterinen Arterien gewöhnlich im Längsschnitt lateral der Zervix dargestellt werden. In den Aa. uterinae konnte eine charakteristische Flussgeschwindigkeitskurve nachgewiesen werden (21). Bei postmenopausalen Frauen besteht ein deutlicher Unterschied bezüglich des Flusswiderstandes in den uterinen Arterien zwischen Patientinnen mit Endometriumkarzinom und gesunden Probandinnen (1c). Dies könnte durch die Neovaskularisierung innerhalb des Tumorgewebes bedingt sein. In diesem Zusammenhang muss darauf hingewiesen werden, dass es unter einer Östrogenersatztherapie zu einer ausgeprägten Abnahme des Flusswiderstands in den uterinen Arterien kommt und dass diese Wirkung durch die zusätzliche Verabreichung eines Progestagens nur teilweise wieder aufgehoben wird (1c).

Tumorgefäße. Bei Endometriumkarzinomen sind im Tumor selbst Areale mit Neovaskularisierung zu sehen (Abb. 30.2). Als typischer Befund können irreguläre, dünne, unregelmäßig über den Tumor verteilte Gefäße mit auffälligen Blutflussmustern gelten (12, 18, 22, 36). Die Analysen der Blutflusskurven aus diesen Gebieten zeigen einen sehr niedrigen Flusswiderstand (Abb. 30.3). Untersuchungen des Blutflusses könnten daher herangezogen werden, um die Rate der falsch positiven Ergebnisse eines Screenings, das auf der Endometriumdicke basiert, zu reduzieren (2, 22).

Protokoll für die vaginale Ultraschalluntersuchung

Lange Zeit wurde die transabominale Sonographie von zahlreichen Autoren eingesetzt, um Endometriumkarzinome aufzuspüren und die Tiefe der Invasion ins Myometrium zu beurteilen (24). Die transvaginale Sonographie kann mithilfe des dabei verwendeten Hochfrequenzschallkopfes bessere Ergebnisse erzielen, da der Zugangsweg durch die Vagina eine bessere Beurteilung des endomyometrialen Übergangs ermöglicht, was hinsichtlich der Invasion ins Myometriums von großer Bedeutung ist. Mit Einführung der farbkodierten und gepulsten Dopplersonographie erarbeiteten wir ein Protokoll für die vaginale Ultraschalluntersuchung, um das Vorgehen und die Auswertung zu standardisieren.

Es wurde der gesamte Genitaltrakt beurteilt (22), wobei der Schwerpunkt auf der Untersuchung des Uterus lag. Dieser wurde sowohl in Längs- als auch in Querschnitten untersucht, um das gesamte Endometrium einsehen zu können.

B-Mode. Das B-Mode-Verfahren wurde angewandt zur Beurteilung von:

➤ Endometriumdicke, gemessen im Längsschnitt von der vorderen subendometrialen hypoechogenen Zone (Halo) bis zur gegenüberliegenden Seite, also 2 endometriale Schichten umfassend (Abb. 30.**4**),

➤ Echogenität des im Vergleich zum Myometrium entweder hypoechogenen, hyperechogenen oder inhomogenen Endometriums,

➤ Vorhandensein oder Fehlen intrakavitärer Flüssigkeit (Abb. 30.**5**),

➤ Intaktheit der subendometrialen hypoechogenen Zone (Halo) bzw. vermutete Tiefe der Invasion ins Myometrium (als oberflächlich gilt: weniger als die Hälfte des Myometriums, als tief gilt: mehr als die Hälfte).

Farbdoppler. Das Farbdopplerverfahren wurde eingesetzt zur Beurteilung von:

➤ Hinweisen auf das Vorhandensein irregulärer Gefäßstrukturen (Abb. 30.**6**),

➤ Lokalisation der Tumorgefäße (intratumoral = innerhalb des endometrialen Echos, peritumoral = außerhalb, um das endometriale Echo herum),

➤ Messungen der systolischen Maximalgeschwindigkeiten und des Flusswiderstands in diesen Gefäßen unter Verwendung des Resistance-Index (RI). Bei Frauen unter Hormonersatztherapie sollte berücksichtigt werden, dass diese Behandlung die Endometriumdicke und die Blutflussgeschwindigkeiten beeinflusst (Abb. 30.**7**).

Eigene Erfahrungswerte

Im Rahmen einer Studie (22) sollte geprüft werden, ob das oben aufgeführte Protokoll bei der Früherkennung des Endometriumkarzinoms und – falls vorhanden – bei der Beurteilung der Myometriuminvasion von Nutzen sein kann. Die an der Studie beteiligten Frauen unterzogen sich am Tag vor der Hysterektomie, die aus verschiedenen gynäkologischen Gründen indiziert war, einer transvaginalen Sonographie. Von 750 hysterektomierten Frauen in der Postmenopause hatten 35 ein Endometriumkarzinom.

Endometriumdicke. 90 % der Endometriumkarzinome wiesen eine Endometriumdicke (Tumordicke) von mehr als 10 mm (meist mehr als 20 mm) auf, bei 10 % der Endometriumkarzinome war das Endo-

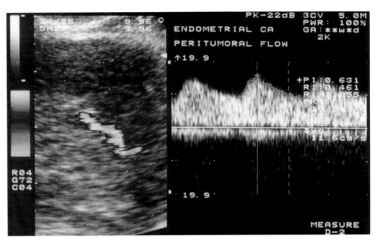

Abb. 30.**4** Die Analyse des peritumoralen Blutflusses derselben Patientin ergibt einen etwas höheren RI (0,46).

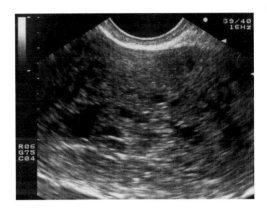

Abb. 30.**5** Uterus einer postmenopausalen Patientin mit verdicktem Endometrium, das kleine Zysten aufweist. Die Patientin erhält Tamoxifen. Links ist eine kleine Ansammlung intrakavitärer Flüssigkeit zu sehen.

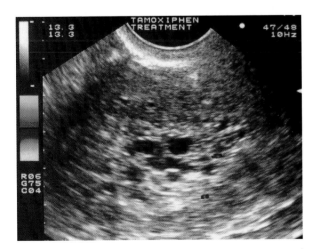

Abb. 30.**6** Gleiche Patientin wie in Abb. 30.**5**. Mittels Farbdopplersonographie lassen sich die Gefäße in der Peripherie darstellen.

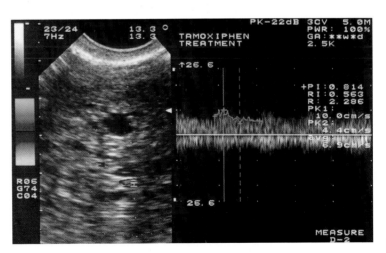

Abb. 30.**7** Gleiche Patientin wie in Abb. 30.**5** und 30.**6**. Ein mäßiggradiger RI (0,56) wird aus den Gefäßen der Abb. 30.**6** abgeleitet, was für die Gutartigkeit des Befundes spricht. Bei der histologischen Untersuchung wurde ein Endometriumpolyp nachgewiesen.

Gynäkologische Diagnostik

metrium zwischen 5 und 10 mm dick. Eine Endometriumdicke von weniger als 5 mm lag zu 100 % bei atrophischem Endometrium und zu 73 % bei normaler Beschaffenheit des Endometriums vor. Ungefähr bei der Hälfte der Karzinome kam das Endometrium entweder hyperechogen oder inhomogen zur Darstellung.

Intrauterine Flüssigkeit. Während die Endometriumdicke bereits Gegenstand ausgiebiger Untersuchungen war, wurde dem Vorliegen intrauteriner Flüssigkeit bisher wenig Beachtung geschenkt. Es zeigte sich jedoch, dass das Auftreten intrauteriner Flüssigkeit in Zusammenhang steht mit einem malignen Prozess im Genitalbereich, ausgehend von Fundus uteri, Zervix, Ovarien oder Eileiter. Sobald intrauterine Flüssigkeit diagnostiziert wird, ist eine sorgfältige Tumorsuche zwingend erforderlich. In unserer Studie ging das Vorhandensein intrauteriner Flüssigkeit in den meisten Fällen mit einem Endometriumkarzinom einher. Allerdings konnte bei Fehlen von intrakavitärer Flüssigkeit ein malignes Geschehen nicht ausgeschlossen werden.

Myometriuminvasion. Ein subendometrialer Ring (Halo) war in 87 % der Endometriumkarzinome sichtbar; ein unterbrochener Ring ging mit der Invasion des Myometriums einher. Die myometriale Invasion wurde in 3 Fällen als oberflächlich und in 15 Fällen als tief eingestuft. Bezogen auf die histologische Untersuchung konnte die Invasion des Myometriums einschließlich genauer Tiefe mittels Sonographie bei 92 % der Karzinome diagnostiziert werden.

Tumorgefäße. Bei den Endometriumkarzinomen konnten Bezirke mit Gefäßneubildungen nachgewiesen werden. Die neu gebildeten Gefäße wurden als intratumoral (Farbsignale innerhalb des Endometriums) oder als peritumoral (Farbsignale sehr nahe beim Endometrium) eingestuft. Die Blutflussgeschwindigkeit in den intratumoralen Gefäßen war niedriger als die in den peritumoralen Gefäßen (Abb. 30.**8** und 30.**9**). Insgesamt zeigten 91 % der Endometriumkarzinome einen abnormen intratumoralen und/oder peritumoralen Blutfluss mit niedrigen Impedanzwerten (RI = 0,42 ± 0,02). Der durchschnittliche RI in Tumorgefäßen eines Karzinoms war bedeutend niedriger als jener in den endometrialen Gefäßen im Fall einer Hyperplasie (Tab. 30.**1**).

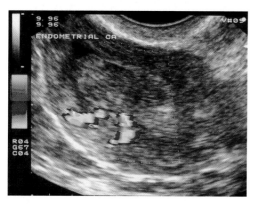

Abb. 30.**8** Bezirke mit ausgeprägter Gefäßneubildung innerhalb des Myometriums, dargestellt mittels Farbdopplersonographie, sind ein Hinweis auf die myometriale Invasion eines Endometriumkarzinoms.

Zusammenfassung der Ergebnisse. In dieser Studie waren die Merkmale, die am stärksten auf ein Endometriumkarzinom hindeuteten, folgende:

➤ eine Endometriumdicke über 5 mm,
➤ inhomogene oder hyperechogene Struktur des Endometriums,
➤ Vorliegen von intrauteriner Flüssigkeit.

Eine myometriale Invasion lag gewöhnlich vor, wenn der subendometriale Ring unterbrochen war. In den intratumoralen Blutgefäßen zeigte sich bei Vergleich mit den peritumoralen Blutgefäßen eine höhere Blutflussgeschwindigkeit. Der durchschnittliche RI bei Endometriumkarzinom war im Vergleich zum RI bei einer Endometriumhyperplasie statistisch signifikant niedriger. Dies könnte bei der Differenzierung der beiden Krankheitsbilder im klinischen Alltag von großer Bedeutung sein.

Bei 3 Fällen war eine Auswertung nicht möglich, da infolge einer Kürettage eine Woche vor der Ultraschalluntersuchung das Endometrium sonographisch nicht beurteilbar war. Die Reihenfolge der diagnostischen Maßnahmen ist also ein wichtiger Aspekt, der berücksichtigt werden muss, wenn optimale sonographische Ergebnisse erzielt werden sollen.

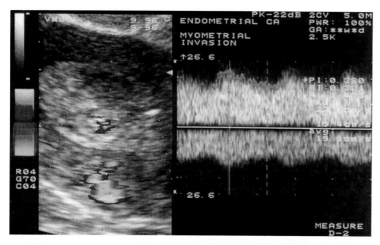

Abb. 30.**9** Gleiche Patientin wie in Abb. 30.**8**. Niedrige Impedanzwerte (RI = 0,32, PI = 0,38) werden innerhalb des Myometriums detektiert. Ein invasives Endometriumkarzinom wurde histologisch nachgewiesen.

Tabelle 30.**1** Blutflussdarstellung, Resistance–Index, systolische Maximalgeschwindigkeit in Relation zu histologischen Befunden

Histologie	Anzahl der Patientinnen	Flussmessung		Resistance–Index		Systolische Maximalgeschwindigkeit in cm/s	
		Anzahl	%	Mean	SD	Mean	SD
Atrophisch	10	0	0	–	–	–	–
Normal	643	0	0	–	–	–	–
Hyperplastisch	62	5	8	0,65*	0,05	7,0*	2,1
Endometriumkarzinom	35	32	91	0,42*	0,02	17,1**	2,7

* statistisch signifikant (p < 0,05)
**systolische Maximalgeschwindigkeit ausschließlich in peritumoralen Gefäßen

30

3 Endometriumkarzinome im Stadium I waren asymptomatisch und wurden mithilfe des o. g. Untersuchungsprotokolls entdeckt, das sich auf ein verdicktes Endometrium (mehr als 20 mm) und einen intratumoralem und/oder peritumoralem Blutfluss mit niedrigem RI stützt.

Folgestudie. In einer neueren Studie unserer Abteilung untersuchten Illjas et al. (16 a) 288 postmenopausale Patientinnen, bei denen aufgrund verschiedener Indikationen eine Hysterektomie durchgeführt wurde (Inkontinenz, Prolaps, Descensus uteri und Myome). Im Rahmen der postoperativen histologischen Untersuchungen wurden 14 Endometriumkarzinome entdeckt.
Die diagnostische Sicherheit der transvaginalen Dopplersonographie beträgt in dieser Studie 93 %, denn von den 14 Endometriumkarzinomen wurden 13 bei der sonographischen Untersuchung vor der Hysterektomie entdeckt. Bei 36 % der Patientinnen mit Endometriumkarzinom lag die Endometriumdicke über 10 mm, bei 57 % betrug sie zwischen 6 und 10 mm. Nur bei einem Endometriumkarzinom wies das Endometrium lediglich eine Dicke von 5 mm auf. Bezirke mit Gefäßneubildungen wurden bei 93 % der Patientinnen gefunden. Die neu gebildeten Gefäße wurden eingeteilt in intramurale (farbkodierte Zonen innerhalb des Endometriums) und in peritumorale (farbkodierte Zonen in der Nähe des Endometriums). Der durchschnittliche Resistance-Index betrug 0,39 ± 0,03 in den intratumoralen und 0,43 ± 0,03 in den peritumoralen Gefäßen. Die RI-Werte bei den Endometriumkarzinomen waren signifikant niedriger als bei den 9 Fällen mit Endometriumhyperplasie (RI = 0,64 ± 0,05).

Literaturbetrachtungen

Transvaginale B-Bild- und Dopplersonographie

In der Literatur (21) wurde der Befund eines Endometriumkarzinoms im Rahmen der transvaginalen Sonographie als verdicktes, inhomogenes Endometrium beschrieben. In fortgeschrittenen Fällen erscheint das Endometrium verdickt, von unregelmäßiger Struktur und inhomogener Echogenität und ist gegenüber dem Myometrium schlecht oder gar nicht abgrenzbar (Verlust des subendometrialen Rings). Die Tiefe der myometrialen Invasion, die sich typischerweise als hypoechogener Bezirk darstellt, kann mittels transvaginaler Sonographie genau bestimmt werden. Dennoch ist es durch die transvaginale B-Bild-Sonographie alleine nicht möglich, eine endometriale Hyperplasie von einem Karzinom zu differenzieren, da bei beiden Krankheitsbildern ein verdicktes Endometrium vorliegt (2, 12, 36). Der zusätzliche Einsatz des farbkodierten und gepulsten Dopplers scheint die diagnostische Genauigkeit deutlich zu steigern, da bei den meisten Endometriumkarzinomen ein abnormer Blutfluss (Tumorangiogenese) mit niedrigen Widerstandswerten vorliegt (2, 16).

Angiogenese und Tumorgrading. Abulafia et al. (1) untersuchten zum einen die Angiogenese bei Endometriumhyperplasien und bei Endometriumkarzinomen im Stadium I und zum anderen den Zusammenhang zwischen der Angiogenese und dem Grading sowie der Invasionstiefe des Tumors. 3 Gruppen von Patientinnen wurden untersucht: eine Kontrollgruppe mit Patientinnen, bei denen eine Hysterektomie wegen benigner Veränderungen des Uterus vorgenommen wurde (n = 19), Patientinnen mit Endometriumhyperplasie (n = 24) und Patientinnen mit einem Endometriumkarzinom im Stadium I (n = 34). Sämtliche Hysterektomiepräparate wurden im-

munhistochemisch untersucht, wobei nach Faktor-8-assoziiertem Antigen gefahndet wurde, das ein spezifischer und sensitiver Marker für Gefäßendothel ist. Für die Untersuchung wurden Anteile des Endometriums ausgewählt, in denen die Invasion ins Myometrium am tiefsten war oder der höchste Grad einer Endometriumhyperplasie und die intensivste Angiogenese vorlagen.
Es konnte eine erhöhte Angiogeneserate bei komplexer Endometriumhyperplasie im Vergleich zur einfachen Hyperplasie nachgewiesen werden. Die Gefäßneubildung beim Endometriumkarzinom im Stadium Ia ist vergleichbar mit der im Rahmen einer komplexen Endometriumhyperplasie auftretenden Angiogenese. Beim invasiven Endometriumkarzinom (Ib und Ic) ist die Angiogenese ausgeprägter als bei der komplexen Endometriumhyperplasie oder dem Endometriumkarzinom im Stadium Ia. Darüber hinaus zeigte sich, dass die Angiogenese zunimmt, je geringer der Differenzierungsgrad des Endometriumkarzinoms ist. Aufgrund der begrenzten Anzahl von Patienten mit Endometriumkarzinom in den Stadien Ib und Ic, konnte die Invasionstiefe nicht unabhängig vom Tumorstadium analysiert werden. Trotz dieser Einschränkung konnte nachgewiesen werden, dass die Angiogenese mit der Invasionstiefe und dem Grad der Entdifferenzierung zunimmt. Dies legt die Schlussfolgerung nahe, dass das Ausmaß der Gefäßneubildung beim Endometriumkarzinom mit dem Differenzierungsgrad verknüpft ist.

Das entscheidende Ergebnis dieser Untersuchung ist, dass sowohl das hyperplastische Endometrium als auch das Endometriumkarzinom stark vaskularisiert und daher mittels empfindlicher Dopplersonographiegeräte nachweisbar sind. Außerdem korreliert bei Endometriumkarzinomen im Stadium I die Angiogeneserate direkt mit der Invasionstiefe und dem Differenzierungsgrad des Tumors.

PI in den Aa. uterinae. Bourne et al. (2) untersuchten den Widerstand in den uterinen Arterien bei Frauen mit einem Endometriumkarzinom (n = 17), bei Frauen mit einem unauffälligen Endometrium (n = 85) und bei Patientinnen, die eine Hormontherapie erhielten (n = 35). Die Autoren legten willkürlich einen Schwellenwert von weniger als 1,5 für den PI als positives Testergebnis fest (Abb. 30.**10**). Sie erhielten damit bei Frauen in der Postmenopause, bei denen eine Blutung aufgetreten war, einen positiven Vorhersagewert von 94 % und einen negativen Vorhersagewert von 91 %. Es wären allerdings bessere Vorhersagewerte zu erwarten gewesen, wenn an Stelle der A. uterina spezifischere Gefäße, nämlich die in-

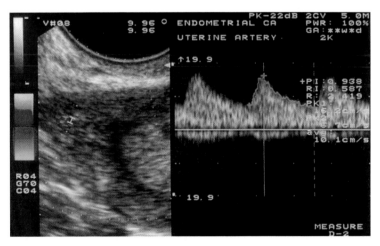

Abb. 30.**10** Gleiche Patientin wie in Abb. 30.**8** und 30.**9**. Auch in den uterinen Arterien liegt bei dieser Patientin mit einem invasiven Endometriumkarzinom ein niedriger RI vor (0,59). Dieser lässt auf myometriale Invasion schließen.

tratumoralen und peritumoralen Gefäße untersucht worden wären (18, 36). Darüber hinaus scheint der PI als Widerstandsparameter bei der Untersuchung der Tumorgefäße eine geringere Sensitivität und Spezifität aufzuweisen als der RI.

RI in den Aa. arcuatae und Aa. spirales.

Hata et al. (16) fanden bei 10 Endometriumkarzinomen in den Aa. arcuatae einen erheblich niedrigeren RI (0,535 ± 0,158) als bei unauffälligem Uterus (RI = 0,767 ± 0,75). Der RI in dieser Sudie von Hata et al. war höher als der in unseren Untersuchungen errechnete RI, da Hata et al. die zu Grunde liegenden Messwerte in den Aa. arcuatae bestimmten, während wir für unsere Messungen die Spiralarterien wählten. Darüber hinaus wurde die Studie von Hata et al. mit nur 10 Karzinompatientinnen durchgeführt.

Merce et al. (26) untersuchten 45 Patientinnen mit Metrorrhagie und verglichen deren Befunde mit denen von 19 gesunden Probandinnen. Die Autoren setzten die Duplexsonographie ein und leiteten die Dopplersignale in beiden Aa. uterinae und im Myometrium im Bereich der Aa. radiales und Aa. arcuatae ab. Bei Frauen mit auffälligen Endometriumbefunden, einschließlich 2 Endometriumkarzinomen, war ein signifikant niedrigerer RI in den uterinen und intramyometrialen Arterien zu beobachten als bei den Frauen mit einem Normalbefund. Die Autoren schlossen daraus, dass der RI der intramyometrialen Arterien (Aa. arcuatae und Aa. radiales) im Vergleich zum RI der uterinen Arterien wesentlich genauer und spezifischer und somit besser zur Vorhersage eines positiven Befundes geeignet ist.

Kriterien für die Beurteilung uteriner Gefäßstrukturen.

Allem et al. (1a) versuchten, Kriterien für die Beurteilung der uterinen Gefäßstrukturen postmenopausaler Patientinnen im Rahmen der farbkodierten und gepulsten Doppleruntersuchung festzulegen, um die Anzahl unnötiger Kürettagen zu reduzieren. In die prospektive Studie aufgenommen wurden 42 postmenopausale Patientinnen, die vor einer fraktionierten Abrasio untersucht wurden. 20 Patientinnen hatten Symptome, wie z. B. vaginale Blutungen oder einen vergrößerten Uterus, 22 Patientinnen waren asymptomatisch. Als Kriterien zur Beurteilung des Endometriums wurden herangezogen: die Endometriumdicke (Grenzwert 8 mm), die Darstellungsrate und das Verteilungsmuster der myometrialen (peritumoralen) und endometrialen (intratumoralen) Gefäße sowie deren Pulsatilitäts- und Widerstandsindizes.

Die Endometriumdicke war bei allen Endometriumkarzinomen (insgesamt 14), allen Hyperplasien (insgesamt 8) und bei einem Endometriumpolypen größer als 8 mm. Bei den 9 Patientinnen mit Myomen und den asymptomatischen Kontrollpatientinnen lag die Endometriumdicke unter 8 mm. Die Darstellungsrate der myometrialen und endometrialen Gefäße betrug beim Endometriumkarzinom 93 bzw. 43 % und war damit signifikant höher als bei gutartigen Endometriumveränderungen. „Dichte" Gefäßanordnungen wurden bei 80 % der Endometriumkarzinome gefunden, wohingegen eine „lockere" Gefäßanordnung eher typisch für eine Endometriumhyperplasie ist. Intratumorale Gefäße zeigten sich bei 43 % der Karzinompatientinnen, bei Endometriumhyperplasie dagegen nur in 12 %. Die durchschnittlichen PI- und RI-Werte in diesen Gefäßen betrugen bei Endometriumkarzinomen 0,73 ± 0,11 bzw. 0,50 ± 0,05.

Fazit.

Es kann also festgehalten werden, dass der Einsatz der transvaginalen farbkodierten Dopplersonographie im Rahmen eines Screenings für Endometriumkarzinome und Ovarialkarzinome in einem Untersuchungsgang eine wirkungsvolle Maßnahme darstellt. Auf diese Weise könnte die onkologische Präventivmedizin für Frauen wesentlich erweitert werden. Die Anwendung dieser Technik könnte auch zu einer Reduzierung der fraktionierten Abrasiones führen, was mit einer Verminderung sowohl der Ausgaben für die Kostenträger als auch der Risiken für die Patientinnen einher ginge.

Intaarterielle Chemotherapie.

Hata et al. (15 a) überprüften die Effektivität einer intraarteriellen Chemotherapie beim Endometriumkarzinom mittels transvaginaler Dopplersonographie und MRT. Der RI in den intratumoralen Gefäßen zeigte keine Korrelation zum Tumorvolumen. Es wurden allerdings signifikante Unterschiede zwischen den RI-Werten vor (mean = 0,58 ± 0,15) und nach (mean = 0,77 ± 0,13) intrarterieller Chemotherapie gemessen. Die Autoren schlossen daraus, dass der transvaginale Farbdoppler eine geeignete diagnostische Methode zur Beurteilung hämodynamischer Veränderungen nach intraarterieller Chemotherapie darstellt und den Effekt der Therapie auf das Endometrium zeigen kann.

3-D-Sonographie – neue Erkenntnisse durch eine neue Methode?

Aussagekraft des endometrialen Volumens.

Im Rahmen einer Studie wurde der dreidimensionale Ultraschall eingesetzt, um die Aussagekraft des endometrialen Volumens bei Frauen mit postmenopausaler Blutung zu eruieren (17a). Das endometriale Volumen bei Endometriumkarzinomen unterschied sich signifikant vom Volumen bei normalem oder hyperplastischem Endometrium. Bei einem Grenzwertvolumen von 13 ml wurde eine Sensitivität von 100 % in Bezug auf die Diagnose Karzinom erreicht. Es gab nur ein falsch positives Ergebnis bei einer Patientin mit einer endometrialen Hyperplasie, was eine Spezifität von 98,8 % und einen positiven Vorhersagewert von 91,7 % ergibt. Das Endometriumvolumen korrelierte mit dem Tumorgrading: Bei gut differenzierten Tumoren waren sowohl die Dicke als auch das Volumen des Endometriums geringer als bei mäßig differenzierten oder entdifferenzierten Tumoren. Bei Patientinnen, die sich im Anschluss einer Operation unterziehen mussten, wurden Endometriumdicke und -volumen mit der myometrialen Invasionstiefe und dem Tumorstadium verglichen. Hierbei zeigte sich, dass mit zunehmender Invasionstiefe auch die sonographisch bestimmten Werte für Endometriumvolumen und -dicke anstiegen. Darüber hinaus wurde bei Patientinnen mit fortgeschrittener Erkrankung ein relativ großes Volumen des Primärtumors gefunden. Nur bei Patientinnen mit Tumorvolumina von mehr als 25 ml fanden sich bei der Operation befallene pelvine Lymphknoten. Hier zeigen sich Übereinstimmungen mit einer vorausgegangenen Studie von Schink et al. (34a), die nachwies, dass bei Tumoren mit einem Durchmesser unter 2,0 cm das Risiko einer Lymphknotenbeteiligung nur bei 4 % liegt und die 5-Jahres-Überlebensrate 98 % beträgt. Die Tumorgröße hat sich somit als ein signifikanter, von Tumorgrading und myometraler Invasionstiefe unabhängiger Prognosefaktor erwiesen.

Darstellung des Cavum uteri.

In einer von Bonilla Musoles et al. (1 b) veröffentlichen Studie wurden bei 36 Patientinnen mit postmenopausalen Blutungen mittels 3-D-Sonographie nach Entfaltung des Cavum uteri durch Auffüllen mit steriler Lösung die Endometriumdicke und -homogenität beurteilt. Die Ergebnisse wurden verglichen mit Befunden, die mittels transvaginaler Sonographie, transvaginaler Sonohysterographie, transvaginalem Farbdoppler und Hysteroskopie erhoben wurden. Die Befunde der transvaginalen 3-D-Sonographie deckten sich mit denen der Hysteroskopie. Die dreidimensionale Sonographie mit Instillation eines negativen Kontrastmitels scheint also die Darstellung des Cavum uteri, die Beurteilung der Endometriumdicke sowie der Invasion in das Myometrium und in die Zervix bei Patientinnen mit Endometriumkarzinom zu verbessern.

Nach unserer Erfahrung können die gewundenen, dünnwandigen Gefäße, die bei invasiven Karzinomen in die Gebärmutterhöhle hineinwachsen und in das Myometrium vordringen, mit dem dreidimensionalen Power Mode sehr gut beurteilt werden (Abb. 30.**11**). Dies wird durch die räumliche und in sektorweise Darstellung erleichtert (Abb. 30.**12**).

Indikationen. Die Indikationen für die 3-D-Technik sind zurzeit:

1. Darstellung der komplexen und bruchstückhaft erscheinenden Gefäßstrukturen bei Patientinnen mit endometrialen Karzinomen (dies könnte durch eine Kontrastverstärkung erleichtert werden),
2. Beurteilung der Invasionstiefe des Endometriumkarzinoms (Staging),
3. Verlaufskontrolle des Ansprechens auf Chemo- und/oder Strahlentherapie (17 b).

Interpretation der 3-D-Informationen. Allerdings gibt es zurzeit noch Probleme bei der Interpretation der 3-D-Power-Doppler-Daten. Für die digitale Verarbeitung der räumlichen Darstellung muss der Untersucher mit der komplexen Datenverarbeitung sehr gut vertraut sein. Man muss sich auch darüber im Klaren sein, dass diese Datenverarbeitung sehr zeitaufwendig ist und die Reproduzierbarkeit nur durch eine Optimierung und Standardisierung der entsprechenden Software verbessert werden kann. Verschiedene Parameter wie die Pulsrepetitionsfrequenz (PRF), Wandfilter, Empfangsverstärkung, Farbgewichtung und Bildrate müssen für die 3-D-Darstellung optimiert werden. Allein eine Änderung der Farbeinstellung kann zu völlig unterschiedlichen quantitativen Ergebnissen und unterschiedlichen 3-D-Darstellungen der Gefäße führen. Wir stellten fest, dass beim Power-Doppler kein Informationsverlust auftritt, selbst wenn der Schallstrahl rechtwinklig auf das Gefäß auftrifft, und dass die Verminderung der Farbintensität während der Diastole ebenfalls gering war.

Beim derzeitigen Stand der Technik ist die Beurteilung der Gefäßdichte mittels 3-D-Power-Doppler sehr subjektiv. Es wird erwartet, dass dieses Problem durch die integrierte Software zur 3-D-Durchblutungsmessung in Tumoren gelöst werden kann. Der Einsatz von Kontrastmitteln könnte den Nachweis sehr kleiner Tumorgefäße erleichtern und somit auch die Sensitivität und Spezifität der Methode verbessern.

Fazit. Der 3-D-Ultraschall könnte durch die Power-Doppler-Darstellungen bei der Einschätzung der Invasionstiefen von Endometriumkarzinomen eine wichtige Rolle spielen. Die Möglichkeit, die Areale des Endometriums und Myometriums, in denen Gefäßneubildungen stattfinden, gleichzeitig darzustellen, erhöht die diagnostische Genauigkeit. Da die Methode in unseren Studien einen negativen Vorhersagewert von 100% aufwies (17 b), könnte sie zu einer weniger radikalen Chirurgie bei Patientinnen ohne tiefe myometriale Invasion und demzufolge zu einer Reduktion der Morbidität und Senkung der Kosten im Gesundheitswesen beitragen (13 a). Ebenso können Patientinnen mit Stadien, die von vornherein ein agressives Vorgehen rechtfertigen, direkt der entsprechenden Behandlung zugeführt werden.

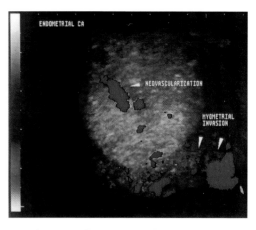

Abb. 30.**11** Dreidimensionale Darstellung eines abnorm aufgebauten Endometriums bei einer postmenopausalen Patientin nach fraktionierter Abrasio. Bei der histopathologischen Untersuchung zeigte sich ein Endometriumkarzinom. Im Power-Doppler sah man sowohl in der Peripherie als auch zentral Gefäßneubildungen. Eine genaue Untersuchung der Uterushinterwand ergab abnorme Gefäße in den inneren Anteilen des Myometriums, die eine oberflächliche myometriale Infiltration nahe legten.

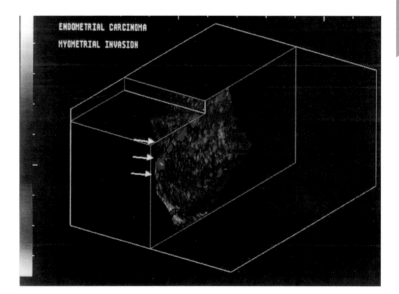

Abb. 30.**12** Der sog. „Niche Display Mode" stellt einen Ausschnitt eines dreidimensionalen Bildes dar. Die Rotation und Verschiebung des Koordinatensystems hilft beim Nachweis irregulärer myometrialer Gefäße, die auf eine myometrale Invasion hinweisen. Das gespeicherte Bildvolumen wird in eine Reihe paralleler Schnitte aufgeteilt bis ein Areal mit Neovaskularisationszeichen im Myometrium ausgemacht wird. Durch diese Art der Untersuchung kann eine genaue Bestimmung der Lokalisation und Tiefe einer myometrialen Infiltration vorgenommen werden.

Uterussarkome

Das Uterussarkom ist ein seltener Tumor, der nur 1–3% aller malignen Erkrankungen des weiblichen Genitalbereiches ausmacht und zwischen 3 und 7,4% der bösartigen Tumoren des Corpus uteri (32) (Abb. 30.**13**). Es handelt sich um einen ungewöhnlichen Tumor, da er zwar selten ist, sich aber durch ein extrem aggressives Verhalten auszeichnet, das frühzeitig zu einer ausgeprägten Metastasierung und zum Tode führt (9). All die Jahre hindurch sind viele Fragen zu dieser Erkrankung offen geblieben, und ein adäquates Vorgehen, das eine frühzeitige und korrekte Diagnose dieses Tumors möglich macht, steht noch immer nicht zur Verfügung. Darüber hinaus wird erwartet, dass das Uterussarkom in naher Zukunft häufiger auftritt, da die Gynäkologen immer öfter eine konservative Behandlung von Uterusmyomen präferieren (27).

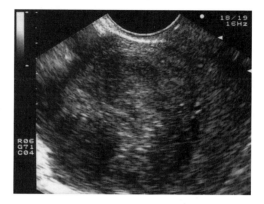

Abb. 30.**13** Inhomogener Uterustumor bei einer Patientin in der Postmenopause. Die Inhomogenität des Tumors wird durch degenerative Veränderungen und Einblutungen hervorgerufen.

Eigene Erfahrungswerte

Bei Patientinnen mit einem Uterussarkom, die in unserer Klinik behandelt wurden, wurden alle dokumentierten Befunde einschließlich Operationsberichten und histologischen Untersuchungsergebnissen für die Studie ausgewertet. Der RI beider Uterinarterien und der RI der neu gebildeten Tumorgefäße sowie die systolische Maximalgeschwindigkeit wurden bestimmt. Unseres Wissens ist dies die größte Untersuchungsreihe an Uterussarkomen mittels Dopplersonographie. Die Daten von 8 Patientinnen mit Uterussarkom konnten ausgewertet werden; 75% der Frauen waren in der Postmenopause, und als Hauptsymptom trat eine Vaginalblutung in Erscheinung.

RI und systolische Maximalgeschwindigkeit. Irreguläre Blutgefäße wurden bei allen Sarkomen (100%) festgestellt, während nur bei 30% der Myome ein Blutfluss im Tumor detektiert wurde (Abb. 10.**14**). Es zeigten sich abnehmende Werte des RI vom normalen, über den myomatösen bis zum sarkomatösen Uterus. Der mittlere RI bei den Sarkomen betrug 0,37 ± 0,03 (Abb. 10.**15**). Die systolische Maximalgeschwindigkeit fiel ebenfalls ab vom normalen über den myomatösen bis zum sarkomatösen Uterus (16,8 ± 6,4 cm/s bei Sarkomen).

Wir untersuchten den tumoralen Blutfluss sowohl in gutartigen (Myome) als auch in bösartigen (Sarkome) uterinen Tumoren, um Kriterien, die für das Vorliegen eines Sarkoms sprechen, zu entde-

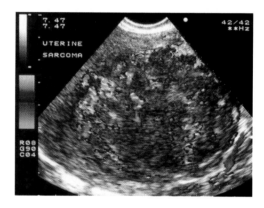

Abb. 30.**14** Gleiche Patientin wie in Abb. 30.**13**. Die Farbdopplersonographie zeigt zahlreiche unregelmäßig verteilte Gefäße als Hinweis auf einen malignen Tumor.

cken und die Genauigkeit der sonographischen Untersuchung bei der Differenzierung zwischen beiden Tumoren zu verbessern. Der für ein Sarkom typische Befund waren irreguläre, unregelmäßig verteilte, dünne Gefäße mit niedrigem Widerstand und niedriger intra- und peritumoraler Blutflussgeschwindigkeit. Bei Sarkomen zeigten auch beide uterine Arterien einen niedrigen RI und eine niedrige systolische Maximalgeschwindigkeit im Vergleich zu Frauen mit einem Normalbefund oder einem Uterus myomatosus (Abb. 10.**16**).

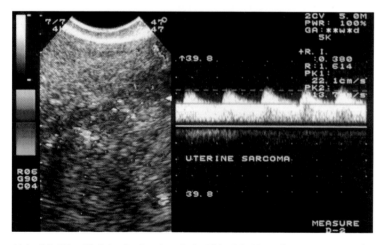

Abb. 30.**15** Gleiche Patientin wie in Abb. 30.**13** und 30.**14**. Die Analyse der gepulsten Dopplerkurve zeigt einen niedrigen RI (0,34).

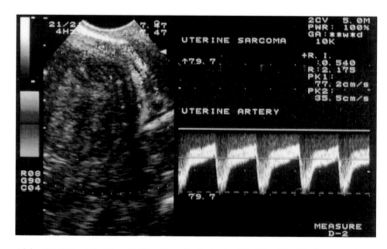

Abb. 30.**16** Gleiche Patientin wie in Abb. 30.**13**–30.**15**. Der niedrige RI (0,54) in der A. uterina ist ein Hinweis auf ein fortgeschrittenes Uterussarkom.

Gynäkologische Diagnostik

Fazit. Eine diagnostische Methode, welche eine präzise In-vivo-Differenzierung von gutartigen und bösartigen uterinen Tumoren gewährleistet, wird seit langem dringend benötigt. In dieser Hinsicht scheint die transvaginale Farbdopplersonographie vielversprechende Möglichkeiten zu bieten.

Zervixkarzinome

Die Zervix variiert erheblich in Größe und Dicke. Vor der Menarche und bei Frauen in der Postmenopause nimmt sie einen größeren Anteil des Uterus ein als bei Frauen im gebärfähigen Alter. Die Darstellung der Zervix mittels transvaginaler Sonographie kann sich als schwierig erweisen, wenn die Sonde zu nahe an der Zervix platziert wird. Eine bessere Darstellung kann dadurch erreicht werden, dass die Sonde ein Stück zurückgezogen und bei einem antevertierten Uterus leicht nach posterior bzw. bei einem retrovertierten Uterus leicht nach anterior gekippt wird (13).

Positionierung des Schallkopfes. Der Erfolg der Farbdopplersonographie bei der Diagnostik bösartiger Erkrankungen des Uterus schließt das Zervixkarzinom nicht mit ein. Hata et al. (16) konnten selbst bei fortgeschrittenem Zervixkarzinom in der Hälfte aller Fälle keine auffälligen Blutflusssignale detektieren. Es wird vermutet, dass die neu gebildeten Gefäße im Frühstadium eines Zervixkarzinoms zu klein sind, um mit den verfügbarer Ultraschallgeräten entdeckt zu werden und dass die Blutflussgeschwindigkeit unter dem Auflösungsvermögen der Geräte liegt. Diese Schwierigkeiten treten auch bei der Untersuchung von Zervixkarzinomen in fortgeschrittenen Stadien auf.

> **A. uterina.** Im eigenen Patientinnengut untersuchten wir den Blutfluss im absteigenden Abschnitt der A. uterina. In die Studie aufgenommen wurden 89 Patientinnen, bei denen ein Zervixkarzinom histologisch gesichert war, und 24 gesunde Frauen als Kontrollgruppe. Bei 18 % (16/89) der Patientinnen mit Zervixkarzinom und bei 17 % (4/24) der Frauen in der Kontrollgruppe war es nicht möglich, den absteigenden Schenkel der A. uterina darzustellen. Der RI war bei den Patientinnen mit Zervixkarzinom deutlich niedriger als bei den gesunden Frauen. Der PI der Karzinompatientinnen war ebenfalls niedriger als jener der Kontrollgruppe, allerdings an der Grenze der statistischen Signifikanz.

Wir hoffen dennoch, dass sich die Farbdopplersonographie als eine nützliche Methode für die Nachsorge im Anschluss an die Therapie eines Zervixkarzinoms erweisen wird.

Schlussfolgerung

Die transvaginale Farbdopplersonographie stellt eine nichtinvasive diagnostische Methode zur Untersuchung der Vaskularisierung von Uterustumoren dar, die beliebig oft bei einer Patientin eingesetzt werden kann. Die Möglichkeit, spezifische Blutflusskurven darzustellen und zu analysieren, wird zweifellos neue Daten über normale und pathologische Gefäßstrukturen im Bereich eines Tumors liefern. Mit der Farbdopplersonographie verfügen wir auch über ein Verfahren, das uns in absehbarer Zeit erlauben könnte, zuverlässig bösartige von gutartigen Tumoren zu differenzieren.

Literatur

1 Abulafia O, Triest WE, Sherer DM, Hansen CC, Ghezzi F: Angiogenesis in endometrial hyperplasia and stage I endometrial carcinoma. Obstet. Gynecol. 86 (1995) 479–485

1a Allem F, Predanic M, Calame R, Moukhtar M, Pennisi J: Transvaginal color and pulsed Doppler sonography of the endometrium: a possible role in reducing the number of dilatation and curettage procedures. J. Ultrasound Med. 14 (1995) 139 –145

1b Bonilla-Musoles F, Raga F, Osborne NG, Blanes J, Coelho F: Three-dimensional hysterosonography for the study of endometrial tumors: comparison with conventional transvaginal sonography, hysterosalpingography and hysteroscopy. Gynecol. Oncol. 65 (1997) 245–252

1c Bourne TH, Campbell S, Steer CV, Royston P, Whitehead MI, Collins WP: Detection of endometrial cancer by transvaginal ultrasonography with color flow imaging and blood flow analysis: A preliminary report. Gynecol. Oncol. 40 (1991) 253 –259

2 Bourne TH, Reynold KMM, Campbell S: Screening for ovarian and uterine carcinoma. In Nyberg DA, Hill LM, Bohm-Velez M, Mendelson EB (eds.): Transvaginal Ultrasound. Mosby Year Book, St. Louis 1992, pp. 267–283

3 Cacciatore B, Lehtovirta P, Wahlstrom: Preoperative sonographic evaluation of endometrial cancer. Amer. J. Obstet. Gynecol. 160 (1989) 133–137

4 Choo Y, Mak K, Hsu C, Wong T: Postmenopausal uterine bleeding of monorganic cause. Obstet. Gynecol. 66 (1985) 225–231

5 Cramer DW, Knapp RC: Review of epidemiologic studies of endometrial cancer and exogenous estrogen. Obstet. Gynecol. 54 (1979) 521–526

6 Creasman WE, Soper JT: Endometrial carcinoma. In Garcia CR, Mikuta JJ, Rosenblum NG (eds.): Current therapy in surgical gynecology. Decker Inc., Toronto 1987, p. 200

7 Creasman WT, Boronow RC, Morrow CP, DiSaia PJ, Blessing J: Adenocarcinoma of the endometrium and its metastatic lymph node potential. Gynecol. Oncol. 4 (1976) 239–243

8 Creasman WT, Weed JC: Carcinoma of endometrium (FIGO stages I & II). Clinical features and management. In Copplesand M (ed.): Gynecologic Oncology. Churchil Livingstone, Edinburgh 1981, pp. 562–577

9 El-Naggar AK, Abdul-Karim FW, Silva EG, McLemore D, Garnesy L: Uterine stromal neoplasms: A clinicopathologic and DNA fow cytometric correlation. Hum. Pathol. 22 (1991) 897–903

10 Fleischer AC, Dudley BS, Entman SS et al.: Myometrial invasion by endometrial carcinoma: Sonographic assessment. Radiology 162 (1987) 307–310

11 Fleischer AC, Gordon AN, Entman SS: Transabdominal and transvaginal sonography of pelvic masses. Ultrasound Med. Biol. 15 (1989) 529–533

12 Fleischer AC, Gordon AN, Entman SS: Transvaginal scanning of the endometrium. J. Clin. Ultrasound 18 (1990) 337–349

13 Fleischer AC, Kepple DM: Benign conditions of the uterus, cervix and endometrium. In Nyberg DA, Hill LM, Bohm-Velez M, Mendelson EB (eds.): Transvaginal ultrasound. Mosby Year Book, St Louis 1992, p. 38

13a Gabrielli S, Marabini A, Bevini M et al.: Transvaginal sonography vs. hysteroscopy in the preoperative staging of endometrial carcinoma. Ultrasound Obstet. Gynecol. 7 (1996) 443–446

14 Gelfand MM, Forenczy A: A prospective 1-year study of estrogen and progestin in postmenopausal women: effects on the endometrium. Obstet. Gynecol. 74 (1989) 398–403

15 Goldstein SR, Nachtigall M, Sayder JK, Nachtigall L: Endometrial assessment by vaginal ultrasonography before endometrial sampling in patients with postmenopausal bleeding. Amer. J. Obstet. Gynecol. 163 (1990) 119–123

15a Hata T, Hata K, Fujiwaki R, Manabe A, Kitao M: Hypertensive intraarterial chemotherapy for endometrial carcinoma by transvaginal Doppler ultrasound and magnetic resonance imaging. J. Clin. Ultrasound 23 (1995) 407–411

16 Hata T, Hata K, Senoh D et al.: Doppler ultrasound assessment of tumor vascularity in gynecological disorders. J. Ultrasound Med. 8 (1989) 309–314

16a Illjas M, Marton U, Hanzevacki M: Color Doppler in the assessment of endometrial carcinoma. In Kurjak A, Kupesic S (eds.): Doppler in gynecology and infertility. Edizioni Internazionali, Rom 1996, pp. 134–137

17 Ivorsen DE, Sagdal E: The value of endometrial cytology: A comparative study of the Gravlee Jet-Washer, Isaacs cell Sampcher and Endoscan versus curretage in 600 patients. Obstet. Gynecol. Surg. 40 (1985) 14–20

17a Jurkovic D, Geipiel A, Gruboeck K, Jauniaux E, Natucci M, Campbell S: Three dimensional ultrasound for the assessment of uterine morphology. Ultrasound Obstet. Gynecol. 67 (1991) 2791–2794

17b Kupesic S, Kurjak A: Three dimensional power Doppler ultrasound in the staging of endometrial adenocarcinoma. Ultrasound Obstet. Gynecol. (1998)

18 Kupesic-Urek S, Shalan H, Kurjak A: Early detection of endometrial cancer by transvaginal color Doppler. Eur. J. Obstet. Gynecol.

19 Kurjak A, Kupesic-Urek S, Miric D: The assessment of benign uterine tumors by transvaginal color Doppler. Ultrasound Med. Biol. 18 (1992) 645–649

20 Kurjak A, Zalud I: The characterization of uterine tumors by transvaginal color Doppler. Ultrasound Obstet. Gynecol. 1 (1991) 50–52

21 Kurjak A, Zalud I: Uterine masses. In Kurjak A (ed.): Transvaginal color Doppler. Parthenon, Lancs New Jersey 1991, pp. 123–135

22 Kurjak A, Shalan H, Sosic A, Benic S, Zudenigo D, Kupesic S: Endometrial carcinoma in postmenopausal women: Evaluation by transvaginal color Doppler sonography. Amer. J. Obstet. Gynecol.

23 Lehtovirta P, Cacciatore B, Wahlstrom T et al.: Ultrasonic assessment of endometrial cancer invasion. J. Clin. Ultrasound 15 (1987) 519–524

24 Lehtovirta P, Cacciatore B, Wahlstrom T, Ylostalo P: Ultrasonic assessment of endometrial cancer invasion. J. Clin. Ultrasound 15 (1987) 519–524

25 Mendelson EB, Bohm-Velez M, Joseph N, Neiman HL: Endometrial abnormalities: Evaluation with transvaginal sonography. Amer. J. Radiology 150 (1988) 139–142

26 Merce LT, Garcia L, De La Fuente F: Doppler ultrasound assessment of endometrial pathology. Acta Obstet. Gynecol. Scand. 70 (1991) 525–530

27 Meyer WR, Mayer AR, Daimond MP, Carcangiu ML, Schwartz PE, DeChernay AH: Unsuspected leiomyosarcoma: Treatment with a gonadotropin-releasing hormone analogue. Obstet. Gynecol. 75 (1990) 529–531

28 Morrow CHP, DiSaia PH, Townsend DE: Current management of endometrial carcinoma. Obstet. Gynecol. 42 (1973) 399–406

29 Nasri MA, Shepherd JH, Setchwell ME, Lowe DG, Chard T: The role of vaginal scan in measurement of endometrial thickness in postmenopausal women. Brit. J. Obstet. Gynecol. 98 (1991) 740–475

30 Nasri MN, Cuast GJ: Correlations of ultrasound findings and endometrial histopathology in postmenopausal women. Brit. J. Obstet. Gynecol. 96 (1989) 1333–1338

31 Office of population censuses and survey: Mortality statistics 1989. England and Wales. Her Majesty‹s Stationary Office, London 1990

32 Olah KS, Gee H, Blunt S, Dunn JA, Chan KK: Retrospective analysis of 318 cases of uterine sarcoma. Eur. J. Cancer 27 (1991) 1095–1099

33 Osmers R: Transvaginal sonography in endometrial cancer. Ultrasound Obstet. Gynecol. (1992) 2–3

34 Requard CK, Wicks JD, Mettler FA Jr: Ultrasonography in the staging of endometrial adenocarcinoma. Radiology 140 (1981) 781–785

34a Schink J, Rademaker A, Miller DS, Larain J: Tumor size in endometrial cancer. Cancer 67 (1991) 2791–2794

35 Schoenfeld A, Levmvi H, Hirsch M, Pardo J, Ovadia J: Transvaginal sonography in postmenopausal women. J. Clin. Ultrasound 18 (1991) 350–358

36 Shalan H., Kurjak S, Sosic A: Endometrial carcinoma in postmenopausal women and transvaginal color and pulsed Doppler sonography. Ultrasound Obstet. Gynecol. 2(Suppl.1) (1992) 160

37 Voigt LF, Weiss NS, Daling JR, McKnight B, Van Belle G: Progestagen supplementation of exogenous estrogens and risk of endometrial cancer. Lancet 338 (1991) 274–276

38 Weid G, Bartels PH, Bobbo M et al.: Frequency and reliability of diagnostic cytology of the female genital tract. Acta Cytol. 25 (1981) 543–549

39 Wikland M, Granberg S, Karlsson B: Assessment of the endometrium in the postmenopausal women by vaginal sonography. Ultrasound Quarterly 10(1) (1992) 15–27

40 Zucker PK, Kadson EJ, Feldstein ML: The validity of Pap smear parameters as predictors of endometrial pathology in menopausal women. Cancer 58 (1986) 2258–2263

C. Villena-Heinsen, A. K. Ertan, M. Holländer und W. Schmidt

Therapie des Zervixkarzinoms

Tumorvolumen. Beim Zervixkarzinom werden die lokale Tumorkontrolle, die Inzidenz von Fernmetastasen, das krankheitsfreie Intervall sowie die Gesamtüberlebenszeit maßgeblich durch das Tumorvolumen bestimmt (3). Demzufolge weisen Patientinnen mit einem großlumigen Zervixkarzinom („bulky tumour") eine schlechtere Prognose auf als Frauen mit kleineren Tumoren innerhalb desselben FIGO-Stadiums (6). Sowohl die Strahlentherapie als auch die chirurgische Sanierung sind hier nur bedingt in der Lage, ein kuratives Ziel zu erreichen (15).

Cisplatinhaltige Polychemotherapie. Da während der letzten 40 Jahre die stadienspezifischen Überlebensraten mit den traditionellen Behandlungsmodalitäten nicht verbessert werden konnten (16), ist ein klinisch experimenteller Ansatz zur Verbesserung der Therapie dieser Gruppe von Patientinnen gerechtfertigt. Eine primäre systemische cisplatinhaltige Poly-chemotherapie zeigt hohe Ansprechraten zwischen 60 und 100 % (1, 17, 24). Sardi et al. berichteten über eine signifikante Verlängerung des rezidivfreien Intervalls (p = 0,009) und des Gesamtüberlebens (p = 0,05) bei Patientinnen mit Bulky Tumour > 4 cm Durchmesser (17). Eine primäre intraarterielle Chemotherapie erreicht eine hohe lokale Wirksamkeit (9, 18, 21).

Intraarterielle Chemotherapie. Die hochselektive beidseitige intraarterielle Chemotherapie mit Cisplatin verfolgt das Ziel einer maximalen Tumorreduktion bei gleichzeitiger niedrigster systemischer Toxizität, um eine Verbesserung der Operabilität zu erreichen. Das Ansprechen der Therapie, gemessen an der Tumorvolumenreduktion, wurde mittels Palpation, B-Bild-Ultraschall und MRT sequenziell objektiviert. Der Tumormarkerverlauf wurde ebenfalls dokumentiert.

Kontrolle des Therapieerfolgs mittels farbkodierter gepulster Dopplersonographie

Bei der Suche nach einem weiteren Indikator für den Therapieerfolg wurde auch die farbkodierte gepulste Dopplersonographie untersucht. Ziel der Untersuchung war die Bewertung der Aussagekraft dieses Verfahrens in der Therapieüberwachung von neoadjuvant intraarteriell chemotherapierten großen Zervixkarzinomen.

Eigene Untersuchungen

Patientinnen und Methoden

8 Patientinnen (7 davon prämenopausal) im Alter zwischen 32 und 54 Jahren (im Mittel 43 Jahre alt) mit einem Bulky Tumour im klinischen Stadium Ib2 bis IIb wurden unmittelbar vor dem ersten und zweiten Chemotherapiezyklus sowie präoperativ farbdopplersonographisch untersucht. Zu diesen Zeitpunkten erfolgte ebenfalls eine klinische und eine kernspintomographische Einschätzung der Tumormetrik. Der Untersuchungsablauf sowie die Gerätetechnologie und Geräteeinstellung waren in dieser prospektiven Untersuchung standardisiert. Die Untersuchungen wurden mit dem Gerät der Firma Acuson (Mountain View, California, USA) Modell 128 XP10 durchgeführt. Dabei wurden ein 5-MHz-Vaginalschallkopf und das Farbdopplersystem eingesetzt.

Parameter. Farbdopplersonographisch wurde der Primärtumor systematisch und intensiv nach Gefäßen untersucht. Im Tumorbereich wurden folgende Parameter erfasst:
- Anzahl der abgeleiteten Gefäßanschnitte,
- die maximale systolische Geschwindigkeit innerhalb der abgeleiteten Gefäßabschnitte,
- der mittlere Widerstandsindex (RI_{mean}) innerhalb der abgeleiteten Gefäßanschnitte.

Parallel dazu wurde anhand des RI_{mean} die tumorversorgende Vaskularisation im Bereich beider Aa. uterinae untersucht:

$$RI = \frac{\text{max. syst. Geschwindigkeit} - \text{enddiast. Geschwindigkeit}}{\text{max. syst. Geschwindigkeit}}$$
(Pourcelot-Index)

Durchführung

Nach der transfemoralen arteriellen Punktion in Seldinger-Technik und der Katheterisierung beider Aa. uterinae wurde das Anfluten der anstehenden Chemotherapie mittels Spiral-CT objektiviert. Anschließend wurden 25 mg Cisplatin pro A. uterina über 2 Stunden perfundiert. 24 Stunden später wurde die Prozedur wiederholt.

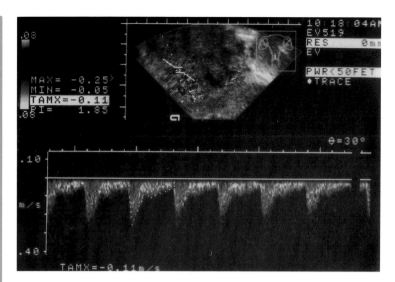

Abb. 31.**1** Prätherapeutische Situation (vor dem 1. Chemotherapiezyklus). Farbdopplersonographische Darstellung einer dichten intratumoralen Vaskularisation im Querschnitt.

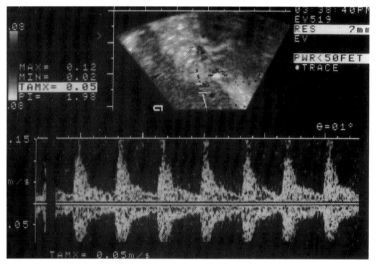

Abb. 31.**2** Vor dem 2. Zyklus der intraarteriellen Chemotherapie lässt sich eine Abnahme der intratumoralen Gefäßdichte nachweisen.

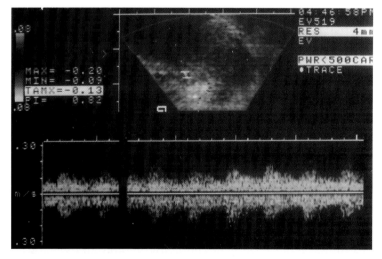

Abb. 31.**3** Unmittelbar präoperativ (3 Wochen nach dem 2. Chemotherapiezyklus) wird eine weitere Abnahme der Vaskularisation beobachtet.

Nach 3 Wochen wurde ein zweiter Therapiezyklus nach demselben Schema durchgeführt.

Nach einer weiteren 3-wöchigen Pause erfolgte die radikale chirurgische Sanierung nach Wertheim-Meigs mit einem paraaortalen und parakavalen Lymphknotensampling. In Abhängigkeit von der definitiven Histologie wurde gegebenenfalls eine adjuvante Strahlentherapie angeschlossen.

Ergebnisse

Tumorvolumen. Das mittlere Tumorvolumen der untersuchten Tumoren betrug vor Therapiebeginn 98 cm³ (der kleinste Tumor war 36 cm³, der größte 203 cm³ groß). Alle Tumoren sprachen auf die intraarterielle Chemotherapie an. Nach 2 Zyklen der intraarteriellen Chemotherapie lag das präoperative Volumen bei 46 cm³ (15–83 cm³). Die durchschnittliche Tumorvolumenreduktion betrug 51% (28–80%) (p=0,01). 3 Patientinnen zeigten eine partielle Remission (>50% Tumorvolumenreduktion) und 5 eine Minor Response (<50% Volumenabnahme). Die Tumorvolumenreduktion konnte auch klinisch bei den 8 Patientinnen nachvollzogen werden.

Das Ziel der Verbesserung der Operabilität wurde bei 7 der 8 Patientinnen erreicht. Eine Patientin mit einem Ausgangstumorvolumen von 203 cm³ im Stadium T2 B entwickelte trotz des Ansprechens im Primärtumorbereich eine foudroyante unilaterale parametrane Infiltration bis zur Beckenwand, sodass hier keine chirurgische Sanierung versucht, sondern eine kombinierte Strahlentherapie durchgeführt wurde.

Tumormarker SCC. 4 von 8 Patientinnen wiesen einen prätherapeutisch pathologisch erhöhten Tumormarkerwert SCC auf. Der Mittelwert lag bei 5,1 ng/ml, der niedrigste bei 3,6 ng/ml und der höchste bei 6,4 ng/ml (Normalbereich bis 2,5 ng/ml Serum). Alle Patientinnen zeigten einen abfallenden Tumormarkerverlauf unter der Chemotherapie (p=0,06). Nur eine von 4 Patientinnen hatte präoperativ einen noch pathologisch erhöhten SCC-Wert. Dieser normalisierte sich definitiv nach der Operation. Nach 2 Zyklen der intraarteriellen Chemotherapie zeigte sich eine positive Korrelation zwischen der Tumorvolumenverkleinerung und dem Tumormarkerabfall (Spearman-Korrelationskoeffizient r=0,65; p=0,08).

Intratumorale Vaskularisation. Bei der intratumoralen Vaskularisation wurde eine kontinuierliche Abnahme der Anzahl der abgeleiteten Gefäßanschnitte sowie der maximalen systolischen Geschwindigkeit und des RI_mean beobachtet. Prätherapeutisch wurden durchschnittlich 3,5 Gefäßanschnitte intratumoral abgeleitet. Vor dem zweiten Therapiezyklus wurden 3,2 und unmittelbar präoperativ 2,7 Gefäßanschnitte gezählt. Diese Abnahme war statistisch nicht signifikant. Statistisch signifikant war aber die Korrelation zwischen der Abnahme der Gefäßanzahl und der Tumorvolumenreduktion nach 2 Zyklen der intraarteriellen Chemotherapie (p=0,002). Abb. 31.**1**–31.**3** dokumentieren die Abnahme der Gefäßdichte unter der Therapie.

Dopplerparameter. Die maximale systolische Geschwindigkeit lag zu den entsprechenden Zeitpunkten bei 0,16, 0,14 und 0,13 m/s.

Entsprechend verhielt sich der RI_{mean} 0,73 prätherapeutisch, 0,71 und 0,67 präoperativ. Diese Tendenzen erreichten keine statistische Signifikanz.

Der RI_{mean} im Bereich beider Aa. uterinae veränderte sich kaum unter der Therapie. Der Mittelwert beider Arterien war initial 0,79, vor dem zweiten Zyklus ebenfalls 0,79 und präoperativ 0,76.

Diese Dopplerparameter zeigten keine Korrelation zum Ansprechen der Therapie, welche anhand der Tumorvolumenreduktion bzw. des Tumormarkerabfalles gemessen wurde. In Tab. 31.1 sind die Mittelwerte der erfassten Parameter in der zeitlichen Folge aufgeführt.

Diskussion

Wertigkeit der Farbdopplersonographie bei der Therapieüberwachung

Es gibt relativ wenige Publikationen über die Wertigkeit der Farbdopplersonographie im Rahmen der Therapieüberwachung. Insgesamt scheint dieses Verfahren hierfür jedoch geeignet zu sein.

Mammakarzinom. Kedar et al. (8) fanden eine hohe Übereinstimmung zwischen der Tumordurchblutung und der Tumorvolumenveränderung. Mit einem eigens konzipierten semiquantitativen Score (4, 5) wurde der Farbdopplersonographie sogar ein prädiktiver Wert im Rahmen der primären (neoadjuvanten) medikamentösen Therapie von 54 Mammakarzinomen beigemessen.

Mastopathie und Mastitis non puerperalis. Madjar et al. (12) berichteten über eine messbare Abnahme der Durchblutung bei hormonell therapierten Mastopathien. Die Abnahme der mit CW-Doppler erhobenen mittleren Dopplerfrequenzshifts und der Summe der Frequenzshifts korrelierten mit einer Verbesserung des subjektiven Beschwerdebildes und des palpatorischen Befundes.

Die Auswirkungen einer medikamentösen Therapie mit Antibiotika und Bromocriptin auf 7 Fälle mit Mastitis non puerperalis konnten mit der farbkodierten gepulsten Dopplersonographie erfasst werden. Die im Vergleich zur kontralateralen Brust pathologisch gesteigerten maximalen systolischen und enddiastolischen Geschwindigkeiten normalisierten sich im Therapieverlauf (2).

Trophoblasttumoren. Verschiedene Arbeitsgruppen (7, 14, 20) untersuchten auch die Wertigkeit der Farbdopplersonographie in der Therapieüberwachung von Trophoblasttumoren. Hsieh et al. (7) verglichen 23 Patientinnen mit Trophoblasttumoren mit einem Kontrollkollektiv von 55 nicht schwangeren Frauen und 15 Fällen mit behandeltem Trophoblasttumor. Die Gruppe der Trophoblasttumoren wies eine statistisch signifikant höhere maximale systolische Geschwindigkeit und einen statistisch signifikant niedrigeren RI_{mean} in beiden Uterinarterien auf (p < 0,0001). Während der Chemotherapie fiel die maximale systolische Geschwindigkeit signifikant ab (p < 0,001), wobei dieser Abfall mit dem Ansprechen der Therapie, gemessen am β-HCG und mit der B-Bild-Sonographie, korrelierte.

Tabelle 31.1 Mittelwerte der Gefäßanzahl und der Dopplerparameter zu den verschiedenen Untersuchungszeitpunkten

Intratumorale Situation				Aa. uterinae	
	Gefäß-anzahl	V_{max} [m/s]	RI_{mean}	RI_{mean} rechts	RI_{mean} links
Vor 1. Chemotherapie	3,5	0,16	0,73	0,79	0,79
Vor 2. Chemotherapie	3,2	0,14	0,71	0,78	0,79
Präoperativ	2,7	0,13	0,67	0,75	0,78

Part et al. (14) verglichen bei 16 Patientinnen mit Trophoblasttumoren das therapeutische Ansprechen mit der S/D-Ratio in den Uterinarterien. Bei ähnlichen Ausgangswerten wiesen die Therapieresponder eine statistisch signifikant niedrigere S/D-Ratio im Vergleich zu den therapierefraktären Fällen auf (p < 0,05).

Tepper et al. (20) dokumentierten bei 3 Fällen eine enge inverse Korrelation zwischen β-HCG und den intratumoralen RI.

Insgesamt sprechen diese Ergebnisse für den Nutzen, die Wertigkeit und die Sensitivität der Farbdopplersonographie bei der Therapiekontrolle.

In der internationalen Literatur finden sich derzeit keine Mitteilungen über ähnliche Untersuchungen bei Zervixkarzinomen, schon gar nicht unter Einbeziehung der intraarteriellen Chemotherapie.

Dignitätseinschätzung bei Zervixkarzinomen mittels Farbdoppler

Wenn überhaupt, werden Untersuchungsergebnisse der farbkodierten gepulsten dopplersonographischen Dignitätseinschätzung von benignen und malignen Zervixveränderungen berichtet (11, 19).

RI und PI in der A. uterina. Die Arbeitsgruppe um Kurjak (11) untersuchte 89 Patientinnen mit einem histologisch gesicherten Zervixkarzinom und verglich sie mit 24 gesunden Patientinnen aus der Kontrollgruppe. Der deszendierende Ast der A. uterina wurde dopplersonographisch untersucht. In 18 % der Karzinomfälle und in 17 % der Kontrollgruppe misslang die Visualisierung der A. uterina. Der RI lag signifikant niedriger bei Patientinnen mit Zervixkarzinom im Vergleich zu gesunden Frauen. Der PI in der Gruppe der Karzinome war ebenfalls niedriger im Vergleich zu der Kontrollgruppe, erreichte jedoch nur eine grenzwertige Signifikanz. Die Arbeitsgruppe ist der Auffassung, dass diese neue Technik bei Zervixveränderungen eine geringere Effektivität besitzt als bei Ovarialtumoren.

RI_{min}. Sohn et al. (19) untersuchten 33 Patientinnen mit Zervixveränderungen (19 maligne und 14 benigne, 4 der benignen Befunde entwickelten sich prämenopausal). Aus der Publikation ist nicht ersichtlich, an welcher Stelle der RI bestimmt wurde (intratumoral, intrazervikal oder in der A. uterina etc.). Die malignen Zervixbefunde wiesen einen minimalen RI (RI_{min}) von 55 % ± 8 SD auf, die benignen Zervixbefunde einen RI_{min} von 79 % ± 11 SD. Die prämenopausalen Patientinnen hatten im Mittel einen RI_{min} von 58 % ± 9 SD. Die Werte des RI lagen in der Gruppe der prämenopausalen Patientinnen mit benignen Veränderungen und in der Gruppe der Patientinnen mit malignen Veränderungen etwa auf demselben Niveau. Für die Gruppe der postmenopausalen Patientinnen mit benignen Veränderungen ließen sich dagegen deutliche Unterschiede im Vergleich zur Gruppe mit malignen Veränderungen nachweisen. In Übereinstimmung mit diesen Ergebnissen plädiert die Arbeitsgruppe für die getrennte Untersuchung von prämenopausalen und postmenopausalen Patientinnen und billigt dem RI_{min} ein Diskriminierungspotenzial in der Dignitätseinschätzung von benignen und malignen Zervixläsionen zu.

RI_{mean}. In der vorliegenden Auswertung lag der RI_{mean} sowohl intratumoral als auch in den beiden Aa. uterinae zu allen gemessenen Zeitpunkten wesentlich höher und zwar: prätherapeutisch intratumoral bei 0,73 bzw. bei 0,79 im Mittel der beiden Aa. uterinae, präoperativ intratumoral bei 0,67 bzw. bei 0,765 in den Aa. uterinae.

Ein direkter Vergleich der Untersuchungsergebnisse ist nicht zulässig, da die dopplersonographische Objektivierung anhand von unterschiedlichen Parametern wie RI_{min} und RI_{mean} durchgeführt wurde. In Analogie zu den Ergebnissen bei anderen gynäkologischen Tumoren dürfte jedoch der RI_{min} innerhalb des hier untersuchten Patientenkollektives nur unwesentlich niedriger liegen als der RI_{mean} (0,73). Er wäre damit wesentlich höher als man bei prämenopausalen Patientinnen erwartet.

Durchblutungsparameter und Menopausenstatus

Die Abhängigkeit der farbdopplersonographisch erfassten Durchblutungsparameter vom Menopausenstatus ist eine wichtige Erkenntnis. Eigene Untersuchungsergebnisse bestätigen diese Tatsache bei Brusttumoren (22, 23). Im Rahmen von Infertilitätsabklärungen sind sowohl an den Aa. uterinae als auch in den Ovarien zyklusabhängig charakteristische Schwankungen dieser Parameter beobachtet worden. Kupesic ermittelte einen höheren RI in der A. uterina während der proliferativen Phase (zwischen 0,85 und 0,90) im Vergleich zur sekretorischen Phase (0,83 – 0,85), wobei die niedrigsten Werte unmittelbar nach der Ovulation und während der mittleren sekretorischen Phase gemessen wurden (10).

Möglicherweise unterliegt auch die Durchblutung der Zervix ähnlichen Schwankungen. In welcher Form und in welchem Ausmaß nun ein Zervixtumor diese Dynamik beeinflussen könnte, lässt sich derzeit noch nicht beantworten.

Durchblutungsparameter und Chemotherapie

Gefäßanzahl. Farbdopplersonographisch wurden qualitative Änderungen der Durchblutungsverhältnisse objektiviert. Die beobachtete progressive Abnahme der Anzahl der abgeleiteten Gefäßanschnitte spricht für die kontinuierliche Destruktion von Tumorgefäßen, wahrscheinlich aufgrund der chemothera-

peutisch induzierten Tumornekrose. Dieses Ergebnis steht im Einklang mit Beobachtungen von Park, der das Verschwinden der nachweisbaren Tumorvaskularisation unter der Therapie beschrieb (14). Die hochsignifikante Korrelation zwischen der Abnahme der Anzahl der intratumoralen Gefäße und der Verkleinerung des Tumorvolumens spricht für die gute Sensitivität dieses Parameters für die Therapieüberwachung.

V_{max} **und** RI_{mean}. Die im Tumorareal beobachtete Abnahme der maximalen systolischen Geschwindigkeit und des RI_{mean} unter therapeutisch wirksamer Chemotherapie deckt sich mit der Beobachtung, dass proliferative maligne Befunde mit einer Erhöhung der maximalen systolischen Geschwindigkeit und des RI einhergehen (13, 22). Die Tumornekrose und das Zugrundegehen eines Teils der Tumorvaskularisation führen insgesamt zu einer Abnahme der erhöhten intra- bzw. peritumoralen Druckverhältnisse und der Flussgeschwindigkeit. Der beobachtete Abfall der maximalen systolischen Geschwindigkeit korreliert mit Untersuchungsergebnissen bei Trophoblasttumoren (7, 14, 20) und bei Brusterkrankungen (2, 12). Dagegen weicht das Verhalten des intratumoralen RI_{mean} von den Verläufen anderer Tumorentitäten ab (2, 7, 14, 20). Beide Parameter weisen jedoch hier keine statistisch signifikante Korrelation zum Therapieerfolg, gemessen am Tumorvolumenrückgang bzw. Tumormarkerabfall, auf.

Wider Erwarten spiegeln sich im Uterinabereich bei den primär voluminösen und später signifikant geschrumpften Zervixtumoren keine Änderungen der Durchblutung wider. Diese Ergebnisse stehen im Gegensatz zu der Mitteilung von Hsieh (7) über Trophoblasttumoren, bei denen der RI_{mean} in den Aa. uterinae während der Chemotherapie und in Abhängigkeit vom Ansprechen der Therapie zunahm. Dieser Effekt könnte hier vom Ausmaß des Tumorrückganges abhängig sein und somit eventuell erst später – nach einer weiteren Tumorverkleinerung – messbar werden.

Sensitivität der Farbdopplersonographie. Insgesamt sprechen die Ergebnisse für die Sensitivität der Farbdopplersonographie bezüglich der Erfassung des Therapieerfolges anhand der kleinen intratumoralen Gefäße. Trotz der allgemeinen Abnahme von Gefäßdichte, maximaler systolischer Geschwindigkeit und RI_{mean} ließ sich im Einzelfall jedoch keine strenge Korrelation zur Abnahme des Tumorvolumens und der Tumormarker ableiten. Die farbkodierte gepulste dopplersonographische Erfassung der Durchblutungsverhältnisse von großen Zervixkarzinomen ermöglicht offensichtlich eine Korrelation zum Ansprechen der intraarteriellen Chemotherapie und stellt hiermit eine neue nichtinvasive Methode für die Therapieüberwachung dar.

Zusammenfassung

Großvolumige Zervixkarzinome („bulky tumour") weisen eine besonders schlechte Prognose innerhalb der Zervixmalignome auf. Chirurgische Radikalität und kurative Strahlentherapie erfüllen häufig nicht die Erwartungen. Eine präoperative Tumorvolumenreduktion stellt eine günstige Voraussetzung für die Verbesserung der Operabilität dar. Veränderungen des Tumor-

volumens als Ausdruck des Therapieerfolgs werden mittels bildgebender Diagnostik (Ultraschall, CT und MRT) messtechnisch objektiviert.

Studie. Im Rahmen einer prospektiven Studie wurden 8 Patientinnen mit einem präoperativ intraarteriell chemotherapierten Bulky Tumour im klinischen Stadium FIGO Ib2 – IIb untersucht. Unmittelbar vor jedem der beiden Chemotherapiezyklen sowie präoperativ erfolgte die Farbdopplersonographie zusätzlich zu der konventionellen B-Bild-Sonographie. Die Untersuchungen wurden mit dem Ultraschallgerät der Firma Acuson, Modell 128 XP10, durchgeführt. Der Untersuchungsablauf sowie die angewandte Technologie und Geräteeinstellung waren standardisiert. Transvaginale Sonographie und Farbdoppleruntersuchungen erfolgten mit einer Frequenz von 5 MHz.

Im Verlauf der chemotherapeutischen Behandlung wurden Veränderungen in der intratumoralen Vaskularisation beobachtet. Die Anzahl der pro Untersuchung abgeleiteten Gefäßanschnitte nahm von durchschnittlich 3,5 auf 2,7 ab. Die maximale systolische Geschwindigkeit fiel von 0,16 auf 0,13 m/s. Der mittlere Widerstandsindex (RI_{mean}) fiel von 0,73 auf 0,67. Trotz signifikanter Tumorvolumenreduktion wurde im Bereich beider Aa. uterinae keine Veränderung des RI_{mean} gemessen. Die Abnahme der Anzahl der intratumoralen Gefäße korrelierte mit der Tumorvolumenverkleinerung (p = 0,002).

Schlussfolgerungen. Die intratumorale Gefäßanzahl ist ein sensitiver Parameter für die Erfassung der therapiebedingten Veränderungen in der Tumorvaskularistation von großen Zervixkarzinomen. Die Farbdopplersonographie stellt somit eine neue, nichtinvasive Methode zur Therapieüberwachung dar. Die Parameter intratumorale maximale systolische Geschwindigkeit und RI_{mean} sowie der RI_{mean} im Uterinabereich korrelieren jedoch nicht mit dem Ansprechen der Therapie, gemessen an der Abnahme des Tumorvolumens und der pathologisch erhöhten Tumormarker.

Literatur

1 Benedetti Panici P, Greggi S, Scambia G et al.: High-dose cisplatin and bleomycin neoadjuvant chemotherapy plus radical surgery in locally advanced cervical carcinoma: a preliminary report. Gynecol. Oncol. 41 (1991) 212 – 216

2 Blohmer J U, Bollmann R, Chaoui R, Kurten A, Lau H U: Die Mastitis nonpuerperalis in der Realtime- und Farbdoppler-Sonographie. Geburtsh. u. Frauenheilk. 54 (1994) 161 – 166

3 Burghardt E et al.: Results of surgical treatment of 1028 cervical cancers studied with volumetry. Cancer 70 (1992) 648 – 655

4 Cosgrove D O, Bamber J C, Davey J B, McKinna J A, Sinnet H D: Color Doppler Signals from Breast Tumours. Radiology 176 (1990) 175 – 180

5 Cosgrove D O, Kedar R P, Bamber J C et al.: Breast Diseases: Color Doppler US in Differential Diagnosis. Radiology 189 (1993) 99 – 104

6 Durrance F, Fletcher G, Rutledge F: Analysis of central recurrent disease in stage I and II squamous cell carcinomas of the cervix on intact uterus. Amer. J. Roentgenol. 106 (1969) 831 – 838

7 Hsieh F J, Wu C C, Chen C A, Chen T M, Hsieh C Y, Chen H Y: Correlation of uterine hemodynamics with chemotherapy response in gestational trophoblastic tumors. Obstet. Gynecol. 83 (1994) 1021 – 1025

8 Kedar R P, Cosgrove D O, Smith I E, Mansi J L, Bamber J C: Breast Carcinoma: Measurement of tumor response to primary medical therapy with color Doppler flow imaging. Radiology 190 (1994) 825 – 830

9 Knapstein P G, Kreienberg R, Beck T H, Mahlke M, Mitze M, Düber C: Intraarterielle präoperative Chemotherapie fortgeschrittener Zervixkarzinome. Geburtsh. u. Frauenheilk. 51 (1991) 156 – 160

10 Kupesic S, 1994, persönliche Mitteilung.

11 Kurjak A, Shalan H, Kupesic S et al.: Transvaginal color Doppler sonography in the assessment of pelvic tumor vascularity. Ultrasound Obstet. Gynecol. 3 (1993) 137 – 154

12 Madjar H: Benign disease assessment with Doppler. In Ioannidou – Mouzaka L, Agantis N J, Karydas J (eds.): Senology. Excerpta Medica, Amsterdam, 1992, pp. 121 – 123

13 Madjar H, Prömpeler H, Wolfahrt R, Bauknecht T, Pfleiderer A: Farbdopplerflußdaten von Mammatumoren. Ultraschall in Med. 15 (1994) 69 – 76

14 Park Y W, Kim D K, Cho J S et al.: The utilization of Doppler ultrasonography with color flow mapping in the diagnosis and evaluation of malignant trophoblastic tumors. Yonsei Med. J. 35 (1994) 329 – 335

15 Perez C A et al.: Effect of tumor size on the prognosis of carcinoma of the uterine cervix treated with irradiation alone. Cancer 69 (1992) 2796 – 2806

16 Petterson F (ed.): 21 st Annual report on the results of treatment in gynecological cancer. Int. J. Gyn. Obstet. 36 (Suppl.) (1991) 27 – 130

17 Sardi J, Sananes C, Giaroli A et al.: Results of a prospective randomized trial with neoadjuvant chemotherapy in stage IB, bulky, squamous carcinoma of the cervix. Gynecol. Oncol. 49 (1993) 156 – 165

18 Scarabelli C, Tumolo S, De Paoli A et al.: Intermittent pelvic arterial infusion with peptichemio, doxorubicin and cisplatin for locally advanced and recurrent carcinoma of the uterine cervix. Cancer 60 (1987) 25 – 30

19 Sohn Ch, Meyberg G, v. Fournier D, Bastert G: Die Durchblutung maligner und benigner Tumoren des inneren Genitale. Geburtsh. u. Frauenheilk. 53 (1993) 395 – 399

20 Tepper R, Shulman A, Altaras M et al.: The role of color Doppler flow in the management of nonmetastatic gestational trophoblastic disease. Gynecol. Obstet. Invest. 38 (1994) 14 – 17

21 Villena-Heinsen C, Mink D, Lung-Kurt S et al.: Preoperative intraarterial chemotherapy for bulky cervical carcinoma in stage IB – IIB. Reg. Cancer Treat. 1 (1994) 17 – 21

22 Villena-Heinsen C, Ertan A K, Tossounidis I, Holländer M, König J, Schmidt W: Diagnostische Aussagekraft der Farbdopplersonographie bei Mammatumoren. Geburtsh. u. Frauenheilk. 55 (1995) 541 – 547

23 Villena-Heinsen C, Alexander C, Tossounidis I, Holländer M, Ertan A K, König J, Schmidt W: Influence of Menopausal State on Colour Doppler Flow Parameters of Breast Tumours and healthy mammary Tissue. European Journal of Ultrasound 6 (1997) 49 – 52

24 Weiner S A, Aristizabal S, Alberts D, Survit E A, Deatherage-Deuser R N: A phase II trial of mitomycin, vincristine, bleomycin and cisplatin (MOBP) as neoadjuvant therapie high-risk cervical carcinoma. Gynecol. Oncol. 30 (1988) 1 – 6

A.Kurjak, S. Kupesic und A. K. Ertan

Adnexbefunde bereiten große Sorge aufgrund ihres malignen Potenzials und der eingeschränkten Möglichkeiten einer präzisen präoperativen Dignitätsdiskriminierung. Diese ist besonders problematisch, wenn bizarre Strukturen, wie Dermoidzysten, große Endometriome, komplexe Corpus-luteum-Zysten und Zystadenome gesehen werden.

Sonographische und farbdopplersonographische Darstellung unauffälliger Ovarien

Das normale Ovar kann im Rahmen der transvaginalen Sonographie relativ gut dargestellt werden. Die ersten sonographischen Bilder von unauffälligen Ovarien wurden von Kratochwil (16) veröffentlicht. Charakteristischerweise sind Follikel oder das Corpus luteum auszumachen. Das Ovar ist üblicherweise dorsal und medial der V. hypogastrica lokalisiert. Ein normal großes Ovar ist mobil und kann während der Untersuchung die Position wechseln. Nach Entzündungsprozessen kann die Lage aufgrund von Adhäsionen dauerhaft verändert sein.

Die Vaskularisation normal funktionierender Eierstöcke kann mittels Farbdopplersonographie dargestellt werden. Die Verlaufsbeurteilung des Follikelwachstums mithilfe der Sonographie ist eine etablierte Untersuchungsmethode in der Infertilitätsdiagnostik. Der Blutfluss kann deutlich am Rande des sich entwickelnden Follikels nachgewiesen werden. Die Entwicklung des Corpus luteum lässt sich gut beobachten, und während der Lutealphase ist die Ableitung farbiger Flusssignale am Ovar einfacher. Ein dichtes Farbmuster charakterisiert ein aktives Corpus luteum, auch wenn dieses im B-Bild nicht sichtbar ist.

Adnextumoren im Einzelnen

Vergrößerte Eierstöcke können in 3 Kategorien unterteilt werden: zystische Veränderungen, zystisch-solide ovarielle Befunde und solide ovarielle Neoplasien.

Zystische und zystisch-solide Ovarialtumoren

Polyzystische Ovarien

Beim polyzystischen Ovarialsyndrom (PCO-Syndrom) finden sich vergrößerte, eher kugelförmige Ovarien deren größter Durchmesser den anteroposterioren Durchmesser des Gebärmutterfundus übersteigt. Polyzystische Ovarien sind in der Regel doppelt so groß wie unauffällige; ca. ein Drittel der Patientinnen haben jedoch normal große Ovarien. Charakteristisch für polyzystische Ovarien sind multiple kleine zystische Strukturen ($<$ 10 mm) und eine Volumenzunahme des ovariellen Stromas (3, 18). Die Zysten befinden sich entweder vorwiegend in der Peripherie oder sind gleichmäßig über das gesamte Stroma verteilt.

Differenzialdiagnose. Die Zunahme des Stromas ist das wichtigste Merkmal, um die polyzystischen von den multifollikulären Ovarien zu differenzieren. Letztere können eine vorübergehende Erscheinung der normalen Entwicklung während der Pubertät sein, aber auch bei sekundärer Amenorrhö nach starker Gewichtsabnahme beobachtet werden (29). Polyzystisch erscheinende Ovarien können bei Patientinnen, die orale Kontrazeptiva einnehmen, gesehen werden. Auch bei einigen endokrinologischen Erkrankungen, Hypophysenadenomen und virilisierenden Ovarial- und Nebennierentumoren kommen diese Veränderungen vor. Die intraovariellen Gefäße sind bei polyzystischen Ovarien innerhalb des Stromas lokalisiert (Abb. 32.1 a), der mittlere Resistance-Index beträgt 0,54 und zeigt keine zyklusabhängigen Schwankungen (Abb. 32.1 b).

Funktionelle Ovarialzyste

Der häufigste Typ zystischer Adnexveränderungen sind funktionelle Ovarialzysten. Diese sind leicht identifizierbare, in der Regel unilaterale zystische Strukturen mit glatter, dünner Wand und klarem, flüssigem Inhalt (1). Diese Zysten entstehen aus nicht rupturierten Follikeln und sind üblicherweise kleiner als 10 cm im Durchmesser. An einen Teil der Zystenwand grenzt normales Ovarialgewebe. Die perizystische Durchblutung zeigt einen moderaten mittleren Blutflusswiderstand (RI = 0,52 + 0,06).

Corpus-luteum-Zyste

Die Corpus-luteum-Zyste weist bei der transvaginalen Darstellung unterschiedliche Erscheinungsformen auf. Die Binnenechos, verursacht durch das in Retraktion befindliche Blutkoagel, erschweren die Abgrenzung zu anderen benignen und malignen Ovarialtumoren. Eine persistierende Corpus-luteum-Zyste kann größer als 10 cm im Durchmesser sein und ihr Inhalt kann flüssig, solide oder gemischt sein und Septen oder sogar papilläre Strukturen aufweisen (Abb. 32.**2a**). Ungünstigerweise lässt sich auch im Corpus luteum eine sehr intensive angiogenetische Aktivität nachweisen, d.h. es kommen zahlreiche Gefäße mit niedrigem Flusswiderstand (RI = 0,46 ± 0,08) zur Darstellung (Abb. 32.**2b**). Um in Zusammenhang mit diesem „großen Imitator" falsch positive Diagnosen zu vermeiden, ist es sehr wichtig, prämenopausale Patientinnen zu Beginn des menstruellen Zyklus zu untersuchen (21).

Seröse und muzinöse Zystadenome

Die häufigsten ovariellen epithelialen Tumoren sind seröse und muzinöse Zystadenome. Ihr typisches sonographisches Erscheinungsbild sind multilokuläre Zysten. Diese sind üblicherweise groß und enthalten klare Flüssigkeit geringer Echogenität und linienförmige Septen, die beim muzinösen Typ deutlicher ausgeprägt sind. Das wichtigste Merkmal sind dünne Septierungen von unter 3 mm. Papilläre Strukturen können sowohl bei serösen als auch bei muzinösen Zystadenomen beobachtet werden (Abb. 32.**3a**).

Die Lokalisation der Gefäße und der Angiogenesetyp sind wichtige Parameter für die differenzialdiagnostische Abgrenzung gegenüber malignen Tumoren. Für den benignen Charakter eines Befundes sprechen moderate Flusswiderstände (RI = 0,50 ± 0,08), die in peripher gelegenen, gut voneinander abgrenzbaren Gefäßen gemessen werden (Abb. 32.**3b**). Die in den Septen lokalisierten Gefäße haben in der Regel einen geringgradig niedrigeren RI (0,48 ± 0,04).

Paraovarielle Zysten

Paraovarielle Zysten entwickeln sich aus dem Gartner-Gang und unterscheiden sich im Aussehen nur in seltenen Fällen von funktionellen Zysten. Paraovarielle Zysten können nur 2–3 cm messen, werden aber in der Regel wesentlich größer (2, 23). Eine dünne, glatte Wand, fehlende Septierung innerhalb der Zyste, echofreie Flüssigkeit und unauffälliges ovarielles Gewebe deuten auf eine paraovarielle Zyste hin. Diese Veränderungen gehen meist nicht mit einer Zunahme der Gefäße einher.

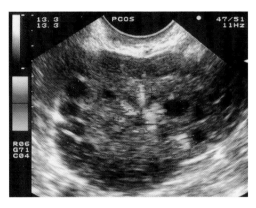

Abb. 32.**1a** Transvaginale Darstellung eines polyzystischen Ovars. Große Anzahl dicht gedrängter kleiner zystischer Strukturen, die die Oberfläche eines vergrößerten Ovarialstromas vorbuckeln. Auffallend ist die verstärkte Vaskularisation des Stromas.

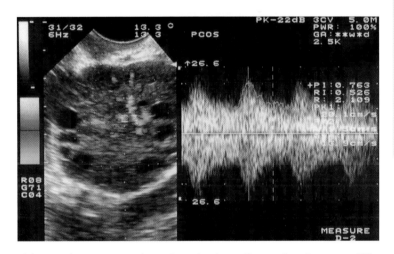

Abb. 32.**1b** Die gepulste Dopplerdarstellung der Stromagefäße zeigt einen moderaten Blutflusswiderstand (RI = 0,53).

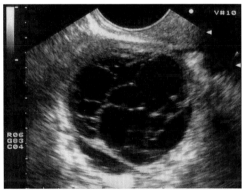

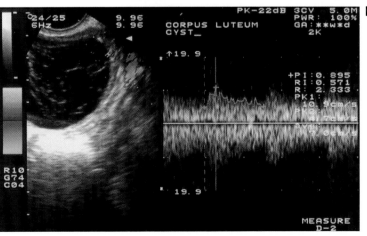

Gynäkologische Diagnostik

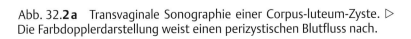

Abb. 32.**2a** Transvaginale Sonographie einer Corpus-luteum-Zyste. ▷ Die Farbdopplerdarstellung weist einen perizystischen Blutfluss nach.

Abb. 32.**2b** Eine hohe Blutflussgeschwindigkeit und ein moderater ▷ bis niedriger Resistance-Index (0,57) charakterisieren das typische Blutflussmuster einer Corpus-luteum-Zyste.

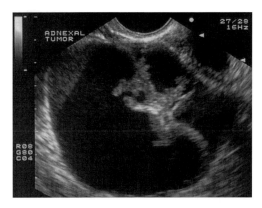

Abb. 32.**3 a** Transvaginales Sonogramm eines komplexen Tumors. Es finden sich mehrere dicke Septen, papilläre Vorwölbungen und Bereiche, die eine klare, visköse Flüssigkeit enthalten.

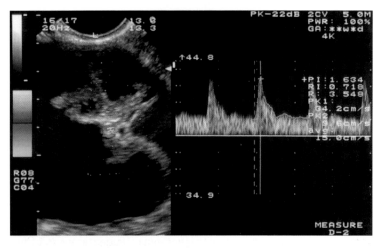

Abb. 32.**3 b** Dieselbe Patientin wie in Abb. 32.**3 a**. Die Dopplermessungen zeigen eine hohe vaskuläre Impedanz (RI = 0,72), was auf einen benignen Tumor hindeutet. Histopathologisch wurde ein seröses Zystadenom diagnostiziert.

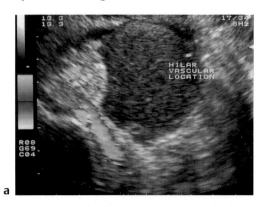

a

b

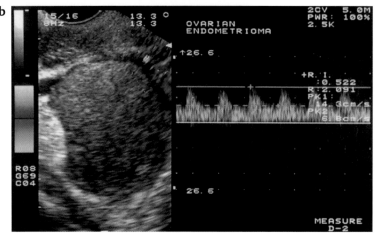

Endometriom

Ein echoreicher Zysteninhalt kommt üblicherweise bei muzinösen Zystadenomen oder Endometriomen vor. Ein homogenes mäßig echogenes Binnenmuster ist ein häufiger Befund bei ovariellen Endometriomen. Kupfer et al. (19) fanden dieses Muster in 82 % der von ihnen untersuchten Fälle. Es kann auf eine oder mehrere Teilzysten einer multilokulären Raumforderung begrenzt sein oder in der gesamten Raumforderung zur Darstellung kommen. Das Echomuster entsteht möglicherweise durch die abgebauten Blutprodukte und die Veränderungen während des menstruellen Zyklus. Die unregelmäßig vorkommenden echoreichen Areale innerhalb dieser Struktur könnten mit einer frischeren Blutung korrelieren. Üblicherweise können die Endometriosezystenwand und das benachbarte normale ovarielle Stroma gut voneinander abgegrenzt werden.

Vaskularisation. Die intensivste Vaskularisation zeigt sich im Bereich des ovariellen Hilus (Abb. 32.**4 a**) und wird in 78,6 % der Endometriome nachgewiesen (20). Der aus dieser Region abgeleitete RI-Wert liegt üblicherweise über 0,45. Neuere Dopplerstudien (20) zeigten unterschiedliche Vaskularisationsmuster in Endometriomen in der Proliferations- und in der Sekretionsphase des menstruellen Zyklus. In der frühen Entstehungsphase eines Endometrioms, während der eine ausgeprägte angiogenetische Aktivität besteht, wird eine niedrige bis mäßiggradige Impedanz gemessen (RI = 0,44 ± 0,06). Es wird vermutet, dass die Dicke der Kollagenschicht, das Ausmaß der Fibrose und die fokalen Einblutungen die Vaskularisation des Tumors und die Diffusion der nutritiven Stoffe in das Endometrium beeinflussen. Hohe Impedanzwerte (RI = 0,51 ± 0,09) sind typisch für fortgeschrittene Stadien (Abb. 32.**4 b**). Zusätzlich bewirkt die Zunahme des intratumoralen Druckes, bedingt durch Akkumulation von „Schokoladenflüssigkeit" eine Änderung der Vaskularisation, woraus schließlich ein vermindertes Ansprechen auf endogene und exogen zugeführte Hormone resultiert.

Zystische Teratome

Ca. 15 % aller Ovarialtumoren sind Keimzelltumoren und von diesen sind über 96 % benigne zystische Teratome (7, 12, 31). Die meisten dieser Läsionen entwickeln sich als asymptomatische Adnexbefunde. Allerdings beträgt die Inzidenz der Dermoidzystentorsion bis zu 16 % (7, 12, 36), und gelegentlich kann ein solcher Tumor auch rupturieren und eine Peritonitis verursachen (7, 36). 1–3 % der Ovarialteratome sind maligne (7, 12, 31, 36). Caruso et al. (7) berichteten über 305 Patientinnen mit Ovarialteratomen. Der Altersdurchschnitt der Patientinnen mit malignen Komponenten im Tumor betrug 60,8 Jahre.

◁ Abb. 32.**4 a** Ein Ovarialendometriom mit einer homogenen echoreichen Binnenstruktur und starker Durchblutung im Bereich des ovariellen Hilus.

◁ Abb. 32.**4 b** Dieselbe Patientin wie in Abb. 32.**4 a**. Die Dopplersonographieanalyse zeigt eine moderate Impedanz (RI = 0,52).

Sonomorphologie. Etliche Autoren untersuchten retrospektiv die unterschiedlichen Echomuster zystischer Teratome, durch die sie in der Regel von anderen ovariellen Läsionen differenziert werden können. Quinn et al. (32) beschrieben eine spezifische sonographische Erscheinungsform, die sie Rokitansky-Vorwölbung nannten. Andere sonographische Zeichen sind: sog. „Dermoid-Schneegestöber", sog. „Spitze des Eisbergs" (13), „Talg-Flüssigkeits-Spiegel" (30), und das „Dermoidnetz" (28). Zusätzlich zeigte sich bei allen Echomustern ein ausgeprägter Schallschatten hinter den echoreichen Anteilen. Gelegentlich erschwerten bizarre Strukturen und das Fehlen pathognomonischer Muster die korrekte Diagnose der Dermoidtumoren. Cohen und Sabbagha (8) schlugen daher zusätzliche sonographische Kriterien vor, wie eine echoreiche Vorwölbung zusammen mit einem zystischen Echomuster, dünne bandförmige echoreiche Strukturen und/oder vermehrte Echogenität mit oder ohne zystische Komponenten (Abb. 32.**5**).

Differenzialdiagnose. Leider haben maligne Tumoren gelegentlich eine ähnliche oder gleiche Erscheinungsform, sodass sogar ein erfahrener Untersucher mit einem hochauflösenden Ultraschallgerät eine falsche Diagnose stellen kann, wenn er sich ausschließlich auf morphologische Kriterien stützt. Eine Verwechslung mit einer Ovarialendometriose ist durchaus möglich aufgrund der komplexen Textur, der dicken Wände und des solid-echoreichen Erscheinungsbildes von Koageln in der Zystenhöhle. Auch entzündliche Erkrankungen im kleinen Becken können zahlreiche andere Befunde imitieren, wie Dermoidtumoren, Endometriome oder auch maligne Neoplasien. Eine genaue und zuverlässige prätherapeutische Differenzierung ist notwendig, um ein korrektes therapeutisches Vorgehen zu gewährleisten, da Karzinome einer aggressiven Therapie, einschließlich großer chirurgischer Intervention, zugeführt werden müssen, während Endometriome, Dermoidtumoren und Entzündungen entweder konservativ oder minimal invasiv chirurgisch behandelt werden können.

Vaskularisation. Ein zusätzlicher Parameter, der für die Diskriminierung zwischen benignen und malignen Läsionen benutzt werden kann, ist die Vaskularisation. Maligne Ovarialtumoren zeigen in der Regel stellenweise dilatierte, geschlängelt verlaufende und diffus verteilte Gefäße und mit einem geringen Anteil glatter Muskelzellen in der Tunica media (21). Die Tumorneoangiogenese ist durch zahlreiche arteriovenöse Kurzschlüsse charakterisiert. Diese Gefäße haben einen niedrigen Blutflusswiderstand, was an einer hohen Flussgeschwindigkeit und einem niedrigen Resistance-Index zu erkennen ist.

Eine Zunahme der Durchblutung ist auch bei benignen Läsionen, wie z. B. Tuboovarialabszessen (17), ovariellen Endometriomen (20), hämorrhagischen Corpus-luteum-Zysten und Dermoidzysten mit entzündlicher Komponente beschrieben worden. Bei allen diesen Befunden liegt ein vergrößerter intravaskulärer Raum vor, der ein für maligne Tumoren charakteristisches Blutflussmuster mit niedrigem Widerstand vortäuschen kann.

Einsatz der Farbdopplersonographie. Während der letzten 7 Jahren wurden zahlreiche Studien veröffentlicht, bei denen neben der transvaginalen Sonographie die Farbdopplersonographie eingesetzt wurde, mit dem Ziel, die Rate falsch positiver

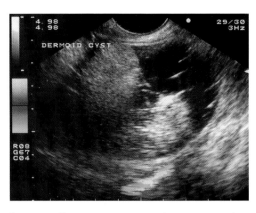

Abb. 32.**5** Transvaginale Darstellung einer Dermoidzyste mit echoreichen soliden Anteilen und bizarren intrazystischen Strukturen. Mittels farbkodierter Dopplersonographie konnte keine intratumorale Durchblutung detektiert werden.

Befunde des Screenings für maligne Tumoren herabzusetzen (4, 5, 11, 17, 20 – 22, 24 – 26, 33, 34).

Jain et al. (15) untersuchten 50 Patintinnen mit Adnextumoren, unter denen sich 5 Dermoidzysten befanden. Ein falsch negativer Befund im Rahmen der transvaginalen Sonographie erwies sich histopathologisch als eine Borderline-Läsion eines Dermoidtumors. Dieser Tumor hatte einen hohen Flusswiderstand, was für eine benigne Diagnose sprach. Darüber hinaus zeigte ein Dermoidtumor einen niedrigen Flusswiderstand (RI < 0,40) und wurde fälschlicherweise als ein Ovarialkarzinom eingestuft.

In einer Studie von Hata et al. (14) wurden 63 Patientinnen mit Ovarialtumoren untersucht. Bei 14 handelte es sich um Dermoidtumoren. Bei 7 von diesen wurde auf der Basis der transvaginalen sonographischen Untersuchung der Verdacht auf Malignität gestellt. Im Rahmen der Farbdoppleruntersuchung ergaben sich bei 4 zystischen Teratomen Hinweise auf Malignität, wobei ein unüblich hoher Cut-off-Wert von 0,72 für den RI verwendet wurde.

Weiner et al. (35) untersuchten 62 Frauen mit Adnextumoren. Bei 10 von diesen Patientinnen wurde histopathologisch eine Dermoidzyste diagnostiziert. Bei 3 Patientinnen mit zystischen Teratomen fanden sich im B-Bild Verdachtsmomente für Malignität. Bei 2 von ihnen lag der CA-125-Wert über 35 IU/ml. Allerdings zeigte die transvaginale farbkodierte und gepulste dopplersonographische Analyse eine hohe Impedanz (PI > 1,0) bei allen diesen Tumoren. Mittels Farbdopplersonographie konnten somit falsch positive Befunde vermieden werden.

Fleischer et al. (10) kombinierten die transvaginale Sonographie mit der Farbdopplersonographie zur Analyse von 96 Adnexbefunden. Beim ausschließlichen Einsatz der transvaginalen Sonographie konnten 4 von 6 Dermoidzysten korrekt diagnostiziert werden. Wenn der Farbdoppler zusätzlich eingesetzt wurde, konnte bei allen 6 Fällen die richtige Diagnose gestellt werden.

Campbell et al. (6) evaluierten den Nutzen der transvaginalen Sonographie mit Farbdopplerdarstellung als diagnostische Methode der 2. Stufe im Rahmen von Screeningprogrammen bei familiärer Ovarialkarzinomprädisposition. Die häufigste Ursache falsch positiver Befunde waren Endometriome (4 von 9) und zystische Teratome (2 von 9).

Timor-Tritsch et al. (34) korrelierten sonographische und histopathologische Untersuchungsergebnisse von 115 Adnextumoren. 9 Dermoidzysten konnten anhand eines morphologischen Scores und farbkodierter Dopplermessungen korrekt diagnostiziert werden. Der RI war größer als 0,46 und der PI größer als 0,62.

Unsere eigenen Ergebnisse (22) zeigen, dass bei einem kleinen Teil der zystischen Teratome (27%) eine Zunahme der Vaskularisation nachweisbar ist. In diesen Fällen lag der Blutflusswiderstand oberhalb des Cut-off-Wertes, den wir für das Sreening von Ovarialkarzinomen vorgeschlugen. Bei zystischen Teratomen konnten in Arealen mit histopathologisch nachgewiesener hoher Zellproliferation oder Entzündung niedrige bis mäßiggradige Impedanzblutflusssignale (RI = 0,42 – 0,72) abgeleitet werden. Im Gegensatz zu diesen Befunden konnten wir bei inaktiven Tumormassen keine erhöhte Vaskularisation erkennen.

Solide Ovarialtumoren

Fibrome

Die häufigsten soliden benignen Ovarialtumoren sind die Fibrome (und einige Dermoide). Diese haben üblicherweise eine runde Kontur und ein glatt begrenztes, echoreiches Erscheinungsbild (Abb. 32.6).

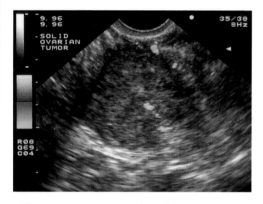

Abb. 32.**6** Transvaginales Bild eines soliden Ovarialtumors.

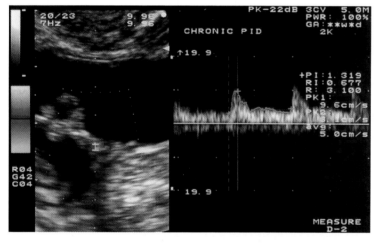

Abb. 32.**7** Chronische pelvine Entzündung. Eine Blutflussdarstellung gelingt in der Tubenwand und den pseudopapillären Vorwölbungen. Der gepulste Doppler zeigt einen moderaten Blutflusswiderstand (RI = 0,67), was für die Benignität der Läsion spricht.

Eine intratumorale Vaskularisation (zentral oder peripher) wird selten gesehen. Falls sie vorliegt, weisen die Gefäße in der Regel eine hohe Blutflussimpedanz auf.

Entzündliche Erkrankungen des kleinen Beckens

Eine entzündliche Erkrankung im Bereich des Beckens ist eine ernste Komplikation sexuell übertragener mikrobieller Infektionen, die bleibende Schäden an den Organen des oberen Genitaltraktes hinterlassen können. Ca. 30% aller Infertilitätsfälle und 50% aller Extrauteringraviditäten können mit vorangegangenen entzündlichen Prozessen ursächlich in Verbindung gebracht werden. Adnexbefunde, wie z.B. vergrößerte Ovarien, tubuläre echofreie Strukturen im Bereich der Adnexe oder komplexe Adnextumore sind die häufigsten Erscheinungsformen. Komplexe Adnextumoren mit Septen und unregelmäßigen äußeren Konturen, diffus verteilten echoreichen Strukturen und Flüssigkeitsspiegeln können beobachtet werden. Diese Befunde weisen auf das Vorliegen eines Tuboovarialabszesses hin.

Einsatz der Farbdopplersonographie. Da der Tuboovarialabszess einer Fülle von benignen und malignen Adnexbefunden (Tubaraborte, Hämatosalpinx und Ovarialtumoren) ähneln kann, müssen die klinischen und biochemischen Parameter durch sonographische und dopplersonographische Untersuchungsergebnisse ergänzt werden, damit eine korrekte Diagnose möglich wird. Während einer akuten pelvinen Entzündung bewirken lokale Entzündungsmediatoren eine starke Gefäßdilatation, die einen Abfall des RI verursacht (RI = 0,53 ± 0,09). Die danach einsetzende Flüssigkeitsansammlung innerhalb der Tuben beeinflusst die Blutflusscharakteristika durch Kompression der in der Tubenwand verlaufenden Gefäße. Mit Fortschreiten des entzündlichen Prozesses proliferieren die Fibroblasten, und es bilden sich Narben. Dies führt zu einer Abnahme des regionalen Blutflusses, was sich in einer stetigen Zunahme des RI (RI = 0,71 ± 0,07) widerspiegelt. In diesem Zusammenhang könnte die Doppleruntersuchung für die Abgrenzung chronischer Entzündungsprozesse besonders hilfreich sein, da diese gelegentlich pseudopapilläre Strukturen aufweisen, deren Morphologie an einen malignen Prozess denken lässt (Abb. 32.7). Das typische Fehlen dopplersonographisch darstellbarer Gefäßstrukturen bei chronisch entzündlichen Prozessen hilft somit zur Differenzierung von Ovarialkarzinomen.

Schlussfolgerungen

Prädiktiver Wert. Bis zur Einführung der transvaginalen farbkodierten und gepulsten Dopplersonographie waren die morphologischen Kriterien die einzigen Parameter, an denen man sich bei der Beurteilung eines Adnextumors orientieren konnte. Eine vorsichtige Bewertung der Dopplerliteratur legt nahe, dass die transvaginale farbkodierte Dopplersonographie aufgrund des hohen prädiktiven Wertes bei der Beurteilung von Adnextumoren und der Wahl der adäquaten Therapie (Follow up, minimal invasive Chirurgie oder Laparotomie) helfen kann (Tab. 32.**1**).

Differenzierung von Ovarialtumoren. Mithilfe der von unserer Arbeitsgruppe vorgeschlagenen Scores konnten die Raten der falsch positiven und falsch negativen Befunde in der Differenzierung von Ovarialtumoren effektiv gesenkt werden (17, 20, 22). Beim Vergleich der Scoresysteme für Endometriose und Dermoidzysten finden sich einige Gemeinsamkeiten. Dies sind: gebärfähiges Alter, mehrere positive Sonographiebefunde, dicke Wände und echoreiche Binnenstruktur der Raumforderung. Es gibt aber auch wichtige Unterschiede, wie z. B. die Lokalisation (retrouterin bei Endometriose und lateral bei Dermoidzysten), Bilateralität (bei Endometriosis), versus Unilateralität (bei Dermoidtumoren) sowie die Darstellbarkeit und der Typ der Vaskularisation. Ovariale Endometriome waren in 88,3 % vaskularisiert, meistens im Bereich des ovariellen Hilus, während zystische Teratome vorwiegend avaskulär waren (72,6 %).

Natürlich kann es dennoch vorkommen, dass Endometriome und Dermoidzysten miteinander verwechselt werden, aber ein erfahrener Ultraschalluntersucher kann diese Entitäten mit hoher Wahrscheinlichkeit von einem Ovarialkarzinom differenzieren.

Minimal invasives chirurgisches Vorgehen. Unserer Erfahrung nach stellt die transvaginale farbkodierte und gepulste Dopplersonographie ein zuverlässiges nichtinvasives präoperatives Diagnostikverfahren dar. Durch ihren routinemäßigen Einsatz konnte die Rate des laparoskopischen Vorgehens während der letzten Jahre in unserer Abteilung erhöht werden, wobei kein maligner Befund fehlinterpretiert wurde.

Da sich die meisten unserer Patientinnen mit benignen Tumoren im gebärfähigen Alter befinden, profitieren sie von einem minimal invasiven chirurgischen Vorgehen, weil ihre Fruchtbarkeit davon weitestgehend unbeeinträchtigt bleibt. In Anbetracht der Tatsache, dass in dieser Altersgruppe die Inzidenz maligner Befunde sehr gering ist (7, 12, 31), glauben wir, dass in ausgewählten Fällen ein sachkundiges laparoskopisches Vorgehen, das die Gefahr einer Ausbreitung des Zysteninhalts in der Abdominalhöhle minimiert, eine sichere und für die Patientin vorteilhafte Alternative zur Laparotomie darstellt.

Tabelle 32.**1** Transvaginale farbkodierte Dopplersonographie in der Beurteilung von benignen Adnextumoren

Histopathologie	Nachweis eines Blutflusses			Resistance-Index	SD
	n	n	%		
Funktionelle Zysten					
– Follikelzyste	92	84	91,3	0,52	0,06
– Corpus-luteum-Zyste	104	104	100	0,46	0,08
Dermoidzysten	32	9	28,1	0,48	0,10
Zystadenom	56	50	89,3	0,50	0,08
Fibrom	7	5	71,4	0,46	0,04
Theka-granulosa-Zelltumor	2	2	100	0,60	0,04
Brenner-Tumor	4	3	75	0,50	0,08
Endometriosis	152	137	90,1	0,49	0,11
Entzündliche Prozesse	184	134	72,8	0,54	0,12
Alle Fälle	633	528	83,4	0,50	0,08

Literatur

1 Auslender R, Atlas I, Lissak A, Bornstein J, Atad J, Abramovici H: Follow-up of small, postmenopausal ovarian cysts using vaginal ultrasound and CA-125 antigen. J. Clin. Ultrasound 24 (1996) 175 – 178

2 Barloon TJ, Brown BP, Abu-Yousef MM, Warnock NG: Paraovarian and paratubal cysts: preoperative diagnosis using transabdominal and transvaginal sonography. J. Clin. Ultrasound 24 (1996) 117 – 122

3 Battaglia C, Artini PG, Genazzani AD et al.: Color Doppler analysis in lean and obese women with polycystic ovary syndrome. Ultrasound Obstet. Gynecol. 7 (1996) 342 – 346

4 Bourne T, Campbell S, Steer C et al.: Transvaginal color flow imaging: a possible new screening technique for ovarian cancer. Brit. Med. J. 299 (1989) 1367 – 1370

5 Brown DL, Frates MC, Laing FC et al.: Ovarian masses: can benign and malignant lesions be differentiated with color and pulsed Doppler US. Radiology 190 (1994) 333 – 336

6 Campbell S, Bourne TH, Reynolds K et al.: Role of color Doppler in an ultrasound-based screening programme. In Sharp F, Mason WP, Creasman W (eds.): Ovarian cancer 2. Chapman & Hall Medical, London 1992, pp. 237 – 247

7 Caruso PA, Marsh MR, Minicowitz S et al.: An intense clinicopathologic study of 305 teratomas of the ovary. Cancer 27 (1971) 348

8 Cohen L, Sabbagha R: Echo patterns of benign cystic teratomas by transvaginal ultrasound. Ultrasound Obstet. Gynecol. 3 (1993) 120 – 123

9 Di Meglio A, Di Meglio G, Esposito A et al.: Echo patterns of ovarian dermoid tumor. Eur. J. Gynecol. Oncol. 9 (1988) 242 – 245

10 Fleischer AC, Cullinan JA, Kepple DM et al.: Conventional and color Doppler transvaginal sonography of pelvic masses: a comparison of relative histologic specificities. J. Ultrasound Med. 12 (1993) 705 – 712

11 Fleischer AC, Cullinan JA, Peery CV, Jones HW: Early detection of ovarian carcinoma with transvaginal color Doppler ultrasonography. Amer. J. Obstet. Gynecol. 174 (1996) 101 – 106

12 Gallion H, Van Nagell JR, Donaldson ES et al.: Immature teratoma of the ovary. Amer. J. Obstet. Gynecol. 146 (1983) 361 – 365

13 Guttman PH Jr: In search of the elusive benign cystic ovarian teratoma: application of the ultrasound „tip of the iceberg" sign. JCU 5 (1977) 403–406

14 Hata K, Hata T, Manabe A et al.: A critical evaluation of transvaginal Doppler studies, transvaginal sonography, magnetic resonance imaging, and CA 125 in detecting ovarian cancer. Obstet. Gynecol. 80 (1992) 922–926

15 Jain KA: Prospective evaluation of adnexal masses with endovaginal gray-scale and dupley and color Doppler US: correlation with pathologic findings. Radiology 191 (1994) 63–67

16 Kratochwill A, Urban G, Friedrich F: Ultrasonic tomography of the ovaries. Ann. Chir. Gynecol. 61 (1972) 211–214

17 Kupesic S, Kurjak A, Pasalic L et al.: The value of transvaginal color Doppler in the assessment of pelvic inflammatory disease. Ultrasound Med. Biol. 21 (1995) 733–738

18 Kupesic S, Kurjak A, Stilinovic K: The assessment of female infertility. In Kurjak A (ed.:): An atlas of transvaginal color Doppler. Parthenon Publishing, London 1994, pp. 171–197

19 Kupfer MC, Schwimer SR, Lebovic J: Transvaginal sonographic appearance of endometriomata: spectrum of findings. J. Ultrasound Med. 11 (1992) 129–133

20 Kurjak A, Kupesic S: Scoring system for prediction of ovarian endometriosis based on transvaginal color and pulsed Doppler sonography. Fertil. Steril. 62 (1994) 81–88

21 Kurjak A, Kupesic S: Transvaginal color Doppler and pelvic tumor vascularity: lessons learned and future challenges. Ultrasound Obstet. Gynecol. 6 (1995) 1–15

22 Kurjak A, Predanic M: New scoring system for prediction of ovarian malignancy based on transvaginal color Doppler sonography. J. Ultrasound Med. 11 (1992) 631–638

23 Kurjak A, Predanic M, Kupesic S, Zalud I: Adnexal masses malignant ovarian tumors. In Kurjak A (ed.): An atlas of transvaginal color Doppler. Parthenon Publishing, London 1994, pp. 291–316

24 Kurjak A, Predanic M. Kupesic-Urek S et al.: Transvaginal color and pulsed Doppler assessment of adnexal tumor vascularity. Gynecol. Oncol. 50 (1993) 3–9

25 Kurjak A, Shalan H, Kupesic S et al.: Transvaginal color Doppler sonography in the assessment of pelvic tumor vascularity. Ultrasound Obstet. Gynecol. 3 (1993) 137–154

26 Lerner JP, Timor-Tritsch IE, Federman A et al.: Transvaginal ultrasonographic characterization of ovarian masses with an improved, weighted scoring system. Amer. J. Obstet. Gynecol. 170 (1994) 81–85

27 Mais V, Guerriero S, Ajossa S et al.: Transvaginal ultrasonography in the diagnosis of cystic teratoma. Obstet. Gynecol. 85 (1995) 48–52

28 Malde HM, Kedar RP, Chadha D et al.: Dermoid mesh: A sonographic sign of ovarian teratoma. AJR 159 (1992) 1349–1350

29 Obbrai M, Lyrich SS, Holder G, Jackson R, Tang L, Butt WE: Hormonal studies on women with polycystic ovaries diagnosed by ultrasound. Clin. Endocrinol. 32 (1990) 467–474

30 Owre A, Pedersen JF: Characteristic fat-fluid level at ultrasonography of ovarian dermoid cyst. Acta Radiol. 23 (1991) 317–319

31 Peterson WF, Prevost EC, Edmunds FT et al.: Benign cystic teratomas of the ovary; a clinicostatistical study of 100 cases with a review of the literature. Amer. J. Obstet. Gynecol. 70 (1955) 368–382

32 Quinn SF, Erickson S, Black WC: Cystic ovarian teratomas: The sonographic appearance of the dermoid plug. Radiology 155 (1985) 477–478

33 Schulman H, Conway C, Zalud I et al.: Prevalence in a volounteer population of pelvic cancer detected with transvaginal ultrasound and color flow Doppler. Ultrasound Obstet. Gynecol. 4 (1994) 414–420

34 Timor-Tritsch IE, Lerner JP, Monteagudo A et al.: Transvaginal ultrasonographic characterization of ovarian masses by means of color flow-directed Doppler measurements and a morphologic scoring system. Amer. J. Obstet. Gynecol. 168 (1993) 909–913

35 Weiner Z, Thaler I, Beck D et al.: Differentiating malignant from benign ovarian tumors with transvaginal color flow imaging. Obstet. Gynecol. 79 (1992) 159–162

36 Woodruff JD, Protos P, Peterson WF: Ovarian teratoma. Amer. J. Obstet. Gynecol. 102 (1968) 702–715

33 Maligne Adnextumoren

A. Kurjak, S. Kupesic und A. K. Ertan

Einsatz der Farbdopplersonographie bei bösartigen Adnexerkrankungen

Seit der Einführung der transvaginalen Farbdopplersonographie (TVCD) zur Einschätzung der Vaskularisierung der Ovarien (2, 45) sind die Meinungen über ihren Nutzen zur Erfassung bösartiger Adnextumoren konträr. Die Mehrzahl der darüber publizierten Studien zeigt übereinstimmend, dass Ovarialkarzinome im Vergleich zu benignen Ovarialtumoren charakteristische Blutflussmuster aufweisen. Der Überschneidungsbereich der Blutflussparameter maligner und benigner Adnextumoren ist derzeit allerdings der Hauptdiskussionspunkt beim Versuch, aufgrund von Gefäßcharakteristika exakt zwischen malignen und benignen Prozessen zu differenzieren.

Die Veröffentlichungen zu diesem Thema (seit 1989) zeigen deutliche Unterschiede zwischen malignen und benignen Adnexprozessen. Der TVCD zeichnet sich durch hohe Sensitivität und Spezifität aus und ermöglicht es, maligne Adnextumoren als extrem vaskularisierte Tumoren mit einem signifikant erniedrigten Resistance-Index der Tumorgefäße zu erkennen. Im Gegensatz dazu wurde in gutartigen Veränderungen lediglich eine geringe Anzahl von Gefäßen gefunden, die durch einen sehr hohen Resistance-Index auffielen. Bei zunehmender Erfahrung mit der Untersuchungsmethode zeigte jedoch eine wachsende Anzahl von Studien eine signifikante Überschneidung der Blutflussparameter gutartiger und bösartiger Läsionen. Darüber hinaus gibt es doch einige benigne Tumoren, die gleichartige Blutflussparameter aufweisen wie maligne Neoplasien und umgekehrt. Letztendlich setzte sich jedoch die Meinung durch, dass die transvaginale Farbdoppleruntersuchung eine sehr nützliche Methode ist, die im klinischen Alltag wertvolle Hinweise geben kann, wenn über das weitere diagnostische und therapeutische Vorgehen entschieden werden muss.

Literaturvergleich

Auswahl der Veröffentlichungen. Für dieses Buchkapitel analysierten wir 33 Artikel – veröffentlicht zwischen 1989 und 1996 – von 27 unterschiedlichen Kliniken und Institutionen aus 14 Ländern. Da einige Kliniken während dieser 7 Jahre deutlich mehr als einen Artikel zu diesem Thema veröffentlichten, wählten wir von den meisten Kliniken nur einen mit den jeweils repräsentativsten Ergebnissen aus.

Beurteilungen der TVCD. Tabelle 33.**1** gibt einen Überblick über die nach diesen Kriterien ausgewählten Publikationen. Die Mehrzahl stammt aus gynäkologisch-geburthilflichen Abteilungen (insgesamt 20), während die restlichen 7 aus radiologischen Abteilungen kamen. Die meisten Veröffentlichungen (14) erschienen 1994. Anhand ihrer Schlussfolgerungen wurden die Autoren danach eingeteilt, ob sie der Meinung waren, die vaginale Doppleruntersuchung sei bei der Beurteilung der Vaskularisation sowie bei der Unterscheidung maligner und benigner Adnextumoren eindeutig von Nutzen, nur von eingeschränktem Nutzen oder gar nicht hilfreich. Wir fanden heraus, dass 51 % der Studien einen eindeutigen Nutzen herausarbeiteten, während 19 % keinen Nutzen dieser Methode sahen. 30 % fanden die transvaginale Doppleruntersuchung in eingeschränktem Maße nützlich.

Sensitivität und Spezifität. Tabelle 33.**2** zeigt die Ergebnisse der 33 ausgewählten Studien aufgeschlüsselt nach den Parametern: Sensitivität, Spezifität, positiver Vorhersagewert und negativer Vorhersagewert. Eine genaue Analyse dieser Parameter ergibt, dass die Sensitivität und die Spezifität der Methode seit ihrer Einführung abgenommen haben. Zu dieser signifikanten Abnahme tragen mehrere Faktoren bei. Erstens wurden von den zahlreichen Abteilungen, die das Verfahren einsetzten, unterschiedliche Untersuchungsprotokolle verwendet. Zweitens wurden unterschiedliche Geräte und Geräteeinstellungen, z.B. bezüglich der Auflösung, benutzt. Zusätzlich spielt die Erfahrung des Untersuchers sicherlich eine große Rolle, ebenso wie dessen persönliche Einstellung gegenüber der neuen Methode. Von den 27 in die Auswertung aufgenommenen Einrichtungen stufte z.B. nur eine radiologische Abteilung den TVCD als eine wertvolle diagnostische Methode ein, während von den anderen 6 radiologischen Kliniken 3 im TVCD nur eine eingeschränkte Verbesserung der bereits vorhandenen diagnostischen Möglichkeiten sahen und die anderen 3 den TVCD als dem konventionellen Ultraschall absolut unterlegen beurteilten (Tab. 33.**3**). Im Gegensatz dazu wurde der TVCD von gynäkologisch-geburtshilflichen Abteilungen in 55 % als sehr hilfreich, in 30 % als eingeschränkt hilfreich und im Ganzen von nur 15 % als nutzlos bewertet. Diese Diskrepanz lässt sich dadurch erklären, dass der Farbdoppler generell mehr als Ergänzung des konventionellen Ultraschalls – der in der Regel in der Hand des Gynäkologen liegt – denn als eigenständige Methode angesehen wird.

Tabelle 33.**1** Generelle Einstellung gegenüber der Farbdopplersonographie (ab 1989)

Autoren	Jahr	Abteilung	Anzahl der beurteilten Tumoren	Einstellung
Hata et al. (30)	1989	Gynäkologie	21	positiv
Fleischer et al. (21)	1991	Radiologie	43	positiv
Kurjak et al. (44)	1991	Gynäkologie	680	positiv
Weiner et al. (71)	1992	Gynäkologie	53	positiv
Kawai et al. (36)	1992	Gynäkologie	24	positiv
Tekay et al. (68)	1992	Gynäkologie	72	negativ
Hata et al. (29)	1992	Gynäkologie	64	negativ
Kurjak et al. (43)	1992	Gynäkologie	83	positiv
Hamper et al. (59)	1993	Radiologie	31	indifferent
Schneider et al. (27)	1993	Gynäkologie	55	positiv
Timor-Tritsch et al. (69)	1993	Gynäkologie	115	positiv
Jain K. (34)	1994	Radiologie	50	indifferent
Weiner et al. (17)	1994	Gynäkologie	18	positiv
Levine et al. (46)	1994	Radiologie	35	negativ
Brown et al. (10)	1994	Radiologie	44	indifferent
Valentin et al. (70)	1994	Gynäkologie	149	negativ
Bromley et al. (9)	1994	Gynäkologie	33	indifferent
Carter et al. (14)	1994	Gynäkologie	30	indifferent
Prompeler et al. (53)	1994	Gynäkologie	83	indifferent
Chou et al. (15)	1994	Gynäkologie	108	positiv
Wu et al. (73)	1994	Gynäkologie	410	positiv
Zaneta et al. (75)	1994	Gynäkologie	76	positiv
Salem et al. (57)	1994	Radiologie	102	negativ
Sawicki et al. (60)	1994	Gynäkologie	65	positiv
Sengoku et al. (58)	1994	Gynäkologie	28	positiv
Franchi et al. (26)	1995	Gynäkologie	129	indifferent
Maly et al. (47)	1995	Gynäkologie	102	positiv
Stein et al. (65)	1995	Radiologie	169	negativ

Tabelle 33.**1**   (Fortsetzung)

Autoren	Jahr	Abteilung	Anzahl der beurteilten Tumoren	Einstellung
Carter et al. (13)	1995	Gynäkologie	89	indifferent
Fleischer et al. (19)	1995	Radiologie	126	positiv
Buy et al. (12)	1996	Gynäkologie	132	indifferent
Rehn et al. (56)	1996	Gynäkologie	259	indifferent
Predanic et al. (52)	1996	Gynäkologie	106	positiv

Erwartungen an eine neue diagnostische Methode. Während gynäkologisch-geburtshilfliche Abteilungen eine neue diagnostische Methode im Kontext der klinischen Informationen interpretieren, tendieren Radiologen eher dazu, den pathologischen Befund isoliert und ohne ausreichende Kenntnis der klinischen Daten zu betrachten. Demzufolge beurteilen Gynäkologen eine neue Methode wohl eher danach, wie das neue Wissen – sei es auch noch so klein, bzw. statistisch gesehen nicht signifikant – zum klinischen Gesamtbild beitragen kann und stehen der Methode daher mit weitaus mehr Enthusiasmus und Optimismus gegenüber als Radiologen.

Die am häufigsten geäußerte Kritik zielt dahin, dass die Doppleruntersuchung nur wenig zum klinischen Managment bei Patientinnen mit Adnextumoren beitragen kann. Die Autoren werden deshalb die Möglichkeiten der Farbdoppleruntersuchung ausführlich diskutieren und versuchen, Vorteile und Nutzen ebenso wie Nachteile und Überbewertungen von Ergebnissen darzustellen.

Wir hoffen, dass wir am Ende dieses Kapitels die Argumente der „Dopplergegner" entkräftet haben, da wir davon überzeugt sind, dass Farbdopplermessungen des Blutflusses eine durchaus nützliche Zusatzinformation liefern und helfen, Patientinnen, bei denen eine frühestmögliche Intervention dringend notwendig ist, von Patientinnen, bei denen ein abwartendes Verhalten möglich ist, unterscheiden zu können.

Neoangiogenese

Der Einsatz der Farbdopplersonographie in der Tumordiagnostik basiert auf der Hypothese, dass das ungehinderte Wachstum von Tumoren von der Angiogenese abhängig ist (22, 23). Das Auftreten neuer Gefäße und die Weiterentwicklung bereits existierender Gefäße werden von spezifischen Angiogenesefaktoren beeinflusst (24).

Physiologische und pathologische Angiogenese. Angiogenese ist ein physiologisches Phänomen, das während der Implantation (32) im Endometrium oder während der Follikelreifung (8) im Ovar beobachtet wird. Im Rahmen der Onkogenese tritt die Angiogenese aber auch als ein pathologischer Prozess in Erscheinung (22). Die meisten Tumoren könnten ab einer Größe von mehr als 2 – 3 mm ohne unterstützende Gefäßentwicklung

Tabelle 33.**2** Literaturübersicht bzgl. der Parameter Sensitivität, Spezifität, positiver und negativer Vorhersagewert der Dopplersonographie

Autoren	Sensitivität	Spezifität	Positiver Vorhersagewert	Negativer Vorhersagewert
Hata et al. (30)	100	100	100	100
Fleischer et al. (21)	100	83	73	100
Kurjak et al. (44)	96	99	98	99
Weiner et al. (71)	94	97	94	94
Kawai et al. (36)	88	100		
Tekay et al. (68)	82	72	35	96
Hata et al. (29)	92	53	59	90
Kurjak et al. (43)	96	95	96	95
Hamper et al. (59)	66	76	40	90
Schneider et al. (27)	94	56	47	96
Timor-Tritsch et al. (69)	94	99	94	99
Jain K. (34)	70	82		
Weiner et al. (17)	86	100	92	100
Levine et al. (46)	25	89		
Brown et al. (10)	100	79		
Valentin et al. (70)	100	53		
Bromley et al. (9)	66	81		
Carter et al. (14)	57	78	68	69
Prompeler et al. (53)	95	86		
Chou et al. (15)	88	92	85	94
Wu et al. (73)	68	97		
Zaneta et al. (75)	91	85		
Salem et al. (57)	79	77	37	96
Sawicki et al. (60)	100	94	95	100
Sengoku et al. (58)	82	92	93	79
Franchi et al. (26)	76	72	68	93
Maly et al. (47)	100			
Stein et al. (65)	43	56	56	
Carter et al. (13)				
Fleischer et al. (19)	92	86	86	98
Buy et al. (12)	71	67	43	87
Rehn et al. (56)	67	53	22	89
Predanic et al. (52)	86	83	32	98

Tabelle 33.**3** Vergleich der Beurteilung der transvaginalen Farbdopplersonographie (TVCD) von Radiologen und Gynäkologen

Einschätzung der TVCD	Radiologie	Gynäkologie	Insgesamt
nützlich	1 (14%)	11 (50%)	12 (51%)
eingeschränkt nützlich	3 (43%)	6 (30%)	9 (30%)
nutzlos	3 (43%)	3 (15%)	6 (19%)

nicht weiter wachsen (33). Für das Wachstum von Karzinomen und ihrer Metastasen ist also ein adäquates Gefäßsystem, das die ausreichende Zufuhr von Nährstoffen gewährleistet, ausschlaggebend (25). Wie Studien über die Angiogenese in Tumoren zeigten, bestehen die Tumorgefäße zum einen aus präexistenten, zuvor organversorgenden Gefäßen, und zum anderen aus Gefäßen, die sich unter dem Einfluss der vom Tumor produzierten Angiogenesefaktoren neu bilden. Tumorgefäße entwickeln sich häufiger aus Venen als aus Arterien des betroffenen Organs. Deshalb finden sich in der Gefäßwand der Tumorgefäße meist auch wesentlich weniger glatte Muskelzellen als in normalen Gefäßen. Tumorgefäße können mittels TVCD in Bezug auf die Gefäßlokalisation, die Gefäßstruktur sowie die Blutflussgeschwindigkeiten und Impedanzwerte analysiert werden.

Nachweis von Blutgefäßen und deren Lokalisation

Periphere und zentrale Tumorgefäße. Makroskopisch können die Tumorgefäße in periphere und zentrale unterteilt werden (21). Obwohl diese Klassifikation anatomisch nicht ganz korrekt ist, hilft sie, die Position der sonographisch darstellbaren Tumorgefäße zu beschreiben. Es wird vermutet, dass es sich bei den peripher lokalisierten Gefäßen um die präexistenten Gefäße des befallenen Organs handelt, während die zentralen Gefäße als Reaktion auf die vom Tumor produzierten Angiogenesefaktoren oder auf die intratumoral ablaufenden nekrotischen Prozesse zu betrachten sind. Vergleicht man die Gefäßversorgung von bösartigen und gurtartigen Adnexprozessen, so stellt man fest, dass gutartige Tumoren meist über perizystisch und peripher liegende Gefäße versorgt werden, während bei malignen Tumoren wesentlich häufiger eine Gefäßversorgung vom zentralen Typ anzutreffen ist (41, 47) (Abb. 33.**1**). Der Nachweis eines Blutflusses innerhalb regulärer Septen kann zwar nur selten erbracht werden, ist aber im positiven Fall kein Hinweis auf Malignität (12).

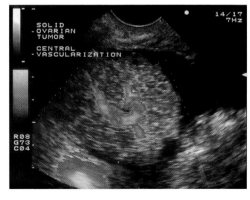

Abb. 33.**1** Mittels Power-Doppler lässt sich bei malignen Tumoren eine starke zentrale Perfusion darstellen.

Tumorgröße. Die Farbdoppleruntersuchung kann insbesondere in Fällen mit „zweifelhafter" Morphologie helfen, zwischen benignen und malignen Tumoren zu unterscheiden. Die Nützlichkeit der Methode wurde vor allem im Zusammenhang mit semi-soliden bzw. solid-zystischen Tumoren hervorgehoben (44, 70). Falls morphologische Kriterien vorhanden sind, die für Malignität sprechen, so kann mittels TVCD ab einer Tumorgröße von 1 cm die Gefäßversorgung dargestellt werden (12). Tumoren, die im Rahmen der transvaginalen B-Bild-Sonographie recht klein wirkten, erwiesen sich bei der anschließenden Untersuchung mittels TVCD als wesentlich größer und konnten anhand der Gefäßstrukturen als maligne eingestuft werden, während sie zuvor als benigne erachtet worden waren (65).

Gefäßdurchmesser und „Gefäßdichte". Tatsächlich konnte in den meisten Studien bei malignen Tumoren stets ein Blutfluss nachgewiesen werden (7, 21, 27, 28, 34, 44, 57, 58, 73). Nur wenige Untersucher fanden gelegentlich keine Flusssignale in einem malignen Tumor (10, 34, 36, 41, 68). Diese Diskrepanz lässt sich möglicherweise dadurch erklären, dass bei Ultraschallgeräten unterschiedlicher Qualität der Mindestdurchmesser variiert, den ein Gefäß haben muss, um detektiert zu werden. Es zeigte sich, dass bei gutartigen Läsionen die Gefäßdurchmesser zwischen 0,01 und 0,03 mm betrugen und die Anzahl der Gefäße bei einer Vergrößerung von 10 innerhalb eines Gesichtsfeldes zwischen 9 und 12 lag. Bei Borderline-Tumoren wurden Gefäßdurchmesser von 0,01–0,1 mm gemessen und pro Gesichtsfeld 10–20 Gefäße gezählt, während bei bösartigen Tumoren die Gefäßdurchmesser zwischen 0,01 und 0,1 mm lagen und die Anzahl der Gefäße pro Gesichtsfeld 20–30 betrug (12).

Gefäßanordnung

„Diffuser" und „isolierter" Gefäßtyp. Nur in wenigen Studien wurde versucht, die Vaskularisation in einem Tumor zu evaluieren bzw. zu quantifizieren. In einer der ersten Untersuchungsserien versuchten wir, die Art der Gefäßanordnung in einen „diffusen Typ" und einen „Typ der isolierten Gefäße" einzuteilen. Wir sprachen von einer diffusen Gefäßverteilung, wenn mehrere Farbsignale zur Darstellung kamen, während der isolierte Typ definitionsgemäß dann vorlag, wenn im dargestellten Tumorgewebe nur ein Farbsignal zu sehen war (28). Wir stellten fest, das eine diffuse Gefäßverteilung im zentralen soliden Anteil bösartiger Tumoren 3-mal häufiger zu finden ist (80%) als bei gutartigen Raumforderungen (33%). Darüber hinaus ist davon auszugehen, dass in Gebieten mit einer diffusen Gefäßanordnung eine hohe angiogenetische Aktivität besteht (Abb. 33.2). Diese Ergebnisse decken sich mit der o. g. Beobachtung, dass bei 10facher Vergrößerung die Anzahl der Blutgefäße in malignen Tumoren signifikant höher ist (20–30) als in benignen Prozessen (8–12).

Quantifizierung der Gefäßdichte. Aufgrund der geschilderten Beobachtungen glauben wir, dass eine objektive Erfassungsmethode i.S.e. computerisierten Quantifizierung benötigt wird, über die anhand der Gefäßdichte die Wahrscheinlichkeit einer Malignität ausgedrückt werden kann. Ein solches Quan-

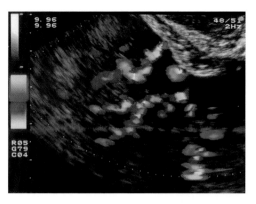

Abb. 33.**2** Ovarialtumoren, in denen zahlreiche diffus verteilte Gefäße zur Darstellung kommen, lassen eine ausgeprägte Angiogenese vermuten, was typisch für maligne Tumoren ist.

tifizierungssystem der Gefäßdichte wurde im Rahmen eines Tierversuchs für 9 transplantierte Tumoren beschrieben und zeigte eine exzellente Korrelation zur histopathologischen Untersuchung der Gefäßzahl (50). Dieses System scheint eine exakte Darstellung der Gefäßversorgung zu ermöglichen: Die Zeit-Aktivitäts-Kurven der Versuchsgruppe zeigten nach Injektion eines Exotoxins einen deutlich höheren Blutfluss als die Kurven der Kontrollgruppe, bei der Kochsalzlösung injiziert wurde. Die Quantifizierung der Gefäßdichte mittels TVCD war nach Injektion eines intravaskulären Agenz ebenfalls weitaus exakter. Eine Hypothese, die Resistenz von Tumoren gegenüber Chemotherapeutika zu erklären, ist, dass diese nur in sehr geringem Ausmaß in Tumoranteile mit schlechter Perfusion gelangen können. Daher wurde auch allgemein anerkannt, dass ein Chemotherapeutikum, wenn es zusammen mit einem durchblutungssteigernden Medikament verabreicht wird, tiefer in den Tumor eindringen kann, z. B. auch in hypoxische oder ischämische Gebiete, und dass dadurch weitaus bessere Ergebnisse erzielt werden können. Das Quantifizierungsschema von Meyerowitz et al. (50) könnte ermöglichen, den Malignitätsgrad eines Tumors einzuschätzen und das Ansprechen der Chemotherapie anhand der Durchblutung bzw. Gefäßdichte zu überwachen. Diese Technik könnte auch genutzt werden, um festzustellen, ob die Gefäßdichte mit der Wahrscheinlichkeit einer Metastasierung korreliert. Von der 3-D-Sonographie als Ergänzung der Doppleruntersuchung erwartet man sich eine exaktere Evaluierung des Blutflusses innerhalb eines Tumors.

Flusskurven der gepulsten Dopplersonographie

Frühdiastolischer Notch. Neben der Lokalisation der Blutgefäße in Adnextumoren wurde die Form der Blutflusskurve als ein entscheidendes Kriterium der Hämodynamik herausgearbeitet (Abb. 33.**3**). Ein sog. frühdiastolischer Notch, also eine Einkerbung des Kurvenverlaufs in der Frühdiastole, wurde häufiger bei gutartigen Tumoren gefunden als bei bösartigen (20, 47). Experimentelle Arbeiten mit in Kaninchenflanken inokulierten Tumoren zeigten, dass Gefäße im Bereich eines aktiven Tumorwachstums nur eine geringe Anzahl glatter Muskelzellen in der Tunica muscularis aufweisen und eher Sinusoiden ähneln als normal aufgebauten Arteriolen. Diese sinusoidartigen Gefäßräume wurden auch in menschlichen Leber- und Adnextumoren in Bezirken aktiven Tumorwachstums beobachtet. Die niedrige Flussgeschwindigkeit und die niedrige Impedanz der Tumorgefäße erklären sich durch diesen Typ von Tumorgefäßen (62). In Blutgefäßen mit einer normal entwickelten Tunica muscularis folgt auf die Systole eine kurze Phase der Relaxation der Gefäßwand, während der ein orthograder Blutfluss stattfindet (62). Dieses Blutflussmuster mit einem frühdiastolischen Notch wird während der proliferativen Phase des Menstruationszyklus in normalen Ovarialgefäßen nachgewiesen (30).

Fehlen des diastolischen Notch. Das Fehlen eines diastolischen Notch in der Flusskurve ist vermutlich auf das Fehlen oder einen relativen Mangel an glatten Muskelzellen in der Gefäßwand zurückzuführen, da die Muskelzellen für den initialen Flusswiderstand in der ersten Hälfte der Diastole und die folgende Relaxation der Gefäßwand verantwortlich sind (18). Man sollte sich jedoch darüber im Klaren sein, dass eine diastolische Einkerbung durchaus auch im Bereich von Gefäßverzweigungen zu finden sein kann. Auch bei neu gebildeten Gefäßen in der Wand eines Corpus luteum wurde das Fehlen eines diastolischen Notch beobachtet, vermutlich ebenfalls aufgrund des relativen Mangels an Muskulzellen in der Wand dieser „jungen" Gefäße (Abb. 33.4). Obwohl der frühdiastolische Notch am häufigsten bei gutartigen zystischen Tumoren beobachtet werden kann, ist er in 7% auch bei bösartigen multilokulären soliden Tumoren zu finden (70). Außerdem beschreibt Parson, dass das Gefäßnetz im Bereich der Wand des Corpus luteum von größeren Gefäßen versorgt wird, in denen interessanterweise der Blutfluss eine höhere Impedanz und Flussgeschwindigkeit aufweist als in den distaler gelegenen Ästen (51).

Gefäßwiderstand

Wir vermuten, dass die gegensätzlichen Meinungen über Doppleruntersuchungen zur Beurteilung vaskulärer Charakteristika bösartiger Adnextumoren verursacht werden von den stark differierenden Ergebnissen einiger Studien der letzten Jahre.

3 unterschiedliche Beurteilungen der TVCD. In diesem Zusammenhang muss betont werden, dass die Analysen der Dopplerkurven und der Gefäßwiderstand nach wie vor die wichtigsten Kriterien bei der Beurteilung von Tumorgefäßen sind. Daher beschäftigen sich die meisten Studien vornehmlich mit den Unterschieden der Gefäßwiderstände bei benignen und malignen Adnexprozessen. Dabei zeigte sich, dass man 3 Gruppen von Untersuchern unterscheiden kann. Die erste Gruppe präsentiert Dopplerresultate von hoher Sensitivität und Spezifität (15, 19, 21, 36, 44, 52, 58, 60, 71, 73, 75) und bewertet die Dopplermethode dahingehend, dass sie die Genauigkeit der B-Mode-Sonographie signifikant verbessert und dass ihr möglicher Stellenwert als Screeningmethode weiter untersucht werden sollte. Die zweite Gruppe von Untersuchern ist weniger optimistisch bei der Interpretation ihrer Ergebnisse (10, 14, 27, 29, 34, 53, 59), die besagen, dass die Dopplersonographie zwar ein gewisses Potenzial von Möglichkeiten in sich birgt, derzeit aber den Prozess der Entscheidungsfindung im klinischen Alltag nicht wesentlich erleichtert. Schließlich glaubt die dritte

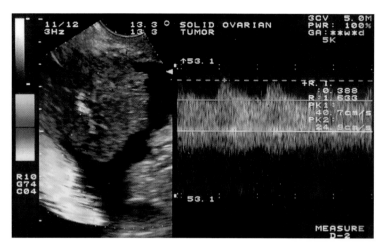

Abb. 33.**3** Die Dopplerflusskurve zeigt einen hohen diastolischen Fluss und einen niedrigen Widerstandsindex (RI = 0,38). Die Malignität des Tumors wurde histopathologisch bestätigt.

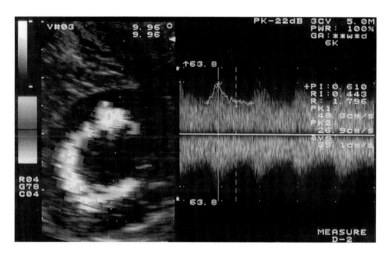

Abb. 33.**4** Darstellung der zunehmenden Vaskularisation des Corpus luteum. Der niedrige Widerstandsindex (RI = 0,44) ist typisch für den Blutfluss im Corpus luteum.

Gruppe von Untersuchern (9, 46, 56, 68), dass die Dopplermethode keine neuen Aspekte zur bisher üblichen Diagnostik beitragen kann, wobei nicht beachtet wird, dass weniger die Methode selbst als vielmehr die Ungeübtheit des Untersuchers und eine ungünstige Auswahl der Patientinnen das Problem darstellen könnten. Umso interessanter ist es, dass die erste Gruppe, die die Methode von Anfang an einsetzte, trotz der damals noch weniger ausgereiften Geräte mit schlechter Auflösung dennoch die höchste Sensitivität und Spezifität in der Diagnostik bösartiger Tumoren erreichte. Man könnte diesen Untersuchern jetzt natürlich unterstellen, dass ihr unkritischer Enthusiasmus zu den optimistischen Beurteilungen ihrer Ergebnisse führte. Man muss aber auch bedenken, dass die Erfahrung im Umgang mit dem Ultraschall bei der ersten Gruppe sicherlich der ausschlaggebende Faktor dafür ist, dass auch ihre nachfolgend veröffentlichten Studien immer wieder ähnlich gute Ergebnisse erbrachten (6, 17–20, 31, 40, 41, 72).

Überschneidungsbereiche. Neuere Studien zeigten geringere Widerstandsunterschiede und größere Überschneidungsbereiche der Flussparameter bei gut- und bösartigen Tumoren. Es ist aber eine Tatsache, dass Unterschiede in der Vaskularisation bestehen und Blutgefäße in bösartigen Prozessen einen gerin-

Tabelle 33.**4** Widerstandsindizes (RI und PI) bei malignen und benignen Ovarialtumoren

Autoren	Index	Maligne Adnextumoren	Benigne Adnextumoren
Hata et al. (30)	RI	0,469 ± 0,11	0,96 ± 0,17
Fleischer et al. (21)	PI	0,3 – 1,5	0,5 – 4,0
Kawai et al. (36)	PI	0,53 ± 0,65	1,44 ± 0,05
Tekay et al. (68)	PI	0,5 (0,5 – 0,9)	0,6 (0,5 – 3,5)
Hata et al. (29)	RI	0,50 ± 0,11	0,69 ± 0,18
Kurjak et al. (43)	RI	0,38 (0,27 – 0,61)	0,52 (0,46 – 1,0)
Hamper et al. (59)	RI	0,5 ± 0,17 (0,27 – 0,67)	0,77 ± 0,33 (0,2 – 1,0)
Schneider et al. (27)	RI	0,52 (0,2 – 1,0)	0,84 (0,24 – 1,0)
Timor-Tritsch et al. (69)	RI	0,39 (0,2 – 0,53)	0,63 (0,23 – 0,98)
Levine et al. (46)	RI	0,47 ± 0,11	0,57 ± 0,17
Brown et al. (10)	RI	0,39 ± 0,09 (0,25 – 0,50)	0,62 ± 0,16 (0,34 – 0,90)
Valentin et al. (70)	PI	0,9 – 0,94	0,18 – 0,96
Carter et al. (14)	RI	0,6 ± 0,1	0,7 ± 0,2
Prompeler et al. (53)	RI	0,40 (0,22 – 0,66)	0,68 (0,26 – 1,0)
Chou et al. (15	RI	0,41 (0,18 – 0,68)	0,68 (0,36 – 0,89)
Zaneta et al. (75)	RI	0,46 ± 0,10 (0,27 – 0,99)	0,72 ± 0,14 (0,43 – 0,90)
Salem et al. (57)	PI	0,82 ± 0,38 (0,3 – 1,89)	1,44 ± 0,65 (0,3 – 3,5)
Sengoku et al. (58)	PI	0,57 ± 0,14	2,42 ± 0,67
Franchi et al. (26)	RI	0,49 (0,28 – 0,78)	0,72 (0,48 – 0,98)
Maly et al. (47)	RI	0,5 (0,3 – 0,6)	0,7 (0,5 – 1,0)
Stein et al. (65)	RI	0,53 ± 0,16 (0,27 – 0,83)	0,65 ± 0,18 (0,27 – 0,98)
Buy et al. (12)	RI	0,54 ± 0,11 (0,28 – 0,77)	0,59 ± 0,14 (0,34 – 1,0)
Predanic et al. (52)	RI	0,33 ± 0,03 (0,23 – 0,45)	0,57 ± 0,02 (0,35 – 1,0)

geren Gefäßwiderstand aufweisen. Tab. 33.**4** gibt einen Überblick über Resistance-Index (RI) und Pulsatilitätsindex (PI) bei benignen und malignen Ovarialtumoren. Wir vermuten, dass die beobachteten Überschneidungsbereiche durch die Variationsbreite der PI- und RI-Werte innerhalb eines Tumors hervorgerufen werden können. Diese Variationsbreite bei Adnextumoren wurde von verschiedenen Autoren betont (20, 36, 68, 70, 71, 41), und es wurde gefolgt, dass es besonders wichtig ist, die Indizes in Gefäßen abzuleiten, die den Tumor korrekt repräsentierenden. Darüber hinaus scheinen ein gewisses Basiswissen auf dem Gebiet der Dopplerphysik und vor allem eine ausreichende Erfahrung im Umgang mit dem Dopplergerät erforderlich zu sein. Außerdem sollten potenzielle Fehler- und Artefaktquellen bekannt sein, bevor man mit der Untersuchung am Patienten beginnt.

Blutflussgeschwindigkeiten

Mehrere Autoren dokumentierten in der Peripherie bösartiger Tumoren abnorme Flussspektren in Form hoher Flussgeschwindigkeiten, was zu der Hypothese führte, diese Signale könnten von arteriovenösen Anastomosen verursacht werden (11, 72). Diese Vermutung wird von weiteren Autoren gestützt (35, 48, 61 66, 67). Es wurde vorgeschlagen, dass ein Cut-off-Wert von 40 cm/s geeignet sein könnte, um anhand der Blutflussgeschwindigkeit bösartige von gutartigen Tumoren trennen zu können (16). Allerdings konnten diese hohen Flussge-

Tabelle 33.**5** Blutflussgeschwindigkeiten bei malignen und benignen Ovarialtumoren

Autoren	Blutflussgeschwindigkeiten	
	maligner Adnextumoren	benigner Adnextumoren
Fleischer et al. (21)	7 – 61 cm/s	16 – 37 cm/s
Kurjak et al. (41)	14,4 – 26,2 cm/s	20,2 – 27,3 cm/s
Carter et al. (14)	13,8 ± 10,7 cm/s	14,4 ± 9,9 cm/s
Prompeler et al. (53)	47,1 (14,6 – 105) cm/s	17,5 (5,2 – 61,5) cm/s

schwindigkeiten und Cut-off-Werte – wie sie beim Mammakarzinom gemessen werden bzw. zur Anwendung kommen – bei Adnextumoren nicht festgestellt werden (21, 41). Tab. 33.**5** gibt einen Überblick über die Flussgeschwindigkeiten, die in den verschiedenen Arbeitsgruppen detektiert wurden. Wichtig ist, dass lediglich eine Studiengruppe einen signifikanten Unterschied der Flussgeschwindigkeiten bei benignen und malignen Tumoren beschrieb und die Flussgeschwindigkeit als dem Ri überlegen erachtete (53).

Stadien der malignen Tumoren

Malignitätsgrad und Tumorgröße. Neoangiogenese ist insgesamt ein häufiges Phänomen bei malignen Tumoren des Ovars, die Intensität der Neovaskularisierung ist jedoch von individuellen Tumorcharakteristika abhängig (5). Demzufolge könnte ein starkes Absinken der Widerstandsindizes in Adnextumoren die zunehmende Intensität der Angiogenese widerspiegeln und somit einen Hinweis auf den Malignitätsgrad des Tumors liefern (74). Tierversuche zeigten, dass die Neoangiogenese auch in Tumoren, die nur ein kleines Volumen haben (25 mg) mittels Dopplersonographie nachgewiesen werden kann (54). Dies lässt darauf schließen, dass die Angiogenese auch dann darstellbar ist, wenn ein Karzinom noch innerhalb der Organkapsel des Ovars wächst oder nur einen niedrigen Malignitätsgrad aufweist. In der Tat konnten einige Untersuchergruppen zeigen, dass mittels TVCD ein Karzinom im Stadium I diagnostiziert werden kann (7, 19, 42) (Abb. 33.**5**). Eine Arbeitsgruppe beschrieb 2 von 18 Ovarialkarzinomen im Stadium I ausschließlich anhand abnormer Blutflussmuster in normal großen Ovarien (42), eine andere Studiengruppe machte ebenfalls 3 von 17 Karzinomen im Stadium I anhand der Flusswerte ausfindig (19). In einer späteren Studie wiesen allerdings 2 Tumoren im Stadium I keinen abnormen Blutfluss auf, obwohl sie bereits über 15 cm groß waren. Man könnte vermuten, dass diese nicht erkannten Karzinome einen zu niedrigen Malignitätsgrad aufwiesen, um eine angiogenetische Reaktion zu induzieren, oder aber, was weniger wahrscheinlich ist, dass die Gefäße zu klein waren, um mit den zur Verfügung stehenden Geräten entdeckt zu werden.

Abnehmende Impedanz bei Tumorprogression. Die neu entwickelten Power- oder Energy-Mode-Dopplergeräte ermöglichen die Darstellung selbst kleinster Gefäße und paradoxerweise zeigt sich dabei, dass auch kleinste intraparenchymatöse Arteriolen in normalen oder gutartigen Geweben eine niedrige Impedanz und geringe Flussgeschwindigkeiten aufweisen können, die zu falsch positiven Ergebnissen führen können. Dennoch wird eine eindeutige Tendenz abnehmender Impedanz von gutartigen Geweben über Borderline-Tumoren und Karzinome in frühen Stadien bis hin zu fortgeschrittenen Karzinomen beschrieben (74). Diese Beobachtung wurde unterstützt von In-vivo-Studien, die im Rahmen histopathologischer Untersuchungen einen ähnlichen stufenweisen Anstieg der Vaskularisation in Abhängigkeit von der Tumorprogression bei Melanozyten zeigten. Diese Daten decken sich mit der Überlegung, dass erst die zunehmende Gefäßversorgung einem Neoplasma die Möglichkeit zu agressivem und raschem Wachstum eröffnet.

Repräsentativität einzelner Tumorgefäße. Wie bereits erwähnt, ist es möglich, dass in einem Teil des Tumors abgeleitete Impedanzwerte nicht unbedingt für den gesamten Tumor repräsentativ sind (64). So kann es z. B. vorkommen, dass die Dopplersignale aus dem Hauptabstromgebiet eines Gewebezirks abgeleitet werden oder ein Bereich eingestellt wird, in dem es aufgrund ausgeprägter Permeabilität der Gefäßwände zu Stase und zur Ausbildung von arteriovenösen Shunts mit sehr niedriger Impedanz kommt (4) (Abb. 33.**6**). Umgekehrt kann auch ein hoher interstitieller Druck nur in einzelnen Tumorarealen bestehen und dann lokal zu hohen Impedanzwerten führen.

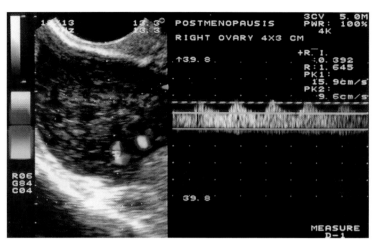

Abb. 33.**5** Farbkodierte und gepulste Dopplersignale abgeleitet aus einem leicht vergrößerten Ovar einer postmenopausalen Patientin. Der niedrige Widerstandsindex deutet auf Malignität hin. Dies wurde histopathologisch bestätigt.

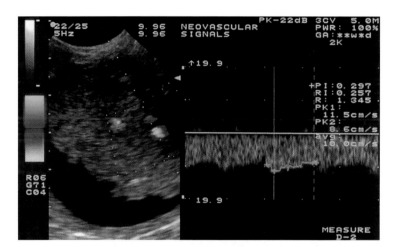

Abb. 33.**6** Neue Gefäße, die innerhalb des soliden Anteils eines komplexen Adnextumors entstehen, ermöglichen das weitere Tumorwachstum. Bei diesen Gefäßen kommen kaum glatte Muskelzellen in der Tunica muscularis vor, weshalb der Gefäßwiderstand sehr niedrig ist (RI = 0,26).

Falsch positive Ergebnisse

Bisher konnte gezeigt werden, dass obwohl signifikante Unterschiede in den Gefäßcharakteristika von malignen und benignen Tumoren bestehen, ein gewisser Überschneidungsbereich erwartet werden muss. Dieser Überschneidungsbereich kann durch gute Kenntnisse der physiologischen Veränderungen während des Menstruationszyklus sowie der morphologischen Charakteristika von Adnextumoren minimiert werden. Außerdem sollte sich der Untersucher bewusst machen, dass Überschneidungen bei der Untersuchung jeder biologischen Materie zu finden sind. Dennoch wird auch ein erfahrener Ultraschalldiagnostiker mit einer adäquaten Geräteausstattung vor gelegentlichen Fehlinterpretationen nicht verschont bleiben.

Verstärkte Durchblutung. Falsche Ergebnisse werden vor allem verursacht durch unter physiologischen Bedingungen verstärkte Durchblutung. So können ein erhöhter Blutfluss und eine signifikant erniedrigte Impedanz im präovulatorischen Follikel und im Corpus luteum gesehen werden, woraus hervorgeht, dass Blutflussmessungen am prämenopausalen Ovar immer in Zusammenhang mit der Zyklusphase interpretiert werden müssen.

Corpus luteum. Der „Angiogenesering" um den dominanten Follikel ist kurz vor der Ovulation am auffälligsten. Die Blutflussgeschwindigkeit perifollikulär zeigt eine ansteigende Tendenz während der Gefäßwiderstand abnimmt (39). Nach der Ruptur des Follikels und der Ausbildung des Corpus luteum nimmt die Angiogenese weiter zu, und es kommt zu einer weiteren Dilatation der ovariellen Stromagefäße. Das normale Corpus luteum und gutartige Veränderungen des Corpus luteum sind daher häufig die Ursache falsch positiver Ergebnisse bei der Differenzierung zwischen benignen und malignen Läsionen. Die Durchblutung des Corpus luteum, die gelegentlich als „Feuerring" beschrieben wird, ist wohl am ehesten die Folge einer umschriebenen Dilatation der ovariellen Stromagefäße oder einer „lutealen Gefäßveränderung" (49), die von den lokal ansteigenden Spiegeln der E2-Prostaglandine hervorgerufen wird. Es ist bekannt, dass diese Prostaglandine eine starke vasodilatatorische Wirkung haben (2, 55). Zusätzlich wird die korrekte Beurteilung des lutealen Blutflusses erschwert durch das Erscheinungsbild des Corpus luteum, das sich als zystische Struktur mit unregelmäßiger Begrenzung und inhomogenem Binnenmuster präsentiert (Abb. 33.7). So können zystische Strukturen mit echogenem Inhalt, ansteigende Flussgeschwindigkeit und abnehmender Flusswiderstand zu einer Fehlinterpretation und einem falsch positiven Befund führen (Abb. 33.8). Dementsprechend sollten die dopplersonographischen Untersuchungen während der frühen Proliferationsphase durchgeführt werden. Es muss allerdings beachtet werden, dass auch innerhalb der ersten 5 Tage des Zyklus eine erhöhte ovarielle Durchblutung bei noch bestehender Corpus-luteum-Aktivität gefunden werden kann (55).

Tuboovarialabszess und Endometriose. Auch diese beiden benignen Adnexprozesse können eine Malignität vortäuschen: sowohl bei Tuboovarialabszessen als auch bei der Endometriose kommt eine ausgeprägte Vaskularisation zur Darstellung, die in der Regel von der Entzündung bzw. der entzündlichen Komponente verursacht wird (37, 63). Darüber hinaus kann auch ein hormonelles Ungleichgewicht bei übergewichtigen Patientinnen zu Blutflussmustern mit niedrigem RI führen (38).

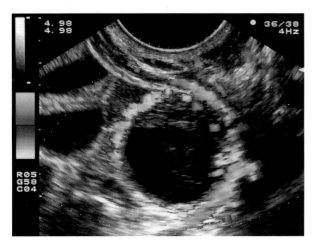

Abb. 33.**7** Ein transvaginales Sonogramm einer unspezifischen Corpus-luteum-Zyste. Auffällig sind die stark dilatierten Gefäßkanäle, die in die hämorrhagische Höhle des rupturierten Follikels eindringen.

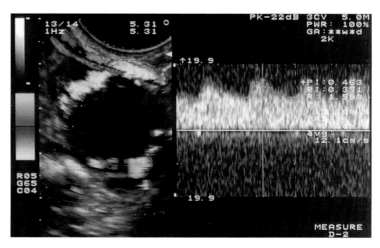

Abb. 33.**8** Ein vermehrter Blutfluss weist auf ein aktives Corpus luteum hin. Ein niedriger RI (0,37), im Gebiet der Angiogenese könnte zu einer Fehlinterpretation i. S. e. Ovarialkarzinoms führen.

Schlussfolgerungen

Der TVCD stellt die Vaskularisation von Adnextumoren dar und liefert dadurch Hinweise auf die Histologie und den Metabolismus der Tumoren. Demzufolge sollten Blutflussdaten als ein Indikator der angiogenetischen Aktivität eines Tumors und nicht als Indikator der Malignität selbst angesehen werden. Es scheint erwiesen zu sein, dass die initialen Versuche, eine Einteilung der Ovarialtumoren ausschließlich anhand von Impedanzmessungen vorzunehmen, eine zu starke Vereinfachung darstellten. Dieses Problem wurde teilweise gelöst durch die Einführung zusätzlicher „Gefäßparameter", wie Lokalisation und Anordnung der Gefäße, Form der Blutflusskurven und Vorhandensein eines frühdiastolischen Notch sowie die Messung der Blutflussgeschwindigkeiten. Dennoch kann anhand der Blutflussparameter alleine nicht immer eine zuverlässige Unterscheidung zwischen benignen und malignen Tumoren getroffen werden. Eine häufig geäußerte Kritik an der Doppler-Flow-Methode ist, dass der Untersucher den Doppler nie unbeeinflusst vom B-Bild einsetzen wird, d. h. dass er in einem Tumor, der im B-Bild morphologische Kriterien für Malignität aufweist, immer sorgfältiger nach auffälligen Blutflussmustern suchen wird als in einer – dem B-Bild zufolge – einfachen Zyste.

Dennoch liefert die Dopplersonographie, sofern sie in korrekter Vorgehensweise und von erfahrenen Untersuchern eingesetzt wird, signifikante diagnostische Zusatzinformationen, die eine auf morphologische Kriterien gestützte Verdachtsdiagnose bestätigen können.

Literatur

1 Aleem F, Predanic M: Transvaginal color Doppler determination of the ovarian and uterine blood flow characteristics in polycstic ovarian disease. Fertil. Steril. 65 (1996) 510–516

2 Alila HW, Corradino RA, Hansel W: A comparison of the effects of cyclooxygenase prostanoids on progesterone production by small and large bovine luteal cells. Prostaglandins 36 (1988) 259–270

3 Barnhill RL, Fandrey K, Levy MA, Mihm MC Jr, Human B: Angiogenesis and tumor progression of melanoma: quantification of vascularity in melanocytic nevi and cutaneous malignant melanoma. Lab. Invest. 67 (1992) 57–62

4 Blood CH, Zetter BR: Tumor interactions with the vasculature: angiogenesis and tumor metastasis. Biochem. Biophys. Acta 1032 (1990) 89–118

5 Bourne TH: Should clinical decisions be made about ovarian masses using transvaginal color Doppler? Ultrasound Obstet. Gynecol. 4 (1994) 257–260

6 Bourne TH, Campbell S, Reynolds KM et al.: Screening for early familial ovarian cancer with transvaginal ultrasonography and color flow imaging. Brit. Med. J. 306 (1993) 1025–1029

7 Bourne TH, Campbell S, Steers CV, Whitehead MI, Collins WP: Transvaginal colour flow imaging: a possible new screening technique for ovarian cancer. Brit. Med. J. 299 (1989) 1367–1370

8 Bourne TH, Jurkovic D, Waterstone J, Campbell S, Collings WP: Intrafollicular blood flow during human ovulation. Ultrasound Obstet. Gynecol. 1 (1991) 215–219

9 Bromley B, Goodman H, Benacerraf BR: Comparison between sonographic morphology and Doppler waveform for the diagnosis of ovarian malignancy. Obstet. Gynecol. 83 (1994) 434–437

10 Brown DL, Frates MC, Laing FC et al.: Ovarian masses: Can benign and malignant lesions be differentiated with color and pulsed Doppler US? Radiology 190 (1994) 333–336

11 Burns PN, Halliwell M, Webb AJ, Wells PNT: Ultrasonics Doppler studies of the breast. Ultrasound Med. Biol. (1982) 127–143

12 Buy JN, Ghossain MA, Hugol D et al.: Characterization of adnexal masses: Combination of color Doppler and conventional sonography compared with spectral Doppler analysis alone and conventional sonography alone. Amer. J. Roentgenol. 166 (1996) 385–393

13 Carter JR, Lau M, Fowler JM, Carlson JW, Carson LF, Twiggs LB: Blood flow characteristics of ovarian tumors: Implications for ovarian cancer screening. Amer. J. Obstet. Gynecol. 172 (1995) 901–907

14 Carter J, Saltzman A, Hartenbach E, Fowler J, Carson L, Twiggs LB: Flow characteristics in benign and malignant gynecologic tumors using transvaginal color flow Doppler. Obstet. Gynecol. 83 (1994) 125–130

15 Chou CY, Chang CH, Yao BL, Kuo HC: Color Doppler ultrasonography and serum CA 125 in the differentiation of benign and malignant ovarian tumors. J. Clin. Ultrasound 22 (1994) 491–496

16 Dock W, Grabanwoger F, Metz V, Elbenberger K, Farres M: Tumor vascularization: assessment with duplex sonography. Radiology 181 (1991) 241–244

17 Einer Z, Beck D, Brandes JM: Transvaginal sonography, color flow imaging, computed tomography scanning, and CA 125 as a routine follow-up examination in women with pelvic tumor: Detection of recurrent disease. J. Ultrasound Med. 13 (1994) 37–41

18 Fleischer AC, Cullinan JA, Jones III HW, Peery CV, Bluth RF: Serial assessment of adnexal masses with transvaginal color Doppler sonography. Ultrasound Med. Biol. 21 (1995) 435–443

19 Fleischer AC, Cullinan JA, Peery CV, Jones III HW: Early detection of ovarian carcinoma with transvaginal color Doppler ultrasonography. Amer. J. Obstet. Gynecol. 174 (1996) 101–106

20 Fleischer AC, Rodgers WH, Kepple DM, Williams LL, Jones III HW: Color Doppler sonography of ovarian masses: a multiparameter analysis. J. Ultrasound Med. 12 (1993) 41–48

21 Fleischer AC, Rodgers WH, Rao BJ et al.: Assessment of ovarian tumor vascularity with transvaginal color Doppler sonography. J. Ultrasound Med. 10 (1991) 563–568

22 Folkman J: Tumor angiogenesis. Adv. Cancer Res. 48 (1985) 2641–2645

23 Folkman J, Cotran RS: Relation of vascular proliferation to tumor growth. Int. Rev. Exp. Pathol. 16 (1976) 207–212

24 Folkman J, Klaysburn M: Angiogenic factors. Science 235 (1987) 442–447

25 Folkman J, Watson K, Ingber D, Hanahan D: Induction of angiogenesis during the transition from hyperplasia to neoplasia. Nature 339 (1989) 58–61

26 Franchi M, Beretta P, Ghezzi F, Zanaboni F, Goddi A, Salvator S: Diagnosis of pelvic masses with transabdominal color Doppler, CA 125 and ultrasonography. Acta Obstet. Gynecol. Scand. 75 (1995) 734–739

27 Hamper UM, Sheth S, Abbas FM, Rosenshein BN, Aronson D, Kurman JR: Transvaginal color Doppler sonography of adnexal masses: Differences in blood flow impedance in benign and malignant lesions. Amer. J. Roentgenol. 160 (1993) 1225–1228

28 Hata K, Hata T, Manage A, Kitao M: Ovarian tumors of low malignant potential: transvaginal Doppler ultrasound features. Gynecol. Oncol. 45 (1992) 259–264

29 Hata H, Hata T, Manabe A, Sugimura K, Kitao M: A critical evaluation of transvaginal Doppler studies, transvaginal sonography, magnetic resonance imaging, and CA 125 in detecting ovarian cancer. Obstet. Gynecol. 80 (1992) 922–926

30 Hata T, Hata K, Senoh D et al.: Doppler ultrasound assessment of tumor vascularity in gynecologic disorders. J. Ultrasound Med. 8 (1989) 309–314

31 Hata K, Makihara K, Hata T, Takahashi K, Kitao M: Transvaginal color Doppler imaging for hemodynamic assessment of r eproductive tract tumors. Int. J. Gynecol. Obstet. 36 (1991) 301–308

32 Jaffe R, Warsof SL: Transvaginal color Doppler imaging in the assessment of uteroplacental blood flow in the normal first-trimester pregnancy. Amer. J. Obstet. Gynecol. 164 (1991) 781–785

33 Jain RK: Transport of molecules across tumor vasculature. Cancer Met. Rev. 6 (1987) 559–561

34 Jain KA: Prospective evaluation of adnexal masses with endovaginal grayscale and duplex and color Doppler US: Correlation with pathologic findings. Radiology 191 (1994) 63–67

35 Jellins J, Kossoff G, Boyd J, Reeve TS: The complementary role of Doppler to the B-mode examination of the breast. J. Ultrasound Med. 10 (1983) 29–35

36 Kawai M, Kano T, Kikkawa F, Maeda O. Oguchi H, Tomoda Y: Transvaginal Doppler ultrasound with color flow imaging in the diagnosis of ovarian cancer. Obstet. Gynecol. 79 (1992) 163–167

37 Kupesic S, Kurjak A, Pasalic L. Benic S: Transvaginal color Doppler in the assessment of pelvic inflammatory disease. J. Ultrasound Med. Biol. 6 (1995) 733–738

38 Kupesic S, Kurjak A: Scoring system for prediction of ovarian endometriosis based on transvaginal color and pulsed Doppler sonography. Fertil. Steril. 62 (1994) 81–88

39 Kurjak A, Kupesic S, Schulman H, Zalud I: Transvaginal color flow Doppler in the assessment of ovarian and uterine blood flow in infertile women. Fertil. Steril. 56 (1991) 870–873

40 Kurjak A, Predanic M: New scoring system for prediction of ovarian malignancy based on transvaginal color Doppler sonography. J. Ultrasound Med. 11 (1992) 631–638

41 Kurjak A, Predanic M, Kupesic-Urek S, Jukic S: Transvaginal color and pulsed Doppler assessment of adnexal tumor vascularity. Gynecol. Oncol. 50 (1993) 3–9

42 Kurjak A, Shalan H, Matijevic R, Predanic M, Kupesic-Urek S: Stage I ovarian cancer by transvaginal color Doppler sonography: a report of 18 cases. Ultrasound Obstet. Gynecol. 3 (1993) 195–198

43 Kurjak A, Schulman H, Sosic A, Zalud I, Shalan H: Transvaginal ultrasound, color flow, and Doppler waveform of the postmenopausal adnexal mass. Obstet. Gynecol. 80 (1992) 917–921

44 Kurjak A, Zalud I, Alfirevic Z: Evaluation of adnexal masses with transvaginal color ultrasound. J. Ultrasound Med. 10 (1991) 295–297

45 Kurjak A, Zalud I, Jurkovic D, Alfirevic Z, Miljan M: Transvaginal color Doppler of the assessment of pelvic circulation. Acta Obstet. Gynecol. Scand. 68 (1989) 131 – 136

46 Levine D, Feldstein VA, Babcook CJ, Filly RA: Sonography of ovarian masses: Poor sensitivity of resistive index for indentifying malignant lesions. Amer. J. Roentgenol. 162 (1994) 1355 – 1359

47 Maly Z, Riss P, Deutinger J: Localization of blood vessels and qualitative assessment of blood flow in ovarian tumors. Obstet. Gynecol. 85 (1995) 33 – 36

48 Maniasan M, Bamber JCA: A preliminary assessment of an ultrasonic Doppler method for the study of blood flow in human breast cancer. Ultrasound Med. Biol. 8 (1983) 257 – 261

49 Merce LT, Garces D, Barco MJ, de la Fuente F: Intraovarian Doppler velocimetry in ovulatory, dysovulatory and anovulatory cycles. Ultrasound Obstet. Gynecol. 2 (1992) 197 – 202

50 Meyerowitz CB, Fleischer AC, Pickens DR et al.: Quantification of tumor vascularity and flow with amplitude color Doppler sonography in an experimental model: Preliminary results. J. Ultrasound Med. 15 (1996) 827 – 833

51 Parsons AK: Ultrasound of the human corpus luteum. Ultrasound Quarterly 12 (1994) 127 – 166

52 Predanic M, Vlahos N, Pennisi J, Moukhtar M. Aleem FA: Color and pulsed Doppler sonography, gray-scale imaging, and serum CA 125 in the assessment of adnexal disease. Obstet. Gynecol. 88 (1996) 283 – 288

53 Prompeler HJ, Sauerbrei WM, Latternann U, Pfleiderer A: Quantitative flow measurements for classification of ovarian tumors by transvaginal color Doppler sonography in postmenopausal patients. Ultrasound Obstet. Gynecol. 4 (1994) 406 – 413

54 Ramos I, Fernandez LA Morse SS, Fotune KL, Taylor KJW: Detection of neovascular signal in a 3-day Walker 256 rat carcinosarcoma by CW Doppler ultrasound. Ultrasound Med. Biol. 14 (1988) 123 – 126

55 Raud J: Vasodilatation and inhibition of mediator release represent two distinct mechanisms of prostaglandin modulation of acute mast cell-dependent inflammation. Brit. J. Pharmacol. 99 (1990) 449 – 454

56 Rehn M, Lohmann K, Rempen A: Transvaginal ultrasonography of pelvic masses: Evaluation of B-mode technique and Doppler ultrasonography. Amer. J. Obstet. gynecol. 175 (1996) 97 – 104

57 Salem S, White LM, Lai J: Doppler sonography of adnexal masses: The predictive value of the Pulsatility index in benign and malignant disease. Amer. J. Roentgenol. 163 (1994) 1147 – 1150

58 Savicki E, Spiewankiewicz B, Cendrowski K, Stelmachow J: Transvaginal Doppler ultrasound with colour flow imaging in benign and malignant ovarian lesions. Clin. Exp. Obst. Gynecol. 22 (1995) 137 – 142

59 Schneider VL, Schneider A, Reed KL, Hatch KD: Comparison of Doppler with two-dimensional sonography and CA 125 for prediction of malignancy of pelvic masses. Obstet. Gynecol. 81 (1993) 893 – 988

60 Sengoku K, Satoh T, Saitoh S, Abe M, Ishikawa M: Evaluation of transvaginal color Doppler sonography, transvaginal sonography and CA 125 for prediction of ovarian malignancy. Int. J. Gynecol. Obstet. 46 (1994) 39 – 43

61 Shimamoto K, Sakuma S, Ishigaki T, Makino N: Intratumoral blood flow: evaluation with color Doppler echography. Radiology 165 (1987) 683 – 685

62 Shubik P, Vascularization of tumors: a review. J. Cancer Res. Clin. Oncol. 103 (1982) 211 – 219

63 Sladkevicius P, Valentin L, Marsál K: Blood flow velocity in the uterine and ovarian arteries during menstruation. Ultrasound Obstet. Gynecol. 4 (1994) 421 – 427

64 Srivastava A, Laidler P, Davies RP, Horgan K, Hughes LE: The prognostic significance of tumor vascularity in intermediate thickness (0.76 – 4.0 mm thick) melanoma: a quantitative histologic study. Amer. J. Pathol. 133 (1988) 419 – 423

65 Stein SM, Laifer-Narin S, Johnson MB et al.: Differentiation of benign and malignant adnexal masses. Relative value of gray-scale, color Doppler, and spectral Doppler sonography. Amer. J. Roentgenol. 164 (1995) 381 – 386

66 Taylor KJW, Morse SS: Doppler detects vascularity of some malignant tumors. Diagn. Imaging 10 (1988) 132 – 136

67 Taylor KJW, Ramos I, Carter D, Morse SS, Snower D, Fortune K: Correlation of Doppler US tumor signals with neovascular morphologic features. Radiology 166 (1991) 57 – 62

68 Tekay A, Jouppila P: Validity of pulsatility and resistance indices in classification of adnexal tumors with transvaginal color Doppler ultrasound. Ultrasound Obstet. Gynecol. 2 (1992) 338 – 344

69 Timor-Tritsch IE, Lerner JP, Monteagudo A, Santos R: Transvaginal ultrasonographic charaterization of masses by means of color flow-directed Doppler measurements and a morphologic scoring system. Amer. J. Obstet. Gynecol. 168 (1993) 909 – 913

70 Valentin L, Sladkevicius P, Marsál K: Limited contribution of Doppler velocimetry to the differential diagnosis of extrauterine pelvic tumors. Obstet. Gynecol. 83 (1994) 425 – 433

71 Weiner Z, Thaler I, Beck D, Rottem S, Deutsch M, Brandes JM: Differentiation malignant from benign ovarian tumors with transvaginal color flow imaging. Obstet. gynecol. 79 (1992) 159 – 162

72 Wells PNT, Halliwell M, Skidmore R, Webb AJ, Woodcock JP: Doppler studies of the breast. Ultrasound Med. Biol. 15 (1977) 231 – 235

73 Wu CC, Lee CN, Chen TM, Lai JI, Hsieh CY, Hsieh FJ: Factors contributing to the accuracy in diagnosing ovarian malignancy by color Doppler ultrasound. Obstet. Gynecol. 84 (1994) 605 – 608

74 Wu CC, Lee CN, Chen TM et al.: Incremental angiogenesis assessed by color Doppler ultrasound in the tumorigenesis of ovarian neoplasms. Cancer 73 (1994) 1251 – 1256

75 Zaneta G, Vergani P, Lissoni A: Color Doppler ultrasound in the preoperative assessment of adnexal masses. Acta Obstet. Gynecol. Scand. 73 (1994) 637 – 641

34 Die Bedeutung der 3-D-Power-Dopplersonographie zur Beurteilung der Angiogenese von Ovarialtumoren

A. Kurjak, S. Kupesic und B. Breyer

Seit über 25 Jahren ist bekannt, dass die Entwicklung neuer Blutgefäße notwendig ist, um Wachstum, Invasion und Metastasierung bösartiger Tumoren zu unterstützen (27, 69, 81). Die Angiogenese ist grundlegend für das Tumorwachstum, da sie sowohl die Sauerstoffversorgung und Ernährung des Tumors als auch den Abtransport von Abbauprodukten gewährleistet. Außerdem wird mit zunehmender Angiogenese das vermehrte Auftreten von Tumorzellen in peripheren Kreislaufregionen beobachtet, was die Bildung von Metastasen fördert (57, 91). Krebszellen regen häufig schon in den prämalignen Stadien der Tumorentwicklung über einen angiogenetischen „Switch" die ruhenden Gefäßzellen an, neue Gefäße zu bilden. Verschiedene Beobachtungen legen nahe, dass die Regulation der Angiogenese unabhängig ist von der Tumorzellproliferation. Somit erscheint es möglich, Medikamente zu entwickeln, die selektiv die Angiogenese hemmen können und damit eine komplementäre Therapie darstellen würden zur traditionellen Chemotherapie, die dieTumorzellen direkt angreift (27, 33, 69, 81). Die Tumorangiogeneseforschung ist daher ein sehr aktuelles und wichtiges Thema (22, 46–48, 85).

Beitrag der transvaginalen Farbdopplersonographie

Tumorgröße. Angiogenese ist ein bekanntes Phänomen bei malignen Ovarialtumoren, allerdings hängt die Intensität der Neovaskularisation von individuellen Tumormerkmalen ab (8). Der zunehmende Abfall der Impedanzindizes spiegelt bei Adnextumoren die Zunahme der Angiogenese wider und kann als Indikator für den Malignitätsgrad des Tumors betrachtet werden (96). Tierversuche zeigten, dass die Neoangiogenese auch in Tumoren, die nur ein kleines Volumen haben (25 mg) mittels Dopplersonographie nachgewiesen werden kann (70). Dies lässt darauf schließen, dass die Angiogenese auch dann darstellbar ist, wenn ein Karzinom noch innerhalb der Organkapsel des Ovars wächst oder nur einen niedrigen Malignitätsgrad aufweist. In der Tat konnten einige Untersuchergruppen zeigen, dass mittels Dopplersonographie ein Karzinom im Stadium I diagnostiziert werden kann (9, 25, 50) (vgl. Kap. 33, S. 329 ff).

Power-Mode. Die neu entwickelten Power- oder Energy-Mode-Dopplergeräte ermöglichen die Darstellung selbst kleinster Gefäße und paradoxerweise zeigt sich dabei, dass auch kleinste intraparenchymatöse Arteriolen in normalen oder gutartigen Geweben eine niedrige Impedanz und geringe Flussgeschwindigkeiten aufweisen können, die zu falsch positiven Ergebnissen führen können. Dennoch wird eine eindeutige Tendenz abnehmender Impedanz von gutartigen Geweben über Borderline-Tumoren und Karzinome in frühen Stadien bis hin zu fortgeschrittenen Karzinomen beschrieben (96) (vgl. Kap. 33, S. 329 ff).

Überschneidungen. Seit der Einführung der transvaginalen Farbdopplersonographie zur Beurteilung der Vaskularisation des Ovars (9, 54) gibt es unterschiedliche Ansichten hinsichtlich des Nutzens dieses Verfahrens im Rahmen der Diagnostik maligner Adnexprozesse. Die Mehrzahl der zu diesem Thema publizierten Studien stimmt darin überein, dass bösartige Ovarialtumoren im Vergleich zu gutartigen Tumoren charakteristische Blutflusseigenschaften aufweisen. Bei der derzeitigen Diskussion um die Verbesserung der akkuraten Differenzierung zwischen Ovarialtumoren unterschiedlicher Dignität auf der Grundlage von Gefäßcharakteristika ist das Überlappen der Blutflussparameter von bösartigen und gutartigen Ovarialtumoren das Hauptproblem. Was kann die dreidimensionale Power-Dopplerschalluntersuchung in diesem Zusammenhang zur Optimierung beitragen?

Farbdopplerangio. Die sog. Power-Dopplersonographie, auch bekannt als „Farbdopplerangiographie", ist bereits seit einigen Jahren in der klinischen Anwendung (3, 14, 74, 75, 93). Bei dieser Technik repräsentieren die Farbton und die Helligkeit des Farbsignals die Gesamtenergie des Dopplersignals. Die Power-Dopplersonographie besitzt die Vorteile, dass sie im Vergleich zum Standardfarbdoppler im Niedrigflussbereich empfindlicher und winkelunabhängig ist und dass keine Aliasing-Probleme auftreten. In einer definierten Region werden alle Flusssignale registriert, wodurch ein ähnlicher Eindruck vermittelt wird wie bei einer Angiographie. Die Erfahrung mit dem Power-Doppler auf dem Gebiet der Geburtshilfe und der Gynäkologie ist zurzeit allerdings noch begrenzt (28, 29, 64, 66).

Dreidimensionale Darstellung

„Rendering". Das auf dem Bildschirm erscheinende Ultraschallbild ist eigentlich zweidimensional, wohingegen die Daten des durchschallten Körpers dreidimensional sind. Neue 3-D-Ultraschallscanner registrieren die Daten, die sie auf dem zweidimensionalen Monitor darstellen, in 3 Dimensionen. Die datenverarbeitenden Methoden, die dann auf dem Monitor mittels Schattierung und Bildrotation einen dreidimensionalen Eindruck erzeugen, bezeichnet man als „Rendering".

Analoge und digitale Datengewinnung. Die Datengewinnung bei der dreidimensionalen Ultraschalldiagnostik kann analog oder digital erfolgen. Bei der analogen Methode wird das Ultraschallbild durch einen breiten Schallstrahl erstellt. Dadurch werden „verschwommene" und einen mehr oder weniger räumlichen Eindruck simulierende Bilder erzeugt, insbesondere von Objekten, die sich von ihrer Umgebung deutlich abheben, wie z. B. fetale Körperteile gegenüber Fruchtwasser. Diese Methode ist relativ kostengünstig, hat allerdings nur begrenzten Wert, da die dreidimensionalen Daten nicht wirklich als solche gespeichert werden können. Bei anderen Methoden werden die 3-D-Daten computertechnisch gespeichert und können somit später zur Rekonstruktion des 3-D-Bildes – oder bestimmter Bildausschnitte unter verschiedenen Blickwinkeln – verwendet werden. Wir werden nicht weiter auf die sog. analoge Methode eingehen, da sie uns nicht die Möglichkeit gibt, die 3-D-Daten mathematisch aufzuarbeiten und neu zu bewerten.

Dreidimensionale Darstellung von Gefäßbildern

Organrelationen. Verschiedene diagnostische Fragestellungen können durch die 3-D-Darstellung ergänzt werden (2, 20, 23, 90). Die 3-D-Darstellung erlaubt es dem Untersucher, schnell und einfach verschiedene, sich überlagernde Gefäße gemeinsam in einem Bild darzustellen und ihre Beziehungen zueinander und zu Tumoren oder dem umgebenden Gewebe zu verdeutlichen. Es ist für den Untersucher somit möglich, mithilfe der 3-D-Darstellung diese Organrelationen auf dem Bildschirm sichtbar nachzuvollziehen, anstatt sie als Einzelschnittbilder zu registrieren und den räumlichen Zusammenhang lediglich in seiner geistigen Vorstellung zu konstruieren. Die dreidimensionale Power-Doppler-Gefäßdarstellung versetzt den Arzt in die Lage, die fraglichen Strukturen wesentlich detaillierter darzustellen, wodurch der Untersuchungsablauf und der klinische Entscheidungsprozess deutlich beschleunigt werden können.

Entdecken von Infarktarealen. Beispielsweise wird nach einer Nierentransplantation im Rahmen der konventionellen Untersuchungsweise der Blutfluss, gemessen am Widerstandsindex der Interlobulargefäße, herangezogen, um den Therapieerfolg zu kontrollieren (42). Die Berechnung von Power-Signalintensitäten bei Verlaufskontrollen kann in diesem Zusammenhang hilfreich sein, um Fälle mit einer chronischen Abstoßungsreaktion zu erkennen (1, 60). Mittlerweile können wir auch 3-D-Gefäßbilder aufbauen, die die Morphologie und Verzweigungsstruktur der intrarenalen Gefäße darstellen, und dadurch das Vorhandensein bzw. Nichtvorhandensein nicht vaskularisierter Bereiche (als mögliche Infarktreaktion) innerhalb des Transplantates erkennen.

Arten der Bildgewinnung und Geräte für die dreidimensionale Ultraschalldiagnostik

Datengewinnung in 2 Ebenen. Zurzeit sind hauptsächlich 2 Gerätetypen für die 3-D-Darstellung der Gefäßstruktur verfügbar. Der erste Typ ist ein Computerprogramm ohne zusätzliche Hardware (z. B. Color Power Angio in HDI-3000 oder 5000 bei ATL oder SSD-1700, Volume mode von Aloka). Die Datengewinnung findet hier Free Hand statt. Bei dieser Art von Bilderzeugung ist die XY-Ebene fixiert (entsprechend der Breite jedes einzelnen 2-D-Bildes). Der Schwenkbereich und die Geschwindigkeit des Transducers in der Z-Achse sind nicht definiert. Da die Positionsinformation in der Z-Achse somit nicht in der Berechnung enthalten ist, wird die Gefäßarchitektur häufig nicht sehr präzise abgebildet. Durch Unterschiede in der manuellen Führung des Ultraschallkopfes über denselben vaskularisierten Bereich können mit dieser Berechnungsmethode unterschiedliche Gefäßdarstellungen erzeugt werden. Da der Bilderstellungsprozess keine Berechnung der räumlichen Informationen beinhaltet, ist die 3-D-Rekonstruktionszeit sehr kurz, üblicherweise weniger als 30 Sekunden (in Abhängigkeit von der Größe der zu rekonstruierenden Bildzeilen).

Datengewinnung in 3 Ebenen. Der zweite Typ der 3-D-Geräte operiert mit volldigitalem Processing der Power-Dopplerdaten, wobei diese 3-D-Daten komplett gespeichert werden. Derzeit gibt es 2 kommerziell erhältliche Systeme, die sich dieser Methode bedienen, z. B. 3-D-Ultraschallgerät Kretz 530 D (Medison) und die Off-Line Workstation 3 D FreeScan (Echo-Tech Inc., Deutschland). Bei diesem Typ der Bildgewinnung wird zu jedem zweidimensionalen Schnitt die exakte Positionsinformation generiert und mitverarbeitet. Daher ist die 3-D-Rekonstruktion wesentlich präziser, allerdings dafür auch deutlich zeitaufwendiger. Die Daten werden entweder mithilfe einer mechanischen speziellen 3-D-Sonde (Kretz 530 D) oder mit einem Magnetfeldpositionierungssensor, der an einem 2-D-Ultraschallkopf fixiert ist, gewonnen (3 D FreeScan). Die mechanische 3-D-Ultraschallsonde besteht aus einer normalen 2-D-Sonde, die auf einer Achse montiert ist und durch einen Motor in der dritten Dimension bewegt wird. Während der 3-D-Datengewinnung muss der 3-D-Ultraschallkopf ruhig gehalten werden. Die Beziehungen zwischen den einzelnen zweidimensionalen Bilddaten bleiben konstant.

Das andere System mit dem Magnetfeldpositionssensor und der angeschlossenen Off-Line Workstation wird an einem konventionellen Schallkopf befestigt und liefert mittels Magnetfeldablenkung die räumliche Information zu jedem 2-D-Bild, wobei die Beweglichkeit des Schallkopfes frei bleibt.

Arten der Darstellung der dreidimensionalen Gefäßbilder

In integrierten Programmen des HDI-3000 oder 5000 (Color Power Angio von ATL9 oder SSD-1700, Volume mode von Aloka) kann man die dreidimensionalen Gefäßbilder aus mehreren Blickwinkeln betrachten, wobei die Gefäßarchitektur in verschiedenen Ebenen dargestellt werden kann. Die 3-D-Objekte können in der Horizontalen um einen Drehpunkt gekippt werden, woraus sich der räumliche Eindruck ergibt. Dagegen werden in den Geräten Kretz 530 D oder Echo-tech 3D Free Scan die volldigitalen räumlichen Daten mit der „ray-casting"-Technik interpoliert. Mit der Free-Hand-3-D-Compoundscan-Technik (HDI-3000 oder Aloka 1700 Volume mode) muss der Untersucher sehr sorgfältig darauf achten, den Schallkopf möglichst mit einer konstanten Geschwindigkeit zu bewegen. Das daraus resultierende Bild ist mäßig geeignet zur Darstellung der 3-D-Architektur der Gefäße, aber ungeeignet für Strecken- oder Volumenmessungen. Die volldigitale Bildverarbeitung mit integrierter räumlicher Information (z. B. Kretz 530 D) ermöglicht eine präzisere 3-D-Darstellung. Bei dieser Technik ist es auch möglich, die korrespondierenden 3-D-Grauwertinformationen in die Bilderstellung zu integrieren. Allerdings benötigt die Datenerfassung und -verarbeitung wesentlich mehr Zeit als bei der Free-Hand-Technik. Zusätzlich benötigt der Untersucher bessere technische Kenntnisse und Erfahrung mit der komplexen Datenverarbeitung.

Probleme bei der Interpretation der 3-D-Power-Dopplerdaten

Obleich der Power-Doppler verschiedene Vorteile gegenüber dem konventionellen Doppler besitzt, handelt es sich immer noch um eine Farbdopplerdarstellung mit verbesserter Software und nicht um ein anderes technisches Aufnahmeverfahren. Darum müssen verschiedene Parameter der Farbdopplersonographie, wie die Pulsrepetitionsfrequenz (PRF), Wandfilter, Farbpriorität, Sendeleistung und Empfangsverstärkung sowie Bildrate, für die 3-D-Darstellung optimiert werden, und zwar sowohl für die qualitative als auch für die quantitative Analyse der Power-Dopplerdaten. Darüber hinaus ist es problematisch, dass aufgrund des höheren Datenverarbeitungsaufwands für Farb- und Power-Doppler die Bildrate deutlich verringert wird (in der Regel auf 2 – 3 Hz), wenn der Power-Mode zugeschaltet wird. Deshalb ist speziell bei der Verwendung von mechanischen 3-D-Schallköpfen (z. B. in Kretz 530 D) zu beobachten, dass sehr kleine Gefäße der Darstellung entgehen. Außerdem kann die Abschwächung des Schallstrahls in manchen Fällen eine unterschiedliche „Power-Intensität" im Nah- und Fernbereich des Ultraschallbildes zur Folge haben.

Ultraschalltechnologie in der Tumordiagnostik

Morphologie der Tumoren. Im Rahmen unseres Bemühens, neue Wege zur Krebsfrüherkennung zu finden, nutzen wir verschiedene Techniken der Ultraschalldiagnostik. Der erste Ansatz, mittels Ultraschall maligne Tumoren zu diagnostizieren, war der Versuch, morphologische Strukturen zu differenzieren. Zurzeit wird die Ultraschalldiagnostik eingesetzt, um anhand morphologischer Kriterien maligne Tumoren möglichst bereits in sehr frühen Stadien zu erkennen (45), allerdings mit sehr ungenügender Spezifität (15). Wir können uns daher nicht zufrieden geben mit einer Ultraschalldiagnostik, die lediglich auf der Tumormorphologie basiert. Aufgrund dessen wird heute zur Charakterisierung der Tumorstrukturen zusätzlich die Blutflusscharakteristik als Informationsquelle herangezogen. Eine Anzahl von Scoring-Methoden wurden dahingehend entwickelt, aber keine konnte sich bisher allgemein durchsetzen.

Morphologie des Blutgefäßsystems. Auch die Morphologie des Blutgefäßsystems wurde bislang nicht hinreichend untersucht im Hinblick auf ihre Verwendung als mögliches Malignitätsmerkmal. Aus Sicht des Klinikers besteht häufig der Eindruck, dass Blutgefäße, die schnell wachsende Tumoren versorgen, sich hinsichtlich ihrer Verteilung und Verzweigungsstruktur unterscheiden von Gefäßen, die gesunde Organe versorgen. Falls dies zutreffend wäre, könnte die Morphologie der Blutgefäße eine zusätzliche Information liefern, die mit den bisher zur Verfügung stehenden Untersuchungsmethoden nicht zu erhalten war. Allerdings ist die Beschreibung von Verzweigungsstrukturen, wie sie ein Blutgefäßbaum darstellt, eine komplexe Aufgabe, welche nur durch komplizierte mathematische Rechenoperationen gelöst werden kann, weshalb wir auf diesen Aspekt näher eingehen müssen.

Mathematische Modelle. Mathematische Modelle spielen eine wichtige Rolle bei der Quantifizierung diagnostischer Befunde. In unserem Fall betrachten wir die Aufzweigungen eines Blutgefäßbaumes. Das Verzweigungsverhalten ist das Ergebnis eines Prinzips, das i. S. e. mathematischen Gesetzmäßigkeit wiederholt auf die Gefäße einwirkt, sodass sie sich auf verschiedenen Ebenen immer wieder in ähnlicher Weise aufzweigen. Dieses Geschehen ist vergleichbar mit dem Wachstumsverhalten eines echten Baumes. Sobald sich das zu Grunde liegende Prinzip ändert, verändert sich auch das Verzweigungsverhalten. Genau diese Veränderung des Verhaltens ist das diagnostische Kriterium, das wir zu quantifizieren versuchen, um es in der Karzinomfrüherkennung verwenden zu können. Das Neue an unserem Vorhaben ist die Anwendung neuer mathematischer Analysen und Konzepte auf Daten, die mit der 3-D-Ultraschalltechnologie gewonnen werden.

Kurzer Überblick über die mathematische Basis neuer Technologien

Häufig sind mathematische Zusammenhänge lange Zeit bekannt, bis sie für die Allgemeinheit an Bedeutung gewinnen (11, 61, 59). Es ist daher nicht erstaunlich, dass nichtlineare Prozesse, die in den letzten 36 Jahren entwickelt wurden, bis jetzt die Technologie und Wissenschaft noch nicht wesentlich beeinflussen und somit bei der Mehrzahl der praktischen Anwendungen noch nicht berücksichtigt werden können. Andererseits besitzen diese Erkenntnisse wesentliche Bedeutung für die Erforschung der Populationsdynamik, Ökologie, Meteorologie und Flüssigkeitsdynamik. Die Großindustrie, hauptsächlich die Ölgesellschaften und die Flugzeug- und Raumfahrtindustrie, investieren große Summen in Projekte, die diese Methodologie umsetzen.

Lineare und nichtlineare Gleichungen. Prozesse in Zeit oder Raum können entweder durch lineare oder durch nichtlineare Gleichungen und Formeln beschrieben werden. Lineare mathematische Gleichungen können oft vollständig gelöst werden. Nichtlineare Gleichungen, z.B. in biologischen Systemen, verursachen dagegen große mathematische Probleme und können oft nur teilweise gelöst werden, dadurch dass innerhalb eines engen Bereiches ein kleiner Teil der nichtlinearen Prozesse als lineare Rechenansätze behandelt wird. Solche Ansätze vermitteln daher nur einen begrenzten Einblick in die zu Grunde liegenden Vorgänge. Der hauptsächliche Unterschied zwischen den beiden Rechenvorgängen liegt darin, dass innerhalb linearer Systeme eine kleine Veränderung verschiedener Parameter auch nur eine geringe Veränderung der Endresultate bewirkt, während in nichtlinearen Systemen eine geringe Veränderung eines Parameters bereits zu immensen, kaum vorhersagbaren Veränderungen des Endresultats führen kann.

Fraktale. Viele Prozesse in der Natur sind rekursiv, d.h. sie wiederholen sich einem stets gleichen Muster (mathematische Gesetzmäßigkeit) folgend, wie z.B. die Teilung sich vermehrender Zellen. Der Startpunkt einer Generation ist der Endpunkt der vorhergehenden Generation bezogen auf den sich stets wiederholenden Teilungsvorgang. Das Endergebnis solcher Prozesse kann nach Variation verschiedener zu Grunde liegender Parameter auf den ersten Blick ausgesprochen chaotisch wirken. Betrachtet man allerdings mehrere der möglichen Endresultate solcher Prozesse (z.B. Blutgefäßverzweigungen, Tierpopulationen, Klimaveränderungen etc.), so erkennt man nach einer gewissen Zeit auch innerhalb der Vorgänge ein Muster, das sich auf verschiedenen Betrachtungs- und Größenebenen wiederholt. Solche Objekte, die sich auf verschiedenen Ebenen gleichen, werden Fraktale genannt, und die Gesamtheit der möglichen verschiedenen Zustände eines Systems bezeichnet man als Attraktor (59, 61).

Gegenwärtiger Stand der Blutgefäßgeometrie- und Funktionsdiagnostik

Gefäßdichte. Während die Forschung mit Fraktalen ein sehr neues Gebiet ist, gibt es schon einige Ergebnisse hinsichtlich einfacher Beschreibungen der Blutgefäßgeometrie. Dazu gehören Berichte über Korrelationen zwischen der Dichte von Mikrogefäßen in Ovarial- und Endometriumkarzinomen und der Rezidivwahrscheinlichkeit dieser Tumoren (36, 44). In diesem Zusammenhang wurde lediglich die Gefäßdichte unabhängig von der Verteilung als bedeutsamer Parameter beurteilt. In Farbdopplerstudien wurde ein ähnlicher Ansatz verfolgt, indem die Anzahl der Farbsignale in einem Tumorareal ermittelt wurde. Dieses Konzept ist leicht auf unsere 2-D-Bilder übertragbar.

„Geometrisches" Merkmal. Unsere Arbeitsgruppe beschäftigt sich eingehend mit der Charakterisierung von Tumoren mittels Dopplersonographie. Obwohl es noch Möglichkeiten der Verfeinerung dieser diagnostischen Methode zu geben scheint, halten wir es für notwendig, den bisher verwendeten Kriterien ein „geometrisches" Merkmal zur Seite zu stellen. Die Anwendung der Flow-Indizes schien zu Beginn ein vielversprechender Ansatz zu sein, allerdings zeigte sich im Laufe der Zeit, dass ihre Spezifität nicht den Ansprüchen genügt, die an eine Screeningmethode gestellt werden müssen.

Vorgehen bei der Evaluation der Blutgefäßgeometrie

Fraktalgeometrie. Unsere Ausgangshypothese lautete, dass das Verzweigungsmuster von Blutgefäßen in 1 cm³ eines Gewebes dem Verzweigungsmuster in 50 cm³ dieses Gewebes gleicht. Strukturen, die sich auf verschiedenen Größenebenen gleichen, werden als Fraktale bezeichnet (11, 59, 79) und werden in natürlichen geometrischen Formen (Baumäste, Vogelfedern usw.) wie auch in Endzuständen von scheinbar chaotischen Vorgängen, die nichts mit der Geometrie zu tun haben (z.B. Lebewesenpopulationen), gefunden. Das Wachstum von Blutgefäßen scheint diese Eigenschaften ebenfalls aufzuweisen. Wir gehen davon aus, dass Blutgefäßverzweigungen ein Beispiel für eine Fraktalgeometrie (11, 79) darstellen, d.h., dass sie auf allen Ebenen nach dem gleichen Muster ablaufen. Der normale Blutgefäßbaum (Arterien und Venen) besteht aus sich immer weiter verzweigenden Strukturen mit zunehmend kleineren Ästen und Durchmessern. Dadurch wird die Blutversorgung des gesamten Körpers möglich, wobei lediglich 6% des zur Verfügung stehenden Raumes dafür benötigt werden.

Die unserem Forschungsansatz zu Grunde liegende Annahme ist, dass eine Veränderung der Fraktaldimension vorliegt, wenn die Verzweigungen unregelmäßig werden, bzw. wenn das normale reguläre Wachstum durch ungeordnetes Wachstum ersetzt wird.

Skalierbarkeit der Blutgefäßverzweigungen. In Zusammenarbeit mit unseren Kollegen aus der Pathologie untersuchten wir die Unterschiede in der Skalierbarkeit der Blutgefäßverzweigungen in normalem und malignem Gewebe. Zweifelsohne besitzen einige der daraus hervorgehenden Ergebnisse hohe Bedeutung für die Grundlagenforschung, allerdings mussten wir feststellen, dass zu wenige Blutgefäße in einer einzelnen Gewebeprobe vorhanden sind, um exakte Aussagen über gleichbleibende Muster des Verzweigungsverhaltens formulieren zu können.

Vergleichbarkeit von Sonographie und Histologie. Die Konstruktion eines dreidimensionalen Modells auf größerem Raum ist eine mathematisch und technologisch sehr anspruchsvolle Aufgabe. In unserem Fall ist ein wichtiger Aspekt der Vergleich zwischen Rekonstruktion der Blutgefäßgeometrie aus histologischen Schnitten und den Ergebnissen der zur Verfügung stehenden bildgebenden Verfahren, vor allem der 3-D-Ultraschalltechnik. Obwohl die Bildauflösung in den letzten Jahren erheblich verbessert werden konnte, ist es physikalisch nicht möglich, mit irgendeiner sonographischen Methode Auflösungen im Größenbereich von 10 µm zu erreichen. Die dreidimensionale Darstellung der Gefäße mittels Sonographie ist nun zwar durchführbar und bringt uns einen Schritt näher an die mathematische Evaluation, das Problem der Bildauflösung bleibt jedoch auch im Rahmen der 3-D-Darstellung bestehen. Seitdem wir an der quantitativen dreidimensionalen Rekonstruktion und der Berechnung von Eigenschaften der Blutgefäßverzweigung arbeiten, hat sich die quantitative 3-D-Datengewinnung (speziell im Kretz Voluson) aber doch soweit verbessert, dass sie den anderen, zuvor eingesetzten bildgebenden Verfahren deutlich überlegen zu sein scheint.

Kombinierter Untersuchungsansatz. Es scheint Methoden zu geben, die Fraktaleigenschaften des Wachstums der Blutgefäße messbar zu machen. In diesem Zusammenhang ist es sinnvoll, dieses Wachstum als nichtlinearen Prozess zu verstehen und ein sog. „chaotisches" Verhalten zu erwarten. Gerade einfache nichtlineare Funktionen können das abwechselnde Auftreten von normalem und völlig „chaotischem" Verhalten gut

beschreiben, während die übliche Statistik versagt, wenn dieses Phänomen beispielsweise bei Blutgefäßstrukturen oder Populationen auftritt. Das Hauptproblem ist, dass sich ein wesentlicher Teil des Wachstums an Blutgefäßen mit dem kleinstmöglichen Durchmesser abspielt. Blutgefäße, deren Durchmesser kleiner ist als der eines Erythrozyten, sind für einen Organismus nicht sinnvoll, sodass diese Größenordnung der Endpunkt des nach gleichbleibendem Muster verlaufenden proliferativen Prozesses darstellt. Wir schlagen deshalb einen kombinierten Untersuchungsansatz vor, der sowohl die 3-D-Ultraschalldiagnostik der Blutgefäße mit großem Durchmesser als auch die histologischen Befunde der für die Ultraschalldarstellung zu kleinen Gefäße miteinbezieht. Allerdings muss dieser Untersuchungsansatz noch weiterentwickelt werden, und dafür muss einige Zeit veranschlagt werden sowohl hinsichtlich der erforderlichen Technologie als auch der Anwender.

Beispiel der 3-D-Power-Mode-Darstellung von gutartigen und bösartigen gynäkologischen Tumoren

Angiogenese bei physiologischen und gutartigen Prozessen. Bislang wurden verschiedene Typen der Angiogenese unter physiologischen und pathologischen Bedingungen beschrieben. Die physiologische Angiogenese wurde bei der Follikulogenese, Embryogenese und Implantation, bei chronischen Entzündungen und bei manchen gutartigen Tumoren beobachtet (51). Mittels 3-D-Power-Dopplerangiographie konnten wir die Gefäße des Mesovariums darstellen, die während der präovulatorischen Phase vom Hilusgebiet aus mit einer stetig zunehmenden Anzahl sich verzweigender feiner Gefäße langsam ins Stroma hineinwachsen (Abb. 34.1). Nach der Ovulation konnten wir in manchen Fällen die luteale Zystenformation nachweisen (Abb. 34.2). Normalerweise ist der Impedanzindex der

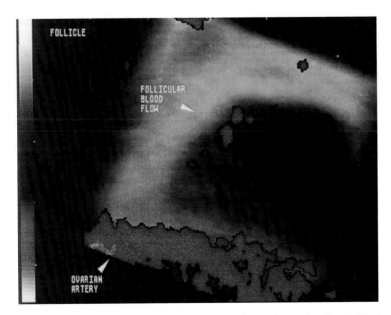

Abb. 34.**1** Dreidimensionale Darstellung der Gefäße, die den Follikel umgeben. Die Power-Dopplerdarstellung zeigt die A. ovarica und follikuläre Kapillaren. Die dreidimensionale Sicht liefert ein plastisches Bild des präovulatorischen Follikels und seiner vaskulären Versorgung.

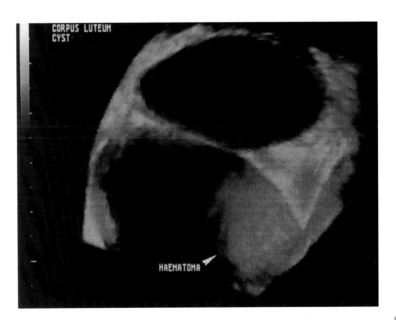

Abb. 34.**2** Dreidimensionale Darstellung des Corpus luteum. Deutlich zu erkennen ist die blutgefüllte Höhle des rupturierten Follikels mit echoreichen Koageln.

Lutealgefäße niedrig. Unserer Beobachtung zufolge gibt es in der Regel nur eine geringe Anzahl (oft sogar nur eines) von Lutealgefäßen, die selten komplizierte Verzweigungsmuster oder geschlängelte Verläufe um die Zyste aufweisen (Abb. 34.3) im Gegensatz zu den Befunden, die bei malignen Tumoren gesehen werden. Bei Schokoladenzysten (Abb. 34.4) verlaufen die Gefäße häufig geradlinig, entspringen aus einem Gefäß am Hilus und verzweigen sich regelrecht auf der Oberfläche des Tumors (Abb. 34.5). Ähnliche Gefäßstrukturen finden sich bei Dermoidzysten (Abb. 34.6).

Neoangiogenese bei Malignomen. Wir konnten die Neovaskularisation bei einer Anzahl von Malignomen beobachten. In

diesen Fällen sind die Tumorgefäße üblicherweise unregelmäßig im Stroma und der Peripherie verteilt, wobei manchmal geschlängelte und gewundene Verläufe auf der Oberfläche zu sehen sind. Der Verlauf des Tumorhauptgefäßes ist üblicherweise unregelmäßig und weist komplizierte Verzweigungen auf. Der Durchmesser dieser Gefäße erscheint ebenfalls unregelmäßig und von wechselnder Stärke mit „dornenartigen" Ausziehungen (Abb. 34.7). Diese Befunde decken sich mit den Ergebnissen zahlreicher Studien, die mit der konventionellen Farbdopplersonographie durchgeführt wurden (51). Allerdings ermöglicht die 3-D-Sonographie eine bessere Darstellung (Abb. 34.8) und dem Untersucher ein besseres Verständnis der dreidimensionalen Architektur der Mikrozirkulation

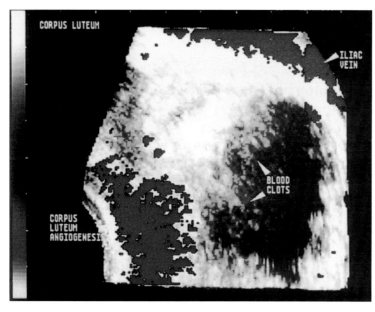

Abb. 34.**3**   Dreidimensionale Darstellung eines frühen Corpus luteum. Die inhomogenen Flächen innerhalb des Corpus luteum entsprechen Blutkoageln. Die Power-Dopplersonographie zeigt in das zystische Lumen eindringende kapillare Gefäße.

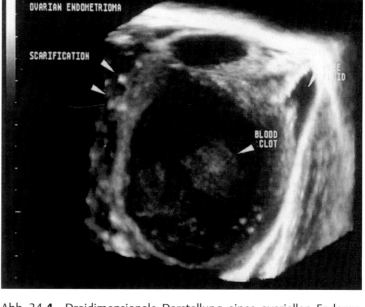

Abb. 34.**4**   Dreidimensionale Darstellung eines ovariellen Endometrioms. Schokoladenartige Flüssigkeit, darin Blutkoagel und in der Peripherie normale Echogenität als Zeichen der beginnenden Organisierung.

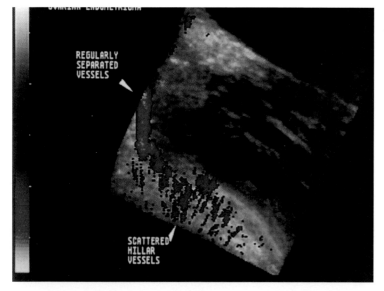

Abb. 34.**5**   Die gleiche Patientin wie in Abb. 34.**4**. Disseminierte verstärkte Vaskularisation am ovariellen Hilus und regelmäßig verzweigte periphere Blutgefäße. Beide Gefäßmuster sind typisch für eine ovarielle Endometriose und durch die 3-D-Power-Dopplerdarstellung leicht zu erkennen.

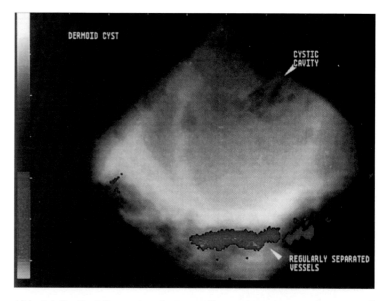

Abb. 34.**6**   Dreidimensionale Darstellung einer Dermoidzyste. Aufgrund der darin enthaltenen knöchernen Strukturen zeigt sich ein typischer posteriorer Schallschatten. Regelmäßig verzweigte Gefäße sind in der Peripherie der Dermoidzyste mittels 3-D-Power-Dopplerdarstellung gut zu identifizieren.

(Abb. 34.9). Darüber hinaus ist die Auflösung der Power-Dopplergeräte mittlerweile so gut, dass Gefäße mit einem Durchmesser von 1 mm entdeckt werden können (20). Wir glauben daher, dass die 3-D-Power-Dopplermethode ein vielversprechendes Instrument zur Evaluation der Angiogenese von Tumoren im kleinen Becken darstellt, speziell bei Verdacht auf ein Malignom (Abb. 34.**10** – 34.**13**).

Perfusionsregionen und -typen. Beim Versuch, die Beschreibung der Perfusion zu systematisieren, können wir bei malignen Tumoren oft 4 verschiedene Regionen unterschiedlicher Durchblutung erkennen: die nekrotische Region (zentraler An-teil), eine seminekrotische (ischämische) Region, eine Region mit stabiler, ausreichender Mikrozirkulation und die hyperämische Region im Randgebiet. Tumoren mit unterschiedlicher Histologie oder unterschiedlicher Wachstumsrate sowie Primärtumoren und Metastasen können unterschiedliche Durchblutungsmuster aufweisen. Der kompakte Typ der Trophoblasttumoren (nach der Klassifikation von Hsieh et al.; 38, 39), bei dem es sich häufig um ein Chorionkarzinom handelt, zeigt das typische o.g. Muster der Tumorvaskularisation. Die dreidimensionale Power-Dopplerdarstellung kann somit zur In-vivo-Messung der Tumorvaskularisation verwendet werden.

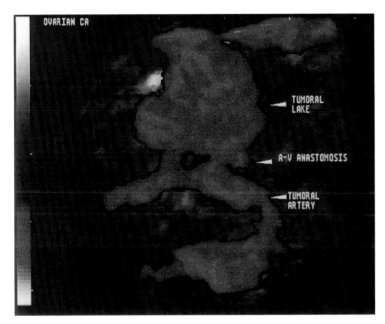

Abb. 34.**7** Die maligne Neovaskularisation ist charakterisiert durch Bezirke mit arteriovenösen Shunts, Stenosen, Mikroaneurysmen und blind endenden „Gefäßseen". Diese Charakteristika der Vaskularisation können mittels 3-D-Power-Doppler alle dargestellt werden.

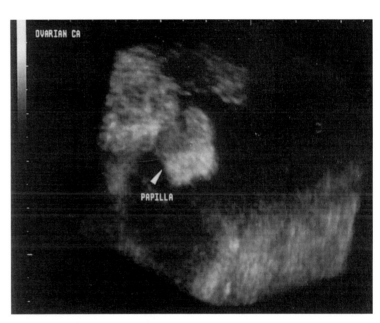

Abb. 34.**8** Dreidimensionale Darstellung eines komplexen Ovarialtumors. Die in das Innere der Zyste ragende papilläre Struktur ist deutlich erkennbar.

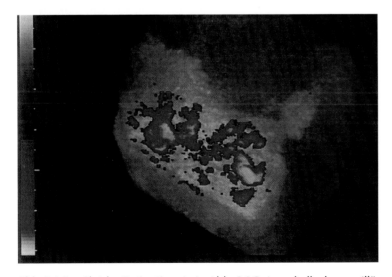

Abb. 34.**9** Gleiche Patientin wie in Abb. 34.**8**. Innerhalb der papillären Struktur kommen zahlreiche unregelmäßig verteilte Gefäße zur Darstellung und deuten auf die maligne Natur dieses Ovarialtumors hin. Histopathologisch fand sich ein Adenokarzinom des Ovars.

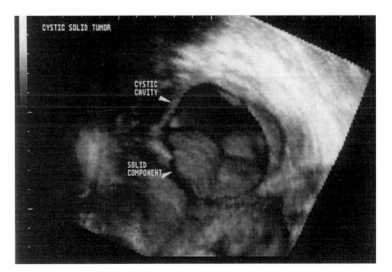

Abb. 34.**10** Komplexer Ovarialtumor in der dreidimensionalen Ultraschalldarstellung. Die Oberfläche der soliden Komponente kann präzise in vivo analysiert werden. Die Morphologie ist verdächtig auf ein Ovarialmalignom, was in der histopathologischen Untersuchung bestätigt wurde.

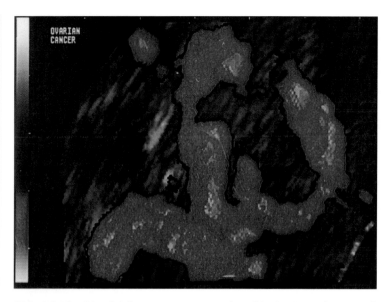

Abb. 34.**11** Die gleiche Patientin wie in der Abb. 34.**10**. Es lassen sich zahlreiche arteriovenöse Shunts, Mikroaneurysmen und erweiterte Tumorgefäße darstellen.

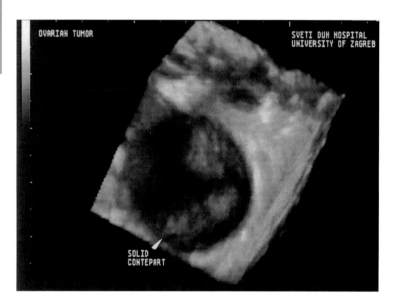

Abb. 34.**12** Dreidimensionale Ultraschalldarstellung eines zystisch-soliden Ovarialtumors mit einem Durchmesser von 3 cm. Auf der rechten Seite der Läsion ist der solide Anteil zu erkennen.

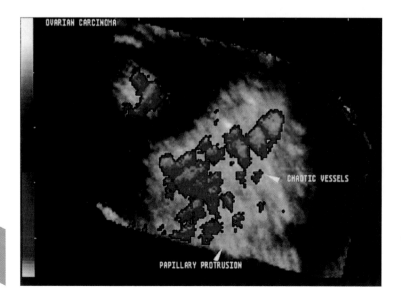

Fortschritte in der Tumortherapie

Unsere Diskussion basiert auf über 10-jähriger Erfahrung mit der transvaginalen Farbdopplersonographie und deren Korrelation mit den Ergebnissen makro- und mikroskopischer pathologischer Untersuchungen. Wir glauben, dass es bei entsprechender technischer Weiterentwicklung künftig möglich sein könnte durch die geschilderten neuen mathematischen Modelle (Fraktale) und die 3-D-Darstellung tumorinduzierte Neoangiogenese besser zu beurteilen, als dies mittels der bisher gebräuchlichen Analyse der Flow-Indizes möglich war.

Angiogenetischer „Switch". Die Rolle der Farbdopplersonographie in der Beurteilung der Architektur von Tumorgefäßen scheint daher klinisch sinnvoll zu sein und einen erweiterten Forschungsansatz in diese Richtung zu rechtfertigen. Ein weiteres Argument dafür liefert die Entdeckung und Charakterisierung einer Gruppe von Regulatoren der Angiogenese, zu denen sowohl Stimulatoren als auch Hemmer gehören (33). Im Falle von soliden Tumoren kann eine Verschiebung des Gleichgewichts zwischen Stimulatoren und Inhibitoren zum sog. angiogenetischen „Switch" führen, der es dem Tumor dann ermöglicht, die ihn umgebenden Gefäße zur Bildung von Tumorgefäßen anzuregen, was ihm sein Überleben sichert. Dieser Prozess scheint für Tumoren absolut notwendig zu sein, um über ein mikroskopisches Stadium hinauszukommen. Es ist das Ziel der meisten Forschungsansätze zur Tumorangiogenese, einen Weg zu finden, diesen angiogenetischen „Switch" in Tumoren zu verhindern und somit über eine neue Form der Krebstherapie zu verfügen.

Angiogenesehemmer. Ergebnisse aus dem Folkman-Labor (7) weisen auf Befunde hin, die stark dafür sprechen, diesen Ansatz weiter zu verfolgen. An 3 verschiedenen Mäusetumoren konnte die Arbeitsgruppe um Boehm (7) zeigen, dass bei einer Behandlung über mehrere Zyklen mit einem neu entdeckten Angiogenesehemmer (Endostatin Regress) keine Resistenz auftrat und die Tumoren in ein latentes Stadium gebracht werden konnten. Diese Behandlungsstrategie kann helfen, einige Probleme zu umgehen, die im Rahmen der gegenwärtig gebräuchlichen Chemotherapien auftreten, wie z.B. erworbene Medikamentenresistenz aufgrund der genetischen Instabilität der Tumorzellen oder intrinsische Resistenz aufgrund der geringeren Penetration der Medikamente in das Tumorparenchym (43). Möglicherweise könnte durch die Beeinflussung der Angiogenese und Tumorvaskularisation mittels Endostatintherapie eine weitere effektive Behandlungsstrategie und eventuell sogar eine Präventivmaßnahme im Kampf gegen menschliche Krebserkrankungen gefunden werden. Wie bei jedem neuen Behandlungsschema stellt sich auch hier eine Reihe wichtiger Fragen für die Zukunft, z.B. ob ein Angiogenesehemmer neue Blutgefäße in ihrem Wachstum beeinträchtigen wird, ruhende Blutgefäße dabei aber „unbehelligt" lässt.

◁ Abb. 34.**13** Gleiche Patientin wie in Abb. 34.**12**. Durch Rotation des Volumens in allen drei Ebenen können die Tumorgefäße mit ihrem irregulären Verlauf und ihren komplizierten Verzweigungsstrukturen deutlich dargestellt werden.

Das Medikament sollte möglichst die Neovaskularisation in einem Tumor stoppen und einen Stillstand des Wachstumsprozesses erreichen können. Der Tumor sollte weder wachsen noch sich verkleinern, sondern mithilfe der bereits bestehenden Gefäße sozusagen in einem Gleichgewichtszustand zwischen Proliferation und Apoptosis verharren (37).

Eine andere wichtige Frage ist, ob es gewebespezifische Unterschiede in der Gefäßstuktur und dementsprechend auch in der Tumorgefäßanatomie gibt, die das Ansprechen des Tumors auf die Hemmung der Neovaskularisation beeinflussen können. Kann die 3-D-Power-Dopplersonographie helfen, einige dieser Fragen zu beantworten? Zweifelsohne ist die weitere Forschung an diesen Themen eine Herausforderung für die Ultraschalldiagnostik.

Zukunftsaussichten

Zurzeit ist die Anwendung der 3-D-Power-Dopplersonographie in der Untersuchung von Neubildungen qualitativ oder semiquantitativ, was bedeutet, dass man Aussagen darüber treffen kann, ob Vaskularisation vorhanden ist oder nicht (5, 55). Es gibt verschiedene Ansätze, die Power-Bilddarstellung zur Quantifizierung arterieller Stenosen als Alternative zur Röntgenangiographie einzusetzen (31, 84). Ein anderer Versuch einer quantitativen Anwendung ist die Berechnung der Gefäßdichte mittels Power-Doppler (62). Wir hoffen, diesen Ansatz durch die oben beschriebene geometrische Evaluation deutlich voranzubringen. Dafür ist es hilfreich, die Unterschiede zwischen bösartigen und gutartigen Tumoren dopplersonographisch zu erforschen und die Ergebnisse mit anderen diagnostischen Möglichkeiten, wie z.B. Immunhistochemie oder Mikrogefäßdichte zu vergleichen (22). Kontrastmittel sind eine andere Möglichkeit, die Ergebnisse der 3-D-Power-Doppleruntersuchung zu verbessern. Durch den Einsatz eines Kontrastmittels wird es möglich, die Erkennungsrate von kleineren Gefäßen zu steigern. Zukünftige Entwicklungen von 3-D-Power-Dopplerprogrammen sollten eine gleichzeitige Darstellung von 3-D-Grauwertbildern (anatomische Information) und Dopplergefäßdarstellungen beinhalten.

Zusammenfassung

Die in der Literatur beschriebenen Ergebnisse zum 3-D-Doppler stellen eine neue Herausforderung dar und führen zu neuen Fragestellungen hinsichtlich der Regulation der Tumorangiogenese, der Blutgefäßdichte und der Unterschiede zwischen der Gefäßarchitektur in gutartigen und bösartigen Tumoren. Für die 3-D-Power-Dopplerdarstellung der Tumorangiogenese scheint eine Vielzahl von klinischen Anwendungsmöglichkeiten, einschließlich der frühzeitigen Erkennung von Ovarial- und Endometriumkarzinomen, zu existieren. Ein sichereres Erkennen der Tumorarchitektur im Rahmen der sonographischen Untersuchungen könnte möglicherweise die diagnostische Wertigkeit dieser Methoden verbessern und damit konsequenterweise die Morbidität und Mortalität der beiden genannten Krebsarten reduzieren.

Literatur

1 Akiyama T, Ikegami M, Hara Y et al.: Hemodynamic study of renal transplant chronic rejection using power Doppler sonography. Transplant. Proceed. 28 (1996) 1458–1460

2 Baba K, Satoh K, Sakamoto S, Okai T, Ishii S: Development of an ultrasonic system for three-dimensional reconstructions of the fetus. J. Perinatl. Med. 17 (1989) 19–24

3 Babcock DS, Patricuin H, LaFortune M, Dauzat M: Power Doppler sonography: basic principles and clinical applications in children. Pediatr. Radiol. 26 (1996) 109–115

4 Barnhill RL, Fandrey K, Levy MA, Mihm MC Jr, Human B: Angiogenesis and tumor progression of melanoma: quantification of vascularity in melanocytic nevi and cutaneous malignant melanoma. Lab. Invest. 67 (1992) 57–62

5 Birdwell RL, Ikeda DM, Jeffrey SS, Jeffrey RB: Preliminary experience with power Doppler imaging of solid breast masses. AJR 169 (1997) 703–707

6 Blood CH, Zetter BR: Tumor interactions with the vasculature: angiogenesis and tumor metastatsis. Biochem. Biophys. Acta 1032 (1990) 89–118

7 Boehm T, Folkman J, Browder T, O'Reilly MS: Antiangiogenic therapy of experimental cancer does not induce acquired drug resistance. Nature 390 (1997) 404–407

8 Bourne TH: Should clinical decisions be made about ovarian masses using transvaginal color Doppler? Ultrasound Obstet. Gynecol. 4 (1994) 257–260

9 Bourne TH, Campbell S, Steers CV, Whitehead MI, Collins WP: Transvaginal colour flow imaging: a possible new screening technique for ovarian cancer. Brit. Med. J. 299 (1989) 1367–1370

10 Breyer B, Ferek-Petric B, Cikes I: Properties of ultrasonically marked leads. PACE 12 (1989) 1369–1380

11 Breyer B, Kurjak A: Tumor vascularization Doppler measurements and chaos: what to do? Ultrasound Obstet. Gynecol. 5 (1995) 209

12 Bromley B, Goodman H, Benacerraf BR: Comparison between sonographic morphology and Doppler waveform for the diagnosis of ovarian malignancy. Obstet. Gynecol. 83 (1994) 434–437

13 Brown DL, Frates MC, Laing FC: Ovarian masses: Can benign and malignant lesions be differentiated with color and pulsed Doppler US? Radiology 190 (1994) 333–336

14 Bude RO, Rubin JM, Adler RS: Power versus conventional color Doppler sonography in the depiction of normal intrarenal vasculature. Radiology 192 (1994) 777–780

15 Buy JN, Ghossain MA, Hugol D et al.: Characterization of adnexal masses: Combination of color Doppler and conventional sonography compared with spectral Doppler analysis alone and conventional sonography alone. Amer. J. Roentgenol. 166 (1996) 385–393

16 Campbell S, Royston P, Bhan V: Novel screening strategies for early ovarian cancer by transabdominal ultrasonography. Brit. J. Obstet. Gynecol. 96 (1990) 304–311

17 Carter JR, Lau M, Fowler JM, Carlson JW, Carson LF, Twiggs LB: Blood flow characteristics of ovarian tumors: Implications for ovarian cancer screening. Amer. J. Obstet. Gynecol. 172 (1995) 901–907

18 Carter J, Saltzman A, Hartenbach E, Fowler J, Carson L, Twiggs LB: Flow characteristics in benign and malignant gynecologic tumors using transvaginal color flow Doppler. Obstet. Gynecol. 83 (1994) 125–130

19 Chou CY, Chang CH, Yao BL, Kuo HC: Color Doppler ultrasonography and serum CA 125 in the differentiation of benign and malignant ovarian tumors. J. Clin. Ultrasound 22 (1994) 491–496

20 Downey DB, Fenster A: Vascular imaging with a three-dimensional power Doppler system. AJR 165 (1995) 665–668

21 Einer Z, Beck D, Brandes JM: Transvaginal sonography, color flow imaging, computed tomography scanning, and CA 125 as a routine follow-up examination in women with pelvic tumor: Detection of recurrent disease. J. Ultrasound Med. 13 (1994) 37–41

22 Emoto M, Iwasaki H, Mimura K, Kawarabayashi T, Kikuchi M: Differences in the angiogenesis of benign and malignant ovarian tumors, demonstrated by analyses of color Doppler ultrasound, immunohistochemistry, and microvessel density. Cancer 80 (1997) 899–907

23 Fine D, Perring S, Herbetko J, Hacking CN, Fleming JS, Dewburz KC: Three-dimensional (3 D) ultrasound imaging of the gallbladder and dilated biliary tree: Reconstruction from real time B scans. Brit. J. Radiology 64 (1991) 1956–1957

24 Fleischer AC: Color Doppler sonography of benign and malignant adnexal masses: a spectrum of findings. In Kurjak A, Fleischer AC (eds.): Doppler Ultrasound in Gynecology. Parthenon, London 1998, pp. 27–36

25 Fleischer AC, Cullinan JA, Peery CV, Jones III JW: Early detection of ovarian carcinoma with transvaginal color Doppler ultrasound. Amer. J. Obstet. Gynecol. 174 (1996) 101–106

26 Fleischer AC, Rodgers WH, Rao BJ et al.: Assessment of ovarian tumor vascularity with transvaginal color Doppler sonography. J. Ultrasound Med. 10 (1991) 563–568

27 Folkman J: What is the evidence that tumors are angiogenesis dependent? J. Nat. Cancer Inst. 82 (1989) 4–6

28 Fortunato SJ: The use of power Doppler and color power angiography in fetal imaging. Amer. J. Obstet. Gynecol. 174 (1996) 1828–1833

29 Fox DB, Bruner JP, Fleischer AC: Amplitude-based color Doppler sonography of fetus with sacrococcygeal teratoma. J. Ultrasound Med. 15 (1996) 785–787

30 Franchi M, Beretta P, Ghezzi F, Zanaboni F, Goddi A, Salvator S: Diagnosis of pelvic masses with transabdominal color Doppler, CA 125 and ultrasonography. Acta Obstet. Gynecol. Scand. 75 (1995) 734–739

31 Guo Z, Fenster A: Three-dimensional power Doppler imaging: A phantom study to quantify vessel stenosis. Ultrasound Med. Biol. 22 (1996) 1059–1069

32 Hamper UM, Sheth S, Abbas FM, Rosenshein BN, Aronson D, Kurman JR: Transvaginal color Doppler sonography of adnexal masses: Differences in blood flow impedance in benign and malignant lesions. Amer. J. Roentgenol. 160 (1993) 1225–1228

33 Hanahan D, Folkman J: Parameters and emerging mechanisms of the angiogenic switch during tumorigenesis. Cell 86 (1996) 353–354

34 Hata H, Hata T, Manabe A, Sugimura K, Kitao M: A critical evaluation of transvaginal Doppler studies, transvaginal sonography, magnetic resonance imaging, and CA 125 in detecting ovarian cancer. Obstet. Gynecol. 80 (1992) 922–926

35 Hata T, Hata K, Senoh D et al.: Doppler ultrasound assessment of tumor vascularity in gynecologic disorders. J. Ultrasound Med. 8 (1989) 309–314

36 Hollingworth H, Kohn E, Steinberg S, Rothenberg ML, Merino MJ: Tumor angiogenesis in advanced stage ovarian carcinoma. Amer. J. Pathol. 47 (1995) 33–41

37 Holmgren L, O'Reilly MS, Folkman J: Dormancy of micrometastases: Balanced proliferation and apoptosis in the presence of angiogenesis suppression. Nature Med. 1 (1995) 149–153

38 Hsieh FJ, Liu CH, Chang FM et al.: Ultrasonography in the diagnosis and management of invasive gestational trophoblastic disease. J. Formosa Med. Assoc. 87 (1988) 139–145

39 Hsieh FJ, Wu CC, Lee CN et al.: Vascular pattern of gestational trophoblastic tumors by color Doppler ultrasound. Cancer 74 (1994) 2361–2365

40 Jain KA: Prospective evaluation of adnexal masses with endovaginal gray-scale and duplex and color Doppler US: Correlation with pathologic findings. Radiology 191 (1994) 63–67

41 Kawai M, Kano T, Kikkawa F, Maeda O, Oguchi H, Tomoda Y: Transvaginal Doppler ultrasound with color flow imaging in the diagnosis of ovarian cancer. Obstet. Gynecol. 79 (1992) 163–167

42 Kelcz F, Pozniak MA, Pirsch JD, Oberly TD: Pyramidal appearance and RI: intensitive and non-specific sonographic indicators of renal transplant rejections. AJR. 155 (1990) 531–535

43 Kerbel RS: Inhibition of tumor angiogenesis as a strategy to circumvent acquired resistance to anticancer therapeutic agents. BioEssays 13 (1991) 31–36

44 Kirschmer CV, Alamis-Amezcus JM, Martin VG et al.: Angiogenesis factor in endometrial carcinoma: a new prognostic indicator? Amer. J. Obstet. Gynecol. 174 (1996) 1879–1884

45 Kratochwill A: Ultraschalldiagnostik in Geburtshilfe und Gynaekologie. Thieme, Stuttgart 1968, S. 84

46 Kupesic S, Kurjak A: Three-dimensional power Doppler ultrasound in the staging of endometrial adenocarcinoma. Ultrasound Obstet. Gynecol. (1998)

47 Kurjak A, Jukic S, Kupesic S, Babic D: A combined Doppler and morphopathological study of ovarian tumors. Eur. J. Obstet. Gynecol. Reprod. Biol. 71 (1997) 147–150

48 Kurjak A, Kupesic S, Ilijas M, Sparac V, Kosuta D: Preoperative diagnosis of primary Fallopian tube carcinoma: Gynecol. Oncol. 68 (1998) 29–34

49 Kurjak A, Shalan H, Kupesic S et al.: Transvaginal color Doppler sonography in the assessment of pelvic tumor vascularity. Ultrasound Obstet. Gynecol. 3 (1993) 137–154

50 Kurjak A, Shalan H, Matijevic R, Predanic M, Kupesic-Urek S: Stage I ovarian cancer by transvaginal color Doppler sonography: a report of 18 cases. Ultrasound Obstet. Gynecol. 3 (1993) 195–198

51 Kurjak A, Schulman H, Predanic M: Pelvic tumor neovascularity. In Kurjak A (ed.): An atlas of transvaginal color Doppler: current state of the art (2nd ed). Parthenon, Carnforth 1993, S. 231–246

52 Kurjak A, Schulman H, Sosic A, Zalud I, Shalan H: Transvaginal ultrasound, color flow, and Doppler waveform of the postmenopausal adnexal mass. Obstet.Gynecol. 80 (1992) 917–921

53 Kurjak A, Zalud I, Alfirevic Z: Evaluation of adnexal masses with transvaginal color ultrasound. J. Ultrasound Med. 10 (1991) 295–297

54 Kurjak A, Zalud I, Jurkovic D, Alfirevic Z, Miljan M: Transvaginal color Doppler of the assessment of pelvic circulation. Acta Obstet. Gynecol. Scand. 68 (1989) 131–136

55 Lencioni R, Pinto F, Armillotta N, Bartolozzi C: Assessment of tumor vascularity in hepatocellular carcinoma: comparison of power Doppler US and color Doppler US. Radiology 201 (1996) 353–358

56 Levine D, Feldstein VA, Babcook CJ, Filly RA: Sonography of ovarian masses: Poor sensitivity of resistive index for identifying malignant lesions. Amer. J. Roentgenol. 162 (1994) 1355–1359

57 Liotta L, Kleinerman J, Saidel F: Quantitative relationships of intravascular tumor cells, tumor vessels, and pulmonary metastases following tumor implantation. Cancer Res. 34 (1974) 997–1004

58 Maly Z, Riss P, Deutinger J: Localization of blood and qualitative assessment of blood flow in ovarian tumors. Obstet. Gynecol. 85 (1995) 33–36

59 Mandelbrot B: Fractals: form, chance and dimension. Freeman 1977

60 Martinoli C, Crespi G, Bertolotto M et al.: Interlobular vasculature in renal transplants: a power Doppler US study with MR correlation. Radiology 200 (1996) 111–117

61 May R: Biological populations with nonoverlaping generations: stable points, stable cycles and chaos. Science 186 (1974) 645–647

62 Meyerowitz CB, Fleischer AC, Picken DR et al.: Quantification of tumor vascularity and flow with amplitude color Doppler sonography in an experimental model: Preliminary results. J. Ultrasound Med. 15 (1996) 827–833

63 Nissen SE, Gurley JC: Application of intravascular ultrasound for detection and quantitation of coronary atherosclerosis. Int. J. Card. Imag. 6 (1991) 165–167

64 Papadimitriou A, Kalogirou D, Antonio G, Petridis N, Kalogirou O: Power Doppler ultrasound: a potential useful alternative in diagnosing pelvic pathological conditions. Clin. Exp. Obstet. Gynecol. 23 (1996) 229–232

65 Parkes C, Wald NJ: Screening for ovarian cancer. In Kurjak A (ed.): An atlas of transvaginal color Doppler. Parthenon, London 1994, S. 317–328

66 Pooh RK, Aono T: Transvaginal power Doppler angiography of the fetal brain. Ultrasound Obstet. Gynecol. 8 (1996) 417 – 421

67 Predanic M, Vlahos N, Pennisi J, Moukhtar M, Aleem FA: Color and pulsed Doppler sonography, gray-scale imaging, and serum CA 125 in the assessment of adnexal disease. Obstet. Gynecol. 88 (1996) 283 – 288

68 Prompeler HJ, Sauerbrei WM, Latternann U, Pfleiderer A: Quantitative flow measurements for classification of ovarian tumors by transvaginal color Doppler sonography in postmenopausal patients. Ultrasound Obstet. Gynecol. 4 (1994) 406 – 413

69 Rak JW, St. Croix DB, Kerbel RS: Consequences of angiogenesis for tumor progression, metastasis and cancer therapy. Anti-Cancer Drugs 6 (1995) 3 – 18

70 Ramos I, Fernandez LA, Morse SS, Fotune KL, Taylor KJW: Detection of neovascular signal in a 3-day Walker 256 rat carcinosarcoma by CW Doppler ultrasound. Ultrasound Med. Biol. 14 (1988) 123 – 126

71 Rankin RN, Fenster A, Downey DB, Munk PL, Levin MF, Vellet AD: Three-dimensional sonographic reconstruction: techniques and diagnostic applications. AJR 161 (1993) 695 – 702

72 Rehn M, Lohmann K. Rempen A: Transvaginal ultrasonography of pelvic masses: Evaluation of B-mode technique and Doppler ultrasonography. Amer. J. Obstet. Gynecol. 175 (1996) 97 – 104

73 Robb RA: Three-dimensional biomedical imaging: principles and practice. VCH, New York 1995

74 Rubin JM, Adler RS, Fowlkes JB et al.: Fractional moving blood volume: estimation with power Doppler US. Radiology 197 (1995) 183 – 190

75 Rubin JM, Bude RO, Carson PL, Bree RL, Adler RS: Power Doppler US: a potentially useful alternative to mean frequency-based color Doppler US. Radiology 190 (1994) 853 – 856

76 Salem S, White LM, Lai J: Doppler sonography of adnexal masses: The predictive value of the Pulsatility index in benign and malignant disease. Amer. J. Roentgenol. 163 (1994) 1147 – 1150

77 Savicki E, Spiewankiewicz B, Cendrowski K, Stelmachow J: Transvaginal Doppler ultrasound with colour flow imaging in benign and malignant ovarian lesions. Clin. Exp. Obstet. Gynecol. 22 (1995) 137 – 142

78 Schneider VL, Schneider A, Reed KL, Hatch KD: Comparison of Doppler with two-dimensional sonography and CA 125 for prediction of malignancy of pelvic masses. Obstet. Gynecol. 81 (1993) 983 – 988

79 Schoenfeld A, Levavi H, Tepper R, Breslavski D, Amir R, Ovadia J: Assessment of tumor induced angiogenesis by three dimensional display: confusing Doppler signals in ovarian cancer screening? Ultrasound Obstet. Gynecol. 4 (1994) 516 – 518

80 Sengoku K, Satoh T, Saitoh S, Abe M, Ishikawa M: Evaluation of transvaginal color Doppler sonography, transvaginal sonography and CA 125 for prediction of ovarian malignancy. Int. J. Gynecol. Obstet. 46 (1994) 39 – 43

81 Skobe M, Rockwell P, Vosseler S, Fusenig NE: Halting angiogenesis suppresses carcinoma cell invasion. Nature Med. 3 (1997) 1222 – 1227

82 Srivastava A, Laidler P, Davies RP, Horgan K, Hughes LE: The prognostic significance of tumor vascularity in intermediate thickness (0.76 – 4,0 mm thick) melanoma: a quantitative histologic study. Amer. J. Pathol. 133 (1988) 419 – 423

83 Stein SM, Laifer-Narin S, Johnson MB et al.: Differentiation of benign and malignant adnexal masses: Relative value of gray-scale, color Doppler, and spectral Doppler sonography. Amer. J. Roentgenol. 164 (1995) 381 – 386

84 Steinke W, Meairs S, Ries S, Hennerici M: Sonographic assessment of carotid artery stenosis: comparison of power Doppler imaging and color Doppler imaging. Stroke 27 (1996) 91 – 94

85 Suren A, Osmers R, Kuhn W: 3D Color Power Angio™ imaging: a new method to assess intracervical vascularization in benign and pathological conditions. Ultrasound Obstet. Gynecol. 2 (1998) 133 – 138

86 Tekay A, Jouppila P: Validity of pulsatility and resistance indices in classification of adnexal tumors with transvaginal color Doppler ultrasound. Ultrasound Obstet. Gynecol. 2 (1992) 338 – 344

87 Tong S, Downey DB, Cardinal HN, Fenster A.: A three-dimensional ultrasound prostate imaging system. Ultrasound Med. Biol. 22 (1996) 735 – 746

88 Timor-Tritsch IE, Lerner JP, Monteagudo A, Santos R: Transvaginal ultrasonographic characteriziation of masses by means of color flow-directed Doppler measurements and a morphologic scoring system. Amer. J. Obstet. Gynecol. 168 (1993) 909 – 913

89 Valentin L, Sladkevicius P, Marsál K: Limited contribution of Doppler velocimetry to the differential diagnosis of extrauterine pelvic tumors. Obstet. Gynecol. 83 (1994) 425 – 433

90 Wagner S, Gebel M, Bleck JS, Magnus MP: Clinical application of three-dimensional sonography in hepatobiliary disease. Bildgebung 61 (1994) 104 – 109

91 Weidner N: Intratumor microvessel density as a prognostic factor in cancer. Amer. J. Pathol. 147 (1995) 9 – 15

92 Weiner Z, Thaler I, Beck D, Rottem S, Deutsch M, Brandes JM: Differentiation malignant from benign ovarian tumors with transvaginal color flow imaging. Obstet. Gynecol. 79 (1992) 159 – 162

93 Winsberg F: Power Doppler sonography. J. Ultrasound Med. 15 (1996) 164

94 Woolf SH, Battista RN, Anderson GM, Logan AG, Wang E: Force on the Periodic Health Examinations: Assessing the clinical effectiveness of preventive maneuvers: Analytic principles and systematic methods in reviewing evidence and developing clinical practice recommendations. J. Clin. Epidemiol. 43 (1990) 891 – 905

95 Wu CC, Lee CN, Chen TM, Lai JI, Hsieh CY, Hsieh FJ: Factors contributing to the accuracy in diagnosing ovarian malignancy by color Doppler ultrasound. Obstet. Gynecol. 84 (1994) 605 – 608

96 Wu CC, Lee CN, Chen TM et al.: Incremental angiogenesis assessed by color Doppler ultrasound in the tumorigenesis of ovarian neoplasms. Cancer 73 (1994) 1251 – 1256

97 Zaneta G, Vergani P, Lissoni A: Color Doppler ultrasound in the preoperative assessment of adnexal masses. Acta Obstet. Gynecol. Scand. 73 (1994) 637 – 641

A. Kurjak, W. Schmidt, A. K. Ertan und S. Kupesic

Inzidenz und 5-Jahres-Überlebensrate des Ovarialkarzinoms

Das Ovarialkarzinom wird in den Vereinigten Staaten bei etwa 20.000 Frauen pro Jahr neu diagnostiziert (11), und nahezu 60 % der betroffenen Patientinnen sterben an dieser Erkrankung. 12.000 Todesfälle werden pro Jahr durch das Ovarialkarzinom bedingt, das somit das vierthäufigste zum Tode führende Karzinom bei Frauen ist. Da frühe und spezifische Symptome nur sehr selten auftreten, liegen zum Zeitpunkt der Diagnosestellung bereits bei 70–80 % der Patientinnen Metastasen vor (25, 51). So weisen annähernd 2 Drittel der Patientinnen bei Diagnosestellung bereits ein Stadium III oder IV auf. Ohne Berücksichtigung des Stadiums beträgt die 5-Jahres-Überlebensrate 36 % (66). Diese hohe Mortalitätsrate ergibt sich aus dem Fehlen von Frühsymptomen und dem demzufolge späten Diagnosezeitpunkt.

Diagnosestellung im Frühstadium. Das Ovarialkarzinom ist ein sehr aggressives Malignom. Die Umstellung des Therapiemanagements im Sinne der maximalen Tumorchirurgie, Chemotherapie und Strahlentherapie hat realistisch betrachtet nur eine unwesentliche Verbesserung der Überlebenschancen für die Patientinnen erbracht. Da Patientinnen, bei denen die Diagnose im Stadium I gestellt wird, eine weitaus bessere Prognose mit einer 5-Jahres-Überlebensrate von rund 75–85 % haben, konzentrieren sich nun alle Bemühungen auf die Frühdiagnose. Die von Young et al. (81) veröffentlichten Daten einer prospektiven Studie zeigten sogar eine 5-Jahres-Überlebensrate von 96 % für Patientinnen im Stadium I. Diese Ergebnisse unterstützen die Ansicht, dass Behandlungsergebnis und Überlebensrate durch operative Maßnahmen wesentlich verbessert werden können, wenn das Karzinom diagnostiziert wird, bevor es die Organkapsel durchbricht. Schätzungen zufolge könnte durch ein Screening, das die Frühdiagnose im Stadium I oder II von 20 % auf 80 % erhöhen würde, die Mortalitätsrate um die Hälfte gesenkt werden (73). Die Entdeckung früher Stadien des Ovarialkarzinoms wurde lange Zeit als Zufall angesehen. Während des letzten Jahrzehnts wurden verschiedene, mehr oder weniger erfolgreiche Untersuchungsmethoden vorgeschlagen mit dem Ziel, eine sehr frühe Diagnose des Ovarialkarzinoms in normal erscheinendem oder sichtbar verändertem Ovarialgewebe zu ermöglichen. Trotzdem gibt es noch immer zahlreiche Probleme, maligne und benigne Ovarialtumoren „in vivo" zu differenzieren. Bekannte Unterscheidungskriterien, wie z. B. der Mitoseindex oder der Pleomorphismus, können mit den derzeit etablierten Untersuchungsverfahren nicht erfasst werden. Leider ist auch keine „präinvasive Form" des Ovarialkarzinoms i. S. e. Präkanzerose bekannt. Deshalb blieb die Prognose der Erkrankung im Verlauf der letzten 30 Jahre nahezu unverändert. Ein Ovarialkarzinom in einem frühen Stadium zu diagnostizieren, ist immer noch eher „Glück" des Untersuchers als der Triumph einer wissenschaftlichen Methode.

Anforderungen an ein Screeningprogramm

Definition

Screeningprogramme bauen auf 2 Annahmen auf: Prävention ist besser als Heilen, und eine frühzeitige Diagnose – solange die Erkrankung noch lokal begrenzt ist – kann eine erfolgreiche Behandlung ermöglichen. Ein Screening ist daher definiert als „die Identifizierung derjenigen gesund erscheinenden Individuen, deren Risiko, jetzt oder in der Zukunft an einer bestimmten Erkrankung zu leiden, groß genug ist, um diagnostische und unter gewissen Umständen auch direkt präventive Maßnahmen zu rechtfertigen" (21). Diese Definition beinhaltet 2 wichtige Spezifika von Screeningtests. Erstens werden Screeningtests nicht in der Absicht durchgeführt, eine Diagnose zu stellen oder aufgrund eines positiven Testergebnisses bereits therapeutische Interventionsmöglichkeiten vorzuschlagen. Zweitens werden Screeningtests eher bei „gesund erscheinenden Personen" vorgenommen als bei Patienten, die sich aufgrund eines speziellen Symptoms in ärztliche Behandlung begeben.

WHO-Kriterien. Die WHO hat die Anforderungen festgelegt, die an prospektive Screeningprogramme gestellt werden müssen (80). Diese Empfehlungen sind die Basis der Veröffentlichungen des „UK Coordinating Commitee on Cancer Research" zum Ovarialkarzinomscreening (72). Im Folgenden sind die WHO-Kriterien dargestellt:
➤ Der Zustand, nach dem gesucht wird, sollte eine gewichtige Gesundheitsstörung darstellen.

➤ Die Entstehungsweise und der Verlauf der Erkrankung sollten gut erforscht und bekannt sein.

➤ Es sollte ein erkennbares Frühstadium geben.

➤ Ein früher Behandlungsbeginn sollte im Vergleich zu einer später einsetzenden Therapie deutliche Vorteile haben.

➤ Es sollte ein adäquater Test existieren.

➤ Der Test sollte für die Betroffenen akzeptabel sein.

➤ Es sollten adäquate Möglichkeiten für die weitere Diagnostik und Behandlung der entdeckten Auffälligkeiten vorhanden sein.

➤ Bei Erkrankungen mit schleichendem Beginn sollte je nach Entstehungsgeschichte die Screeninguntersuchung nach entsprechenden Zeitintervallen wiederholt werden können.

➤ Die Wahrscheinlichkeit, einen physischen oder psychischen Schaden durch den Test zu erleiden, sollte für die Betroffenen geringer sein als der mögliche Nutzen des Screenings.

➤ Die Kosten des Screeningprogramms müssen gegen den Nutzen abgewogen werden.

Screening beinhaltet die Verpflichtung, keine weiteren Schritte einzuleiten, bevor deren Konsequenzen nicht eindeutig absehbar sind.

Beim Ovarialkarzinom gibt es, bedingt durch die Natur der Erkrankung, einige Einschränkungen für ein Screeningverfahren.

Screeningmethoden

Das Screening sollte mit Methoden durchgeführt werden, durch die entweder die Veränderung der Ovarialstruktur (z. B. Größe, Morphologie) oder die Veränderung der Ovarialfunktion (z. B. Ausschüttung von Metaboliten in den Blutkreislauf) erkennbar ist. Außerdem sollten die beobachteten Veränderungen spezifisch für Malignome sein, da die Inzidenz des Ovarialkarzinoms im Vergleich zu gutartigen Ovarialveränderungen relativ niedrig ist und die Konsequenz eines positiven Screenings die operative Abklärung darstellt. Anhand eines „idealen" Screeningtests müsste das Karzinom bereits im prämalignen Stadium zu erkennen sein, sodass es möglich werden würde, vor dem Auftreten invasiver Stadien zu therapieren. Für das Zervixkarzinom stellen z. B. die PAP-Abstriche ein effektives Screening dar, weil sie nicht nur nichtinvasive Karzinome, sondern auch Präkanzerosen charakterisieren. Leider gibt es nach wie vor keine gut definierte Präkanzerose des Ovarialkarzinoms analog zum CIN an der Zervix oder zur atypischen Endometriumhyperplasie des Corpus uteri. Andererseits wissen wir, dass eine benigne Zyste des Ovars früher oder später der Ausgangspunkt einer malignen Transformation und der Entstehung eines Ovarialkarzinoms sein kann.

Screeningparameter

Anforderungen an Sensitivität und Spezifität. Im Rahmen der Versuche, eine Frühdiagnose des Ovarialkarzinoms zu ermöglichen, wurden zahlreiche Methoden eingesetzt. Obwohl viele von ihnen nicht praktikabel oder ungeeignet waren, wurden hinsichtlich der frühzeitigen Erkennung der Erkrankung im Verlauf der letzten Jahre wichtige Fortschritte erzielt. Leider

gibt es jedoch bisher keinen Hinweis darauf, dass einer der derzeit verfügbaren Tests oder auch eine Kombination aus mehreren Tests sowohl die für Screeninguntersuchungen geforderte Sensitivität als auch die notwendige Spezifität aufweist, um der Erkennung von Frühformen des Ovarialkarzinoms dienen zu können. Einen solchen Test zu etablieren, ist außerordentlich schwierig, denn ein positiver Vorhersagewert von weniger als 10 % ist im Zusammenhang mit einem Ovarialkarzinomscreening nicht akzeptabel, da als nachfolgende diagnostische Maßnahme nur eine Laparoskopie oder eine Laparotomie in Frage kommt (41). Das beste Selektionskriterium für das Screening bleibt nach wie vor das Alter. Hinsichtlich der Spezifität ist ein Wert von 99,6 % eine notwendige Anforderung für einen Screeningtest des Ovarialkarzinoms. Leider ist es anhand der derzeit bekannten Daten nicht möglich, einen Wert für die erforderliche Sensitivität eines Screeningtests abzuschätzen. Es wurde jedoch vorgeschlagen, dass eine Sensitivität von mehr als 80 % und eine Spezifität von mehr als 98 % potenziell ausreichen sollten (79).

Da der Qualitätsmaßstab für einen Screeningtest letztendlich die Überlebenszeit der Patientinnen ist und diese von den FIGO-Stadien zum Zeitpunkt der Diagnosestellung abhängt, liegt es nahe, von einem Test eine ausreichende Sensitivität zur Erkennung eines Karzinoms im FIGO-Stadium I oder zumindest im Stadium II zu fordern. Außerdem muss das Screening die Kriterien der Akzeptanz durch die Patientinnen und der positiven Kosten-Nutzen-Bilanz erfüllen, welche schwierig zu definieren sind.

Definitionen und Ableitungen. Um einen Überblick über die Effizienz eines potenziellen Screeningtests zu erhalten, müssen einige Hauptparameter festgelegt werden. Die Definitionen und Ableitungen dieser Screeningparameter werden in Tabelle 35.**1** gezeigt.

➤ Die Sensitivität oder Erkennungsrate ist ein Maß für die Fähigkeit eines Tests, Frauen mit Ovarialkarzinom korrekt zu identifizieren. Es handelt sich um die Anzahl der Frauen, die ein positives Testergebnis aufweisen und tatsächlich an einem Ovarialkarzinom erkrankt sind.

➤ Die Spezifität gibt die Anzahl der Patientinnen an, die nicht erkrankt sind und bei denen korrekt ein negatives Testergebnis vorliegt.

➤ Anstelle der Spezifität kann auch die Rate der falsch positiven Testergebnisse angegeben werden, d. h. die Anzahl der Patientinnen bei denen kein Ovarialkarzinom vorliegt und der Test fälschlicherweise positiv ausfällt.

➤ Die OAPR (Overall Predictive Ratio) wird oft benutzt, um das Verhältnis maligne zu benigne auszudrücken. Es handelt sich um das Verhältnis von Frauen, die tatsächlich ein Karzinom haben, zu Frauen, bei denen kein Karzinom gefunden wird, innerhalb der Gesamtheit der Testpositiven.

Tabelle 35.**1** Definition der Screeningparameter

Testergebnis	Tatsächlicher Krankheitsstatus		
	Karzinom vorhanden	kein Karzinom vorhanden	
Positiv	A (richtig positiv)	B (falsch positiv)	A + B (alle positiven Testergebnisse)
Negativ	C (falsch negativ)	D (richtig negativ)	C + D (alle negativen Testergebnisse)
	A + C (alle Patientinnen mit Karzinom)	B + D (alle Patientinnen ohne Karzinom)	A + B + C + D (alle Testergebnisse)

1. Sensitivität = A (richtig positiv) / A + C (alle Patientinnen mit Karzinom)
2. Spezifität = D (richtig negativ) / B + D (alle Patientinnen ohne Karzinom)
3. Falsch-positiv-Rate = B (falsch positiv) / B + D (alle Patientinnen ohne Karzinom)
4. Positiver Vorhersagewert = A (richtig positiv) / A + B (alle positiven Testergebnisse)

5. Negativer Vorhersagewert = D (richtig negativ) / C + D (alle negativen Testergebnisse)
6. Prävalenz von Karzinomen = A + C (alle Patientinnen mit Karzinom) / A + B + C + D (alle Testergebnisse)
7. Wahrscheinlichkeit als Testpositiver erkrankt zu sein = A (richtig positiv) / B (falsch positiv)

Mögliche Screeningtests

Bimanuelle Beckenaustastung

Typische Befunde. Die Chance, ein Ovarialkarzinom in einem frühen Stadium durch bimanuelle Beckenaustastung zu erkennen, ist ziemlich gering. Obwohl Tastbefunde im kleinen Becken nur sehr eingeschränkt beurteilbar sind, ist die Beckenaustastung bisher die gebräuchlichste Methode im Rahmen der Diagnosestellung. Der Untersucher sollte auf Folgendes speziell achten:

➤ einen Tumor im Adnexbereich,
➤ eine relative Immobilität der Adnexe aufgrund von Adhäsionen und Fixierungen,
➤ die unregelmäßige Oberflächenstruktur des Tumors, die Indolenz und die Einseitigkeit des Tumors, die bei 70% der Ovarialkarzinome und nur bei 5% der benignen Adnextumoren vorliegt.

Da der Tumor häufig an verschiedenen Stellen des Ovars mit unterschiedlicher Geschwindigkeit wächst, ist es nicht ungewöhnlich, dass aufgrund der unterschiedlichen Blutversorgung sich zystische Areale mit gummiartigen, weichen oder verhärteten Anteilen abwechseln.

Sensitivität. Die Beckenaustastung wird als nicht ausreichend sensitiv erachtet, um Frühformen des Ovarialkarzinoms aufzudecken. McFarlane et al. (55) berichten, dass bei 1319 Frauen und insgesamt 18.753 Untersuchungen innerhalb von 15 Jahren nur 6 Ovarialkarzinome entdeckt wurden. Die Untersuchungen von Andolf et al. (3) ergaben, dass bei der Beckenaustastung 16 gutartige Zysten, 2 Borderline-Tumoren und ein Ovarialkarzinom übersehen worden waren. Eine andere Studie derselben Autoren erbrachte 37 falsch negative Untersuchungsergebnisse bei 194 Patientinnen (1). Lundberg und Koautoren (53) berichten ebenfalls über eine niedrige Erkennungsrate von Ovarialtumoren. Dieses Ergebnisse unterstützen den Standpunkt, dass die vaginale bimanuelle Untersuchung eine unzureichende Sensitivität aufweist, um zur Erkennung benigner und maligner Adnextumoren geeignet zu sein.

Postmenopausal palpable Ovarien. Der wertvollste Befund im Rahmen der bimanuellen Beckenaustastung ist das Syndrom der postmenopausal palpablen Ovarien, wie von Barber und Graber beschrieben (6). Der Tastbefund der Eierstöcke bei postmenopausalen Frauen wird insofern als pathologisch betrachtet, als dass die Palpation eines für prämenopausale Frauen normal großen Ovars in der Postmenopause mit einem Tumor gleichzusetzen ist. Patientinnen mit dem Syndrom der postmenopausal palpablen Ovarien sollten nicht beobachtet und kontrolliert werden, sondern müssen sich schnellstens einer weiterführenden Diagnostik auf einen Adnextumor unterziehen. Es wurde sogar schon empfohlen, bei diesem Syndrom gleich eine Adnexektomie durchzuführen (5).

Douglas-Spülzytologie und radiologische Methoden

Auch die Instillation und Aspiration von Flüssigkeit in und aus dem Douglas-Raum für zytologische Untersuchungen wurde als Abklärungsmethode bei Malignitätsverdacht vorgeschlagen. Sie ist jedoch für die Erkennung von Frühkarzinomen völlig ungeeignet, da mit ihrer Hilfe nur bereits disseminierte Karzinome diagnostiziert werden können (43, 67).

Die MRT kann ebenfalls zur Darstellung der Adnexen herangezogen werden. Abnorme Ovarien und Tumoren ab einer Größe von 0,5 cm können mittels MRT zur Darstellung gebracht werden (27). Die CT ist besonders hilfreich bei der Beurteilung von paravaginalen, peritonealen und retroperitonealen Lymphknoten (30). Allerdings sind sowohl die MRT als auch die CT nicht kosteneffektiv und zu zeitaufwendig, um im Rahmen des Ovarialkarzinomscreenings eingesetzt zu werden.

Tumormarker

Die anatomische Lage und Struktur der Ovarien macht sie für die direkte Untersuchung recht unzugänglich, weshalb es besonders günstig wäre, über einen geeigneten Serummarker zum Ovarialkarzinomscreening zu verfügen. Ein Antigen, das bereits im Frühstadium von einem Ovarialkarzinom gebildet würde, könnte über Lymph- und Blutgefäße des gut durchbluteten ovariellen Stromas oder über die freie Bauchhöhle und die peritonealen Lymphgefäße in den Blutkreislauf gelangen.

CA 125. Das am besten untersuchte tumorassoziierte Antigen des Ovarialkarzinoms ist das CA 125. Dieses Antigen wird von einem monoklonalen Antikörpern erkannt, der aus der Zelllinie eines Ovarialkarzinoms entwickelt wurde (7). In über 80% der epithelialen Ovarialkarzinome ist das mittels Radioimmunoassay bestimmte CA 125 auf über 35 U/ml erhöht, ebenso aber auch bei einem geringeren Prozentsatz von Lungen-, Darm-, Brust- und Pankreaskarzinomen (8, 35).

Fasst man 15 Studien zusammen (22), so wurden bei insgesamt 128 untersuchten Patientinnen mit Karzinomen im Stadium I in 44% CA-125-Spiegel von über 35 U/ml gemessen (Tab. 35.**2**). Diese Werte können jedoch nicht als Maßstab für die Eignung von CA 125 als Screeningparameter herangezogen werden, da der CA-125-Spiegel häufig erst zu einem späten Zeitpunkt des Krankheitsverlaufs erhöht ist. Andererseits kann dieses Antigen bereits Monate bis Jahre vor der Diagnosestellung des Karzinoms nachweisbar sein, obwohl es vermutlich erst dann messbar wird, wenn der Tumor die Kapsel schon durchbrochen hat. Bedient man sich eines Cut-off-Levels von 35 U/ml, wie es auch in der Studie von Zurawski et al. (82) der Fall war, resultiert eine Rate falsch positiver Ergebnisse von 5%, und ein Drittel (4/12) der Frauen mit Ovarialkarzinom (aller Stadien), die im Verlauf der nächsten 18 Monate klinisch auffällig würden, können zum Zeitpunkt der CA-125-Untersuchung identifiziert werden. Leider kommen erhöhte CA-125-Werte auch bei einigen anderen Erkrankungen vor, z.B. bei Endometriose, ausgedehnten Entzündungen im Becken, Pankreatitis, schwerer Leberzirrhose, und außerdem auch im ersten Trimenon einer normalen Schwangerschaft (24). CA 125 ist somit nicht spezifisch für das Ovarialkarzinom. Darüber hinaus belegte eine Studie des Londoner Hospitals, in der nur 4 von 11 Karzinomen im Stadium I diagnostiziert werden konnten, dass mittels des CA-125-Screenings Karzinome nicht rechtzeitig genug erkannt werden, um eine Prognoseverbesserung zu erzielen (59).

Ultraschall

Transabdominaler Ultraschall

Mittlerweile hat sich zur Beurteilung von Adnexprozessen die Ultraschalluntersuchung des Beckens und Abdomens als Standarddiagnostik etabliert. Sie ermöglicht den Nachweis eines Tumors, die Identifizierung seines Ursprungsortes (Ovar, Tube oder Uterus), die Darstellung seiner Binnenstruktur und den Ausschluss bzw. die gleichzeitige Untersuchung pathologischer Befunde im Abdomen.

Differenzierung benigner und maligner Befunde. Ob mithilfe der Sonographie zwischen bösartigen und gutartigen Prozesse differenziert werden kann, war Gegenstand vieler Studien. Meire et al. (56) untersuchten als Erste, wie zuverlässig ein Ovarialtumor im Rahmen der sonographischen Untersuchung

Tabelle 35.**2** Die Erkennungsrate des CA 125 perioperativ (in %) in Abhängigkeit vom Tumorstadium

| Studie | Stadium | | | |
	I	II	III	IV
Fuith et al. (1987)	60	80	89	80
Li-juan et al. (1986)	50	100	96	–
Heinone et al. (1985)	0	100	100	75
Halila et al. (1986)	–	0	57	100
Kivinen et al. (1986)	25	100	90	100
Crombach et al. (1985)	60	83	68	100
Schilthuis et al. (1987)	75	100	100	100
Zanaboni et al. (1987)	53	75	85	75
Vergote et al. (1987)	100	–	89	100
Brioschi et al. (1987)	31	100	97	96
Cruickshang et al. (1987)	25	67	94	100
Bast et al. (1983)	100	100	94	100
Patsner und Mann (1988)	40	100	93	100
Malkasian et al. (1988)	29	100	100	67
Zurkawski et al. (1988)	50	83	–	–
Insgesamt	44	88	91	94

aufgrund seiner Größe und seines Erscheinungsbildes als maligne eingestuft werden kann. In dieser Studie wurden fixe Septen, eine Tumorgröße über 5 cm und Multilokalität des Tumors als wegweisend für Malignität beurteilt. Nur bei 16 von 27 Patientinnen mit diesen Tumorcharakteristika lag letztendlich tatsächlich ein Ovarialkarzinom vor. Außerdem waren die Ergebnisse der Ultraschalluntersuchung enttäuschend hinsichtlich der Beurteilung von Tumormassen außerhalb des Beckens. Lawson (52) berichtet über 31% exakte Befunde beim Nachweis der Lokalisation und der Beurteilung der Konsistenz und der Größe der Tumoren in 251 Fällen. Deland et al. konnten in 13 von 14 Fällen ein Ovarialkarzinom korrekt erkennen (23). Ihre Daten zeigten, dass eine komplexe oder solide Binnenstruktur des Ovarialgewebes in 70% mit Malignität vergesellschaftet ist. Requard et al. (61) berichteten, dass mittels Ultraschalluntersuchung nur 20% der Metastasen eines Ovarialkarzinoms im Rektosigmoid, im Dünndarm und in den retroperitonealen Lymphknoten korrekt diagnostiziert werden können. So bleibt zur Klärung der Dignität einer Raumforderung nur die operative Intervention.

Systematisches Untersuchungsschema. Für den behandelnden Gynäkologen ist die Zuverlässigkeit der diagnostischen Methoden natürlich von größter Wichtigkeit. Bei der präoperativen Beurteilung von Ovarialtumoren bleiben die hauptsächlich eingesetzten diagnostischen Verfahren die körperliche Untersuchung und der Ultraschallbefund. Eine Studie von Finkler et al. (26) zeigte, dass diese beiden Verfahren eine geringe Sensitivität – bezogen auf alle untersuchten Frauen – und eine außerordentlich geringe Sensitivität aufweisen, wenn man die prämenopausalen Frauen alleine betrachtet. Selbst bei postmenopausalen Patientinnen, bei denen ein maligner Befund wahrscheinlicher ist, liegt die Sensitivität der Ultraschalluntersuchung lediglich bei 47%. Das erste systematische Untersuchungsschema für die Ultraschalluntersuchung als Screeningmethode für Ovarialtumoren im Frühstadium wurde von Campbell et al. entworfen (19). Sie zeigten als Erste, dass die im Rahmen der transabdominalen Ultraschalluntersuchung ermittelten Tumorgrößen und morphologischen Befunde sehr gut mit den intraoperativ gewonnenen Ergebnissen übereinstimmten.

Im Gegensatz dazu beurteilten O'Brien et al. (58) den transabdominalen Ultraschall noch schlechter als die klinische Untersuchung. Der Einfluss der transabdominalen Sonographie auf das Management war bei ihnen signifikant geringer als der Einfluss des klinischen Untersuchungsbefunds des Gynäkologen.

London-Times-Studie. Hierbei handelt es sich um eine prospektive Studie an 5479 freiwilligen symptomlosen Frauen (10). Untersucht wurden der Nutzen eines langfristigen Screeningverfahrens und die Entwicklung neuer Screeningstrategien auf der Basis definierter Volumenänderungen des Ovars. 5 primäre Ovarialkarzinome wurden im Stadium Ia oder Ib erkannt, und die Follow-up-Studie, bei der spätestens 1 Jahr nach der ersten Untersuchung eine Kontrolle erfolgte, ergab letztendlich eine Detektionsrate von 100% innerhalb dieses Studiendesigns. Ein Screeningschema, bei dem im Rahmen der ersten Untersuchung der Schwerpunkt auf der Dokumentation einer abnormen Morphologie des Ovars lag und bei den Kontrolluntersuchungen auf einer definierten Volumenänderung, erzielte eine Rate falsch postiver Ergebnisse von 1,6% und einen positiven Vorhersagewert von 2%, was einer Irrtumswahrscheinlichkeit von 1:50 bei Vorliegen eines positiven Testergebnisses entspricht. Diese Irrtumswahrscheinlichkeit ergibt sich vornehmlich aus der Schwierigkeit, zwischen bösartigen und gutartigen Prozessen (gutartige Tumoren, Hydrosalpinx etc.) zu differenzieren.

Routineultraschall bei Beschwerden. Die Wertigkeit des Routineultraschalls wurde von Andolf et al. (4) untersucht. Diese Studie wurde mit 805 Frauen durchgeführt, die sich in gynäkologischen Klinikambulanzen in Schweden vorgestellt hatten. Bei 39 Frauen wurde aufgrund des Ultraschallbefundes eine Operation vorgenommen; dabei fanden sich ein Ovarialkarzinom, 2 Borderline-Tumoren und ein Zäkumkarzinom. Da es sich hierbei um symptomatische Patientinnen gehandelt hatte, ist es schwierig, diese Ergebnisse auf ein allgemeines Screening zu übertragen. Keiner der 4 gefundenen Tumoren konnte mittels digitaler Beckenaustastung diagnostiziert werden. Allerdings gab es keine Berichte von Kontrolluntersuchungen, sodass über den exakten Krankheitsstatus und die Erkennungsrate nichts ausgesagt werden kann. In einer späteren Studie von Andolf et al. (2) wurden unter 801 Patientinnen mit erhöhtem Erkrankungsrisiko 6 primäre Ovarialkarzinome entdeckt. Innerhalb der folgenden 3 Jahre wurde von keinem weiteren Erkrankungsfall berichtet, was einer Erkennungsrate von 100% entspricht. Die Rate der falsch positiven Ergebnisse betrug 20%.

Untersuchungen an symptomlosen Frauen. Bei den von Campbell et al. (17) durchgeführten Untersuchungen an symptomlosen Probandinnen ergab sich eine Rate falsch positiver Ergebnisse von 3,5% bei der ersten Untersuchung. 4 primäre Ovarialkarzinome (alle Stadium I) wurden bereits bei der ersten Screeninguntersuchung diagnostiziert, und es gab während des Kontrollzeitraums keine Berichte über klinisch auffällig gewordene Neuerkrankungen. 3 weitere Karzinome im Stadium I wurden im Rahmen der zweiten Screeninuntersuchung nach 16, 18 und 22 Monaten entdeckt (17). Obwohl die Rate der falsch positiven Ergebnisse beim ersten Screening akzeptabel erschien, ergibt sich für den OAPR (Overall Predictive Ratio) 1:97, d.h. eine von 97 testpositiven Frauen war tatsächlich erkrankt. Dies zeigt deutlich, dass eine zweite Screeningmethode erforderlich ist, um die Rate der falsch positiven Ergebnisse zu verringern und den OAPR zu erhöhen. Diese Methode muss jedoch ebenfalls eine sehr hohe Erkennungsrate aufweisen, damit richtig positive Ergebnisse der ersten Screeninguntersuchung nicht durch den zweiten Test zu falsch negativen Ergebnissen werden.

Fazit. Die besten transabdominalen Screeninguntersuchungen zur Erkennung von frühen Ovarialkarzinomen stützen sich entweder auf eine abnorme Morphologie des Ovars oder ein Volumen oberhalb der 97. Perzentile im Rahmen der ersten Untersuchung und eine definierte Volumenänderung bei der Zweituntersuchung oder auf eine abnorme Morphologie bei der ersten Sonographie und eine definierte Volumenänderung bei der zweiten Sonographie (20). Unabhängig vom Schema sollten Wiederholungsuntersuchungen alle 12 – 18 Monate erfolgen. Bedient man sich des zweiten Schemas, erhält man einen positiven Vorhersagewert von 2% für primäre Ovarialkarzinome und von 3,8% für alle Ovarialkarzinome. Die Rate der falsch positiven Ergebnisse und die Irrtumswahrscheinlichkeit beim Vorliegen eines positiven Testergebnisses sind 1,6% (1:59) und 1,6% (1:26). Obwohl manche Untersucher diese Falsch-positiv-Rate immer noch als zu hoch erachten, kann die transabdominale Ultraschalluntersuchung als praktikable Screeningmethode eingestuft werden.

Transvaginaler Ultraschall

Differenzierung benigner und maligner Befunde. Mithilfe des transvaginalen Ultraschalls kann die erforderliche Untersuchungszeit bei der Beurteilung des Beckens vermindert werden. Die Auflösung ist deutlich besser als beim transabdominalen Ultraschall. Allerdings liefert die Untersuchung mit dem Transabdominalschallkopf eine bessere Gesamtübersicht des Beckens, die auch von einem unerfahrenen Untersucher relativ rasch eingestellt werden kann, während die Benutzung der Vaginalsonde manchmal eine Schritt-für-Schritt-Suche nach den Ovarien erforderlich macht. Sobald die Ovarien jedoch identifiziert sind, ist dank des exzellenten Auflösungsvermögens eine detaillierte Beurteilung auch kleiner anatomischer Strukturen möglich.

Eine große Anzahl unabhängiger Studien wies auf das Vorkommen von Veränderungen der anatomischen Struktur „gesunder", funktionstüchtiger Ovarien hin. Dabei handelt es sich um Septierungen, papilläre Strukturen, solide und flüssige Zystenanteile, Tochterzysten und solide Läsionen (62). Das Ziel dieser Studien war es, zu lernen, auf der Basis reproduzierbarer Kriterien zwischen gutartigen und bösartigen Läsionen zu differenzieren.

Scoring-System. Viele Autoren versuchten, ein allgemein akzeptiertes Scoring-System zu entwerfen. Leider bestand bei den meisten der vorgestellten Scoring-Systeme eine hohe Sensitivität, aber eine geringe Spezifität oder umgekehrt. Bourne et al. (15) veröffentlichten eine prospektive Studie, in der eine Hochrisikogruppe auf das Vorliegen eines Ovarialkarzinoms gescreent wurde. Das entworfene Scoring-System basierte auf dem Erscheinungsbild der ovariellen Läsion (solide, mono-/multizystisch, uni-/multilokulär, irreguläre/reguläre Zystenbegrenzung) sowie der Echogenität (echoarm, echoreich). Die Ergebnisse schienen vielversprechend, allerdings war die Spezifität nicht ausreichend. Andere Autoren versuchten – leider erfolglos – bessere Scoring-Systeme zu entwerfen (34, 40, 63). In einer Vergleichsstudie mit 8 Untersuchungsreihen von Sassone et al. (63) lag die Sensitivität zwischen 62 und 100%, die Spezifität zwischen 73 und 95% und der positive Vorhersagewert zwischen 31 und 88%. Die Autoren zogen die Schlussfolgerung, dass es ein Vorteil eines numerischen Scoring-Systems ist, dass der Test durch die Wahl unterschiedlicher Schwellenwerte solange verändert werden kann, bis präzise Cut-off-Werte evaluiert werden können. Es bedarf jedoch einer sehr großen Anzahl von Untersuchungsserien, um eine genauere Punkteverteilung bei unterschiedlichen Krankheitsprozessen vornehmen zu können.

Falsch positive Befunde. Das Hauptproblem bei der Beurteilung der Tumormorphologie ist, dass einige gutartige Erkrankungen maligne Erscheinungsformen an den Tag legen können. So verursachen z.B. Endometriosen und Dermoidzysten regelmäßig falsch positive Befunde. Van Nagel et al. (74, 75) veröffentlichten Studien, bei denen die Rate der falsch positiven Ergebnisse im Rahmen der ersten Untersuchung 3,1 bzw. 2,3% betrug und bei denen der weitere Verlauf vielversprechende Resultate lieferte, da es keine Berichte über Neuerkrankungen an einem Ovarialkarzinom nach der Erstuntersuchung gab.

In einer anderen Studie des King's College Hospitals (13) konnten unter 1601 asymptomatischen Frauen, die mindestens eine nahe Verwandte mit Ovarialkarzinom hatten, mittels Transvaginalschall 6 primäre Ovarialkarzinome (5 im Stadium Ia und 1 im Stadium III) erkannt werden. Im Rahmen der Nachuntersuchungen nach 24, 41 und 44 Monaten wurden 3 weitere Karzinome diagnostiziert (eines im Stadium Ib und 2 im Stadium III). Schließt man diese 3 Karzinome mit ein, so erhält man innerhalb dieser 44 Monate eine Detektionsrate von 67%.

Fazit. Es ist offensichtlich, dass die vaginale Ultraschalluntersuchung aufgrund ihres hohen Auflösungsvermögens die Erkennungsrate von Fühkarzinomen verbessern kann. Wir werden jedoch immer noch mit einer signifikanten Rate falsch positiver Ergebnisse konfrontiert. Selbst wenn man nur die Gruppe der Frauen mit dem höchsten Risiko untersucht, bei der ja eine höhere Prävalenz der Erkrankung vorliegt, muss man noch immer 14 Frauen mit einem positiven Testergebnis operieren, um ein Ovarialkarzinom zu finden (18).

Transvaginale farbkodierte und gepulste Dopplersonographie

Blutflusscharakteristika in Tumorgefäßen. Die Tumorgefäßversorgung besteht aus Gefäßen, die sich aus dem normalen organversorgenden Gefäßsystem entwickeln und aus Gefäßen, die als Reaktion auf die angiogenetische Stimulation durch die Tumorzellen gebildet werden (32). Im Vergleich zu normalen Gefäßen besitzen Gefäße an der Tumorfront eine geringere Wandmuskulatur (Fehlen der Tunica muscularis), bestehen vornehmlich aus Endothelzelllinien und können Tumorzellen enthalten (68). Der relative Mangel an glatten Muskelzellen in der Wand der neu gebildeten Gefäße führt zu einer Abnahme des peripheren Widerstands. Wells et al. (78) und Burns et al. (16) dokumentierten ein abnormes Flowspektrum in der Peripherie von Mammakarzinomen. Diese Ergebnisse wurden da-

Tabelle 35.**3** Vergleich der Screeningparameter für Schwarzweiß- und Farbdopplersonographie

Autoren	n	M/B	Sensi-tivität (%)	Falsch-positiv-Rate (%)	Methode
Kurjak et al. (1989)	20	5/15	–	–	TVS
			100	3	TVS-CD
Kurjak et al. (1991)	680	56/624	–	–	TVS
			96	1	TVS-CD
Fleischer et al. (1991)	43	11/32	45	18	TVS
			100	16	TVS-CD
Fleischer et al. (1991)	26	5/21	100	15	TVS
			100	17	TVS-CD
Campbell et al. (1992)	7	7/0	–	–	TVS
			95	6	TVS-CD
Weiner et al. (1992)	53	17/36	94	31	TVS
			94	6	TVS-CD
Kawai et al. (1992)	24	9/15	57	10	TVS
			88	0	TVS-CD
Hata et al. (1992)	63	27/36	85	31	TVS
			93	47	TVS-CD
Timor-Tritsch et al. (1993)	115	16/99	94	13	TVS
			94	1	TVS-CD
Tekay u. Jouppila (1992)	72	11/61	–	–	TVS
			82	23	TVS-CD
Kurjak et al. (1993)	83	29/54	–	–	TVS
			90	5	TVS-CD
Kurjak u. Predanic (1993)	174	38/136	92	5	TVS
			97	0	TVS-CD
Insgesamt			81	20	TVS
			94	10	TVS-CD

TVS = transvaginale Sonographie
TVS-CD = transvaginale farbkodierte und gepulste Dopplersonographie
B = benigne Ovarialtumoren
M = maligne Ovarialtumoren

nach von einigen Arbeitsgruppen bestätigt (38, 42, 57, 69). Bei Untersuchungen mit dem Farbdoppler und dem gepulsten Doppler stützt man sich auf eben diese Blutflusscharakteristika in Tumorgefäßen, um zwischen malignen und benignen Tumoren zu differenzieren (Tab. 35.**3**). Diese Methode basiert auf der von Judah Folkman im Jahre 1972 aufgestellten These, dass kein Tumor ohne zusätzliche, neu gebildete Gefäßversorgung i. S. e. Neovaskularisierung wachsen kann (31).

Widerstandsindizes. Kurjak et al. (50) demonstrierten die Vorteile dieser neuen Methode. Sie untersuchten die Durchblutungsmuster von Ovarialkarzinomen und anderen Tumoren im Becken und beobachteten einen niedrigen Gefäßwiderstand der Tumorgefäße mit einem Resistance-Index (RI) unter 0,41. Ein falsch positives Ergebnis ergab sich bei einem Granulosazelltumor. In der Studie von Bourne et al. (14) waren von 18 Ovarialtumoren 8 maligne. Der Pulsatilitätsindex (PI) lag bei 7 von den 8 malignen Tumoren unter 1,0 (0,3 – 0,9). Ein falsch positives Ergebnis ergab sich bei einer bilateralen Dermoidzyste mit PI-Werten von 0,4 und 0,8 und ein falsch negatives Ergebnis bei einem Borderline-Tumor (seröses Zystadenom) mit einem PI von 5,5. Beide Gruppen stimmen darin überein, dass man mithilfe der Dopplertechnik Ovarialkarzinome im FIGO-Stadium Ia erkennen kann und die Methode somit als Screeningverfahren für das Ovarialkarzinom geeignet ist. Eine andere Schlussfolgerung war, dass ein hoher Gefäßwiderstand als Ausschlusskriterium für ein invasives primäres Ovarialkarzinom dienen kann.

Überschneidungen und Schwellenwerte. Andere Arbeitsgruppen berichteten über höhere PI- oder RI-Werte in Gefäßen maligner Tumoren oder über einen signifikanten Überschneidungsbereich der PI- und RI-Werte bei malignen und benignen Tumoren (12, 28, 29, 36, 37, 39, 44–49, 70, 71, 77). In der Natur gibt es überall fließende Übergänge, sodass exakte Cut-off-Werte der Blutflussparameter zur Unterscheidung maligner und benigner Prozesse nicht zu erwarten sind. Darüber hinaus können sich Blutflussparameter zusammen mit dem Tumorstadium oder der Metastasierungstendenz eines Tumors verändern. Trotzdem ist es notwendig, bestimmte Schwellenwerte für den PI und RI festzulegen, um statistische Analysen vornehmen zu können. Die Sensitivität dieser Screeningparameter variiert von 46–100% und die Spezifität von 72–99%. Sehr bemerkenswert ist die Tatsache, dass einige Studien eine Sensitivität von über 80% und eine Spezifität von 98% erzielen.

Dies unterstreicht nochmals, dass die Messung der intratumoralen Blutflussparameter mittels transvaginalem Farbdoppler als Methode der Wahl beim Ovarialkarzinomscreening herangezogen werden kann.

Sekundärer Screeningtest. Alle bisher erwähnten Studien schlossen nur symptomatische oder bei der klinischen Untersuchung auffällig gewordene Frauen ein. Wenn zusätzlich zur transvaginalen B-Bild-Untersuchung der Farbdoppler eingesetzt wird, kann die Sensitivität verbessert und die Rate der falsch positiven Ergebnisse verringert werden. Die Gesamtsensitivität wurde von 81% auf 94% angehoben, während die Falsch-positiv-Rate von 20% auf 10% verringert wurde. Es wird somit offensichtlich, dass ein Screeningprogramm, das den Farbdoppler als sekundäres Testverfahren beinhaltet, den o.g. Anforderungen an ein solches „kombiniertes Screening" gerecht wird. Der nächste Schritt wird sein, diese Methode in einer randomisierten Studie an Frauen ohne Symptome zu testen. Dazu müsste man mindestens 100.000 Frauen in eine Studie aufnehmen, die sich mindestens über einen Zeitraum von 10 Jahren erstrecken sollte. Obwohl die Farbdopplermethode einen sehr vielversprechenden Eindruck macht, wird erst das Ergebnis einer solchen Studie die Wertigkeit dieser Methode exakt einschätzbar machen.

Wer sollte gescreent werden?

Die Rate der falsch positiven Ergebnisse zu reduzieren bzw. die Spezifität eines Screeningtests zu verbessern, gelingt dadurch, dass man eine Population mit einem erhöhten Risiko untersucht. Auf diese Weise werden dann aufgrund der höheren Prävalenz unter den Testpositiven auch mehr tatsächlich Betroffene, in unserem Fall an Ovarialkarzinomen erkrankte Frauen, gefunden. Die Selektion einer Risikogruppe kann andererseits auch helfen, bestimmte Faktoren zu identifizieren, die unter Umständen die Erkrankung verursachen, und kann somit auf diesem Wege zur Früherkennung und Erhöhung der Überlebensrate beitragen (9).

Altersverteilung

Aufgrund der Altersverteilung der Erkrankten wäre ein Screening vermutlich nur für Frauen über 40 Jahre sinnvoll. 1990 verursachte das Ovarialkarzinom den Verlust von über 68.000 Lebensjahren in England und Wales (Abb. 35.**1**). Der Peak der Sterbefälle liegt zwischen dem 60. und 70. Lebensjahr mit einem signifikanten Anstieg ab dem 40. Lebensjahr.

Familiäre Belastung

Es gibt viele Berichte, in denen die familiäre Belastung als ein wesentlicher Risikofaktor für die Entwicklung eines Ovarialkarzinoms bezeichnet wird (54, 65). Ein deutlich erhöhtes Risiko besteht in Familien, bei denen der Erbgang dominant zu sein scheint. Wenn eine Verwandte 1. Grades erkrankt ist, beträgt das Risiko an einem Ovarialkarzinom zu erkranken bei einer Frau mit familiärer Belastung auf die Lebensdauer berechnet 50% (60). Bei 2 oder mehr erkrankten Frauen unter nahen Verwandten, insbesondere wenn es sich um junge Frauen handelt oder bei einer von ihnen zusätzlich ein Mammakarzinom vorliegt, besteht ein sehr starker Verdacht auf eine erbliche Prädisposition. Bei Töchtern oder Schwestern einer erkrankten Frau liegt der entsprechende Genabschnitt mit einer 50%igen Wahrscheinlichkeit ebenfalls vor, wobei nicht alle Genträgerinnen ein Karzinom entwickeln. Ihr Risiko beträgt auf die Lebensdauer berechnet ca. 40%. Die Wahrscheinlichkeit, dass eine Frau aus einer mit Ovarialkarzinomen belasteten Familie

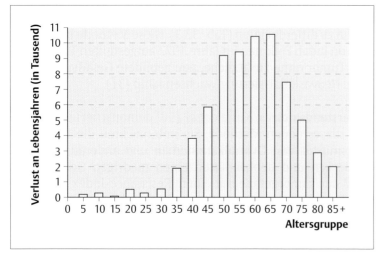

Abb. 35.**1** Verkürzung der Lebenserwartung in Jahren durch das Ovarialkarzinom im Jahre 1990 (England und Wales).

ein Ovarialkarzinom entwickelt, ist 1 : 6 im Vergleich zu 1 : 70 in der durchschnittlichen weiblichen Bevölkerung (33). Aus solchen Familien, die eine sehr interessante Gruppe für wissenschaftliche Studien darstellen, stammen insgesamt 10 % der an malignen Ovarialtumoren erkrankten Frauen.

Es wurden auch genetische Zusammenhänge zwischen dem Ovarial-, dem Endometrium- und dem Mammakarzinom untersucht (64). Die Resultate bewiesen die Existenz eines familiären kombinierten Ovarial- und Brustkrebs-Syndroms, während das Endometriumkarzinom, das ebenfalls familiär gehäuft auftreten kann, keinen Zusammenhang mit dieser Erkrankung aufwies. Diese Beobachtungen unterstützen die These, dass ein genetischer Faktor eine der Ursachen für einen malignen Ovarialtumor ist. Bei Frauen, bei denen ein Verdacht auf ein genetisches Risiko besteht, sollten deshalb eine humangenetische Abklärung sowie regelmäßige Untersuchungen im Rahmen eines speziellen Vorsorgeprogramms erfolgen.

Andere Risikofaktoren

Unfruchtbarkeit wird verdächtigt, das individuelle Risiko für ein Ovarialkarzinom zu erhöhen, während orale Kontrazeptiva einen protektiven Effekt haben könnten (76). Bei unverheirateten Frauen wurde ein höheres Risiko konstatiert, allerdings wurde das Risiko für verheiratete Frauen ohne Kinder als noch höher eingestuft. Mehrere Schwangerschaften und die erste Geburt in jungen Jahren scheinen das Risiko für das Ovarialkarzinom zu verringern. In einigen Studien wurde auch dem Stillen ein protektiver Effekt zugeschrieben. Sowohl mehrere Schwangerschaften als auch der Gebrauch oraler Kontrazeptiva bedeuten, dass bezogen auf die Lebensdauer eine geringere Anzahl an Ovulationen stattfindet. Das Ovulationstrauma wird folgerichtig als ein wesentlicher Faktor bei der Entstehung des Ovarialkarzinoms angesehen. Durch den Einriss der ovariellen Kapsel während des Eisprungs können sowohl Oberflächenepithelien als auch potenzielle Karzinogene ins ovarielle Stroma gelangen.

Schlussfolgerung

Das Ovarialkarzinom ist eine Erkrankung mit schlechten Überlebenschancen nach dem Auftreten klinischer Symptome. Die Überlebensrate kann durch eine Diagnosestellung in frühen Stadien deutlich verbessert werden. Wenngleich es das primäre Ziel eines Screeningprogramms ist, die Anzahl der früh diagnostizierten Karzinome zu erhöhen, trägt auch die Erkennung von bereits größeren, aber langsam wachsenden, „weniger malignen Tumoren" zu einer Verbesserung der Überlebensrate bei.

Bevor einer der besprochenen Screeningtests als effektiv akzeptiert werden kann, müssen randomisierte kontrollierte Studien eine geringere Mortalitätsrate innerhalb der so „gescreenten" Gruppe nachweisen. Solche Ergebnisse könnten, z. B. für das Ultraschallscreening, frühestens 10 – 15 Jahre nach Beginn der Studie erwartet werden. Die Kosten-Nutzen-Analyse muss ebenfalls positiv ausfallen, damit die Kostenträger im Gesundheitswesen bereit sind, diesen Test der betroffenen Bevölkerungsgruppe zur Verfügung zu stellen.

Die zuvor präsentierten Ergebnisse zeigen, dass die Kombination aus transvaginaler B-Bild-Darstellung und Dopplersonographie die vielversprechendste Untersuchungsmethode für ein Screeninprogramm darstellt. Demzufolge sollte bei Frauen mit hohem Risiko (z. B. postmenopausale Frauen mit Erkrankungsfällen in der Familie) der farbkodierte und gepulste Farbdoppler auf jeden Fall eingesetzt werden.

Literatur

1 Andolf E, Jorgensen C: A prospective comparison of clinical ultrasound and operative examination of the female pelvis. J. Ultrasound Med. 7 (1988) 617 – 620

2 Andolf E, Jorgensen C, Astedt B: Ultrasound examination for detection of ovarian carcinoma in risk groups: Obstet. Gynecol. 75 (1990) 106 – 109

3 Andolf E, Svalenius E, Astedt B: Ultrasonography for early detection of ovarian carcinoma. Brit. J. Obstet. Gynaecol. 38 (1986) 921 – 925

4 Andolf E, Svalenius E, Asted B: Ultrasonography for early detection of ovarian carcinoma. Brit. J. Obstet. Gynecol. 93 (1986) 1285 – 1291

5 Barber HRK: Ovarian cancer: diagnosis and management. Amer. J. Obstet. Gynecol. 150 (1984) 910 – 916

6 Barber HRK, Graber EA: The PMPO syndrome (post menopausal palpable ovary syndrom). Obstet. Gynecol. 38 (1971) 921 – 923

7 Bast RC, Feeney M, Lazarus H et al.: Reactivity of a monoclonal antibody with human ovarian carcinoma. J. Clin. Invest. 38 (1981) 1331 – 1335

8 Bast RC, Klung TL, St. John E et al.: A radioimmunoassay using a monoclonal antibody to monitor the course of epithelial ovarian cancer. New Engl. J. Med. 309 (1983) 169 – 174

9 Beral V: The epidemiology of ovarian cancer. In Sharp F, Soutter WP (eds.): Ovarian cancer: the way ahead. Royal College of Obstet. Gynecol., London 1987, S. 21 – 23

10 Bhan V, Amso N, Whitehead MI et al.: Characteristics of persistent ovarian masses in asymptomatic women. Brit. J. Obstet. Gynecol. 96 (1989) 1384 – 1388

11 Boring C, Squires T, Tang T: Cancer statistics 1991. Cancer J. Clinic. 41 (1991) 19 – 36

12 Bourne TH: Transvaginal color Doppler in gynecology. Ultrasound Obstet. Gynecol. 1 (1991) 359 – 373

13 Bourne TH, Campbell S, Reynolds KM et al.: Screening for early familial ovarian cancer with transvaginal ultrasonography and color flow imaging. Brit. Med. J.

14 Bourne T, Campbell S, Steer C, Whitehead MI, Collins WP: Transvaginal color flow imaging: A possible new screening technique for ovarian cancer. Brit. Med. J. 299 (1989) 1367 – 1370

15 Bourne T, Campbell S, Whitehead MI, Collins WP: Transvaginal ultrasound screening for ovarian cancer in a high risk group. Presente at The Third World Congress on Vaginosonography in Gynecology, June 14 – 17, San Antonio, Texas 1990

16 Burns PN, Halliwell M, Wells PNT, Webb AJ: Ultrasonic Doppler studies of the breast. Ultrasound Med. Biol. 8 (1982) 127 – 132

17 Campbell S, Bhan V, Royston P et al.: Transabdominal ultrasound screening for early ovarian cancer. Brit. Med. J. 299 (1989) 1363 – 1367

18 Campbell S, Bourne TH, Whitehead MI, Steer CV, Colling WP: New developments in ultrasound screening for ovarian cancer. J. Ultrasound Med. 9 (Suppl. 1) (1990) 93

19 Campbell S, Goessens L, Goswamy R, Whitehead MI: Real-time ultrasonography for the determination of ovarian morphology and volume. A possible early screening test for ovarian cancer. Lancet 1 (1982) 425 – 429

20 Campbell S, Royston P, Bhan V, Whithead MI, Collins WP: Novel screening strategies for early ovarian cancer by transabdominal ultrasonography. Brit. J. Obstet. Gynecol. 97 (1990) 304 – 311

21 Cuckle HS, Wald NJ: Principles of screening. In Wald NJ (ed.): Antenatal and neonatal screening. Oxford University Press, Oxford 1984, pp. 125 – 139

22 Cuckle HS, Wald NJ: Screening for ovarian cancer. In Miller AB (ed.): Evaluation of screening for cancer. UICC Press, Cambridge 1991, pp. 234 – 249

23 Deland M, Field A, van Nagell J et al.: Ultrasonography in the diagnosis of tumors of the ovary. Surg. Gynecol. J. Obstet. 18 (1979) 346 – 348

24 Dordani D, Fleischer AC, Colvin-Huff B, Buckley SL, Jones III HW: Transvaginal sonography and CA 125 for evaluation of the postmenopausal ovary: A prospective pilot study. Med. Rev. 40 (1992) 39 – 44

25 Einhorn N, Nilsson B, Sjovall K: Factors influencing survival in carcinomas of the ovary. Cancer 55 (1985) 2019 – 2025

26 Finkler NJ, Benacerraf B, Lavin PT et al.: Comparison of serum CA 125, clinical impression and ultrasound in the preoperative evaluation of ovarian masses. Obstet. Gynecol. 72 (1988) 659 – 663

27 Fishman-Javit MC, Lovecchio JL, Stein HL: Imaging strategies for MRI of the pelvis. Radiol. Clin. North Amer. 26 (1988) 633 – 651

28 Fleischer AC, Rodgers WH, Rao BK, Keppler DM, Jones HW: Transvaginal color Doppler sonography of ovarian masses with pathological correlation. Ultrasound Obstet. Gynecol. 1 (1991) 275 – 278

29 Fleischer AC, Rodgers WH, Rao BK et al.: Assessment of ovarian tumor vascularity with transvaginal color Doppler sonography. J. Ultrasound. Med. 10 (1991) 563 – 568

30 Fleischer AC, Walsh JW, Jones HW, Shaff MI, James AE: Sonographic evaluation of pelvic masses. Method of examination and role of sonography relative to other imaging modalities. Radiol. Clin. North Amer. 20 (1982) 397 – 412

31 Folkman J: Anti-angiogenesis: new concept for therapy of solid tumors. Ann. Surg. 133 (1972) 275 – 279

32 Folkman J: Tumor angiogenesis. Adv. Cancer Res. 48 (1985) 2641 – 2645

33 Gilda Render Familial Ovarian Cancer Registry. Newsletter 1990

34 Granberg S, Nosrom A, Wikland M: Tumors in the lower pelvis as imaged by vaginal sonography. Gynecol. Oncol. 37 (1990) 224 – 229

35 Haga Y, Sakamoto K, Egami H et al.: Clinical significance of serum CA 125 values in patients with cancers of the digestive system. Amer. J. Med. Sci. 292 (1986) 30 – 35

36 Hata K, Hata T, Manabe A, Sugimura K, Kitao M: A critical evaluation of transvaginal Doppler studies, transvaginal sonography, magnetic resonance Imaging, and CA125 in detecting ovarian cancer. Obstet. Gynecol. 80 (1992) 92 – 926

37 Hata T, Hata K, Senoh D et al.: Doppler ultrasound assessment of tumor vascularity in gynecologic disorders. J. Ultrasound. Med. 8 (1989) 309 – 314

38 Hata H, Hata K, Yamane Y, Kitao M: Real-time two-dimensional and pulsed Doppler ultrasound detection of intrapelvic neoplastic tumor and abnormal pathogenic changes: preliminary report. J. Cardiovasc. Ultrasonog. 7 (1988) 135 – 139

39 Hata K, Makihara K, Hata T et al.: Transvaginal color Doppler imaging for hemodynamic assessment of reproductive tract tumors. Int. J. Gynecol. Obstet. 36 (1991) 301 – 308

40 Herrman UJ Jr, Locher GW, Goldhirsch A: A sonographic patterns of ovarian tumors: prediction of malignancy. Obstet. Gynecol. 69 (1987) 777 – 781

41 Jacobs IJ, Orham DA: Potential screening tests for ovarian cancer. In Sharp F, Mason WP, Leake RE (eds.): Ovarian cancer. Chapman and Hall, 1989, London S. 197

42 Jellins J, Kossoff G, Boyd J, Reeve TS: The complementary role of Doppler to the B-mode examination of the breast. J. Ultrasound Med. 59 (1983) 89 – 93

43 Joppi M, Pezzini MB, Tapparelli E: Washing puncture of puch in early diagnosis and follow-up of ovarian tumors. Eur. J. Gynecol. Oncol. 3 (1983) 60 – 63

44 Kawai M, Kano T, Kikkawa F, Maeda O. Oguchi H, Tomoda Y: Transvaginal Doppler ultrasound with color flow imaging in the diagnosis of ovarian cancer. Obstet. Gynecol. 79 (1992) 163 – 167

45 Kurjak A, Predanic M: New scoring system for prediction of ovarian malignancy based on transvaginal color Doppler. J. Ultrasound Med. 11 (1992) 631 – 638

46 Kurjak A, Predanic M, Shala H: Resistance versus pulsatility index (Letter to the Editor). J. Ultrasound Med. 12 (1993) 16

47 Kurjak A, Schulman H, Sosic A, Zalud I, Shalan H: Transvaginal ultrasound, color flow, and Doppler waveform of the postmenopausal andexal mass. Obstet. Gynecol. 80 (1992) 917 – 921

48 Kurjak A, Shalan H, Matijevic R, Predanic M: Stage I ovarian cancer by transvaginal color Doppler sonography: A report of 18 cases. Ultrasound Obstet. Gynecol. 3 (1993) 195 – 198

49 Kurjak A, Zalud I, Alfirevic A: Evaluation of adnexal masses with transvaginal color ultrasound. J. Ultrasound Med. 10 (1991) 295 – 297

50 Kurjak A, Zalud I, Jurkovic D, Alfirevic Z, Miljan M: Transvaginal color Doppler for the assessment of pelvic circulation. Acta Obstet. Gynecol. Scand. 68 (1989) 131 – 135

51 Kykes PW, Bradwell AR, Champan CE, Vaugham ATM: Radioimmunotherapy of cancer: Clinical studies and limiting vactors. Cancer Treat. Rev. 14 (1987) 87 – 96

52 Lawson T, Albarelli J: Diagnosis of gynecologic pelvic masses by gray scale ultrasonography: analysis of specificity and accuracy. Amer. J. Roentgenol. 128 (1977) 1003 – 1006

53 Lundberg WI, Wall JE, Mathers JE: Laparoscopy in evaluation of pelvic pain. Obstet. Gynecol. 42 (1973) 812 – 816

54 Lynch HT, Watson P, Bewtra C et al.: Hereditary ovarian cancer: Heterogenity in age at diagnosis. Cancer 67 (1991) 1460 – 1466

55 McFarlane C, Strugis MC, Fetterman FS: Results of an experiment in the control of cancer of the female pelvis organ and report of a fifteen year research. Amer. J. Obstet. Gynecol. 69 (1955) 294 – 299

56 Meire HB, Farrant P, Guha T: Distinction of benign from malignant ovarian cysts by ultrasound. Brit. J. Obstet. Gynecol. 85 (1978) 893 – 897

57 Minasian M, Bamber JC: A Preliminary assessment of an ultrasonic Doppler method for the study of blood flow in human breast cancer. Ultrasound Med. Biol. 8 (1982) 357 – 362

58 O'Brain WF, Buck DR, Nash FD: Evaluation of sonography in the initial assessment of the gynecologic patient. Amer. J. Obstet. Gynecol. 149 (1984) 598 – 602

59 Parkes CM, Wald N: Screening for ovarian cancer. In Kurjak A (ed.): Atlas of transvaginal color Doppler. Parthenon, Lanks

60 Ponder BAJ, Peto J, Easton DF: Familial ovarian cancer. In Sharp F, Mason WP, Creasman W (eds.): Ovarian cancer: biology, diagnosis and management. Chapman and Hall, London 1992, pp. 3 – 8

61 Requard K, Mettler F, Wicks J: Preoperative sonography of malignant ovarian neoplasms. Amer. J. Radiol. 137 (1981) 79 – 82

62 Rottem S, Levit N, Thaler I, Yoffe N et al.: Classification of ovarian lesions by high frequency transvaginal sonography. J. Clin.Ultrasound 18 (1990) 359 – 363

63 Sassone AM, Timor-Tritsch IE, Artner A, Carolyn W, Warren WB: Transvaginal sonographic characterization of ovarian disease: Evaluation of a new scoring system to predict ovarian malignancy. Obstet. Gynecol. 78 (1991) 70 – 76

64 Schildkraut JM, Risch N, Thompson W: Evaluating genetic association among ovarian, breast-ovarian, and endometrial cancer: evidence for a breast-ovarian cancer relationship. Amer. J. Hum. Genet. 45 (1989) 521 – 529

65 Schildkraut JM, Thompson WD: Familial ovarian cancer: a population based case-control study. Amer. J. Epidemiol. 128 (1988) 456 – 466

66 Silveberg E, Boring CC, Squires TS: Cancer Statistics 1990. Cancer J. Clinic. 40 (1990) 10 – 23

67 Smith L: Detection of malignant ovarian neoplasms: a review of the literature. 1. Detection of the patient at risk; clinical, radiological and cytological detection. Obstet. Gynecol. Surg. 39 (1984) 313 – 328

68 Strickland B: The value of arteriography in the diagnosis of bone tumors. Brit. J. Radiol. 32 (1959) 705–712

69 Taylor KJW, Ramos I, Carter D, Morse SS, Snower D, Fortune K: Correlation of Doppler ultrasound tumor signals with neovascular morphologic features. Radiology 166 (1988) 57–61

70 Tekay A, Jouppila P: Validity of pulsatility and resistance indices in classification of adnexal tumors with transvaginal color Doppler ultrasound. Ultrasound Obstet. Gynecol. 2 (1992) 338–344

71 Timor-Tritsch IE, Lerner J, Monteagudo A, Santos R: Transvaginal sonographic characterization of ovarian masses using color-flow directed Doppler measurements (abstract). Ultrasound Obstet. Gynecol. 2 (Suppl. 1) (1992) 171

72 UK Co-ordinating Committee on Cancer Research. Ovarian cancer screening. London 1989

73 van Nagell JR Jr: Ovarian cancer screening (editorial). Cancer 68 (1991) 679–680

74 van Nagell JR, DePriest PD, Puls LE et al.: Ovarian cancer screening in asymptomatic postmenopausal women by transvaginal sonography. Cancer 68 (1991) 458–462

75 van Nagell JR Jr, Higgins RV, Donaldson ES et al.: Transvaginal sonography as a screening method for ovarian cancer. Cancer 65 (1990) 573–577

76 Villard-Mackintosh L, Vessey MP, Jones L: The effects of oral contraceptives and parity on ovarian cancer trends in women under 55 years of age. Brit. J. Obstet. Gynecol. 96 (1989) 783–788

77 Weiner Z, Thaler I, Beck D, Rottem S, Deutchs M, Brandes JM: Differentiating malignant from benign ovarian tumors with transvaginal color flow imaging. Obstet. Gynecol. 79 (1992) 159–162

78 Wells PNT, Halliwell M, Skidmore R, Webb AJ, Woodcock JP: Tumor detection by ultrasonic Doppler blood flow signals. Ultrasonics 15 (1977) 231–234

79 Westhoff C, Randall MC: Ovarian cancer screening: Potential effect on mortality. Amer. J. Obstet. Gynecol. 165 (1991) 502–507

80 Wilson JMG, Jungner G: Principles and practice of screening for disease. Public health paper 34., World Health Organization, Geneva 1968

81 Young RC, Walton LA, Ellenberg SS et al.: Adjuvant therapy in stage I and II epithelial ovarian cancer. New Engl. J. Med. 322 (1990) 1021–1027

82 Zurawski VR Jr, Orjaseter H, Andersen A et al.: Elevated serum CA125 levels prior to diagnosis of ovarian neoplasia: Relevance for early detection of ovarian cancer. Int. J. Cancer 42 (1988) 677–680

Gynäkologische Diagnostik

Geschichtliche Entwicklung

Systolische Modulation. Der erste Einsatz der Dopplersonographie in der Dignitätseinschätzung von Brusttumoren erfolgte 1977 an einer Serie von 9 palpablen Tumoren durch Wells et al. (21) mit einer Continous-Wave-Stiftsonde. Die Arbeitsgruppe beschrieb bei den 3 untersuchten Karzinomen ein charakteristisches Dopplerfrequenzspektrum mit einem langsamen systolischen Abfall und einem hohen diastolischen Blutfluss. Diese sog. systolische Modulation fehlte oder war extrem schwach bei den 6 benignen Tumoren. Halliwell (9) interpretierte diesen qualitativen Unterschied zwischen benignen und malignen Tumoren als Ausdruck eines Gefäßnetzes mit niedrigem Widerstand. Ähnliche Beobachtungen machten verschiedene Arbeitsgruppen (8, 12, 22), allerdings weiterhin an kleinen Kollektiven mit unterschiedlichen Dopplersystemen und unterschiedlichen Untersuchungsmethodiken.

Uni- und bidirektionaler Blutfluss. Lypacewicz et al. (12) sowie White und Cledgett (22) beschrieben darüber hinaus einen unidirektionalen Blutfluss bei benignen Läsionen und einen multidirektionalen Fluss bei malignen Veränderungen. Es wurde ein kausaler Zusammenhang angenommen zwischen diesen unterschiedlichen dopplersonographisch erfassbaren Durchblutungsverhältnissen und den histopathologisch unterschiedlich strukturierten tumorneoangiogenetischen Kapillarnetzen von benignen und malignen Tumoren. Diese Annahme wurde über die Jahre hinweg nicht eindeutig widerlegt. Auch nicht von Burns et al. (4), die bereits 1982 obige farbdopplersonographische Beobachtungen relativierten und von allen Diskriminierungsparametern zwischen benignen und malignen Tumoren lediglich die Differenz der maximalen systolischen Frequenzen zwischen Tumor und gesundem kontralateralem Brustdrüsengewebe als wichtigen Diskriminator ansahen.

Asymmetrische Gefäßherde. Madjar und Mitarbeiter (13) fanden dieses charakteristische Dopplerfrequenzspektrum lediglich bei 54% der Karzinome. Sie bewerteten das Auftreten eines im Vergleich zur kontralateralen Mamma asymmetrischen Gefäßherdes als wichtigstes Malignitätskriterium.

RI und PI. Die technische Weiterentwicklung ermöglichte den Einsatz der Duplexdopplersonographie und später der Farbdopplersonographie bei weiteren Untersuchungen zur Validität der Dopplersonographie in der Tumordignitätseinschätzung. Die Hypothese, dass die Tumorneoangiogenese mittels Dopplersonographie beurteilt werden könnte, wurde dabei von einigen Autoren bereits als bewiesene Tatsache übernommen. In diesem Zusammenhang wurden der niedrigste gemessene Gefäßwiderstand (minimaler Resistance-Index bzw. niedrigster Pulsatilitätsindex) als Ausdruck des Widerstandes im Kapillarbett gewertet. Dem RI wurde der höchste Stellenwert als Parameter für die Dignitätsdiskriminierung eingeräumt.

Parameter und Blutflusscharakteristika. Folgende Parameter und Blutflusscharakteristika wurden bislang untersucht und ausgewertet:
➤ positiver bzw. negativer Blutflussnachweis,
➤ Zahl der Tumorgefäße,
➤ aus den arteriellen Blutflusskurven errechnete, vom Einstrahlungswinkel des Ultraschalles unabhängige Blutflussparameter, wie Resistance-Index, Pulsatilitätsindex und A/B-Ratio,
➤ absolute maximale (systolische) bzw. minimale (enddiastolische) Geschwindigkeiten,
➤ Anzahl und Intensität einzelner bzw. flächenhaft ausgebreiteter Farbpixel in einem Tumor,
➤ charakteristische Modulation des Dopplerkurvenverlaufes,
➤ Vergleich der Durchblutung von krankhaften Veränderungen und kontralateral gelegenen gesunden, sog. Spiegelbildarealen bei derselben Patientin.

Parameter bei der dopplersonographischen Untersuchung von Mammatumoren im Einzelnen

Blutflussnachweis

Die ersten Publikationen über den Einsatz des Farbdopplers an der Brust berichteten über eine einfache differenzialdiagnostische Möglichkeit. Bei Nachweis von Blutgefäßen im Herdbefund sollte ein Karzinom wahrscheinlich sein, und bei ausbleibendem Blutflussnachweis war eine benigne Läsion zu erwarten (3). Die Wertigkeit dieses Parameters wurde sehr schnell relativiert aufgrund der Entwicklung von sensitiveren Dopplersystemen, die nahezu einen ubiquitären Blutflussnachweis sowohl im gesunden als auch im benigne und maligne entarte-

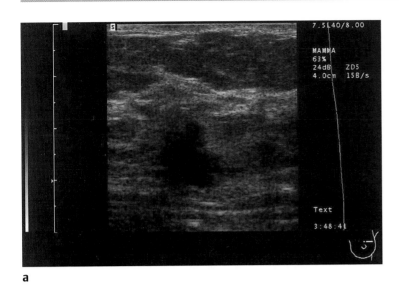

a

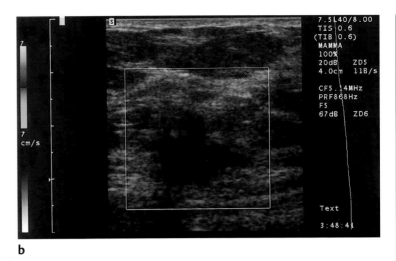

b

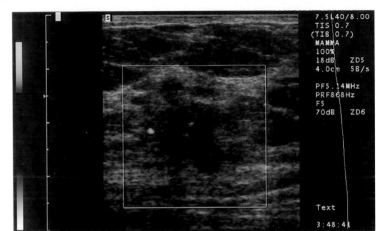

c

Abb. 36.**1** Multifokales Mammakarzinom.
a B-Bild-Darstellung. Größerer Herd medial gelegen, maximal 15 mm durchmessend, kleinerer Herd lateral gelegen, maximal 4 mm durchmessend.
b Entgegen den Erwartungen kommt bei der Farbdopplersonographie dieses Befundes kein Blutfluss zur Darstellung.
c Erst mit dem hochsensitiven Power-Doppler gelingt eine Blutflussdarstellung im Tumor und in unmittelbarer Tumornähe.

ten Brustdrüsengewebe ermöglichten. Die Abb. 36.**1** zeigt ein Karzinom, dessen Blutflussdarstellung nur mit dem empfindlichsten Dopplersystem gelang und die Abb. 36.**2** ein Fibroadenom, das aufgrund des intensiven Flussnachweises präoperativ den Verdacht auf ein Karzinom aufkommen ließ.

Zahl der Tumorgefäße

Eine Auswertung bezüglich der Zahl der Tumorgefäße ist problematisch. Die Anzahl der Gefäße kann in der farbkodierten Sonographie nur aus den gefundenen Farbflächen oder Farbpunkten ermittelt werden. Der Nachweis hängt neben der Sensitivität des Farbdopplers von der Genauigkeit, dem Zeitaufwand und der Erfahrung des Untersuchers ab. Weiterhin bleibt ungeklärt, wie viele Gefäße oder wie oft ein Gefäß die Ultraschallschnittfläche schneidet. Im CW-Doppler oder gepulsten Doppler kann die Anzahl der Gefäße nur aus der Anzahl der gefundenen Gefäßsignale ermittelt werden, was noch stärker von der systematischen Arbeitsweise des Untersuchers abhängt. Wie die Arbeitsgruppen von Madjar et al. (14) und Villena-Heinsen et al. (17, 19) mitteilten, weisen maligne Tumoren eine statistisch signifikant höhere Anzahl von Gefäßen auf. Die Variabilität ist jedoch sehr stark, und die Überlappungsbereiche sind groß, sodass im Einzelfall die auf diesen Parameter gestützte Aussage sehr unsicher ist. Es bleibt abzuklären, ob mit einer dreidimensionalen Gefäßdarstellung eine bessere Diskriminierung diesbezüglich möglich wäre (Abb. 36.**3**).

Resistance-Index

Die Blutflussparameter, die den Widerstand wiedergeben, scheinen die beste Reproduzierbarkeit zu haben. Am häufigsten wurde der RI verwendet, der eine Größe zwischen 0 und 1 darstellt und somit auch in Prozentzahlen den Gefäßwiderstand ausdrücken kann. Zur Charakterisierung eines Tumors verwenden die meisten Untersucher (5, 13, 15, 16) zunächst den geringsten RI, der entweder im Tumor oder dessen unmittelbarer Umgebung registriert wird. Basierend auf der Hypothese, dass aufgrund der morphologischen Unterschiede im Kapillarnetz von malignen und benignen Tumoren niedrigere Flusswiderstände bei malignen Befunden objektivierbar sein müssten, wurde der geringste gemessene RI als valider Diskriminierungsparameter erachtet und für die Tumorcharakterisierung herangezogen. Die klinische Erfahrung widersprach jedoch der Validität dieses Parameters und dieses Vorgehens. Die meisten Arbeitsgruppen fanden einen signifikant höheren minimalen RI bei malignen Tumoren. Trotzdem gelang keine verbesserte Dignitätsaussage. Die Hypothese wurde entkräftet. Darüber hinaus unterliegt die Berechnung des minimalen RI mathematischen Gesetzmäßigkeiten wie eigene Untersuchungen zeigen (18) (Abb. 36.**4**).

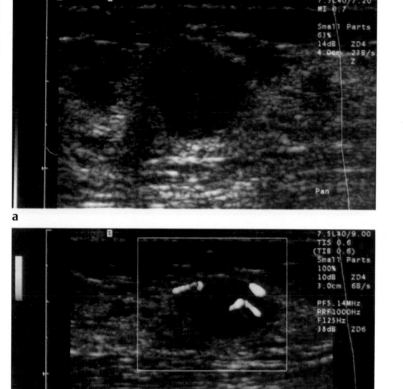

a

b

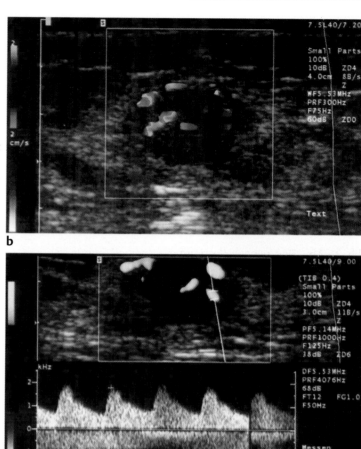

c

d

Abb. 36.2 Fibroadenom.
a Die B-Bild-Darstellung zeigt einen Durchmesser von 12 mm.
b Mit dem Farbdoppler kommt eine intensive Durchblutung zur Darstellung.

c Auch mit dem Power-Doppler (Power-Modus) werden viele intratumorale und periphere Gefäße dargestellt.
d Im Power-Modus erfolgt dann die spektraldopplersonographische Blutflussableitung eines intratumoralen Gefäßes mit einem relativ niedrigen RI von 0,59.

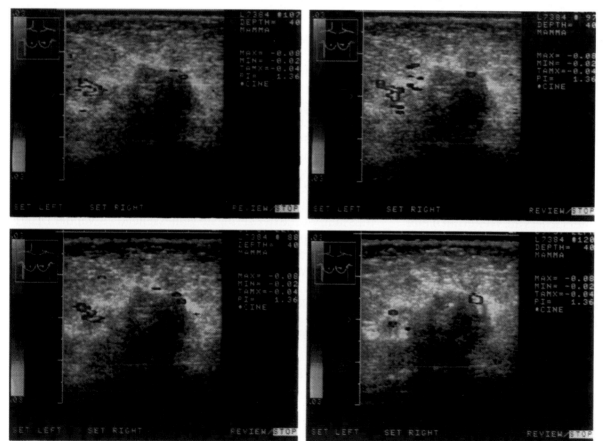

Abb. 36.3 Erfassung der Gefäßanzahl.
a Die Erfassung der genauen Gefäßanzahl ist problematisch. In diesem Beispiel werden nach Anlegen von mehreren Schnittebenen durch das Karzinom grob 2 Gefäße im Verlauf erfasst. Werden aber auch kleinere Blutflusssignale mitberücksichtigt, wird dieses sehr problematisch. Erst wenn eine spektraldopplersonographische Ableitung eines farbkodierten Flusssignales gelingt, darf dieses mitgezählt werden. Das Vorgehen ist extrem zeitaufwendig.

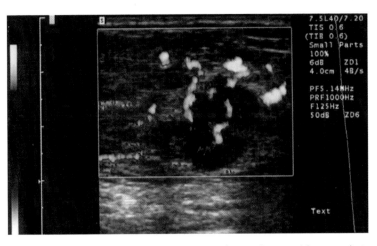

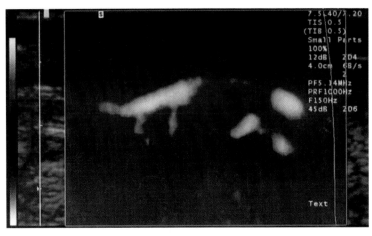

Abb. 36.**3b** Eine genaue Bestimmung der Gefäßanzahl ist auch in diesem gefäßreichen Mammakarzinom nicht möglich.

c Eine reine dreidimensionale Blutflussdarstellung unter Subtraktion des Parenchyms vermag die Abschätzung der Gefäßanzahl etwas zu vereinfachen.

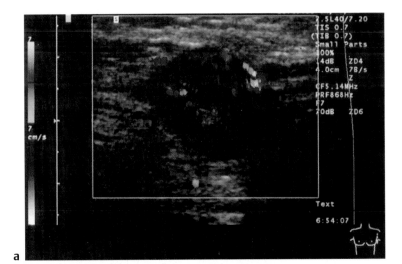

a

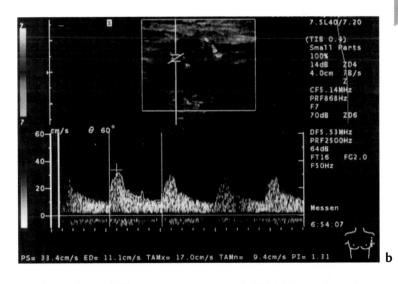

b

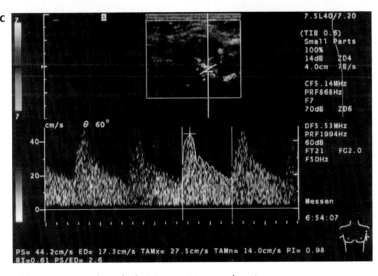

c

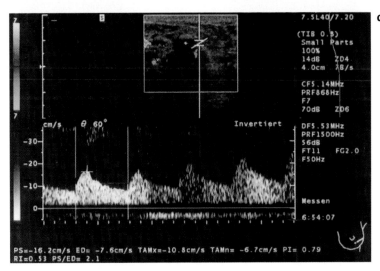

d

Abb. 36.**4** Stark vaskularisiertes Mammakarzinom.
a Farbdopplersonographisch können zahlreiche Gefäße dargestellt werden.

b–d Relativ hoher, aber innerhalb des Tumors sehr unterschiedlicher RI (0,67; 0,61; 0,53). Gibt es einen repräsentativen RI?

Absolute Geschwindigkeiten

Mehrere Arbeitsgruppen beschäftigen sich mit den absoluten Geschwindigkeiten, insbesondere mit der maximalen systolischen Geschwindigkeit (1, 2, 10, 13, 15).

Die Arbeitsgruppe um Madjar (14) definierte sogar einen neuen Blutflussparameter: die Flusssumme, als Korrelat zur Gesamtdurchblutung. Die Flussgeschwindigkeiten aller Tumorgefäße wurden addiert und die Dignitätsaussage auf 90 % verbessert. Die Verwendung der Geschwindigkeiten bleibt aber aufgrund der Winkelabhängigkeit problematisch. Die Notwendigkeit der Winkelkorrektur bzw. Winkeloptimierung des Insonationsstrahls ist zeitaufwendig und nur dann möglich, wenn es gelingt, einen Blutfluss in der Längsachse darzustellen. Dies ist bei kleinen Gefäßen extrem schwierig (Abb. 36.5).

Anzahl und Intensität von Farbpixeln und Farbpixelflächen

Die Untersuchung der Anzahl und Intensität einzelner Farbpixel bzw. Farbpixelflächen ist derzeit auch mit winkelunabhängigen Doppler- und Nichtdopplermethoden möglich. Die Sensitivität dieser neueren Technologie ist höher im Vergleich zum konventionellen Farbdoppler. Die Probleme liegen im Bereich der Störanfälligkeit, Vergleichbarkeit und in der fehlenden Möglichkeit die Blutflussgeschwindigkeit zu messen. Es liegen Untersuchungsergebnisse mit dem konventionellen Doppler vor, die mithilfe einer semiquantitativen Werteskala einen vermehrten und auch beschleunigten Blutfluss bei Karzinomen fanden (6). Diese Methode hat den Nachteil, dass die Farbpixel stark von der angewandten Technologie, der Geräteeinstellung und vom Handling des Untersuchers abhängig sind, sodass sie sich nicht in der klinischen Routine etablieren konnte (Abb. 36.6).

Dopplerkurvenverlauf

Der Dopplerkurvenverlauf maligner Tumoren weist keine typischen Merkmale auf (Abb. 36.7 a, b). Die frühdiastolische Einkerbung der Dopplerkurve (auch Notching genannt), ein Zeichen für einen hohen Gefäßwiderstand in der geburtshilflichen Diagnostik, stellt kein differenzialdiagnostisches Kriterium dar, da es erstens nur gelegentlich beobachtet wird, zweitens aber auch bei benignen Tumoren und bei Ableitungen im normalen Brustdrüsengewebe nachweisbar ist (Abb. 36.7 c, d).

Vergleich von „Spiegelbildarealen"

Verschiedene Arbeitsgruppen (2, 13, 15, 19) haben auf die Bedeutung der Asymmetrie zwischen dem Tumor und der kontralateralen gesunden Brust hingewiesen. Der Vergleich zwischen dem Tumorareal und dem gesunden Brustdrüsengewebe fiel bei mehreren Arbeitsgruppen statistisch signifikant unterschiedlich aus: bei Madjar et al. (13) aufgrund der Gefäßanzahl und der maximalen Geschwindigkeit, bei Blohmer (2) aufgrund der maximalen Geschwindigkeit und bei Sohn (15) basierend auf Unterschieden im RI. Unsere Arbeitsgruppe (19) fand ausschließlich bei prämenopausalen Patientinnen mit einem malignen Tumor einen statistisch signifikant höheren RI im Vergleich zum gesunden Brustdrüsengewebe in der kontralateralen Brust. Insgesamt scheinen Parameter, die den Gefäßwiderstand wiedergeben, und hier insbesondere der RI, die beste Reproduzierbarkeit zu haben. Deswegen wurde dieser Parameter weltweit schwerpunktmäßig untersucht.

Unseres Erachtens nach spielt der Faktor Menopausenstatus bzw. Hormonsubstitution hierbei eine grundsätzliche und wichtige Rolle unabhängig davon, welcher Parameter untersucht wird. Aber auch unter Berücksichtigung dieser Fakten muss festgehalten werden, dass in Anbetracht der großen Streubreite der Ergebnisse dieses Vorgehen im Einzelfall keine ausreichende diagnostische Sicherheit bietet.

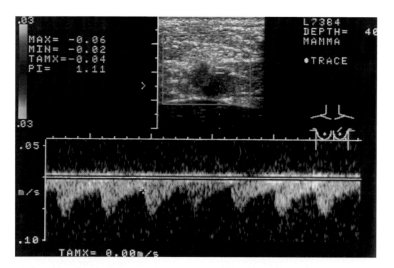

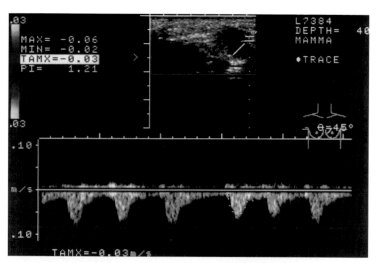

Abb. 36.**5** Darstellung des Blutflusses in der Längsachse.
a Kleine Gefäße (langsamer Blutfluss) lassen sich oft schwer in Längsachse darstellen.

b Peripher gelegener s-förmig verlaufender Blutfluss. Wie in diesem Beispiel gezeigt, ist auch die Längsachsendarstellung gelegentlich problematisch. In Abhängigkeit der fast beliebigen Winkelkorrektur ändert sich die absolute Geschwindigkeit. Idealerweise sollte der Blutfluss in einem geraden Gefäßabschnitt abgeleitet werden.

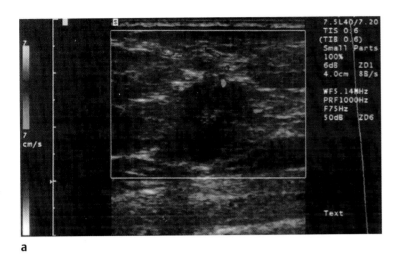

a

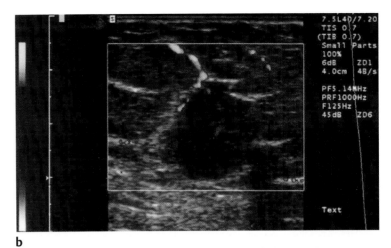

b

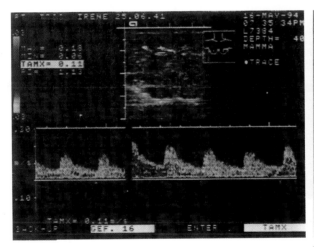

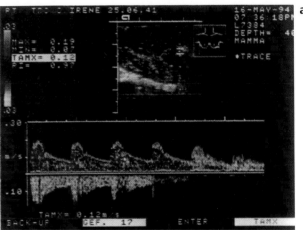

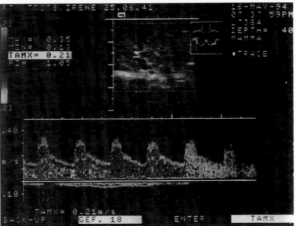

Abb. 36.**6**   Die Dignitätsdiskriminierung anhand Anzahl bzw. flächenhafter Ausbreitung von Blutflusssignalen gestaltet sich recht problematisch. **a–c** demonstrieren den Aspekt der Nichtvergleichbarkeit von unterschiedlichen Technologien.
a S-förmiger Gefäßverlauf mit Farbdoppler dargestellt.
b Mit dem Power-Doppler gelingt es, zusätzlich andere Gefäße darzustellen.
c In der Subtraktionsdarstellung stellt sich eine noch intensivere Durchblutung dar.

c

a

Abb. 36.**7**   Der Dopplerkurvenverlauf maligner Tumoren weist keine typischen Merkmale auf.
a Auch im gesunden Gewebe lassen sich Blutflüsse mit einem langsamen systolischen Abfall und einem hohen diastolischen Fluss ableiten.

Gynäkologische Diagnostik

365

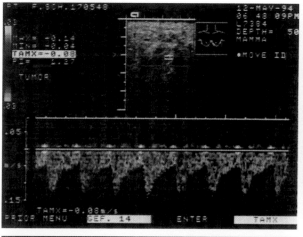
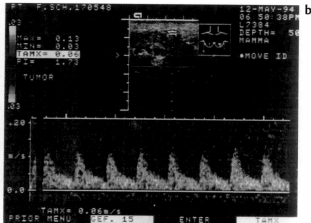

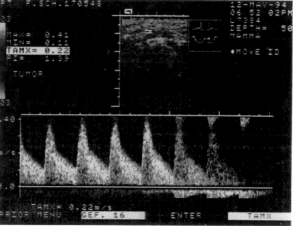

Abb. 36.**7b** Im Vergleich hierzu mehrere Blutflussableitungen innerhalb eines Karzinoms mit hohem RI.

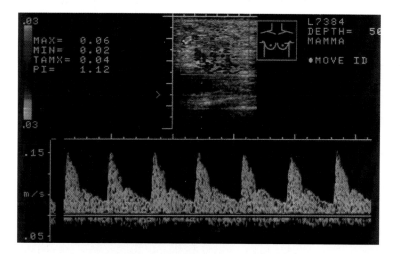

Abb. 36.**7c** Frühdiastolische Einkerbung in einem Parenchymgefäß im axillären Ausläufer der linken Brust.

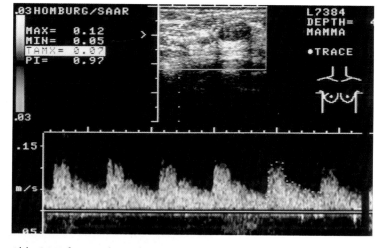

Abb. 36.**7d** Notchingphänomen in unmittelbarer Nähe eines Fibroadenoms.

Konzeptionelle Missverständnisse bei der Interpretation dopplersonographischer Messungen

Problemfelder. Die sonographische Durchblutungsdiagnostik der Brusttumoren ist immer noch ein kontrovers diskutiertes Thema. Trotz jahrelanger Erprobung hat diese Methode noch einen experimentellen Charakter und hat sich nicht in der klinischen Routine etablieren können. Zwar hat auf diesem Gebiet eine rasante technologische Weiterentwicklung stattgefunden, aber bislang ist es nicht gelungen, Kriterien zu erarbeiten oder Blutflussparameter zu definieren, die eine verbesserte Dignitätsdiskriminierung ermöglichen würden. Grundprobleme dabei sind einerseits die unwissenschaftliche Interpretation von Zusammenhängen zwischen Histopathologie und Durchblutungsphysiologie der Tumoren und andererseits die anatomische Zuordnung der dargestellten Flusssignale und die Validität der messtechnischen Charakterisierung von Blutflüssen.

Nicht bewiesene Behauptungen. Die konzeptionellen Missverständnisse – die auf einer unwissenschaftlichen Interpretation von vermeintlichen Zusammenhängen basieren – haben die Diskussion der letzten Jahre geprägt. Häufig zitierte irrtümliche Behauptungen waren, dass mittels Dopplersonographie Blutflüsse aus dem tumorneoangiogenetischen Kapillarnetz abgeleitet werden könnten und dass anhand charakteristischer Flusskurven bzw. von Flusswiderständen ein Rückschluss auf die unterschiedliche Histomorphologie der neoangiogenetischen Kapillaren von benignen und malignen Befunden gezogen werden könnte.

Eine weitere, nicht bewiesene Behauptung, die in diesem Zusammenhang mehr oder weniger als Tatsache übernommen wurde, definierte maligne Tumoren als ein Flusssystem mit einem geringeren Flusswiderstand im Vergleich zu benignen Tumoren. Diese beiden o. g. Fakten wurden durch Untersuchungsergebnisse unserer Arbeitsgruppe berechtigterweise in Zweifel gezogen (16, 17, 19).

Bislang wurde spekuliert, ob die dopplersonographisch erhobenen Widerstandsindizes oder auch der Grad der im Farbdoppler erkennbaren Gefäßdichte mit der mikroskopisch ermittelten Gefäßdichte korrelieren könnte. Der wissenschaftliche Beweis, dass die tumorneoangiogenetischen Kapillaren erfasst werden könnten, ist bisher ausgeblieben. Es gilt als gesichert, dass mit Hilfe der Farbdopplersonographie größerkalibrige Anteile des Gefäßnetzes, die meistens dem Tumor vor- und nachgeschaltet, gelegentlich auch intratumoral gelegen sind, erfasst werden können. Die Farbdopplersonographie bietet lediglich die Möglichkeit, die tumorneoangiogeneseassoziierten Durchblutungsverhältnisse einzuschätzen.

Neoangiogenetisches Potenzial und Farbdopplersignale.
Lagalla et al. (11) erbrachten den Beweis, dass die farbdopplersonographischen Blutflusssignale nicht vom tumorneoangiogenetischen Gefäßnetz stammen. Diese Arbeitsgruppe korrelierte den Nachweis bzw. den fehlenden Nachweis von Farbdopplersignalen bei 22 Mammakarzinomen mit dem angiogenetischen Potenzial der Läsion, evaluiert am histologischen Schnitt anhand einer Punktwerteskala (MAGS = Microscopic Angiogenesis Grading System), die im histologischen Schnitt die Gefäßanzahl, Hyperplasie und die Mitoserate des Endothels berücksichtigt. Basierend auf den histologischen Erkenntnissen von Weidner et al. (20), die an 49 Mammakarzinomen beweisen konnten, dass die Dichte der Tumorneoangiogenese mit einer Verschlechterung der Prognose und mit einer Zunahme der Fernmetastasierungsrate korrelierte, wurde eine Korrelation zwischen dem neoangiogenetischen Potenzial und dem Signalnachweis bzw. der Signalintensität erwartet. Aber gerade an den 4 Tumoren ohne farbdopplersonographischen Signalnachweis wurde das höchste neoangiogenetische Potenzial beobachtet (Score > 30). Im Gegensatz dazu lag der Score unter 30 bei 17 von 18 Fällen mit farbdopplersonographisch positivem Flussnachweis. Mikroskopisch korrelierte der Signalnachweis mit Gefäßen mit einem Durchmesser > 1 mm! Die Autoren schlussfolgern, dass der farbdopplersonographische Blutflussnachweis vom Kaliber der tumorzuführenden Gefäße abhängig ist und dass die Abwesenheit von Flusssignalen kein zuverlässiges Kriterium darstellt, um einen malignen Tumor auszuschließen.

Keine Objektivierung des tumorangiogenetischen Gefäßnetzes. Diese Ergebnisse dürften aber eine weiter reichende Bedeutung haben als ihnen die Autoren beimessen, denn in Übereinstimmung mit eigenen Beobachtungen (17, 19) ist die derzeit zur Verfügung stehende farbdopplersonographische Blutflussdarstellung grundsätzlich nicht in der Lage, Blutflüsse vom tumorneoangiogenetischen Gefäßnetz abzuleiten. Damit müssen die biologischen Grundlagen, die für diese Art der Diagnostik über Jahre in jeder Veröffentlichung angeführt wurden, als nicht zutreffend abgewiesen werden. Natürlich ist die Angiogenese die Voraussetzung für das schnelle Wachstum der soliden malignen Tumoren, wie von Folkman 1971 (7) beschrieben. Darüber hinaus besteht kein Zweifel, dass auf histopathologischer Ebene Unterschiede in der Ausprägung von arteriovenösen Shunts und Kalibersprüngen – aufgrund der fehlenden Muskularisschicht – der Tumorgefäße beobachtet werden. Nicht bewiesen ist aber die Hypothese, dass die sonographische Durchblutungsdiagnostik diese charakteristischen histopathologischen Merkmale und die hierdurch vermeintlich bedingte Verringerung des Flusswiderstandes im Kapillarbett eines Mammakarzinoms erfassen könnte. Insbesondere die extrem langsamen Blutflüsse, die die Durchblutungsverhältnisse des malignen Tumors charakterisieren sollen, lassen sich mit dieser Art der Diagnostik bislang nicht objektivieren.

Fazit. Diese Ergebnisse bedeuten auch, dass die bislang durchgeführten Messungen der Widerstandsindizes zur Dignitätsdiskriminierung nicht im tumorneoangiogenetischen Gefäßnetz, sondern an den größerkalibrigen tumorzuführenden Gefäßen vorgenommen wurden. Diese Gefäße weisen keine unterschiedliche Wandstruktur bei benignen und malignen Veränderungen auf, und der Blutfluss unterliegt sicher anderen Gesetzmäßigkeiten.

Nach Berücksichtigung dieser konzeptionellen Missverständnisse, die sich wie ein roter Leitfaden durch die gesamte Literatur erstrecken, können wir unter anderem verstehen, dass die bei malignen Brusttumoren gemessenen Flüsse einen höheren Gefäßwiderstand als benigne Tumoren haben können.

In den Kapiteln 38 – 40 werden unterschiedliche Aspekte bearbeitet, die eine grundsätzliche Beeinflussung der Blutflussparameter bewirken. Zum einen wird die Wertigkeit des niedrigsten RI als adäquater repräsentativer Parameter für die Charakterisierung eines Tumors untersucht. Ein weiteres Kapitel befasst sich mit dem Einfluss von Menopausenstatus, Hormonsubstitution und Alter auf die quantifizierbaren Blutflussparameter. Nach Berücksichtigung der vorangegangenen Aspekte werden schließlich die Wertigkeit der Dignitätsdiskriminierung und die Prognoseeinschätzung mittels RI untersucht.

Literatur

1 Backe J, Mai R, Rempen A: Farbdopplersonographie bei tastbaren Mammatumoren im Vergleich zur kontralateralen Brustdrüse. Ultraschall Klin. Prax. 10 (1995) 1–7

2 Blohmer JU, Bollmann R, Schmalisch A, Chaoui R, Lau HU: Die Differentialdiagnose von Mammatumoren durch den Vergleich der Durchblutung des Tumors mit der kontralateralen Brust mittels farbkodierter, gepulster Dopplersonographie. Geburtsh. u. Frauenheilk. 55 (1995) 1–6

3 Britton PD, Coulden RA: The use of Doppler ultrasound in the diagnosis of breast cancer. Clin. Radiol. 42 (1990) 399–401

4 Burns PN, Halliwell M, Wells PNT, Webb AJ: Ultrasonic Doppler studies of the breast. Ultrasound Med. Biol. 8 (1982) 127–143

5 Campbell S, Bourne TH, Reynolds K et al.: Role of Colour Doppler in an ultrasound-based screening programme. In Sharp F, Mason WP, Creasman W (eds.): Ovarian Cancer 2: Biology, Diagnosis and Management. Chapman and Hall, London 1992, pp. 237–247

6 Cosgrove DO, Bamber JC, Davey JB, McKinna JA, Sinnett HD: Color Doppler Signals from Breast Tumours. Radiology 176 (1990) 175–180

7 Folkmann J, Merler E, Abernathy C, Williams G: Isolation of a tumor factor responsible for angiogenesis. J. Exp. Med. 133 (1971) 275–288

8 Gros ChM, Dale G, Gairand B: Breast echography: criteria of malignancy and results. In Kurjak A (ed.): Recent Advances in Ultrasound Diagnosis. Excerpta Medica, Amsterdam 1978, pp. 292–298

9 Halliwell M, Atkinson P, Webb AJ, Wells PNT: Breast tumour detection by ultrasound blood flow signals. Proc. Amer. Inst. Ultrasound Med. 1 (1978) 96

10 Heilenkötter U, Jagella P: Farbdopplersonographie exstirpationsbedürftiger Mammatumoren. Geburtsh. u. Frauenheilk. 53 (1993) 247–252

11 Lagalla R, Caruso G, Marasa L, D'Angelo I, Cardinale AE: Capacità angiogenetica delle neoplasie mammarie e correlazione con le semeiotica color Doppler. Radiol. Med. 88 (1994) 392–395

12 Lypacewicz G, Powalowski T, Lukawska K: Ultrasonic examination of breast tumours with Doppler method. In Filipczynski L, Zieniuk JK (eds.): Proc. 2nd Congress of the Federation of Acoustical Societies of Europe 1978. Polish Academy of Sciences, Warsaw 1978 Vol. II, pp. 153–156

13 Madjar H, Sauerbrei W, Münch S, Prömpeler H, Schillinger H: Methodenanalyse zur Doppleruntersuchung der weiblichen Brust. Ultraschall in Med. 11 (1990) 196–201

14 Madjar H, Prömpeler H, Wolfahrt R, Bauknecht T, Pfleiderer A: Farbdopplerflußdaten von Mammatumoren. Ultraschall in Med. 15 (1994) 69–76

15 Sohn Ch, Grischke EM, Wallwiener D, Kaufmann M, von Fournier D, Bastert G: Die sonographische Durchblutungsdiagnostik gut- und bösartiger Brusttumoren. Geburtsh. u. Frauenheilk. 52 (1992) 397–403

16 Villena-Heinsen C, Ertan AK, Tossounidis I, Holländer M, König J, Schmidt W: Diagnostische Aussagekraft der Farbdoppler-Sonographie bei Mammatumoren. Geburtsh. u. Frauenheilk. 55 (1995) 541–547

17 Villena-Heinsen C, Mink D, Ertan AK, Holländer M, Schmidt W: Bewertung der Aussagekraft der Farb- und Spektraldopplersonographie bei Brusttumoren. In Schmidt W (Hrsg.): Jahrbuch der Gynäkologie und Geburtshilfe 1995/1996. Biermann, Zülpich 1996, S. 121–136

18 Villena-Heinsen C, König J, von Tongelen B et al.: Validity of the minimal Resistance Index for discrimination between benign and malignant Breast Tumours. Eur. J. Ultrasound 7 (1998) 189–193

19 Villena-Heinsen C, Ertan AK, Holländer M, König J, Tossounidis I, Schmidt W: Diagnostische und prognostische Wertigkeit des Gefäßwiderstandes bei Brusttumoren. Ultraschall in Med. 19 (1998) 10–15

20 Weidner NR, Semple JP, Welch WR: Tumour angiogenesis and metastasis: Correlation in invasive breast carcinoma. New Engl. J. Med. 324 (1991) 1–8

21 Wells PNT, Halliwell M, Skidmore B, Webb AJ Woodcock JP: Tumour detection by ultrasonic Doppler blood flow signals. Ultrasonics 15 (1977) 231–232

22 White DN, Cledgett PR: Breast carcinoma detection by ultrasonic Doppler signals. Ultrasound Med. Biol. 4 (1978) 329–335

36

Einsatz der Farbdopplersonographie bei der Diagnostik von Mammakarzinomen

H. Madjar

Entwicklung der Diagnostik bei Mammakarzinom

Verbesserung von Sonographie und Mammographie. Die Wertigkeit der Brustultraschalldiagnostik hat sich in den letzten Jahren durch die Entwicklung von hochauflösenden Ultraschallgeräten wesentlich verbessert. Bis vor wenigen Jahren galt die Abklärung von tastbaren Brusttumoren oder die Differenzierung zwischen zystischen und soliden Herdbefunden bei mammographischen Verdichtungen noch als einziges Ziel der Mammasonographie. Durch die verbesserte Weichteildifferenzierung aufgrund der hohen Kontrastauflösung und durch die bessere räumliche Auflösung sind auch die Differenzialdiagnostik und die Erkennung subklinischer Tumoren wesentlich verbessert worden. Auch die Mammographie hat sich in den letzten Jahren durch die Entwicklung der Rastertechnik sowie durch modernere Filmfolienkombinationen und Röhrenanoden immer weiter verbessert. Durch zahlreiche Screeningstudien wurde gleichzeitig die Wertigkeit einer Frühdiagnostik in der Mortalitätsreduktion vielfach unter Beweis gestellt.

Probleme bei der Mammographie. Die Mortalitätsreduktion des Mammakarzinoms spielt epidemiologisch eine sehr große Rolle, da es sich beim Mammakarzinom um die häufigste Krebserkrankung bei Frauen handelt. Die Mammographie besitzt zwar eine hohe Sensitivität in der Erkennung des Mammakarzinoms, allerdings erlaubt sie keine definitive Diagnose, sodass Frauen mit auffälligen Screeningbefunden einer weiteren Abklärung bedürfen. In den USA hat dies dazu geführt, dass etwa 70–90 % der Frauen mit auffälligen Screeningbefunden unnötigerweise wegen benigner Veränderungen operiert werden. Diese unnötigen Operationen bergen jeweils ein gewisses Operationsrisiko; sie führen zur Verängstigung der Patientinnen und z. T. aufgrund der narbigen Strukturverdichtungen zu erheblichen Problemen in der weiteren Überwachung. Auch unter ökonomischen Gesichtspunkten wird dieses Vorgehen als ein Problem betrachtet. Es wurde auf der Basis der amerikanischen Klinikdaten hochgerechnet, dass bei jährlich 10 % positiven Screeningmammogrammen in einem Land mit 25 Mio. Frauen im entsprechenden Screeningalter eine weitere Abklärung daraus resultierender verdächtiger Brustbefunde bei 1,25 Mio. Frauen notwendig würde, wenn nur 50 % der Frauen das Screening wahrnehmen würden. Wenn von diesen wiederum 50 % einer Biopsie zugeführt würden, entstünden aufgrund der je nach Größe des Eingriffs bei 1000–5000 $ liegenden Operationskosten insgesamt jährliche Kosten in Milliardenhöhe. Hieraus wird klar, dass die Spezifität der Diagnostik auch aus ökonomischen Gründen einer erheblichen Verbesserung bedarf.

Probleme bei der Sonographie. Die Ultraschalldiagnostik erlaubt eine bessere Weichteildifferenzierung als die Mammographie. Allerdings gibt es eine erhebliche Überlappung der diagnostischen Kriterien zwischen gutartigen und bösartigen Herdbefunden. Während Karzinome typischerweise inhomogen, echoarm, unregelmäßig und unscharf begrenzt sind und eine dorsale Schallabschwächung aufweisen (Abb. 37.1), gibt es auch mastopathische Brustveränderungen und vor allem Narben, die solche Befunde imitieren und häufig zu unnötigen Operationen Anlass geben. Andererseits stellen sich benigne Befunde, wie z. B. Fibroadenome in der Regel als scharf und glatt begrenzte, ovaläre, homogen echoarme Tumoren mit einer guten Schallfortleitung dar. Allerdings sind manche Fibroadenome, vor allem intrakanalikuläre und proliferierende Formen, eher inhomogen und unregelmäßig begrenzt (Abb. 37.2). Im Gegensatz hierzu gibt es auch eine Reihe von Karzinomtypen, die das übliche Erscheinungsbild von Fibroadenomen simulieren, z. B. medulläre, muzinöse und solid wachsende invasiv duktale Mammakarzinome.

Auch die Differenzierung zwischen zystischen und soliden Raumforderungen kann in der Sonographie Schwierigkeiten bereiten, wenn das Sekret zellhaltig oder eingedickt ist (Abb. 37.3). Ein weiteres Problem stellen diffuse Brustveränderungen dar. Bei schweren proliferierenden Mastopathien finden sich mammographisch häufig disseminierte Mikroverkalkungen. Sonographisch weisen diese Mammae häufig eine ausgeprägte Fibrose mit starker Schallabsorption auf

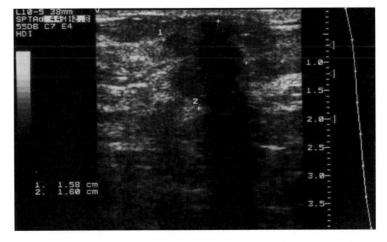

Abb. 37.**1** Typischer Befund eines invasiv duktalen Mammakarzinoms, Durchmesser 16 mm. Die Abbildung zeigt einen inhomogenen, unscharf und unregelmäßig begrenzten echoarmen Tumor mit dorsaler Schallabschwächung.

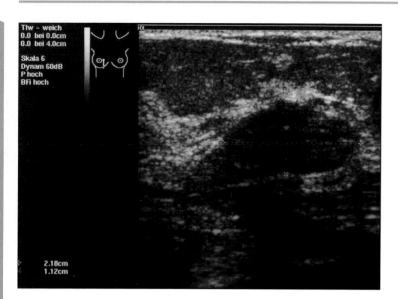

Abb. 37.**2** Intrakanalikuläres Fibroadenom. Dieser in der Sonographie atypisch erscheinende benigne Tumor ist inhomogen und unregelmäßig begrenzt.

(Abb. 37.**4**). Dies führt zu einem schwer interpretierbaren Bild, sodass der Ausschluss von Karzinomen oder eine gezielte Lokalisierung eines Befundes, der biopsiert werden soll, außerordentlich schwierig ist (Abb. 37.**5** und 37.**6**). Solche diffusen Veränderungen stellen insbesondere bei Risikopatientinnen mit einer hochbelasteten Familienanamnese ein großes Problem dar. Vor allem wenn es sich um junge Frauen handelt, ist auch die Sensitivität der Mammographie aufgrund des dichten und strahlenabsorbierenden Parenchyms häufig eingeschränkt. Daraus folgt, dass eine Verbesserung der präoperativen Brustdiagnostik erforderlich ist.

Untersuchung der Tumorneoangiogenese. Zahlreiche molekularbiologische und histopathologische Untersuchungen haben gezeigt, dass die Entwicklung eines malignen Tumors vom In-situ-Stadium zum invasiven Karzinom die Ausbildung einer Neoangiogenese erfordert (2, 12). Es wurde auch gezeigt, dass der Grad der Neoangiogenese sehr wahrscheinlich mit dem Metastasierungsverhalten und der Prognose der Malignome korreliert (13). Diese Tatsachen wurden diagnostisch durch verschiedene Verfahren wie Angiographie, Thermographie und dynamische MRT genutzt. Auch diese Untersuchungen konnten zeigen, dass Malignome gegenüber gesundem Brustgewebe eine verstärkte Durchblutung aufweisen.

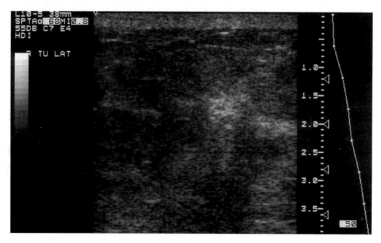

Abb. 37.**3** Hämosiderinhaltige eingedickte Zyste. Die Punktion ergab keinen Anhalt für Proliferationen. Das Ultraschallbild erlaubt keine sichere Unterscheidung von einem soliden Tumor.

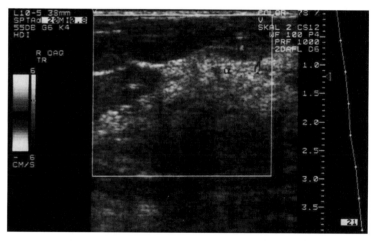

Abb. 37.**4** Schwere fibröse Mastopathie mit diffuser Schallabsorption. Sonographisch und mammographisch erheblich eingeschränkte Beurteilbarkeit.

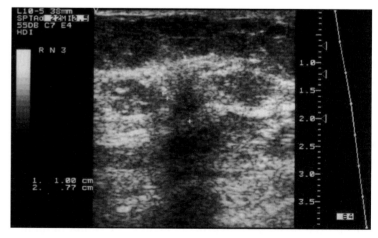

Abb. 37.**5** Diffus infiltrierendes duktal invasives Karzinom. Die Tumorbegrenzung ist nur schwierig zu erkennen.

Abb. 37.**6** Diffus infiltrierendes lobuläres Karzinom. Besonders diese Karzinomtypen neigen zu einem diffusen Wachstum, sodass die Diagnostik häufig verschleppt wird.

Thermographie. Die Thermographie vermag an der Haut Temperaturunterschiede zu messen, die durch Durchblutungs- und metabolische Veränderungen verursacht werden. Bei tief liegenden Krankheitsprozessen finden sich jedoch häufig keine Veränderungen. Andererseits führen physiologische Bedingungen zu Veränderungen der Wärmeverteilung, sodass sich die Thermographie als relativ unspezifisch erwiesen hat.

Angiographie und MRT. Die Angiographie ist für eine Routinediagnostik zu invasiv. Lediglich die dynamische MRT mit Kontrastmittelapplikation hat sich als zuverlässige Methode erwiesen. Sie ist jedoch technisch sehr aufwendig. Ein weiteres Problem besteht in der limitierten zeitlichen und räumlichen Auflösung, sodass häufig Durchblutungsveränderungen gefunden werden, für die sich weder mammographisch noch klinisch oder sonographisch ein Korrelat finden lässt und dann oft nicht geklärt werden kann, welche Weichteilveränderungen hierfür verantwortlich sind. Auch hat sich in den letzten Jahren zunehmend gezeigt, dass physiologische Durchblutungsschwankungen einen großen Einfluss auf das Ergebnis der MRT haben können. Weiterhin spielen Bewegungsartefakte eine Rolle und können unklare oder falsch positive Befunde ergeben. Wünschenswert wäre daher eine Möglichkeit, die Tumordurchblutung zu messen und gleichzeitig mit einer hohen zeitlichen und räumlichen Auflösung die Gewebestrukturen darzustellen.

Continuous-Wave-Doppler

Einsatzgebiete. Die Continuous-Wave-Methode (CW-Doppler) ist seit vielen Jahren in der Neurologie und Angiologie bekannt, um Gefäßstenosen oder venöse Insuffizienzen zu diagnostizieren. Im Bereich der abdominalen und gynäkologischen Diagnostik hat sie bislang keine Rolle gespielt, da das CW-Dopplerverfahren keine simultane bildliche Darstellung der anatomischen Region ermöglicht, sodass eine Tumordiagnostik in tieferliegenden Organregionen außerordentlich schwierig ist. Lediglich in der Geburtshilfe wurde der CW-Doppler eingesetzt, um am schwangeren Uterus durch akustische Ortung die Aa. uterinae aufzusuchen und dort die schwangerschaftsbedingten Flussveränderungen zu registrieren. Dies gelingt relativ leicht, da der anatomische Verlauf dieser Gefäße bekannt und gut auffindbar ist.

Tumoren der Mamma. Zur Analyse der Gewebe- und Tumordurchblutung wird der CW-Doppler jedoch schon seit etwa 20 Jahren in der Brustdiagnostik eingesetzt. Dies ist möglich, da die Brustdrüse als oberflächennahes Organ für die blinde CW-Dopplermethode sehr gut zugänglich ist. Vor allem wenn Tumoren tastbar sind, kann man diese mit der Stiftsonde umfahren und die Gefäßsignale orten (3, 5, 11, 14). Die Studien zeigten, dass Malignome sich durch eine verstärkte Durchblutung gegenüber benignen Befunden auszeichnen. Dadurch ergibt sich eine Asymmetrie von Gefäßen beim Seitenvergleich der Brust. Die ersten Untersuchungen von Wells et al. ermöglichten noch keine Frequenzspektrumanalyse. Die rein akustische Auswertung des Signals wurde als hochfrequentes, lautes Flusssignal beschrieben. Da durch den breiten CW-Dopplerstrahl häufig mehrere Tumorgefäße gleichzeitig registriert wurden, waren die Signale turbulent und rau, sodass insgesamt auch in der Diastole ein relativ lautes Signal zu hören war. Erst in den folgenden Jahren wurde die Frequenzspektrumanalyse angewandt. Diese zeigte beim detaillierten Vergleich zwischen malignen und benignen Befunden, dass bereits bei den normalen Parenchymgefäßen der Brust der diastolische Fluss relativ hoch ist. Anders als in peripheren Gefäßregionen, wie z. B. der A. radialis oder anderen Widerstandsgefäßen, ist der systolische Fluss rund und breit, und es zeigt sich in der Regel kein frühdiastolischer Notch, da in dieser Region praktisch kein muskulärer Gefäßwiderstand gegeben ist (Abb. 37.7). Wenn man diese Flusssignale mit denen von Malignomen vergleicht, so zeigt sich in der Regel bei Karzinomen eine höhere Systole und Diastole, das Verhältnis zwischen Systole und Diastole ist jedoch meist nicht verändert (6).

Zyklische Durchblutungsschwankungen. Der hochfrequente CW-Doppler wurde darüber hinaus für verschiedene andere Indikationen eingesetzt. Durch den breiten Dopplerstrahl lässt sich die diffuse Parenchymdurchblutung relativ gut untersuchen. Verlaufskontrollen der physiologischen Durchblutungsschwankungen im normalen Menstruationszyklus zeigten, dass die zyklischen Durchblutungsschwankungen bei der Betrachtung einzelner Individuen relativ gering sind: sie liegen bei 50 bis maximal 200 Hz. Wenn man jedoch verschiedene Personen vergleicht, so zeigen sich bei Berechnung der mittleren Frequenzshifts der Brustparenchymdurchblutung relativ große Unterschiede von bis zu 500 Hz. Interessanterweise sind die Durchblutungsverhältnisse in der ersten Zyklushälfte am niedrigsten und steigen nach der Ovulation bis zur Menstruation deutlich an (7). Ein ausgeprägter Durchblutungsanstieg um ein Vielfaches der Basisdurchblutung wird in den ersten Wochen der Schwangerschaft beobachtet.

Gutartige Brusterkrankungen. Auch bei gutartigen Brusterkrankungen findet sich mit zunehmendem Schweregrad gegenüber dem völlig normalen Gewebe eine verstärkte Durchblutung. Da gutartige Brusterkrankungen häufig von starken Symptomen begleitet sind, werden zur Behandlung zahlreiche Medikamente eingesetzt, die z. T. erhebliche Nebenwirkungen haben. Die einzige Erfolgskontrolle im Rahmen von Therapiestudien war in der Regel die anamnestische Verlaufskontrolle der Beschwerden. Die Dopplersonographie ermöglicht dagegen, den Therapieerfolg zu messen, sofern die Therapie zu einer Senkung der Brustdurchblutung führt. Da man annehmen kann, dass die gesteigerte Durchblutung bei proliferierenden Mastopathien durch den erhöhten Metabolismus bedingt ist, darf man folgern, dass ein Rückgang der Durchblutung eine geringere Proliferation widerspiegelt (9).

Chemotherapie bei Mammakarzinom. Ein weiteres Problem stellen die neoadjuvante Chemotherapie von ausgedehnten

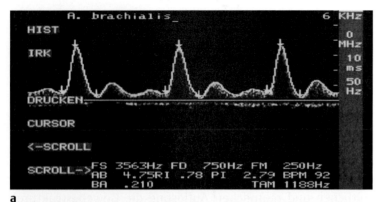

a

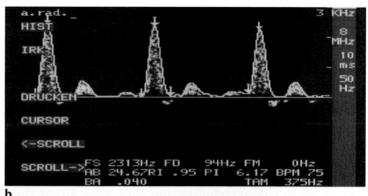

b

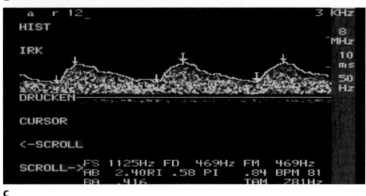

c

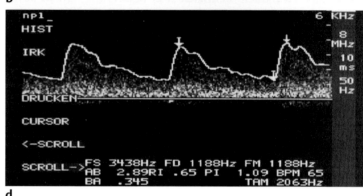

d

Abb. 37.7 CW-Dopplerspektren.
a A. brachialis.　　**c** Arterie in normalem Brustparenchym.
b A. radialis.　　　**d** Arterie in einem Karzinom.

Mammakarzinomen und die chemotherapeutische Behandlung von Tumorrezidiven dar. Es gibt bislang keine brauchbare Methode, um in vivo im menschlichen Organismus das Ansprechen einer Therapie zu beurteilen. Der einzige Parameter, der hierzu herangezogen werden kann, ist die Tumorgröße, die mit klinischen oder verschiedenen bildgebenden Verfahren kontrolliert wird. Dies stellt jedoch im Vergleich zu den komplizierten im Tumor ablaufenden Vorgängen ein außerordentlich grobes Maß dar. Die Durchblutungsdiagnostik spiegelt auch hier die Proliferation des Tumorgewebes wider. Es konnte gezeigt werden, dass die Durchblutungsmessung mittels Dopplersonographie einen empfindlichen Parameter für das Ansprechen einer Chemotherapie darstellt (4).

Vor- und Nachteile. Der Vorteil des CW-Dopplers besteht darin, dass das Signal nicht gepulst ist und hohe Frequenzen um

8–10 MHz verfügbar sind. Beides trägt dazu bei, dass der CW-Doppler ausreichend empfindlich ist, um kleine Blutflüsse zu erfassen (6). Ein Nachteil des CW-Dopplers besteht jedoch darin, dass ohne gleichzeitige Bildgebung die Diagnostik von nicht tastbaren Tumoren schwierig ist.

Die Kombination von CW-Doppler und bildgebendem Ultraschall gelang bislang nur in einem aufwendigen Verfahren durch die Inkorporation einer CW-Dopplersonde in die zentrale Rotationsachse der bildgebenden Schallköpfe eines Wasserbad-Scanners (3). Bei diesem Verfahren konnte die Sensitivität des CW-Dopplers gesteigert werden. Allerdings bietet die Wasserbad-Ultraschalltechnik gegenüber der modernen hochauflösenden Real-Time-Technik eine schlechtere räumliche Auflösung, weshalb sich diese Methode nicht durchsetzen konnte.

Gepulste Dopplerverfahren

Gefäßdarstellung. Der Wunsch, eine Durchblutungsdiagnostik an nicht tastbaren Tumoren durchführen zu können, wird im Prinzip durch das Duplexverfahren erfüllt. Hierbei werden im B-Bild Tumoren sichtbar gemacht und simultan mit dem Sample Volume im Duplex-Mode Gefäße eingestellt und die Flussspektren abgeleitet. Das Duplexverfahren wurde jedoch für anatomische Regionen mit makroskopisch sichtbaren Gefäßen entwickelt.

Tumordiagnostik. In der Tumordiagnostik liegen Gefäßverhältnisse vor, die mit der bildgebenden Diagnostik nicht dar-

stellbar sind. Dies bedeutet, dass man mit dem eindimensionalen gepulsten und in der Tiefe begrenzten Sample Volume die gesamte Bildebene, aber auch das gesamte Gewebevolumen in räumlicher Ausdehnung absuchen müsste. Dies ist vom untersuchungstechnischen Aufwand her praktisch nicht zu bewerkstelligen. Hinzu kommt ein weiteres Problem: Wie bereits ausgeführt wurde, wird die Empfindlichkeit eines Dopplergerätes überwiegend durch die Sendefrequenz bestimmt. Bei den meisten Geräten liegt die Frequenz des Dopplers deutlich unter der Frequenz des bildgebenden Systems. Bei Ultraschallköpfen mit 5 MHz liegt die Dopplerfrequenz in der Regel bei

2–3 MHz. Dies bedingt, dass die Empfindlichkeit zur Erfassung der Mikrovaskularisation in Tumoren meistens zu niedrig ist. Wir haben dies in einer Vergleichsstudie zwischen CW-Doppler und Duplex an einer größeren Patientenserie überprüft. Hierbei bestätigte sich, dass erstens methodisch bedingt die Duplexsonographie äußerst problematisch für diesen Einsatzbereich ist und zweitens die limitierte Empfindlichkeit zumindest in der Größenordnung der 3-MHz-Dopplerfrequenz solche Untersuchungen nicht ermöglicht (6).

Farbdoppler

Tumorvaskularisation. Seit Ende der 80er-Jahre stehen Farbdopplergeräte zur Verfügung, die eine simultane Bildgebung mit gleichzeitiger Erfassung des Blutflusses in einem bewegten B-Bild durch eine Farbkodierung ermöglichen (Abb. 37.**8**). Diese Technik erfüllt die Forderung nach einer kombinierten bildgebenden und dopplersonographischen Untersuchung nicht tastbarer Herdbefunde. Allerdings spielt auch hier die limitierte Empfindlichkeit vieler Geräte eine große Rolle. Die erhebliche Geräteabhängigkeit für das Einsatzgebiet der Tumorvaskularisation muss bei solchen Untersuchungen unbedingt beachtet werden. In den letzten Jahren wurden mehrere Studien über die Farbdopplersonographie von Mammatumoren veröffentlicht (1, 10). Diese zeigen z. T. sehr diskrepante Ergebnisse. Zum großen Teil ergeben sich die Abweichungen aus der unterschiedlichen Gerätetechnik (8), einen großen Einfluss haben jedoch auch die Untersuchungstechnik sowie vor allem die Geräteeinstellung und die Wahl des jeweiligen Transducers.

Vergleich verschiedener Gerätetypen. Wir haben selbst Anfang der 90er-Jahre eine Reihe von verschiedenen Farbdopplergeräten getestet. Damals verfügten viele Geräte ohnehin nur über 5-MHz-Linearsonden für die Mammasonographie, die im Farbdopplerbereich lediglich mit einer Frequenz von 3 MHz arbeiteten. Um einen Vergleichsstandard zu haben, wurden von uns 70 Mammakarzinome jeweils mit dem hochfrequenten CW-Doppler untersucht (10 MHz). Es zeigte sich, dass ein Teil der Tumoren, die im CW-Doppler deutlich Durchblutung aufwiesen, keine Farbsignale zeigten. Da Malignome unterschiedlich stark durchblutet sein können, haben wir sie in verschiedene Gruppen eingeteilt. Bei den im CW-Doppler besonders gut durchbluteten Karzinomen ließ sich mit allen Farbdopplergeräten ein mehr oder weniger deutlicher Fluss nachweisen. Bei den mittelstark und vor allem bei den gering durchbluteten Tumoren war dies häufig nicht möglich.

Vergleich verschiedener Schallköpfe. Wenn gleiche Geräte mit unterschiedlichen Schallköpfen eingesetzt wurden, wie z. B. das Acuson 128, so konnte bei manchen Tumoren mit dem 5-MHz-Linearschallkopf kein Blutfluss gefunden werden, während die 7-MHz-Sonde mit 5-MHz-Dopplerfrequenz einen deutlichen Blutfluss nachwies. Dies zeigt auch für den Duplexbereich die Frequenzabhängigkeit der Dopplerempfindlichkeit.

Bauartbedingte Geräteeigenschaften. Parameter, die objektiv noch schwieriger erfasst werden können, sind bauartbedingte Geräteeigenschaften, die man nur im Rahmen von Untersuchungen an der Patientin überprüfen kann. Es gibt zwar Dopplerblutflussphantome, mit denen die Geschwindigkeitsei-

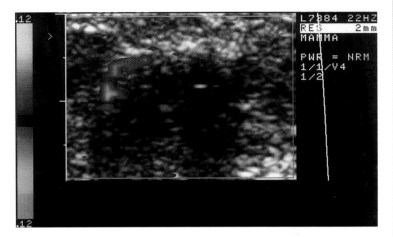

Abb. 37.**8** Farbdopplerdarstellung eines invasiv duktalen Karzinoms von 15 mm Durchmesser (Acuson 128, 7 MHz).

chung von Dopplergeräten gemessen werden kann, und die gerätetechnischen Angaben geben auch Aufschluss über die minimal erfassbare Flussgeschwindigkeit. Über die Sensitivität, welches die kleinsten noch erfassbaren Gefäße sind, gibt es jedoch keine technischen Angaben. Die Entscheidung, welches Gerät für das jeweilige Einsatzgebiet geeignet ist, kann daher nur aus der praktischen Erfahrung erfolgen. Für Farbdopplerstudien ist es wichtig, dass alle Patientinnen mit dem gleichen Gerät und mit einer standardisierten Einstellung untersucht werden, da ansonsten unterschiedliche Messergebnisse resultieren.

Geräteeinstellung

Frequenz, Sendeleistung und Empfangsverstärkung, Filter. Es kommt bei der Tumordiagnostik auf die maximale Empfindlichkeit des Dopplersystems an. Dies hängt von verschiedenen Geräteeinstellungen ab. Bei manchen Schallköpfen ist die Frequenz über einen breiteren Frequenzbereich wählbar. Es sollte im Doppler-Mode jeweils die höchstmögliche Frequenz eingestellt werden. Die Ausgangsleistung und die Empfangsverstärkung sollten so hoch wie möglich eingestellt werden; dies bedeutet, dass die Geräteinstellung gerade knapp unter der Rauschgrenze liegen sollte. Die Filtereinstellung zur Unterdrückung von Gefäßpulsationen und sonstigen Bewegungsartefakten sollte möglichst niedrig gewählt werden. Eine Filterung von 200 Hz oder darüber reduziert die Empfindlichkeit zu stark. Eine zu niedrige Filterung, etwa bei 25 Hz, würde die Bewegungsartefakte zu wenig unterdrücken. Ideal ist eine Filtereinstellung von 50–100 Hz.

Pulswiederholungsfrequenz und Aliasing-Effekt. Die Pulswiederholungsfrequenz hat ebenfalls einen großen Einfluss auf die Empfindlichkeit des Gerätes. Wenn sie sehr hoch eingestellt wird, wie z. B. für die Echokardiographie, können zwar schnelle Flüsse sehr präzise erfasst werden, dafür ist aber das Dopplersystem unempfindlich. Eine zu niedrige Einstellung der Pulswiederholungsfrequenz (PRF) macht die Bildaufbaurate im Doppler-Mode sehr langsam, sodass eine sinnvolle Untersuchung im Real-Time-Betrieb schwierig wird. Eine PRF von 800–1000 Hz hat sich als idealer Kompromiss zwischen schnellem Bildaufbau und hoher Empfindlichkeit erwiesen. Es ist zu beachten, dass in Malignomen trotz kleiner Gefäßlumina auch hohe Flussgeschwindigkeiten von bis über 1 m/s auftreten können. Dies führt bei niedriger PRF selbstverständlich zu dem Aliasing-Effekt, d. h. dass es zu einer Farbumkehr kommt, und aus der Farbkodierung ist nicht mehr die Flussrichtung oder Geschwindigkeit zu erkennen. Dieses Artefakt muss man in Kauf nehmen, da aufgrund des kleinen Gefäßlumens diese hohe Empfindlichkeitseinstellung erforderlich ist. Die Artefaktbildung selbst beeinträchtigt die Untersuchung nicht, da für eine Quantifizierung des Blutflusses ohnehin in den Duplex-Mode umgeschaltet werden muss.

Winkelkorrektur. Vor Aktivieren des Duplex sollte in der Farbkodierung die Richtung des Gefäßes überprüft werden. Da die Brust sehr mobil ist, kann der Schallkopf leicht geschwenkt und gedreht werden, sodass sich auch die Schalleinfallswinkel zu den Gefäßen optimieren lassen und ein möglichst gutes Dopplersignal resultiert. Wegen der freien Beweglichkeit der Sonde an der Brustoberfläche lassen sich Winkelkorrekturen

sehr gut durchführen. Dies sollte vor einer Flussspektrumanalyse im Duplex-Mode auch erfolgen, da hierdurch die Messgenauigkeit der Flussgeschwindigkeiten erhöht wird.

Duplex-Mode. Die Quantifizierung des Blutflusses erfolgt im Duplex-Mode (Abb. 37.9). Hier kann keine feste Angabe über die Einstellung der Geräteparameter erfolgen. Es hängt jeweils von der vorliegenden Flussgeschwindigkeit ab, wie die PRF einzustellen ist, da andernfalls bei einer zu niedrigen PRF und einem zu hohen Blutfluss durch den Aliasing-Effekt eine Quantifizierung nicht möglich ist. Grundsätzlich sollten auch hier die Sendeleistung und die Empfangsverstärkung so hoch wie möglich sein, es ist jedoch darauf zu achten, dass kein Hintergrundrauschen auftritt. In der Regel kann ein niedriger Wandfilter gewählt werden, da während der Ableitung des Flussspektrums der Schallkopf nicht bewegt wird und in den Parenchym- oder Tumorgefäßen nur minimale Wandbewegungen auftreten. Die ideale Filterfrequenz liegt zwischen 25 und 50 Hz. Das Flussspektrum sollte jeweils an der Stelle abgeleitet werden, die auch im Farbdopplerbereich das beste Signal liefert. Dies ist in der Regel dann Fall, wenn der günstigste Winkel zwischen Gefäßverlauf und Dopplerstrahl erreicht ist. Je kleiner dieser Winkel ist, desto besser ist auch die Messgenauigkeit. Bei einem Winkel über etwa 40° bewirken bereits kleine Messungenauigkeiten des Winkels große Abweichungen des Kosinuswertes, sodass die Genauigkeit der Flussmessung abnimmt. In der Regel lassen sich jedoch durch Neigung des Schallkopfes günstigere Schalleinfallswinkel einstellen, sodass die Messgenauigkeit sehr gut ist.

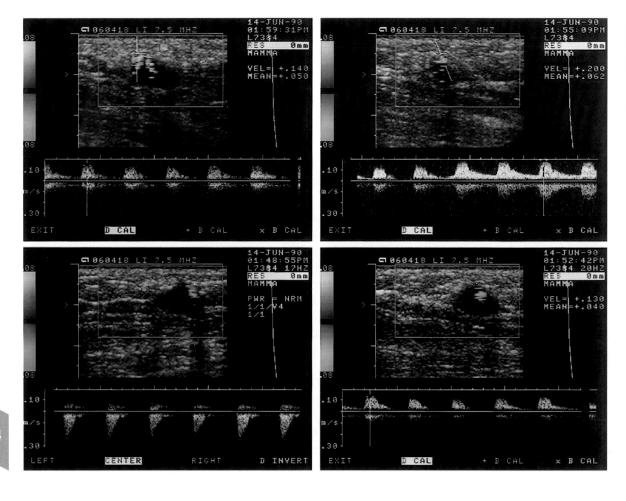

Abb. 37.**9** Farbdopplerdarstellung eines invasiv duktalen Karzinoms von 12 mm Durchmesser mit quantitativer Blutflussbestimmung im Duplex-Mode (Acuson 128, 7 MHz).

Untersuchungstechnik

Lage der Patientin. Bei der Brustuntersuchung sollte die Patientin grundsätzlich in Rückenlage untersucht werden, da sich hierdurch der Drüsenkörper abflacht. Durch Elevation der Arme und Verschränkung der Hände im Nacken strafft sich die Muskulatur des M. pectoralis major, wobei die Brust weiter abgeflacht und relativ gut fixiert wird. Durch die Ankoppelung des Schallkopfes erfolgt eine weitere Abflachung des Drüsengewebes. Dies wirkt sich auf die Untersuchung günstig aus, da eine geringere Schichtdicke die Schallfortleitungseigenschaften des Drüsengewebes erheblich verbessert und den Einsatz von hohen Ultraschallfrequenzen ermöglicht. Bei einer großen Schichtdicke nimmt die Penetration hochfrequenter Ultraschallwellen ab. In der bildgebenden Diagnostik sieht man dies am Dunklerwerden des Bildes. Das Problem besteht jedoch darin, dass man die Abschwächung der Energie im Farbdoppler-Mode nicht sehen kann. Wenn also ein Tumor in größerer Tiefe liegt, in der keine ausreichende Schallenergie mehr ankommt, kann es durchaus sein, dass keine Blutgefäße detektiert werden, selbst wenn es sich um einen hochvaskularisierten Tumor handelt.

B-Bild- und Farb-Mode. Vor der Doppleruntersuchung muss die Brust systematisch in überlappenden Ebenen mittels B-Bild-Mode durchuntersucht werden. Die Farbdopplersonographie selbst eignet sich nicht zum Screening des gesamten Brustgewebes, weil bei der Bewegung des Schallkopfes an sämtlichen Gewebestrukturen Farbartefakte auftreten. Nach der Durchuntersuchung mit dem bildgebenden Ultraschall werden alle auffälligen oder abklärungsbedürftigen Herdbefunde nochmals aufgesucht und dann gezielt im Farbdoppler-Mode nach auffälligen Gefäßen abgesucht. Dabei wird der Schallkopf sehr langsam bewegt, um Farbartefakte zu verhindern bzw. von kleinen fluktuierenden Gefäßsignalen unterscheiden zu können. Wenn Gefäße aufgefunden werden, ist zu klären, ob es

sich um normale anatomische Gefäße handelt. Ein Hauptstammgefäß zieht aus der A. axilaris über den oberen äußeren Quadranten zur Brustmitte hin und verzweigt sich zunehmend (Abb. 37.**10**). Ein weiteres großes Hauptstammgefäß kommt aus der A. mammaria interna und zieht über den oberen inneren Quadranten zur Mamillenregion. Messungen in diesen Gefäßen ergeben hohe Flussgeschwindigkeiten. Dies ist problematisch, wenn sich in der Nähe ein Tumor befindet und die Gefäße irrtümlich als Tumorgefäße interpretiert werden. Ein Weiterverfolgen der Gefäße, evtl. mit Rotation des Schallkopfes, ist daher vor der eigentlichen detaillierten Flussuntersuchung erforderlich.

Tumorgefäße. Als tumorzugehörig werden alle Gefäße registriert, die in einen Tumor hineinführen. Dabei ist zu beachten, dass bei Brustkrebs das Gewebe oft sehr derb ist und die Gefäße im Tumor häufig abbrechen. Die meisten Gefäße finden sich in unmittelbarer Tumorumgebung und im Tumorrandbereich. Bei Malignomen führt die Verlaufsrichtung radiär in den Tumor hinein (Abb. 37.**11**). Gutartige Tumoren wie Fibroadenome zeigen meist keine oder nur ein bis maximal 2 Gefäße. Häufig finden sich Gefäße im normalen Parenchym in der Umgebung des Befundes. Da Fibroadenome expansiv wachsen und das umliegende Gewebe komprimieren, zeigen diese Gefäße meist einen bogenförmigen Verlauf um den Tumor herum (Abb. 37.**12**). Sie sind dann nicht als tumorzugehörige Gefäße zu zählen.

Blutflussanalyse

Tumorgefäßzahl. Der Farbdoppler-Mode ermöglicht visuell die Beurteilung, ob eine abnorme Steigerung des Blutflusses im Herdbefund vorliegt oder nicht. Eine solche qualitative Beurteilung unterliegt jedoch großen Fehlermöglichkeiten und erlaubt keinen Vergleich von Untersuchungsergebnissen zwischen unabhängigen Untersuchern. Daher sollte eine objektive

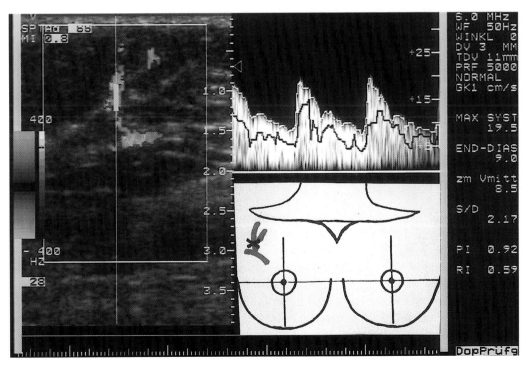

Abb. 37.**10** Farbdoppler- und Duplexdarstellung eines Hauptstammgefäßes des Brustparenchyms. Es ist wichtig, diese normalen anatomischen Brustgefäße zu erkennen und von Tumorgefäßen zu unterscheiden, um falsch positive Befunde zu vermeiden (ATL UM9-HDI, 10 MHz).

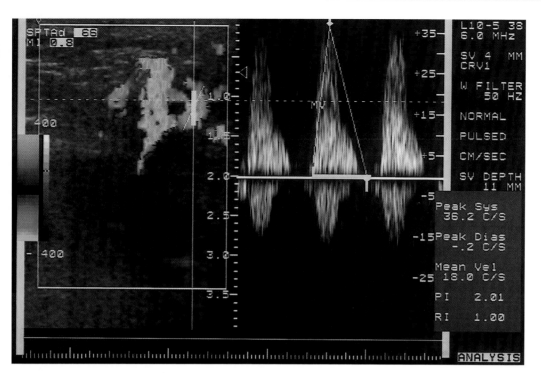

Abb. 37.**11** Farbdoppler und Duplexdarstellung eines invasiven Karzinoms, Durchmesser 25 mm. Die Gefäße erscheinen hauptsächlich in der Tumorperipherie und ziehen radiär in den Tumor hinein. Im Tumor kollabieren sie durch den hohen Gewebedruck. Dadurch ist der diastolische Fluss häufig niedrig bis unterbrochen.

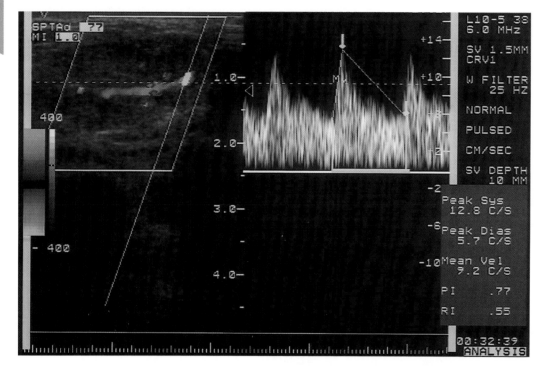

Abb. 37.**12** Farbdoppler und Duplexdarstellung eines Fibroadenoms. Im Tumor finden sich meist keine oder nur spärliche Gefäße. Häufig sieht man, wie hier, in der Peripherie bogenförmig um den Tumor herum verlaufende Gefäße.

Befunderhebung angestrebt werden. Am einfachsten geschieht dies, indem man die Tumorgefäße im Farbdoppler-Mode auszählt. Die Tumorgefäßzahl hat sich in unseren prospektiv angelegten Farbdopplerstudien in der Mammadiagnostik als guter Parameter zur Dignitätsbeurteilung bewährt (10).

Resistance-Index. Eine weitere Quantifizierung kann durch die Flussspektrumanalyse erfolgen. Aus der gynäkologischen Dopplerdiagnostik ist bekannt, dass Ovarial- oder Korpuskarzinome einen niedrigen Flusswiderstand aufweisen und daher die Gefäße einen niedrigen RI-Wert haben. Hohe RI-Werte weisen bei gynäkologischen Tumoren auf benigne Befunde hin. In der Mammadiagnostik hat sich dies jedoch weder im CW-Doppler noch im Farbdoppler bestätigt. Allein die Bildbetrachtung zeigt, dass die Gefäße in der Tumorperipherie be-

reits abbrechen, da sie durch den meist derben Tumor abgedrosselt werden (Abb. 37.**11**). Es liegt zwar keine muskuläre Gefäßwand vor, die den Blutflusswiderstand verursacht, aber ein hoher Wachstumsdruck des Tumorgewebes, der hohe Flusswiderstände der zuführenden Gefäße zur Folge hat. Deshalb zeigen Mammakarzinome eher erhöhte RI-Werte. Zum Vergleich mit anderen Untersuchungsergebnissen führten wir die RI-Messung durch. Da die Blutgefäße innerhalb eines Tumors heterogen sind, ist es erforderlich, sämtliche Gefäße zu messen. Nur bei einer vollständigen Erfassung der Tumordurchblutung lassen sich Besonderheiten nachweisen. Zusätzlich kann aus der Fülle der verschiedenen Spektren eine Analyse der Extremwerte erfolgen, wie z.B. der minimale Resistance-Index als Extremwert aller Tumorgefäße.

Flussgeschwindigkeit. Besseren Aufschluss über die Tumordurchblutung gibt die Messung der Flussgeschwindigkeit. Aus der Vielzahl der Tumorgefäße lässt sich der mittlere Blutfluss bestimmen. Das Problem dieses Wertes besteht jedoch darin, dass bei subtiler Messung aller Tumorgefäße auch viele kleine Gefäße mit langsamen Flussgeschwindigkeiten gemessen werden. Wenn diese mit den wenigen großen Hauptstämmen gemittelt werden, ergibt sich insgesamt ein relativ niedriger Mittelwert. Durch die je nach Untersuchersorgfalt mehr oder weniger vollständige Erfassung kleiner Tumorgefäße kommt es so zu starken Verschiebungen bei der Berechnung des Mittelwertes, weshalb dieser Flussparameter sehr vorsichtig gehandhabt werden muss. Es ist einfacher, im Farbdoppler-Mode das Gefäß mit dem schnellsten Fluss zu ermitteln. Dies ist in der Regel das Gefäß, welches am deutlichsten und mit der hellsten Farbkodierung zu sehen ist. Die Messung dieses Extremwerts im Duplex-Mode erlaubt eine bessere Unterscheidung zwischen benigne und maligne als die Mittelwertsbildung.

Flusssumme. Noch besser ist eine Differenzierung möglich, wenn die Gesamtdurchblutung bestimmt wird. Dies ist als exakte Flussvolumenbestimmung jedoch nicht möglich. Allerdings kann man sämtliche Blutflussgeschwindigkeiten in allen Tumorgefäßen summieren. Diese sog. Flusssumme ergibt einen relativ guten Anhalt über die Gesamtdurchblutung des Tumors, und die Berechnung ist auch unempfindlich gegen Messfehler. Selbst wenn einige kleine Gefäße mit niedrigeren Geschwindigkeiten weniger oder mehr gemessen werden, ändert dies an der gesamten Flusssumme prozentual wenig, wenn dieser Wert durch das Vorhandensein einiger stark perfundierter Gefäße bereits hoch ist. Folglich ist dieser Messwert für die Differenzialdiagnostik gut geeignet. Der Nachteil besteht jedoch darin, dass die Messung aller Gefäße je nach Gefäßzahl einen großen Zeitaufwand erfordern kann.

Wichtig ist die Gesamtdurchblutung jedoch vor allem, wenn bei Chemotherapien Verlaufskontrollen der Tumordurchblutung gemacht werden sollen. Hier muss man bedenken, dass die mittlere Tumordurchblutung ein schlechter Parameter ist. Wird nämlich durch eine Chemotherapie die Tumordurchblutung initial vermindert, so verschwinden zunächst die kleineren Gefäßen mit niedrigen Flussgeschwindigkeiten, während die Hauptstammgefäße anfangs noch persistieren. Dies kann paradoxerweiser dazu führen, dass die mittlere Durchblutung höher erscheint, obwohl die Gesamtdurchblutung abnimmt.

Messergebnisse

Die wichtigsten Messwerte sind in Tab. 37.1 dargestellt. Bei 82 Malignomen fanden sich im Mittel 12 Tumorgefäße, während in 176 benignen Befunden im Mittel nur 2 Gefäße nachweisbar waren. Die mittlere und maximale Flussgeschwindigkeit sowie die Flusssumme waren bei Karzinomen jeweils signifikant höher als bei benignen Befunden. Der mittlere RI war bei Karzinomen mit 0,74 gegenüber den benignen Tumoren mit einem Wert von 0,68 ebenfalls signifikant erhöht, allerdings zeigen bei benignen und malignen Befunden die RI-Werte so große Überlappungsbereiche, dass eine gute

Tabelle 37.**1**   Farbdoppler- und Duplexflussdaten bei 82 Mammakarzinomen und 176 benignen Befunden

Parameter	Karzinome Mittelwert/SD	Benigne Befunde Mittelwert/SD	Signifikanz p-Wert
Gefäßzahl	12/11	2/2	$< 0,0001$
Mittlerer Fluss	20/9	11/7	$< 0,0001$
Maximaler Fluss	37/21	13/10	$< 0,0001$
Flusssumme	285/361	29/39	$< 0,0001$
Mittlerer RI	0,74/0,10	0,68/0,10	$< 0,0001$
Minimaler RI	0,62/0,11	0,63/0,10	$> 0,1$

Differenzierung nicht möglich ist. Die Bestimmung des minimalen RI als Extremwert aller Tumorgefäße zeigt einen etwas geringeren Wert für die Karzinome mit 0,62, während er bei benignen Befunden bei 0,63 lag. Die Verteilung der minimalen RI-Werte zwischen benignen und malignen Befunden überlappt sich jedoch fast vollständig, sodass der Unterschied nicht signifikant ist. Dies zeigt die Variabilität der Flussdaten in Tumorgefäßen und wie wichtig es ist, alle Gefäße in eine Flussdatenanalyse einzubeziehen.

Wie aus Tab. 37.1 hervorgeht, zeigen die Bestimmung der Gefäßzahl im Farbdoppler sowie die Flusssumme als relativer Messwert der Gesamtdurchblutung des Tumors die größten Unterschiede zwischen benignen und malignen Tumoren. Bei den übrigen Messwerten ist zu beachten, dass sich trotz der überwiegend hochsignifikanten Unterschiede die Standardabweichungen erheblich überlappen.

Diskussion

Malignome. In Übereinstimmung mit allen bisherigen Studienergebnissen fand sich in unseren Untersuchungen eine deutlich gesteigerte Tumordurchblutung bei Malignomen gegenüber benignen Befunden. Die Farbdopplersonographie stellt in Verbindung mit der Frequenzspektrumanalyse im Duplex-Mode eine gute Methode zur quantitativen Unterscheidung dieser Flussverhältnisse dar. Malignome weisen typischerweise viele Gefäße mit hohen Flussgeschwindigkeiten auf (Abb. 37.**11**). Hierdurch wird die Differenzialdiagnostik von umschriebenen Tumoren verbessert. Auch die Erkennbarkeit diffus wachsender Karzinome, die in der B-Bild-Diagnostik leicht zu übersehen sind, kann hierdurch verbessert werden (Abb. 37.**13**).

Benigne Tumoren und Narben. Benigne Tumoren weisen bei der Dopplerdiagnostik meist einen sehr geringen oder keinen messbaren Blutfluss auf. Dies hängt allerdings stark von der Messempfindlichkeit der verwendeten Geräte ab (Abb. 37.**12** und 37.**14**). Vor allem nach brusterhaltenden Operationen kann die Dopplersonographie sehr nützlich sein (Abb. 37.**15**). Narben stellen sich mammographisch oft als strahlige Verdichtung dar. In der Sonographie sind sie als unscharfe und unregelmäßig begrenzte, echoarme Herdbefunde mit Schallschatten zu sehen, die ebenfalls suspekt erscheinen. Gerade in der voroperierten und nachbestrahlten Brust spielt daher die Möglichkeit zur nichtinvasiven Verbesserung der Differenzialdiagnostik zwischen Narbe und Lokalrezidiv eine große Rolle.

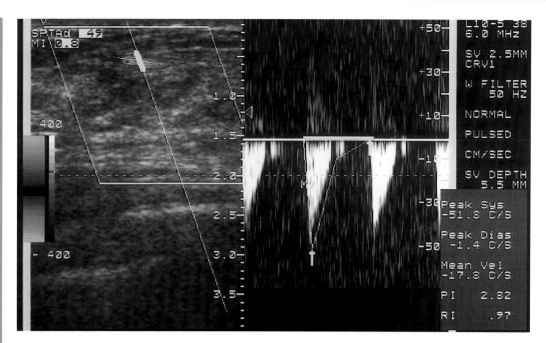

Abb. 37.**13** Diffus infiltrierendes lobuläres Karzinom. Der Tumor ist in der bildgebenden Sonographie nicht zu erkennen. Bei der dynamischen Untersuchung mit Kompression zeigte sich ein indurierter Gewebebezirk. Darin fanden sich mehrere kleine Gefäße mit hohen Flussgeschwindigkeiten, was in diesem Fall diagnoseweisend war.

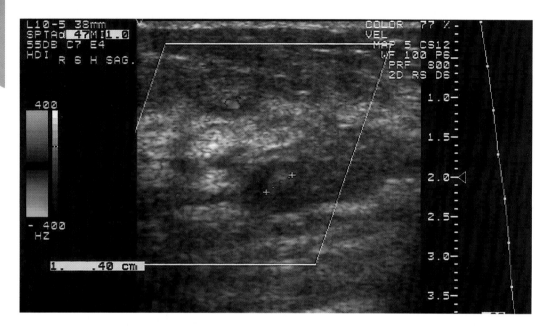

Abb. 37.**14** Unauffälliger Farbdopplerbefund eines intrazystischen Papilloms.

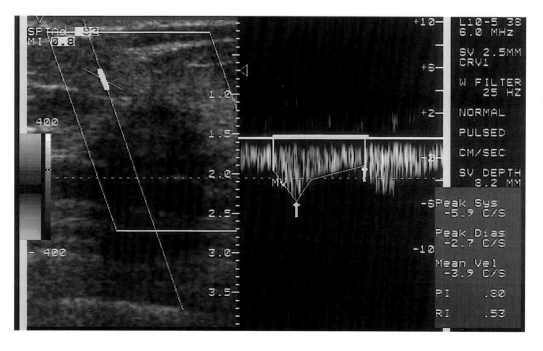

Abb. 37.**15** Echoarme Narbe nach brusterhaltender Operation eines Mammakarzinoms. Diese erscheint im Farbdoppler avaskulär. Im umgebenden Parenchym findet sich ein kleines Gefäß mit einem typisch niedrigen Blutfluss von 5,9 cm/s.

Proliferierende und entzündliche Befunde. Problematisch ist es jedoch, proliferierende Befunde zu differenzieren: Fibroadenome mit Wachstumstendenz, atypisch proliferierende Mastopathien, Zystenwandproliferationen und Mastitiden (Abb. 37.**16** – 37.**18**). Proliferationen stellen sich in der Dopplersonographie wegen der gesteigerten Durchblutung oft als fälschlicherweise suspekte Befunde dar. Ähnlich problematisch ist aus demselben Grund auch die dynamische MRT ein-

zuschätzen. Bei den entzündlichen Veränderungen kann eine Differenzierung in der Regel bald erfolgen, wenn die Patientin antibiotisch und mit Dopaminagonisten behandelt wird. Die Therapie führt innerhalb von wenigen Tagen zu einem Rückgang der anfänglich gesteigerten Durchblutung, sodass die wichtige Abgrenzung zum inflammatorischen Karzinom dann möglich ist.

Abb. 37.**16** Septierte Zyste mit Zystenwandproliferation. Hier ist im Farbdoppler eine umschriebene Durchblutungssteigerung zu sehen.

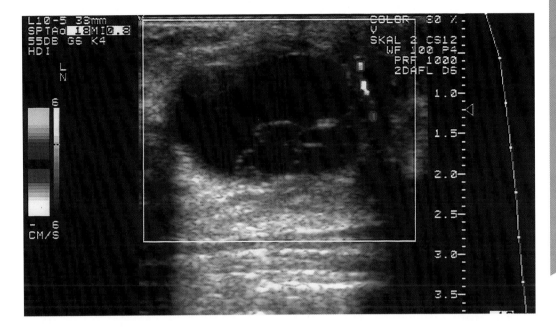

Abb. 37.**17** Proliferierendes Fibroadenom mit Hypervaskularisation im Farbdoppler. Die Feinnadelpunktion ergab proliferative Zellen. Wegen der Gutartigkeit und aus anderen medizinischen Gründen wurde zunächst zugewartet. Nach 4 Monaten zeigte sich eine deutliche Größenzunahme, sodass der Tumor extirpiert wurde. Histologisch bestätigte sich, wie vermutet, ein proliferierendes Fibroadenom.

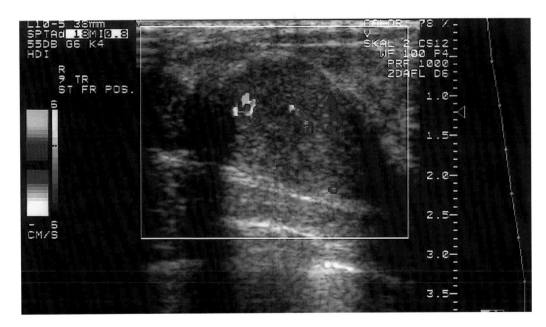

Schlussfolgerungen

Obwohl die Dopplersonographie in den meisten Fällen eine Differenzierung von Tumoren ermöglicht, sollte diese Methode nur von erfahrenen Untersuchern eingesetzt werden. Wegen der fehlenden Standardisierung von Messtechniken und gerätetechnischen Parametern eignen sich nicht alle Geräte gleich gut. Außerdem sind die Messergebnisse, die mit einem Gerät gewonnen wurden, nicht auf andere Geräte übertragbar. Auch der Wechsel eines Schallkopfs kann die Messergebnisse erheblich verändern. Weiterhin sind die biologischen Unter-

schiede von Tumorgewebe schwierig abzuschätzen. Nach unserer Erfahrung weisen etwa 10% der Malignome eine niedrige Durchblutung auf, sodass ein Untersucher, der die gesamte diagnostische Information nicht entsprechend abwägt, zu falsch negativen Ergebnissen kommen kann. Es steht jedoch in Aussicht, dass die Methode sich durch technische Verbesserungen, Standardisierung der Messprotokolle und bessere Ausbildung in absehbarer Zeit für die klinische Routinediagnostik etablieren kann.

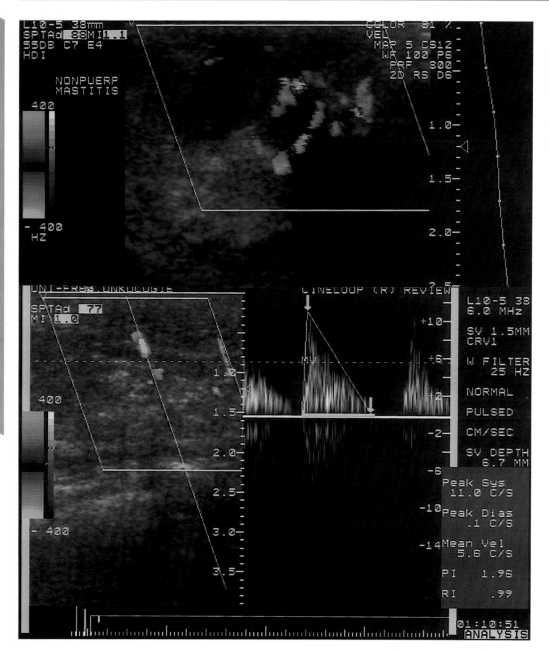

Abb. 37.18 Nonpuerperale Mastitis. Die gesteigerte Gefäßzahl im Farbdoppler ließ ein inflammatorisches Karzinom vermuten. Im Duplex zeigen sich jedoch nur relativ niedrige arterielle Flussgeschwindigkeiten und überwiegend venöse Gefäße. Die sichere Differenzierung ergab sich aus der Verlaufsbeobachtung nach antientzündlicher Therapie.

Literatur

1 Cosgrove D, Bamber JC, Davey JB, McKinna JA, Sinnet HD: Color Doppler Signals from Breast Tumors. Radiology 176 (1990) 175

2 Folkman J: Tumour angiogenesis. Advan. Cancer Res. 19 (1974) 331

3 Jellins J: Combining imaging and vascularity assessment of breast lesions. Ultrasound Med. Biol. 14 (1988) 121

4 Kedar RP, Cosgrove DO, Smith IE, Mansi JL, Bamber JC: Breast carcinoma: measurement of tumor response to primary medical therapy with color Doppler flow imaging. Radiology 190 (1994) 825–830

5 Madjar H, Sauerbrei W, Schillinger H: Aktueller Stand der Dopplertechniken. In Gebhardt et al. (Hrsg.): Ultraschalldiagnostik 89. Springer, Berlin 1989

6 Madjar H, Sauerbrei W, Münch S, Schillinger H: Continuous-Wave And Pulsed Doppler Studies Of The Breast: Clinical Results And Effect Of Transducer Frequency. Ultrasound Med. Biol. 17 (1991) 31

7 Madjar H, Vetter M, Prömpeler HJ, Wieacker P, Schillinger H: Untersuchungen zur normalen Vaskularisation der weiblichen Brust durch Doppler-Ultraschall. Ultraschall Med. 13 (1992) 171–177

8 Madjar H: Breast examinations with continuous wave and color Doppler. Ultrasound Obstet. Gynecol. 2 (1992) 215

9 Madjar H, Vetter M, Prömpeler HJ, Breckwoldt M, Pfleiderer A: Doppler measurement of breast vascularity under pharmacological treatment of benign breast disease. J. Reproduct. Med. 38(12) (1993) 935–940

10 Madjar H, Prömpeler HJ, Sauerbrei W, Wolfarth R, Pfleiderer A: Color Doppler flow criteria of breast lesions. Ultrasound Med. Biol. 20(9) (1994) 849–858

11 Minasian H, Bamber JC: A preliminary assessment of an ultrasonic Doppler method for the study of blood flow in human breast cancer. Ultrasound Med. Biol. 8 (1982) 357

12 Natsuki S, Kosuke Y: A study on the vascular proliferation in tissues around the tumor in breast cancer. Jpn. J. Surg. 18 (1988) 235

13 Weidner R, Semple JP, Welch WR: Tumor angiogenesis and metastasis-correlation in invasive breast carcinoma. New Engl. J. Med. 324 (1991) 1

14 Wells PNT, Halliwell M, Skidmore R, Webb AJ, Woodcock JP: Tumour detection by ultrasonic Doppler blood-flow signals. Ultrasonics 15 (1977) 231

C. Villena-Heinsen, M. Friedrich, J. König und W. Schmidt

Flusswiderstand in malignen Brusttumoren

Anzahl der abgeleiteten Blutflüsse. Einige Dopplerflussstudien (1, 4, 5, 7) zeigen, dass maligne Brusttumoren durchschnittlich besser durchblutet sind als benigne Tumoren und normales Brustdrüsengewebe. Bereits mit der hochfrequenten Continuous-Wave-Stiftsonde, später mit der Duplexsonographie und zuletzt auch mit der farbkodierten Dopplersonographie konnten bei malignen Tumoren signifikant mehr Blutflüsse abgeleitet werden. Trotz der Übereinstimmung der mit unterschiedlicher Technologie erhobenen Ergebnisse handelt es sich in allen Fällen um eine indirekte Einschätzung der tatsächlich vorhandenen Gefäßzahl. Die fehlende dreidimensionale Gefäßdarstellung hat zur Folge, dass einige Gefäße gar nicht und andere unbeabsichtigt aufgrund ihres Verlaufs mehrfach abgeleitet werden. Hierbei haben Faktoren wie Sensitivität des Dopplersystems, Untersuchungszeit, Anpressdruck des Schallkopfes an die Brust sowie Geduld und Erfahrung des Untersuchers einen systematischen Einfluss.

Gefäßstruktur und Flusswiderstand. Wie wir heutzutage wissen, stammen die abgeleiteten Blutflüsse aus größerkalibrigen zuführenden Gefäßen. Etliche histopathologische Untersuchungen (2, 3) haben typische Merkmale der Tumorneoangiogenese von malignen Tumoren beschrieben. So werden häufiger arteriovenöse Shunts und eine stellenweise fehlende Muskularisschicht der Kapillaren hervorgehoben. Diese strukturellen Unterschiede zur Neoangiogenese benigner Befunde müssten mit einem geringen Flusswiderstand einhergehen. Die tumorzuführenden Gefäße dürften aufgrund dieser Tatsache ebenfalls einen niedrigen Flusswiderstand aufweisen. Dementsprechend müssten aber dann alle Widerstandsindizes – der minimale, der mittlere und auch der maximale Resistance-Index (RI) – proportional zur vorhandenen Anzahl der zuführenden Gefäße abnehmen.

Einfluss der Gefäßanzahl. Eigene Untersuchungsergebnisse (6, 7) zeigen aber bei steigender Anzahl von Tumorgefäßen eine progressive Abnahme des minimalen RI bei gleichzeitiger Zunahme des maximalen RI. Der mittlere RI bleibt unverändert. Hieraus müssen 2 Folgerungen abgeleitet werden:

1. Der minimale und auch der maximale RI sind keine adäquaten Blutflussparameter, um den tatsächlich vorhandenen Flusswiderstand eines Tumors zu charakterisieren. Sie sind das Endprodukt eines Minimierungs- bzw. Maximierungseffektes, der sich proportional zur Anzahl der Tumorgefäße auswirkt. Das bedeutet, dass die Wahrscheinlichkeit, einen niedrigen minimalen bzw. einen hohen maximalen RI zu ermitteln, zunimmt, wenn mehr Gefäße vorhanden sind.
2. Falls der RI tatsächlich eine Bedeutung für die Charakterisierung von Brusttumoren haben sollte, müsste der mittlere RI für die Vergleiche zu Grunde gelegt werden.

Dass der minimale (und auch der maximale) RI von der Anzahl der abgeleiteten Blutflüsse/Gefäße beeinflusst wird, kann nicht nur im Tumor, sondern auch im gesunden Brustdrüsengewebe beobachtet werden.

Eigene Untersuchungen

Patientinnen und Methoden

Untersuchungsablauf. 114 Patientinnen mit einem präoperativ sonographisch abgrenzbaren Herdbefund wurden einer konventionellen B-Bild-Sonographie mit Tumormetrik und anschließend einer ausgedehnten Farbdopplersonographie beider Brüste unterzogen. Zunächst wurden das Tumorareal und anschließend das gesunde Brustgewebe – in 4 Quadranten pro Brust aufgeteilt – mit dem Farbdoppler untersucht. Das Tumorareal wurde systematisch und akribisch durchgescant mit dem Ziel, möglichst alle Gefäße abzuleiten. In jedem der einzelnen Quadranten wurden – aus Zeitgründen – maximal 2 Gefäße abgeleitet. Blutflussableitungen, die mehr als 2 cm vom Tumorrand entfernt lokalisiert waren, wurden dem entsprechenden Quadranten zugeordnet. Abb. 38.1 erläutert die Berechnung des RI für das Tumorareal, für jeden Quadranten und für das gesunde Brustgewebe. Die Berechnung der unterschiedlichen RI im gesunden Brustgewebe erfolgte mit 2 unterschiedlichen Systemen.

Gerät und Geräteeinstellung. Die Untersuchungen erfolgten mit dem Ultraschallgerät der Firma Acuson (Mountain View, California, USA), Modell 128 XP10. Zum Einsatz kam ein 7-MHz-Linearschallkopf mit einem Schallfenster von 38 mm. Für die Farbdopplersonographie wechselte der Transducer die Frequenz automatisch auf 5 MHz. Die Farbdopplereinstellung zielte auf eine Optimierung im Nachweis der langsamen Flüsse und der schwachen Farbsignale im Gefäßnetz ab. Zur Minimierung von Artefakten wurde die Empfindlichkeit des Farbdopplers knapp unterhalb der Rauschgrenze eingestellt, und es wurden nur langsame Kippbewegungen des Schallkopfes durchgeführt. Ein wesentlicher Faktor für eine gute Signalausbeute war es, während der Untersuchung auf einen konstant geringen Anpressdruck zu achten.

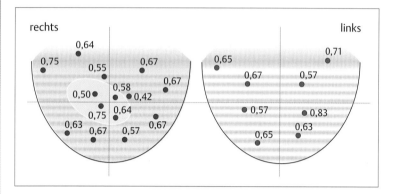

Abb. 38.1 Methodisches Vorgehen bei der Berechnung der verschiedenen RI.

Rechte Mamma: Retromamillär gelegener, nach kraniolateral entwickelter Tumor bei einer 56-jährigen Patientin. Histologisch invasiv duktales Mammakarzinom im Stadium pT3, pN12/18, M0, G3, ER+, PR+, 20% Ki-67-positive Zellen, aneuploid. Im Tumorareal wurden 6 Gefäßanschnitte abgeleitet. Der RI_{min} war 0,42, der $RI_{mean} = 0,57$ und der $RI_{max} = 0,75$. Im oberen inneren Quadranten waren der RI_{min}, RI_{mean} und $RI_{max} = 0,67$. In jedem Quadranten wurden RI_{min}, RI_{mean} und RI_{max} bestimmt, z.B. für den oberen äußeren Quadranten rechts: $RI_{min} = 0,64$, $RI_{mean} = 0,70$, $RI_{max} = 0,75$. Im oberen inneren Quadranten waren RI_{min}, RI_{mean} und $RI_{max} = 0,67$.

Linke Mamma: Die Berechnung der Widerstandsindizes RI_{min}, RI_{mean} und RI_{max} im gesunden Brustdrüsengewebe erfolgte in zweifacher Weise: Einerseits wurden anhand der für jeden Quadranten ermittelten RI_{min}, RI_{mean} und RI_{max} entsprechende Mittelwerte der 8 Quadranten gebildet (in diesem Fall: $RI_{min} = 0,62$, $RI_{mean} = 0,66$ und $RI_{max} = 0,70$). Andererseits wurde von allen – in diesem Fall 16 – ermittelten RI der niedrigste RI als RI_{min} und der höchste RI als RI_{max} bestimmt und der RI_{mean} aus allen 16 Werten berechnet ($RI_{min} = 0,57$, $RI_{mean} = 0,66$, $RI_{max} = 0,83$).

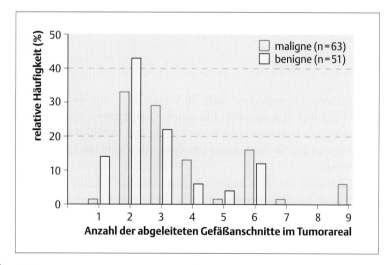

Abb. 38.2 Getrennte prozentuale Darstellung von benignen und malignen Tumoren in Abhängigkeit von der Anzahl der im Tumorareal abgeleiteten Gefäßanschnitte (61 maligne Tumoren = 100%, 53 benigne Befunde = 100%).

Ergebnisse und Diskussion

Anzahl der Gefäßsignale. Im Tumorareal wurden bei malignen Tumoren 1–9 Gefäßanschnitte und bei benignen Tumoren 1–6 Gefäßanschnitte abgeleitet. In Abb. 38.2 ist die relative Häufigkeit der malignen und der benignen Tumoren nach Anzahl der Gefäße im Tumorareal aufgeschlüsselt.

Durchschnittlich wurden 3,3 Gefäßsignale gefunden. Bei malignen Tumoren war im Vergleich zu benignen Tumoren die Zahl der gefundenen Tumorgefäße statistisch signifikant höher. Allerdings zeigte sich dieser Unterschied nur bei postmenopausalen Patientinnen (Tab. 38.1).

Tabelle 38.1 Mittelwertvergleiche der Anzahl der im Tumorareal abgeleiteten Gefäßanschnitte, stratifiziert nach Menopausenstatus und Dignität

Art und Anzahl der Befunde	Gefäßanschnitte	Signifikanz
Alle (n = 114)	3,3 (± 1,8)	
Benigne (n = 51)	2,8 (± 0,2)	p = 0,008
Maligne (n = 63)	3,6 (± 0,2)	
Prämenopausal, benigne (n = 36)	2,9 (± 0,3)	p = 0,14
Prämenopausal, maligne (n = 23)	3,4 (± 0,4)	
Postmenopausal, benigne (n = 15)	2,5 (± 0,3)	p = 0,03
Postmenopausal, maligne (n = 40)	3,7 (± 0,3)	

Standardabweichung in Klammern

Abhängigkeit von RI_{min} und RI_{max} von der Gefäßanzahl in der Tumorregion

Die zunehmende Anzahl der Blutflusssignale dürfte mit einer Zunahme der Durchblutung und mit einer Abnahme des Gefäßwiderstandes korrelieren (Abb. 38.3 und 38.4). Erwartungsgemäß müssten alle RI, d.h. minimale, mittlere und maximale, einen mehr oder weniger parallel verlaufenden Abfall aufweisen. Paradoxerweise wurde aber bei Zunahme der Anzahl der abgeleiteten Tumorgefäße neben der statistisch signifikanten Abnahme des RI_{min} (p = 0,004) eine statistisch signifikante Zunahme des RI_{max} beobachtet (p = 0,03). Der RI_{mean} blieb jedoch konstant und war der einzige Blutflussparameter, der keine Abhängigkeit von der Anzahl der abgeleiteten Gefäße aufwies.

In Abb. 38.5 ist in Abhängigkeit von der im Tumorareal gemessenen Gefäßanzahl die Differenz zwischen Tumorareal und Mittel der 8 gesunden Quadranten für die Indizes RI_{min} (links), RI_{mean} (Mitte) und RI_{max} (rechts) aufgetragen. Tumorareale mit einer hohen Gefäßanzahl weisen gleichzeitig die höchsten RI_{max} und die niedrigsten RI_{min} auf. Diese paradoxen Ergebnisse zwingen zu der Schlussfolgerung, dass weder der RI_{min} noch der RI_{max} die eigentlichen, tatsächlich vorhandenen Widerstände widerspiegeln. Vielmehr sind sie das Ergebnis eines Minimierungs- bzw. Maximierungsprozesses, in denen die Werte maßgeblich durch die Zahl der potenziellen Messungen (Gefäße) bestimmt werden.

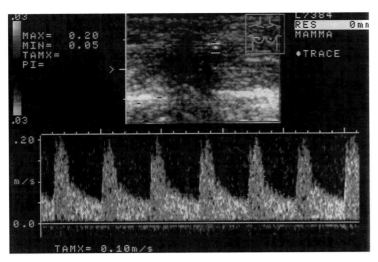
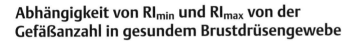

Abb. 38.**3** Wenig durchblutetes Mammakarzinom mit einem RI von 0,75.

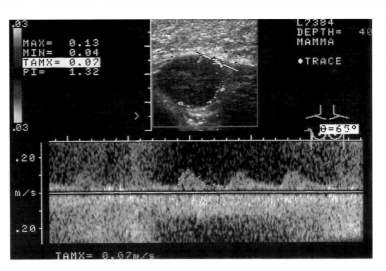

Abb. 38.**4** Stark durchblutetes Mammakarzinom mit einem RI von 0,69. Beim Vergleich dieser beiden postmenopausalen (nicht hormon-substituierten) Patientinnen (Abb. 38.**3** und 38.**4**) kann man proportional zur Durchblutungszunahme eine Abnahme des RI beobachten.

Abhängigkeit von RI_{min} und RI_{max} von der Gefäßanzahl in gesundem Brustdrüsengewebe

Um diesen Sachverhalt zu erhärten, wurde folgende Analyse angeschlossen: Unabhängig von Dignität und Menopausenstatus wurde im Tumorareal ein statistisch signifikant niedrigerer RI_{min} gefunden im Vergleich zum Mittelwert des RI_{min}, berechnet aus den 8 RI_{min}-Werten von den 8 gesunden Quadranten (p = 0,0001). Im Mittel waren im Tumorareal 3,3 Gefäße und ein RI_{min} von 0,62 ± 0,11 SD gemessen worden. In jedem der 8 gesunden Quadranten wurden im Mittel 1,5 Gefäße abgeleitet. Der Mittelwert der RI_{min} der 8 Quadranten betrug 0,65 ± 0,08 SD.

Vergleicht man aber die Tumorregion mit dem niedrigsten RI_{min} von allen 8–16 abgeleiteten Gefäßen (RI_{min} = 0,54 ± 0,1 SD), ergibt sich ein ebenfalls statistisch hochsignifikanter, jedoch entgegengesetzter Unterschied. Dies bedeutet, dass – analog zu der Analyse im Tumorareal – die Berechnung eines möglichst niedrigen RI_{min} und eines möglichst hohen RI_{max} auch im gesunden Brustdrüsengewebe von der Zahl der abgeleiteten Gefäße abhängt.

Darüber hinaus bedeutet dies, dass der RI_{min} signifikant niedriger ausfällt als im Tumorareal, wenn im gesunden Brustdrüsenareal 8–16 (im Durchschnitt 12) Gefäße abgeleitet werden können. Dies relativiert die grundlegende Hypothese, dass die Tumoren ein Niedrigwiderstandsystem darstellen. De facto würde der RI_{min} im Tumorareal auch einen Wert von 0,54 erreichen, wenn im Durchschnitt ebenfalls 12 Tumorgefäße abgeleitet werden könnten. Diese Analyse ist in Tab. 38.2 aufgeführt und anhand der Parameter RI_{mean} und RI_{max} ergänzt.

Keine Dignitätsdiskriminierung mittels RI_{min} und RI_{max}

Wir postulieren, dass eine ähnliche Anzahl an Gefäßen auch ähnliche RI_{min}-Werte ergibt. Die folgende Analyse liefert einen weiteren Beweis hierfür: Von den 114 ausgewerteten Patientinnen wurden bei 51 Fällen 1 oder 2 Gefäße im Tumorareal abgeleitet. Bei diesen sowohl benignen als auch malignen Fällen

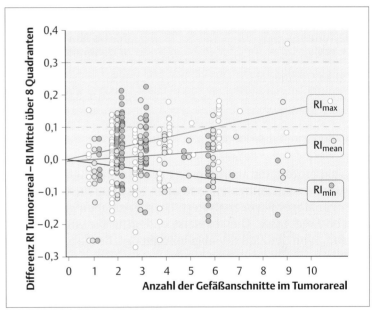

Abb. 38.**5** Differenzen zwischen Tumorareal und Mittel der 8 gesunden Quadranten (positive Differenz oberhalb der Nulllinie und negative Differenz unterhalb der Nulllinie) für die Parameter RI_{min} (links), RI_{mean} (mittig) und RI_{max} (rechts). Auf der Abszisse ist nach der im Tumorareal gemessenen Anzahl der Gefäßanschnitte stratifiziert.

war der RI_{min} im Durchschnitt 0,65 (± 0,11 SD). Im Mittel wurden 1,6 Gefäße abgeleitet. Bei diesen Fällen betrug der Mittelwert der RI_{min} der 8 Quadranten 0,66 (± 0,08 SD). Im Mittel wurden 1,5 Gefäße pro gesundem Quadranten abgeleitet. Bei nahezu gleicher Zahl der abgeleiteten Gefäße ergaben sich keine statistisch signifikanten Unterschiede zwischen den berechneten RI_{min} (p = 0,67). Somit scheint der RI_{min} hauptsächlich von der Anzahl der untersuchten Gefäße und nicht von der Art des untersuchten Gewebes (Tumor, gesundes Gewebe) abhängig zu sein. Dagegen ergab die Berechnung des RI_{min} aus allen 8–16 abgeleiteten Gefäßen einen statistisch signifikant niedrigeren Wert mit 0,55 (± 0,01 SD).

Da postuliert werden könnte, dass Tumoren mit einer geringen Anzahl von Gefäßen (1 oder 2) per se einen höheren

Tabelle 38.**2** Mittelwertvergleich der Parameter RI_{min}, RI_{mean} und RI_{max} im Tumorareal und im gesunden Brustgewebe, berechnet anhand der beiden beschriebenen Methoden

Parameter	Mittel über 8 Quadranten	Tumorareal	Alle RI (8 Quadranten)
Mittlere Gefäßanzahl	1,5	3,3	12
RI_{min} (n = 114)	0,65 (± 0,08)	0,62 (± 0,11)	0,54 (± 0,1)
	p = 0,0001	p < 0,0001	
RI_{mean} (n = 114)	0,68 (± 0,07)	0,69 (± 0,09)	0,68 (± 0,07)
	p = 0,13		
RI_{max} (n = 114)	0,70 (± 0,07)	0,75 (± 0,1)	0,80 (± 0,07)
	p < 0,0001	p < 0,0001	

Standardabweichung in Klammern

Tabelle 38.**3** Mittelwertvergleich des Parameters RI_{min} im gesunden Gewebe (unterschiedlich berechnet) und in Tumorarealen mit 1 oder 2 Gefäßen bzw. nach ausschließlicher Berücksichtigung der ersten beiden gemessenen Gefäße aller 114 Tumoren

1 oder 2 Gefäße im Tumorareal (n = 51)	Mittel über 8 Quadranten	Tumorareal mit 1 oder 2 Gefäßen	Alle RI (8 Quadranten)
Mittlere Gefäßanzahl	1,5	1,6	12
RI_{min}	0,66 (± 0,8)	0,65 (± 0,11)	0,55 (± 0,01)
	p = 0,67	p < 0,00001	

Alle Tumoren (n = 114)	Mittel über 8 Quadranten	Tumorareal erste 2 gemessene RI	Alle RI (8 Quadranten)
Mittlere Gefäßanzahl	1,5	2,0	12
RI_{min}	0,65 (± 0,01)	0,64 (± 0,01)	0,54 (± 0,01)
	p = 0,63	p < 0,00001	

Standardabweichung in Klammern

RI_{min} haben könnten als Tumoren mit mehr als 2 Gefäßen, wurden die 2 ersten gemessenen RI aller 114 untersuchten Tumoren in analoger Form analysiert. Hierbei ergaben sich nahezu gleiche Ergebnisse. Dies beweist endgültig die Abhängigkeit des RI_{min} von der Zahl der abgeleiteten Gefäße (Tab. 38.**3**).

Diese Abhängigkeit von der Anzahl der Messungen gilt auch für den Parameter RI_{max}. Somit wird klar, dass der RI_{min} und der RI_{max} ungeeignete Blutflussparameter für eine repräsentative Charakterisierung des Gefäßwiderstandes von Brusttumoren sind. Dementsprechend sollten diese Parameter nicht für eine Dignitätsdiskriminierung zu Grunde gelegt werden.

Zusammenfassung

Die Ergebnisse dieser Studie beweisen die Existenz eines ausschließlich mathematischen Minimierungs- bzw. Maximierungseffektes, welcher maßgeblich die Berechnung von RI_{min} bzw. von RI_{max} beeinflusst. Die Wahrscheinlichkeit, einen möglichst niedrigen RI_{min} zu bestimmen (und auch einen möglichst hohen RI_{max}), wird entscheidend durch die Zahl der abgeleiteten Gefäße bestimmt. Diese Ergebnisse relativieren die Validität des RI_{min} (und auch des RI_{max}) im Hinblick auf die Erfassung des tatsächlichen Gefäßwiderstandes. Wenn überhaupt der Widerstandsindex für die Charakterisierung von Brusttumoren zu Grunde gelegt werden sollte, spricht diese Analyse für die ausschließliche Berücksichtigung des RI_{mean}.

Literatur

1 Burns PN, Halliwell M, Wells PNT, Webb AJ: Ultrasonic doppler studies of the breast. Ultrasound in Med. Biol. 8 (1982) 127 – 143
2 Folkman J: How is blood vessel growth regulated in normal and neoplastic tissue? Cancer Res. 46 (1986) 467 – 473
3 Less JR, Skalak TC, Sevick EM, Jain RK: Microvascular architecture in a mammary carcinoma: a branching patterns and vessel dimensions. Cancer Res. 51 (1991) 265 – 273
4 Madjar H, Prömpeler H, Wolfahrt R, Bauknecht T, Pfleiderer A: Farbdopplerflußdaten von Mammatumoren. Ultraschall Med. 15 (1994) 69 – 76
5 Minasian H, Bamber JC: A preliminary assessment of an ultrasonic doppler method for the study of blood flow in human breast cancer. Ultrasound Med. Biol. 8 (1982) 357 – 364
6 Villena-Heinsen C, Mink D, Ertan AK, Holländer M, Schmidt W: Bewertung der Aussagekraft der Farb- und Spektral-Doppler-Sonographie bei Mammatumoren. In Schmidt W (Hrsg.): Jahrbuch der Gynäkologie und Geburtshilfe (1995/1996). Biermann, Zülpich 1996, S. 121 – 136
7 Villena-Heinsen C, König J, von Tongelen B et al.: Validity of the minimal Resistance Index for discrimination between benign and malignant Breast Tumours. Eur. J. Ultrasound 7 (1998) 189 – 193

39 Einfluss des Menopausenstatus und der Hormonsubstitution auf die Blutflusswiderstände und Blutflussgeschwindigkeiten von Mammatumoren

C. Villena-Heinsen, I. Tossounidis und W. Schmidt

Menopausenstatus und Dignitätsdiskriminierung

Patientenkollektiv von Dopplerstudien. Zentrales Anliegen der relativ wenigen publizierten dopplersonographischen Untersuchungen bei Brusttumoren ist die Validierung der jeweiligen Verfahren (CW-Doppler, Duplexdoppler, Farbdoppler) hinsichtlich einer Verbesserung in der Dignitätseinschätzung. Hierbei werden in der Regel die potenziellen Einflüsse von Menopausenstatus und Hormonsubstitution auf die Blutflussparameter außer Acht gelassen. Lediglich eine Arbeitsgruppe (1) erwähnt den Menopausenstatus, ohne aber einen systematischen Vergleich zwischen prä- und postmenopausalen Patientinnen durchzuführen. Eine andere Arbeitsgruppe, die sich mit dem Seitenvergleich zwischen Tumor und kontralateraler Brust beschäftigte, fand bei prämenopausalen Frauen im Mittel niedrigere Werte für RI und A/B-Ratio im Vergleich zu den postmenopausalen Patientinnen (2). Da diese Unterschiede nicht statistisch signifikant ausfielen, wurde dem Menopausenstatus keine weitere Bedeutung beigemessen. Die folgenden Untersuchungen hinsichtlich eines Diskriminierungspotenzials des Dopplers wurden ohne Berücksichtigung von Menopausenstatus bzw. Hormonsubstitution durchgeführt.

Divergierende Ergebnisse. Demzufolge wurden in der Regel Patientenkollektive mit einer unterschiedlichen Alters- und Menopausenstruktur hinsichtlich Dignitätsdiskriminierung verglichen. Diese Tatsache erklärt unter anderem, warum so divergierende Ergebnisse gefunden wurden. Wie eigene Untersuchungsergebnisse zeigen (3), sind in der Gruppe der malignen Tumoren durchschnittlich ältere Patientinnen, die sich vorwiegend in der Postmenopause befinden, vertreten. Dagegen handelt es sich bei den Patientinnen mit benignen Tumoren vorwiegend um jüngere, prämenopausale Patientinnen. Zusätzlich wird ein signifikanter Einfluss der Hormonsubstitution bei den postmenopausalen Patientinnen beobachtet.

Da weder der Menopausenstatus noch die Hormonsubstitution in den publizierten Arbeiten berücksichtigt wurden, muss die Vergleichbarkeit der unterschiedlich strukturierten Kollektive von benignen und malignen Tumoren infrage gestellt werden – ebenso wie die Validität der Ergebnisse.

In diesem Kapitel werden die Einflüsse von Menopausenstatus und Hormonsubstitution auf die unterschiedlichen Blutflusswiderstände und Blutflussgeschwindigkeiten analysiert. Die Einflüsse der o.g. Faktoren wurden am gesunden Brustdrüsengewebe und am tumorös veränderten Gewebe (benigne und maligne) untersucht.

Eigene Untersuchungen

Patientinnen und Methoden

Untersuchungsablauf. 114 Patientinnen wurden untersucht. Nach der B-Bild-sonographischen Tumormetrik erfolgte die farbdopplersonographische Darstellung möglichst aller Tumorgefäße und die entsprechende dopplersonographische Ableitung der Blutflüsse. Anschließend wurde das gesamte gesunde Brustdrüsengewebe untersucht. Hierfür wurde jede Brust in 4 Quadranten aufgeteilt. Nach der farbkodierten Gefäßdarstellung erfolgte die spektraldopplersonographische Ableitung von maximal 2 Blutflüssen in jedem Quadranten.

Parameter und Geschwindigkeiten. Die 114 Patientinnen wurden in 3 Untergruppen aufgeteilt: Prämenopausale Patientinnen, postmenopausale Patientinnen und postmenopausale Patientinnen unter kontinuierlicher Hormonsubstitution. Für das Tumorareal und für jeden einzelnen der 8 Quadranten im gesunden Brustdrüsengewebe wurden folgende Parameter berechnet: RI_{min}, RI_{mean}, RI_{max}, PI_{mean}, $A/B\text{-}Ratio_{mean}$ sowie die folgenden Geschwindigkeiten ermittelt:

- maximale peaksystolische Geschwindigkeit (peaksys V_{max}),
- mittlere peaksystolische Geschwindigkeit (peaksys V_{mean}),
- minimale peaksystolische Geschwindigkeit (peaksys V_{min}),
- mittlere durchschnittliche Geschwindigkeit innerhalb eines ganzen Zyklus (average V_{mean}),
- mittlere enddiastolische Geschwindigkeit (enddias V_{mean}).

Die Geschwindigkeitsmessungen wurden nicht in Abhängigkeit des Insonationswinkels korrigiert. Dies geschah aus Zeitgründen, da es sich mehrheitlich um sehr kleine Gefäße handelte, die erschwert in Längsachse hätten dargestellt werden müssen.

Stellvertretend für das gesunde Gewebe wurde für jeden Parameter ein Mittelwert aus den entsprechenden 8 vorliegenden Werten aus den jeweiligen Quadranten gebildet. Für die statistische Auswertung wurde der Mann-Whitney-U-Test angewandt.

Tabelle 39.**1** Vergleich zwischen den Gruppen benigner und maligner Tumoren hinsichtlich der Zusammensetzung nach Menopausenstatus (PRAE = prämenopausal, POST HS = postmenopausal hormonsubstituiert, POST = postmenopausal ohne Hormonsubstitution)

Menopausenstatus	Anzahl	Benigne Veränderungen in %	Menopausenstatus	Anzahl	Maligne Tumoren in %
PRAE	25	49,0	PRAE	10	15,9
POST HS	11	21,6	POST HS	13	20,6
POST	15	29,4	POST	40	63,5
Gesamt	51	100,0	Gesamt	63	100,0

Altersstruktur der Patientinnen. Das gesamte Patientinnenkollektiv war im Mittel 55 Jahre alt (21–87 Jahre). Die histologische Abklärung ergab in 63 Fällen ein Karzinom und in 51 weiteren Fällen einen gutartigen Befund. Die Patientinnen mit einem malignen Tumor waren im Mittel 60 Jahre alt (33–87 Jahre). In der Gruppe der benignen Fälle betrug das mittlere Alter 49 Jahre (21–84 Jahre). Beide Kollektive unterschieden sich altersmäßig signifikant voneinander (p = 0,0001).

Menopausenstatus und Hormonsubstitution. 35 Patientinnen waren prämenopausal, 24 postmenopausal unter dauerhafter hormoneller Substitution und 55 Patientinnen postmenopausal ohne Hormonsubstitution. Auch hinsichtlich des Menopausenstatus waren beide Kollektive signifikant unterschiedlich strukturiert (p = 0,0001). Die Gruppe der benignen Tumoren setzte sich zu 49% aus prämenopausalen (n = 25), zu 21,6% aus postmenopausalen hormonsubstituierten (n = 11) und zu 29,4% aus postmenopausalen (n = 15) Frauen zusammen. Im Gegensatz dazu war die Gruppe der malignen Befunde wie folgt strukturiert: 15,9% (n = 10) prämenopausale, 20,6% (n = 13) postmenopausal hormonsubstituierte und 63,5% (n = 40) postmenopausale Patientinnen. In Tab. 39.1 sind beide Kollektive aufgeschlüsselt nach Menopausenstatus dargestellt.

Ergebnisse

Einfluss des Menopausenstatus auf den Blutflusswiderstand im gesunden Brustdrüsenparenchym

Einteilung der Patientinnen. Repräsentativ für das gesunde Brustdrüsenparenchym wurden Mittelwerte aus dem jeweiligen minimalen, mittleren und maximalen RI der 8 Quadranten berechnet. Da es sich ausschließlich um gesundes Brustdrüsengewebe handelte, wurde unabhängig von der Dignität des jeweiligen Falles nach dem Einfluss des Menopausenstatus untersucht. Wie aus Tab. 39.2 ersichtlich ist, wurden die Patientinnen in 3 Gruppen unterteilt: Prämenopausale, postmenopausal hormonsubstituierte und postmenopausale Patientinnen. Für jede Gruppe wurden der minimale, der mittlere und der maximale RI inklusive Standardabweichung und Streubereich der Werte berechnet. Die 3 Blutflusswiderstandsparameter unterschieden sich untereinander, verhielten sich aber kongruent zueinander.

RI$_{min}$. Exemplarisch wird die Analyse des RI$_{min}$ – des international am häufigsten angewandten Parameters für die Bestimmung des Blutflusswiderstandes – erörtert. Die prämenopausalen Patientinnen hatten im Mittel einen RI$_{min}$ von 0,61, die

postmenopausalen hormonsubstituierten von 0,64 und die postmenopausalen Patientinnen einen RI$_{min}$ von 0,68. Beide postmenopausalen Kollektive zeigten einen höheren RI$_{min}$ im Vergleich zu den prämenopausalen, aber innerhalb der postmenopausalen fand sich der höchste Mittelwert bei den nicht substituierten Frauen.

Durchblutungsphysiologische Einheit. In Tab. 39.3 sind die statistisch signifikanten Unterschiede zwischen diesen 3 Gruppen bezüglich der 3 untersuchten Blutflusswiderstandsparameter aufgeführt. Hieraus wird klar, dass sowohl prämenopausale als auch postmenopausal hormonsubstituierte Patientinnen sich statistisch signifikant von den postmenopausalen Patientinnen ohne Hormonsubstitution unterscheiden. Darüber hinaus zeigen sich keine signifikanten Unterschiede zwischen den Gruppen der prämenopausalen und der postmenopausal hormonsubstituierten Patientinnen. Diese Ergebnisse zeigen, dass prämenopausale Patientinnen und postmenopausal hormonsubstituierte Patientinnen große Ähnlichkeiten bezüglich der Blutflusswiderstände aufweisen. Dementsprechend wurden beide Kollektive zusammengefasst und als eine durchblutungsphysiologische Einheit in den weiteren Analysen mit der Gruppe der postmenopausal nicht substituierten Patientinnen verglichen.

Tabelle 39.**2** Mittelwerte, Standardabweichungen und Streuungsbereiche der Parameter RI$_{min}$, RI$_{mean}$ und RI$_{max}$ im gesunden Brustdrüsengewebe der Kollektive: prämenopausal (PRAE), postmenopausal mit Hormonsubstitution (POST HS) und postmenopausal (POST)

Menopausen-status	RI$_{min}$	RI$_{mean}$	RI$_{max}$
PRAE (n = 34)	0,61 ± 0,07 0,50–0,78	0,64 ± 0,06 0,53–0,78	0,66 ± 0,06 0,53–0,78
POST HS (n = 24)	0,64 ± 0,07 0,50–0,75	0,66 ± 0,06 0,54–0,75	0,68 ± 0,06 0,54–0,77
POST (n = 54)	0,68 ± 0,07 0,55–0,85	0,71 ± 0,06 0,59–0,85	0,73 ± 0,06 0,59–0,85

Tabelle 39.**3** Statistischer Vergleich anhand der in Tab. 39.2 aufgeführten Mittelwerte (PRAE = prämenopausal, POST HS = postmenopausal hormonsubstituiert, POST = postmenopausal ohne Hormonsubstitution)

Menopausen-status	RI$_{min}$	RI$_{mean}$	RI$_{max}$
PRAE vs. POST HS	p = 0,12	p = 0,26	p = 0,30
PRAE vs. POST	p < 0,0001	p = 0,0004	p = 0,0001
POST HS vs. POST	p = 0,01	p = 0,07	p = 0,004

Einfluss des Menopausenstatus auf die Blutflusswiderstände im Tumorareal

Tumorspezifischer Effekt. In Analogie zum gesunden Brustdrüsengewebe wurde dieselbe Analyse für das Tumorareal durchgeführt. Die Ergebnisse sind in Tab. 39.4 und 39.5 aufgeführt. Im Wesentlichen werden alle Erkenntnisse bestätigt. Lediglich im statistischen Vergleich zwischen postmenopausal hormonsubstituierten und postmenopausalen Patientinnen ohne Substitution ergeben sich geringgradige Unterschiede im Vergleich zu den Ergebnissen im gesunden Brustdrüsengewebe. Alle Widerstandsindizes sind bei postmenopausalen Patientinnen höher als bei postmenopausal hormonsubstituierten. Dennoch ergeben sich unterschiedliche Signifikanzen: Der RI_{max} ist hochsignifikant höher, der RI_{mean} ist tendenziell signifikant höher und der RI_{min} ist nicht signifikant. Diese Abweichung im Vergleich zum gesunden Brustdrüsenparenchym könnte mit einem tumorspezifischen Effekt bei postmenopausalen Patientinnen (hormonsubstituierte und nicht hormonsubstituierte) in Zusammenhang gebracht werden.

Unabhängig von der Dignität der Tumoren werden die statistisch signifikanten Einflüsse des Menopausenstatus und der Hormonsubstitution auf die Blutflusswiderstände bewiesen.

Blutflussparameter im gesunden Gewebe von prä- und postmenopausalen Patientinnen

Wie in Tab. 39.6 detailliert aufgeschlüsselt wird, zeigt die Gruppe der postmenopausalen Patientinnen statistisch signifikant höhere Mittelwerte für alle Blutflusswiderstände im Vergleich zu den hormonaktiven Patientinnen (prämenopausale und postmenopausal hormonsubstituierte). Die charakteristischen Blutflusswiderstände im gesunden Gewebe der unterschiedlichen Kollektive werden in Abb. 39.1–39.3 dargestellt. Die analoge Analyse von den unterschiedlichen Blutflussgeschwindigkeiten ergibt nahezu gleiche Werte bei beiden Kollektiven.

Blutflussparameter im Tumorareal von prä- und postmenopausalen Patientinnen

Die o. g. Ergebnisse werden auch im Tumorareal bestätigt. Wie in Tab. 39.7 aufgeführt, haben postmenopausale Patientinnen statistisch hochsignifikant höhere Widerstandsindizes als prämenopausale (Abb. 39.4 und 39.5). Bei den ohne Winkelkorrektur durchgeführten Geschwindigkeitsmessungen werden die sicher vorhandenen, hormonell bedingten Unterschiede aufgrund der breiten Überlappungen der Streuungsbereiche der Werte neutralisiert.

Diskussion

Berücksichtigung des Menopausenstatus. Die vorliegende Analyse beweist den statistisch signifikanten Einfluss des Menopausenstatus auf die Blutflussparameter. Jeder Versuch, anhand eines Blutflussparameters eine verbesserte Dignitätsdiskriminierung zu erreichen, sollte den Menopausenstatus und die Hormonsubstitution mitberücksichtigen. Wie aus Tab. 39.1 ersichtlich, finden sich in unserem Kollektiv doppelt so viele

Tabelle 39.**4** Mittelwerte, Standardabweichungen und Streuungsbereiche der Blutflussparameter RI_{min}, RI_{mean} und RI_{max} gemessen im Tumorareal der Kollektive: prämenopausal (PRAE), postmenopausal mit Hormonsubstitution (POST HS) und postmenopausal (POST)

Menopausen-status	RI_{min}	RI_{mean}	RI_{max}
PRAE (n = 34)	0,58 ± 0,10 0,37 – 0,78	0,65 ± 0,09 0,52 – 0,86	0,71 ± 0,10 0,45 – 0,95
POST HS (n = 25)	0,62 ± 0,13 0,37 – 0,89	0,68 ± 0,10 0,43 – 0,89	0,72 ± 0,10 0,55 – 0,90
POST (n = 55)	0,65 ± 0,10 0,42 – 0,81	0,72 ± 0,07 0,50 – 0,85	0,79 ± 0,08 0,50 – 0,96

Tabelle 39.**5** Mittelwertvergleiche zwischen den in Tab. 39.**4** aufgeführten Kollektiven (PRAE = prämenopausal, POST HS = postmenopausal hormonsubstituiert, POST = postmenopausal ohne Hormonsubstitution)

Menopausen-status	RI_{min}	RI_{mean}	RI_{max}
PRAE vs. POST HS	p = 0,28	p = 0,26	p = 0,79
PRAE vs. POST	p = 0,0055	p = 0,0004	p = 0,0002
POST HS vs. POST	p = 0,25	p = 0,07	p = 0,004

Tabelle 39.**6** Vergleich der Kollektive: prämenopausal (PRAE + POST HS) und postmenopausal (POST) anhand der Mittelwerte der aufgeführten Blutflussparameter, berechnet für das gesunde Brustdrüsenparenchym (peaksys V_{max} = maximale peaksystolische Geschwindigkeit, average V_{mean} = durchschnittliche mittlere Geschwindigkeit während eines Zyklus, enddias V_{mean} = mittlere enddiastolische Geschwindigkeit)

Parameter gemessen in gesundem Brust-drüsengewebe	PRAE + POST HS (n = 58)	POST (n = 54)	p-Wert
RI_{min}	0,62 ± 0,07 0,50 – 0,78	0,68 ± 0,07 0,55 – 0,85	< 0,0001
RI_{mean}	0,65 ± 0,06 0,53 – 0,78	0,71 ± 0,06 0,59 – 0,85	< 0,0001
RI_{max}	0,67 ± 0,06 0,53 – 0,78	0,73 ± 0,06 0,59 – 0,85	< 0,0001
PI_{mean}	1,16 ± 0,24 0,75 – 1,76	1,42 ± 0,30 0,92 – 2,05	< 0,0001
S/D-Ratio$_{mean}$	3,11 ± 0,68 2,14 – 5,40	3,83 ± 0,96 2,59 – 6,69	< 0,0001
peaksys V_{max}	0,12 ± 0,05 0,05 – 0,28	0,12 ± 0,04 0,06 – 0,28	0,54
peaksys V_{mean}	0,10 ± 0,04 0,05 – 0,24	0,11 ± 0,03 0,06 – 0,23	0,23
peaksys V_{min}	0,09 ± 0,04 0,04 – 0,19	0,09 ± 0,03 0,06 – 0,18	0,20
average V_{mean}	0,06 ± 0,03 0,02 – 0,15	0,06 ± 0,02 0,03 – 0,14	0,49
enddias V_{mean}	0,04 ± 0,02 0,01 – 0,10	0,03 ± 0,01 0,01 – 0,09	0,053

Tabelle 39.**7** Derselbe Vergleich wie in Tab. 39.**6**, berechnet für das Tumorareal

Parameter gemessen im Tumorareal	PRAE + POST HS (n = 59)	POST (n = 55)	p-Wert
RI_{min}	0,60 ± 0,11 0,37 – 0,89	0,65 ± 0,10 0,42 – 0,81	0,012
RI_{mean}	0,66 ± 0,10 0,43 – 0,89	0,72 ± 0,07 0,50 – 0,85	0,0007
RI_{max}	0,72 ± 0,10 0,45 – 0,95	0,79 ± 0,08 0,50 – 0,96	< 0,0001
PI_{mean}	1,22 ± 0,43 0,54 – 3,08	1,47 ± 0,34 0,69 – 2,27	< 0,0001
S/D-$Ratio_{mean}$	3,42 ± 1,53 1,8 – 10,94	4,18 ± 1,65 2,00 – 11,33	0,0002
peaksys V_{max}	0,17 ± 0,13 0,03 – 0,65	0,18 ± 0,12 0,04 – 0,54	0,31
peaksys V_{mean}	0,12 ± 0,07 0,03 – 0,34	0,13 ± 0,08 0,04 – 0,35	0,51
peaksys V_{min}	0,08 ± 0,04 0,03 – 0,19	0,09 ± 0,06 0,04 – 0,28	0,51
average V_{mean}	0,07 ± 0,04 0,01 – 0,21	0,07 ± 0,04 0,02 – 0,17	0,74
enddias V_{mean}	0,04 ± 0,03 0,01 – 0,15	0,04 ± 0,04 0,01 – 0,33	0,49

postmenopausale Patientinnen in der Gruppe der malignen Tumoren wie in der Gruppe der benignen Tumoren. Allein diese Tatsache könnte einen statistisch signifikant höheren Blutflusswiderstand hervorrufen. Damit wäre das Diskriminierungspotenzial eines Blutflussparameters relativiert. Die Erkenntnis, dass die Zusammensetzung der jeweiligen miteinander verglichenen Kollektive maßgeblich die Blutflussparameter beeinflusst, dürfte viele von den divergierenden, zum Teil gegensätzlichen Ergebnissen erklären.

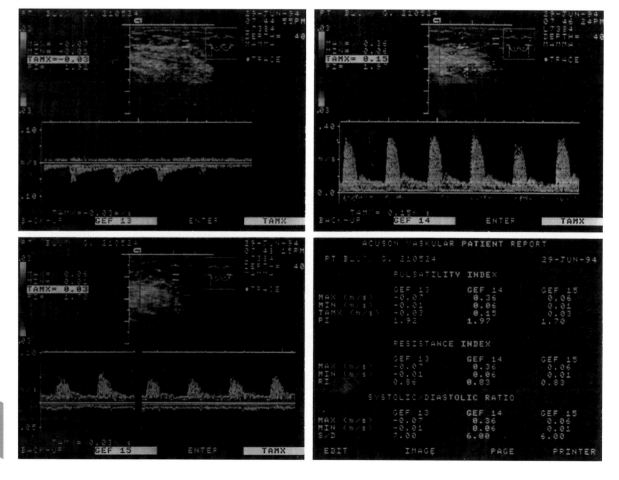

Abb. 39.**1** Postmenopausale nicht hormonsubstituierte Patientin mit sehr hohen RI-Werten im gesunden Brustdrüsengewebe (0,83 – 0,86).

Abb. 39.**2** Prämenopausale Patientin mit niedrigen RI-Werten (0,50 – 0,64).

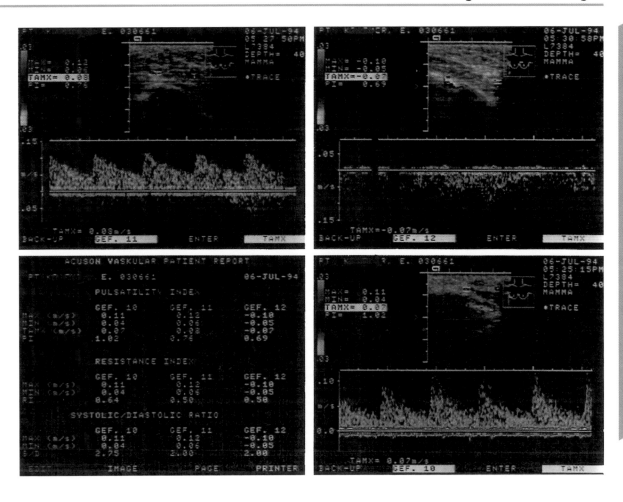

Abb. 39.**3** Postmenopausale hormonell dauersubstituierte Patientin mit niedrigen RI-Werten (0,50 – 0,63). Diese Werte liegen im gleichen Bereich wie die Werte einer prämenopausalen Frau.

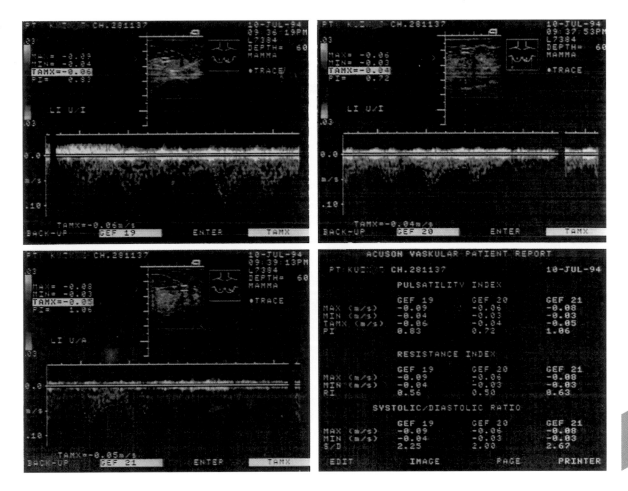

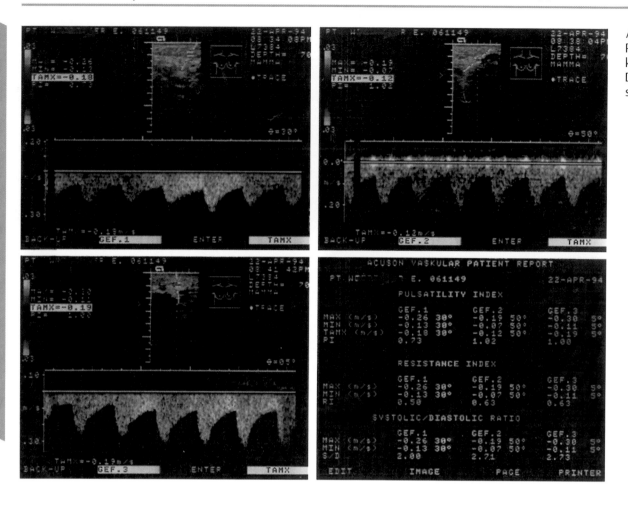

Abb. 39.**4** Prämenopausale Patientin mit einem Mammakarzinom mit niedrigem RI. Die RI-Werte schwanken zwischen 0,50 und 0,63.

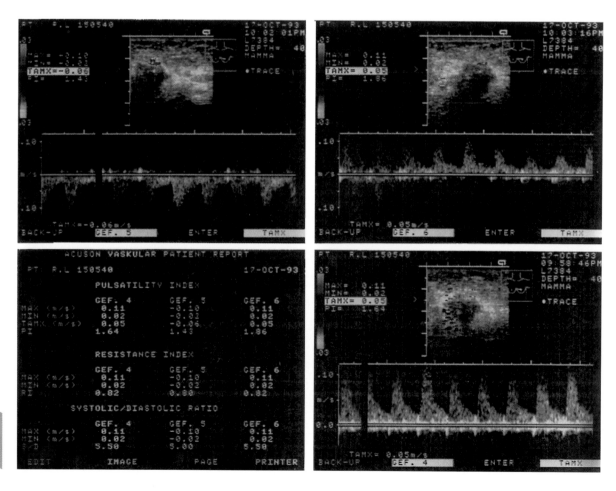

Abb. 39.**5** Im Gegensatz hierzu werden bei einer postmenopausalen hormonell nicht substituierten Patientin im Karzinombereich hohe RI-Werte gemessen (0,80–0,82).

Stellenwert der Hormonsubstitution. Sowohl im gesunden als auch im tumorös veränderten Brustdrüsengewebe sind klare Mittelwertunterschiede zwischen prämenopausalen, postmenopausal hormonsubstituierten und postmenopausalen Patientinnen zu ermitteln. Dabei wird klar, dass prämenopausale und postmenopausal hormonsubstituierte Patientinnen sich nicht wesentlich voneinander unterscheiden. Diese beiden Gruppen unterscheiden sich aber statistisch signifikant von den postmenopausalen nicht hormonsubstituierten Patientinnen. Lediglich im Tumorareal zeigen sich hier geringgradige Abweichungen. Spekulationen über die Gründe hierfür dürften entweder an der Anzahl der Patientinnen liegen oder an einem möglichen tumorbedingten Effekt, der bei postmenopausalen Patientinnen relevant wäre. Werden nun berechtigterweise prämenopausale und postmenopausal hormonsubstituierte Patientinnen in einer Gruppe zusammengefasst und mit den postmenopausal hormoninaktiven Patientinnen verglichen, ergeben sich in dieser letzten Gruppe – wie zu erwarten – statistisch signifikant höhere Mittelwerte für alle Blutflusswiderstände.

Winkelkorrektur bei Geschwindigkeitsmessungen. Alle Parameter, die auf der absoluten Messung von Blutflussgeschwindigkeiten beruhen, lassen diese klare systematische Abhängigkeit nicht wiedererkennen. Diese Ergebnisse beweisen die Notwendigkeit, absolute Blutflussgeschwindigkeiten nur dann zum Vergleich heranzuziehen, wenn diese auch in Abhängigkeit des Einstrahlungswinkels korrigiert wurden. Wie bereits erwähnt, erfolgte dies aus Zeitgründen innerhalb dieser Studie nicht. Nicht winkelkorrigierte, absolute Geschwindigkeitsmessungen zeigen eine große Streuungsbreite. Die Überlappungsbereiche zwischen den untersuchten Kollektiven, hier prä- und postmenopausale Patientinnen, sind sehr breit und neutralisieren den menopausenbedingten Unterschied. Diese Ergebnisse zeigen klar und deutlich, dass absolute Geschwindigkeiten ohne Winkelkorrektur nicht für den Vergleich von 2 Kollektiven geeignet sind.

Im Tumorareal werden exakt dieselben Gesetzmäßigkeiten gefunden wie im gesunden Brustdrüsenparenchym. Dies unterstreicht die Validität der Erkenntnisse.

Zusammenfassung

Zusammenfassend lässt sich feststellen, dass der Einfluss des Menopausenstatus anhand der Dopplerparameter sowohl im gesunden als auch im tumorös veränderten Brustdrüsengewebe objektiviert werden kann. Postmenopausale Patientinnen müssen in Abhängigkeit von einer dauerhaften hormonellen Substitution unterschiedlich betrachtet werden. Postmenopausal hormonsubstituierte Patientinnen bilden zusammen mit den prämenopausalen Patientinnen eine physiologische Einheit. Für den Vergleich von 2 Gruppen sollten grundsätzlich nur winkelunabhängige Parameter untersucht werden. Der Menopausenstatus und die Hormonsubstitution haben einen statistisch signifikanten Einfluss auf die Dopplerparameter. Alle Untersuchungen hinsichtlich der Dignität von Brusttumoren müssen unter Berücksichtigung des Menopausenstatus erfolgen.

Literatur

1 Minasian H, Bamber JC: A preliminary assessment of an ultrasonic doppler method for the study of blood flow in human breast cancer. Ultrasound Med. Biol. 8 (1982) 357–364
2 Sohn Ch, Stolz W, Grischke EM, Wallwiener D, Bastert G, von Fournier D: Die dopplersonographische Untersuchung von Mammatumoren mithilfe der Farbdopplersonographie, der Duplex-Sonographie und des CW-Dopplers. Zentralbl. Gynäkol. 114 (1992) 249–253
3 Villena-Heinsen C, Ertan AK, Tossounidis I, Holländer M, König J, Schmidt W: Diagnostische Aussagekraft der Farbdoppler-Sonographie bei Mammatumoren. Geburtsh. u. Frauenheilk. 55 (1995) 541–547

40 Dignitätsdiskriminierung und Prognoseeinschätzung von Brusttumoren mittels Farbdopplersonographie

C. Villena-Heinsen, A. K. Ertan, D. Mink und W. Schmidt

Einsatzmöglichkeiten der Farbdopplersonographie beim Mammakarzinom

Technologische Entwicklung der Farbdopplersonographie. Ziel der meisten publizierten Arbeiten über den Einsatz der Farbdopplersonographie bei Brusttumoren war es, durch dieses zusätzliche Verfahren eine Verbesserung der Dignitätsdiskriminierung zu erreichen. Lediglich ein geringer Anteil der Publikationen beschäftigt sich mit der Prognoseeinschätzung bzw. Therapieerfolgsüberwachung mittels Farbdopplersonographie. Palpation, Mammographie und Sonographie stellen derzeit die Säulen der Mammadiagnostik dar. Trotzdem besteht Bedarf, die Sensitivität und Spezifität durch den Einsatz von neuen Methoden zu verbessern. Die Farbdopplersonographie ist eine heutzutage relativ ausgereifte technologische Entwicklung, die entscheidende Vorteile bietet. Sie lässt sich mühelos in die bereits etablierte präoperative Diagnostik integrieren. Diese Methode ermöglicht neben der konventionellen B-Bild-Darstellung zur Tumorcharakterisierung und Metrik einerseits die gleichzeitige farbliche Darstellung der Blutflüsse mittels Farbdoppler und andererseits die ebenso zeitgleiche örtlich gezielte Ableitung eines dieser Blutflüsse mit dem Spektraldoppler. Der Farbdoppler erlaubt eine qualitative Darstellung des Ausmaßes der Durchblutung und die Ortung der Gefäßverläufe, und die Spektraldopplersonographie eröffnet die Möglichkeit der messtechnischen Objektivierung, basierend auf der Vermessung von Blutflussgeschwindigkeiten und der Berechnung von Blutflusswiderständen.

Einflussgrößen. Besonders dieser letzte Blutflussparameter ist in der Vergangenheit am häufigsten für die Dignitätsdiskriminierung zu Grunde gelegt worden. Die Anwendung dieses Parameters sollte aber, wie in den vorangestellten Kapiteln ausführlich begründet, grundsätzlich zwei Aspekte mitberücksichtigen: Zum einen, dass der Blutflussparameter, der zum Vergleich dient, einen Mittelwert und nicht einen Extremwert (wie z. B. der maximale oder der minimale Blutflusswiderstand) innerhalb eines Tumors darstellt und zum anderen, dass der Menopausenstatus bzw. die Hormonsubstitution der Patientinnen berücksichtigt wird. Das Potenzial der farbkodierten Dopplersonographie hinsichtlich der Dignitätsdiskriminierung und Prognoseeinschätzung von Brusttumoren sollte ausschließlich anhand einer nach diesen Kriterien differenzierten Analyse bewertet werden.

Spezifität der Dignitätsdiskriminierung. Mit der heutzutage zur Verfügung stehenden Sensitivität der Farbdopplersysteme ist es nicht möglich, auffällige Befunde, die sich mit der herkömmlichen Bildgebung nicht darstellen lassen, anhand einer auffälligen Durchblutung abzugrenzen. Der Einsatz dieser Methode erfolgte mit dem Ziel, die Spezifität der Dignitätsdiskriminierung zu verbessern.

Prognoseeinschätzung. Aber auch hinsichtlich der prognostischen Einschätzung besteht ein anhaltender Bedarf an neuen Parametern. Denn trotz der Zuhilfenahme von verschiedenen Prognoseparametern bleibt die Einschätzung des weiteren Krankheitsverlaufes nach Primärbehandlung in vielen Fällen ungewiss. Die relative Unsicherheit in der prognostischen Einschätzung wird dadurch verdeutlicht, dass ca. 30% der Patientinnen mit prognostisch günstigen, nodal negativen Mammakarzinomen innerhalb von 10 Jahren nach Primärtherapie von einer Progression der Tumorerkrankung betroffen sind (5, 11). Die Durchblutung kann Auskunft über den Metabolismus und über das Proliferationsverhalten der Tumoren geben. Weidner et al. (17) konnten eine positive Korrelation zwischen der Gefäßdichte im Neovaskularisationsnetz und dem Fernmetastasierungsrisiko belegen.

Derzeit liegen nur vereinzelte Berichte zur Prognoseeinschätzung mittels Dopplersonographie vor (1, 8, 13). Madjar et al. (8) beobachteten im Rahmen einer CW-Dopplerstudie bei stark durchbluteten Tumoren eine hohe Tendenz zu Rezidiven, Metastasen und früher Mortalität. Darüber hinaus korrelierte die Durchblutung mit Lymphknoten- und negativem Hormonrezeptorstatus, dagegen nicht mit der Tumorgröße und dem histopathologischen Differenzierungsgrad. Bezüglich der farbkodierten Dopplersonographie gab es bislang nur Mitteilungen von Cosgrove et al. (3) und Delorme et al. (4). Mithilfe eines mittels spezieller Technologien eigens dafür entwickelten semiquantitativen Scores konnten Cosgrove et al. (3) keine Korrelation zwischen Durchblutung und Lymphknotenstatus sowie Überlebenszeit feststellen. Delorme et al. (4) fanden lediglich eine schwache Korrelation zwischen maximaler systolischer Flussgeschwindigkeit in den zuführenden Gefäßen und dem Tumorvolumen.

Eigene Untersuchungen

Methoden

Basierend auf den zuvor erörterten Fakten wurden die folgenden Analysen zur Bewertung der Dignitätsdiskriminierung und Prognoseeinschätzung der Farbdopplersonographie bei Brusttumoren durchgeführt. Hierfür wurden 114 Patientinnen mit einem sonographisch abgrenzbaren Herdbefund zusätzlich präoperativ dopplersonographisch untersucht.

RI_{mean}. Im Tumorbereich wurden möglichst viele Blutflusssignale dargestellt und abgeleitet. Aus jeder der abgeleiteten Blutflusskurven wurde der Widerstandsindex RI berechnet. Aus allen berechneten RI wurde ein durchschnittlicher RI $= RI_{mean}$ für das Tumorareal berechnet. Anschließend erfolgte die farbdopplersonographische Untersuchung der restlichen gesunden Brustdrüsenareale aufgeteilt in je 4 Quadranten pro Brust. Für jeden gesunden Quadranten wurde ein RI_{mean} berechnet und für den statistischen Vergleich zu Grunde gelegt. Repräsentativ für die Durchblutung des gesunden Brustdrüsenparenchyms wurde ein Mittelwert errechnet aus den 8 Werten der Quadranten. Jede Untersuchung erfolgte nach einem streng systematisierten Ablauf und nahm zwischen 40 und 120 Minuten (im Mittel 90 Minuten) in Anspruch. Prämenopausale und postmenopausale Patientinnen unter dauerhafter hormoneller Substitution wurden als eine physiologische Einheit betrachtet und mit den postmenopausalen Patientinnen verglichen.

Untersucht wurden die Einflüsse von Dignität und Menopausenstatus auf den RI_{mean}, die Abhängigkeit zwischen Tumorareal und gesundem Gewebe und die Abhängigkeit des RI_{mean} im Tumorareal von den etablierten Prognoseparametern.

Geräte. Die Untersuchungen wurden mit dem Ultraschallgerät der Fa. Acuson, Modell 128 XP10 mit einem 7-MHz-Linearschallkopf und mit einem 5-MHz-Farbdopplertransducer durchgeführt. Die standardisierte Einstellung wurde auf kleine Volumina und langsame Flüsse eingestellt, um eine maximale Signalausbeute zu erreichen.

Ergebnisse

Flussnachweis

Die hier eingesetzte Technologie erwies sich als sehr sensitiv. Bei allen 114 untersuchten Patientinnen konnten mittels Farbdopplersonographie Gefäße dargestellt und abgeleitet werden. Lediglich in 3 Fällen (0,17 %) war ein diastolischer Fluss nicht messbar. Diese Ableitungen wurden nicht berücksichtigt. In allen 114 Tumorarealen wurden zwischen 1 und 9 Gefäßanschnitte (Durchschnitt $\pm$ SD; 3,3 $\pm$ 1,8) dargestellt. In jedem der 8 Quadranten wurden durchschnittlich 1,5 Gefäßanschnitte untersucht. 16-mal misslang der Flussnachweis in dem einen oder anderen Quadranten. Für diese 1,8 % der untersuchten Quadranten wurde kein RI berechnet.

Histologie

Die histologische Aufarbeitung der 114 Präparate ergab 63 Karzinome und 51 benigne Veränderungen. Bei den Karzinomen handelte es sich um 57 duktal invasive Karzinome, 4 lobulär invasive und 2 medulläre Karzinome. Unter den benignen Veränderungen fanden sich 25 Fälle mit Mastopathien, 14 mit Fibroadenomen, 3 mit chronischen Mastitiden und 9 mit anderen Tumoren (Lipome, Papillome, Fibroadenolipom, Fettgewebsnekrose, Fibrom).

Patientenstruktur

Altersstruktur. Das gesamte Patientenkollektiv war im Mittel 55 Jahre alt (21–87 Jahre). Die Patientinnen mit malignen Tumoren waren im Mittel 60 Jahre (33–87 Jahre), diejenigen mit benignen Tumoren 49 Jahre (21–84 Jahre). Beide Kollektive unterschieden sich altersmäßig signifikant voneinander (p = 0,0001).

Menopausenstatus. Insgesamt waren 35 Patientinnen prämenopausal, 24 postmenopausal und dauerhaft hormonell substituiert, 55 Patientinnen postmenopausal ohne hormonelle Substitution. Auch hinsichtlich des Menopausenstatus waren die Kollektive der malignen und benignen Veränderungen unterschiedlich strukturiert. Die Gruppe der benignen Tumoren setzte sich zu 49 % aus prämenopausalen (n = 25), zu 22 % aus postmenopausalen hormonsubstituierten (n = 11) und zu 29 % aus postmenopausalen (n = 15) Frauen zusammen. Im Gegensatz dazu setzte sich die Gruppe mit malignen Befunde folgendermaßen zusammen: 16 % (n = 10) prämenopausale, 21 % (n = 13) postmenopausale hormonsubstituierte und 63 % (n = 40) postmenopausale (nicht substituierte) Patientinnen.

Abhängigkeit zwischen Dignität und RI_{mean} im Tumorareal

In einer nicht nach Menopausenstatus geordneten Analyse war der RI_{mean} bei malignen Tumoren (0,71 $\pm$ 0,09 SD) statistisch signifikant höher im Vergleich zu den benignen Tumoren (0,66 $\pm$ 0,09 SD, p = 0,003). Innerhalb der prämenopausalen Patientinnen wies die Gruppe mit den 36 benignen Tumoren einen Mittelwert von 0,64 $\pm$ 0,09 SD und die Gruppe mit den 23 malignen Tumoren einen RI_{mean} von 0,69 $\pm$ 0,10 SD auf. Dieser Unterschied war statistisch nicht signifikant. Innerhalb der postmenopausalen Patientinnengruppe wurden folgende Mittelwerte berechnet: 0,71 $\pm$ 0,06 SD bei den 15 benignen und 0,72 $\pm$ 0,08 SD bei den 40 malignen Fällen. Diese Differenz war ebenfalls statistisch nicht signifikant. Abb. 40.**1** und 40.**2** charakterisieren eine typische Situation mit einem hohen RI beim Karzinom und einem niedrigen RI beim Fibroadenom. Abb. 40.**3** und 40.**4** stellen Fälle dar, in denen exakt das Gegenteil beobachtet wurde.

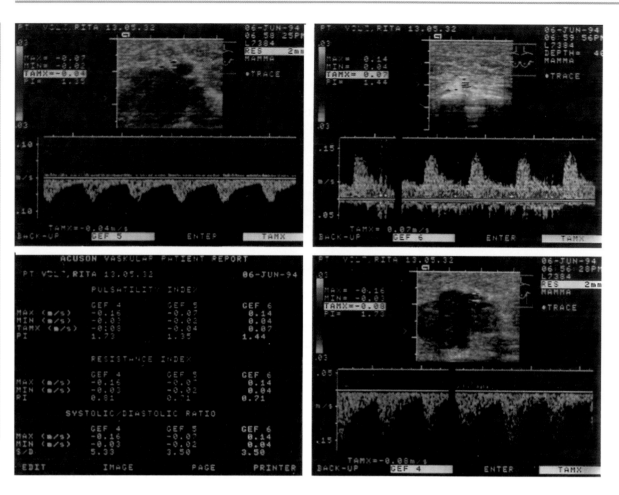

Abb. 40.**1** Postmenopausale Patientin mit einem Mammakarzinom mit einem hohen RI (Gefäßableitung 4 und 5 mit einem RI von 0,81 bzw. 0,71).

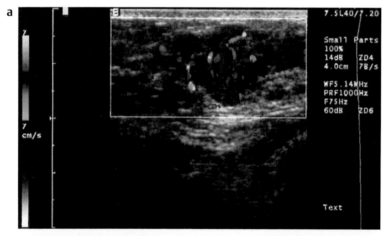

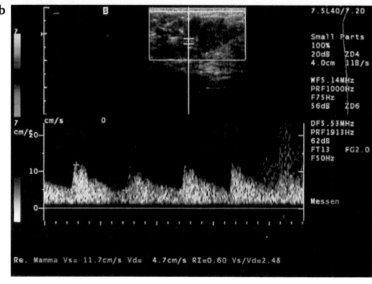

Vergleich zwischen dem RI$_{mean}$ im Tumorareal und dem Mittelwert aus allen Quadranten mit gesundem Brustdrüsengewebe

In der prämenopausalen Situation wiesen die Fälle mit benignen Tumoren im Tumorareal einen RI$_{mean}$ von 0,64 $\pm$ 0,09 SD auf. Der Mittelwert der 8 Quadranten betrug 0,65 $\pm$ 0,07 SD (p = 0,29). Innerhalb derselben Patientengruppe wiesen die Fälle mit malignen Tumoren einen RI$_{mean}$ von 0,69 $\pm$ 0,10 SD im Tumorareal auf und einen RI$_{mean}$ von 0,65 $\pm$ 0,07 SD als Mittelwert der 8 Quadranten. Dieser Unterschied war statistisch signifikant: p = 0,02.

In der postmenopausalen Situation fanden sich im Tumorareal von benignen und malignen Fällen im Vergleich zum Mittelwert des gesunden Brustdrüsengewebes zwar insgesamt höhere, jedoch nicht statistisch signifikant unterschiedliche RI$_{mean}$-Werte (benigne Tumoren: 0,71 $\pm$ 0,06 SD bzw. 0,69 $\pm$ 0,05 SD und bei malignen Tumoren 0,72 $\pm$ 0,08 SD bzw. 0,71 $\pm$ 0,07 SD). In der Abb. 40.**5** sind die Medianwerte für den RI$_{mean}$ im Tumorareal und im gesunden Gewebe anhand eines Boxplotdiagramms für alle Unterkollektive dargestellt. Zusätzlich wurden anhand des t-Testes Unterschiede zwischen 2 Gruppen, jeweils geschichtet nach Menopausenstatus, herausgearbeitet.

◁ Abb. 40.**2** Stark durchblutetes Fibroadenom bei einer prämenopausalen Patientin.
a Farbdopplersonographische Darstellung.
b Intratumorale Ableitung des unter **a** gezeigten Fibroadenoms mit einem niedrigen RI von 0,60.

Abb. 40.**3** Prämenopausale Patientin mit einem Mammakarzinom mit niedrigem RI. Dieser schwankt zwischen 0,50 und 0,54.

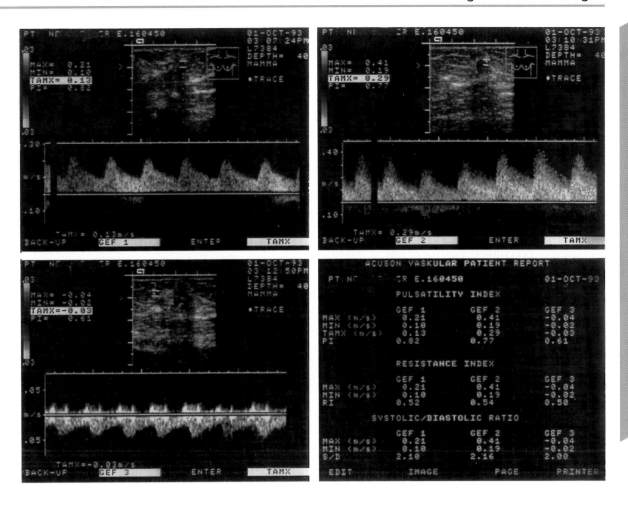

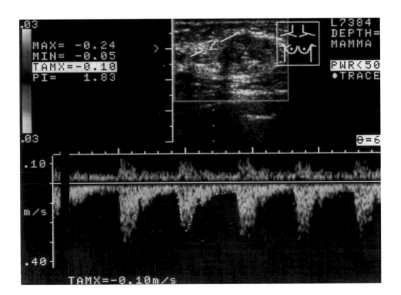

Abb. 40.**4** Prämenopausale Patientin mit einem Fibroadenom mit einem hohen RI von 0,79.

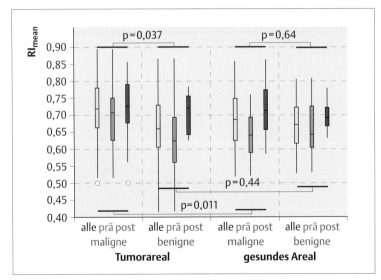

Abb. 40.**5** Boxplotdarstellung der RI_{mean}-Werte der Untersuchungskollektive. Die Aufschlüsselung erfolgte nach Tumorareal bzw. „gesundes" Areal (Mittelwert von allen Quadranten), Dignität (maligne/benigne) und Menopausenstatus (prä-/postmenopausal). Die Boxplotdarstellung beinhaltet die Werte zwischen der 25. und 75. Perzentile. Die strichförmige Verlängerung stellt die Streubreite dar. Die Mediane sind markiert. Die Punkte entsprechen den „Ausreißern". Die p-Werte stellen die Unterschiede zwischen den 2 Gruppen, jeweils geschichtet nach dem Menopausenstatus, heraus.

Abhängigkeit zwischen dem Mittelwert aller „gesunden" Quadranten und dem Alter

Bei den prämenopausalen Patientinnen fehlte jegliche Korrelation. Der Spearman-Korrelationskoeffizient war r = 0,08 (p = 0,56).

Innerhalb der postmenopausalen Patientengruppe wurde aber eine positive Korrelation zwischen dem Mittelwert des gesunden Brustdrüsengewebes und dem Alter beobachtet. Der Spearman-Korrelationskoeffizient war r = 0,58 (p < 0,0001). Diese Abhängigkeiten sind in Abb. 40.6 wiedergegeben.

Vergleich zwischen Tumorareal und Menopausenstatus

Aufgeschlüsselt in prä- und postmenopausale Patientenkollektive wurden keine statistisch signifikanten Korrelationen bei den 59 prämenopausalen Patientinnen (r = 0,16, p = 0,24) und bei den 55 postmenopausalen (r = 0,22, p = 0,10) beobachtet. Die hierbei ermittelte Altersstruktur war wie folgt: prämenopausale Patientinnen mit benignen Veränderungen: 44,3 Jahre ± 15,2 SD mit einer Streubreite von 21 – 84 Jahre. Prämenopausale Frauen mit malignen Tumoren: 50,6 Jahre ± 7,7 SD (33 – 68 Jahre). Die postmenopausale Patientengruppe wies innerhalb der benignen Tumoren einen Mittelwert von 61,4 Jahre ± 7,5 SD (47 – 70 Jahre) und innerhalb der malignen Tumoren 65,9 Jahre ± 10,2 SD (43 – 87 Jahre) auf.

Untersuchungen zur Abhängigkeit des RI$_{mean}$ im Tumorareal von verschiedenen Prognosefaktoren bei 58 malignen Tumoren

Tumorstadium und Lymphknotenstatus. Für den Vergleich zwischen dem RI$_{mean}$ und dem histopathologischen Tumorstadium (pT) wurden 2 Gruppen gebildet. Der Vergleich pT1 versus pT2, 3 und 4 zeigte keinen statistisch signifikanten Unterschied (p = 0,10). Bei den 28 Patientinnen der Gruppe pT1 war

der RI$_{mean}$ 0,69 ± 0,10 SD (0,50 – 0,89) und bei den 34 Fällen in der Gruppe pT2, 3 und 4 entsprechend 0,73 ± 0,07 SD (0,57 – 0,85).

34 Patientinnen hatten einen negativen und 24 einen positiven axillären Lymphknotenstatus. Zwischen diesen beiden Kollektiven fand sich kein signifikant unterschiedlicher RI$_{mean}$ im Tumorareal (p = 0,77).

Hormonrezeptorstatus und Grading. Als positiv wurde ein Hormonrezeptorstatus definiert, falls der Östrogenrezeptor- oder der Progesteronrezeptorgehalt > 20 fmol/mg Protein war. 45 Fälle wiesen einen positiven Hormonrezeptorstatus und 14 einen negativen Rezeptorstatus auf. Der RI$_{mean}$ im Tumorareal war innerhalb beider Gruppen nicht statistisch signifikant unterschiedlich (p = 0,40).

Für die Analyse des histologischen Differenzierungsgrads wurden Grading I und II zusammengelegt (n = 39) und mit der Gruppe mit Grading III (n = 19) verglichen. Auch hier zeigte sich kein Unterschied hinsichtlich des RI$_{mean}$ (p = 0,37).

Tumordurchmesser und Anzahl der befallenen axillären Lymphknoten. Zwischen dem maximalen Tumordurchmesser der 58 Karzinome und dem RI$_{mean}$ im Tumorareal ergab sich ein Spearman-Korrelationskoeffizient von r = 0,21 (p = 0,12).

Dieselbe Korrelation, bezogen auf die Anzahl der befallenen axillären Lymphknoten, ergab ein r = 0,06 (p = 0,67). Auch der Prozentsatz der immunhistochemisch gefärbten Ki-67-positiven Zellkerne (n = 34) zeigte ein r = –0,23 (p = 0,19).

S-Phasenfraktion. 30 Patientinnen wurden hinsichtlich der S-Phasenfraktion (in % ausgedrückt) untersucht. Im Mittel war die S-Phasenfraktion 8,85 % ± 5,4 SD (Minimum 3,2 % und Maximum 27,5 %). Es bestand eine hochsignifikante inverse Korrelation zwischen dem RI$_{mean}$ im Tumorareal und der S-Phasenfraktion: r = –0,53 (p = 0,003) (Abb. 40.7). Diese Korrelation wird in Abb. 40.8 und 40.9 dokumentiert.

In Tab. 40.1 sind die o.g. Korrelationen zwischen RI$_{mean}$ im Tumor und Prognosefaktoren als Übersicht aufgeführt.

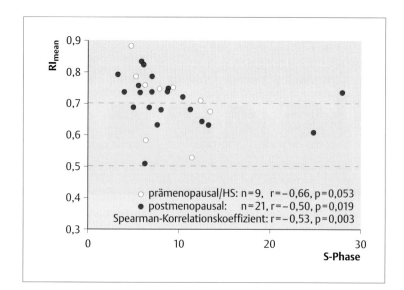

Abb. 40.**6** Abhängigkeit zwischen dem Mittelwert der RI$_{mean}$ im gesunden Brustdrüsengewebe und dem Alter, aufgeschlüsselt nach dem Menopausenstatus.

Abb. 40.**7** Verteilung des RI$_{mean}$ im Tumorareal und Korrelation zur S-Phasenfraktion.

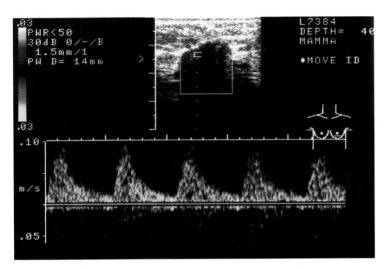

Abb. 40.**8** 17 mm durchmessendes Mammakarzinom bei einer postmenopausalen Patientin. 2 Gefäße wurden insgesamt abgeleitet. Der RI_{mean} war mit 0,80 hoch und die S-Phasenfraktion mit 3 % niedrig.

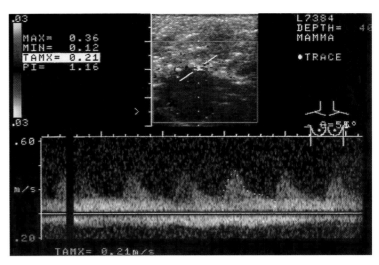

Abb. 40.**9** 18 mm durchmessendes Mammakarzinom bei einer postmenopausalen Patientin. Es wurden 5 Gefäße abgeleitet. Der RI_{mean} war 0,60 (relativ niedrig) und die S-Phasenfraktion 24 % (extrem hoch).

Tabelle 40.**1** Korrelation zwischen dem RI_{mean} im Karzinom und den Prognosefaktoren. Es besteht eine hochsignifikante inverse Korrelation mit der S-Phasenfraktion

Prognosefaktoren	p-Wert
pT-Stadium (pT1 versus pT2, 3, 4)	0,10
Maximaler Tumordurchmesser	0,12
Lymphknotenstatus (N– versus N+)	0,77
Lymphknotenbefall (Anzahl)	0,67
Hormonrezeptorstatus (+ versus –)	0,40
Grading (G1 und G2 versus G3)	0,37
Ki-67	0,19
Ploidiestatus	0,15
S-Phasenfraktion	0,003

Diskussion

Die in der vorliegenden Untersuchung angewandte Dopplertechnologie ist extrem sensitiv, denn bei allen untersuchten Tumoren und in allen gesunden Brüsten konnten Gefäße dargestellt und Blutflüsse abgeleitet werden.

Alters- und Menopausenstruktur. Die Alters- und Menopausenstruktur der Patientinnengruppen mit benignen und malignen Tumoren waren signifikant unterschiedlich (p < 0,0001) und beweisen die Notwendigkeit, eine Analyse bezüglich der Dignität bei prä- und postmenopausalen Patientinnen getrennt durchzuführen. Hierbei ist zusätzlich die hormonelle Substitution in der Postmenopause von entscheidender Bedeutung, da diese Patientinnen sich dopplersonographisch unter durchblutungsphysiologischen Gesichtspunkten nicht wie postmenopausale Frauen, sondern wie prämenopausale präsentieren (12, 15).

Der Gefäßwiderstand steigt maßgeblich durch den Hormonentzug, dem die Patientinnen in der Menopause ausgesetzt sind und in einem geringeren Ausmaß durch die Ausbreitung eines malignen Tumors. Maligne Brusttumoren weisen somit ein gegensätzliches Verhalten (9, 12, 14) im Vergleich

zu z. B. Ovarial- und Trophoblasttumoren – bei denen bekanntermaßen ein Abfall des Gefäßwiderstandes zu verzeichnen ist – auf (6).

Der intraindividuelle Vergleich des Gefäßwiderstandes zwischen dem Tumorareal (0,69 ± 0,10 SD) und dem gesunden Brustdrüsengewebe (0,65 ± 0,07 SD) fällt lediglich bei prämenopausalen Patientinnen, die einen malignen Tumor aufweisen, statistisch signifikant aus (p = 0,02). Zwar sind die Mittelwerte signifikant unterschiedlich, aber es herrscht eine breite Überlappung der Streubreiten der Werte, sodass im Einzelfall diese nicht sicher zugeordnet werden können. Damit relativiert sich die klinische Wertigkeit einer solchen Untersuchungsmethode. Der Gefäßwiderstand im gesunden Drüsengewebe steigt in Abhängigkeit vom Alter, aber nur bei Fällen ohne Hormonsubstitution. Das Tumorareal (unabhängig von der Dignität) unterliegt anderen Gesetzmäßigkeiten.

RI_{min} und RI_{mean}. Frühere eigene Untersuchungsergebnisse relativieren den Stellenwert des RI_{min} als Diskriminierungsparameter für die Dignität eines Brusttumors, da der ermittelte RI_{min} signifikant von der Anzahl der untersuchten und abgeleiteten Gefäßanschnitte abhängig ist (14, 16). In Abhängigkeit von der Zunahme der Anzahl der berechneten RI-Werte nimmt die Wahrscheinlichkeit zu, einen möglichst niedrigen Wert in diesem RI_{min} zu ermitteln. Dieser Minimierungseffekt bestimmt maßgeblich das Ergebnis. Der RI_{min} ist somit nicht Ausdruck des tatsächlichen peripheren Widerstandes. Deshalb wurde in der vorliegenden Studie der RI_{mean} verwendet, der unabhängig von der Anzahl der Gefäße bzw. Messungen ist. Madjar et al. (10) verwendeten ebenfalls gemittelte Messwerte (auch RI), allerdings aufgrund der Beobachtung, dass die Flusswerte der einzelnen Tumorgefäße einer großen Schwankungsbreite unterliegen.

Dichte der Tumorneoangiogenese. Gegenstand von Spekulationen ist, dass die dopplersonographisch erhobenen Indizes oder auch der Grad der im Farbdoppler erkennbaren Gefäßdichte möglicherweise mit der mikroskopisch ermittelten Gefäßdichte korrelieren könnten. Der Beweis, dass die zur Verfügung stehende Technologie in der Lage wäre, die tumorneoangiogenetischen Kapillaren zu erfassen, ist aber bisher ausgeblieben (12, 14). Es gilt als gesichert, dass mithilfe der Farbdopplersonographie Anteile des Gefäßnetzes, die meistens dem Tumor vor- und nachgeschaltet, gelegentlich intratumoral gelegen sind, erfasst werden (7, 12, 14). Somit eröffnet sich mit der Dopplersonographie lediglich die Möglichkeit, eine indirekte Einschätzung anhand der mit der Tumorneoangiogenese assoziierten Durchblutungsververhältnisse vorzunehmen. Lagalla et al. (7) korrelierten den Nachweis bzw. fehlenden Nachweis von Farbdopplersignalen bei 22 Mammakarzinomfällen mit dem angiogenetischen Potenzial der Läsion, evaluiert am histologischen Schnitt anhand eines Scores (MAGS = Microscopic Angiogenesis Grading System), der im histologischen Schnitt die Gefäßanzahl, Hyperplasie und Mitoserate des Endothels berücksichtigt. Aufbauend auf Erkenntnissen von Weidner et al. (17), die an 49 Mammakarzinompatientinnen zeigen konnten, dass die Dichte der Tumorneoangiogenese mit einer Verschlechterung der Prognose und mit einer Zunahme der Fernmetastasierungsrate korrelierte, erwarteten auch Lagalla et al. (7) eine Korrelation zwischen neoangiogenetischem Potenzial und Signalnachweis bzw. Signalintensität. Aber gerade an den 4 Tumoren ohne farbdopplersonographischen Signalnachweis wurde das höchste neoangiogenetische Potenzial beobachtet (Score > 30). Im Gegensatz dazu lag der Score < 30 bei 17 von 18 Fällen mit positivem Flussnachweis.

Kaliber der tumorzuführenden Gefäße. Mikroskopisch korrelierte der Signalnachweis mit Gefäßen mit einem Durchmesser > 1 mm. Somit korreliert der farbdopplersonographische Nachweis mit dem Kaliber der tumorzuführenden Gefäße und nicht mit der Dichte der Tumorneoangiogenese. Außerdem stellt die Abwesenheit von Flusssignalen kein zuverlässiges Kriterium dar, um einen malignen Tumor auszuschließen (7).

Asymmetrie zwischen dem Tumor und der kontralateralen Brust. Verschiedene Arbeitsgruppen (2, 9) haben auf die Bedeutung der Asymmetrie zwischen dem Tumor und der kontralateralen „gesunden" Brust hingewiesen. Der hiesige Vergleich zwischen dem Tumorareal und dem gesunden Brustdrüsengewebe fiel nur bei prämenopausalen Patientinnen mit malignen Tumoren statistisch signifikant unterschiedlich aus (p = 0,02). Dabei war entgegen den Erwartungen der periphere Widerstand im Tumorareal höher im Vergleich zum „gesunden" Brustdrüsengewebe. Diese Tatsache spricht nach unserer Einschätzung ebenfalls für die Annahme, dass eine Erfassung des kapillären Gefäßnetzes (mit niedrigem Widerstand) derzeit dopplersonographisch noch nicht möglich ist.

Die Beobachtung, dass nur postmenopausale Patientinnen einen signifikanten Anstieg des RI_{mean} im gesunden Brustdrüsengewebe in Abhängigkeit von der Zunahme des Alters aufwiesen, unterstreicht die Bedeutung dieser Einflussgröße auf die physiologischen Durchblutungsbedingungen. Im Tumorareal herrscht eine geringgradig abweichende Situation vor, sodass davon ausgegangen werden muss, dass hier zusätzliche Faktoren – wie z. B. Erhöhung des diastolischen Flusses o. Ä. – diesen physiologischen Effekt abschwächen.

S-Phasenfraktion. Von allen untersuchten Prognosefaktoren korrelierte die durchflusszytometrisch berechnete S-Phasenfraktion mit dem RI_{mean} (r = −0,53, p = 0,003). Diese Beobachtung kann als Hinweis dafür gewertet werden, dass die Tumorzellkinetik durch die tumorale Durchblutung mitbeeinflusst wird, oder aber auch, dass die Spektraldopplersonographie derzeit bereits ausreichend sensitiv ist, um eine Prognoseeinschätzung zu ermöglichen.

Schlussfolgerung

Nach den vorliegenden Untersuchungsergebnissen spiegelt der RI_{mean} den tatsächlichen peripheren Gefäßwiderstand der tumoralen Durchblutung wider. Eine Dignitätsdiskriminierung ist jedoch anhand dieses Parameters allein nicht möglich. Ausschließlich bei prämenopausalen Patientinnen mit malignen Befunden konnten statistisch signifikante Unterschiede zwischen dem Tumorareal und dem „gesunden" Brustdrüsengewebe festgestellt werden (p = 0,02). Da der Menopausenstatus die Durchblutungsverhältnisse maßgeblich beeinflusst, zeigt sich eine Altersabhängigkeit des RI_{mean} im „gesunden"

Brustdrüsengewebe. Von allen untersuchten Prognoseparametern weist der zellkinetische Prognosefaktor – S-Phasenfraktion – eine inverse Korrelation mit dem RI_{mean} im Tumorareal auf. Eine hohe Zellkinetik geht mit einem deutlich erhöhten diastolischen Blutfluss und mit einem niedrigen RI in der darstellbaren tumoralen Durchblutung einher. Damit scheint eine gewisse Prognoseeinschätzung beim Vorliegen eines malignen Tumors mithilfe der Spektraldopplersonographie möglich und gerechtfertigt.

Literatur

1 Belcaro G, Laurora G, Ricci A, Cianchetti E, Legnini M, Napolitano AM: Evaluation of flow in nodular tumours of the breast by Doppler and duplex scanning. Acta Chir. Belg. 88 (1988) 323–327

2 Burns PN, Halliwell M, Wells PNT, Webb AJ: Ultrasonic Doppler studies of the breast. Ultrasound Med. Biol. 8 (1982) 127–143

3 Cosgrove DO, Kedar RP, Bamber JC et al.: Breast Diseases: Color Doppler US in Differential Diagnosis. Radiology 189 (1993) 99–104

4 Delorme S, Anton HW, Knopp MV et al.: Breast Cancer: Assessment of vascularity by color Doppler. Eur. Radiol. 3 (1993) 253–257

5 Early Breast Cancer Trialists Collaborative Group: Systemic treatment of early breast cancer by hormonal, cytotoxic oder immune therapy. The Lancet 339 (1992) 1–15, 72–85

6 Kurjak A, Shalan H, Kupesic S et al.: Transvaginal color Doppler sonography in the assessment of pelvic tumor vascularity. Ultrasound Obstet. Gynecol. 3 (1993) 137–154

7 Lagalla R, Caruso G, Marasa L, D'Angelo I, Cardinale AE: Capacità angiogenetica delle neoplasie mammarie e correlazione con le semeiotica color Doppler. Radiol. Med. 88 (1994) 392–395

8 Madjar H, Giese E, Schillinger H: Durchblutungsmessungen an Mammatumoren. Vergleich mit Prognosefaktoren. Arch. Gynecol. Obstet. 245 (1989) 697–698

9 Madjar H: Breast examinations with continuous wave and color Doppler. Ultrasound Obstet. Gynecol. 2 (1992) 215–220

10 Madjar H, Prömpeler H, Wolfahrt R, Bauknecht T, Pfleiderer A: Farbdopplerflußdaten von Mammatumoren. Ultraschall Med. 15 (1994) 69–76

11 Villena-Heinsen C, Mink D, Kreienberg R, Schmidt W: Die Problematik der adjuvanten Therapie bei nodalnegativen Mammakarzinompatientinnen. Akt. Onkol. 66 (1992) 33–44

12 Villena-Heinsen C, Ertan AK, Tossounidis I, Holländer M, König J, Schmidt W: Diagnostische Aussagekraft der Farb-Doppler-Sonographie bei Mammatumoren. Geburtsh. u. Frauenheilk. 55 (1995) 541–547

13 Villena-Heinsen C, Mink D, Tossounidis I et al.: Ist eine Prognoseeinschätzung beim Mammakarzinom mittels farbkodierter und Spektral-Doppler-Sonographie möglich? Tumordiagn. u. Ther. 16 (1995) 187–193

14 Villena-Heinsen C, Mink D, Ertan AK, Holländer M, Schmidt W: Bewertung der Aussagekraft der Farb- und Spektraldopplersonographie bei Brusttumoren. In Schmidt W (Hrsg.): Jahrbuch der Gynäkologie und Geburtshilfe (1995/96). Biermann, Zülpich 1996, S. 121–136

15 Villena-Heinsen C, Alexander C, Tossounidis I et al.: Influence of Menopausal State on Colour Doppler Flow Parameters of Breast Tumours and healthy mammary Tissue. Eur. J. Ultrasound 6 (1997) 49–52

16 Villena-Heinsen C, König J, von Tongelen B et al.: Validity of the minimal Resistance Index for discrimination between benign and malignant Breast Tumours. Eur. J. Ultrasound 7 (1998) 189–193

17 Weidner NR, Semple IP, Welch WR: Tumor angiogenesis and metastasis: Correlation in invasive breast carcinoma. New Engl. J. Med. 324 (1991) 1–8